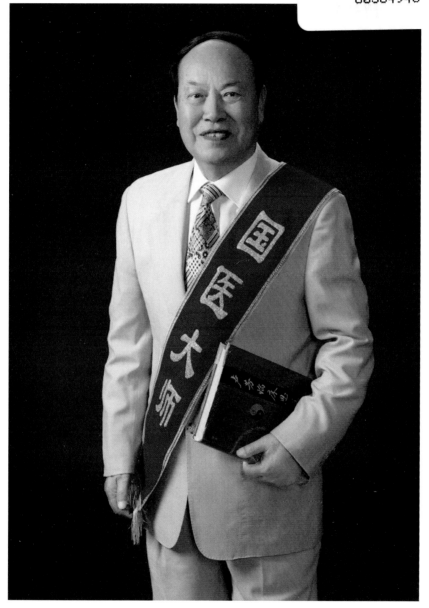

国医大师卢芳

卢芳，1939 年生，哈尔滨市中医医院主任医师，全国老中医药专家学术经验继承工作指导老师，黑龙江省名中医，2017 年获得"国医大师"荣誉称号。

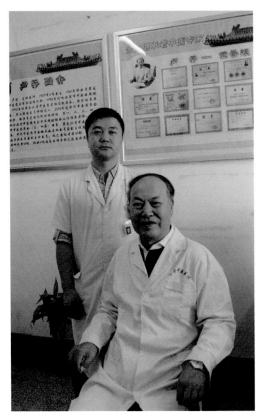

卢芳与学术继承人孙奇

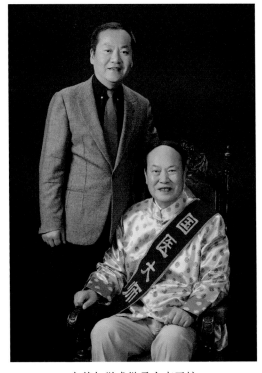

卢芳与学术继承人卢天蛟

龙江医派丛书

姜德友　常存库　总主编

国医大师卢芳学术经验集

孙　奇　卢天蛟　主编

科学出版社

北京

内 容 简 介

　　本书汇集了龙江医派杰出医家、国医大师卢芳教授的著作、医论、医话、医案等，分为医家传略、学术思想和特点、著作选粹、医案医话等部分，系统总结了卢芳教授的学术思想和临床经验。本书全面收录了卢芳教授历年医学著作、论文及临证医案，论述了支气管哮喘、高血压、冠状动脉粥样硬化性心脏病、糖尿病等临床常见疾病，从源流、病因病机、辨证施治、治疗等方面具体分析，并附有病例讨论，从各个方面展示了卢芳教授临床诊疗和遣方用药特色。

　　本书可供中医药研究人员、临床工作者、中医院校学生、广大中医爱好者参考阅读。

图书在版编目（CIP）数据

国医大师卢芳学术经验集 / 孙奇，卢天蛟主编. —北京：科学出版社，2018.1
（龙江医派丛书 / 姜德友，常存库主编）
ISBN　978-7-03-056082-7

Ⅰ. ①国⋯　Ⅱ. ①孙⋯ ②卢⋯　Ⅲ. ①中医临床-经验-中国-现代　Ⅳ. ①R249.7

中国版本图书馆 CIP 数据核字（2017）第 315362 号

责任编辑：鲍　燕　曹丽英 / 责任校对：张凤琴
责任印制：张欣秀 / 封面设计：陈　敬

科 学 出 版 社 出版
北京东黄城根北街 16 号
邮政编码：100717
http://www.sciencep.com

北京京华虎彩印刷有限公司 印刷
科学出版社发行　各地新华书店经销

*

2018 年 1 月第　一　版　开本：787×1092　1/16
2018 年 1 月第一次印刷　印张：27　彩插：1
字数：706 000
定价：138.00 元
（如有印刷质量问题，我社负责调换）

《龙江医派丛书》总编委会

总 序

    中医药学源远流长，薪火相传，流派纷呈，是中医药学的一大特色，也是中医药学术思想和临床经验传承创新的主要形式。在数千年漫长的发展过程中，涌现出了一大批著名医家，形成了不同的医学流派，他们在学术争鸣中互相渗透、发展、融合，最终形成了中医药学"一源多流"的学术特点及文化特色。

    开展中医药学术流派的研究，进一步挖掘和揭示各医学流派形成和发展的历史规律，不仅仅是为了评价流派在中医药传承和发展中的作用及历史地位，更为重要的是以史为鉴，古为今用，不断丰富中医药学术理论体系，从而推动当代中医药学研究的创新和发展，促进中医药事业的繁荣与发展。

    黑龙江地处祖国北疆边陲，白山黑水之畔，与俄罗斯、日本、韩国都有密切交往，具有独特的地域地理气候特点及历史文化底蕴。通过一代代中医药人的不懈努力，在龙江大地上已逐渐形成了以高仲山、马骥、韩百灵、张琪四大名医为首的黑龙江名中医群体，他们在黑龙江省特有的地域环境和文化背景下，在动荡不安、不断更迭的历史条件下，相互碰撞争鸣撷取交融，以临床实践为重点的内科、外科、妇科、儿科、五官科、骨伤科、针灸科等，协同发展，各成体系，学术经验多有特点，并有论著传世，形成了风格独特的"龙江医派"，蕴育了北寒地区中医药防治疾病的优势与特色，成为我国北方地区新崛起的医学流派。

    当今，龙江医派已融汇成为区域中医学术传承创新的精华，筑建起黑龙江中医学术探讨的平台，成为黑龙江中医事业发展和人才培养的内生动力。中医龙江学派的系统研究将为学派的学术内涵建设提供良好环境，为黑龙江中医文化品牌和地域社会文化的优势形成做出卓越贡献。

    《龙江医派丛书》不仅全面、系统地搜集整理了有关"龙江医派"的珍贵文献资料，而且利用现代研究方法对其进行了深入的分析、研究和提炼。"龙江医派"反映了近百年来中医药不畏艰苦、自强不息、不断发展壮大的奋斗历程，为中医药学的理论研究和创新实践提供了坚实的学术基础。相信本丛书的出版，对于继承和发扬"龙江医派"名老中医学术思想和临床经验，激励中医药新生力量成长有着重要的教育意义，亦将对推动黑龙江中医药学术进步与事业发展产生积极、深远的影响。同时，对全国中医药学术流派的挖掘、整理、研究也有重要的启迪，更期盼同道能将丛书所辑各位名家临床经验和学术思想综合剖析，凝练特点，彰显"龙江医派"所独具的优势和特色。谨致数语为之序。

中 国 工 程 院　院士
中国中医科学院　院长
天津中医药大学　校长

2012 年春日

总　前　言

中国地大物博，传统文化源远流长，中医学就是在中国的自然和人文环境中发育成长起来的。由于自然和人文条件的差异，中医学在其发生发展过程中就必然地形成了地方特色，由此便出现了林林总总的地方流派。龙江医派是近现代我国北疆崛起的中医学术流派，是黑龙江省独特的历史、文化、经济、地理、气候等诸多因素作用逐渐形成的，是在黑龙江这块白山黑水中、在黑土文化历史背景下孕育成长起来的，有着鲜明的地域文化特色。以高仲山、马骥、韩百灵、张琪四大名医为代表的新时代黑龙江名中医群体，突显了对北方地区疾病防治的优势。特别在其百余年的发展过程中，龙江医派医家群体不断创新，薪火相传，形成了鲜明的学术特色和临证风格。龙江医派体现了中医学术流派必须具备的地域性、学术性、继承性、辐射性、群体性等特点，有自身的贡献和价值。梳理龙江医学发展历史脉络，总结龙江医派的学术经验和成就，对促进龙江中医的进步，发展全国的中医事业都有重要意义。

1　龙江医派的文化背景

龙江医派的形成与发展与黑龙江流域的古代文明、文明拓展和古民族分布、少数民族文明的勃兴、黑土文化特点及黑龙江省特有精神具有密切联系。

黑龙江古代文明和古人类距今已18万年，黑龙江省兴凯湖曾出土形态各异的6000年前陶器。黑龙江省有三大族系：一是东胡、鲜卑系——西部游牧经济；二是秽貊、夫余系——中部农业渔猎经济；三是肃慎、女真系——东部狩猎捕鱼经济。全省现共有53个少数民族。自公元5~17世纪，北方少数民族所建立的北魏、辽、金、元、清五个重要朝代都兴起于黑龙江流域，他们创建了独具特色的鲜卑文化、渤海文化、金元文化、满族文化及流人文化。所以，黑龙江地区具有开放性、多元性、豪放性、融合性、开创性、断续性等多种黑土文化特点。同时由于近代的发展与拓展，各种精神不断传播，闯关东精神、北大荒精神、大庆精神、龙医精神，激励着一代又一代的龙江人不断进取。

2　龙江医派的形成与发展

龙江地区医疗实践经跌宕起伏，脉冲式发展历程，形成了独树一帜的诊疗风格及用药特色，其学术思想鲜明，具北疆寒地特点。

2.1　龙江中医的孕育

有了人类就有了医疗保健活动。据史料记载，旧石器时代晚期，黑龙江流域就有了中华民族先人的生息活动，西汉时黑龙江各民族就已经处于中央管辖之下。经历代王朝兴衰、地方民族政权的演替，黑龙江地区逐步发展为多民族聚居的省份，有丰富的地产药材。在漫长的历史过程中，各族人民利用地产药物和不同的民族文化，积累了特色鲜明的医药经验和知识，形成了满医、蒙医、朝鲜医、中医等不同的民族医学，还有赫哲、鄂伦春等特殊的民族医药经验和知识。黑龙江的中医学在历史上不可避免地吸收了各方面的医药知识和经验，如此就使龙江医派的学术中融汇了地方和民族医药因素，逐步形成了地方医学流派的内涵和风格。

在漫长的古代，黑龙江区域的医疗主要是少数民族医药内容。汉民族的中医学基本是从唐宋以来逐步兴盛起来的。唐代时渤海国接受唐王朝册封后，多次派遣人员赴唐学习中原文化，中原文化大规模输入北方渤海国，并向日本等周边国家和地区出口中药材，这样的反复交流活动，促使黑龙江的中医学术逐步积累起来。金代女真人攻陷北宋汴梁，掳中原人十余万，其中就有大批医药人员，包括太医局医官，此外还有大量的医药典籍和医药器具，这极大地促进了中医药在黑龙江的传播和发展。

到了清代，随着移民、经商、开矿、设立边防驿站、流放犯人等活动的进行，中医药大量进入黑龙江，专业从事人员日益增多，中医药事业随之发展起来并逐渐形成了阵容和规模。

2.2 龙江医派的初形

由于民族因素、地方疾病谱及地方药物等物质文化原因，黑龙江中医药经过漫长的孕育，到清末和民国初期，初步形成了龙江医派格局。当时的黑龙江中医有六个支系，分别为龙沙系、松滨系、呼兰系、汇通系、三大山系和宁古塔系。

龙沙系的主流是由唐宋以来至明清的中原医药辗转传承而来的，渊源深远，文化和经验基础雄厚。他们自标儒医，重医德，讲气节，放任不羁，注重文化修养，习医者必先修四书五经以立道德文章之本，然后才研读《内经》、《伤寒论》等医药典籍。临证多用经方，用药轻，辨证细腻。1742年（清乾隆七年），杭州旗人华熙，被流放齐齐哈尔，在此地行医，其对天花、麻疹患儿救治尤多，1775年（清乾隆四十年），吕留良的子孙发遣到齐齐哈尔，有多人行医，最有名望者为吕留良的四世孙吕景瑞。1807年（清嘉庆十二年），晋商武谒从中原为黑龙江带来药物贸易，该人擅针灸并施药济人。文献记载他曾把药物投井中治疗了很多时疫患者。此系医风延及黑龙江的嫩江、讷河、克山、望奎一带。

松滨系起于黑龙江的巴彦县，因沿松花江滨流传而得名。该派系医家多以明代医书《寿世保元》、《万病回春》为传承教本，用药多以平补为主，少有急攻峻补之品。理论上讲求体质禀赋，临证上重视保元固本。应用药物多以地产的人参、黄芪、五味子等为主，治疗以调养为主要方法。

呼兰系世人多称为"金鉴派"，源于光绪年间秀才王明五叔侄于1921年（民国十年）所创之"中医学社"。该社讲学授徒专重《医宗金鉴》，并辅之以明清医书《内经知要》、《本草备要》、《温病条辨》，依此四种医书为基础授业。此派医家用药简洁精炼，擅长时方，治热性病经验丰富。此医系门人数百，分布于黑龙江的哈尔滨、绥化、阿城、呼兰一带。

汇通系以阎德润为代表，阎德润先生1927年留学日本仙台东北帝国大学，1929年夏获医学博士学位，1934年任哈尔滨医学专门学校校长，1938~1940年任哈尔滨医科大学校长兼教授。先生虽习西医，但是热爱中医，从1924年开始，陆续发表《汉医剪辟》等文章，并著有中医专著《伤寒论评释》等。他是近代西医界少有的以肯定态度研究中医而成就卓著者。其授课时除讲解生理、解剖等西医知识外，还研究中医名著，主张中西医汇通，见解独到，是黑龙江近现代中西医汇通派的优秀代表人物。

　　三大山系属走方铃医性质，串雅于东北各地区。据说此派系王氏等三人以医艺会友而结派，为此派的开山祖师，三人姓名中都有"山"字，故又名为"三大山派"。哈尔滨道外北五道街有"王麻子药店"，以王麻子膏药著称，此即为三大山派人物之一。同派人物流落到此，可管吃住，但是临别时须献一治病绝技，以此作为交流，增长提高治病技艺。该派偏重奇方妙法，忽视医理探究，除惯用外用膏药外，多习针灸之术，而针灸又以刺络泄血手法称绝。

　　宁古塔系在今宁安县一带，古为渤海国，此系军医官较多。1664 年（清顺治十二年），流徙宁古塔的周长卿擅长医术，为居民治病，是宁古塔中医的创始人。1822 年（清道光二年），宁古塔副都统衙门有从九品医官杜奇源。1824 年（清道光四年），副都统衙门有从九品医官刘永祥行医治病，衙门不给俸禄，只给药资银每月 12 两。1862 年（清同治元年），宁古塔民间中医有李瑞昌，擅长内科。1875 年（清光绪元年），宁古塔有医官刘克明行医治病。1880 年（清光绪六年），有练军退役军医黄维瑶，持将军衙门的带龙旗的执照在宁古塔城设四居堂诊所。此时城里还有专治黑红伤的中医刘少男、串乡游医李芝兰。1880 年（清光绪六年）吴大澂来宁安，次年设立种痘局预防天花。据 1911 年（清宣统三年）统计，宁古塔有中医内科医生 19 人，外科医生 4 人，妇科医生 2 人，儿科医生 3 人，喉科医生 2 人，眼科医生 1 人，齿科医生 1 人。宁古塔一地，中医已初步形成人才比较全面的群体。

2.3　龙江医派的发展壮大

　　从民国初年以降，龙江医派逐步发展壮大。一代名医高仲山可谓龙江医派发展壮大的关键人物。他积极组织学术团体，筹办中医教育，培养了一大批龙江中医俊才，是他整合和凝聚了龙江中医的各个支系，组织领导并推动了龙江医派在现代的进步。其时虽无龙江医派之名，但却具备了龙江医派之实。

　　高仲山，1910 年生于吉林省吉林市，祖辈均为当地名医。高仲山幼读私塾，1924 年于新式教育的毓文中学毕业，后随父学医。1926 年为深造医学，他远赴沪上，求学于上海中国医学院，师从沪上名医秦伯未、陆渊雷等。

　　1931 年毕业并获得医学学士学位，后来到哈尔滨开业行医。1932 年他在哈尔滨开办了"成德堂"门诊，1932 年夏末，松花江决堤，霍乱病流行，染病者不计其数，高仲山用急救回阳汤救治，疗效显著，名声远扬。同时自编讲义开展早期中医函授教育。1941 年创办了"哈尔滨汉医学讲习会"，培养了 500 余名高水平的中医人才，后来成为龙江医派的中坚力量。1955 年高仲山先生被国务院任命为黑龙江省卫生厅副厅长，负责中医工作。这一时期他四处访贤，组织中医力量，先后创办了哈尔滨中医进修学校、黑龙江省中医进修学校、牡丹江卫生学校、黑龙江省中医学校、黑龙江省卫生干部进修学院。1959 年在原黑龙江省卫生干部进修学院的基础上创建了黑龙江中医学院，标志着黑龙江省高等中医教育的开始。

　　1934 年高仲山先生在哈尔滨组建中医学术团体，集中了黑龙江的中医有识之士。1937 年创立了"哈尔滨汉医学研究会"任会长，开创龙江医派的先河，1941 年又成立了"滨江省汉医会"任会长，并在各市、县设立分会。1941 年创办了哈尔滨市汉医讲习会，培养中医师 500 余名，1941 年任滨江省汉医会会长，伪满洲国汉医会副会长，1945 年任东北卫生工作者协会松江分会会长，1946年任哈尔滨市中医师公会理事长，1949年任东北卫生工作者协会哈尔滨市医药联合会主任。新中国成立后，于1956年创办了"黑龙江省祖国医药研究所"，20世纪70年代成立了"黑龙江省中医学会"。

20世纪40年代初，高仲山先生创办了《哈尔滨汉医学研究会月刊》，1940年更名为《滨江省汉医学月刊》并发行了53期。1958年创刊《哈尔滨中医》，1965年创办了《黑龙江中医药》。

在高仲山先生的率领下，黑龙江汇聚了数百名中医名家，形成了龙江医派的阵容和规模。

3 龙江医派之人才与成就

龙江医派经长期吸收全国各地中医人才，终于在近现代形成了蔚为壮观的队伍阵容。在汇聚积累人才的同时，龙江中医不仅在临床上为黑龙江的民众解决了疾苦，且在学术上做出了突出的贡献。

3.1 龙江医派之人才队伍

龙江医派的人才队伍是经过漫长的时间才逐步积累起来的，自唐宋移民直至明清才使黑龙江的中医人才队伍初具规模。随着近现代东北的开发，中医人才迅速集中，而新中国的建立，为黑龙江中医人才辈出创造了优越条件。

在20世纪40年代末，哈尔滨就产生了"四大名医"，此外，当时在黑龙江省名望卓著的中医有左云亭、刘巧合、安子明、安世泽、高香岩、王子良、纪铭、李德荣、王俊卿、高文会、阎海门、宋瑞生、李修政、章子腴、韩凤阁、马金墀、孙希泰等，他们都是当时哈尔滨汉医学研究会和滨江省汉医会的骨干成员。各地还有分会，会长均由当地名医担任。计有延寿县罗甸一，宾县真书樵，苇河县林舆伍、杨景山，五常县杨耀东，望奎县阎勇三，东兴县宋宝山，珠河县王维翰，双城县刘化南，青冈县李凤歧，木兰县李英臣，呼兰县王明五，巴彦县金昌，安达县吴仲英、迟子栋，阿城县沈九经，哈尔滨市陈志和，肇东县李全德，兰西县杨辅震，肇州县孙舆，郭后旗佟振中等。其他如齐齐哈尔市韩星楼，依兰县孙汝续、付华东，佳木斯何子敬、宫显卿，绥滨县高中午，这是旧中国时龙江医派的精英和骨干，是后来龙江医派发展壮大的奠基人士。

新中国成立后，高仲山先生各地访贤，汇聚各地著名中医还有张琪、赵正元、赵麟阁、钟育衡、陈景河、金文华、白郡符、华廷芳、孙纪常、王若铨、吴惟康、陈占奎、孟广奇、胡青山、柯利民、郑侨、黄国昌、于瀛涛、于盈科、衣震寰、刘青、孙文廷、汪秀峰、杨乃儒、张志刚、高式国、夏静华、常广丰、阎惠民、翟奎、吕效临、崔云峰、姜淑明、李西园、刘晓汉、范春洲、邹德琛、段富津等近百人。这些名医是龙江医派后来发展的中坚力量，并产生了黑龙江省"四大名医"，即高仲山、马骥、韩百灵、张琪。

高仲山（1910~1986年），我国著名中医学家，中医教育家，现代黑龙江中医药教育的开拓者和奠基人，黑龙江中医药大学创始人，开创龙江医派，黑龙江中医药大学伤寒学科奠基人，黑龙江省四大名医之首。1931年毕业于上海中国医学院获学士学位，1937年创办哈尔滨汉医研究会任会长，1941年创办滨江省汉医讲习会为全国培养中医人才500余人，创办哈尔滨汉医学研究会月刊，创办滨江省汉医学月刊。1955年任黑龙江省卫生厅副厅长，著有《汉药丸散膏酒标准配本》《妇科学》等，倡导中华大医学观，善治外感急重热病等内科疾病。

马骥（1913～1991年），自幼年随祖父清代宫廷御医马承先侍诊，哈尔滨市汉医讲习会首批学员。1941年于哈尔滨市开设中医诊所。1950年首创哈尔滨市联合医疗机构。1954年后，曾任哈尔滨市中医进修学校校长，哈尔滨市卫生局副局长，黑龙江中医学院附属医院副院长、博士生导师，黑龙江中医药大学中医内科学科奠基人，黑龙江省四大名医之一，善治内科杂病及时病。

韩百灵（1907～2010年），1939年在哈尔滨自设"百灵诊所"行医。黑龙江中医药大学博士生导师，黑龙江省四大名医之一，国家级重点学科中医妇科学科奠基人，全国著名中医妇科专家，在中医妇科界素有"南罗北韩"之称，被授予"国医楷模"称号，荣获中华中医药学会首届中医药传承特别贡献奖，著有《百灵妇科学》、《百灵妇科传真》等，创立"肝肾学说"，发展"同因异病、异病同治"理论，善治妇科疑难杂病。

张琪，1922年生，哈尔滨汉医讲习会首批学员，1951年创办哈尔滨第四联合诊所，黑龙江中医药大学博士生导师，黑龙江省中医学会名誉会长，黑龙江省中医肾病学科奠基人，黑龙江省四大名医之一，国家级非物质文化遗产传统医药项目代表性传承人。2009年被评为首批国医大师，为当代龙江医派之旗帜，我国著名中医学家，著《脉学刍议》、《张琪临床经验荟要》、《张琪肾病医案精选》等，创制"宁神灵"等有效方剂，提出辨治疑难内科疾病以气血为纲，主张大方复法，治疗肾病倡导顾护脾肾，善治内科疑难重病，尤善治肾病。

1987年黑龙江人民出版社出版了《北疆名医》一书，书中记载了70多位黑龙江著名中医的简要生平、学术经历及他们的学术特点和经验，从中反映出龙江医派的学术成就及其特点。从20世纪80年代末开始，国家和省市陆续评定了国医大师和几批国家老中医经验继承人导师及省级名中医。黑龙江省具有两位国医大师，共有44人被评为国家老中医药专家学术经验继承人导师，225人被评为省级名中医和德艺双馨名医。从这些名中医的数量、学历和职称等因素看，龙江医派的队伍构成已经发生了很深刻的变化，表现了龙江医派与时俱进的趋势。

3.2　龙江医派之学术成就

龙江医派作为龙江地方的学术群体，在近现代以来，不仅在医疗上为黑龙江的防病治病做出了历史性的贡献，在学术上也为后人留下了弥足珍贵的财富。这些学术财富不仅引导了后学，在医学历史上也留下了痕迹，具备了恒久的意义和价值。

在新中国成立之前，高仲山先生为发扬中医学术，培养后学，曾编著了多种中医著述，既为传播学术上的成果，又可作为习学中医的教材读本。这些著述有《黄帝内经素问合解》、《汉药丸散膏酒标准配本》、《高仲山处方新例》、《湿温时疫之研究》、《时疫新论》、《血证辑要》、《中医肿瘤学原始》、《妇科学》等十余种，其中《汉药丸散膏酒标准配本》为当时中成药市场标准化、规范化做出了重要贡献。

新中国成立后，老一代中医专家也都各自著书立说，为龙江医派的学术建设做出了可贵的贡献。如马骥著《中医内科学》、《万荣轩得效录》，王度著《针灸概要》，白郡符著有《白郡符临床经验选》，孙文廷著《中医儿科经验选》，华廷芳著《华廷芳医案》，吕效临著《吕氏医案》、《医方集锦》等，张秀峰著《张秀峰医案选》等，韩百灵著《百灵妇科》、《中医妇产科学》、《百灵临床辨证》、《百灵论文集》等，张金衡著《中药药物学》，肖贯一著《验方汇编》、《临床经验选》等，吴惟康编《针灸各家学说讲义》、《中医各家学说及医案分析》、《医学史料笔记》等，张琪编《脉学刍议》、《张琪临床经验荟要》、《国医大师临床丛书·张琪肾病医案精选》、《跟名师学临床系列丛书·张琪》、《中国百年百名中医临床家丛书·张琪》、《国医大师临床经验实录·张琪》等，李西园著《西园医案》等，孟广奇编《中医学基础》、《中医诊断学》、《金匮要略》、《温病学》、《本草》、《中医妇科学》、《中医内科学》、《中医临床学》等，杨乃儒著《祖国医学的儿科四诊集要》，杨明贤著《常用中药手册》、《中药炮制学》，陈景河著《医疗心得集》，邹德琛著《伤寒总病论点校》等，郑侨著《郑侨医案》、《郑侨医疗经验集》，高式国著《内经摘误补正》、《针灸穴名解》等，栾汝爵著《栾氏按摩法》一书，窦广誉著《临床医案医话》，陈占奎著《陈氏整骨学》，樊春洲著《中医伤科学》，邓福树著《整骨学》等。

这些论作表现出老一代中医学人的拳拳道业之心，既朴实厚重，又内涵丰富，既有术的实用，又有道的深邃幽远。正是这些前辈的引领，才使今天的龙江医派人才如林，成果丰厚，跻身于全国中医前列。

4 龙江医派之学术特点

龙江医派汇聚全国各地的医药精粹，在天人合一、整体观念、病证结合、审机辨治、三因制宜等思想指导下，融合了黑龙江各民族医药经验，结合黑龙江地方多发病，利用黑龙江地产药物，经过漫长的历史酝酿认识到黑龙江地区常见疾病的病因病机特点是外因寒燥、内伤痰热，气血不畅，并积累了以温润、清化、调畅气血为常法的丰富诊疗经验及具有地区特色的中医预防与调养方法。

4.1 多元汇聚，融汇各地医学之长

龙江医派的学术，除了融合早期地方民族医药经验之外，还通过从唐代开始的移民等方式从中原和南方各地传播而来。这种从内地传入的方式从宋代以后逐步增多，至明清达到一个高潮，已经形成初步人才队伍，这种趋势到近代随东北开发而达到顶点。因此可以说龙江医派的学术根源是地方民族医药经验与全国各地医学的融合，因此也就必然会显示出全国各地医学的特色元素。

唐代渤海国派遣人员到中原学习，带回了中原医学的典籍，这就使中原医学的学术思想和临床经验传播到了黑龙江地区，从而龙江医学也就吸收了中原医学的营养。

北宋末年，金人攻陷汴梁，掳掠了大批医药人员及医学典籍和器物，其中就有北宋所铸造的针灸铜人。这在客观上是比较大规模的医药传播，使中原医药在黑龙江传播得更加广泛和深入。

到明清时期，随着移民、经商、开矿、设立边防驿站、流人、马市贸易等，中医药开始更大规模地传播到黑龙江，并逐渐成为龙江医学的主流。如顺治年间流入的史可法药酒，流放至宁古塔的方拱乾、陈世纪、周长卿、史世仪等，乾隆年间杭州旗人流放齐齐哈尔并在当地开展医疗活动，吕留良的子孙在齐齐哈尔行医等，这都是南方医学在黑龙江传播的证明。而清代在龙江各地行医者大多为中原人，清宣统时仅宁古塔一地就有了比较齐全的各科医生，说明全国各地的医药学术已在龙江安家落户，这对龙江医派的学术特点影响至

深至广。

近现代的黑龙江各地中医人员的籍贯出身，更能反映出龙江医派学术的来源。多数名医祖籍均为山东、河北、河南，另有祖籍为江南各省者。如果上追三代，他们绝大多数都是中原和南方移民的后裔，故龙江医派也就包容了各地的学术内涵。

因为黑龙江省地处北部边陲，古代地广人稀，从唐代以后是最主要的北方移民所在地之一，到清代形成移民高潮。移民是最主要也是最有效的文化传播方式，龙江医派融合全国各地的医药内容就是历史的必然。移民地区虽然原始文化根基薄弱，但是没有固有文化的限制，因此有利于形成开放的精神，可以为不同的医药学内容的发展传承搭建舞台。这可能是今天黑龙江的中医事业水平跻身全国前列的文化基因。

4.2　以明清医药典籍为主要学术内容

中医学发展到明清时期达到鼎盛，医书的编写内容比较丰富，体例也日益标准化。这些医书因为理法方药内容较全面，只要熟读一本就可满足一般的临床需要，故为龙江中医所偏爱习诵，如"四百味"、"药性赋"、"汤头歌"、《濒湖脉学》等歌诀。此外，人们多以明清时期明了易懂的医书作为修习的课本，如《寿世保元》、《万病回春》、《医宗必读》、《万科正宗》、《温病条辨》、《本草备要》等。《医宗金鉴》是清代朝廷组织国家力量编著的，其中对中医基础理论、诊断、药物、方剂及临证各科都有全面系统的论述，既有普及歌诀，也有详细解说，确实是中医药学书籍中既有相当深度广度，又切合临床实用的优秀医书。因此龙江医派的大多数医家都能熟记《医宗金鉴》的内容，熟练应用该书的诊疗方法。

直到高仲山先生自沪上毕业而来黑龙江兴办汉医讲习会，使"四大经典"及近现代的中医课程在黑龙江成为习医教材。新中国成立之前，得益于高仲山先生对中医教育的积极努力，黑龙江地区涌现了一大批高素质的中医人才。

4.3　龙江医派学术的地方特色

龙江医派的学术来源有多元化特点，既有全国南北各地的医药传入，又有地方民族医药观念和经验，这些都是酝酿龙江医派学术特色和风格的基础。同时，黑龙江地处北方，地方性气候、地理特点、民众体质禀赋、风俗文化习惯长期以来深刻地影响了龙江医派医家的学术认知，这也必然会给龙江医派医家群体学术思想、理论认识和临床诊治特点和风格打上深刻的地方性烙印。

首先，善治外感热病、疫病。黑龙江地区纬度较高，偏寒多风，而且冬季漫长，气温极低，寒温季节转变迅速，罹患伤寒、温病者多见，尤其春冬两季更为普遍。地方性高发疾病谱使龙江医派群体重视对伤寒和温病的研究，对北方热性病、疫病的诊治积累了丰厚的经验，临床应用经方和时方并重而不偏。在黑龙江省各地方志都有大量记载。如清末民初，黑龙江地区发生大规模流行的肺鼠疫，经伍连德采取的有效防治措施，中医顾喜诰、西医柳振林、司事贾凤石在疫区医院连续工作数月，救治鼠疫患者 2000 余例，成功遏制了鼠疫的蔓延，其中中医在治疗鼠疫方面起到了独特有效作用。许多医家重视以仲景之法辨表里寒热虚实，善用六经辨证和方证相应理论指导临证，同时对温病诸家的理法方药也多能融会贯通，互相配合，灵活应用。而且龙江医派大多数医家无论家居城乡、年龄少长，都能对《医宗金鉴·伤寒心法要诀》和《温病条辨》背诵如流并熟练应用，寒温之说并行不悖，可见一斑。

其次，善治复合病、复合证、疑难病。本地区民众豪放好酒，饮食肉类摄入较多，蔬菜水果相对偏少，而且习惯食用腌制品，如酸菜、咸菜等，造成盐摄入量过高，导致代谢性疾病如糖尿病、痛风等多发，高血压、心脑血管疾病在本地区也十分常见。黑龙江地区每年寒冷时段漫长，户外运动不便，加之民众防病治病、养生保健意识相对薄弱，客观上也造成了疾病的复杂性，单个患者多种疾病并存，兼症多，疑难病多，治疗棘手。龙江医派医家长年诊治复合病、复合证、疑难病，习惯于纷繁复杂之中精细辨证，灵活运用各种治法，熔扶正祛邪于一炉。面对疑难复杂病，龙江医家临证谨守病机，重视脾肾，强调内伤杂病痰瘀相关、水血同治，或经方小剂，药简效宏，或大方复法，兼顾周全，总以愈疾为期。

再次，本地区冬季寒冷，气候以寒燥为主，民众风湿痹痛普遍，加之龙江地区冰雪天气多见，外伤骨折、脱位高发。龙江医派医家对此类疾患诊治时日已久，骨伤科治疗经验独到丰富，或以手法称奇，或以药功见著，既有整体观，又讲辨证法；既有家传师授的临床经验，又有坚实的中医理论基础，外科不离于内科，心法更胜于手法。值得一提的是，许多龙江医家注意吸收源于北方蒙古等善于骑射的少数民族的骨伤整复、治疗方法，从而也形成了龙江医派骨伤科学术特色的一部分。

另外，众多医家在成长之中，对黑龙江地产药材如人参、鹿茸、五味子、北五加、北细辛等的特殊性能体会深刻，进而可以更好地临证遣方用药。更因龙江民众一般体质强壮，腠理致密，正邪交争之时反应较剧，所以一般地说，龙江医派医家多善用峻猛力强之品，实则急攻，虚则峻补，或单刀直入，或大方围攻，常用乌头、附子、大黄、芒硝、人参、鹿茸等，所以多能于病情危重之时力挽狂澜，或治疗沉疴痼疾之时，收到出人意料之效。

龙江医派医家也多善用外治、针灸、奇方、秘术。黑龙江是北方少数民族聚集之地，本地区少数民族医药虽然理论不系统，经验零散，但是在漫长的历史中积累了很多奇诡的治病捷法。如龙江大地赫哲族、鄂伦春族、达斡尔族及部分地区的蒙古族民众等普遍信奉的萨满文化，即包含许多医学内容，这些内容在民间广为流传，虽说不清医理药性，但是临证施用，往往立竿见影。此外，常用外用膏药、针挑放血、拔罐火攻、头针丛刺、项针等治疗方法在龙江医派中也是临床特色之一。

5 龙江医派近年所做工作

为弘扬龙医精神，发展龙江中医药事业，以龙江医学流派传承工作室及省龙江医派研究会为平台，龙江医派建设团队做了大量工作，为龙江医派进一步发展奠定了历史性基础。

5.1 抢救挖掘整理前辈经验，出版《龙江医派丛书》

为传承发扬龙江医派前辈学术精华，黑龙江中医药大学龙江医派研究团队一直致力于前辈经验的抢救搜集挖掘整理工作，现已由科学出版社出版《龙江医派创始人高仲山学术经验集》《华廷芳学术经验集》《御医传人马骥学术经验集》《国医大师张琪学术思想探赜》《王德光学术经验集》《邓福树骨伤科学术经验集》《邹德琛学术经验集》等著作，引起省内中医爱好者的强烈反响，《龙江医派丛书》已被英国大英图书馆收录为馆藏图书，尚有《吴惟康学术经验集》《王维昌妇科学术经验集》《白郡符皮肤外科学术经验集》、

《伪满时期黑龙江地区龙江医派医家学术经验荟萃》、《黑龙江省名中医学术经验集锦》等多本著作正在编撰待版。

《龙江医派丛书》反映了龙江中医药事业近百年来不畏艰苦、自强不息的发展历程及取得的辉煌成果，其中宝贵的学术思想和经验对于现代中医临床和科研工作具有重要的实用价值和指导意义，同时也是黑土文化的重要组成部分。

5.2 建设龙江医学流派传承工作室，创立龙江医派研究会，搭建学术交流平台

国家中医药管理局龙江医学流派传承工作室作为全国首批 64 家学术流派工作室之一，以探索建立龙江医派学术传承、临床运用、推广转化的新模式为己任，着力凝聚和培育特色优势明显、学术影响较大、临床疗效显著、传承梯队完备、资源横向整合的龙江中医学术流派传承群体，既促进了中医药学术繁荣，又更好地满足了广大人民群众对中医药服务的需求。

为更全面地整合龙江中医资源，由黑龙江省民政厅批准、黑龙江省中医药管理局为业务主管部门，成立了黑龙江省龙江医派研究会。研究会为学术性、非营利性、公益性社会团体法人的省一级学会，其宗旨是团结组织黑龙江省内中医药工作者，发扬中医药特色和优势，发掘、整理、验证、创新、推广龙江中医药学术思想，提供中医药学术交流切磋的平台，提高龙江中医药的科研、医疗服务能力。龙江医学流派传承工作室与黑龙江省龙江医派研究会相得益彰，为提炼整理龙江医派学术特点及诊疗技术并推广应用，为龙江医派学术文化创建工程，做了大量卓有成效的工作。

5.3 举办龙江医派研究会学术年会，推进学术平台建设

为繁荣龙江中医学术，营造学术交流氛围，2014 年，黑龙江省龙江医派研究会举办首届学术年会，与会专家以"龙江名医之路"为主题进行交流探讨。第二届学术年会于2015 年举办，龙江医派传承人围绕黑龙江省四大名医及龙江医派发展史为主题进行交流，同时通过《龙江医派会刊》的编撰，荟萃龙江中医药学术精华。

5.4 建立龙江医派传承基地，提升中医临床思维能力，探索中医临床家培养的教育途径

龙江医派传承工作室先后在台湾、深圳、三亚、长春、东港、丹东、天津、满洲里及黑龙江省多地建立传承基地，主要开展讲座、出诊及带教工作，其中三亚市中医医院已成为黑龙江中医药大学教学医院及本科生实习基地，现已进行多次专家交流出诊带教工作。

受黑龙江省中医药管理局委托，2013 年进行"发扬龙江医派优势特色，提升县级中医院医疗水平"帮扶活动，研究会于黑龙江省设立 10 个试点单位，2014 年通过讲座、义诊等一系列活动，使各试点县后备传承人诊疗水平和门诊量均有不同程度的提升。2015年，黑龙江省中医药管理局委托龙江医派研究会及工作室，在全省各地市县中医医院全面开展龙江医学流派传承工作室二级工作站的建设，全面提升黑龙江省中医院的学术水平与医疗服务能力，并编撰《龙江医派养生要备》向全省民众发放。

旨在研究培养中医药人才、发挥中医药优势的"龙江医派教育科学研究团队"，于2014年被批准为黑龙江省首批 A 类教育教学研究团队，团队致力于建设一批学术底蕴深厚、中医特色鲜明的教育研究群体，以期探索中医人才的成长规律，培养能够充分发挥中医特

色优势的中医精英。

通过在中医药大学举办"龙江医派杯"中医经典知识竞赛、英语开口秀、"龙江医派杰出医家马骥基金评选及颁奖活动",开设《中医学术流派》课程,以激发学生学习中医的热情,强化其对龙江医派的归属感及凝聚力。

5.5 创办龙江医派学术文化节,创新中医药文化传播模式,打造龙江医派文化名片

通过创办龙江医派学术文化节,建立龙江医派网站,打造龙江医派学术文化品牌,宣传中医药文化思想,扩大龙江医派影响力。2012 年以来,举办高仲山、马骥、华廷芳、孟广奇等龙江医派著名医家百年诞辰纪念活动,使全省各界感受到龙江中医药的独特魅力及前辈先贤披荆斩棘、励精图治的创业精神。龙江医派各项工作的推进,得到了中国中医药报、东北网、台湾《中国时报》、黑龙江日报等数十家媒体平台的大量报道,在学术界及龙江民众中获得良好声誉,并载入《黑龙江中医药大学校史》、《中国中医药年鉴》。

工作室团队以黑龙江省中医药博物馆的建设为契机,大力挖掘黑龙江省中医药学术文化历史资源,梳理明晰龙江医学流派发展脉络,建成龙江医学发展史馆,所编写的《龙江医派颂歌》在同学中广为传唱,激发杏林学子热爱龙江中医的热情。

通过对龙江医派底蕴的发掘和打造,使其成为黑龙江中医药学术界理论产生和创新的土壤,成为黑龙江省中医从业者的凝聚中心,成为黑龙江中医学术探讨的平台和学术园地,成为黑龙江省中医药人才培养与成长的核心动力,成为引领、传承、传播黑龙江中医学术的主体力量,成为黑龙江中医文化品牌和精神家园,成为龙江医药学的特色标志,成为黑龙江省非物质文化遗产,成为黑龙江的重要地理文化标识。相信,在新的历史时期,龙江医派将会做出新的学术建树,为丰富祖国医学的内涵做出更大的贡献。

《龙江医派丛书》总编委员会

乙未年九月

序

卢芳，1939年生，著名中医学家，黑龙江省优秀卫生管理干部，龙江医派优秀代表人物。卢芳幼年家贫，因母病转而学医。他天资出众，刻苦勤奋，博闻强识，遍采众长，早年即医名远播，被誉为黑龙江省"四小名医"之一。卢芳在黑龙江中医学院（现为黑龙江中医药大学）读书期间，因表现优异，成绩突出，得以留校任教。卢芳沉潜医道，在内分泌系统疾病、神经病、生殖系统疾病、心血管疾病方面积累了大量临床经验，临床之余，着意科研，研究成果先后获得省、国家、国际大奖共十项。同时，卢芳勤于笔耕，出版个人医学专著十余部。因为医学业绩突出，卢芳成为哈尔滨市医学界第一批享受国务院特殊津贴的医生。其后，卢芳调任哈尔滨市中医院院长、黑龙江省中医管理局副局长，任职期间，显示出非凡的管理才能，短短数年使医业凋敝的哈尔滨市中医院重新焕发生机，跻身先进模范。2017年卢芳荣膺第三届国医大师称号。

作为《龙江医派丛书》之一，《国医大师卢芳学术经验集》全面收录了卢芳历年医学著作、论文、临证医案，如《内科辨病与辨证》、《三叉神经痛与中医疗法》、《卢芳临证思维》等，都是他毕生医学经验之精华。可以说，该书的出版，是对卢芳教授学术思想和临床经验的全面总结和有效传承，实为龙江中医之幸事。值得一提的是，该书记述了卢芳的个人传记，详实而生动地记录了他自垂髫小儿直至今日的成长过程与人生阅历，为中医年轻一代树立了良好的学习榜样，激励后学献身中医，精诚博学，笃志不渝。

卢芳所属龙江医派植根于祖国北疆白山黑水之间，历代龙江医家在本地区特殊的地理、气候、饮食、文化等因素影响下，在学术上形成了独到的地方特色，在临床诊疗和遣方用药方面形成了自己的风格。正是因学术和经验的特色和风格，龙江医派能够以独有的姿态立足于全国医林。以姜德友教授领军的龙江医派研究团队一直致力于名医经验的抢救搜集、挖掘整理工作，现已出版《龙江医派丛书》多部，引起业界强烈反响。2016年，龙江医派成功入选黑龙江省非物质文化遗产保护名录，成为黑龙江省独具特色的医学和文化名片。殷切期待着龙江中医工作者们以龙江黑土文化为根基，再接再厉，传承发扬更多的龙江医派学术精粹，造福龙江民众。我与卢芳教授共事交往数十载，书成之际，故乐为之序。

黑龙江省中医药管理局局长

2017年3月

目　录

医 案 医 话

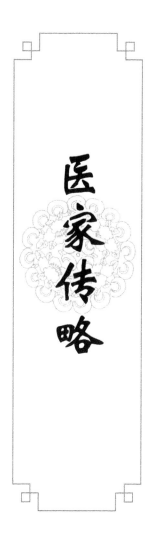

医家传略

一、农村学子，家贫如洗

卢芳的父亲名叫卢永璞，生于 1939 年，卢永璞从小酷爱学习，曾考取了国立哈尔滨师道学校，这在穷乡僻壤的小屯子实在难得，毕业后，卢永璞有多种选择的机会，那时没有严格的户籍制度，也没有哪来哪去的分配原则，他完全可以在哈尔滨找工作，比如留在城里当教员，或当个职员，但因家里没有主心骨，毕业后必须回到老家，做这个家庭的顶梁柱，他回来后，当上了乡村教员，而且在这个岗位上终其一生。

卢永璞是个农村知识分子，坚信"家有万贯，不如薄技在身"的道理，儿子将来若要自立于社会，有一个锦绣前程，关键还是要有一技之长，小至养家糊口，大至事业有成，生活优越，都离不开"技"，也就是知识、本领。要想让子女"薄技在身"，唯一的办法就是让子女受到尽可能高的教育，卢永璞最大的长处，也是他最明达事理之处，就是懂得教育对子女的重要性，对子女的教育舍得投入。

以卢家的穷困家境，根本没有让孩子接受教育的能力，但事实却是，五个子女只要愿意读书，卢父亲就会让他们一直念下去，从来没有因为经济拮据而中止学业，这是许多农村家长所不及的。卢芳父亲的五个孩子，学历都在大专以上，有高级技术职称的就占了三个。在卢芳求学过程中，几次面临辍学，20 世纪 50 年代初期，四年级毕业就可以在供销社当店员，可以在铁路谋个乘务员的差事；高小毕业当小学教师就完全胜任了。这两次升学时，卢芳都曾向父亲提出参加工作，上班挣钱，减轻家庭经济负担的意向，但卢永璞坚决不同意，认为再穷也不能耽误了学业。

卢永璞自己是教员，他自有一套成型的教育方法，卢芳写字歪歪扭扭就会挨上几巴掌，现在他的字写得非常清秀就是那时父亲"打"出来的。题做错了要挨打，数学应用题能够做出来，但讲不出道理来也要挨打。

卢永璞古文功底深厚，会写一手好文章，而且有很高的鉴赏能力，因此他作文时得心应手，游刃有余。卢芳后来学的是中医，中医对古文功底要求很高，他的古文能够轻松过关直接得益于父亲的早期培养。最令卢芳不能忘怀的是在他上初中的时候，在父亲的辅导下，第一次在报纸上发表作品《红梁的故事》，这是一篇散文，可惜这篇文章后来散失了。卢芳在从医过程中能够著书立说，撰写多部学术价值很高的医学书籍，无疑滥觞于父亲辅导之下的那篇短文。

有一段时间，爸爸是他的老师。当时的学校是复式班，两个年级的学生一起上课，二年级的学生上课，四年级的学生就上自习，然后调换。卢芳当时念四年级，他的学习一直保持班里第一名。但当爹的从来没有表扬过他，更多的是训斥。当二年级的学生上课时，卢永璞有意让儿子给二年级的学生讲课，卢芳当然知道父亲的良苦用心，自己必须先学懂，然后认真准备，字斟句酌后才能上讲堂。即使小心翼翼，也难免出错，父亲从来不给面子，当众就会训斥卢芳。但也就是在这个时候，卢芳才真正懂得了什么叫读书，什么叫做学问，什么叫教学相长，直到如今他还十分欣赏父亲的这种教育方法，正是在给其他学生讲课的过程中，才知道哪里真的学明白了，哪里还有疏漏之处，因此学习必须真正学懂学透，绝不能马虎从事，更不能有夹生饭。

这是卢芳一生治学的态度。

卢芳是公认的好学生。他学习刻苦，自视颇高，给自己确定的目标也很高，学习一丝不苟，务求甚解，从来不吃夹生饭，不容许含糊不清、似是而非的问题漏网。同时他养成了一个良好的习惯，每次下课后，复习完功课，很快就把老师布置的作业做完，等同学们问他时，他已经成竹在胸了。他回答同学的提问非常耐心，而且完全出于自愿，这并不是显摆，而是在为同学解答问题时，自己也有提高。有时，觉得已经弄明白的问题，真正讲解时，才发现还有漏洞，促使他再次深入思考，进一步完善。但有的同学不愿回答别人的提问，觉得耽误自己的学习时间，甚至怕同学超过自己。其实这不仅是保守和自私，也是不懂得教学相长的道理。

很快，他就成了班里学习的佼佼者，但他对此并没有满足，又对自己提出了更高的要求，这个要求是具体而实际的。他在班里的学习总成绩领先，但他知道自己单科成绩未必门门优秀。于是他为自己树立了新的标杆，也就是向每科成绩最优秀的同学看齐，吸取人家的长处。但卢芳的成功之处并不是因为用这种方法使各学科成绩提高，而是掌握了一种先进的思想方法，或者说是一种观念：每时每刻都在考虑进取的人，不会为自己一时一事的领先而沾沾自喜，更不会以己之长比他人之短。恰恰相反，是以己之短比他人之长，时刻寻找自己的不足。正是这种争先求进的追求，才使他能在没有任何外界压力的情况下，不断进取，不断出成果。在求学的道路上，卢芳刻苦学习，成绩优异；在工作岗位上发明创造连续不断，逐渐成为全省的四小名医和全国有名望的中医与学者。即使在年过花甲的今天仍然不断进取，争强好胜的性格不减当年，新思维、新创造像泉水一样喷涌而出。

1955年，卢芳初中毕业。毕业当然要升学，报考什么学校呢？16岁的卢芳并没有成型的打算，一个初中毕业生，人未成年，知识不成系统，他不可能对自己的前途深思熟虑。他报考了北京坦克学校，因成绩优异，顺利地被录取了。然而只念了半年，他突然接到了母亲病重的电报，便心急火燎地赶回了家。

"这个坦克学校就别念了，跟你三姥爷学中医吧。"父亲声音不大，却有不容争辩的口气。卢芳当时年龄小，没有准主意，对坦克学校是喜爱还是不喜爱都谈不上，无可无不可，主要还是遵从父命，因为父亲在他心目中有至高无上的地位，他无话可说，只有服从。三姥爷摆了摆手说："要学中医，我这两下子不行，我给你找个全肇东最有名的医生，叫张俊杰。"肇东中医有三杰，为首就是张俊杰，这个人口才好，表达能力强，具有当教员的素质，而且语言比较新潮，不是那种拘于古训的人。这个人不光会诊脉，还会用听诊器，会打针，中西医都行。

卢芳那时学中医叫学徒，像学其他手艺一样。学生共三个，两男一女。张俊杰每天除了看病就是给三个弟子讲课，讲完后留作业，第二天早晨检查。作业基本上是背诵医典经文。过了一段时间，卢芳和两个师兄妹都感觉到了，张老师最喜爱的学生是卢芳。在三个徒弟中，卢芳显然高人一筹，肇东中学的高材生确实与众不同，知识结构完整，接受新事物快，所学所用领会得快，古文功底比另两个人强出许多，对医典理解很深入。老师给他们讲的医书是《伤寒论》和《医宗金鉴》，老师的教学方法简单，几乎就是老三样，讲课、留作业、背诵，老师态度永远那么和蔼，但对作业的检查却是从不含糊的，卢芳每次都能对答如流，圆满完成作业，可那两个徒弟就很吃力了，学不懂，背不会，老师并不批评，但是讲课进度却以卢芳为准，过了一段时间，这两个学生自知跟不上，也就自动离去了。卢芳在这里学了半年，学业长进很大，心情也很愉快，他做好了向张老师长期学习的打算。有一天，张老师检查完了卢芳的作业，卢芳刚要走，张老师说："你等一等！"卢芳一看，张老师表情严肃，知道有重要事要说，就垂手站立。张老师从抽屉里拿出一张报纸，递给卢芳。卢芳接过一看，是省中医学校发布的招生简章，省中医学校是招收中医专业学生的正规学校。等卢芳看完，张俊杰问："你有什么想法？"卢芳感到很突然，就据实说："还没想好。"老师说："卢芳，我看你是个很有出息的孩子，资质不错，听说在学校还是学习尖子。现在招生简章下来了，不是老师撵你，确实是老师教不了你，我再有本事，也不过一家之言，还是学校正规，海纳百川，是百家之言"，张老师显出恋恋不舍之意，"再说，总在我这里学，何时是个头儿，什么时候才能正式起用啊!"这番推心置腹、设身处地之言，卢芳深受感动。

二、中医殿堂，求知若渴

　　黑龙江省中医学院的前身是牡丹江中医学校，创办于 1956 年。这所学校位于牡丹江市北小山，原来是个部队医院，早已废弃不用，卢芳入校时，已是满目荒凉。进入校门，迎面就是一所不高的楼房，非常破旧，墙皮剥落，楼内光线暗淡，桌椅破旧，没有像样的实验室，没有尸体解剖房，只用现搭的木板房代替。操场上荒草萋萋，半人来高，连个篮球架子都没有。毫不夸张地说，这个学校一无所有，正如校长在开学典礼上所说，是草创阶段。

　　不要鄙薄这所学校的简陋，也不要轻视这所学校的规模，这是全国第一批正式中医院校之一，其诞生的本身就具有划时代意义，因为它宣告了中医开始正式登上科学殿堂，从言传口授式的师徒相授一跃成为正规学校。那时国力单薄，又没有现成的办中医院校经验可以借鉴，学校办得很不规范，一切都是摸索着办，试探着干。学校招收的学生，文化程度参差不齐，有高中生，也有初中生；有社会青年，有中医学徒，还有归国华侨。为了提高学生的素质，更好地完成教学任务，学校统一为学生补高中的数理化课程。高中的数理化课程很难，学制是三年，然而牡丹江中医学校不可能拿出整整三年时间去补习高中课程，所以这种补习是速成的，课程进度很快，很多学生跟不上。卢芳非常喜欢这些课程，因他知识学得十分扎实，学习起来并不吃力。应该说，那个时期他除了自己学习以外，剩下的时间还帮助其他同学。

　　高仲山是黑龙江中医学院副院长，在黑龙江省中医界享有崇高威望。高马韩张，黑龙江四大名医是也，高仲山为其首。对这所学校的莘莘学子来说，高仲山的名字如雷贯耳。每当高校长做报告，卢芳总是正襟危坐，拿出笔记本认真记录，生怕漏掉一句话，哪怕是一个字。

　　这所学校在卢芳眼里并不那么简陋，校舍虽旧，但比中学时候强多了；实验室、尸检房简陋，但高级的什么样他也没有见过；说到教师，个个都是名医，还是专职教师；教材虽不系统，但毕竟还有讲稿；过去的老师只有张俊杰一个，而且是兼职的，现在有一个教师队伍。卢芳知足了。正是这种心态使他定下心来学习，不会怨天尤人，荒废时光。

　　1958 年学校搬到哈尔滨，条件逐步改善，一个现代化的中医学院逐渐成形，成为黑龙江省的一所名校。与其他学员相比，卢芳有自己的优势，那就是已经有了半年多的从医实践。半年时间并不算长，但卢芳师从张俊杰时间并没有虚度，对中医诊病程序有了粗略的了解，而且已经接触了古代医学的典籍，所以在同班同学中，他学习的目的性比较强，不像一般的大学生那样进了学校大门，被浩如烟海的知识所淹没，甚至迷失了方向。卢芳有了一些实践和学习经验，知道学习的重点、难点，什么应该学，什么可以一带而过，什么可以暂不去管他，能够有取有舍，这也是一门学问，几千年的医学古籍十分芜杂，不可能全部涉猎。

　　由于卢芳入学成绩高，刚一入学就当了学习班长。在肇东中学，他是学习尖子，已经掌握了一套颇为实用的学习方法，包括理科与文科。医学，特别是中医学，卢芳认为兼有理科与文科的特点。现今的大学分为两类，即理科与文科，但在"文化大革命"前，大学分为三类，即理工类、文史类、农医类。这两种分类方式各有道理，但也说明农医类确实有点边缘学科性质。其讲人体病理，特别是药物与化学联系紧密，其运用现代化科学设备又与物理学密不可分，其数据统计分析又是数学问题；但是中医特别注重古代医典，不懂古文，根本无法掌握前人的知识，这一点又与语文的关系极大，一般的老中医都有很深的文言文功底，毛笔字非常漂亮，有些甚至是不错的书法家。对这一点，卢芳认识是十分清楚的，因为他文理都非常优秀，而且不偏科，学习医学有先天的优势。

大学生涯显然不同于中学阶段，这里再没有老师整天耳提面命，督促检查，上课也不点名，学习完全凭自觉。尤其不像中学有月考、期中考试、大考，大学只有期末一次考试。在这种情况下，学生很容易放任自流，人都有惰性，如果没有外在的压力，自我约束能力不强，再加上学校条件较差，甚至有的觉得中医没前途，学习三心二意，几年大学时光可能就会白白度过。

卢芳珍惜大学时光，别的不说，他一刻也没有忘记父母和那个穷苦的家，如今，他坐在教室里，肩不挑担，手不握锄，再不为家里尽一分力，父母一年一年地苍老，弟弟妹妹还未成年，这个家他是割舍不下的。眼下，只有以最好的学习成绩，才能报答远在家乡的父母弟妹。卢芳又是一个知恩图报的人，作为一个学生，他没有为国家创造一分价值，不但一切免费，而且每个月享受国家的助学金，比如在肇东中学时，九块五毛钱的助学金，在农村足可以养活两三口人了。他有什么资格挑肥拣瘦，让大好时光虚度，白白浪费呢？

在张俊杰老师那里学习时，他已经深深地爱上了这个职业。到了大学以后，经过名师的指点，更觉得中医博大精深，祖国的古典医学实在是一个宝库，取之不尽，用之不竭。他越学越有学头，越学越爱学。一旦工作，如果你只把他当成一种职业，作为一种谋生的手段，或者只作为任务来完成，做起来可能说得过去，甚至做得不错，但绝不会锦上添花。只有当你的个人爱好和职业完全统一时，才不会把工作当成枯燥的任务，例行公事地完成，而是当成一种乐趣，乃至是一种享受。这样就会在工作中保持极大的热情，充沛的激情和无穷的创造性，这是工作的最高境界。

卢芳在选择坦克学校时，是完全的"无意识"，而走上中医之路，又是完全的"遵从父命"，带有极大的偶然性，但报考中医学院却是卢芳自主的选择，因为这时他已经深深地爱上中医这一行业，并全心全意投入其中，作为终生奋斗的方向。兴趣与职业完美地结合，才会迸发出极大的工作热情，创造出优异的业绩。

卢芳以惊人的毅力投入到学习中去。中医的古典医著十分丰富，已经自成系统，对于如何学习中医，他逐渐摸索出一条重要的学习的方法，那就是背诵，像背诵古文一样。背诵是一件十分枯燥乏味的事，是简单的机械记忆，但卢芳却乐此不疲，如《黄帝内经》、《金匮要略》、《伤寒论》、《本草纲目》，他先是熟读，充分理解，或者在并不完全理解的情况下，开始大段大段地背诵。《本草纲目》是一本卷帙浩繁的巨著，书中把中药分为上品、中品、下品，所列药名 1892 种，卢芳可以流利地背诵其中的三分之一，临床常用的中药全都背到了。正是由于熟读、精读，以至全文背诵这些经典，使卢芳在大学期间奠定了深厚的中医理论功底，这是他将来能够发展创新的重要基础。1961 年卢芳毕业于黑龙江中医学院，取得了本科学历。

三、毕业留校，勤奋上进

卢芳毕业于 1961 年，是黑龙江中医学院建院以来第一届中医专业毕业生。卢芳毕业后，对自己的去向并没有深入考虑，他也像其他学生一样，等待着组织的安排。留校是卢芳当时的最大愿望，卢芳那一届的毕业生一共 108 名，人们戏称为一百单八将，这批学生目前大部分是黑龙江省各学科的带头人。20 世纪 80 年代省政府主管部门曾在全省评选一批省名中医，在中医学院历届毕业生中，这届学生比例最高。这些毕业生无论是在大专院校还是科研单位都赫赫有名，他们之中有博士生导师，有全省乃至国家级的名医，卢芳 30 岁出头就成为省里的四小名医，是被公认的佼佼者。

如果说卢芳报考中医学院为自己的人生确定了方向，那么这次留校为卢芳成为名医奠定了基础。黑龙江中医学院荟萃了全省中医界的精英，如高仲山、孟广奇等老前辈，他们具有最渊博的知识和最精湛的医疗技术；这里有最好的学习条件，图书馆里珍藏着大量古今中医经典；有浓厚的学术氛围，这里是集教、医、研为一体的全省最高中医学府，可以触及当代中医界最尖端的学术问题，为钻研者解疑答惑；有最好的医疗设备，是全省最大的中医医院，可以接触到最多的危重和疑难病症，从而最大限度地提高医疗技术。卢芳是幸运的。

卢芳另一个幸运之处是他被分配到内科教研室，也就是中医讲的大内科，中医药物治疗的主要优势体现在内科，不管是黑龙江中医学院或是其他省市的西医院校，内科医生都占有重要的地位。然而更令卢芳高兴的是做孟广奇老师的助教，这使卢芳有机会向孟老师深入学习。孟广奇，一代名医，不光在中医圈子里名气很大，而且在社会上知名度也很高，对卢芳这些小字辈的中医来说，孟广奇是"须仰视才见"的一代宗师。事实证明，从师孟广奇是卢芳一生的幸运，他在这位名医的教导下进步很快，师生也建立了深厚的友情。

孟老师专攻内、妇科，人称活字典。孟老师又是杂家，博学多才，从基础到临床，从经典到各科，哪科都能讲，他口才很好，其实孟老师也和其他名老中医一样，并无大学学历，卢芳简直无法相信他如何靠自学掌握如此之多的知识。孟广奇医学书籍看得非常多，而且记忆力极好，引经据典，张口就来，能够大段地背诵。《金匮要略》、《伤寒论》、《黄帝内经》，临床各科都能开课，其书法很好，造诣很深。在卢芳看来，孟广奇几乎具备了名医的一切素质，卢芳是幸运的，得天独厚的。

孟广奇让卢芳敬重还有一个重要原因：孟广奇的学术作风十分民主，乐于和学生探讨问题，总是把对方摆在平等的位置上，而不是居高临下。孟广奇明白，真理越辩越明，道理越讲越清，谬误代替不了真理，虚假掩盖不了真实。学术上完全可以各抒己见，在师生之间，可以尽情发表见解。

卢芳在学习中好刨根问底，刨根问底的学生大多不讨老师喜欢。老师会觉得学生有意考他，刁难他，甚至想让老师当众出丑。对此，孟广奇显得十分豁达、大度，对卢芳的提问，甚至穷追不舍，从未有过一丝厌烦、反感，总是有问必答。作为经验丰富，而又学识渊博的老师从学生提出问题的难度、深度完全可以判断出学生的水平。他觉得这个学生不简单，基础好，动脑筋。有时卢芳提出的问题难度很大，于学生说来是"蓄谋已久"，可对孟老师说来却是突如其来、猝不及防，然而孟老师确实经多识广，大部分问题，点拨几句，卢芳就会豁然开朗。有些问题孟广奇也从未遇到，或遇到却没有深入思考，回答起来就不那么顺畅了。比如那一次，卢芳问起中医理论，肝阳虚，肾无实症，脾阴虚等一连串问题，这是中医理论中的难点，把老师问得张口结舌，满脸通红，脑门上全是汗珠，即便如此，孟老师也没有觉得丢面子，更没有恼羞成怒。每到这时，他就会用手绢擦擦汗，笑笑说："行了，今天就到这儿吧，别抠了，让我回去查查书，想想，好好想想。"又说出一句令卢芳深受感动的话："咱们两人一块想。"对学生说出这样的话，于一个名医是很难得的，当然也看出这个学生在他心目中的分量。在与老师深入探讨问题的过程中，卢芳对基本知识、基础理论理解进一步深化，为后来的教学和临床打下了一个很好的基础，学生再提问题的时候，大部分没有超过他的知识范畴，他早已经深思熟虑过，因而对答如流。

如果说毕业后跟随孟广奇学习的一年中为自己打下了扎实的中医理论功底，那么到内科病房当医生则是深入实践的开始。在中医学院内科教研室当了一年教员以后，卢芳于1963年被分配到附属医院，穿上了白大褂，真正成为一名白衣天使。这所医院位于香坊，原来是省肝炎疗养院，1962年9月份改为省中医学院附属医院。卢芳被分配到内科病房。病房的大夫有中医，有西医，还有中西结合的医生。虽然卢芳在校学习是高材生，当教员时是一名优秀教师，但那毕竟是从书本到书本，现在是从书本到实践，课堂与病房有很大的距离，原有的知识需要在实践中得到验证，遇到的每个病例都是新鲜而生疏的，他实实在在感到知识不够用，感到身上的压力很大。然而对于卢芳来说更大的压力来自另一个方面：作为一个中医内科病房的医生，必须有两套本事，一是中医，辨证施治，这是轻车熟路；二是西医，卢芳知道自己西医能力差。西医讲听诊、触诊、叩诊、望诊，各种理化检查，以此作为诊断依据，那时没有先进的诊断器械，没有CT，完全靠医生的基本功。如风湿性心脏病若能在二尖瓣听到杂音，属几级；肺有没有啰音全靠医生听出来。病人的肝脾大不大，要靠手摸出来，不像现在用B超查一查结果准确。病房开处方时用拉丁文，量为毫克，病历书写也要两套，一套是中医，一套是西医。众所周知，中医对于急诊病常常显得力不从心，抢救危重病人主要还得靠西医，而作为一个医生，经常需要值班，碰到急诊是常事。这些新课题实实在在摆在了卢芳面前，无法回避。卢芳感到自己的西医是个短腿，必须痛下苦功，从头学起。

他首先向老中医和同级的住院医师学习，特别注意向住院医师中的西医学习，有不明白的就请教，即使年龄与自己相仿或者比自己年轻也同样虚心，卢芳知道，问道有先后，术业有专攻，三人行必有我师，只要能够增长知识，没有必要总端着架子。他还向书本学习，他的案头总是摆着两本书，一本《中医内科学》，一本《实用内科学》，有时间就仔细阅读，特别是《实用内科学》，整个通读了两三遍。《实用内科学》是一部分为上、下册的教科书，论厚度，像一块城砖，好在卢芳在学中医时已练就了背功，他把常见病全都背了下来，并画上重点，写成卡片。他学习的方法是理论联系实际，每来一个病人都要翻一翻这两本书，对照学习，一个病一个病地学。比如西医中有些查体、诊断、鉴别诊断、实验室诊断，白天书写完病志，晚上就翻书，西医有些重要章节都要背下来，如临床表现、诊断要点、鉴别诊断、治疗，做些卡片。他学习的另一个方法是反复记忆，当时中医学院接受一些课间实习生和各地市的进修生，卢芳带领他们查房时，就把刚学到的知识向他们讲一遍，通过讲解，等于自己又学了一遍，这样几个反复就牢牢记住了，对同学提出的问题可以做到对答如流。卢芳的讲解深受学生的欢迎，他们反映卢芳讲得非常透彻而且实用，有时卢芳带领学生查房时，其他病房的学生也来旁听，屋里常常挤得水泄不通。经过两年的磨炼，工作就能应付自如，完全独立了。

谈起这段在病房的经历，卢芳颇多感慨，如果说中医是在课堂中学习的，那么西医完全是在实践中学习摸索出来的，在医学上学通中西，为卢芳成为名医打下了深厚的基础。

四、因缘际会，桃李满天

　　1974年前后，黑龙江省中医学院举办了一个"西医学中医高级研究班"。参加学习的学员全是实践经验丰富的西医，而且职称在主治医师以上。众所周知，当时西医医疗队伍的素质普遍高于中医，一般都有大学学历；主治医师，虽是中级职称，在当时却是凤毛麟角。对这个学习班，中医学院上上下下非常重视，配备了最好的师资力量，把当时黑龙江中医学院最有名望的老教师、老中医全部调来讲课。但几堂课下来，结果并不理想，因为这些老教师、老中医确实是省里的名医，他们在临床实践上有很高的造诣，这是有目共睹的事实，但讲课与临床有很大的差异，好医生未必是好教员，这些学历很高的西医学员对教师的讲课质量反映很强烈。针对这种局面，中医学院决定对教师大换班，换上一批少壮派教师，也就是从近年来中医学院毕业的教师中选拔优秀者授课，卢芳就是这批青年教师中的一个。

　　这些年轻的教师登上讲台，确实令人耳目一新。任何人都相信一个真理：长江后浪推前浪，一代更比一代强，这是社会进步的体现，也是社会发展的必然趋势。这批教师年纪轻，只有30多岁，正处在人生的黄金季节，既具有了一定的实践经验，又保持了势头很强的锐气，所谓年轻气盛。在学术上敢于创新，敢于向前人挑战。这些教师是全国中医界第一批正规大学毕业生，理论功底比较深，文化基础比较牢固，他们的视野开阔，接受新事物、新思想比较快。其中很多中医学院毕业的教师，在很短时间内学通了西医，成为中西医兼备的医生。

　　卢芳知道坐在台下医生的实力，其中有些已经在省内名声赫赫，但他十分自信，他相信自己的实力。这时卢芳正在撰写《内科辨病与辨证》这本专著，卢芳身为中医，但具备相当深厚的西医功底，这是中医临床中不可缺少的基本功，所以卢芳对西医并不陌生；为写这部专著，卢芳翻阅了大量资料，对这些资料进行整理和归纳，并进行了深入的思考、探讨、研究。这部专著不仅丰富了卢芳的医学知识，增长了临床能力，也使他的讲课艺术上了一个新的台阶。在卢芳的课上听不到整章整段地念书，或者背书，因为这些书上都有，凭台下这些西医们的水平，自学是不成问题的，根本不需要教师在课堂上乏味地照本宣科，他们需要的是新观念、新思维，是生动的实例，是理论与实践的完美结合。卢芳曾说，教师不是教书匠，教师的舞台并不广阔，但这三尺讲台却可以演出轰轰烈烈的舞台剧。卢芳的讲课深入浅出，如行云流水，流畅自然，听他的课是一种美的享受。

　　卢芳讲课的精彩之处是多方面的：

　　其一是条理清晰。卢芳在上每一堂课时，都做到思维缜密，循序渐进，由浅入深，由表及里，由此及彼，内容不怕多，重要的是有条理性。

　　其二是内容丰富。他讲课时，动用了他毕生学习的积累，特别是他积累的卡片，在讲课时可以旁征博引，上至古典医书经典，下至当代最新医学成果，同时涉及外国对中医的种种评价，听他的课，仿佛让你进入了展品丰富的博物馆，随着他的讲解，你会见到一样样的展品，新鲜，有趣，而且具有实感。当前最常用的一个词汇就是信息，一堂课学生的收获，最重要的就是接收信息量的大小，信息量大是卢芳讲课最大的特点。

　　其三是理论联系实际。卢芳作为一个教师，并不缺乏理论，作为一个临床医生，实践经验丰富是其长处，如何把理论与实践结合起来，是作为一个医学院教师非常重要的基本功。这一点卢芳做到了，他既是教师，又是临床医生，他有深厚的理论功底，又有足够的临床经验，所以他能够把理论与实践充分结合起来，这对于学生来说是非常重要的。

其四是娴熟的讲课技巧。卢芳说话嗓音洪亮，有很好的口才，这是他的先天条件，是他的优势，但仅凭这些是远远不够的，讲课本身也是一门艺术，比如在课时分配上，一堂课怎样既不压堂，又不提前下课，这里面很有功夫，卢芳讲课，总是刚说完"今天就讲到这里"，下课铃声就响起来了。又比如，他会吊学生的胃口，讲话要有悬念，让学生紧跟老师的思维才能取得良好的效果。语言机智，诙谐幽默，可以调节气氛，把枯燥的理论讲得十分生动活泼。

这些 30 多岁的年轻教师，一下子稳住了局面，深受西医的欢迎。于是学生们就编出了"四小名医"的说法，四小名医是针对原有四老名医而言。这些西医来自全省的各大医院，又是各个医院的中坚力量，掌握着黑龙江省整个西医界的舆论导向，他们的说法具有很大的鼓舞性和权威性，对社会影响很大，几天之内，在省城医学界，"四小名医"之说就不胫而走，成为医生们的谈论话题，卢芳是四小名医之一。四小名医就在省城的"西医学中医高级研究班"上诞生了。

四小名医虽然是一举成名，但他们有了长时间的理论与实践的准备，是厚积而薄发。在后来的医疗实践中，他们无愧于这崇高的称号，有名有实，成果丰硕，确实是这代医生中的佼佼者。正值本书成书之际，2016 年黑龙江省中医管理局及卫生和计划生育委员会联合实施"南病北治、北药南用"战略，提出："在黑龙江独特的历史、文化、经济、地理、气候等诸多因素交融下逐渐形成了……以卢芳'四小名医'为代表的龙江医派。"并且邀请卢芳座谈，为黑龙江省的中医药战略献计献策。这是政府文件中首次正式提出"四小名医"。

就在"黑龙江省西医学中医高级研究班"过去的一年后，根据国家人事部、卫生部的文件，社会上的"散中医"可以经过考试由国家录用，列为国家正式编制，成为国家承认的医生，工资按本科待遇。这对于社会上的"散中医"是千载难逢的好机会。但招收名额有限，黑龙江全省的指标只有 200 名，而且主要在省城哈尔滨市产生。

这些中医遇到的第一个问题就是考试。考试共有十几门课程。有基础课，还有临床课。基础课包括四大经典、方剂、中药，临床包括内科、外科、妇科、儿科，这种考试虽然题目不太高深，但最麻烦的就是没有考试大纲，对考生说来应付考试如同大海捞针，无从下手。针对这种局面，哈尔滨市所辖几个区分头举办中医转正考试学习班，对这些考生进行辅导。由于没有考试大纲，各区举办的学习班从配备师资到制订教学方案也就八仙过海，各显神通了。

卢芳被道外区卫生局聘请当了教师。他接受的课程是讲《黄帝内经》，这是他在这个班上一炮打响的课程。但卢芳心里非常清楚，过去与现在面对的学生绝对不可同日而语，按水平，原来的学生高出许多，有学历、有资历、有职称，而眼前的学生没一个有学历，甚至连个"全民"身份也没有，按理说，面对这样的学生，讲课比较容易，或者说难听点就是好糊弄。但实际上，原来的学生与现在的学生学习目的不一样，对那批西医来说，学中医是上级的命令，学好学坏并不影响他目前的工作，说到底是个"锦上添花"问题；但对这批学生就大不一样了，这批学生学习目的十分明确，他们是在拼搏，是众多的人挤一根独木桥，成功了，他们将在社会上有立锥之地；失败了，也许连饭碗都砸了。从这一点看来，这次学习可谓重任在肩，只许成功，不许失败；更难办的是没有考试大纲，因此教师也无法确立自己的教学大纲，只好根据自己经验和判断准备课程。因此对这批学生来说，教师的引路起到至关重要的作用。

道外区的学习班教室设在一个工厂的大会议室里，大约能装 100 人，冬天屋子里很冷，烧的是火墙，课桌是临时拼凑的，椅子就是大长条椅，条件十分简陋，卢芳往台上一站，看到这简陋的条件，特别是那些年龄一大把的学生，一时心里突然涌起一种神圣的责任感，这些人的饭碗就端在自己的手里，一定要把课讲好，让这些人有个好前程。

卢芳一开始讲《黄帝内经》，这门课是轻车熟路；学生们反映很好，要求他继续往下讲。但担任这个区的负责人有些担心，一个人讲下来能保证质量吗?因为别的区的课程都是一个人讲一门。但负责人经不住学生的强烈要求，就让卢芳继续讲课，接下来的是《伤寒论》，卢芳本来想讲完两门也就刹车了，但学生坚决要求他继续讲下去，于是《金匮要略》、《神农本草经》等，由他一人包下来了。哈尔滨消息很灵通，当时各区参加学习的学员很多，他们互相打探消息，谁的课讲得好，他们就听谁的课。串联的结果，卢芳这里的学生越来越多，远远超过了100个人。记得那天刚一开门，学员们蜂拥而入，竟把火墙挤塌了，学生们赶紧把火浇灭，这堂课还上不上?卢芳看着这些学生没有一个想走的，心里很受感动，接着讲吧!数九寒天，他们就在这间没有任何取暖设备的房间里上课。

卢芳一天讲八个小时的课，嗓子说干了，身体累坏了，他家住在动力区，每天要骑自行车到道外讲课，来回20多里路程。那一段时间，他感到身体十分疲乏，课间休息10分钟时，他往椅背上一靠就睡着了。讲完基础课就出题考试。应该说，考试既是考学生，也是考老师，一荣俱荣，一损俱损。第一轮成绩下来，全市所辖各区，通过第一轮考试的，70%是道外区的学员。卢芳一下子出了名。

接下来的是第二轮考试，这门课是临床，有笔试，也有口试，笔试考的是病因病机、辨证施治等。口试的主考官是当时中医学院的名医、名师，方式是由老师提出问题，或是找个病人让你看，开个药方，写病志，再问你一些相关问题，比如说胃脘痛，《黄帝内经》上怎么说的，《伤寒论》上怎么说的。能够参加这一轮考试的都是参加第一轮考试的通过者，但参加第二轮考试的考生至少还要淘汰一半，所以这些学生学习起来更加卖力，卢芳对他们也更加珍视。

第二轮考试下来，剩下的仍然是道外区的学生最多。这些人按程序进入国家医生的行列，他们十分感激老师，或者称为恩师。如今这些人中大部分已经晋升高级职称，成为黑龙江省医疗队伍中重要的组成部分。多少年以后，这些人还会骄傲地说，我们是卢芳的学生。

在总结这次省招中医考试时，卢芳认为，这是一次完完全全的应试教育，而不是素质教育，是教学中的大忌，这一点卢芳心里最清楚。但考试日期在即。只是不得已而求其次了。既然目的明确，针对性就要强，不该讲的少讲，或者干脆不讲，该讲的必须讲透，还要启发学生们的独立思考能力，举一反三。

另一个就是要摸透学生的水平，掌握他们的实力，这批学生层次相差很大，年龄、学历、从医年限，参差不齐，这样就不能按照大学生的水平讲课，把标准定得稍低一些，尽量照顾大多数，并随时与学生交流，是否能够听懂，还有哪些问题。这些学生要过河，到达自己希望的彼岸，就是要解决船的问题，卢芳就是给学生一条过河的船。说得再明确一点，卢芳讲课有很大程度是在押题，画重点，而这些重点、难点是在自己学习、教学和临床实践中摸索出来的。结果，他的判断是正确的，这是他的学生考取比例远大于其他几个区的重要原因。

有了第一轮教学的经验，在第二轮考试中，卢芳心里更有了底。因为在临床考试中，是由主考官出题，这些主考官的特点，他了如指掌。一般是主考官熟悉什么，擅长什么，就容易出哪方面的题目，在考试前，他先问清楚谁担任主考，然后再帮助他准备一套题目。比如有一位学员，卢芳为他准备了三个题目，全部命中。时间已过去了近30年，这种教学方法、考试方法肯定有其时代的局限性，特殊时期的特殊方法，也不足以为训，更不值得推广。这一点卢芳有清醒的认识。

卢芳在社会"散中医"学习班上授课，使这些学生成为国家承认的正式医生，在社会上有了一定地位，他们终生感激卢芳，永远不会忘记卢芳的教诲，这是人之常情，是问题的一个侧面；但另一侧面，这些学生以优秀的成绩通过考试，以至后来人生的成功，给了卢芳莫大的心理慰藉，也给他带来了极大的声誉，同样显示了卢芳的人生价值。

1993 年黑龙江省中医管理局决定开展评审省名中医工作。由省中医管理局牵头，成立省名中医评审委员会，局长为委员会主任，委员会由全省名老中医、教授、专家组成。拟定了评审条件、评审程序，由各单位推荐。卢芳完全符合省名中医条件，顺利地通过了评审工作，成为黑龙江省名中医，并颁发了证书。省中医管理局还出版了一本介绍省名中医的专著。卢芳名列其中，同时是这部书的主编。

1990 年 6 月 13 日，国家人事部、卫生部、国家中医管理局联合发文，题目是《关于采取紧急措施，积极做好老中医药专家学术继承工作的决定》，要求在全国遴选 500 名名老中医药专家作为继承工作的导师。名老中医药专家的条件具体而又苛刻：必须是正高级职称，有独到的经验和技术专长，工作 30 年以上，医疗成果卓著，得到同行的公认，在群众中享有盛誉，技术精湛，医德医风高尚，理论经验有专长。当时国家医疗卫生部门考虑到名老中医年事已高，他们的经验和专长有的已经失传，此举是抢救措施。

经过慎重评选，在全国只选出了 459 名，没有达到预定的 500 名计划。因为条件十分严格，符合条件的实在不足原来的指标。论年纪，卢芳当时算不上老，只有 51 岁，卢芳是首批国家名医中最年轻的，不在抢救之列。但除此以外，其他条件全部具备，其职称是教授，出版过 5 部医学著作，时任哈尔滨市中医院院长，其技术精湛，成果突出。哈尔滨市只有两名中医评为国家级名老中医。一名就是卢芳。

党和国家对这次评审活动十分重视，由每位名老中医收两名徒弟，并专门举行了拜师仪式。1990 年 10 月的一天，在人民大会堂宽敞的大厅里，国务院、全国人大、政协的有关领导参加了拜师会，会上有导师代表讲话。卢芳作为黑龙江省代表有幸参加了这次大会，大部分导师都是七八十岁的老人。五十刚出头的导师只有卢芳一个。这使卢芳备感自豪。

卢芳为此写了一首七律：

中医师承自古传。
九十年代谱新篇。
高徒膜拜发肺腑。
传道解惑非等闲。
不负委任立誓言，
培养后人学春蚕。
不为人师为人梯，
瑰宝光大看青年。

1995 年这批学生学徒相继期满，出徒大会仍然在北京的人民大会堂举行，短短的 5 年时间过去，459 名名医中已有 109 名仙逝。人们在感叹唏嘘之余，庆幸国家抢救工作的及时。1996年国家又进行了二次评审名老中医工作，条件一致，卢芳仍然名列其中，又招了两名徒弟，两年后也出徒了。

进入 21 世纪后，国家中医药管理局为加强对全国老中医药专家学术经验继承工作，培养高层次中医临床和中药技术人才，推进中医药学术的研究、继承与发展，决定遴选有丰富、独到学术经验和技术专长的老中医药专家为指导教师，选配具有相当专业理论和一定实践经验的中青年中医业务骨干作为学术继承人，采取师承方式进行培养。2014 年，卢芳名老中医传承工作室成立，遴选孙奇等多名具有博士、硕士学历的优秀中青年中医工作者进入工作室，进行整理、挖掘卢芳教授的宝贵经验，并传承发扬。

五、高瞻远瞩，硕果累累

　　1964 年卢芳被提拔为"科负责"。这是个古怪的称呼，当时他所在的内科室有四个病房，每个病房 30 张病床，有个科主任，是个中医，年龄已经很大了，医术不错，但不擅长管理，科里又没有副主任，这个"科负责"相当于副主任，也是一个职务，上有老中医、老西医，中有与他同龄、同资历的医生，比他再年轻的医生没有了，他刚刚毕业三年啊!这些人都在他的领导之下。其能够在业务性极强的医院脱颖而出十分难得，可见他的医疗能力，但此时，协调好各方面的关系是他的首要大事，这与医疗本身不是一码事，一个高明的医生不一定是个称职的领导者，他从科负责干起，以小见大，逐步熟悉了医院的管理工作。这为他以后当院长、当副局长积累了不少经验和才干。那时，卢芳一天 24 小时一心都扑在工作上，整天泡在病房里，有些昏迷病人"拉"在床上，他都要戴上胶皮手套为病人"抓屎抓尿"。卢芳家离医院很近，只有百十米，半夜风雨交加，他被惊醒，披上衣服就往医院跑，怕病房的玻璃窗打碎，怕病人被子没盖严。卢芳身为医生，对自己要求很严，公私分明，那年母亲有病，住在中医学院，需要输液，病房里葡萄糖、盐水都成堆地剩，有人让他用，说不用也得扔掉，但卢芳却公事公办，从来没给母亲用过一次，都是自己掏钱买。医院每天早晨八点上班开早会，卢芳保证七点半赶到，穿上工作服就开始打扫卫生，"科负责"带头，护士、护理员、学生自然不能落后，他们的行动感动病人，病人们也自觉维护卫生，科室面貌焕然一新。卢芳值班从来没休过一个班，逢年过节值班，大年三十的班准是他的。他全身心地投入到工作上，干得非常红火。

　　卢芳对中医学院怀有深挚的感情，因为他的青春，他一生中最美好的年华是在这里度过的。杂症病房是卢芳在中医学院工作的最后一个部门。当时，中医学院病房领导一般都是西医，这是历史原因造成的。因为中医学院成立很晚，卢芳是大学毕业生，也是黑龙江省第一代有大学学历的中医。以前分配到中医学院都是西医院校毕业的大学生，他们的资格都比卢芳老得多，有的比他早毕业十几届。卢芳凭着自己的努力很快掌握了中西医两套本领，成为同届毕业生中业务十分突出的医生，当上了"科负责"。"文革"十年期间卢芳不仅没有耽误业务，反而抓紧时间，增加了实践机会，因此业务能力突飞猛进。"文化大革命"结束后，他凭借过硬的技术，最先被提拔为科主任。他负责的病房称为杂症病房。众所周知，中医内科分为两类，一类是外感疾病，另一类内伤杂症疾病。卢芳负责的病房之所以称为杂症疾病是因为什么病人都要收治。但在治疗过程中，逐渐有所侧重，办出了特色，那就是治疗神经和内分泌疾病，他一生主要科研成果，如三叉神经痛、糖尿病、前列腺炎、脑萎缩、甲状腺疾病、甲状腺功能亢进、甲状腺功能减退，在这个病房都已经接触到，并开始钻研。这些疾病是冷门，所以被称为小内科，一般医院没有专设这些科。这些疾病诊断，不是靠听触叩望，而是靠化验，靠同位素实验室，当时有这种化验室的医院不多，中医学院正好有这种设备，这就给了卢芳一个得天独厚的机会。使他能够从 20 世纪 70 年代末对这种疾病就十分系统地观察、研究，逐步积累了丰富的经验，掌握了高超的技艺，治愈率非常高。

　　1982 年，有位特殊病号来到了卢芳的诊室。这是个典型的南方女人，个子很矮，皮肤黝黑，大眼睛，眼眶深陷，颧骨高，厚嘴唇，说一口广东话，姓吴，是个香港人 30 多岁，患病后曾在香港治疗，久治不愈，为她治病的医生对她说，曾看过内地黑龙江省中医卢芳的一本书，为《内科辨病与辨证》，对你这个病有研究，你去找他治吧。吴女士按照医生的嘱托，来到了哈尔滨，她不知卢芳所在单位，只好找到了《黑龙江日报》，《黑龙江日报》曾对卢芳的事迹做过报道，对卢芳很熟悉，就把病人介绍到省中医学院。

卢芳检查了病情，并详细询问了治疗过程，知道病人已在香港治疗了三个月，化验总不见好转，尿急尿频，腰痛得厉害，有时化验还算正常，但上述症状一点儿不见减轻。病人还患另一种病，结婚八年，至今未见怀孕。此时卢芳治疗肾盂肾炎已积累了比较丰富的经验，基本属于常规治疗，时间不长肾病已经治愈。至于不孕症，卢芳让病人做了妇科检查，没有发现问题，没有器质性病变，子宫发育正常，月经也正常，这种不孕症属疑难病症。卢芳辨证为肾虚胞寒，采用补肾散寒办法治疗，他有一个验方，曾治愈过七八例。这个验方来自民间，经过卢芳筛选，增减，制成丸药。病人出院后回到香港，不到三个月就来信说怀孕了，后来生了个男孩，此事《黑龙江日报》曾做过报道。

中医内科杂症病房在黑龙江属于首创，具有显著的中医特色，与其他同类病房相比，这里中药使用率最高，能中不西，先中后西，逐渐成为省内外闻名的中医院典型。来这里住院的病人，可以说是该去的医院全都去遍了，实在治不好才来的。病人说，要是别处能治好我们绝对不会到你这里来。这些病人大部分患的是神经、内分泌、代谢疾病，这些疑难病症，西医望而却步，但恰恰是中医的长项，卢芳的病房给病人带来了希望，病人自然高兴。卢芳每天都在苦思冥想，一是如何把病人治好，一是怎样教给实习、进修医生更多的知识和本领。杂症病房靠脚踏实地的实践，一步一个脚印，逐渐在业内和社会产生了良好的影响。中医学院把杂症病房作为一个典型窗口，外地同行来参观，卢芳的病房是首选之地。

1984 年夏天，国家中医药管理局组织全国各省市专家到黑龙江考察，这批专家都是中医的老前辈，年纪都在六七十岁、七八十岁之间。他们来到医院，不停地看，不住地问。他们先看病志，然后就提出一些问题，有些问题很尖锐。比如：这个病房怎么突出中医特色，怎样发挥中医长处。卢芳一一回答，说"关键是科主任，必须掌握中医治疗的本领，疗效显著，必须掌握信息，了解医学发展状况，有创新，按老路走肯定行不通"。病人之所以来到省城中医院，是因为县城医院治不了，到了你这里就得有新方法，有新进展，有独立思考。这些专家完全赞同卢芳的观点，就让他举具体病例，卢芳向他们讲述了自己治疗如三叉神经痛、糖尿病、前列腺增生的方法。

专家们选择了一个正在就诊的病例：这是一个库欣综合征患者，双侧肾上腺皮质增生，经过造影，确诊无疑。病人体重二百来斤，特点是水牛背，又宽又厚，脸上多血脂，有痤疮，毛发多，明明是个女的，唇上似有一抹重重的小胡子，两个眼眉都快连在一起，症状十分典型。如果按西医治疗，只有将增生的肾上腺切除，但切多了的后果将不是肾上腺功能亢进，而是减退了，造成另一种病。而且手术还容易复发，病人不接受手术，愿意用中医治疗。这种病卢芳以前曾经治疗过，增生性的病用活血软坚药；其肥胖中医辨证属于湿热壅盛，用泄湿热加活血软坚的办法，治疗三个月，病人体重下降 20 多斤，然后做了造影，证明增生的肾上腺皮质缩小了。检查团恰巧碰上这个病例，非常感兴趣，随后向病人提问，病人讲得比医生还要生动。这些老中医回到各省市经常讲起卢芳的病房、卢芳的医术。

卢芳有时遇到杂症病房的同事，他们至今还非常留恋那段时光。卢芳对医生工作要求很严格，对病志书写必须一丝不苟，学术气氛浓厚，在这个病房工作可以锻炼出真才实干。卢芳对杂症病房同样留恋，怀有深情厚谊，这是他在中医学院工作的最后一站，是他独立管理的一个重要部门。

卢芳以自己无可争辩的成就确立了名医的地位。什么是名医？名医应该具备什么条件？卢芳用自己的人生，做出了回答。

第一是经验独到，医术高超。作为名医的首要条件没有任何争议，没有好的医术，光靠年龄、靠资历、靠功夫外的功夫是无论如何也争不来这个名分的。名医不是领导任命的，也不是靠新闻媒体炒作而成的，而是自然而然形成的，是靠治好一个又一个的病人形成的。名医不是职称，更不是职务。他必须有真实的本领，有一般医生所不具备的绝活，特别是疑难病症。卢芳的绝活表现在多方面的疾病治疗。

第二是医德高尚，群众盛誉。有很多医术很高但因医德医风差而断送自己行医生涯的人。社会上有些医生靠着听诊器、手术刀，弄权勒卡，克扣病人，时有所闻；对病人态度冷漠，生硬粗暴，也是司空见惯。这些人纵有再高的医术，也会被病人所唾弃，不会为病人所尊重，更不会成为名医。只有那些对病人如父母兄弟，视名利如过眼烟云的人，才能成为人们尊崇的一代宗师、名医、行为楷模。卢芳深有感触地说，病人可以离开医生，因为病人可以找其他医生；但医生却不能没有病人，离开了病人，医生将无所事事，生命的意义等于零。

第三是社会公认，同行公认。作为一个名医必须有很强的组织能力。在自己周围形成一个学术团体，在学术上切磋探讨，推陈出新，互相提携，共同提高；作为一个名中医，利用自己的名望，为中医奔走呼号，使这一流传几千年的医学技术发扬光大，走出国门，走向世界。对这一点，卢芳一直在努力。

第四是洞悉心理，治病治人。卢芳在多年的诊病过程中，深切地体会到：要想治好病人的疾病，先要治好病人的心病。医生治病光靠药物是不够的，还要给病人树立信心，解开思想疙瘩，特别是那些与心理有关的疾病、慢性病，尤为关键。即使确实是器质性疾病，树立信心也是十分必要的。如果不管病人心理，来个病人开个药方就打发了，效果肯定大打折扣。随着社会的进步，物质生活水平的提高，社会竞争加剧，各种文明病不断出现，其中心理疾病有蔓延趋势，当前的心理医生十分走俏，治疗心理疾病不光是心理医生的责任，也是每一位医生义不容辞的责任。

说到心理问题，卢芳举《儒林外史》中范进中举的例子，范进赶考多年，均未考中，被人看不起，自己也直不起腰来做人，早已心灰意冷，对考中再也不抱任何希望。一朝中了第十三名亚元，大喜过望，突然疯了，一边跑，一边口中狂叫："噫，中了!"谁也拦不住，老岳父胡屠户一个嘴巴，竟让女婿猛醒，治好了范进的疯癫。中医说，过喜伤心，打一个嘴巴，是以恐胜之；心有余则笑不休，心火亢胜，以水来克火，肾水克心火，心肾相交，这是中医理论，从心理学上看，什么是肾水?就是恐，"一个嘴巴吓一跳"，就治好了。

卢芳的治学精神有很多令人借鉴之处。

卢芳是名医，又是一位学者，他熟读历代医家名著，精通学懂古代医药理论，卢芳认为阴阳学说是中医学理论的核心，它不仅是一种朴素的唯物的辩证的哲学思想，在其与医学结合以后，有了大的发展，不仅内容丰富，而且更具有科学的内涵。因此，学习中医不可不精研阴阳学说之理。他对《内经》阴阳学说的论述颇有研究，博览各家的论著加以探讨，并运用现代科学及自然辩证法的观点分析了阴阳学说，同时列举八纲、八法、六经等强调阴阳学说在整个中医理论体系及辨证、立法、遣方、用药等各个诊疗环节中的指导作用。

卢芳治学严谨，注重实践，不尚空谈。读过卢芳《内科辨病与辨证》、《中医诊治内分泌代谢病》、《三叉神经痛与中医疗法》等著作的人，无不为卢芳严谨踏实的治学态度所折服。他认为理论的正确与否不仅在于理论本身能否自圆其说，而是在于能否经受实践的检验。他对前人的方剂不是照抄照搬，一成不变，而是灵活运用，化裁创新。所以他在方剂的应用上很有建树。

任何科学，都需要辛勤的劳动和正确的辨证思维方法。卢芳以精湛的医疗技术名震海内外，成为一代名医，除了具有博大精深的医理知识和丰富的经验之外，与他的敏捷的辨证思维方法是分不开的，他在实践中看到刚走上工作岗位的中医临床医生，在辨证施治的过程中往往按"十问歌"去问诊，问完也没得出主证，觉得这个"十问歌"并不实用。卢芳根据自己的临证经验，归纳总结了一个辨证程序歌："望闻问切抓主证，脏腑学把位定，找出何脏为主导，再用八纲去定性，卫气营血与三焦，经络循行与六经，结合气血与痰饮，高度概括成证型。"这样才能使辨证纲举目张，条分缕晰。

卢芳处方用药，能够不拘一格，他认为医生医术的高下，不仅要辨证准确，同时还必须掌握高效的治疗方法。在汲取各家长处以后，独辟出一条自己的新路子，其处方特点是"药味少而精，药量大而惊"。他一贯主张处方药味不宜过多，中药有性味之不同，又有升降浮沉和归经之别，同时还有相畏、相杀、相反。若用药味多，互相牵制，则降低药效。例如，对甘草一药，古人有"甘草解百毒"之说，甘草既然解百毒，亦会降低各药物之效用，因此他对甘草一药的应用特别有分寸，而不是一味去用甘草调和诸药。只要药能对症，虽用药味少而同样有效，故在应用"经方"、"验方"时，往往师其意而不拘其方，或用其方而制大剂量。他在用药剂量上大得惊人，他认为药物达不到一定剂量，就不能发挥应有的效用，打破了传统用药剂量的模式，对古人"细辛不过钱"、"木香不过三"等，不能当成清规戒律，只要认证准确就可以突破剂量。

卢芳的知识广博，遍采而不盲从，兼收而有创新，不囿于一家之说，他认为要成为一名好的中医，必须熟悉古代医学源流，要广泛阅读钻研历代名家之著，且要避免偏执，也就是吸取各家之长，进而融会贯通，对唐代名医孙思邈的治学思想，对于孙氏的"大医精诚"篇倒背如流，用孙氏的观点启迪学生，要"学者必须博极医源，精勤不倦，不得道听途说而言医道已了"。他认为，读书要深入研究，力求甚解，读书决不能涉猎，必须潜心体会，掌握其中精义，决不能只凭一知半解便自满自足。

卢芳认为，祖国医学源于远古，历经各代，不断发展而成，要振兴中医，首先要继承，但并非守旧，重在创新，一是要认真整理研究中医文献资料，对于古籍经典熟读深思，领会其理论真谛。二是要把理论研究和临床、科研实际紧密结合，并在实践中不断创新。他反对那种理论脱离实际，只强调理论，反对或轻视实践的纯理论继承，更不主张治学只是引经据典，毫无新义的守旧思想。而是勤于古训，重在新义，敢于突破，解决新问题，从而不断丰富中医学说内容，提高诊治疾病之能力。

卢芳常说，"学无捷径可循，贵在于勤"。这是他40余年步入中医殿堂的肺腑之言。他为自己总结出了治学的经验，就是勤读、勤问、勤思、勤记，这四勤使他受益终生。

1987年，也就是在卢芳来到市中医院不到一年的时间，在省中医管理局科研招标时，哈尔滨市中医系统共有八个科研项目，市中医院就中了其中的七项，这是一件破天荒的事情，它的意义并不仅是占了总项目的八分之七，而是突破了市中医院科研工作为零的纪录。这件事《哈尔滨日报》曾给予报道。在卢芳的带领下，哈尔滨市中医院的科研工作步入了正轨。比如用按摩方法治疗小儿肌性斜颈，是市中医院治疗按摩科的绝技，已经有十几年治疗历史。这个病在儿童中发病很多，经医院治愈的也很多，但市中医院不懂搞科研，也没有出成果，明摆着的成绩就这么湮没了。医院不会进行科研设计，不会做总结，不会搞临床观察，更没有设对照组，进行数理统计。卢芳来到医院后，将这种疾病和治疗方法作为科研课题，进行科研设计，在中医局进行科研投标，卢芳亲自写标书，安排临床观察，进行总结等，并将此项研究命名为"按揉牵三法治疗小儿肌性斜颈"，后来这个科研项目获得省政府科技进步奖三等奖。

　　1988 年省中医管理局搞了一次全省性的中医院联评，由局长亲自带队，召集了全省的专家联合评比。评比是按照严格的程序进行的，分几个硬指标：医院管理、医德医风、病志书写、精神面貌、卫生状况等，是医院管理的一个综合考察。有科学的打分方法，经过大家投票，哈尔滨市中医院被评为总分第一，同时被评为省文明中医院标兵单位。著名的医学专家张亚洲十分感慨，他做了一个形象的比喻：哈尔滨市中医院是一棵在石头缝里长出的灵芝草。张亚洲的话使大家充满了联想，人们想起了卢芳院长到来之前，市中医院的状况：院舍简陋，房屋破旧，每间房子的安排都是以米来计算。就是在这样简陋的条件下，这家医院没有自暴自弃，奋发图强，在医院管理、医疗质量、突出中医特色办院方向，以及职工精神面貌多方面，与原来的医院相比可以说是翻天覆地的变化。卢芳感到心里一阵阵的热流涌过，他知道前进的每一步所付出的艰辛，但能得到专家、领导的肯定，他觉得自己付出的心血值得。

　　1989 年市中医院被选为全国中医院七家交流改革先进经验单位之一。1990 年，在中国医药文化博览会上，哈尔滨市中医院一举夺得三块奖牌，就连日本、丹麦、韩国等的患者，也闻名赶来就医。1991 年国家中医管理局为了加强全国中医院的示范建设，进行了一次全国性的中医院评比活动，评比对象有国家级、省级和县级医院，在全国共评出 100 家。国家中医管理局来哈尔滨市中医院考察，对院成绩给予充分肯定，并确定其为全国百家示范中医院之一。由于医院几年来运行良好，积累增加，医院先后添置了 CT、彩超等医疗器械，向中医现代化迈进了一大步。

　　"三特一化"是当时医院最为流行的口号，口号一经提出，就在中医院产生了轰动效应，三特是中医特色、专科特色、专病特色，一化是现代化手段。每个科室都极力寻求自己的立足点，每位医生也都尽量发挥自己的优势。卢芳院长本人更是身先士卒，制成了双解降糖精、还春口服液、肺宝等，这些中成药一经问世，便引起患者的注目与信任。紧接着，儿科、骨科、针灸、按摩等科室也都纷纷亮出了自己的绝活。市中医院声名远播，四面八方的患者都来了。

　　卢芳出诊日从不耽误，不管感冒发热，还是出差去外地，都应期不误。同时，卢芳还每期赴大庆市分门诊出诊。卢芳有诗曰：

第二春

解甲重操岐黄术，
披挂专攻本草经。
力捣膏肓起沉疴，
甘为仁者济苍生。

　　卢芳是哈尔滨市医学界第一批享受国务院特殊津贴的医生。

　　1993 年 12 月 30 日，省委组织部 55 号文件，把卢芳从哈尔滨市中医院调到了黑龙江省中医管理局，任副局长。此时卢芳的年龄也正好是 55 岁。卢芳是国家级名医、专家、导师，在医学界和社会上有很高的名望，名医到管理局的班子中任职在省中医管理局建立十年来还是第一次，这可以充分发挥专家的作用。卢芳在中医局分管医政、学会。

　　2014 年黑龙江中医药大学迎来了建校 60 周年并举行了隆重的校庆典礼，国内著名中医学者和领导高朋满座，齐聚一堂。黑龙江中医药大学走过 60 年，历尽沧桑，培养出数万名中医学子，他们很多人在中医管理、科研、教学岗位上都做出了不斐的成绩。在建校 60 周年纪念册上有两页非常醒目的标题叫《校友风采》，经过严格遴选，在中医药大学 60 年来在某些方面成绩卓越的本校学生当中，有 9 人被选中《校友风采》栏目，卢芳就是其中之一，并且列于知名校友首位。

卢芳一生，作为学生，他品学兼优；作为老师，他学识渊博；作为医生，他医术精湛；作为领导，他德高望重。正是他的人格魅力和不懈的努力，使他从盐碱地的农村，历经数十年的沧桑，一步一个脚印地走向他事业的巅峰，走向辉煌。对此，卢芳有深深的人生感悟，作诗曰：

人生感悟——三爱五字诀

古稀初度年，往事如云烟。
生如远行客，走在天地间。
吾生有三爱，事业是青山。
路上多坎坷，人意有冷暖。
失败不气馁，逆境长才干。
技术握在手，胜过家万贯。
学海无止境，山外还有山。
信念不可摇，目标宜高远。
勤奋加机遇，撑好人生船。
二要爱家庭，百顺孝为先。
乌鸦能反哺，父母生命源。
夫妻和睦好，男人是把伞。
教子读好书，要端金饭碗。
子孙品行正，身教加言传。
一生在家庭，角色多转换。
儿夫父爷辈，要有责任感。
只有无私爱，酿蜜才有甜。
三要爱自己，生命与尊严。
人皆求长寿，健康是关键。
少壮多运动，老大无病缠。
交友言必信，助人多施善。
人品无字碑，声誉重泰山。
不能照千秋，也要留光环。
人生路虽短，经历却纷繁。
走好每一步，凡人变神仙。

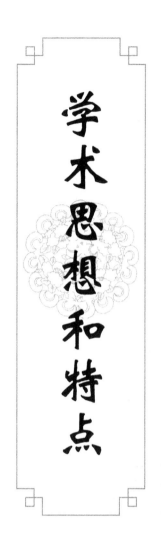

学术思想和特点

一、发扬国医新思维，辨证辨病应结合

现代医学和祖国医学都有病和证的概念。辨病就是用现代医学的科学方法，对疾病明确诊断，即确诊；辨证就是用中医理论将疾病辨明是什么证型，即分型。这种病与证结合的方法，在临床上能充分发挥中西医两种不同的诊断和治疗方法的长处，有利于提高临床的诊治水平，有利于学术交流和科学研究，有利于将祖国医学在长期的医疗实践中创造出来的正确理论和丰富经验同现代医学科学有机结合起来。例如，三叉神经痛，从现代医学角度分为原发性和症状性两类，原发性三叉神经痛由于病因尚不清楚，虽然有苯妥英钠、无水酒精封闭、三叉神经根切断术等疗法，但至目前还缺乏绝对安全有效而又不产生不良反应的治疗方法。用中医辨证施治的方法，根据原发性三叉神经痛的疼痛部位仅限于三叉神经分布区，疼痛往往具有发作性和精神因素诱发的特点，认为该病是由于风邪干犯三阳经筋（三叉神经分布部位）和郁结化火，内外合邪，风火挟痰阻于三阳经筋所致。因此，运用祛风活络方法取得了较为理想的疗效，这就充分发挥了中医辨证之长。但是，对症状基本相同的症状性三叉神经痛，如桥脑小脑角肿瘤，用同样治疗方法却全然无效。说明现代医学对临床症状大致相同的疾病，由于对病理改变研究得比较深入，认识比较明确，而得出截然不同的疾病诊断。所以说辨病对诊断指标和判定预后有明确的认识，这又发挥了西医之长。

辨病与辨证两种方法各有所长，只有互相有机结合，才能充分发挥中西医各自的长处。从这一点出发，就需要对现代医学所诊断的疾病的发病过程和主要临床表现用中医理论去认识和阐述，从中归纳出反应疾病本质的若干证型。证型的诊断方法是符合唯物辩证法的，能做到具体问题具体分析，在疾病发生发展的不同阶段中抓住主要矛盾，采用针对性较强的治疗措施。所以说证型是对疾病的某一阶段的高度概括。在内科范围所用的辨证方法有八纲辨证、六经辨证、卫气营血与三焦辨证、气血辨证、痰饮辨证、经络辨证、脏腑辨证等。辨证方法，概括起来就是"望闻问切抓主证，脏腑学说把位定，找出某脏为主导，再用八纲去定性，卫气营血与三焦，经络循行与六经，结合气血与痰饮，高度概括成证型"。也就是说，通过四诊合参，分析病人的主要症状和体征有哪些，再分析这些症状与哪些脏腑有关，然后在有关脏腑中，分析起主导作用的是哪一脏（或两脏），并根据这一脏（或两脏）的生理和病理特点用八纲、卫气营血与三焦、经络循行和六经、气血、痰饮等理论对该脏（或两脏）病变的性质进行高度的概括，这就是证型。在辨病与辨证相结合方法指导下的处方用药，原则上是应该既符合祖国医学传统的辨证施治理论体系，又要考虑到现代科学对中药的研究成果。也就是用中西医结合理论指导处方。例如，同一个"心脾两虚"证型，表现在神经官能症和再生障碍性贫血的两个截然不同的疾病中，治疗时，在补益心脾的治疗原则基础上，宜选用针对性较强的辨病药物。例如，神经官能症选用酸枣仁、茯神、五味子等补益心脾而有镇静作用的药物，再生障碍性贫血则选用人参、黄芪、黄精等补益心脾而有增加血细胞及血小板作用的药物。这样的处方就必须在某一治疗原则指导下，在某些代表方剂中筛选有双重治疗意义的药物。这类药物的筛选应当遵循辨证施治理论，所选的药物宜根据中药四气五味的特性和证型丝丝入扣。处方中药味要精，药物剂量要有把握地增大，这种增大剂量一定要有科学根据，一是病情需要，二是药物的性能和现代药理分析证明有利于治病而不有害于机体。

以病带证，就是用现代医学知识和方法明确疾病的诊断，然后根据疾病不同阶段的临床表现，用祖国医学理论明确疾病的证型。也就是西医诊断，中医分型。西医诊断疾病除根据病史、症状、体征以外，往往借助于医疗器械和仪器等近代科学技术。诊断指标明确，有精细的客观的定量、定性依据。西医诊断可以帮助我们正确地了解疾病的病理改变和预后的判定，并为总结提高打下了基础。中医分型是根据四诊所获得的材料，把错综复杂的临床现象用整体观和两点论的分析方法概括成反映疾病本质的证型。证型可以反映出疾病某阶段的主要矛盾和疾病的内部联系，为中医治疗提供了方向。目前，中西医两种不同诊断方法的结合已被许多具有中西医两套诊断本领的医生所广泛应用，出现了许多可喜的苗头。实践证明，以病带证的结合方法对于整理提高祖国医学，促进中医现代化，加快中西医结合步伐都是相得益彰的。对各病都重点用祖国医学理论或中西医结合的观点阐述和认识其疾病的病因病理，从发病机制中引导出基本上符合临床实际的证型。比如为了直观说明以病带证的某些内在联系和证型产生的理论根据，每个病都绘制了病因病理示意图。对于病、证结合在某些方面的不一致部分，暂时保持中医体系的原貌。中西医结合治疗并不简单等于中西药的同时应用而应通过对某种疾病的治疗过程，使中西医在理论上结合起来，同时在病、证结合的诊断理论指导下，尽量选择对病和证都有治疗作用的中药。这就是在同一个处方中既针对病，又能符合证。这里应该强调指出的是在中西医理论还没有融合一体的时候，中药治疗的原则应该首先与证相一致，然后再在中医治疗原则的指导下，选择针对病的药物。为了更好运用以病带证的诊治方法，每个疾病都介绍了典型病例。处方中对病、证治疗具有双重意义的药物，应该有把握地适当加大用量，以提高治疗效果。

严格地说，疾病的诊断包括两方面内容，一是各种诊断模型和标准的制定，即疾病理论的研究过程；二是根据现实的疾病资料，按照疾病的模型和标准进行临床判断和检验，对疾病理论的应用过程，证不只是一个症状或一个综合症候群，而是概括了产生疾病的各方面因素和条件，这些因素结合着不同体质而表现出各种不同的证。中医的辨证虽也从症状着手，但由于分析了症状的部位、原因、性质，如脏腑、病因、八纲、卫气营血、六经、三焦等辨证，归纳成比症状更接近于疾病本质的证，因此区别于见痰治痰、见血止血、见热退热、头痛医头、脚痛医脚的对症治疗。中医也有病的名称，如痢疾、消渴、黄疸等，但中医之认识疾病基本上从证入手是其特长，辨病则是西医的特长，因此辨证是中医的证，辨病是西医的病。

辨病是西医之长，辨证是中医之长，但是它们都是从人体各个不同侧面的现象来认识疾病的本质，因此在临床实践中往往都会注意了一个侧面而忽视了另一个侧面，表现为认识上的片面性，这就是中西医各自的短处。

疾病由于不同的条件往往表现为不同的现象，要对各种现象进行分析，找出那些真实的、反映疾病特殊本质的现象，作为我们认识疾病本质的入门向导。辨病与辨证都要通过对各种现象的对比、分析、辨别、判断，才能抓住本质；辨病与辨证有机地结合必能创出目前中医或西医单独所不能达到的疗效，于是关键就在于如何辨别现象与本质，如何把两者之长结合起来。因此卢芳教授认为，辨证与辨病，是中西医学临床诊断的表象差异，也是其本质差异。就临床医生而言，做出正确的诊断是至为重要的。然而，所谓正确的诊断，其实质不过是对某疾病理论的一种符合；而疾病理论则是人们的主观认识对疾病现象的划分或对疾病本质的接近。形象地说，疾病诊断过程如同旅行者手持一幅地图在判断他当时所处的位置；疾病验证过程如同绘图员通过各种测量手段描绘旅行所需要的地图。诊断在《内经》中称诊法，主要包括望、闻、问、切四诊，如《素问·疏五过论》中就有"凡欲诊病者，必问饮食居处，暴乐暴苦"等语。确切地说，诊断实际上是一种基本的医疗思维活动，是明确表达一种完整的思想形式。临床中，医生对患者及其陈述和体征进行的观察，实验（化验）和体格检查等，是"诊"的过程；尔后进行临床分析综合，形成正确的结论，则是"断"的判断过程。最后用治疗或其他手段对诊断结论进行检验，看此假说（结论）是否正确，实际上是证明的过程。中医学辨证论治的辨证实质上就是一种诊断。

虽然中西医的诊断对象都是疾病过程，中医学的诊断内容主要包括四诊、八纲两大部分，两者互相联系，环环相扣，形成了一个完整的中医诊断体系，而西医诊断学除了问诊、查体诊断外，还有伴随自然科学发展而逐步分化建立起来的实验诊断技术及各种先进的器械检查，如X线诊断、CT诊断、同位素诊断、电镜诊断等，这正是中医学在检测手段上需借鉴之处。

构筑疾病模型需要基本要素，如同建造房屋需要材料和骨架一样，卢芳教授常用点、线、面的概念进行论述。他认为，"点"指疾病征象在时间和空间上的间断性，即单一的症状、体征和检验结果，它们是组成疾病模型的基本材料；"面"指疾病征象在某一时间片断（或点）上的空间的分布，即同一时间内所有病征的排列组合；"线"指疾病征象在某空间范围内的时间分布，即某些病证在不同的时间内发生、发展和演变的过程。后两者是构建疾病的骨架。

限于认识水平，中西医学对于症状、体征和检验结果等经验材料的搜集，其深度和广度存在着较大的差异。中医学搜集疾病材料以直观为主，常局限在表象经验范围内，更多地依赖病人主观感受和体验。西医学在直观基础上，搜集疾病资料，又借助于诊断仪器和实验检测，其经验材料有一定的深度和广度，尤其是搜集了相当数量的能够反映疾病本质的经验材料，为疾病模型的建立提供了更全面、更深刻的事实基础。总之，在"点"这个要素里，西医学的病征集合体较中医学为大，当然中医学的早些认识也有更细致的方面，例如，区分黄疸为阴黄、阳黄，辨别斑疹为顺证、逆证，以及舌象、脉象的体察等，诚然在直观范围内，仍不失为天才的观察。

鉴于经验材料的数量和质量，中西医学对"面"和"线"的认识也有不同。中医学在"面"的认识上研究较多，通常中医学所说的辨证的"证"就属此范围。这是经验医学的特征，由于直观所限，中医学获取的主要是表象经验，而表象经验难以充分揭示必然性和内在的机制，人们只好专注于疾病征象的排列组合，在不同的标准下，构筑了形形色色的以"面"为特征的疾病模型。然而，所有疾病都有其发生发展过程（即"线"），中医学对疾病过程并非不探讨，不解释。早在扁鹊时代就有腠理血脉、内髓相传之说，以及温病的"相传"、"卫气营血"、"三焦"等认识，随着现代技术的发展，医学加入了实验科学的行列，科学实验促进了病因病理及其规律性的揭示和检验，使疾病的分门别类研究有了内在的依据，这是西医学建立疾病模型的背景。西医学的疾病模型，尤其在"线"的方面研究颇精，无论何种疾病，其发生发展的演变过程都描述得相当详尽，各种疾病，不仅分类明确，而且临床表现和内在机制也能够验证有据。但由于对体质、环境等方面的研究不够，仍无法圆满解决个体差异对疾病的影响及其对诊断的要求，这也许是西医学疾病模型本身的缺陷所带来的。

中医学的辨证方法很多，计有病因辨证、经络辨证、气血津液辨证、脏腑辨证、六经辨证、卫气营血辨证与三焦辨证等，都是在长期临床实践中形成的。从渊源上来说，这些辨证的方法要追溯到《易经》、《黄帝内经》等，如六经辨证就渊源于《易经》。病因辨证是通过收集分析病人的各种病态反应（症状、体征等），根据病因理论中有关的论述，由果析因地反推出"病因"。显然，这一辨证的结果和实际的致病因素常相去甚远，如辨为"风邪"致病，真正由于物理因子的"风"是十分罕见的，大多因于感染细菌、病毒，或某些因素引起发作性、游走性疾病，属于"风"的症候与一些"祛风"药之间存在着某种对应关系（"祛风"药能缓解某些属于"风"的症候）。这是人们通过反复摸索获得的经验。因此，辨明病因后，可为治疗用药

（解除症状）提供依据。其次，气血津液辨证是运用分析气、血、津、液的病变辨认其所反映的不同证候的一种方法。脏腑辨证，是根据藏象学说，对疾病证候进行分析归纳，借以推究病机，判断病变的部位、性质、正邪盛衰等情况，它是临床各科的诊断基础。经络辨证，主要根据《灵枢·经脉》所载十二经脉的病证，以及《难经·二十九难》所载奇经八脉的病证而对号入座的一种方法。六经辨证，是汉代张仲景在《素问·热论》等基础上结合伤寒病证的传变总结出来的，常用于外感热病的辨治。卫气营血辨证是清代医家叶天士在伤寒六经辨证基础上发展起来的，从历史角度来看，它弥补了六经辨证的某些不足，丰富了外感病辨证学的内容。三焦辨证则在阐述上、中、下三焦所属脏腑病理变化及其证候的基础上，说明了部分热性病初、中、末三个不同阶段及其诊治特点。八纲，指阴阳、表里、寒热、虚实，是辨证论治的理论基础之一。所有这些辨证方法，尽管不一定都运用了由果析因的逆推认识方法，但也都有着与病因辨证类同的特点。其结果，是借助援物比类、司外揣内等思辨猜测而获得的一种带有约定成分的认识，它们常常"捆绑"了不少经验事实，故对"论治"可起到某种指导作用，但本身并未真正反映疾病病位、病程等本质特点。

与中医学"辨证"不同的是西医学关于病种的划分，从萌芽逐渐到完善，经历了漫长岁月，以解剖学、生理学、病理学、病理生理学及病理解剖学为基础，西医学建立了自身的疾病分类体系。大多数疾病都是按解剖系统来分类的，如呼吸系统疾病、循环系统疾病、消化系统疾病、神经系统疾病等。

中医学辨证以主证为先导，例如，病人诉头晕目眩，临床医生就会想到"头为诸阳之会"、"肝开窍于目"、"诸风掉眩，皆属于肝"、"无痰不作眩，无火不晕"、"无风不作眩"、"无虚不作眩"、"肥人眩晕气虚有痰，瘦人眩晕血虚有火"、"风阳上扰发为眩晕"等说法，从风、火、痰、虚及肝的病候去搜集资料。又如当脉证不符之时，中医学有"舍证从脉"和"舍脉从证"之说。《医碥》云："凡脉证不相合，必有一真一假，须细辨之。如外虽烦热，而脉见微弱者，必虚火也。腹虽胀满，脉尚见微弱者，必胃虚也。虚火、虚胀，其堪攻乎？此宜从脉之真虚，不从证之假实。"还如《伤寒论》中用柴胡汤，有"但见一症便是，不必悉具"之说。细究之，中医学临证资料的取舍有三个特点：一是随意性，缺乏严格明确的规范；二是表象性，只抓现象间的关系，对疾病规律涉及不深；三是实用性，诊断仅为药证效应的附属，其目的并不在于如何真正获得正确的诊断。从以上几个方面论述不难看出，辨证与辨病是中西医各自用于认识疾病的方法，各有所长，卢芳教授在临证中常常把两者之长结合起来。

在临床实践中，卢芳教授认为辨病与辨证的具体步骤以先辨病、后辨证为妥，这样做除了便于扩大思路，为病人选择以中医治疗为好，或以西医治疗为好，或能用中西医结合治疗的方法治疗为好，而且因为明确的病理变化常带来不同的治法。例如，胃的癌性溃疡与良性溃疡其早期症状往往差异不显著，而两者在辨病上的出入带来论治上的巨大区别。

1. 辨证与辨病相结合

对于某一个病种或某一个病人，在深入了解其病因、病理、生理、生化等方面的特殊变化以及其疾病发展中的证的演变，从中西医两方面的理论高度进行辨别剖析，辨病与辨证相同处找结合点，不同处取长补短。例如，肝硬化腹水，西医对于肝硬化腹水潴留的认识主要有 3 个方面的因素：①血浆白蛋白过低。这是由于有功能的肝细胞量减少及变性的肝细胞增多，并因肝细胞营养不足，以致不能合成白蛋白。②门静脉高压以致渗透压的改变，并因肝内纤维增生，肝静脉回流障碍，含蛋白高的淋巴液由肝表面渗出于腹腔。③肾脏及内分泌因素。肾有效血容量的下降使得肾小球滤过率降低，肾脏血液重新分布，继发醛固酮升高，肝脏灭活能力下降，也使醛固酮、垂体抗利尿激素均上升等，使钠与水更加潴留。西医治疗长处的发挥在于第3因素，除了限制钠的摄入，采用针对各种环节的利尿药物，作用为提高肾小球滤过率，抑制肾小管再吸收，或者抗醛固酮等。中医对肝硬化腹水在辨证上多有气滞血瘀的证候，但采用疏肝理气的方法治疗，效果常常不满意，而瘀血阻滞亦可导致气滞，故其本在瘀。由于肝炎后肝硬化的病例较多，常有湿热留滞，因热而耗阴，晚期常有伤阴的现象，其本在热。腹水及下肢浮肿则多责之于脾虚不能运水。通过以往国内在肝活组织检查与临床症状的关系中可见：病理上肝内假小叶的形成、纤维组织增生、胆栓等变化者，在临床上常见肝脾肿大、食管静脉曲张、黄疸、球蛋白升高等类似于中医的瘀；病理上肝细胞脂肪变性者，在临床上常见消化道的症状、白蛋白过低、腹水等类似于中医脾虚。病理上肝细胞肿胀，灶性坏死，炎性浸润，库普弗细胞反应者，在临床上可见发热，肝区压痛，脑磷脂絮状反应及锌浊度试验升高等类似于中医的热。这样中西医之间有了一种共同的认识，中医治疗长处的发挥在于第1和第2因素。第1因素由于热而耗肝阴，使肝细胞损害，卢芳教授选用清热解毒、祛湿活血药治疗。

在跟随卢芳教授治疗数十例乙型肝炎、肝硬化腹水病人时，见他常用白花蛇舌草50克，半枝莲50克，虎杖15克，泽泻15克，车前子50克（单包），丹参25克，赤芍25克等随证加减，尤其是治疗因湿热引起的第一次出现腹水者，无不奏效。在没有湿热、实热的情况下，采用健脾益气药如黄芪、苍术、太子参等也能改善肝细胞功能，从而提高白蛋白。第2因素，由于纤维组织增生肝细胞假小叶形成，而有肝内血流不畅瘀阻者，活血化瘀可以软化增生性改变，疏通血流，从而对减轻门静脉高压或有所帮助，轻者用丹参、当归、炮山甲；重者用瘀血汤之类，再加上理气药如郁金、香附、枳壳等以助行血，结合病人的具体情况选药组方。这样在病理、生理的基础上，辨病与辨证相结合形成了一个新的治疗体系，其退腹水与防止腹水再发的疗效常比以往为高。又如支气管哮喘，过去西医认为哮喘是迷走神经张力过高，按照目前受体学说，哮喘是交感神经β受体功能低下，由此说明病变非中枢性而在周围受体，西医就这样由整体而至细胞，并由此而从观点上否定了整体作用。按此观点进行的治疗对哮喘的急性发作虽然迅速有效，但仅仅是暂时的效果。中医对哮喘的辨证多从寒、热、虚、实入手，证愈明显，取效有时比西医更为显著，这仅指急性发作而言。卢芳教授治疗哮喘急性期重在治肺，他研制的肺宝冲剂，寒温并用，宣敛并举。方由麻黄、米壳、百部、桔梗、紫菀等组成，其效甚佳。他对明代张景岳提出"哮喘"发时治肺、平时治肾的辨证论点很是赞赏，因此，卢芳教授在治哮喘病人的处方上，根据病人的具体情况，或者先治其标，或者先治其本，或者标本同治，既提高了哮喘病人垂体-肾上腺皮质系统的兴奋性，加强了机体抗病能力，也改善了局部的β受体反应性，这样也反映了中西医理论认识上的沟通。

2. 无证从病，无病从证

无"证"从病：无"证"是指通过望、闻、问、切还不能察觉出来，或未能形成"证"，而病则是较为明显，可以从这些病在大多数情况下曾经出现的"证"而推论，如肝炎活动时，氨基转移酶升高，常有目红、胁痛、口苦、尿赤等肝胆火旺之证，用清热解毒药如大青叶、败酱、龙胆草为主的方药有一定降酶作用，于是对肝炎氨基转移酶升高而没有肝胆火旺或其他证可辨的患者，也可考虑试用，这是无证从病的一种用法。再如急性肾盂肾炎，卢芳教授辨证分为三个阶段，即急性发作期，用清热解毒利湿药，如大黄25克，厚朴15克，金银花50克，连翘50克等；中医对感染中毒症状高热、寒战等认为是外邪侵犯足太阳膀胱经，若有泌尿系刺激症状，卢芳教授认为此属湿热阻闭，膀胱气化不利，用清热利湿药如大黄15克，泽泻25克，猪苓25克，厚朴15克等；恢复期或慢性期，卢芳教授认为病变由膀胱及肾，应以补肾扶正为主，卢芳教授告诫我们：治疗急性肾盂肾炎一定要坚持原有的清热泄湿原则，直至尿菌培养转阴1～2周才改为补肾扶正，补肾药常选用五子衍宗丸加味，酌加清热解毒药。

无"病"从证：无"病"是指目前一时未能诊断出来的病，如一些不明原因的腹泻，大便镜检与培养阴性，肠镜检查或钡剂灌肠也未发现异常，而从中医辨证上却明显是脾肾虚弱或脾肾阳虚，卢芳教授经验在分别采用参苓白术散或附子理中汤之类方中重用苍术50克，常能振奋胃肠系统的功能以止泻。一些原因不明的低热，各种检查都未有结论，只能定为发热待查，体温常在 37～38℃，按中医辨证可根据季节、地区、个人体质表现区分为暑湿、气虚、阴虚等，分别采用清暑化湿、甘温除热、滋阴清热等法常可获得较好疗效。卢芳教授在治疗自主神经功能紊乱引起的低热时，常用生龙骨50克，生牡蛎50克，生地50克，生白芍50克等疗效颇佳。

3. 舍证从病，舍病从证

临床上也有少数这样的情况，即病与证从表面来看是矛盾的，或者在处理病与证的方法上来看是矛盾的。但总有现象与本质的区别，需要做认真深入的研究，辨别真伪并看最终的疗效，就能明确何者是现象，何者是本质。

（1）舍证从病：慢性肾炎与肾病综合征的增殖型、混合型在中医传统上都是按脏腑辨证，归属于肝、脾、肾三脏的表现为多，但按此论治在消除蛋白尿的效果方面收效甚微，通过对其病理的了解是以肾小球血管内皮细胞的增殖以致管腔狭窄，并有纤维蛋白栓子的阻塞等变化，卢芳教授临床用大剂量的活血软坚药为主，兼以清热凉血，如王不留25克，泽兰50克，夏枯草15克，白芷25克，丹皮25克，赤芍25克等以疏通微循环，使增生性病变软化或吸收，开放废用的肾单位，使得消除蛋白尿的效果大为提高。这些慢性肾炎的病人并无明显瘀的现象，但有瘀的本质。

（2）舍病从证：上消化道出血是内科常见的急症，西医采用各种止血的药物并无定则，由于陈旧血液停留，于是大便隐血转阴时间长，吸收热较多，往往还有轻度氮质潴留，但西医并不用泻药以去除陈血，唯恐激动口肠溃疡引起再出血。从中医辨证则认为呕血是胃火旺而上逆，黑便是瘀血内留，瘀血不去则胃中之火仍可上逆，于是卢芳教授治疗此病往往是用生大黄止血不留瘀，采用止血逐瘀法，舍病从证。再如急性胰腺炎按照西医治疗观点目的在于减少胰腺分泌，使之得到休息，用阿品托之类药物抑制副交感神经，除了直接减少胰腺分泌，同时胃肠蠕功与分泌均减少，也间接减少对胰腺的刺激，为了保证胰腺和胃肠的绝对休息，于是禁食，胃肠减压，疗效并不满意，病人却很痛苦。但按中医辨证，由于腹剧痛，大便秘结，舌苔黄腻，认为湿热郁滞，不通则痛。按中医理论"六腑以通为用"，卢芳教授在治疗水肿型胰腺炎时，不禁食（可吃无油流质）、不放管、不用阿托品，采用辛开苦降方法加以疏通，常用柴胡25克，大黄25克，丹皮15克，厚朴20克，桃仁15克，郁金15克等中药治疗，与西医静止休息的观点恰好相反，而是用主动积极的措施使胃肠宿滞排出，减少对胰腺反射性刺激，并使已激活的胰酶得以及早排出。

总之辨证与辨病相结合并不是整个中西医结合的内容，而是为当前进行中西医结合临床与理论研究指出了一条初步途径。正因为中西医是在不同历史条件下发展起来的两种医学理论体系，各自从不同的侧面来认识疾病的发生发展并采取相应的治疗措施，因此，必须吸取中西医理论各自的长处，有机地结合，才能指导进一步的临床实践。

二、遣方药味少而精，药味用量大而惊

卢芳教授处方用药，能够不拘一格，他认为医生医术的高下，不仅要辨证准确，同时还必须掌握高效的治疗方法。在我们长期观察卢芳教授处方用药的印象中，觉得他在汲取各家长处以后，独辟出一条自己的新路子，其处方特点是"药味少而精，药量大而惊"。卢芳教授处方时主张药味不宜过多，他认为中药有气味之不同，又有升降浮沉和归经之别，同时还有相畏、相杀、相反。若用药味多，互相牵制，降低药效。例如，对甘草一药，古人有"甘草解百毒"之说，甘草既然解百毒，亦会降低各药物之效用，因此，卢芳教授对甘草一药的应用特别有分寸，而不是一味去用甘草调和诸药。只要药能对症，虽用药味少而同样有效，故在应用"经方"、"古方"时，往往师其意而不拘其方，或用其方而制大其剂。卢芳教授在用药剂量上大得惊人，他认为药物达不到一定剂量，就不能发挥应有的效用，打破了传统用药剂量的模式，对古人"细辛不过钱"、"木香不过三"等，卢芳教授在实践中总结出只要认证准确可以突破二药的剂量，他曾将细辛、木香用至 5 钱或更多。例如，卢芳教授在治疗慢性非特异性溃疡性结肠炎时，认为其是寒热错杂，虚实并见，就这样一个错综复杂的疾病，基本处方也只有五味药，苍术 80 克，炮姜 30 克，黄连 15 克，车前子 100 克（单包），木香 30 克。再如川芎治疗头痛是人所共知的，他认为川芎剂量小则达不到效果，对偏头痛、三叉神经痛、枕大神经痛等头面部神经痛最低用 50 克，多则 100 克。他曾治一例从 5 岁开始头痛，头痛 50 余年的病人，经他用上述方法治疗 3 周，头痛尽瘳，观察停药数年未复发。因此，被病人誉为治疗头痛的专家。卢芳教授常说："选方用药，犹如用兵，不得已而为之。"疾病的发生，从总体来说，是机体阴阳失去平衡的反映。临床用药就在于调和阴阳，补偏救弊，以达到平衡的目的。临床要视具体的病情而用。一药乱投，则病气不服；配伍适当，才能药见其效。卢芳教授以他几十年的临床经验，认为汗、吐、下、和、温、清、消、补八法的应用，必须具有汗而勿伤，下而勿损，温而勿燥，寒而勿凝，消而勿伐，补而勿滞，和而勿泛，吐而勿缓的辨证观点。他说，补中益气汤中用陈皮，就是行气和胃、补而勿滞的范例。

三、三叉神经痛顽疾，重用川芎显奇功

在诸多顽症中，头痛，如三叉神经痛、血管神经性头痛（偏头痛）等，虽不是致人于死命的疾病，但一旦患上，往往伴病人于一生。卢芳教授经过二十余年苦心研究，终于成功研制出疗效显著的"颅痛宁"颗粒剂。

三叉神经是脑神经中最大的神经，由感觉和运动两种神经纤维组成，感觉神经负责面部、口腔和头顶前部的感觉，运动神经支配咀嚼的运动，它的一部分神经对眼、鼻、颌、舌等有直接的作用。三叉神经发生病变，就引起强烈的疼痛。三叉神经痛分原发性和继发性两种。继发性疼痛又称作症状性疼痛，是颅内肿瘤等压迫三叉神经引起的，必须做手术才能治愈，这种情况占三叉神经痛的21％。病因复杂、治疗难度较大的是原发性三叉神经痛。

三叉神经痛发作前没有预兆，往往突如其来地剧烈疼痛起来，面部抽搐，肌肉震颤，有人感到撕裂般的疼痛，有人感到电灼般的疼痛，有人感到刀割般的疼痛。发作持续时间因人而异，从一二分钟到一、二十分钟不等；每天发作的次数也不一样，有人一天发作十几次，有人一天发作数百次。患病初期疼痛程度较轻，发作次数少，时间短，随着病程的延长，病情加重。这种病在面部有敏感点，如鼻翼、嘴角、门齿等处，病人说话、吃饭、刮胡子、打哈欠，甚至冷风拂面和移动身体，都能引起疼痛发作，因此有时不敢说话，不敢喝水。疼痛发作的诱因很多，一半以上是因为精神过度紧张、焦虑而发作，还有因为遗传因素、寒冷刺激、季节变化而发作的，但是，有36％的疼痛没有明显发作原因。

血管神经性头痛即偏头痛等头痛与三叉神经痛病因相类似，多受情绪不佳和女性月经影响而发作。这是一种周期性发作的半头痛病，发作时伴有恶心、呕吐，病程可以长达数十年不愈。一般认为，偏头痛与血管收缩功能障碍有关，头部动脉缺血，产生痉挛，而导致头痛。

根据三叉神经痛的临床表现，可分以下三个证型：

1. 风火型

此型临床多见，约占全部病例的68%，其临床特点为三叉神经痛加火的症状。火的病机，不外外感和内伤两个方面，凡感受六淫之邪而为火证者，可由火热外邪所致，也可由其他外邪郁化而生，如寒邪化火、湿邪化热等。这种由外感引起的火，多属实火。由内伤引起的火，多为精神因素，七情郁结，气郁化火，火性炎上，循经上行于头面。因火引起的三叉神经痛有以下特点：疼痛畏惧风热刺激，疼痛呈现火烧或电击样，多有明显扳击点。可伴有面红目赤，五心烦热，口燥唇裂，心烦易怒，大便秘结，小便黄等。此型舌诊特别重要，舌为心经之苗，火热之邪与心火同气相求，所以最容易反映在舌上，若兼湿邪，足太阴脾经之脉连舌本，舌边尖色红，舌质干少津，舌苔黄腻等热证舌象，脉象多见弦滑或略数。

风火型治疗法则以疏风泄热为主，佐以活络止痛。

基本处方：川芎50克，生石膏50克，菊花15克，水牛角25克，胆南星10克（烊化），若一支疼痛加蔓荆子50克，二支疼痛加薄荷15克，三支疼痛加黄连15克，一、二、三支联合疼痛加柴胡15克。

方解：方中以大剂量川芎为主药，取其辛温走窜，上行头目，下行血海，以其达到驱除头面风邪的目的，辅以石膏，取其辛寒，辛能解肌热，寒能泻胃火，功擅内外，二药相合，共奏祛风清热功效；佐水牛角、胆南星清泄里热，菊花疏风清热，共助川芎、石膏祛风清热。若一支疼痛，属足太阳膀胱经循行部位，故加蔓荆子 50 克为使；若二支疼痛，属于太阳小肠经和手少阳三焦经循行部位，故加薄荷为使；若三支联合疼痛，属足少阳胆经和足阳明胃经循行部位，故加柴胡为使。上述诸使药，既能引药归经，使药达到病所又有清热祛风作用，一举两得，临床不可不用。服用该方多在四剂至十二剂获效，若服至十二剂无效者，可把川芎每剂改为75 克再服四剂，仍毫无疗效，可考虑按血瘀型治疗。

2. 风寒型

风寒型临床比较少见，占 9%左右。其临床特点为三叉神经痛加寒的症状。寒的病机，不外内生寒与外感寒邪两大类，凡外感寒邪侵犯三阳经脉都可以引起经脉拘急，气血流通不畅，不通则痛。临床所见寒型的三叉神经痛以外感寒邪为多见。单纯内生寒邪引起的三叉神经痛极少见，多为素日体内阳虚，容易导致外感风寒入侵经络而发病。风寒型的发病特点是多在冬秋季节发病，疼痛多由风冷刺激诱发，疼痛发作时畏惧寒冷，疼痛性质多呈掣痛。可伴有面色㿠白，手足不温，大便稀溏，小溲清长，舌质淡嫩，舌苔薄白，脉象沉迟等。

风寒型治疗法则以温经散寒为主，佐以活络止痛。

基本处方：荜茇 50 克，细辛 5 克，川芎 50 克，炙川乌 10 克，苍耳子 15 克，若一支疼痛加防风 25 克，二支疼痛加高良姜 15 克，三支疼痛加藁本 15 克；一、二、三支联合疼痛加白芷 50 克，恶心纳呆加半夏 15 克，身畏风寒加羌活 25 克。

方解：方中以川芎为主，取其辛温走窜，祛风散寒，辅以川乌、细辛温阳散寒辛热之品，助川芎搜风逐寒，佐荜茇、苍耳子芳香而清浮邪，五药相合，内外风寒皆可剔除。若一支疼痛，属足太阳膀胱循行部位，故加防风为使；若二支疼痛，属手太阳小肠经和手少阳三焦经循行部位，故加高良姜为使；若三支疼痛，属手阳明大肠经循行部位，故加藁本为使；若一、二、三支联合疼痛，属足少阳胆经和足阳明胃经循行部位，故加白芷为使。上述诸使药的含义与风火型使药一个目的，亦即达到引药归经和祛风散寒作用。此方疗程多在连续服药两周左右显效。

3. 血瘀型

血瘀型约占 33%，其临床特点是三叉神经痛加血瘀的症状。如疼痛部位固定，疼痛的性质呈刀割样或针刺样，疼痛的时间往往是日轻夜重。病人的舌诊比较特异，表现为舌质紫暗，有瘀斑或瘀点，也可有目环黯黑或肌肤甲错等血瘀征象。病人最主要血瘀特异现象，就是疼痛发作时喜欢自己揉搓面部，往往因为长期反复揉搓，疼痛部位皮肤粗糙或流血结痂。该型多数由于风寒型或风火型多年不愈，痛久入络所致。因此，血瘀型另一个特点，多为病史较长。

血瘀型的治疗法则，应是活血通经、化瘀止痛，但应注意以下三点：

其一，活血当分寒热。血瘀一证，无论病程久暂，没有不偏寒或偏火的，与风寒或风火型比较，只不过是主要矛盾不在于寒或火，而在于以血瘀为主症而已。因此，在治疗用药上，应当区分兼有寒证或热证。若兼热证，多由于血瘀化热所致，治宜凉血活血，如大黄、丹皮、炙水蛭、丹参等酌情选用；若血瘀兼有寒证者，治宜温经活血，常用吴茱萸、乳香、没药、红花之品。

其二，活血勿忘治气。祖国医学认为气与血是对立而又统一的关系，在人体运行当中，气与血是相辅相成的。例如，气行则血行，气滞则血凝，气虚则血溢，气陷则血脱等。三叉神经痛所见的血瘀型，也不例外，亦应该是活血先治气。一是应用行气活血药，如川芎、姜黄之属，适用于气滞而无气虚象的病例；二是补气活血药，如黄芪、人参之属，适用于气虚痛而无气滞的病例。

其三，活血宜辨虚实。活血药可有补血活血和破血活血之分，补血活血药，如当归、丹参、白芍等，是活血而不伤正，适用于血瘀兼有血虚象者；破血活血药，如穿山甲、炙水蛭、皂角刺等，有活血破血之功，适用于血瘀而无血虚象者。

血瘀型者，治宜活血通经。

基本处方：川芎 50 克，地龙 15 克，僵蚕 15 克，蜈蚣 3 条，炙水蛭 15 克，全蝎 5 克。若一支疼痛偏热者加蔓荆子 50 克，偏寒者加荜茇 50 克；二支疼痛偏热者加薄荷 15 克，偏寒者加高良姜 15 克；三支疼痛偏热者加黄连 5 克，偏寒者加藁本 15 克；一、二、三支联合疼痛偏热者加柴胡 25 克，偏寒者加白芷 50 克。舌有瘀斑者加穿山甲 15 克，舌苔薄黄者加胆南星 10 克（烊化），兼气郁加姜黄 25 克，兼气虚加黄芪 50 克。

方解：方中以川芎辛温走窜，祛风通络为主药，辅以地龙、僵蚕、蜈蚣、炙水蛭等虫类搜剔之品，借以达活血通络以止痛的目的。诸引经药目的与风火型、风寒型同。笔者临床体会血瘀型比上述风火型、风寒型为难治，若服至六剂以上无明显好转者，可将川芎每剂用量改为 75 克，并嘱病人坚持服药四周方能显效。

四、治学方法无捷径，读问思记贵在勤

卢老的治学方法要求做到四勤：勤读、勤问、勤思、勤记。故他常说"学无捷径可循，贵在于勤"，这也是他几十年步入中医殿堂的主要方法。

1. 勤读

卢芳强调要养成勤读、善读的良好习惯。他概括读书基本方法要"四到"，即口到、眼到、心到、手到。所谓口到是指朗诵，眼到是指阅看，心到是指领会和思考，手到是指认真做好读书笔记。他认为对主要经典著作要读熟嚼透，一字一句地读懂细抠，无论是字音、字义、词义都要想方设法地弄明白，不可顺口读过，不求甚解，不了了之。读书宁涩勿滑，看来涩滞难进，实则日积月累似慢实快。"书读百遍，其义自见"，读一遍会有一遍收获。要把经典主要条文读熟、背熟。如对《金匮要略》、《伤寒论》能做到不假思索，张口就来，到临证用时，就能触机即发，左右逢源，熟中生巧，别有会心。否则，临证就不能得心应手。熟读了，还要善于思考，养成一定的鉴别能力，既不要轻手疑古，也不要一味迷信古人，这就是所谓心到。所谓的手到，就是每读一书，应将要点、难点、疑难简明标记，获得解答时随时笔录，运用临床后有所心得，又随时小结，分门别类加以记录整理。

2. 勤问

卢芳认为，治学方法固然很多，而善学者必善问，这是一条很重要的学习方法。学问学问，学必要问，问才进学，故学问二字，缺一不可。他要求学生对学问要诚，触疑即询，遇惑则问，切忌不懂装懂，浅尝辄止。如卢芳教授曾谈起应用苍术治愈一男性高龄泄泻案例，并谓《伤寒论》之苍术也是治疗泄泻之要剂，我们似惑似疑。苍术主治发汗祛湿、身体骨节酸痛之症，何以治疗泄泻？问之方知，病人当年腹泻，日便 4～5 次，病延数月，西医曾反复应用多种抗生素，中药治疗泄泻常法也用之较久，非唯不效，且日益加重，群民棘手。卢芳教授洞察全貌，明辨病情，指出此病人已耄耋之年，年老体衰，中气不足，久病更损及脾阳，故法当温阳补脾为主，以理中汤白术易苍术重用 50 克，投 4 剂，而病获痊愈。诚良方独运也。由此可见，发问质疑，解明学术秘蕴，受益良深，颇有启迪。

3. 勤思

卢芳认为读书要思考，临证要思考，因为中医学是以宏观的整体为对象，以形象思维和演绎推理方法为指导而建立起来的完整的理论体系。所以要掌握好中医学的精髓，就非有一番贯穿错综、磅礴会通、端本寻支、溯流讨源的深入钻研，反复推敲的思维过程不可，如古代医籍文理深奥、模糊抽象、辨证思路灵活多变。这些较深奥微妙的东西，有时难以用语言表达，这时就要靠用心体验才能做到心领神会。只有处处心领神会，才能在随师门诊、查房、会诊的过程中，充分得其精髓，由"形似"而达到"神似"。故在学习过程中勤思、精思是很重用的环节之一。

4. 勤记

在临床实践中，卢芳反复强调读书临证都要做摘记整理，这是一个积累的过程，片言只语，会有"零金碎玉"，一证一得，由少到多，由简到繁，由易到难，一点一滴，日积月累便可摸出规律。他认为记录整理的方法主要有以下几种：其一，临床资料的摘记，包括一般资料、性别、年龄、职业、病程、疗程、住院（或门诊）号、西医诊断等。临床表现，包括主要症状、体征、舌脉象、中医病症分期或证候分类。各种实验室检查结果及治疗前后对照分别记录。以上这些是最基本最细微的记录。其二，医案的整理记录。要根据具体情况采用不同的方法，如诊次较多、病情和方药变动较大的医案，要前后反复对照，抓住关键点，有重点地进行记录整理。对理法方药详尽的医案，应当细心揣摩，找出规矩准绳，对内容简略的医案，可采用"以方测症，审证求因"的方法来记录整理，法路不同寻常的医案，要请教卢芳教授用心所在、或翻阅前贤的论述，弄懂其中谛奥，重点记录整理。其三，分类记录整理。把平时记录整理的有关资料，如医案、论述、笔记收集在一起分类记录整理，由博返约。如此案用何法，彼案用何法；此法用何方，彼案又用何方，都应分类归纳。通过对比分析，了解异中之同、同中之异或规律、特色等。

五、上工养生治未病，饮食起居顺四时

1.《黄帝内经》"治未病"思想与动态辨证论治

《黄帝内经》奠定了中医学的基础理论体系，其中遵循自然养生，防重于治的思想贯穿在整个理论体系中，纵览古代文化与哲学思想，不难看出《黄帝内经》吸收《周易》、儒道中先进的养生和预防思想，不仅从医学的角度明确提出"治未病"的概念，而且奠定了完善的"治未病"理论体系。比如《素问·四气调神大论》提出顺应气候变化的动态养生以未病先防是"治未病"的主导思想，提出预防重于治疗的重要性，经文曰："圣人不治已病治未病，不治已乱治未乱"，以此生动比喻说明养生以未病先防的重要性。"夫病已成而后药之，乱已成而后治之，譬犹渴而穿井，斗而铸锥，不亦晚乎"。又如《灵枢·逆顺》曰："上工刺其未生者也；其次，刺其未盛也；其次，刺其已衰者也。……故曰：上工治未病，不治已病。"上工刺其未生者，后人引为未病先防，早期治疗的预防思想。显然治病于未生，比治其未盛更具积极意义，施治于未病之先才是治未病之法。

《黄帝内经》中天体一体观、五脏一体观和人与天体相应的思想构成了整体恒动观，天地万物之间，人体五脏之间不单是一个整体，而且是在不断地运动变化着的。整体恒动思想是中医学的指导思想，横贯中医基础理论，左右理、法、方、药。整体恒动观是"治未病"理论的思想基础。疾病是邪气作用于人体，正邪斗争在脏腑、经络病理变化的临床反应，呈现着整体动态传变模式。疾病的传变是在机体、脏腑、经络等组织中的转移和变化，也就是疾病过程中各种病理变化的衔接、重叠与传化；其中包含着病邪、病性、病位和病势的动态性变化，如伤寒的六经传变，温病的卫、气、营、血传变等。传，是指病变循着一定的趋向发展；变，是指病邪、病性、病位和病势在某些特殊体质，邪正盛衰，有无宿疾、治疗当否等条件下，不循一般规律而起病性的转变。疾病传变规律一般多呈顺传之势。《素问·缪刺论》言："邪之客于形也，必先舍于皮毛，留而不去入舍于孙脉，留而不去入舍于络脉，留而不去入舍于经脉，内连五脏，散于肠胃，阴阳俱感，五脏乃伤，此邪之从皮毛而入，极于五脏之次也"。《素问·调经论》、《灵枢·百病始生》亦有类似上述的论述。扁鹊"治未病"思想范例，体现在齐桓公的病例中，"邪风之至，疾如风雨，故善治者治皮毛，其次治肌肤，其次治筋脉，其次治六腑，其次治五脏，治五脏者半死半生也"。《素问·阴阳应象大论》经文动态性指出虚邪伤人的一般传变模式——由表入里，寓意和提示早期防治、既病防变和截断传变途径的"治未病"思想。

卢芳教授在《黄帝内经》"治未病"理论学习的基础上，提出动态辨证论治的治疗思路。中医辨证论治存在相对的亚动态性。"由于证候具有'以候为证'的特点"，"证候的定位是整体性或亚整体性的"，"自古通天者，生之本，本于阴阳"、"阳气者，一日而主外；平旦人气生，日中而阳气隆，日西而阳气已虚，气门乃闭，是故暮而收拒，无扰筋骨无见雾露，反此三时，形乃困薄"。《素问·生气通天论》指出一天之内三段时间阳气的活动规律和人身阳气的重要性。"苍天之气，清净则志意治，顺之则阳气固，虽有贼邪弗能害也，此因时之序"。循着时序的变化规律保养生气，显示未病先防的动态养生观。凸显热带地区一年都是夏，一雨变成秋的气候特点；在高楼林立的新加坡，入夜酷热难当，对于已感受外邪而又素体本虚，或稚阴稚阳体质的患儿，入夜后空调、风扇猛吹，以至晨昏之间发生变证者并不少见，正如《素问·移精变气论》所说："失四时之从，逆寒暑之宜，贼风数至，内至五藏骨髓，外伤空窍肌肤"，又说："暮世之治病，不审逆从……故病未已，新病复起"。所以临证要因人、治不本四时，虚邪朝夕，不知日月，疾病过程的气候变化特点、患者生活习惯特点、病邪的"因时从化、因地制宜"，把握昼夜晨昏、阴阳寒热二气的变化特点。掌握这一规律，动态性、证候演变规律预见性地先证而治或治未病的脏腑，随机对证应变治疗。所以，《素问·阴阳应象大论》言："故治不法天之纪，不用地之理，则灾害至矣"。《荀子·天论》言："应之以治则吉"。中医学强调"治病必求于本，本于阴阳"，调和阴阳，以平和为期。要求"上工治未病"的理念，"毋逆天时，是谓至治"。

2. 论中医时间用药特点

中医时间用药规律是中医时间医学理论的重要组成部分，是祖国医学宝贵的遗产之一。它是在一般辨证论治理论基础上的深入和发展，与普通辨证论治规律是相辅相成的。根据时间特点辨识病证、遣方用药，仍不外乎脏腑经络的虚实盛衰、阴阳表里、寒热八纲之要，其立法亦不出于"虚者补之"、"实者泻之"、"寒者热之"、"热者寒之"等大理之外。在临床实践中，人们常常会遇到以熟知辨证施治理论选药处方，却往往达不到理想效果。近年来理论研究表明，如果忽视人类所处的时空特别是不易为人察知的气运对人体生理活动、病理变化的影响，但从临床见症入手进行辨证立法处方，遇有病机复杂的疾患或气候反常的时空变化时，常常难以达到目的，甚至会贻误病情，导致病魔缠绕难却，或终成痼疾。卢芳教授临证治病善于巧妙运用时间用药规律，常能挽狂澜于既倒，解危困于万一。

辨时用药与普通中医学所言"因时制宜"的意义基本相似，但两者对"时间"的解释却相去甚远。因时制宜所谓的"时"，主要是指季节、时令而言；而辨时用药所谓的"时"，则概括了岁、季、运季、气时、月、日、时辰等诸多时间概念。因此，辨时用药远比因时制宜内容广、范围大、寓意深，是中医学这个伟大宝库中又一颗璀璨的明珠。

（1）据气运论治：治即是据施治时气运合化、客主加临所致的气运盈虚、淫郁胜复等情形确定治疗原则和具体方法。

其一，据岁运论治。岁运有太过不及之分，又有受司天、在泉的影响，在论治时都不可忽视。太过者，则须"抑其运气，扶其不胜"；不及者，则应"安其运气，无使受邪"。这亦本于实者泻之、虚者补之之大理，是中医整体论治思想以及防传变思想的体现。例如，壬子、壬午、壬申、壬寅诸年，中运为木运，其气太过，风气偏盛。其气常至。人与天地相应，人气当应即对之运气，肝木气盛，木旺克土，肝气克伐脾土。由于这些年的主运、主气均为风为木，木气旺盛，当恐木克土。故这些年份治疗疾病时应当注意肝木克伐脾土，亦即肝病传脾。仲景云"见肝之病，知肝传脾，当先实其气"。在遣方用药时就要适当地加一些疏肝实脾之品。而于戊子、戊午、戊寅、戊申之年，中运为火运，其气太过，气运应人，易致心火亢盛，火性炎热，煎炼肺金。在这些年份治疗疾病时应当注意，在遣方用药时应该酌加一些清心火润肺金之辈，才能使五脏调和，气血畅达。在岁运不及之年，其中运不及。《素问·五运行大论》说"气有余，则制己所胜而侮所不胜，其不足，则己所不胜，侮而乘之；己所胜，轻而侮之"。中运不及，其气不足，所胜所不胜竟相反之。故此时治病须当培补不及之气运，以制其所胜而御己所不胜。例如，乙丑、乙未、乙卯、乙亥之年，金运不及，肃杀无力，火乃刑之，风反侮之，上半年有风热之变，下半年有寒气之复，所谓"热化寒化胜复同"。以人应之，上半年有心火炼金之忧、肝木犯肺之患，下半年有寒气来肺之虞。在此金运不及之年施治，则须注意培土生金、养阴保津以益肺润肺，同时勿忘上半年须佐以清泻心火、抑肝平木之品，下半年须佐以温肺祛寒之药，使金气平和，痼痰自去。

岁运除其本身的太过与不及之外，还受客气（司天、在泉、左右间气）的克伐，有致郁之变。例如，庚子、庚午、庚寅、庚申四年，其中运金运虽然太过，但逢君火相火司天，金被火克，反不得行其肃杀清燥之令，故郁而不达。又如己巳、己亥年，中运为土运，其运虽有不及，但客气厥阴风木司天，木克土，土本不济而风木反更克伐，其郁有加。丁卯、丁酉之年，中运为木运，其气本已不及，更受司天燥金之气克伐，则木郁渐成势成必然。在十二天刑年中，除戊辰、戊戌之年，太过的中运被水所克，但因太阳司天初之气为少阳相火，二之气、三之气主气均为火，有此初、二、三之三火鼎力相助可致滞，其余十年皆有成郁致滞之忧患。虽然太过之年有被抑之患，却可以取得暂时的平衡，即可得平气。此"平气"的取得并不是一个平静的过程，而是一个过→抑→暂平→复（失衡）的阴阳消长动态平衡过程。如果是运太过而被抑，不能及时疏导，杜患于未然之时，则恐有"郁极乃发"之虑，而为灾害临头之祸。非其时有其气，寒暑风雨失其常序，人体遇此突然变化，气血荣卫难以速应，则疾患变生，在此岁运太过被郁之年所生的疾病，需根据症状、体征审度分析五脏六腑的相互关系，同时对于同岁运相应的脏腑之气，应须注意分清是虚是实。虽然运气被抑为虚，理应补之，但被抑成郁，郁则为实，虚实相杂，不可偏一执废。特别是"郁极乃发，待时而作"的被郁之气，大实有羸状，虽然可见诸般不及之象，亦为假实之征，必当详察细审，究其病变之根本。断不可一概用补，犯"虚虚实实"之戒。所谓"无翼其胜，无赞其复，是谓至治"。

郁气的施治原则是"必折其郁气，先资其化源"，"木郁达之，土郁夺之，金郁泄之，水郁折之"。唐启玄子王冰对"折其郁气"的方法所论甚详："达，谓吐之，令其条达也。发，谓汗之，令其疏散也。夺，谓下之，令无壅碍也。泄，谓渗泄之，解表利小便也。折，谓抑之，制其冲逆也。通是五法，乃气可平调，后乃现其虚盛而调理之也。"王冰对"折郁"五法的解释对后世影响颇深。明代张景岳进一步对五法作了十分精辟的阐述："达，畅达也。凡禾郁之病，风之属也，其脏应肝胆，其经在胁肋，其主在筋爪，其伤脾胃，在血分。然木喜条畅，故在表者当疏其经，在里者疏其脏，但使气得通行，皆谓之达"；"发，发越也。凡火郁之病，为阳为热之属也，其脏应心主、小肠、三焦，其主在脉络，其伤在阴分。凡火所属，其有结聚敛伏者，不宜蔽遏，故当因其势而解之，升之，扬之，如开其窗，如揭其波，皆谓之发，非独立于汗也"；"夺，直取之也。凡土郁之病，湿滞之属也，其脏应脾胃，其主在肌肉四肢，其伤在胸腹。土畏壅滞，凡滞在上者夺其上，吐之可也。滞在中者夺其中，伐之可也。滞在下者夺其下，泻之可也。凡此，皆谓之夺，非独止于下也"；"泄，疏利也。凡金郁之病，为敛为闭，为燥为寒之属也。其脏应肺与大肠，其主在皮毛声音，其伤在气分。故或解其表，或破其气，或通其便，凡在表在里，在上在下，皆谓可泄之也"；"折，调制也，凡水郁之病，为寒为水之属也。水之本在肾，水之标在肺，其伤在阳分，其反克在脾胃。水性善流，宜防泛滥，凡折之之法，如养气可以化水，治在肺也；实土可以利水，治在脾也；壮火可以胜水，治在命门也；自强可以帅水，治在肾也；分利可以泄水，治在膀胱也。凡此皆谓之折，岂独折之而己哉"。从王冰、张介宾二位古人之高论中我们不难发现，治郁之法无外汗、吐、下、和、温、清、补、消八法，然欲立法准确直中要害，贵在识郁之本，辨郁之理，所在之脏腑经络，气分血分，在表在里，果能识其玄妙，法当立而无误。

"先资其化源"，历代医家对此看法不尽相同。王冰认为太阳司天，当于九月，"迎而取之"；少阴、少阳司天，皆于年前十二月，"迎而取之"；太阴司天，亦于九月，"迎而取之，以补益也"；厥阴司天，于四月"迎而取之"。宋代林亿对王氏之说提出质疑，认为应该遵从《玄珠》所论："太阳司天，于九月迎而取之，以补心火；阳明司天，于六月迎而取之，以补肝木；少阴、少阳司天，于三月取之，以补肺金；太阴司天，于五月迎而取之，以补肾水；厥阴司天，于年前十二月迎而取之，以补脾土。"卢芳教授认为林亿之见较为切理，所谓"先资其化源"，主要是在"折其郁气"的同时，根据司天之气选择适当时机泻司天之气以救岁运之郁。例如，太阳寒水司天，是年寒气偏胜，火运被抑，心火郁滞。而这年冬季十月、十一月、十二月三个月份，主气终之气、主运终运皆为水寒当令，与司天之寒相合，寒乃大盛，心火被遏，大有郁极乃发之势。故治先于九月寒气未至之时，先刺肾经的合穴以泻水寒之气。水为阴、火为阳，水盛则制火，水衰则阴偏弱，阴虚则火旺，即泻水以补火之理。同时又可以用补益肝木之药，以求补火之母以生火，即所谓"虚则补其母"。若少阴、少阳二相火司天的年份，火气自然有余，火旺克金，金运被郁。这年三、四月份，司天之火与主气二之气、三之气，主运二运四火相火，热乃大张，肺金被郁至极，待时而发。在此时施治，除以种种方法疏发肺金之郁外，宜于三月大热尚未来临之前，直泻心经之荥穴以泻心火，同时应佐以补益脾土之药，以求培土生金，缓金郁之急。若厥阴风木司天，这年风气偏胜，木旺克土，土运被郁。在大寒节前后主运、主气均为木风，与司天相合而风气大盛，此时土运被郁最甚。治应先开导土气之郁，同时，于年前十二月风气未大盛之前刺泻厥阴肝经之井穴，泻木疏肝即可以达土，同时以益心助火之品补之，以求火能生土，杜绝土郁再发之源。补母资源以助生被郁之脏的本气，不可直补被郁之脏，以防助其郁发，或促其产生复气，犯虚虚实实之诫。故《素问》七篇大论反复告诫人们"必先岁气，无伐天和，无盛盛，无虚虚"、"无失天信，无逆气宜，无翼其胜，无赞其复"。

其二，据岁气论治。岁气指客气司天、在泉、左右间气而言。因在泉、左右间气均随司天而定，故岁气论治主要以司天六气为纲，言司天则在泉、左右间气可知，气位有定，治法自明。

太阳寒水司天，太阴湿上在泉，全年寒湿用事，寒湿遏火，火气被郁。太阳司天之年，中运皆为太过，气化运行先天，据运论治则须抑其运气，扶其不胜，据气论治则该岁宜以苦温辛燥之药散寒燥湿，且须于长夏未至之五月泻脾经俞穴以泻土，在九月冬令尚未到来之时泻肾经合穴以泻水，解除水郁之危。而在全年各气时中，应当根据客气各步与主气各步的寒热不同加减药物剂量，即"适气异同，多少制之，同寒湿者燥热化，异寒湿者燥湿化，故同者多之，异者少之"。这就说客气、主气同为寒湿之气时，当多用燥热药以涤寒除湿；寒气、主气寒湿性质不同时，则应分而治之，祛寒湿之邪用温燥之药，治风火用甘濡润燥之品。且邪气胜，则药众量大；邪气减，则药寡量轻，总取与天时相应，无伐天和。

阳明燥金司天，少阴君火在泉，全年燥火用事，先凉后热，木金受邪。阳明司天，中运皆为不及，气化运行后天。据岁运论治则应扶助其运气，以防邪气侵袭。根据岁气施治，当须在三月份火热之气尚未亢盛之时，刺心经荥穴以泻火；当六月秋气未至之时刺肺经经穴以泻金，以防止被郁之气继续发展。同时根据司天、在泉之气，"宜以咸以苦以辛，汗之、清之、散之"、"以寒热轻重"确定用药的药味和药量；"同热者多天化，同清者多地化"。还应根据当时用药的具体时令，与其相宜，务要"用寒远寒"，"用热远热"，"用凉远凉"，"用温远温"，方能取得满意的效果。假若气候变化异常而病证又假象频现，当然用药时是不受以上框框的限制，而是根据病变的机理立法处方。

少阳相火司天，厥阴风木在泉，气化运行先天。据岁运施治则须损抑其过盛之运，而扶助补岁运所遏制之脏气。据岁气论治，因为全年火风用事，火盛克金，风盛犯土，金土受邪。治疗时当以苦寒、咸寒泻心火，以辛凉、酸温清肃肺金；以"渗之泄之，渍之发之"等法解金、土之郁，同时，在火气未盛的三月先刺心经荥穴以泻心火，或用酸甘化阴之品以柔肝养阴，则无克金、郁土之忧。

少阴君火司天，阳明燥金在泉，气化运行先天。全年火燥用事，火刑金，金伐木，金木气郁。据岁运论治，则应抑其太过之运，助其中运所伐之脏。据岁气论治则加苦寒、甘寒、辛凉、酸温之品，泻火润燥，平肝息风。早期治疗应在火盛之前刺心经荥穴，以泻心火而救肺金，或用培土生金之药以制风木之侮。

太阴湿土司天，太阳寒水在泉，中运不及，气化运行后天。据岁运论治须补益中运相应之脏以防乘侮。据岁气施治则针对全年湿寒用事，阳气受郁，故当用苦温燥湿、辛温散寒之药，湿盛壅滞者则泄之、发之；寒气过盛时，则须用温阳散寒之品，以助正气。同时尚须在湿气未盛的五月刺脾经俞穴以泻土，于寒气未张的九月刺肾经合穴以泻水，土水得泄则阳气、命门之火即已受补。同时必须根据施治时气运合化及客主加临的具体情况，同寒必盛则多用热药，寒热燥湿性质各不同则药量减而药味增。

厥阴风木司天，少阳相火在泉，中运不及，气化运行后天。据岁运施治则须扶助与岁运相应之脏，补其不足，无使受邪；据岁气论治则须以据全年风火用事，风盛克土，火盛铄金，土金气郁，立法处方时应酌加酸咸苦甘柔肝息风、清肺热润肺燥之品，对土金郁当观其轻重而泄之、发之，使其气机条达。早期预防须在年前十二月针刺厥阴经井穴以泻木，或于火气未盛之三月刺心经之荥以泻火，且应服补益脾肾之品以鼓助正气之不足。

总之，据岁气施治应不离三法，一为据本气立法，上半年据司天，下半年据在泉，寒者热之，热者寒之，湿者燥之，燥者润之，风者平之；二为据郁气论治，治郁之法，或早期杜绝郁气将发之势，或针对郁气以"达之"、"发之"、"夺之"、"泄之"、"折之"等法择而用之；三为据治疗时季节及其时客主加临的具体情况而相应用药。药有寒热温凉，一年四季春温、夏热、秋凉、冬寒，用药时应尽量适其所宜，无使相背。另外，尚应考虑客主，气运性质的异同斟酌用药，主客相同所用药量则应大些，主客不同，用药量则相应地要少一些。临证施治，尚须详审细查，观天测地，灵活变通，方能立法切绳，用药无误。

（2）据季节论治：又称"据时论治"，是中医时间医学中应用最为普遍的一部分。据季节论治又可分为据季节立法、据季节用药两大部分。

其一，据季节立法。据季节立法即指因一年的不同季节而采取不同的治法。

春宜吐、夏宜汗、秋宜下。春温、夏热、秋凉、冬寒，一年四季各不相同，故治法亦当随之有别。据春、夏、秋、冬四季立法者，最早见于东汉末年张仲景所著的《伤寒论》中。宋版《伤寒论》中就有这样的记载，"大法，春宜吐"；"大法，春夏宜发汗"；"大法，秋宜下"。医圣虽所书不多，但却直以"大法"冠于其首，足见其已成为普遍流行、广为人知的治疗原则的方法。同时说明当时的人们对人体的生理活动、病理变化随季节性变更而发生周期性变化已有了十分深刻的认识，因而才能要求治疗时必须要顺应气候季节性变化。当然并非所有的疾病都要遵从"春吐"、"夏汗"、"秋下"之治，但其精神实质则反映出人体阴阳气血因四时季节的不同，而病变的部位，正邪的盛衰虚实，以及疾病发展趋势、气机升降出入亦有所同。治疗时就要依据人体患病时的一切具体情况，确立与之相应的治疗原则，方可取得理想的效果，如成无己所云："春时阳气在上，邪气亦在上，故宜吐"；"春夏阳气在外，邪气亦在外，故可发汗"，"秋时阳气下行，则邪亦在下，故宜下"。李东垣对此论述颇为精辟，《脾胃论·用药宜禁论》中云："大法，春宜吐，象万象之发生，耕、耨、科、斫，使阳气之郁者易达也。夏宜汗，象万物之浮而有余也。秋宜下，象万物之收成，推陈致新，而使阳气易收也。""吐"、"汗"、"下"三法非仅止于涌吐、发汗、泻下之义。"吐"，意在"使阳之郁者易达"，凡能使气机调达之法皆在其内，如"涌吐"、"发汗"、"理气"、"疏肝"等。夏日治病，邪气在表，凡能使"阳气浮而有余者皆可之"，如开窍、解表、清暑、升阳等法，并非仅一发汗之法。秋季，阳气收敛，故凡能"使阳气易收"之法皆谓之"下"，如固表益气、活血化瘀、消食化滞之类。总之，据季节而立吐、汗、下之法，是遵从四季阳气之浮沉，无伐天和之理，如"本四时升降之理，汗下吐利之宜而已"。当然，法无定，法当以据疾病的具体变化而灵活变通，不可拘泥固守，而失前贤立法之本意。

据四季立标本先后。对标本的解释，《内经》所论甚多，如医者为标，病家为本；六经为标，六气为本；病机为本，症状为标；先病为本，后病为标；诸如此类不一而足。《灵枢·师传》中云："春夏先治其标、后治其本；秋冬先治其本，后治其标"。这一以四季立标本先后的思想，引起许多著名医家倾墨于此。张景岳认为"春夏之气达于外，则病亦在外，外者内之标，故先治其标，后治其本。秋冬之气敛于内，则病亦在内，内者外之本，故先治其本，后治其标。一曰春夏发生，宜先养气以治标。秋冬收藏，宜先固精以治本。亦通"。前贤杨尚善云："春夏之时，万物之气上升，在标；秋冬之时，万物之气下流，在本。候病所在，以行疗法，故春夏取标，秋冬取本。"春夏之际，阳气发散，趋越于外，阳加于阴为之汗，故春夏汗出多而精气易亏，故夏月患病常出现不足的病症："病发而不足，标而本之，先治其标，后治其本"，亦即有春夏先治其标，秋冬阳气潜藏，腠理固密，阳气入于阴，邪气至则易出现有余之证，"病发而有余，本而标之，先治其本，后治其标"，亦即有秋冬先治其本。例如，夏月中暑，病人卒然昏倒，或口渴引饮，或渐渐然恶寒，头晕恶心，头汗或遍身汗出，治当先救其标，然后再治其本，祛暑除湿。冬日伤寒，发热恶寒，头身痛，治用青龙汤、麻黄汤之类先祛邪救本，散其寒，寒邪一解，诸病自平。

其二，据季节用药。根据季节不同选用不同的药。四时药宜就是一年四季所宜用药物，与四时之气相适宜，不使之相悖。

首先，要据四时之宜进行药味加减。主治疾病的方剂确立后，根据四季升降之理，寒暑燥火之变，适当地增减一定的药味。对此，前人论述较多，如唐启玄子王冰所传的《元和纪用经》中对服饵养生的耕苗丹作了如下加减："春，干枣汤下；夏，五味子加四两；四季（四立之前十八日为四季），苁蓉加六两；秋，仙人杖（枸杞子），加六两；冬，细草（远志）加六两。戊寅、戊申相火司天，中见火运，饭后兼铒养肺平热药。"这是根据四时五脏阴阳气血变化，生克制化规律而规定的药味加减。春季，风气盛，肝气旺，木旺常易克制脾土，故当先实脾气，以免受肝之克伐，故用甘温之大枣补血益气，补血养肝可缓肝之急，益气培土助脾健运。夏季炎热，火气当令，热则腠理开，阳加于阴，汗出津液外泄，五味子酸甘滋阴收敛固涩，既防伤阴又能止汗。脾旺于四时，土盛则肾水常受其制，肉苁蓉甘温酸咸，直入肾经，温肾壮阳补肾之不足，以胜脾土克制，且又润肠通便，能理脾胃之壅滞。秋季燥气当令，肺金气盛，金旺易伐肝木，故用枸杞子滋补肝肾，滋水涵木，以制金之来侵。冬季天寒，水气当令，寒能损伤阳气，故用远志，辛苦温，能入心肾之经，补心安神益智，而防肾水有余，水气凌心之变。可见这种用药加减规律意在补益时令制约之脏，以防五脏偏颇，故可冬夏长服，延年益寿。金元四大家之一的李东垣在其所著书中对四时用药论述较多，如《脾胃论·脾胃将理法》中指出："夫诸病四时用药之法，不问所病，或温或凉，或热或寒，如春时有疾，于所用药内加清凉风药；夏月有疾，加大寒之药；秋月有疾，加温气药；冬月有疾，加大热药，是不绝生化之源也。"在他所制各种方剂之后，多有"四时用药加减法"，如补中益气汤，"夏月咳嗽者，加五味子二十五个，麦门冬去心，五分，如冬月咳嗽，加不去根节麻黄五分，如秋凉亦加，如春月天温，只加佛耳草，款冬花各五分。如久病咳嗽，肺中伏火，去人参，以防痰嗽增益耳。食不下，乃胸中胃上有寒，或气滞；加青皮，木香各三分，陈皮五分，此三味为定法。如冬月，加益智仁、草豆蔻仁各五分；如夏日，少加黄芩，黄连各五分；如秋月，加槟榔、草豆蔻、白豆蔻、缩砂仁各五分；如春犹寒，少加辛热之剂，以补春气之不足，为风药之佐"。又"腹中痛者，加白芍药五分，甘草三分；如恶寒，觉冷痛，加肉桂五分。如夏月腹中痛，不恶寒，不恶热者，加黄芩、甘草各五分，芍药一钱，以治时热也。腹痛在寒凉时，加半夏、益智、草豆蔻之类"等。其他如调中益气汤、羌活愈风汤等。另外《脾胃论》尚有"随时加减用药法"之专论，对同一病症在不同季节都有不同的加减，从理法到药味剂量皆有详细论述，对后世医家很有启迪。

　　其次，要根据时气选方和根据时令用药。根据时气选方，指选择适合某一季节的专用方剂；根据时令用药，指选用适合某一时令的药物。两者均首见于李东垣《内外伤辨惑论》及《脾胃论》。李东垣认为："凡用药若未本四时，以顺为逆。四时者，是春升、夏浮，秋降、冬沉，乃天地之升、浮、化、降、沉，是四时之宜也。"根据天地之气自然变化规律，凡辛甘苦平，味淡薄者，或能引清气上升，或能生发阴阳，都可滋发春和生升之气，如柴胡、升麻能升阳举陷，黄芪、甘草、人参善补阳气，当归之辈善养血之不足，"辛甘发散，以助春夏生长之用也"，此类药物即为春季之常用药味，由它们所组成的升阳益胃汤、升阳补气汤、补中益气汤、益气聪明汤等都可谓春季常选方剂。近些年来，有人报道以补中益气汤化裁而成"春困发陈汤"可以防治春困。夏季炎热，火气当令，心火又盛于夏时，内外相扰，多出现实热证，治疗时当选用能清心泻火之药，如黄芩、黄连之属。"夏月大热之时……三黄丸时药"，在许多方后所列加减法中，凡夏月患病，多内有积热，应以三黄丸主之，即或有寒证，也少加三黄以防心火之所盛。秋季燥气降临，"五味子、麦门冬、人参泻火益肺气，助秋损也"；"冬季大寒之时草豆蔻丸为引用，又为时药"。

　　据时用药、据时选方者不是绝对的，用法、用量须视时节、病情不同而定，若时令异常，或病有假象，则应随证选方用药，断不可师法不化。

　　（3）据月运论治：人体气血随着月亮的运行发生盛衰变化。《素问·八正神明论》指出："月生无泻，月满无补，月郭空无治，是谓得时而调之。"古人认为"月生无泻，是谓脏虚；月满无补，血气扬溢，终有留血，命曰重实；月郭空而治，是谓乱经"。这说明古人对月亮的圆缺对人体生理影响观察较为深刻。有人报道，两位年逾古稀的老人，一位体质较差，五十余岁时作贲门癌切除术，每至月初、月中均有不适之感，尤以月中为甚，终于1985年仲秋节前后而逝。另一位则体质较好，体格检查时未发现明显病变，则该患两年来每至阴历初七、八至十三、十四前后，便会出现情绪睡眠异常的反映，如失眠、焦虑、易怒、多疑，明显甚于往日。而满月之后，不经用任何方法治疗，上述不适之症可自行缓解，至二十左右则渐趋平静。前者属气阴两虚，以阴虚为主，故月晦时气血内沉。月生时气盛于内，阴阳相争于内，则不适；当新月向上弦月发展时，阳气渐盛于外，气虚之体便有不适之感。而当月中阳气盛集于外时，内之阴气不能固守，阴阳有乖张之势，亦觉难受，是以终在仲秋时阴阳离绝而长逝。后者虽无病征，但年逾古稀，肝肾俱衰，虽未至竭，亦为阴精不能固守于内，所以气血外浮而不寐。治疗宜养血安神、滋阴潜阳。卢芳教授认为，月廓盈亏对老人、妇女影响较显著，临床上应多加注意，慎犯虚虚实实之诫。

　　（4）据日、时辰论治：人体的气血随着日之变化、时辰的推移，而发生相应的变化。根据日、时的变化而确立治则与治法，在历代医家的著述中记载颇多，如《续名医类案》卷十载："倪仲贤治林中因劳发热，热随日出入为进退，饮食渐减。倪切之曰：'此得之伤，故阳气不伸，阴火渐炽。温则进，凉则退，是其征也'，投以治内伤之剂，其疾如失。""发热随日出入为进退"者，即"温则进，凉则退"，是阳虚发热写于午前的典型症。李东垣在《内外伤辨惑论》中辨气虚发热与外感发热时云："胃气久虚，而因劳役得之者，皆与阳明中热、白虎汤证相似，必肌体扪摸之壮热，必躁热闷乱，大恶热，渴而饮水。以劳役过甚之故，亦身疼痛。始受病之时，特与中热外得有余之证相似"。区别在于："此证脾胃大虚，元气不足，口鼻中气皆短促而上喘，至日转以后，是阳明得时之际，病必少减；若是外中热之病，必到日晡之际，大作谵语，其热增加，大渴饮水，烦闷不止。其劳役不用者，皆无此证，尤易为分解。"这说明症状虽然十分相似，但对时间的反应却完全不同；阳明实热午后发热较甚；元气不足的病证必待"日转以后"，"病必少减"。

脏腑之盛衰，阴阳气血之虚实，十二经脉之盈方，于十二时辰各有所偏盛，病则症状各有所应。据病变时辰特征辨证是较为常用的方法，如《续名医类案》第二十一卷载："杨乘六治翁姓痫证。每日至子时必僵仆，手足劲硬，两目直视，不能出声，其状若死。必至午后方苏。苏则言动依然，饮食如故，别无他病。如是者三年，略无虚日，偏治不愈。杨视其气色晦滞，目眼呆瞪，面若失神，上下眼胞黑晕，舌红如无皮，脉则右关虚大而滑，右寸若有散意。曰：此非痫证也，乃痰厥也。必因惊而得，盖心为君主，惊则心包气散，君火受伤，致脾土不生，中州亏损，不能摄水，因而生痰。夫痰，随气升降者也。天地之气升于子而降于午，人身亦然。当子时一阳生，其气上升，痰亦与之俱升，逢虚则入，迷于包络之中，故不省人事，僵仆若死也。至午时一阴生，其气下降，痰亦随之同降，包络得清虚，而天君泰然，百体从令矣。询之数年前果受惊几死。今因惊致损，因损致痰，然镇惊消痰，皆无益也。惟有补其火，养其包络，俾其气不散，则痰不能侵扰而为害。且君火渐旺，则能生土以摄水，其痰不消而自消矣。养荣汤去远志、枣仁、五味、白芍，服一剂，是晚即不发，五日连服十剂，皆贴然安卧，至晚留方而别。"该病例原从痫从痰论治未见效，改根据时辰与病发之间关系来判别，从心火不足、痰随气升入手，直补养心火，益气安神，其病自愈。

（5）择时服药：选择适当的时间给病人服药，是中医据时施治的手段之一。择时给药须视疾病病程长短久暂、病变周期而定，如疾病变化有年周期规律，则可在一年之中选择适当时机让病人服药。近年来有人报道治疗老年性慢性支气管炎、支气管哮喘等病，因该病多在秋冬季节发作，在春夏之季要培土固本，结果使疾病发作频率大大减少，症状得到控制，这就是所谓"冬病夏治"。例如，结核等消耗性疾病，往往"耐冬不耐夏"，在冬季应适当服用滋补肝肾之药，培土生金之剂，以鼓舞人体正气，促进疾病早日康复。若疾病变化呈月周期，如女性月经不调、崩漏带下、不孕等，可于每月月经前后服药，常能取得事半功倍的效果。疾病昼夜节律变化较为明显，据此选择服药时间。《名医类案》有关薛氏择时给药验案记载颇多，大多是在午前服用补气、升阳药、散邪药；午后则服用滋阴药、逐痰药、安胎药。

3. 饮食养生

（1）食物养生：《素问·藏气法时论》提出"五谷为养，五果为助，五畜为益，五菜为充，气味合而服之，以补精益气"的理论。其中五谷是指麦、黍、稷、麻（或稻）、菽；五菜指韭、薤、葵、葱、藿；五畜指牛、犬、羊、猪、鸡；五果指李、杏、枣、桃、栗。《内经》中的食养理论，通贯全书162篇，而《素问·藏气法时论》可以说是一个食疗、药膳治病、养生的专篇，其中全面、系统地论述了如何结合人的形体，遵循四时五行的变化规律调理饮食及药、食禁忌以消除病患和保持健康的一系列问题。尤其是文中所论五色、五味、五气、五谷、五果、五畜、五菜与五脏之间的关系及其四时五脏，病随五味所宜也。选择药、食的理论与原则，对于现代养生防病的实践具有重要指导意义。主要体现在以下两个方面：未病时，用膳食养生以健身防病。原文指出：毒药攻邪，五谷为养，五果为助，五畜为益，五菜为充，气味合则服之，以补精益气。该段原文的意思是说，各种药物是用来攻邪治病的，而五谷（原指粳米、小豆、麦、大豆、黄黍，包括一切粮食作物）是用来营养身体，维持健康的；五果（原指枣、李、杏、栗、桃包括一切水果）可以辅助五谷营养身体保证健康；五畜（原指牛、犬、羊、猪、鸡，包括一切畜、禽）之肉可以用来补益和强壮身体；五菜（原指葵、韭、薤、藿、葱，包括一切蔬菜）可以作为补充营养的物质，也应该在平时的饮食中占有一定的比例。以上原文明确指出了正常饮食中应该以五谷杂粮作为主食，而用蔬菜水果作为补充、辅助主食的辅食，并且应经常食用一些动物肉类补益和强壮身体。只有这样将谷、果、肉、菜的气味调和起来，才可以达到补精益气、维持生命与健康的目的。

《内经》所提出的理论是非常科学的，具有现代营养学研究价值。人类对营养的需要，首先是对能量的需要，碳水化合物、脂肪、蛋白质均为机体提供能量，在配餐中，膳食能量要保持两个平衡：一是能量营养素之间的比例适宜和平衡，即碳水化合物占 55%~65%、脂肪占 20%~30%、蛋白质占 10%~15%时，各自的特殊作用发挥并互相起到促进和保护作用；二是摄入能量与机体消耗的能量平衡。而碳水化合物的主要来源就在谷类和果蔬膳食之中。原文所说的五谷为养，正是使人体能够摄入足够量的碳水化合物，以满足机体能量的需要。五谷为养，也精辟地指出了我国各类人群的主食，是以谷类为主，如南方人以米饭为主食，北方人以面食为主食，世世代代，年复一年都是如此。五果为助，五菜为充，指出了蔬菜水果与五谷杂粮相得益彰的营养学思想。现代营养学认为，蔬菜水果除了能够提供人类所必需的碳水化合物外，还富含人体所需的多种维生素、蛋白质、微量元素和膳食纤维等。五畜为益，即指动物肉类具有补益强身的功效。

（2）茶类养生：卢芳教授非常重视茶类养生。中国产的名茶很多，现代名茶能分为七大类：①绿茶名贵品种最多，其中以西湖龙井、黄山毛峰、碧螺春、庐山云雾、信阳毛尖、峨嵋竹叶青、蒙顶茶最著名。②乌龙类有大红袍、铁观音、铁罗汉等，以及台湾乌龙及最近的东方美人等，这两种茶是台海经贸沟通的重要桥梁。③红茶类有祁门红茶、滇红、正山小种、英德红茶等，皆为世界流行商品。④白毛茶类有银针白眉、寿眉、白牡丹等，皆有宋代遗风。⑤黄茶类有君山银针、蒙顶黄、北港毛尖等，其回味无穷。⑥黑茶类主要有湖南黑茶、云南熟普洱茶等，均为珍藏佳品。⑦砖茶类以沱茶、黑砖茶、生普洱茶最具有代表性，保健功效显著。

历代茶人论茶以宋代蔡襄的《茶录》及宋徽宗的《大观茶论》，还有明代张源的《茶录》、罗廪的《茶解》及黄龙德的《茶说》为主。在这些典籍当中都专有叙述茶之色、香、味的章节。而论及茶的性味、归经及功用时则以中医典籍为主。可见由于茶人与医家所观察的角度不同而有所区别，茶人对于茶的认识比较感性，对于其色香味的解读更多来自于生活，对各个时期及地方的茶均有不同的表述，所以难有对比参照性。医家则依靠中医学术经典，寻"四气五味"，以利养生防病。《神农本草经》载："味苦寒，久服，安心益气，聪察少卧，轻身耐老。"如《神农食经》称茶茗的性味作："味甘、苦，微寒，无毒。"华佗《食论》曰："苦茶久食益思。"《桐君录》提到饮茶"令人不眠"。《本草拾遗》云："诸药为各病之药，茶为万药之药。"《本草经集注》称："味苦，寒，无毒。主治五脏邪气，厌谷，胃痹，肠，渴热中疾，恶疮。久服安心，益气，聪察，少卧，轻身，耐老，耐饥寒，高气不老。"卢芳教授总结历代本草论述，认为茶叶味甘苦，性微寒，能兼入五脏。中医理论一般认为：甘者补而苦则泻，故茶叶功兼补、泻。微寒，即凉也，具寒凉之性的药物可以清热解毒。集古代各家之论，其归纳出茶的一般功效有：清利头目，安神除烦，生津止渴，消食化痰，清热解毒，消暑止痢，利尿醒酒，下气通便，益气力，去肥腻，祛风解表，明目坚齿，延年益寿。主治头痛、目昏、目赤、多睡善眠、感冒、心烦口渴、食积、口臭、痰喘、癫痫、小便不利、泻痢、喉肿、疾疮疖肿，水火烫伤。由此可知，茶叶作用是多方面的，尤其对于养生具有更重要的意义。历代中医药文献中有关茶性味归经及功效主治的丰富经验和理论，是茶疗养生的理论基础和重要依据。

我国古代就有茶能治疗各种病的记载，素有"万病之药"的称呼。我国有不少医疗单位应用茶叶制剂治疗急性和慢性痢疾、阿米巴痢疾，治愈率达9成左右。20世纪后期以来，随着西方药理学的发展，人们所发现的茶叶化学成分已从70年代250多种升至目前500余种。随着新物质的不断被发现，茶叶的更多功效得到揭示。现代药理学研究发现，茶的主要化学成分有：多酚类、生物碱、色素、茶皂苷、维生素类、氨基酸、芳香物质、脂多糖以及无机矿物元素磷、钾、钙、镁、锰、铬、硫等。茶多酚是被研究较多的一种成分，又称茶单宁、茶鞣质，是茶叶中多酚类物质及其衍生物的总称，对茶叶许多肠道有害菌具有杀灭及生长抑制作用，因此具有明显的消炎止泻效果。现代科学研究证实，茶叶具有治疗糖尿病、降血压、抗血栓及降血脂、抗动脉硬化、抑菌、抗氧化、提高免疫力、抗肿瘤和抗艾滋病病毒等药理作用。卢芳教授综合古今茶类研究成果，结合自身长期茶类养生心得，认为茶叶具有以下几类作用：①延缓衰老。茶多酚具有很强的抗氧化性和生理活性，是人体自由基的清除剂。②降低血脂，预防心血管疾病。③杀菌和抵抗病毒。④预防和治疗辐射伤害。⑤抗细胞突变、抗癌。⑥醒脑提神。⑦利尿解乏。⑧降脂助消化。⑨护齿明目。

4. 体质养生

《内经》认为不同体质的人对不同致病因子的易感性和对相同致病因子的耐受性不同，某种形体的人易患某些病；感邪以后，因体质不同也会"为病各异"。因此，因人施养的目的就在于，通过对不同体质施以不同的养生方法，纠正体质偏颇，阻断其向疾病发展的趋势，或加快身体康复。在外感病的发生过程中，体质虚弱者，则正虚感邪而发病。《素问·刺法论》曰："正气存内，邪不可干"，《素问·评热病论》曰："邪之所凑，其气必虚"，在强调正气重要性的同时，无疑也包含了对体质的重视。在内伤病的发生过程中，体质同样具有决定意义，《素问·经脉别论》指出："勇者气行则已，怯者则着而为病"，说明在遇病邪所伤时，机体发病与否，不仅与病邪的种类及其量、质有关，更重要的是与机体体质有密切关系。因此，正气不足是机体发病的主导因素，人体的体质强弱是邪气能否致病的前提。正是因为不同的体质有不同的发病倾向、不同的疾病发展态势，因此，在养生防病时要分清体质类型，实现对疾病的预防。

为此，《内经》提出个体化诊疗与预防的认识——因人施养。因人施养以体质差异为依据，以辨体防病为目的，其核心理论就是个体化诊疗与预防的思想。《内经》不仅对人体体质的形成及其表现特征有着比较全面的认识，而且还对人体体质的差异现象进行了探讨。《内经》时代的医家们，通过对人形、色、体、态、神诸方面的观察，以"以表知里"、"司外揣内"作为基本研究方法，根据阴阳五行理论、人体的形态结构及心理特征等不同的认识角度，对人类的体质进行了多种不同的分类。卢芳教授认为，《灵枢·阴阳二十五人》根据五行学说划分体质类型，是《内经》中最系统而全面的体质分类法。该篇运用阴阳五行学说，根据人的皮肤颜色、形态特征、生理功能、行为习惯、心理特征、对环境的适应调节能力、对某些疾病的易罹性和倾向性等各方面的特征，划分出"木"、"火"、"土"、"金"、"水"5种基本体质类型。此外，该篇中在五行属性分类的基础上，又与五音（角、徵、宫、商、羽）相结合，根据五音太少、阴阳属性以及手足三阳经的左右上下、气血多少的差异，将上述木、火、土、金、水五型中的每一类型再分为5个亚型，即成为"五五二十五"种体质类型，即"阴阳二十五人"。

卢芳教授基于《内经》体质养生思想，认为"治未病"首先应该把重点放在平时的养护和调摄上，未雨绸缪，积极主动地采取措施，防止疾病的发生。正如《素问·四气调神大论》中所强调的"是故圣人不治已病治未病，不治已乱治未乱，此之谓也。夫病已成而后药之，乱已成而后治之，譬犹渴而穿井，斗而铸锥，不亦晚乎"。此就在平时的抗邪能力和防止病邪的侵袭两个方面预防疾病的发生。要想有效地预防疾病，必须了解个体体质的偏颇，在此基础上进行有针对性的补偏救弊。就如《灵枢·阴阳二十五人》中所说的"审察其形气有余不足而调之，可以知逆顺矣"。改善体质的基本措施是改变个体的生活环境、饮食因素，并通过必要的锻炼和药物等摄生方法，逐渐使体质的偏性以纠正，预防其可能发生的某些病证。为此，卢芳教授综合古今研究成果，结合个人体质养生实践，把常见体质归纳为以下五种：①气虚质；②阳虚质；③湿热质；④血瘀质；⑤特禀质。

　　总之，中医养生主张因时、因地、因人而异，包括形神共养、协调阴阳、顺应自然、饮食调养、谨慎起居、和调脏腑、通畅经络、节欲保精、益气调息、动静适宜等一系列养生原则，而协调平衡是其核心思想，即当一个人身体达到平衡点的时候，是最健康的。中医学因人制宜的思想，落实到养生就是"因体施保"、"因人施养"。"世界上没有两片完全相同的树叶"，也"没有完全相同的两个人"，因此养生与预防也应根据不同的体质状态，实施个性化保健。

六、消渴疗效贵创新，首倡脾胰同治法

《素问·奇病论》说："有病口甜者，病名为何？……此人必数食甘美而多肥也，肥者令人内热，甘者令人中满，故其气上溢，转为消渴。"《丹溪心法》说："酒面无节，酷嗜炙煿。……于是炎上鬻，脏腑生热，燥热炽盛，津液干枯，渴饮水浆而不能自禁。"卢芳教授认为醇酒厚味首先伤脾，这说明该病的发生与饮食伤脾有关。

《素问·阴阳别论》说："二阳之病发心脾，有不得隐曲，女子不月，其传为风消。"风消是形容消渴的病人形体消瘦，津液枯竭，骨瘦如柴的外观。说明消渴发生与精神因素，即七情郁结损伤心脾有关。卢芳教授认为情志因素不但伤肝犯脾，也可直接引起脾气呆滞。

《灵枢·本藏》曰："脾脆，善病消瘅"。《素问·藏气法时论》云："脾病者，身重善饥"。后世医家认为口渴、多饮、多食、易饥消瘦等皆可由脾虚引起，如晋代王叔和在其所著《脉诀·脉忌》中指出："脾脉实兼浮，消中脾胃虚，口干饶饮水，多食也肌虚。"明代赵献可《医贯·消渴论》云："脾胃既虚，则不能敷布津液，故渴，其间从有能食者，亦是胃虚引谷自救。"

《景岳全书》说："上消者，渴症是也，大渴引饮，随饮随渴，乃上焦之津液干枯，古云其病在肺……中消者，中焦病也，多食善饮，不为肌肉，而日加消瘦，其病在脾胃，又谓之中消也；下消者，下焦病也，小便黄赤，为淋为浊，如膏如脂，面黑而焦，日渐消瘦，其病在肾，故又名肾消也。"而在《古今验录》中载有"渴而饮水多，小便数，有脂似麸片，甘者，皆是消渴病也"。上述描述说明，古代医家将消渴分为上、中、下三消来论述，上消其病在肺，中消其病在脾胃，下消其病在肾。并认识到该病尿味是甜的，卢芳教授认为上、中、下三消无不是水谷转输失常为其根本，而脾主运化水谷，故三消无不由脾失运化所致。尿中甜味此乃脾火运化，精微失于摄纳所致。金代刘元素认为"今消渴者，脾胃极虚，益宜温补，若服寒药，耗损脾胃，本气虚乏，而难治也"。李氏则提出了"养脾则津液自生，参苓白术散是也"的治则与方药。卢芳教授吸取先辈之精华，结合本人之实践，创立脾胰同治法治疗消渴。

在预后和预防方面，《类证治裁》说："上轻、中重、下危。"把三消症状分为轻、中、重，与现代医学分型颇有相似之处。《备急千金要方·消渴》曰："其所慎因有三：一饮酒，二房室，三咸食及面。"卢芳教授认为预防复发消渴有三个方面，即控制饮食、稳定情绪、适当锻炼。

五行学说是以五行的特性来归类事物的五行属性的。所以事物的五行属性，不同于木、火、土、金、水本身，而是将事物的性质和作用与五行的特性相类比，而得出事物的五行属性。以五脏配属五行，则由于肝主升而归属于木，心阳主温煦而归属于火，脾主运化而归属于土，肺主降而归属于金，肾主水而归属于水。古人由于受五行学说的束缚，认为脏腑中只有五脏。《素问·五藏别论》说："所谓五脏者，藏精气而不泻也，故满而不能实。六腑者，传化物而不藏，故实而不能满也。"以脏腑分阴阳，一阴一阳相互为表里；如心与小肠、肺与大肠、脾与胃、肝与胆、肾与膀胱以及心包与三焦相为表里。而胰脏被人们所忽略，古人将胰归之于脾的功能。《难经》云："脾重二斤三两，扁广三寸，长五寸，有散膏半斤。"清代唐宗海著《中西汇通医经精义》："脾居中脘，围曲向胃"，又说"西医脾形，另有甜肉"。唐氏是在《难经》"散膏半斤"的基础上进一步明确为"甜肉"。《素问·太阴阳明论》曰："脾与胃以膜相连耳，而能为之行其津液。"《医林改错》则直接将胰视为脾，曰："脾中有一管，体象玲珑，易于出水，故名珑管，脾之长短与胃相等，脾中间一管，既是珑管。"而后世医家赵氏在《中西医结合探脏腑》一书中建议将中医之脾称为脾胰。从现代医学角度来分析，糖尿病的基本病理生理为绝对或相对性胰岛素分泌不足所引起的蛋白质、脂肪、水、电解质等代谢紊乱。这些物质的代谢即水谷精微的吸收、转输、气化是由脾所主，脾主运化升清。脾气健运，水谷吸收、转输有利，即三大物质代谢功能正常，胰腺功能无碍。反之，脾失健运，则消化、吸收、代谢等诸环节障碍，导致三多一少的糖尿病症状出现，也就是说，胰岛的功能发生变化。由此，卢芳教授创立了脾胰同治法，为糖尿病的治疗探索出新的路径。

糖尿病的辨证一般都归属肺、脾、肾三脏，分出上、中、下三焦。上焦者燥热伤肺，称为上消；中焦者胃热津伤，称为中消；下焦者肾阴不足，称为下消。以滋补阴津为主。而实际在临床上有些病人却是无症可依，无证可辨，无法分上、中、下三消。

2 型糖尿病即非胰岛素依赖型糖尿病，病人大多体型肥胖，起病缓慢，病情较轻，不少病人甚至无代谢紊乱症状，空腹血浆胰岛素水平正常、较低或偏高，无大渴、多食、多尿之典型症状，无法以肺、脾、肾三脏统之，亦不能将其归为上、中、下三消之列。而这类病人，卢芳教授认为多应从脾胰入手进行辨证治疗，虚则补之，实则泻之，常取得满意的疗效。

另外，我们在大量的临床病例观察中发现无论上消、中消、下消，病人多有神疲、乏力、四肢疲软，常昏昏欲睡。"脾主身之肌肉"，"脾主四骸"，四肢，肌肉的营养、发育功能均与脾有密切关系。脾气旺盛，则肌肉健壮有力，精神饱满充沛；脾失健运，四肢肌肉失于充养，则神疲肌乏。由此可见，糖尿病与脾的关系是密不可分的。

糖尿病的发病年龄多在 50 岁以上，人体各脏器的功能渐趋衰退，《内经》称之为"阴气自半"。脾为气血生化之源，后天之本，主运化，转输水谷精微，人到 50 岁时，脾的运化功能不足，运化失职，水谷精微转运不利，则易出现 1 型糖尿病的症状，如病人可出现神疲乏力、懒动、嗜睡，即使在未出现任何临床症状之前，脾的运化功能就已经受到一定的损伤。现代医学认为糖尿病的主要病理生理机制为胰岛细胞分泌胰岛素绝对或相对不足，导致血糖进入组织细胞困难，血糖升高。过高的血糖，一方面通过渗透压感受器引起口渴多饮，一方面部分从小便排出引起渗透性利尿。三羧酸循环障碍，ATP 生成减少，能量供应不足则出现懒动、乏力等。卢芳教授认为中医之脾包括胰脏的功能，胰岛功能障碍，亦即脾失健运。

中医认为胖人多虚，肥人多痰。脾主身之肌肉，胖人多虚指气虚，亦即是脾气不足。丹溪云："肥人沉困怠倦情是气虚"，沈金鳌云："人之肥者，气必虚"。脾气虚弱，运化不利，湿渍肌肤，而体胖成为"形盛气虚"。脾气不能常司其职，津液不行，水不化气，营血涩滞，水谷精微不能转化，内停凝聚而痰湿，"肥人多湿"。胖人多亦疲乏，嗜逸恶劳，脾主肌肉四肢，脾虚弱则气难充四肢皮肤肌肉，四肢肌肉得不到脾所运化的水谷精微的濡养，则易出现乏力、酸楚等症。

另一方面糖尿病病人以脑力劳动者多见。脑力劳动者终日思虑，不悦之事常扰于身，情绪不佳，久思则气血凝滞不畅，滞流于内，易损伤脾气，"思则气结"，"思虑过度伤心脾"。情志抑郁，肝气不舒，肝本属木，性喜条达而恶抑郁，五行克脾。今肝气不舒而郁滞不条，横克脾胃之势在所难免，脾气受克，运化失司，脾主运化水谷，水湿失其常运，水谷精微难被机体所吸收，即水谷精微不能充肌肉、肥腠理、濡脏腑、利关节、注骨窍，而停留于体内泛乱为害，血液中含量超出正常值，则该病易发。

糖尿病的合并症主要是血管功能障碍，如冠心病、脑卒中、糖尿病性下肢坏疽；神经病变如末梢神经炎。卢芳教授认为这些病变的机理皆可归之于气虚血瘀，脾气虚弱，运化水谷功能减弱，水谷不化，水湿内停，凝聚成痰，痰浊易上蒙清窍，上扰清空。脾胃为气血生化之源，脾又主升清。脾虚水谷精微不能上达于心化赤为血，心血不足，血亏脉道涩滞，气血不畅，则可见心悸、胸痛、胸闷等症。脾主肌肉四肢，四肢肌肉全赖脾气所输布的水谷之精的充养才得以维持其正常的生理功能。今脾气不足，气血化生亏乏，脾不能为胃行其津液，气虚血滞，四肢肌肉皮肤难得气血的濡润，气血滞涩，则功能易出现障碍，故见肢端感觉障碍或呈手套、袜套型感觉，或痛觉过敏，下肢抽搐，中医则属"痿证"、"痹证"范畴。脾主运化水湿，脾气不足，健运失职，水湿不运，下注膀胱，脾气主升，气主固摄，久病及肾，肾阳亏损，脾肾俱虚，气化失司，则会出现各种膀胱功能障碍，如癃闭、淋沥等。下肢坏疽相当于祖国医学脱疽范围，卢芳教授认为该病由气虚血凝，气不帅血，瘀血内阻所致。血瘀气虚则阳气不达末梢，故末梢不温，局部血瘀，故色紫暗。不通则痛，故疼痛难忍，日久瘀而化热则溃腐，肌肉失养则坏死脱落。

糖尿病病人多嗜食肥甘厚味，损伤脾胃。过食甘味炙煿则易生湿、生热，湿热易困遏脾胃之气，引起脾胃呆滞。《素问·太阴阳明论》说："脾与胃以膜相连耳，而能为之行其津液。"《素问·经别论》曰："脾气散精"。若脾气壅滞，则水谷精微不能洒陈于六腑而气至，和调于五脏而血生，而化为湿浊停留于体内。

传统的中医学观点认为，消渴应分为上、中、下三消，其病机以阴液亏耗为主。其治当以滋阴清热为法，"壮水之主，以制阳光"。而2型糖尿病其临床症状不明显，无多饮、多食、多尿之症，空腹血浆胰岛素水平正常、较低或偏高。血糖浓度偏高，尿糖阳性，且病人多有乏力、自汗、短气、神疲、面色萎黄无华。此系脾气不足所致。脾气虚弱，不能转输水谷精微，肌肉失养则乏力，脾肺之气不足，则气短神疲。气虚则卫外不固，腠理疏松易于汗出。卢芳教授认为此型糖尿病必须从脾论治，益气健脾、固表保津方能取得满意的效果。

糖尿病是病因不同的内分泌代谢紊乱性疾病，又是一种慢性病，一旦患病，就要选择好治疗药物，这是医治和控制糖尿病及其并发症发生的首要前提。目前，在市场上治疗糖尿病的药物种类很多，病人因不同病情及经济状况有着不同的选择，有时会造成一定的盲目性和随意性，致使病情得不到很好的控制，很容易造成病情恶化而引发各种并发症。

卢芳教授研制的双解降糖精胶囊，既能解除胰岛素抵抗，又能防治糖尿病的慢性并发症，故称双解降糖，其方所用中药是现代科研方法提取精制而成，故曰精。装入胶囊为其剂型。由于采用了肠溶胶囊，解决了降糖药对胃有刺激的不良反应。

祖国医学认为，糖尿病是以外感入侵、七情郁结、醇酒厚味、年老肾虚或先天禀赋不足等因素，导致肺、胃、脾、肾等阴亏燥热，以致消灼津液，水谷转输失常，气虚阴亏等病理改变，临床表现以多饮、多食、多尿为主症的疾病。卢芳教授认为，醇酒厚味首先伤脾，七情郁结损伤心脾，情志因素不但伤肝犯脾，也可直接引起脾气呆滞。所以糖尿病病变脏腑主要责之于脾。

古人由于受五行学说的束缚，认为脏腑中只有五脏。《素问·五藏别论》说："所谓五脏者，藏精气而不泻也，故满而不能实。六腑者，传化物而不藏，故实而不能满也。"以脏腑分阴阳，一阴一阳互为表里，如心与小肠、肺与大肠、脾与胃、肝与胆、肾与膀胱以及心包与三焦相为表里，而胰脏被人们所忽略。古人将胰归之于脾的功能。而后世医家赵氏在《中西医结合探脏腑》一书中建议中医之脾称为脾胰。从现代医学角度来分析，糖尿病的基本病理生理为绝对或相对性胰岛素不足所引起的蛋白质、脂肪、水、电解质等代谢紊乱。这些物质的代谢即水谷精微的吸收、转输、气化是由脾所主，脾主运化升清。脾气健运、水谷吸收、转输有利，即三大物质代谢功能正常，胰腺功能无碍。反之，脾失健运，则消化、吸收、代谢等诸环节障碍，导致"三多一少"的糖尿病症状出现，胰岛的功能发生变化。"脾胰同治法"就是卢芳教授研究从脾胰入手进行辨证治疗，虚则补之，实则泻之，而在临床实践中取得了满意的效果，为糖尿病的治疗探索出一条光辉的坦途。

双解降糖精的研制和配方，就是在辨病与辨证相结合的方法指导下，经临床长期实践筛选而成。它有如下几个特点：

第一，在脾胰同治指导下，所选中药既能补气健脾，又能降糖，并消除胰腺功能障碍。双管齐下，中西合璧，取得全胜。

第二，实验证明，该药可以提高胰岛素受体结合能力，抑制糖原异生，增加肝糖原合成，促进葡萄糖利用。

第三，双解降糖作用。对因血清胆固醇增高、肝硬化以及因情绪紧张、活动量少、饮酒等引起的胰岛素抵抗有显著的治疗作用。系列用药，具有健脾益气、祛湿、舒肝清热、活血化瘀之功效。

第四，糖尿病并发症主要是血管病变和神经病变。其临床表现是气虚血瘀，该药益气活血正中病机，对并发症有针对性的优势。

七、中风瘫闭有诀窍，药捣病所效如桴鼓

1. 中风鼻溶栓，举世首创

中风鼻溶栓是卢芳数十年经验方剂，通过现代工艺技术提取精制而成，用于治疗脑动脉硬化、脑萎缩、脑梗死、老年性痴呆等症。

国内外治疗缺血性中风，主要采用溶栓，抗血小板积聚，抗凝降纤，中药活血化瘀等静脉或口服疗法。虽然名目多，但是约 90％的中风病人留有后遗症，这主要是源于药物很难通过血脑屏障进入脑组织，药物生物利用度低，很难起到应有疗效，加之目前尚无理想的活化脑细胞、使坏死的脑组织恢复功能的有效药物。

中风鼻溶栓为纯中药制剂，能活血通络、醒脑开窍、活化脑细胞、接通坏死脑组织所致的神经传导短路。

中医传统理论认为"鼻通于脑"。鼻为十二经脉、任督二脉交会之处，《内经》云："十二经脉三百六十五络，其气血皆上注于面而走空窍。"这说明鼻腔给药通过经脉循行可达脑髓。

现代医学对鼻黏膜、动静脉、脑及脑脊液的关系也提供了确切的给药依据：鼻腔内具有纤毛上皮黏膜，其面积约 150cm^2，黏膜下有丰富的毛细血管网及淋巴网络，十分有利于药物的吸收。鼻腔上部有筛板结构，其周围充满脑脊液；同时鼻腔上部的静脉与海绵窦和上矢状窦相联系，上述两种解剖关系都说明鼻腔给药可直接进入脑脊液。

由于鼻腔给药直接吸收进入脑脊液，避开了"血脑屏障"的阻隔，直接作用于靶向组织，明显减少了用药量，可保证药物有效剂量，通过鼻吸收试验证明，给药后，药物在大脑、脑干等部位迅速出现。

鼻腔给药作用迅速完全，避免口服药物经过肝胃的首过效应，因此生物利用度高，给药方便，适用于口服不便的病人和有利于偏远地区病人携带。

经中国中医药文献情报检索中心查新确认，中风鼻溶栓在给药剂型、处方、提取工艺皆无相同报道，属创新品种。该产品于 2004 年获黑龙江省中医科技进步奖。

2. 直肠给药治瘫闭，简验易行

前列腺是雄性生殖系统的附属腺体，呈栗子状，位于膀胱下方，围绕着尿道上端，用手指可在肛门管内触到。腺体排出管开口于尿道内，分泌物为碱性的溶液，适宜精子活动。致病菌多由尿道感染直接蔓延引起，亦可经血液、淋巴侵入前列腺。急性前列腺炎并发于急性尿道炎，病程较短，症状较轻，往往被忽视，因此临床上表现多为慢性，出现排尿困难，尿道刺痛，时漏白色黏浊，尿后余沥，会阴部不适等症状，发病年龄一般在 50 岁左右，随着年龄的增长，发病率有所增加，可占老年男性 70％～75％。其临床症状杂出，病程迁延，易反复发作，常合并泌尿系感染、膀胱结石、肾衰竭或癌变等。

根据慢性前列腺炎的临床表现，相当于祖国医学"癃闭"、"膏淋"和"溺白"等病的范畴。中医认为该病多系湿热下注，蕴结膀胱，三焦气化失于洁净府，或因七情失控，伤及水脏州都。近些年来，如何妥善治疗慢性前列腺疾患，已成中西医共同关心研究的课题，现代医学对该病

的治疗多采用激素、抗生素、局部注射或手术等疗法。因该病腺体呈慢性炎症，组织发生浸润时有水肿形成，或有瘢痕包绕，病灶周围硬化，所以口服及全身性给药，药力均达不到病所。对症候群往往顾此失彼，疗效均不佳，并且激素难免出现不良反应，局部注射疼痛难忍，手术又有一定的危险性，病人都不乐于接受，因此，运用中医药治疗慢性前列腺炎，前景广阔。

卢芳教授认为，慢性前列腺炎的病理改变，主要是湿热流注膀胱，血瘀妨碍下焦气化，这种疾患，传统用清热、祛湿、活血、软坚等方法，是有一定疗效的。卢芳教授从临床实际中，根据中医学"药捣病所"的理论，采用既方便，又安全，无毒副作用，易于推广的前列腺栓剂，放入肛门置于前列腺附近，使病灶直接吸收药力，从而确保疗效快，疗效高，应用方便，颇受广大病人欢迎，促进了社会和经济效益。前列通栓剂的制备工艺经省中医研究院、省中医学院中药系的专家共同拟定。该品相对密度、pH，均以《国家药典》（1990 年）的有关规定为基准，并经过理论反映、含量测定、药理学、毒理学等一系列规定项目的实验研究，其卫生学检查符合药品卫生标准的有关规定。

前列通栓剂经过反复药物筛选，由以下九味药组成，服取白树脂化石（琥珀），有取自虫类整体（䗪虫、蜈蚣），有取自兽类腺夷（麝香），有取自兽类鳞片（穿山甲），有取自植物苍叶（马鞭草、白花蛇舌草），也有取自植物根块（参三七），还有取自植物种子（王不留行）。它们来源不同，质态不同，性能不同，但有一点却是共同的，能抑止体内肿毒，能医治脏器的瘀血性疾病。这样，正是消散前列腺实体肿大，根除慢性前列腺炎的根本基础。此外，马鞭草可利湿通淋，王不留行可利小便，而琥珀一药则兼而能之，既可止淋浊，又可行水而利小便，并且宜于膀胱炎、尿道炎，还与穿山甲双具抗癌作用。穿山甲又与麝香同有通诸窍、开经络的功能。白花蛇舌草则有增强肾上腺皮质功能的作用，还具有提高机体非特异性免疫功能的作用。除三七、麝香、蜈蚣性温，以及王不留行性平外，其他 5 味都属寒凉之药，共具不同程度的清热效应。

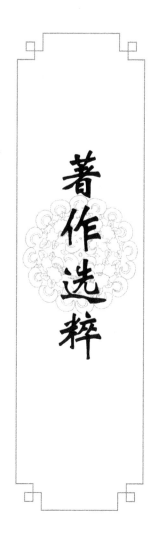

著作选粹

内科辨病与辨证

一、以病带证

以病带证，就是用现代医学知识和方法明确疾病的诊断，然后根据疾病不同阶段的临床表现，用祖国医学理论明确疾病的证型。也就是西医诊断，中医分型。

西医诊断疾病除根据病史、症状、体征以外，往往借助于医疗器械和仪器等近代科学技术。诊断指标明确，有精细的、客观的定量、定性依据。西医诊断可以帮助我们正确地了解疾病的病理改变和预后的判定，并为总结提高打下了基础。

中医分型是根据四诊所获得的材料，把错综复杂的临床现象用整体观和两点论的分析方法概括成反应疾病本质的证型。证型可以反映出疾病某阶段的主要矛盾和疾病的内部联系，为中医治疗提供了方向。目前，中西医两种不同诊断方法的结合已被许多具有中西医两套诊断本领的医生所广泛应用，出现了许多可喜的苗头。实践证明，以病带证的结合方法对于整体提高祖国医学，促进中医现代化，加快中西医结合步伐都是相得益彰的。

本章从实际需要出发，结合临床治疗，并吸取了国内中西医结合的科研成果，选择了三十七个病探讨以病带证。其中包括呼吸系统、循环系统、消化系统、泌尿系统、造血系统、结缔组织疾病、内分泌病、神经系统中的常见病和多发病。

对各病都重点用祖国医学理论或中西医结合的观点阐述和认识其疾病的病因病理，从发病机理中引导出基本上符合临床实际的证型。对于病、证结合在某些方面的不一致部分，暂保持中医体系的原貌。

中西医结合治疗并不简单等于中西药的同时应用，而应通过对某种疾病的治疗过程，使中西医在理论上结合起来，同时在病、证结合的诊断理论指导下，尽量选择对病和证都有治疗作用的中药。这就是在同一个处方中既针对病，又能符合证。这里应该强调指出的是在中西医理论还没有融合一体的时候，中药治疗的原则应该首先与证相一致，然后再在中医治疗原则的指导下，选择针对病的药物。

为了更好运用以病带证的诊治方法，每个疾病都介绍了典型病例。处方中对病、证治疗具有双重意义的药物，应该有把握地适当加大用量，以提高治疗效果。

大叶性肺炎

大叶性肺炎多数是由肺炎双球菌感染引起的。潜伏期 1～2 天。有些病患有上呼吸道感染史。发病急剧，常见的症状有寒战、发热、胸痛、咳嗽、血痰，体温可达 38～40℃。发病 2～3 天进入实变期，中毒症状明显，病侧胸部刺痛，咳嗽频繁，可呈铁锈色血性痰，严重者可因乏氧而发绀。部分病人可伴有消化道症状，如恶心、呕吐。少数病人发病酷似急腹症的表现。

体格检查：呼吸浅而快，口唇多呈单纯疱疹。在起病 1～2 天内，病侧叩诊呈轻度浊音，呼吸音稍减弱，或可听到细小湿啰音，称为充血期。在病后 2～7 天内，病变部位语颤增强，叩诊呈浊音或实音，听诊可闻及支气管呼吸音和湿啰音，语音增强，称为实变期。起病 7～10 天以上，可有大量湿啰音，阳性体征常于热退后一周左右逐渐消退，亦称消散期。

实验室检查：白细胞计数及中性粒细胞均显著增加。

X 线检查：在病变充血期，X 线表现仅有肺纹理增多。至实变期可见大片均匀致密阴影，大多数为片状。进入消散期，肺部阴影密度逐渐减低，呈散在的不规则片状阴影。阴影于热退后可持续 1～2 周。

重症肺炎除见上述临床表现外，还可见到冷汗、四肢厥冷、烦躁不安、意识不清、脉搏极微、血压下降，称为休克型肺炎或中毒性肺炎。

大叶性肺炎相似于祖国医学"风瘟"的范畴。祖国医学认为，本病是由感受风热病毒而引起，初起以肺卫为病变中心，其发展趋向一是顺传于胃；一是逆传心包。逆传心包则见昏愦谵妄等症。

【源　流】

关于病因病理的记载：《灵枢·百病始生》说："风、雨、寒、热，不得虚邪，不能独伤人。卒然逢疾风暴雨而不病者，盖无虚，故邪不能独伤人，此必因虚邪之风，与其身形，两虚相得，乃客其形。"说明，内因是发病的根据，外因为发病的条件，外因通过内因而发病。《素问·生气通天论》说："冬伤于寒，春必病温。"《温热论》说："温邪上受，首先犯肺，逆传心包"。这不但反映了本病初期的病变所在，而且指出风温的传变规律。病邪逆传心包相似于大叶性肺炎的感染性休克。

关于临床症状方面的记载：陈平伯在《外感温病篇》说："风温为病，春月与冬季居多，或恶风或不恶风，必身热咳嗽烦渴，此风温证之提纲也。"说明风温病的多发季节和主要临床表现与大叶性肺炎有相似之处。又说："风温症，身大热，口大渴，目赤唇肿，气粗烦躁，舌绛齿板，痰咳，甚至神昏谵语，下利黄水者，风温病毒，深入阳明营分，最为危候。"本证为肺热未清而热壅于阳明，且影响营分，实为气营两燔之候，这些描述与大叶性肺炎肺实变期，或休克型肺炎出现神经精神症状的临床表现极其相似。

关于治疗方面的记载：《素问·至真要大论》说："风淫于内，治以辛凉，佐以甘苦，以甘缓之。"叶天士说："大凡看法，卫之后，方言气；气之后，方言血。在卫发汗之可也；到气才可清气；入营犹可透热转气，如犀角、玄参、羚羊等物；入血就恐耗血动血，直须凉血散血，如生地、丹皮、阿胶、赤芍等物。"上述药物多数具抗菌作用，有些可以改善微循环。

【病 因 病 机】

本病的发生是因卫外不固或素有肺热，在卫阳不足的情况下，因过劳、受凉、酒后当风，致温热病邪乘虚而入，通过皮毛而犯肺，引起肺气不宣的病理改变，温病学称之为邪在卫分。《灵枢·本藏》说："卫气者，所以温分肉，充皮肤，肥腠理，司开合者也。"由于卫气敷布于人体的肌表，有卫外作用，故温病初起，病邪首先犯卫分。此时临床表现，相似于大叶性肺炎的充血期。

温热病邪的进一步深入，由卫分转入气分，亦即邪正剧争阶段，也就是疾病的极期。气的含义，《灵枢·决气》说："上焦开发，宣五谷味，熏肤，充身，泽毛，若雾露之溉，是谓气。"由于邪犯气分的所在脏腑不同，临床症状亦异，大叶性肺炎，主要表现为热壅于肺的病理改变，温病学又称之为邪在气分。此时的临床表现相似于大叶性肺炎实变期。

气分病毒不解，进一步发展为全身的症状。临床表现为烦躁不安，神昏谵语，皮肤和黏膜出血的症状。相似于邪在营分或血分阶段。营的含义，《素问·痹论》说："和调于五脏，洒陈于六腑"。血的含义，《灵枢·邪客》说："营气者，泌其津液，化以为血。"营是血的前身，营阴受损，势必累及血分，故在温病中常有邪入营血之称。但是，卫气营血的传变过程并不是固定不变的，有时由于温热病毒盛或正气虚，邪在卫分可以直接犯营入血，逆传心包。休克型肺炎的主要表现，相似于热入营血，真阴耗竭则阳无依附，而表现为心阳暴脱之候。邪在卫分和气分，由于治疗得当，邪热速去，症状减轻。但是，由于热邪伤及肺阴，则引起肺阴不足的症状，此即相似于大叶性肺炎的吸收好转期。

【辨 证 施 治】

1. 外感时邪型

辨证要点：风温初起，邪袭于表，卫气被郁，开合失司，故见发热恶寒，寒战、头痛，周身疼痛，倦怠，面赤微渴，舌苔薄白舌尖红，脉浮数有力。卫气与肺相通，卫气被遏则肺气不宣，邪郁肺络，故见咳嗽，胸痛。

治疗法则：辛凉解表，清热解毒。

常用方剂：银翘散。

处方举例：金银花 50 克，连翘 50 克，竹叶 10 克，荆芥 15 克，薄荷 10 克，桔梗 50 克，芦根 20 克，杏仁 15 克，桑叶 50 克。

加减：若高热者加大青叶、板蓝根；若咽痛加山豆根、大力子；若咳嗽重加知母、黄芩。

2. 痰热阻肺型

辨证要点：风温之邪化热入里，热壅于肺，邪正剧争于气分，故见高热持续，不恶寒，大汗出，口大渴，喜冷饮，胸痛，气粗似喘，咳嗽，咳痰量多，咳铁锈色痰，小便短赤，大便秘结或腹泻，舌质红苔黄腻，脉滑数或洪实有力。相当于大叶性肺炎实变期。

治疗法则：清热解毒，泻热涤痰。

常用方剂：白虎汤、麻杏石甘汤、五味消毒饮等选用。

处方举例：金银花 50 克，连翘 50 克，蒲公英 50 克，紫花地丁 50 克，杏仁 15 克，鱼腥草 50 克，瓜蒌 50 克，葶苈子 25 克，石膏 50 克。

3. 心阳暴脱型

辨证要点：起病急骤，高热或不发热，面色苍白，口唇发绀，呼吸促迫，四肢厥冷，身出冷汗，血压下降，脉微欲绝，神昏谵语。相当于现代医学休克型肺炎。

治疗法则：回阳救逆。

常用方剂：生脉散、四逆汤、牛黄安宫丸等选用。

处方举例：人参 30 克，麦冬 50 克，五味子 10 克，炙附子 10 克，或用生脉散注射液静脉滴注，亦可中西医结合治疗。

加减：本型病情错综复杂，病势凶险，宜辨清疾病症结所在，初期多因邪热内陷，痰热蒙蔽心窍所致，治疗应清心开窍，用牛黄安宫丸类。若病已晚期，气阴衰败，治以益气固脱，用四逆汤、生脉散类。

4. 肺阴不足型

辨证要点：诸证较轻，咽干，口渴，自汗乏力，食少纳呆；痰量较少，五心烦热，舌红少苔，脉细数。相当于大叶性肺炎吸收好转期。

治疗法则：养阴清肺。

常用方剂：清燥救肺汤、养阴清肺汤等选用。

处方举例：沙参 50 克，麦冬 50 克，玉竹 20 克，天花粉 20 克，桑叶 20 克，杏仁 10 克，枇杷叶 20 克，黄芩 10 克，鱼腥草 50 克。

加减：若低热加地骨皮、青蒿；若口干加生地、石斛。

【西 药 治 疗】

各型肺炎双球菌对青霉素均敏感，应首选青霉素，每次 80 万单位，6 小时一次，肌内注射。对青霉素过敏或使用青霉素 3 天后无效者，改用四环素族，每次 0.5 克，每 6 小时一次，口服，疗程约一周。金黄色葡萄球菌型肺炎，用青霉素 40～80 万单位，每 6 小时一次，肌内注射。或用红霉素 1～1.5 克加入 10%葡萄糖溶液 1000 毫升内静脉滴注。亦可用羧苄青霉素，每日静脉滴注 5～20 克，并和多黏菌素或庆大霉素联合应用。

对高热者投阿司匹林，每次 0.3 克，每日 3 次，口服。气急或发绀者，以鼻导管给氧。刺激性剧烈咳嗽者投可待因，每次 15～30mg，每日 2～3 次，口服。如不能进食者可适当补液。

【病 例】

栾某，男，25 岁，初诊日期：1964 年 12 月 4 日。

发热，咳嗽，胸痛 3 天。于 3 天前，因受凉而致发热，恶寒，胸痛气促，咳嗽，相继咳铁锈色痰。既往对多种抗生素及解热镇痛药过敏。求治时呈急性病容，体温 39℃，脉搏每分钟 102 次，血压 120/80mmHg，巩膜无黄染，咽红，扁桃体不肿大，胸廓对称，左肺叩诊短调，两肺中下野可闻及水泡音和管性呼吸音，语颤增强。心律整，心率每分钟 102 次，无杂音。腹平软，肝脾未触及。实验室检查：血红蛋白 11g/L，红细胞计数 $5×10^{12}$/L，白细胞计数 $10×10^9$/L，淋巴细胞 0.2，中性粒细胞 0.8。X 线检查：左肺中下野可见大片状阴影。舌质干尖红苔薄黄，脉浮数。

辨证分析：发热多恶寒少，咳嗽，痰中带血，胸痛气促，舌质干尖红苔薄黄，脉浮数，系风温之邪外束肺卫，肺失肃降，热灼肺络而致之。

诊断：大叶性肺炎（外感时邪型）。

治法：清热解表，宣肺化痰。

处方：金银花 100 克，连翘 100 克，大青叶 50 克，板蓝根 50 克，鱼腥草 100 克，丹皮 20 克，石膏 50 克，黄芩 20 克。

服上方一剂，24 小时后其体温降至 38.2℃，呼吸较平稳，能安静入睡。服 3 剂后其体温恢复正常，咳嗽及咳痰减轻。但左肺仍可闻及少许水泡音，舌质干红无苔，此乃邪热伤阴，余热未尽。上方去石膏、丹皮，加沙参 50 克、麦冬 50 克，共服药 7 剂。X 线检查，炎症全部吸收。诸症消失而告痊愈。

风温一症，病势较急，宜清热解毒之品，如金银花、连翘、鱼腥草、大青叶、板蓝根等可大量应用。每剂每味可用至 50～100 克，药量大，药液多，可令患者多次频服，方能速效。大叶性肺炎在无合并症的情况下，多考正盛邪实之证。温热之邪易化火伤阴动风，使毒邪内陷心包，故宜及时治疗。在肺充血期和实变期，宜大剂量清热解毒之品。若休克型肺炎早期，属热毒内陷，可在清热解毒之品中加活血化瘀而具抗菌作用的中药，如丹皮、大蓟、白茅根、赤芍；若休克晚期，宜回阳救逆为主，用生脉散、四逆汤等。也可参照对肺炎双球菌有抑制作用的中药适当选用。

支气管哮喘

支气管哮喘（简称哮喘）是一种常见的发作性肺部过敏性疾病。有过敏性体质的病人在吸入过敏性抗原微粒时，能与附着于支气管壁细胞上的某种抗体——反应素起反应，释放出数种生物活性物质（如组胺、慢反应素）。慢反应素能使支气管黏膜充血、水肿，平滑肌痉挛与腺体的分泌增加而导致发病。

支气管哮喘临床表现为反复发作的呼吸困难，常有较明显的季节性。发作时双肺可听到弥漫性高音调干啰音，在呼气期较明显；发作间歇期常无症状。每次发作短则数分钟，长则数小时或数日才缓解。发作时应用支气管解痉药可使症状缓解。

本病按起病与临床表现，可分为下列三种类型：

（1）感染型哮喘又称内因性哮喘，诱发原因多为反复的上呼吸道感染或肺部感染。

（2）吸入型哮喘又称外因性或花粉性哮喘，本型发病与吸入某些外界过敏性抗原有密切关系。多有明显的季节性，有过敏性家族史。

（3）混合型哮喘：此类病人的病史多较长，哮喘常终年发作而无明显季节。

支气管哮喘相似于祖国医学的哮喘，更近似于喘症。祖国医学认为哮喘是由于六淫之邪的侵袭和七情饮食所伤，引起肺、脾、肾三脏功能失常，其中主要以肺的气机不利导致以哮和喘为主症的发作性疾病。

【 源 流 】

祖国医学对哮喘论述的范围很广，几乎包括所有能出现呼吸困难的疾病。而支气管哮喘则表现为哮和喘。"喘"者呼吸气急，"哮"者喉中有声，喘可不兼哮，哮必兼喘。但是临床上不易区别。"哮喘"发作时胸张气粗，声高息涌，张口抬肩，喉中有水声，喘不得卧，轻则似喘，重则成哮。

关于病因病理方面的论述：《素问·至真要大论》说："诸气膹郁，皆属于肺"，指出了本病的病理与肺有关。《素问·调经论》说："气有余则喘咳上气，不足则息利少气。"这与哮喘很相似。《症因脉治》说："盖燥火烁人，则诸逆冲上，诸痿喘呕，诸气愤郁，肺家不宁，喘症作矣"，说明暑火燥邪，令人作喘。又说："哮病之因，痰饮留伏，结成窠臼，潜伏于内，偶有七情之犯，饮食之伤，或外有时令之风寒，束其肌表，则哮喘之作矣"，说明哮喘之因为痰饮内伏，遇七情、饮食、外感等诱发因素则可发病。《证治汇补》说："哮即痰喘之久而常发者，因内有壅塞之气，外有非时之感，膈有胶固之痰，三者相合，闭拒气道搏击有声，发为哮病"，说明哮喘的发病原因是多方面的，这与现代医学的支气管哮喘属于变态反应性疾病有相似之处。

关于症状方面的论述：《医学正传》说："哮与喘似同而实异，短息，喉中存水鸣声者，乃谓之哮；但张口气急，不能转息者，谓之喘"，指出了哮与喘的鉴别之点。《症因脉治》说："哮病之症，短息倚肩，不能仰卧，伛偻伏坐，每发六七日，轻者三四日，或一月或半月，起居失慎，则旧病复发，此哮病之症也。"《景岳全书》说："实喘者气长而有余，虚喘者气短而不续，实喘者胸胀气粗，声高息涌，膨膨然若不能容，惟呼出为快也"，"虚喘者慌张气怯，声低息短，皇皇然气欲断，提之若不能升，吞之若不相及，劳则尤甚，而惟气促似喘，但得引长一息为快也。"这段描述符合现代医学支气管哮喘发作时的临床表现。

关于辨证施治方面的论述：《症因脉治》说："哮病之治，身发热者，外有感冒，先解表，前胡苏子饮，防风泻白散，佐以化痰之药；身无热，无外邪者，消痰理气为主，二陈汤，三子养亲汤，小半夏汤；伏痰留饮，结成窠臼，控涎丹，滚痰丸，量情选用，然必气状人乃可。"说明治疗哮喘必须以治痰为主，有表兼解表，无表兼理气。《金匮要略》说："咳而上气，喉中有水鸣声，射干麻黄汤主之。"指出了实证的治疗方法以驱邪为主。《脉因证治》说："实喘气实肺盛，呼吸不利，肺窍壅滞，右寸脉沉实者，是宜泻肺。虚喘由肾虚，呼吸气短，两胁胀满，左尺脉大而虚者，是宜补肾。"该句指出了治疗喘症的大法是"实者泻之，虚者补之"。《丹溪心法》说："凡久喘之证，未发宜扶正气为主，已发用攻邪为主"。《景岳全书》说："喘有夙根，遇寒即发，或遇劳即发者，亦名哮喘。未发时以扶正气为主，既发时以攻邪气为主。扶正气者，须辨阴阳，阴虚者补其阴，阳虚者补其阳。攻邪气者，须分微甚，或散其风，或温其寒，或清其痰火。然发久者，气无不虚，故于消散中宜酌加温补，或于温补中宜酌加消散，此等证候，当惓惓以元气为念，必使元气渐充，庶可望其渐愈，若攻之太过，未有不致日甚而危者。"其提出了治疗哮喘的原则，即在急性发作期，以祛邪为主，在缓解期，以扶正为主。这一原则至今对治疗支气管哮喘仍有重要的指导意义。

【病 因 病 机】

哮喘发病的外在因素是六淫之邪的侵袭，以风寒之邪为主，因风寒袭人之肌表，毛窍束闭，腠理不通，至肺气不宣，呼吸不利，而气促作喘。病人大多兼有发热恶寒，头身疼痛，脉浮等表证。暑燥火邪亦能中人作喘，因肺为娇脏，暑燥之邪均可伤及肺阴，清肃失常；气无所主，呼吸喘促，病人大多兼有身热，汗出口渴，心烦等症。哮喘发病的内在因素是正气不足，体质虚弱。若情志抑郁或饮食失常，致脏腑功能受损害，脏病传肺，致肺的气机不利而发为哮喘。

现代医学认为本病属于变态反应疾患，其病因包括外源性和内源性两种，其外源性大多是外来生物或非生物，如花粉、灰尘、羽毛、药物、食物等过敏源；内在的因素是已存在的呼吸系统的炎症和机体本身的特异处于过敏状态。这些观点与祖国医学对于哮喘的病因论述是相似的。

哮喘的病理在于肺，但是与脾肾关系密切。因此，哮喘的病理着重从肺、脾、肾三脏论述。

肺：肺居上焦至高之位，肺主气，内司呼吸，外合皮毛，声音发出，皆本于肺。可谓"肺者生气之源，为五脏之华盖，其性娇嫩与火为仇"。另外肺遇寒热者受病，可见寒与热都令肺不得宣发，气道壅塞不通，轻者作喘，重者发为哮吼。若哮喘日久不愈，肺叶弛张，肺部膨胀，动则作喘，甚而可以危及人的生命。

脾：脾居中焦，为后天之本，气血生化之源。脾主运化，输布津液，以营养全身，若饮食失节，思虑过度，而伤及脾，则脾失运化，水湿内停，聚而成痰，上渍于肺；致使肺道壅塞搏击有声，发为哮喘。

肾：肾居下焦，藏津液主水，肾为诸气之根，肾主纳气。若肾阴不足，虚火上浮，必然伤及肺阴，气逆作喘；若肾阳不足，肾失摄纳，则令人作喘。

总而言之，哮喘的病理是正气虚与邪气实两个方面。正气虚即肺、脾、肾虚；邪气实即内郁、痰饮、邪火。外感六淫之邪和其他不良的刺激，如饮食失常、劳倦过度等。临床上支气管哮喘，反复发作，经久不愈，日久亦耗伤肺气，而出现肺气虚的表现。又因"肺为气之主"，"肾为气之根"，因此久喘及肾，肾气被耗伤，又引起肾虚的临床表现。痰是哮喘发病的根本因素之一，哮喘反复发作，说明内有伏结之痰，每遇诱因而触发。其痰的生成主要是脾虚，"脾为生痰之源"，脾虚中阳不振，运化失职，水湿内停，聚而成痰，上渍于肺，则发哮喘。此外肾阳不足，气不化水，也可聚而上泛为痰。因此哮喘发病的病理与病人常年反复发作，经久不愈致肺、脾、肾虚有关。

【辨 证 施 治】

（一）发作期

1. 寒痰阻肺型

辨证要点：多因痰喘久作，肺脾阳气亏耗，复感外邪而诱发。症见：形寒肢冷，脊背发凉，恶寒怕风，发热不重，头痛身痛，无汗，鼻流清涕，喉中哮鸣，呼吸急促，痰多清稀，泡沫状，胸膈满闷，苔白，脉滑。

治疗法则：疏风散寒，化痰平喘。

常用方剂：小青龙汤、麻黄汤、射干麻黄汤等选用。

处方举例：炙麻黄 15 克，桂枝 30 克，干姜 15 克，半夏 15 克，细辛 5 克，杏仁 15 克。

2. 热痰阻肺型

辨证要点：因痰热素盛，肺气郁滞，痰浊挟热，阻塞气道所发。症见：声高息粗，呼吸急促，咳嗽阵作，喉中哮鸣，痰黏色黄，咳痰不爽，胸闷，发热，面红，口干喜冷饮，尿黄便干，舌质红苔黄腻，脉滑。

治疗法则：清热化痰、宣肺平喘。

常用方剂：麻杏石甘汤、定喘汤等选用。

处方举例：炙麻黄 15 克，石膏 50 克，厚朴 15 克，地龙 50 克，石韦 50 克，射干 15 克，桑皮 15 克。

（二）缓解期

1. 肺气不足型

辨证要点：哮喘，平素畏寒，自汗，易感冒，每遇风寒哮喘即被诱发，发作前打喷嚏，流清涕，鼻塞，舌质淡，脉虚弱无力。

治疗法则：补肺平喘。

常用方剂，补肺汤。

处方举例：人参 15 克，黄芪 50 克，熟地 30 克，五味子 10 克，款冬花 15 克，炙甘草 10 克，升麻 15 克。

2. 脾气虚弱型

辨证要点：哮喘，平素痰多，乏力倦怠，四肢困重，食少纳呆，腹胀便溏，常因饮食不当所诱发，舌体胖大有齿痕，苔白腻，脉沉滑无力。

治疗法则：益气健脾。

常用方剂：六君子汤。

处方举例：人参 15 克，白术 15 克，茯苓 15 克，半夏 15 克，肉豆蔻 10 克，生姜 10 克，山药 50 克。

3. 肾失纳气型

辨证要点：腰膝酸软，气短息促，呼多吸少，动则尤甚，若兼阳虚则见形寒肢冷，面色㿠白，自汗，舌淡，脉沉细弱无力。若兼阴虚则见五心烦热，盗汗，尿黄，便干，舌红无苔，脉细数。

治疗法则：补肾纳气。

常用方剂：七味都气丸、参蛤散等选用。

处方举例：核桃仁 50 克，蛤蚧一对，补骨脂 50 克，冬虫夏草 50 克，鹿角胶 30 克，山萸肉 50 克，五味子 30 克，何首乌 50 克共为细末，大蜜丸，每丸 15 克，日服 3 次。

总之，支气管哮喘是反复发作的慢性疾病，引起哮喘的主要因素是痰邪内伏，并与肺、脾、肾有关；临床上引起哮喘发作的诱因很多，如六淫之邪的侵袭、情志不畅、劳逸失当、饮食不节等，因此在治疗上要抓住主要方面，辨别寒热虚实。而支气管哮喘的发作期多属实证，治以攻邪为主。其缓解期多属虚证，治以扶正为主。控制哮喘发作，除分型论治外，酌加平喘止痉息风药物，如地龙、僵蚕、石韦，尤其重用炙麻黄 25 克，可缓解支气管痉挛，对控制哮喘的发作有一定的疗效。

【西药治疗】

（1）哮喘轻度发作指仅有胸闷、鼻塞、咳嗽或喘息，尚能平卧者，可选用下列药物治疗：异丙基肾上腺素（喘息定），用 0.25%～0.5%溶液气雾吸入，或 10 毫克舌下含溶，效果迅速，但持续时间不长，剂量过大可出现心律失常。麻黄碱每次 25 毫克，每日 2～3 次口服，止喘作用较强，常与少量苯海拉明每次 12.5～25 毫克合用，可减少心悸、中枢神经兴奋等不良反应，久用易失效。氨茶碱，每次 0.1～0.2 克，每日 2～3 次，剂量过大有刺激胃肠道的不良反应。喘息定作用较弱，不良反应较小，可一次口服最大量 0.3～0.5 克，平喘作用强；一般每日服 3 次，每次 0.1～0.2 克。

（2）哮喘中度发作指发作时不能平卧，或一般平喘治疗不能缓解者，可选用下列药物：氨茶碱 0.25 克加入 25%～50%葡萄糖溶液 20～40 毫升静脉缓注。也可用喘定 0.25～0.5 克肌内注射或静脉注射。氨茶碱 0.5 克加入 10%水合氯醛 5～15 毫升，保留灌肠，常在半小时内奏效。0.1%溶液肾上腺素 0.3～0.5 毫升皮下注射，必要时隔半小时至一小时重复应用。

（3）哮喘重度发作指哮喘呈持续状态，可选用下列药物：氨茶碱，每日 0.5～1.0 克加入 5%葡萄糖溶液 2000～4000 毫升内静脉滴注；肾上腺素 0.5～1 毫克加入 5%葡萄糖溶液 500 毫升中静脉滴注，以上两者可交替使用。严重乏氧者，可用鼻导管给氧。重度哮喘发作 24 小时以上者，应控制感染，用青霉素 80 万单位和链霉素 0.5 克，每日 2 次肌内注射。亦可用痰菌培养和药敏度调整抗菌药物。肾上腺皮质激素对抢救重危患者可起主要作用，但不能根治，长期应用可引起各种不良反应，常用氢化可的松 100～300 毫克，或地塞米松 5～10 毫克加入 5%葡萄糖溶液 500 毫升内静脉滴注；缓解后可在 3～4 天内减量停药。对情绪紧张的病人可给镇静剂，如异丙嗪 12.5～25 毫克，利眠宁 10～20 毫克，口服；或 10%水合氯醛 10～15 毫升保留灌肠。伴有代谢性酸中毒时可给 5%碳酸氢钠 250 毫升静脉滴注。

【病　例】

姜某，女，25 岁，某小学教师，初诊日期：1976 年 10 月 15 日。

于当年四月份，因感冒注射青霉素后，自觉胸部紧迫感，喉中发痒，继之开始哮喘。曾用喘息定、泼尼松等药物治疗，有缓解，但始终未能根治。哮喘时发时止，每因受凉或烟尘刺激即可诱发，每次发作 2～3 小时后自然缓解，如此反复，近日加重，每日晨起即哮喘发作，至上午 10 时左右自然缓解，但仍然呼吸气粗，喉中有响声。求治时呈慢性病容，面色清冷，张口抬肩，面唇青紫，喉中哮鸣，端坐呼吸。听诊：心率每分钟 100 次，律整无杂音，两肺可闻及干湿啰音，肺肝界在锁骨中线第六肋间，肝脾未触及，下肢无浮肿，体温、血压均在正常范围；心电图描记：窦性心动过速（每分钟 98 次），余无异常。舌苔薄白而腻，脉滑。

辨证分析：哮喘，时发时止，遇寒则发，发作时张口抬肩，声高息涌，呼吸气粗，喉中痰鸣，面唇青紫，苔白，脉滑等，均系寒痰阻肺之实喘之象。

诊断：支气管哮喘（寒痰阻肺型）。

治法：疏风散寒，化痰平喘。

处方：炙麻黄 25 克，杏仁 15 克，细辛 5 克，射干 15 克，苏子 25 克，葶苈子 25 克，半夏 15 克。

服上方两剂，喘息减轻，尚可平卧，肺部干啰音明显减少。

效不更方。又服上方 8 剂后，哮喘豁然终止，唯晨起胸闷，咳吐清稀泡沫状痰。上方加海蛤粉 50 克，海浮石 25 克。共服汤剂 22 剂，呼吸平稳，肺部查体无阳性体征，已告痊愈，观察半年未复发。

支气管哮喘，多属实证，治宜宣肺化痰定喘；若兼有虚证，可在缓解期用益气健脾固本之法，随证加减治之，疗效满意。

慢性支气管炎

慢性支气管炎是指气管、支气管黏膜及其周围组织的慢性非特异炎症（简称慢支）。临床上以咳嗽、咳痰或伴有喘息及反复发作的慢性过程为特征。目前本病的病因尚未彻底明了，认为主要有以下 5 个相关联的致病因素：

1. 吸烟

国内外的研究观察，证明长期吸烟与慢支发生有密切关系。吸烟时间越长，烟量越大，患病率也越高。戒烟后多可使症状减轻或消失，病情缓解，甚或痊愈。动物实验证明，吸烟后，副交感神经兴奋性增加，使支气管收缩痉挛；呼吸道黏膜上皮细胞纤毛运动受抑制；支气管杯状细胞增生，黏液分泌增多，减弱了气道净化作用；支气管黏膜充血、水肿、黏液积聚，肺泡中的吞噬细胞功能减弱，亦易引起感染。

2. 感染因素

感染是慢支发生、发展的一个重要因素，主要为病毒和细菌感染。肺炎支原体有时也可致病。

3. 理化因素

如刺激性烟雾、粉尘、大气污染（如二氧化硫、二氧化氮、氯气、臭氧等）的慢性刺激，常为慢支的诱发病因之一。

4. 气候

寒冷常为慢支发作的重要原因和诱因。

5. 过敏因素

喘息性慢支病人有过敏史者较多。许多抗原性物质，如尘埃、尘螨、细菌等，都可成为过敏因素而致病。

本病多发生在中年以上，病程缓慢，仅部分起病前有急性呼吸系感染史。多在寒冷季节发病，咳嗽、咳痰、气喘是本病三大症状，尤以晨起明显，痰呈白色泡沫状，黏稠不易咳出。在感染或受寒后症状加剧，痰量增多，呈黄色脓痰。在继发感染时常伴哮喘样发作。反复感染常可导致阻塞性肺气肿，少数可并发支气管扩张，痰中可带血。本病早期多无特殊体征。大多数在肺底部可闻及干湿啰音，长期发作可有肺气肿体征，如桶状胸、呼吸功能减弱，叩诊呈过度清音，肺肝界下降等。X 线检查：早期往往阴性，随着病情进展，X 线片上可发现两肺纹理增强，呈条状或网状，下肺野多于上肺野。

诊断：本病诊断主要靠病史和症状。在排除心、肺其他疾病后，有慢性咳嗽、咳痰连续两年，每年两个月以上者，或连续咳嗽、咳痰三个月以上者可诊断为慢性支气管炎。如每年发病持续不足三个月，而有明确的客观检查依据（如 X 线、呼吸功能等）亦可诊断。

慢支相似于祖国医学的"咳嗽"、"痰饮"、"气喘"等病的范畴。祖国医学认为本病是由于六淫之邪（相似于感染、吸入烟尘）以及年老久病（相似于免疫功能低下）等原因引起肺气不利，气道涩滞和脾温生痰的病理改变而产生以咳嗽、咳痰、气喘为主症的疾病。

【源　流】

祖国医学对有关类似慢支的论述很多，简介于下：

关于病因的记载：《脉因证治》说："风寒为病主乎肺，以肺主皮司于外，伤之腠理不疏，风寒郁于肺，清肃之气不利而生痰动嗽。"这段描述与慢支常在秋冬严寒季节急性发病；在病理上，与慢支引起支气管黏膜腺分泌过多和炎性渗出物刺激支气管黏膜而引起咳嗽、多痰是极其相似的。

关于症状的记载：本病的症状可归纳为"咳"、"痰"、"喘"，《素问·宣明五气》说："肺为咳"。《素问·咳论》说："肺咳之状，咳而喘息有音。"说明咳嗽一症的发病部位在肺，古人所说的肺，泛指呼吸系统。《治法机要》说："咳谓无痰而有声，肺气伤而不清也；嗽谓无声而有痰，脾湿动而为痰也。咳嗽谓有痰而有声，因伤于肺也，复动于脾湿，咳而且嗽也。"古人将咳嗽分为两个方面，咳为有声无痰，由于肺伤；嗽为有痰无声，由于肺虚。若咳、嗽皆有，即声、痰俱在，为肺病及脾。这基本符合慢支长期咳嗽，且痰量逐渐增加的临床特点。《医家四要》说："盖因风而生痰者，痰唾涎沫……因寒而生痰者，痰唾清冷……因热而生痰者，痰唾胶黄……因湿而生痰者，痰唾清碧……因燥而生痰者，痰唾如线。"这段对痰的辨证分析，完全符合实际，是临床实践的总结，至今对治疗慢支，仍然有重要的指导意义。

关于治疗的记载：《素问·至真要大论》说："从内之外者，调其内；从外之内治其外；从内之外而盛于外者，先调其内，而后治其外；从外之内而盛于内者，先治其外，而后治其内；中外不相及，则治主病。"这就指出了治疗外证与内证先后顺序的一般原则。对于慢支，常易招致感染，反复急性发作的治疗，有一定的指导意义。

【病 因 病 机】

外邪入侵，从皮毛犯肺，因肺为娇脏，不耐寒热，故外邪犯肺则肺失其肃降之职，肺气上逆则令人咳。若日久不愈或延误失治，不仅肺气不利，气道涩滞而咳嗽日趋加重，由于肺失敷布，肺气不足或肺阴受损而及脾。脾主运化，有升清降浊散精的作用。若脾失于散精，精微蕴郁成痰，痰湿犯肺，则咳吐痰涎。这就是"脾为生痰之源，肺为贮痰之器"的道理。肺脾俱虚则气虚而卫外不固，尤其在秋冬寒冷季节，常招致外邪入侵，新感引动内伏之痰饮，则咳、痰、喘骤然加剧。此即相当于慢支的急性发作期。由于所犯六淫之邪不同及体质差异，故临床表现亦不同。若以大量白色泡沫样痰为主，痰涎清稀为特点者，这种气管炎性病变的产物，祖国医学称之为"饮"。或兼有外感风寒之表证者，此为寒邪伤阳，或素日体内阳虚，水湿不化而形成的"饮证"，临床上称之为寒痰阻肺型。若咳唾黏稠之痰，或咳黄痰不易咳出的特点，这种气管炎或肺部急性感染的病理产物，祖国医学称之为"痰"。若兼有外感风热之表症者，此为热邪伤肺或体内蕴热，热邪煎熬水津而形成的"痰证"。临床上称之为热痰阻肺型，两者的共同病理改变都是黏液和渗出物在支气管内的潴留。所不同的是寒痰阻肺型痰液稀薄，很少合并感染；热痰阻肺型痰涎黏稠，且多数合并急性感染。

由于病人得以彻底治疗，或在夏天气候暖和季节，其咳、痰、喘症状减轻或仅有轻度咳嗽，相当于慢支的缓解期。此时的主要矛盾为肺本身的病变。若以咳嗽气短，咳少量稀痰为主，兼有其他气虚之症者，则为肺气不足型。若干咳无痰，或咳少量黏稠之痰为主，兼有其他阴虚症状者，则为肺阴不足型。肺、脾气虚，年深日久，可导致肾失纳气，相似于肺气肿或肺功能低下的病理改变。

【辨 证 施 治】

1. 寒痰阻肺型

辨证要点：多在晨起咳嗽，咳吐白色黏痰或清稀之痰，痰量较多，咳后轻微气短，有时胸闷，食少纳呆，舌体胖嫩有齿痕，苔薄白或白腻，脉滑数。听诊可闻及肺呼吸音粗糙，两肺偶有干鸣音或少量水泡音。

治疗法则：温肺化痰，健脾燥湿。

常用方剂：小青龙汤、二陈汤等选用。

处方举例：炙麻黄15克，半夏15克，细辛5克，干姜15克，苍术25克，苏梗15克，葶苈子25克，白芥子15克，茯苓25克。

加减：若咳嗽症状突出者加炙百部、苦杏仁；若痰多者加天南星、白前、紫菀；若喘息，肺部听诊干鸣音明显者重用炙麻黄（每剂25克）并加五味子。

2. 痰热阻肺型

该型相似于本病急性感染期。

辨证要点：初期多有伏饮、停痰挟表热的症状，表现为咳嗽加重，痰量增多为白色泡沫或黏脓痰，伴发热恶寒，脉浮等表证。日久由表入里，痰量明显增加，痰黄黏稠，胸闷气粗，尿黄便干，舌尖红，黄腻苔，脉滑数。听诊可闻及明显的干湿啰音。

治疗法则：清热化痰，宣肺平喘。

常用方剂：桑菊饮。

处方举例：鱼腥草50克，桑皮50克，知母15克，连翘50克，蒲公英25克，紫花地丁25克，陈皮50克。

加减：若有风热表证者加金银花、虎杖；若痰不易咳出者加桔梗、知母；若发热者加柴胡、大力子。

3. 肺气不足型

该型相当于慢性气管炎缓解期。

辨证要点：补益肺气。

常用方剂：补肺汤。

处方举例：红参15克，黄芪50克，五味子15克，炙百部50克，马兜铃15克，白术25克，茯苓50克，款冬花25克，阿胶10克（烊化）。

加减：若咳，无力加党参、升麻；若自汗者加煅牡蛎、山萸肉；若气短者加蛤蚧（冲服）、冬虫夏草；若食少纳呆者加陈皮、草果；若便溏者加苍术、炮姜。

4. 肺阴不足型

该型多为慢性气管炎缓解期，此型临床少见。

辨证要点：慢性气管炎咳嗽日久伤阴，故干咳少痰或痰中带血，胸痛，潮热盗汗，舌红少津，脉细无力。

治疗法则：滋阴润肺。

常用方剂：养阴清肺汤、百合固金汤等选用。

处方举例：百合25克，麦冬50克，贝母15克，生地50克，玄参25克，五味子15克，白芍25克。

加减：若痰中带血加白及、侧柏炭；若低热加地骨皮、青蒿；若胸痛加瓜蒌、郁金。

5. 肾失纳气型

辨证要点：咳嗽气短，呼多吸少，以吸气为快，动则尤甚，腰膝酸软，头晕，健忘；若偏阳虚则形寒肢冷，舌质淡嫩，苔薄白，脉沉细无力；若偏于阴虚者五心烦热，潮热盗汗，夜半口干，尿黄便干，舌质红无苔，脉细数。

治疗法则：补肾纳气。

常用方剂：七味都气丸。

处方举例：熟地25克，山药15克，山萸肉25克，茯苓25克，泽泻25克，五味子15克。

加减：若偏肾阳虚者加仙茅、淫羊藿、附子、肉桂，若偏肾阴虚者加何首乌、枸杞、生地。

【西药治疗】

1. 抗生素治疗

慢性支气管炎在急性发作期及时使用抗生素药物常可获得较好的疗效。常用下列药物：

（1）增效磺胺片：每次 2 片，每日 2 次，口服。

（2）多西环素：首次 200 毫克，以后每次 100 毫克，每日 1 次，口服。

（3）甲砜霉素：每次 0.5 克，每日 3 次，口服。

2. 平喘药物

平喘药物见"支气管哮喘"相关内容。

【病　例】

王某，男，62 岁，某厂电工，初诊日期：1976 年 12 月 5 日。

患慢性咳嗽病史 8 年，一周来因气温骤降，咳嗽加重，咳吐白泡沫黏性痰液，量多而不易咳出，气息短促，喉中有痰鸣音，伴腹胀纳呆，咳则汗出，口干不欲饮，二便正常，来我院求治。其形体消瘦，面色萎黄，呼吸迫促，喉中如水鸣声，舌体胖大有齿痕，苔白腻，脉滑有力。听诊，两肺底可闻及中、小水泡音，两肺布满干鸣音，心脏无异常所闻。X 线片见肺纹理增强，紊乱扭曲现象。血常规正常。

辨证分析：素有伏饮，复感寒邪，肺失肃降则咳嗽，气喘咳吐白痰。肺病及脾，脾失健运，蕴湿成痰，痰阻气道则喉中痰鸣，腹胀纳呆，脉象舌苔所见皆为脾虚湿停之象。

诊断：慢性哮喘性支气管炎急性发作（寒痰阻肺型）。

治法：温化痰饮，宣肺定喘。

处方：炙麻黄 25 克，炙百部 50 克，紫菀 50 克，射干 15 克，鱼腥草 50 克，半夏 15 克，陈皮 25 克，厚朴 25 克，赤芍 25 克。

12 月 8 日，服上方两剂，喘息豁然停止，咳嗽及咳痰减轻，两肺干鸣音基本消失，水泡音减少，白腻苔已祛。上方去麻黄，加白术 25 克、淫羊藿 15 克。

12 月 20 日复诊，共治疗两周，诸症基本消失，仅有轻微咳嗽，咳吐少量痰。

临床上治疗慢性支气管炎，应在辨证施治的基础上随症加减，灵活用药。若脾虚者加党参、白术、云苓、半夏、陈皮、砂仁、生姜；若阳虚者加附子、肉桂、益智仁；若阴虚者加麦冬、天冬、沙参；若气喘者加米壳、厚朴、杏仁、麻黄、射干，若合并感染者加大青叶、板蓝根、蒲公英；若肝经有火者加木蝴蝶、枇杷叶；若痰多者加紫菀；若剧咳者加百部、米壳；若为球菌感染者加鱼腥草，若为霉菌感染者加黄连、土茯苓、板蓝根、蔷薇花；患慢性支气管炎病程长并反复发作者，久病致虚，故在缓解期宜扶正培本，方可除掉痰饮的宿根，常选用仙茅、淫羊藿、巴戟天、胎盘粉、党参等。根据"久病入络"的原理，近年来防治慢性支气管炎，在辨证施治的基础上加活血化瘀药，如桃仁、当归、丝瓜络、地龙等，获得一定的疗效，这可能是防治慢性支气管炎希望所在。

肺 脓 肿

肺脓肿多为葡萄球菌、链球菌、肺炎双球菌等病原菌所引起的肺部感染，早期为化脓性炎症，继而形成脓肿。

按肺脓肿的发病原因，可分为以下两型：

1. 吸入性肺脓肿

上呼吸道炎症的脓性分泌物，经支气管进入肺内，造成细支气管阻塞，细菌大量繁殖，引起化脓性炎症，导致肺组织坏死，脓肿形成。

2. 血源性肺脓肿

原发病灶为皮肤创伤，感染、疖痈或骨髓炎等。病原菌进入血流，发生脓毒血症，脓毒栓子进入肺部小血管，引起发炎、坏死和脓肿。

本病临床以起病急，高热、寒战、咳嗽、咳大量脓臭痰为特征。若不及时治疗，或支气管引流不畅，可转入慢性。

若脓肿周围有大量炎症，则叩诊呈浊音或实音；听诊呼吸音减弱或听到湿啰音。血源性肺脓肿，因多在肺的边缘部，且为多个性，所以查体多呈阴性。

实验室检查：急性病例，白细胞计数增高，中性粒细胞也增加。慢性病例，可有贫血。

X 线检查：吸入性肺脓肿早期可见肺野有单个或多个界限模糊的片状阴影。以后以阴影的中心变为透亮，四周形成较宽的环，透亮区内有液平面。血源性肺脓肿，胸部平片显示双肺多发性圆型病灶。脓肿形成后可见液平面，有的形成张力性脓腔，可破裂而发生脓气胸。

肺脓肿相当于祖国医学"肺痈"的范畴。在临床上以咳嗽、胸痛、发热、咳吐大量脓臭痰等为主证。祖国医学认为，肺脓肿是由于外感风热之邪，侵犯肺经，或由于平素蕴热，致肺受热灼，热毒血瘀，肉腐成脓，而成肺痈。

【源　　流】

关于病因病理方面的记载：《金匮要略》说："风伤皮毛，热伤血脉，风舍于肺，其人则咳，口干喘满，咽燥不渴，多唾浊沫，时时振寒。热之所过，血为之凝滞，蓄结痈脓吐如米粥"，提出了肺痈的主要病因是风热。《医门法律》说："肺痈由五脏蕴崇之火，与胃中停蓄之热，上乘乎肺，肺受火热熏灼，即血为之凝，血凝即痰为之裹，遂成小痈"，说明五脏之火，胃中之热上乘于肺而成为此疾。以上两段论述，比较精辟地阐述了肺脓肿的病因病理。《金匮要略》所论述的"风伤皮毛，热伤血脉"而致肺痈的过程，相似于吸入性肺脓肿。《医门法律》所论述的"由五脏蕴崇之火"所致的肺痈相似于血源性肺脓肿。

关于症状方面的记载：《金匮要略》说："咳而胸满振寒，脉数，咽干不渴，时出浊唾腥臭，久久吐脓如米粥者为肺痈"，又说："若口干辟辟燥，咳而胸中隐痛，脉反滑数，此为肺痈，咳唾脓血"。《类证治载》说："咳重痰腥，胸背隐痛，脉数有力，已成肺痈。"这些记载与肺脓肿的临床表现相似。

关于治疗方面的记载：《金匮要略》说："肺痈喘不得卧，葶苈大枣泻肺汤主之"，又说："咳而胸满，振寒脉数，咽干不渴，时出独浊唾腥臭，久久吐脓如米粥者，为肺痈，桔梗汤主之"。这些方剂治疗肺脓肿至今仍有重要的使用价值。

【病因病机】

外感风热病邪初客，肺卫受病，热伤肺气，气分之毒热侵淫及血，热壅血瘀，蕴酿成痈，痈腐血败，瘀结成脓。或素有五脏蕴崇之火，蓄结日久，上蒸于肺，或复受外感风热病邪，引动内热而发病。

若风热外邪伤及皮毛，或通过口鼻内舍于肺，此为风热犯肺期，即相当于肺痈的初期，症见发热恶寒，咳嗽等肺卫表证。又因肺受热灼，炼津成痰，痰热阻塞肺络，而致热毒血瘀交阻，血败肉腐成脓，而成肺痈，此为痈脓期，即肺痈的中后期。症见高热，咳吐脓血，痰多腥臭。若肺痈经久不愈，邪热未清，耗伤气阴，此为正虚邪恋期，见低热，自汗，盗汗，气短，形体赢瘦，脓痰未尽等气阴两虚的症状。

【辨 证 施 治】

1. 外感时邪型

该型即肺痈初期，相当于肺组织炎症阶段。

辨证要点：起病急骤，发热恶寒，咳嗽胸痛，痰黏量少，口干咽燥，舌苔薄黄，脉浮数而滑。血中白细胞总数及中性核增高，X 线肺部检查可见片状模糊阴影。

治疗法则：辛凉解表，清肺化痰。

常用方剂：银翘散。

处方举例：金银花 50 克，连翘 50 克，桔梗 20 克，杏仁 10 克，薄荷 10 克，大力子 20 克。

加减：若发热加石膏、知母；若痰多加黄芩、瓜蒌、贝母；若胸痛加郁金、赤芍、白花蛇舌草；若口渴加天花粉、芦根。

2. 痰热闭阻型

该型即痈脓期，相当于肺脓肿期。

辨证要点：高热，胸闷，胸痛，咳嗽，咳吐脓血，状如米粥，气味腥臭量多，口干咽燥，口渴喜冷饮，舌质红苔黄腻，脉滑数。白细胞总数及中性核增高，X 线检查：肺部可见空洞形成及液平面。

治疗法则：清热解毒，化瘀排脓。

常用方剂：千金苇茎汤、桔梗汤等选用。

处方举例：冬瓜仁 50 克，桃仁 20 克，薏苡仁 30 克，苇茎 50 克，甘草 15 克，鱼腥草 50～100 克，金银花 50 克，连翘 50 克。

加减：若热重口渴者加石膏、知母；若毒热炽盛加黄连、栀子、蒲公英；若痰多气短者加葶苈子、桑白皮；若胸痛加郁金、延胡索，若咳血者加白及、仙鹤草；若腹胀便秘加大黄、枳实、瓜蒌。

3. 气阴两虚型

该型即正虚邪恋期，相当于肺脓肿恢复期或慢性阶段。

辨证要点：咳嗽，咳吐脓血，脓痰不尽，经久不愈，形体赢瘦，食少纳呆，低热，气短，自汗盗汗，口干咽干，胸胁疼痛，舌质淡红苔薄黄，脉细数。X 线胸部检查：病灶尚未完全吸收。

治疗法则：益气养阴，清肺化痰。

常用方剂：养阴清肺汤、沙参麦冬汤、加减葳蕤汤等选用。

处方举例：生地 50 克，麦冬 50 克，沙参 50 克，玄参 50 克，百合 20 克，黄芪 50 克，贝母 20 克。

加减：若盗汗自汗者加山萸肉；若咳吐脓痰者加桔梗、冬瓜仁。

临床上治疗肺脓肿在辨证施治中常用下列药物：

清热解毒药：苇茎、鱼腥草、凤眼草、金银花、黄连、黄芩、山栀子、石膏、知母、丹皮、夏枯草、甘草，千里光、一枝黄花。

祛痰排脓药：桔梗、杏仁、薏苡仁、冬瓜仁、桃仁、贝母、葶苈子、苏子、半夏、败酱草、红藤、瓜蒌仁、皂角、紫菀。

养阴补肺药：生地、玄参、沙参、太子参、黄芪、百合、白及、麦冬、玉竹、白芍、合欢皮、阿胶、天花粉、甘草。

止血药：白及、藕节、血余炭、侧柏叶、白茅根、黛蛤粉、仙鹤草。

用于胸痛的药：橘核、郁金、丝瓜络。

促进空洞闭合的药：黄芪、白及、合欢皮。

中药治疗肺脓肿有很强的抑菌作用，如金银花、连翘、黄芩、山栀子、一枝黄花、千里光等，对金黄色葡萄球菌、大肠杆菌有抑制作用，对铜绿假单胞菌、痢疾杆菌也有抑制作用。苇茎汤加鱼腥草、芦根、桃仁，能抑制金黄色葡萄球菌的生长。临床上有些病人单纯用抗生素无效，加用中药后再用抗生素则显效，这可能是中药调整了机体的功能，使抗生素得以发挥其应有的作用，为中西医结合治疗肺脓肿开辟了广阔的道路。

中药在排脓方面的作用，如桔梗含有皂素、甾醇、葡萄糖，有良好的祛痰作用；浙贝母含生物碱，含有扩张支气管平滑肌作用；鱼腥草能使痰液变稀，便于咳出，有利于祛除脓痰，而且鱼腥草有广谱抗菌作用，对革兰阴性和阳性菌都有明显的抑制作用，毒性小，对于治疗肺脓肿是很有前途的。

【西 药 治 疗】

临床上肺脓肿多用抗生素治疗，青霉素 120 万～240 万单位，可加用链霉素，每日 1 克，肌内注射。也可应用其他广谱抗生素，如四环素、氯霉素、红霉素等。最好根据痰培养及药敏试验结果选择抗生素。

【病 例】

刘某，男，46 岁。

病于 1977 年 2 月 20 日，因劳累疲乏夜间突发高热，寒战、体温达 39℃，相继出现胸痛、咳嗽、咳吐黏液样痰，肺部听诊：右下呼吸音减弱。实验室检查：白细胞总数为 $1.5×10^9/L$，中性粒细胞占 0.85。X 线胸透：见右肺下野呈片状模糊阴影。诊断为"大叶性肺炎"，用青霉素、链霉素抗菌治疗，效果不显著，且痰量增多，呈脓性，每日达 300 毫升左右，痰中带血丝。痰细菌培养有金黄色葡萄球菌生长，对红霉素敏感，X 线拍片：见右肺下有一约 1 厘米×1 厘米圆形透光区，并有液平面。用红霉素治疗 1 周，体温搏动在 37.5～38℃，痰量不减少，舌质红薄黄腻苔，脉滑数。邀请中医会诊。

辨证分析：初起发热、恶寒、咳嗽，为风热之邪犯肺，肺受热灼，热毒血瘀，肉腐成脓，而为肺痈。故见咳吐脓血，状如米粥，胸痛而闷，纳呆，口干，便秘，溲赤，舌质红薄黄腻苔，脉滑数。此为肺热壅盛，痰热阻闭、腑气不通所致。

诊断：肺脓肿（痰热阻肺型）。

治法：清热解毒，排脓。并用红霉素及支持疗法。

处方：桔梗 50 克，鱼腥草 100 克，红藤 50 克，金银花 50 克，败酱草 50 克，紫菀 15 克，葶苈子 25 克，苇茎 50 克，川军 25 克，皂角 25 克。

3 月 9 日服上方 23 剂，体温恢复正常，脓痰明显减少，精神状态好转，食欲增加。停用抗生素，服前方略有加减，胸痛加瓜蒌、郁金；痰带血丝加仙鹤草、藕节；纳呆加厚朴、枳实；兼外感加桑白皮、柴胡。

服中药 32 剂，胸部拍片脓腔及炎症消失，仅示条状阴影，病人诸症消失而告痊愈。

肺 结 核

肺结核是由结核杆菌,主要通过呼吸道侵入人体的一种慢性传染病。根据临床表现可分为四个类型。

1. 原发性肺结核

原发性肺结核为初次感染结核杆菌引起的疾病。多见于肺通气较好的部分,如上叶底部,中叶或下叶的上部,且常靠近胸膜,沿淋巴管到肺门淋巴结。原发病灶、淋巴管炎和淋巴结炎三者称为"原发综合征"。

原发性肺结核常无明显的症状和体征,有时伴有食欲减退、发热、咳嗽、结节性红斑和多发性关节炎等症。如有肺不张和肺实变,则叩诊可呈浊音,呼吸音减弱或闻及管性呼吸音等。结核菌素试验呈阳性反应。

2. 急性粟粒性肺结核

在短期内,大量结核杆菌,从原发病灶或气管、支气管旁淋巴结的干酪化病灶,侵入血行引起播散,称为粟粒样肺结核。临床表现为高热、寒战、气促、发绀等全身中毒症状。

X线检查:胸片表现为双肺弥漫性大小、密度基本一致的粟粒状致密阴影。

3. 浸润性肺结核

浸润性肺结核的病灶往往是肺尖和肺尖下部的浸润,为肺结核中最常见的一型。它的转归可以向好的方面发展,即病灶吸收好转期;病灶范围不大,可完全纤维化或钙化,即硬结钙化期。若机体抵抗力差,或感染菌量特别多,可并发胸腔积液,发展成结核性胸膜炎;或病灶不断扩张,即浸润进展期;或干酪样坏死发生液样咳出,形成空洞;或向其肺部播散,即溶解播散期,严重者可形成干酪样肺炎。

4. 慢性纤维空洞性肺结核

慢性纤维空洞性肺结核是浸润性肺结核发展的结果,组织破坏广泛而严重,如果不能及时控制,反复经支气管扩散,形成自上向下新老不一的病灶和空洞,同时由于组织的修复,大量纤维组织增生。在反复不断纤维化的基础上,导致肺部大面积的实质变化,即肺硬变。目前,对肺结核的诊断依靠下列几点:

(1)症状

1)全身症状:结核菌的毒素所产生的中毒症状,主要表现为疲乏、潮热、颧红、盗汗、消瘦、食欲差等。

2)局部症状:咳嗽,咳血,胸痛等。

3)肺功能不全症状:当肺组织严重破坏,或并发肺萎缩、肺气肿和广泛胸膜肥厚时,表现为气急、发绀等。

(2)体征:肺结核的典型体征改变,有患侧呼吸运动减低,听诊支气管肺泡呼吸音和湿啰音。语颤在浸润性病变时增强,在气胸、渗出性胸膜炎、胸膜增厚或支气管阻塞时减弱或消失。在大量胸膜积液、肺实变时,叩诊呈实音。

（3）实验室检查

1）痰结核杆菌检查：痰液中找到结核杆菌是诊断肺结核的最可靠依据。

2）血液检查：肺结核病情严重的患者，可继发贫血。红细胞沉降率（简称血沉）增速，标明肺结核的病情不稳定。

（4）X线检查：X线对肺结核病变性质、部位、范围及进展情况的确定有很大意义。

肺结核相当于祖国医学的"肺痨"、"痨瘵"、"虚劳"等病的范畴。祖国医学认为，肺结核的发病内因是正气虚弱，外因是痨虫传染，其主要病理改变是肺阴虚，若日久损及脾肾则气阴愈加虚损。本病以盗汗、潮热、咳嗽、咳血、消瘦为主症，若脾肾俱虚则咳嗽气短加重，往往不易彻底治愈。

【源　流】

祖国医学对类似肺结核的记载，历史悠久，内容较为详尽。

有关病因的记载：《素问·通评虚实论》说："精气夺则虚"。《素问·调经论》又说："阳虚生外寒，阴虚生内热。"这就阐明了虚证的本质，尤其"阴虚生内热"的理论，对结核热的病理作了高度概括。《济生方》认为，类似肺结核的病因是由于不能卫生，始于过用，逆于阴阳，伤于荣卫，同时又明确提出"虫痊"为发病之源。

有关症状的记载：《素问·痿论》说："肺热者，色白而毛败"。《丹溪心法》又明确指出肺结核的临床表现："传尸痨瘵，寒热交攻，久嗽咯血，日渐羸瘦。"陈修园又进一步指出痨病的症状为咳嗽吐血，五心烦热，目花耳鸣，口烂鼻干，气急，食不知味，羸瘦，惊悸，梦遗，往来寒热，嗜卧怠惰，疲倦骨蒸，不寐，女子不月等。《外台秘要》记载了肺结核的病容："初则盗汗。盗汗之后，即寒热往来。寒热往来之后，即渐加咳，咳后面色白，两颧面赤如胭脂色，团团如钱许大，左卧则右出，唇口非常鲜赤。"这些记载与今日肺结核的临床表现是一致的。

有关治疗的记载：《医学正传》说："一则杀其虫，以绝其根本。一则补其虚，以复其元。"这一记载为今日肺结核的辨证施治提供了理论根据。《医门法律》说："按虚劳之证，阴虚者，十常八九，阳虚者十之一、二而已。"进一步明确了治疗阴虚是复元的常用法则。《清代名医医案精华》说：肺位胸中，为五脏华盖，最娇之脏，不耐邪侵，毫毛必病……始拟培土生金，兼调肾气"，说明了祖国医学的整体观念，并为治疗本病提出了更为丰富的治疗法则。《景岳全书》说："凡气虚者宜补其上，人参、黄芪之属是也。精虚者宜补其下，熟地、枸杞之类是也。阳虚者宜补而兼缓，桂、附、干姜之属是也。此固阴阳之治辨也。……故善补阳者，必于阴中求阳，则阳得阴助而生化无穷；善补阴者，必于阳中求阴，则阴得阳升而泉源不竭"，则进一步指出了补虚药的运用规律。

【病因病机】

如上所述，肺结核的发病，气血虚弱为内因，痨虫传染为外因。凡禀赋不足，忧思郁怒，劳倦过度，饮食失宜等因素耗伤气血和精津，致正气虚，则外邪——痨虫乘虚侵入肺而形成肺痨病。因此对本病之成因当责之于虚，故有"积虚成损"和"积损成痨"之说。

痨虫日吸肺津，消耗肺津，久之出现一系列阴虚症状，阴不足则相火妄动，火灼于肺，肺愈伤而阴愈虚失肃降，由此可知阴虚火旺是本病的基本病理变化。

虚热伤阴，肺失滋润，形成阴虚肺燥，从而表现于咳嗽，咳血，声音嘶哑等一系列证候。病程日久，阴损及阳，或久咳肺气受损，可导致肺脏的气阴两虚。

由于肺脏的病变——气阴亏耗，影响脾的运化，或由于饮食劳倦损伤脾气致脾虚，脾虚则水谷精微不能上输于肺，肺津不足则肺阴更虚。

肾为先天之本，由于禀赋不足或年老久病，至肾阴亏乏，阴亏则阳亢，肾为水火之脏，内藏相火，阴虚则相火妄动，火乘于肺，肺阴更虚。反之，肺虚肾失滋养，则肾阴更虚，形成肺肾阴虚。临床表现为盗汗，不寐，腰膝酸软，心烦易怒，胸胁痛等；阴不敛阳而为骨蒸潮热，两颧红赤；相火偏亢，扰动精室而为梦遗，损伤冲任则为月经不调。

若病程日久，延误失治，肺病及脾，肺病及肾，阴损及阳，阳损及阴，形成肺、脾、肾三脏互为因果、阴阳俱虚、寒热错杂之病，说明肺结核已至晚期。

【辨 证 施 治】

1. 肺阴不足型

该型相当于浸润型肺结核。

辨证要点：轻度咳嗽或干咳少痰，或痰夹血丝，潮热盗汗，食少纳呆，胸痛，倦怠乏力，身体日渐消瘦，舌红少苔，脉细数等。胸透可见锁骨上、下区有云絮或条状阴影，血沉可增快。

治疗法则：甘寒养阴、润肺。

常用方剂：麦门冬汤。

处方举例：天冬 50 克，生地 25 克，百部 30 克，杏仁 15 克，橘红 15 克，沙参 50 克。

加减：若脾虚食少纳呆加白术、鸡内金；若肾阴虚火旺，颧红，骨蒸，梦遗等加知母、黄柏；若肝火旺，心烦易怒，胁痛加山栀子、川楝子；若心火旺，烦躁不寐，盗汗，舌尖红赤者加黄连、丹皮；若咳痰有血丝加仙鹤草、藕节。

2. 阴虚火旺型

该型相当于浸润型肺结核继发感染或干酪样肺炎的临床表现。

辨证要点：咳嗽痰少或咳吐稠黄多量之痰，咯血反复发作，量多色鲜红，混有泡沫，胸胁掣痛，骨蒸，潮热盗汗，颧红，心烦，失眠，善怒，口苦，噫气，男子可见梦遗，舌质红绛，脉细数或弦数。

治疗法则：滋阴降火，潜阳安神。

常用方剂：百合固金汤。

处方举例：沙参 50 克，川贝 25 克，白及 25 克，天冬 25 克，麦冬 50 克，阿胶 15 克（烊化），白芍 50 克，炙百部 50 克。

加减：若脾虚者加党参、白术、陈皮；若虚火上燔加冬虫夏草、生龟板；若骨蒸盗汗者加秦艽、鳖甲、地骨皮；若烦热善怒加胡黄连；若挟痰热者加知母、黄芩、金银花、连翘。

3. 气阴两虚型

该型相当于纤维空洞型肺结核的静止期。

辨证要点：病程较久，形体消瘦，面色㿠白，神疲气短，干咳少痰，痰中带血丝，动则自汗，盗汗，胸痛引背，食少纳呆，舌边尖红，苔薄或花剥，脉细数无力。

治疗法则：益气养阴。

常用方剂：月华丸。

处方举例：党参 25 克，黄精 50 克，沙参 50 克，二冬各 25 克，百合 25 克，白及 15 克，阿胶 15 克（烊化）。

加减：若痰量多泡沫状加茯苓、半夏；若自汗、盗汗者加山萸肉、黄芪；若食少纳呆者加山药、陈皮；若气短、气急者加红参、黄芪。

4.肺肾两虚型

该型相当于肺结核晚期。

辨证要点：即阴、阳、气、血俱亏之证候。极度消瘦，呼吸息微，呼多吸少，动则尤甚，张口抬肩，但以吸气为快，咳痰频作或痰中带血，自汗，盗汗，畏寒肤凉，头晕耳鸣，腰膝酸软，食少纳呆，女子不月，舌红少津，脉沉弱或虚数。

治疗法则：气血双补。

常用方剂：人参养荣丸、大补元煎、大补阴丸等选用。

处方举例：红参15克，山萸肉25克，枸杞25克，川贝15克，龟板15克，阿胶10克（烊化），紫河车粉10克（分两次冲服）。

加减：若咳血者加三七、藕节或用十灰散；若气虚欲脱者可用独参汤。

总之，临床上对肺结核的辨证施治，如用甘寒养阴药，要顾及脾胃，防止食减便溏；用补气健脾药，要注意肺阴，不可过于香燥；用止血之剂，勿过于寒凉，以防血瘀肺络。具有抗痨作用的中草药：百部、獭肝、冬虫夏草、白及、五灵脂、十大功劳叶、猫爪草、马齿苋、白果、紫花地丁、地榆、鹿角胶、黄连、黄芩、远志、连翘、柴胡、菊花等。

【西 药 治 疗】

抗结核药物通过人体的免疫力有效地控制结核病。在药物治疗结束后，人体的免疫力更起着重要的作用，使疾病进一步得到控制，避免复发。

（一）抗结核药物

凡是具有活动性的肺结核都需要用抗结核药物治疗。药物治疗促进病灶的吸收，往往在治疗开始的三至六个月内最为明显。因此，应早期治疗。药物联合治疗既可提高疗效，又可避免细菌耐药性。目前较有效并常用的抗结核药有异烟肼、链霉素和对氨基水杨酸钠，属于首选药物。吡嗪酰胺、丙硫异烟胺、卡那霉素、氨硫脲等药物的抗结核作用较差，药物不良反应较多，属于次选药物。乙胺丁醇和利福平具有较好的抗结核作用，临床疗效亦好，不良反应较上述次选药物为少。

（二）治疗方式

1.初治

未经抗结核药物治疗过的病人称为初治。一般轻微的干酪样病灶，无空洞形成者，可以单独用异烟肼治疗。这样的病灶含菌量不多，单用异烟肼，借人体抵抗力可以控制。治疗时间为一年至一年半。

一般活动性的，具有组织破坏，痰菌阳性的肺结核，可分为以下两阶段进行治疗：

积极治疗阶段：在三种首选的抗结核药中选用两种治疗。若毒性症状明显，病灶范围比较广泛，炎症干酪成分重或有空洞形成者，采用异烟肼加链霉素治疗。链霉素治疗3～6个月；开始1～3个月内每日1克，以后改为每周2～3克。停用链霉素后改用对氨基水杨酸钠如异烟肼继续治疗。若毒性症状轻微或消失，病灶范围不大，没有空洞形成者，可以应用异烟肼加对氨基水杨酸钠治疗。若病情特别严重，如有高度毒性症状，病灶广泛，如急性粟粒性肺结核或干酪性肺炎，可将以上三种药物同时应用：链霉素每日 1 克，至少用 3 个月，以后根据病情改为每周 2～3 克，用至 6 个月。在急性阶段，对氨基水杨酸钠可静脉滴注，疗程一个月左右。一般在痰菌转为阴性，持续 3 个月后可进入巩固治疗阶段。这一阶段的疗程一般为 9～12 个月。

巩固治疗阶段：单独应用异烟肼治疗，总疗程达 18～24 个月。

2. 复治

肺结核初次治疗失败，或治愈后复发的治疗称复治。复治的原因往往是由于治疗不当，或对组织破坏严重的病灶，未及时作外科手术切除，或由于延误诊断。复治病患一般细菌耐药，病灶组织破坏深重。

复治方法：针对细菌的耐药敏感性，适当选用药物，控制细菌。同时根据病灶性质，掌握时机作必要的外科手术切除。

抗结核药物的选择：如过去基本是联合治疗，则仍可选用异烟肼、链霉素和对氨基水杨酸钠的二联或三联治疗。如过去治疗颇不规则，则应更换未用过的抗结核药。如过去单独用异烟肼治疗，宜用三联治疗。一般复治可保留异烟肼，剂量可加至每日每公斤体重 8～10 毫克。

【病　　例】

傅某，男，8 岁，初诊日期：1975 年 10 月 8 日。

两个月来，干咳无痰，午后低热，体温在 37.5℃左右，两颧红赤，五心烦热，尿黄便干，食少纳呆，倦怠乏力，盗汗等而来求治。呈慢性消耗病容，体温 37.9℃，脉搏每分钟 90 次，巩膜无黄染，左颌下淋巴结约雀卵大，活动尚好，心肺听诊未闻异常，腹平软，肝脾未触及。实验室检查：110g/L，红细胞计数 5.0×10^{12}/L，白细胞计数 11×10^9/L，淋巴细胞 0.4，中性粒分叶细胞 0.58，中性粒杆状细胞 0.02。血沉 45 毫米/一小时。胸部 X 线片可见左肺门淋巴结肿大，符合肺门淋巴结核改变。舌红少津，脉沉细。

辨证分析：午后潮热，干咳无痰，两颧红赤，五心烦热，尿黄便干，盗汗，舌红少津，脉沉细等均系肺阴不足，阴亏内热之证。

诊断：肺结核（阴亏火旺型）。

治则：滋阴清热。

处方：青蒿 15 克，地骨皮 20 克，炙百部 15 克，玄参 15 克，沙参 15 克，炙牡蛎 10 克。复诊：服上方 4 剂，体温恢复正常。嘱其继续用抗结核药物治疗。

对于肺结核的治疗，应考虑病人的全身状态、结核病变和临床表现。若一般状态较好，可单纯用抗结核药（西药）治疗；若全身状态较差或结核中毒症状明显者，可同时应用滋阴药以扶正，并按辨证施治的法则酌选药物，对改善症状、增加机体抗病能力有较好的疗效。

慢性肺源性心脏病

慢性肺源性心脏病，绝大多数是从慢性支气管炎或阻塞性肺气肿发展而来的，简称肺心病。本病有长期慢性咳嗽、咳痰或哮喘史。

体格检查：明显的肺气肿体征，如桶状胸，肺部叩诊呈高清音，肺下界降低，心浊音界缩小，听诊呼吸音弱，常有干或湿啰音。随病程的进展，逐渐出现心悸，气急加重或有发绀，颈静脉怒张，肝肿大并有压痛，浮肿和腹水等右心衰竭表现。心率常增快，引起三尖瓣相对性关闭不全时，在剑突下可闻到吹风样收缩期杂音。在疾病的后期，尤其在急性呼吸道感染时，通气障碍加重，易诱发呼吸衰竭，可出现严重的呼吸困难，咳吐黄痰，有时烦躁不安，神志模糊或嗜睡，四肢肌肉抖动，称为"肺性脑病"。

X 线检查：肺动脉段常突出，肺动脉分支扩大，肺门血管影加深。心脏呈垂直位，心尖向上举、向前扩大，提示右心室扩大。

心电图检查：电轴右偏，顺钟向转位，肺型 P 波，右心室肥厚。

实验室检查：动脉血氧饱和度常低于正常，二氧化碳分压高于正常。晚期，血氧降低，二氧化碳结合力升高。

慢性肺源性心脏病，相似于祖国医学"支饮"、"水肿"、"肺胀"、"喘脱"等病范畴。认为本病是由于肺、脾、肾的功能失常而产生的，出现肺无通降之力，脾无转输之权，肾失蒸化之职的病理改变。临床表现为水液内停，为痰为饮，上逆于肺则为喘咳，外溢肌肤则发水肿，水气凌心则心血瘀阻，痰浊犯心则神昏。

【源　流】

祖国医学对类似肺心病的记载比较详尽。《金匮要略·痰饮咳嗽病脉并证治》说："其人素盛今瘦，水走肠间沥沥有声，谓之痰饮。饮后水流在胁下，咳唾引痛，谓之悬饮。饮水流行，归于四肢，当汗出而不汗出，身体疼痛，谓之溢饮。咳逆倚息，短气不得卧，其形如肿，谓之支饮。"《金匮要略·肺痿肺痈咳嗽上气病脉证治》说："咳而上气，此为肺胀，其人喘，目如脱状，脉浮大者，越婢加半夏汤主之"，又说："肺胀，咳而上气，烦躁而喘，脉浮者，心下有水，小青龙加石膏汤主之"，"正水，其脉沉迟，外证自喘"，"病痰饮者，当以温药和之"。上述四饮中的支饮症状与慢性肺源性心脏病极其相似。"目如脱状"，与现代医学的"蛙目"也是一致的。在治疗上，仲景所拟越婢加半夏汤和小青龙加石膏汤，至今在临床上治疗慢性肺源性心脏病仍有重要意义。尤其是仲景提出了本病用温药治疗的原则。近年来，国内报道表明，患慢性肺源性心脏病者，机体免疫功能和肾上腺皮质功能均低下，并且认为与祖国医学所辨认的肾阳虚有关。经用温肾药物治疗后，24 小时尿中 17-羟皮质类固醇含量有所增加或恢复正常，这就为用温药治疗痰饮病提供了现代医学的科学依据。

【病 因 病 机】

本病绝大部分是由慢性气管炎并发肺气肿而引起的。祖国医学认为外感时邪（感染或反复感染）通过皮毛犯肺，肺气不宣则产生咳嗽、咳痰、气喘等症。肺主皮毛，肺气不宣则卫外不固，因而招致外邪入侵。肺气不宣与卫外不固互为因果，日久则肺气受损，亦即出现肺气肿的征象。这就是本病的发病基础。

"肺为贮痰之器，脾为生痰之源"。若肺气虚日久，肺失敷布，则水谷之精微不能通过肺朝百脉之作用，而散布周身；反在肺内蕴而生痰。痰乃水谷精微因肺失敷布所化，故可导致脾气虚而运化功能失司，湿邪内停聚而成痰。

"肺为气之主，肾为气之根"。肺主呼气，肾主吸气。若肺气虚而呼气不利，则肾之纳气失司，临床上可出现，肺肾气虚的证型，即相似于肺功不全的征象。

肾与脾是互相温煦的关系，若肾病及脾，则可加重脾失健运而痰湿内生；若脾病及肾，可致肾精日亏。

综上所述，肺、脾、肾三脏功能失调并互为因果，其中肺气虚是发病基础，脾的运化失司和肾失湿煦是肺气虚的进一步发展,而脾肾失于温化则加重肺的通降功能失调,肺气虚,卫外不固则易招致外邪入侵,如此反复,形成恶性循环。相似于心功能代偿期。

随着病程的进展,肺气虚愈甚,气虚则血涩,血瘀内停,临床表现发绀、肝肿大等。若肺病及脾,脾病生湿,湿痰阻肺则咳痰清稀;水湿之邪溢于肌肤则见水肿;水湿之邪上凌于心则心悸气短。这些表现相似于右心衰竭。肺之痰湿日久蕴热或外感风热之邪犯肺,致痰热阻肺,相当于合并肺部感染。若外感热邪不解,热入营血,逆传心包,则产生高热、发疹发斑、神昏、抽搐等症,相似于感染性休克。脾之水湿泛滥,上凌于心,可致痰湿蒙蔽心窍,因湿为阴邪,其症如醉如呆,神志昏沉,相似于肺性脑病的抑制型。或肾之阴亏阳亢,肝风内动,肝阳化风,风火相煽,挟痰蒙蔽心窍,因风为阳邪,其症如狂,躁扰不宁,相似于肺性脑病兴奋型。至本病后期,肺气愈加虚衰,心阳亦愈加不振,遂形成阴阳欲绝之势,乃濒死之兆,相似于呼吸衰竭。慢性肺源性心脏病的全部发病过程,可累及五脏及上、中、下三焦。

【辨 证 施 治】

关于肺源性心脏病的中医临床分型,国内各地意见颇不一致,有以脏腑分型(肺虚型、心虚型、脾肾虚型),有以症状分型(以喘为主型,以水肿为主型、以痰饮为主型),有结合现代医学病理过程分型(呼吸道感染为主型、心力衰竭型、无感染无心衰型)等。1973 年全国肺心病专业会议提出中西医结合分型,是切合实际的,结合临床实际分型如下:

1. 寒痰阻肺型

该型相当于肺心病缓解期。

辨证要点:即肺气虚和脾气虚的症状。咳嗽,咯吐清稀白痰,易咳出。体倦乏力,食少纳呆,舌淡体胖,舌苔白腻,脉沉缓或滑。

治疗法则:燥湿化痰。

常用方剂:二陈汤、香砂六君子汤等选用。

处方举例:党参 25 克,陈皮 50 克,半夏 15 克,淡附子 15 克,肉桂 10 克。

加减:若痰多加苏子、海浮石;若咳嗽畏风寒加细辛、天南星;若喉中有痰声加炙麻黄、白果;若气短加冬虫夏草、巴戟天;若咳嗽重加米壳、炙百部。

2. 痰热阻肺型

该型相当于肺心病急性发作期。

辨证要点:即肺心病加呼吸道感染症状。咳嗽,咳吐黄痰或白色黏稠痰,不易咳出。胸闷气短,尿黄便干,舌质红或紫暗,舌苔黄腻,脉滑数。

治疗法则:清热化痰。

常用方剂:清金化痰汤、黄连解毒汤等选用。

处方举例:黄芩 15 克,知母 15 克,陈皮 50 克,炙百部 50 克,鱼腥草 50 克。

加减:若痰不易咳出加桔梗、紫菀;若有表证加金银花、连翘;若咳吐黄痰加重楼、败酱草;若便秘加厚朴、大黄;若霉菌感染加马兜铃、连翘。

痰热阻肺型多见便秘,符合祖国医学"肺合大肠相表里"、"肺热移于大肠"的理论。在辨证施治中加厚朴、大黄,不仅通便,而且对控制肺内感染有显著疗效。

3. 肺肾气虚型

该型相当于肺功能不全。

辨证要点：即肺气虚加肾气虚的症状。咳嗽气喘，动则尤甚，痰量不多，咳吐白痰或泡沫样痰，自汗，形寒肢冷，腰膝酸软，面色㿠白，舌质淡嫩或紫暗，脉沉无力。可能与垂体-肾上腺皮质系统兴奋性低下或功能不全有关。

治疗法则：补肾益肺。

常用方剂：人参蛤蚧散。

处方举例：红参15克，蛤蚧一对（每次2克冲服），胡桃肉15克，黄芪25克，党参50克，仙茅25克，淫羊藿15克。

加减：若自汗加山萸肉、金樱子；若畏寒肢冷、阳痿加巴戟天，鹿茸；若兼阴虚加五味子、玄参；若痰中带血加沙参、百合。

4. 水气凌心型

该型相当于心力衰竭。

辨证要点：即肺、脾、肾气虚加心阳虚的症状。心悸，气短，咳嗽，咳吐白色黏痰，身面浮肿，尿少，舌质紫暗，舌苔白腻，脉沉数无力。

治疗法则：温阳利水。

常用方剂：真武汤、苓桂术甘汤、金匮肾气丸等选用。

处方举例：防己50克，椒目50克，葶苈子50克，茯苓50克，桂枝25克，山药25克。方中药物含有强心苷，有强心利尿作用，但不易发生洋地黄类药物的中毒现象。

加减：若浮肿严重加猪苓、车前子、泽泻、竹叶等利尿但不易引起离子紊乱现象的药物。

5. 痰迷心窍型

该型相当于肺性脑病。

辨证要点：若由湿痰蒙蔽心窍，此属阴邪，症见神昏加阴证，神志昏蒙，嗜睡，表情淡漠，肢凉息微，舌体胖、舌质紫暗白腻苔，脉沉滑（相当于肺性脑病抑制型）。

若由痰火蒙蔽心窍属阳邪，症见神昏谵语，躁动不安，咳吐黄痰，舌质紫暗，黄腻苔，脉滑数（相当于肺性脑病兴奋型）。

治疗法则：抑制型宜涤痰化浊，醒神开窍；兴奋型宜清热息风，涤痰开窍。

常用方剂：抑制型用苏合香丸；兴奋型用牛黄安宫丸。

处方举例：石菖蒲25克，郁金15克，天南星15克，荜茇15克，连翘50克，冬瓜仁50克，葶苈子50克。

加减：痰热扰心者加山栀、犀角。肺性脑病为肺源性心脏病严重阶段，病势危笃，宜中西医结合治疗。

6. 热入营血型

该型相当于感染性休克。

辨证要点：身热，入夜尤甚，烦躁不安，循衣摸床，全身皮肤及黏膜出血，呼吸急促，四肢厥冷，血压下降，脉微欲绝，舌质绛，干红无苔。

治疗法则：清营凉血。

常用方剂：清营汤、犀角地黄汤等选用。

处方举例：生地 50 克，金银花 50 克，连翘 50 克，黄连 15 克，赤芍 50 克，丹皮 50 克，羚羊角 10 克（单煎频服）。

活血化瘀药能改善微循环，扩张血管，增加血流量，抑制血小板凝集现象，增强抗感染药物的抗菌作用。故在临床上，治疗感染性休克，应在辨证施治的基础上加活血化瘀药，可提高疗效，并宜中西医结合治疗。

7. 阴阳欲绝型

该型相当于呼吸及循环衰竭。

辨证要点：此型为肺心病濒死的临床表现。额汗如油，颜面口唇青紫，呼吸短促而息微，喉中痰鸣，四肢不温，脉微欲绝，血压下降等。

治疗法则：回阳救逆，益气复脉。

常用方剂：参附汤、四逆汤、升脉散等选用。

处方举例：淡附子 15 克，干姜 15 克，麦冬 50 克，五味子 50 克。

此型宜中西医结合治疗。

临床上肺心病的辨证施治，应贯穿祛邪扶正的原则。肺心病的演变过程是由于各脏之虚，并在虚的基础上招致新的继发感染，往往导致病情加重。故新感染是本病急性发作的诱因，影响着病情的变化。如何控制感染是治疗上的重要课题。常用药物有：鱼腥草、炙百部、金银花、连翘、黄连、款冬花、射干、败酱草、凤眼草等。痰液常为本病继发感染的有利条件，故化痰是预防感染的重要一环。常用的祛痰药物有：紫菀、桔梗、苏子、葶苈子、白芥子、知母、桑皮、白前、杏仁等。在控制感染和祛痰的同时，应酌加活血化瘀药，借以增加抗感染的疗效。常用药物有：赤芍、丹皮、当归、生地榆、大小蓟等。上述药物宜根据药物性味选用。

治疗肺源性心脏病的另一个原则就是巩固疗效，防止复发。在缓解期应投扶正固本药物。若肺气虚症状明显宜用玉屏风散（防风、黄芪、白术）酌加控制感染药物；若肾气虚症状明显常用金匮肾气丸或参茸丸或紫河车粉。由于补肾药作用于下丘脑-垂体-肾上腺系统，在未发作时，常服此类药物，能减少急性发作或减轻症状。

近年来，国内通过慢性肺源性心脏病病人，进行肾虚本质的研究，本病淋巴细胞转化率和 E 玫瑰花形成率较正常对照组有明显低下，说明慢性肺源性心脏病病人机体免疫功能低下。同时，也说明机体的免疫机能与祖国医学的"肾的功能"有密切关系。慢性肺源性心脏病病人，尿中 17-酮类固醇和血浆皮质醇均低于正常，特别是肾阳虚病人，尿中 17-羟皮质类固醇含量普遍低于正常。经温肾或泼尼松治疗后，其含量有所提高或恢复正常。说明慢性肺源性心脏病病人肾上腺皮质功能低下，也说明温肾药物具有激素样作用。

【 西 药 治 疗 】

慢性肺源性心脏病是一个复杂的过程，往往同时存在肺部感染、心力衰竭和肺功能不全。在治疗上要分清主次。

（1）控制呼吸道感染：用青霉素，每次 40 万～80 万单位，每 6 小时进行 1 次肌内注射。链霉素 0.5 克，每日 2 次肌内注射。若用 3～5 天无效时，改用其他抗生素。

（2）改善呼吸功能：清除痰液，使呼吸道通畅，常用α-糜蛋白酶 5 毫克，加生理盐水 10 毫升雾化吸入。解除支气管痉挛用氨茶碱，每次 0.1～0.2 克，每日 3 次，口服。或用氨茶碱

0.25 克加入 20%葡萄糖液 20 毫升中，静脉注射。给氧，一般用鼻导管给氧法间歇给氧，或者用人工呼吸器给氧。有呼吸衰竭时，可选用尼可刹米，每次 0.375 克，每 1～4 小时 1 次，肌内注射。或用安钠咖，每次 0.25 克，每 1～4 小时 1 次，肌内注射。呼吸衰竭严重者，用上述疗法无效时，可考虑气管切开，对昏迷病人不宜作气管切开，可作气管插管。

（3）控制心力衰竭。

（4）纠正呼吸性酸中毒：重点在于控制呼吸道感染，维持呼吸功能，必要时选用 11.2%乳酸钠溶液或 5%碳酸氧钠溶液治疗。

【 病　例 】

王某，男，50 岁，入院日期：1968 年 2 月 5 日。

于十天前，因外感发热，体温达 39℃。在自家用青霉素、链霉素后好转，但咳嗽、咳痰加重，且痰不易咳出，黏稠而黄，气短，心悸，食少纳呆，腹胀满，便秘，体倦乏力。既往咳嗽病史十余年。呈重症病容，意识清晰，表情淡漠，面色晦暗，语声低微，略有喘息，呼吸略促，肢体倦怠，皮肤干枯，自能转侧。心率每分钟 108 次，体温 36.2℃，呼吸每分钟 22 次，血压 150／90mmHg。有颈静脉怒张，呈桶状胸，肋间隙增宽，心音纯，节律整，两肺下野可闻及中、小水泡音。肺肝界在右锁骨中线第七肋间，肝在剑突下可触及 2cm。口唇及指甲发绀，舌质紫暗，苔黄腻，右脉弦数，左脉滑数。

辨证分析：素有痰饮多年，则肺气虚弱，卫外不固，故易招致外邪入侵，外邪犯肺，蕴而化热，则咳吐黄痰，呼吸喘促，舌苔黄腻，脉滑数等。痰热阻肺，肺失宣降，痰阻气机，肺的气机郁闭，则血行不畅而瘀滞，故口唇、指甲发绀，舌质紫暗。

诊断：慢性气管炎、肺气肿、肺心病并发肺部感染（痰热壅肺型）。

治法：清热化痰，宣肺定喘。

处方：鱼腥草 50 克，炙百部 50 克，黄芩 15 克，陈皮 25 克，金银花 50 克，连翘 50 克，厚朴 25 克。

2 月 18 日，服上方两周，病情明显好转，黄痰消失，咳痰减少。唯心悸，气短，自汗，动则尤甚，舌质紫暗，舌胖嫩无苔，此乃肺肾气虚之候。拟益气补肾，佐以化痰之法。

处方：红参 15 克，党参 25 克，苍术 15 克，山萸肉 50 克，茯苓 25 克，炙百部 25 克，葶苈子 50 克。

在此方基础上随症略有加减，并同时服金匮肾气丸，共治疗两个月，诸症基本消失出院。

本例属肺源性心脏病急性发作期，故宜先治标，选清热解毒药物，因这类药物大多数有不同程度的杀菌或抑菌作用，长期应用无抗药性。但本病的实质是虚证，故在治标过程中，慎用寒凉药，防止损伤肺、脾、肾之阳气，必要时可酌情选用。待痰热得清后改为治本为主，兼化痰止咳，对肺源性心脏病缓解期宜用补肾固本之剂，若有条件可在夏季连续服补肾剂，对减轻症状，减少冬季急性发作皆有很大益处。此即符合祖国医学"春夏养阳"之理。

慢性风湿性心脏病

患急性风湿性心脏病后遗留下来的心脏病变，即慢性风湿性心脏病或称风湿性心瓣膜病。本病以心脏各瓣膜病变最为显著，其中二尖瓣病变和主动脉瓣病变较为多见。

1. 二尖瓣病变

（1）二尖瓣狭窄：轻度狭窄，常无明显症状。只有在左心房代偿功能失调引起肺淤血时，出现劳动后呼吸困难，咳嗽，痰中带血，晚期多出现右心衰竭。

由于肺淤血，患者两颧多呈紫红色。心前区隆起，心尖搏动区可有强烈搏动，并可闻及舒张期杂音和触及舒张期震颤等。

X 线检查：右心房及肺动脉圆锥突出，心腰消失；钡餐检查可发现食管有压迫现象。

心电图检查：典型改变为 P 波增宽且有压迹，电轴右偏，有右心室肥大表现，常合并心房颤动。

（2）二尖瓣关闭不全：轻度二尖瓣关闭不全无明显症状。较重时可有疲乏、心悸及呼吸困难，最后引起左心衰竭。心脏听诊可在心尖区听到一响亮的、性质粗糙、音调高的吹风样全收缩期杂音。肺动脉瓣区第二心音可增强，并伴分裂。

X 线检查：左心房增大，左心室向左向下扩大。

心电图检查：左心室肥厚及劳损。

2. 主动脉瓣病变

主动脉瓣病变常与二尖瓣病变同时存在。

（1）主动脉瓣狭窄：由于左心室搏出量减少，血氧供应不足，可造成疲乏感，呼吸困难，心绞痛，眩晕或昏厥。

体格检查：可见心脏向左向下扩大。在主动脉瓣区胸骨右缘第二肋间可听到一响亮粗糙的收缩期杂音，向颈部传导，有时可触到收缩期震颤。主动脉瓣区第二心音弱，以至脉压变小等。

X 线检查：左心室扩大，升主动脉多因受收缩期血流急促喷射的影响而发生狭窄部后的扩张。

心电图检查：左心室肥大及劳损。

（2）主动脉瓣关闭不全：本症早期无症状，或仅有心悸及头部搏动感，心前区不适。晚期产生左心功能不全及肺瘀血的症状。

体格检查：可发现心脏向左向下扩大。听诊时于主动脉瓣区可闻及吹风样舒张早期杂音。显著的主动脉瓣关闭不全可出现收缩压增高，舒张压降低，脉压增大，水冲脉，动脉枪击声，毛细血管搏动等。

X 线检查：左心室增大，主动脉弓突出。

风湿性心脏病的并发症：充血性心力衰竭、心房颤动、亚急性细菌性心内膜炎、栓塞、急性肺水肿等。

风湿性心脏病，相当于祖国医学"心悸"、"怔忡"、"心痹"等病的范畴。祖国医学认为风湿性心脏病是由于风、寒、湿三气杂至，从血脉内侵于心，导致心气闭阻，宗气无根，进而损及脾、肾、肝、肺，引起心悸、气喘、水肿等症。因其病理改变为心气闭阻，加之病因是风、寒、湿三气杂至的痹邪，所以称之为"心痹"。

【源　流】

祖国医学对类似风湿性心脏病的记载散见于历代医籍之中。《素问·痹论》说："五脏皆有合，病久而不去者，内舍于其合也。脉痹不已，复感于邪，内舍于心。"其将风、寒、湿三气杂至之邪称之为痹邪，也就是引起痹证的病因。其邪通过血脉，内侵于心，引起心痹。现代医学认为，与甲型溶血性链球菌感染有关的全身性变态反应性疾病，引起全身胶原组织的炎症反应，其中以心脏炎和关节炎为主。急性期过后常遗留显著的心脏损害，特别是瓣膜的病变而形成慢性风湿性心脏病，说明古今中西医对本病病因的论述极其相似。《杂病源流犀烛》中进一步指出："脉痹久，复感三气，内舍于心，则脉不通，烦则心下鼓，上气，咽干善噫。厥，上气而恐。盖心合脉而痹入之，故脉不通，不通则心气郁，故鼓暴。鼓暴则气逆而喘，故上气。心脉起心中，上挟胃挟咽，故咽干善噫。厥为阴气，心火衰而邪乘之，故神怯而恐也。"不但进一步说明心痹的病因，而且记载了本病的临床特点，即气逆而喘，咽干善噫，神怯而恐，与风湿性心脏病、左心功能不全所致的呼吸困难、心动过速等表现有相似之处。《灵枢·胀论》说："心胀者，烦心短气，卧不安"。《金匮要略》说："心水者，其身重而少气，不得卧，烦而躁，其人阴肿"。这些描述相似于充血性心力衰竭的临床表现。《灵枢·经脉》说："手少阴气绝，则脉不通，脉不通则血不流，血不流则髦色不泽。故其面黑如漆者，血先死。"大抵相似于充血性心力衰竭和继发肾上腺皮质功能减退所致的皮肤色素沉着。经云："赤色出于颧，大于拇指……必卒死"，这一描述相似于二尖瓣颜貌，可见祖国医学对风湿性心脏病预后的认识是符合客观实际的。

【病 因 病 机】

祖国医学认为风湿性心脏病是由风、寒、湿三气杂至侵入血脉，久而不去，或痹邪反复内侵，通过血脉内侵于心，而引起心气闭阻，宗气受损。《灵枢·邪客》曰："故宗气积于胸中，出于喉咙，以贯心脉，而行呼吸焉。"由于宗气损伤，则心气无力帅血，故脉来不匀而出现心悸、怔忡的症状。相似于心律失常，如心动过速，心房颤动等。若气虚血少而心阴不足，虚火犯肺则肺失宣降，或因宗气受损，失于循喉咙而行呼吸的作用。临床可见心肺两虚的症状，若心肺气虚则短气而喘。心肺阴虚则咳血或干咳。相似于左心功能不全而产生的肺瘀血或肺水肿的症状。正如《素问·痹论》说："心痹者，脉不通，烦则心下鼓，暴上气而喘，嗌干，善噫，厥气上则恐。"若心阳不振，累及肾阳，肾失开合，水湿内停，肾水泛滥反凌于心则可水肿，或心阳不振累及脾阳，脾湿内泛除产生腹胀水肿的症状外，脾湿凝结可形成痞块，甚至影响胆汁运行而发黄。心病及肾或心病及脾的病理改变，相似于右心衰竭或心源性肝硬化。若心阴不足，心营亏耗则肝阴不足，虚风内动则可出现震颤、抽搐、半身不遂等症，相似于风湿性脑血管内膜炎或脑栓塞等。

五脏之间是互相联系而又互相制约的，如肾与肺的关系，肺为水之上源，肾为水之下源；肺主呼气，肾主纳气。肝肾俱虚则可加重气短和水液泛滥。肾与脾的关系，肾主开合，脾主运化，肾脾俱病则湿邪泛滥而水肿愈甚。肝与脾的关系，肝主疏泄，脾主运化；肝藏血，脾统血。肝脾俱病则血、水互结而形成痞块或臌胀。

综上所述，祖国医学认为风湿性心脏病，病变脏腑主要在心，其病理改变是心之阴、阳、气、血受损，由于某方面受损程度不同而受累的其他脏腑也不同，若心阳受损常累及脾肾；若心气受损常累及肺、肾、脾；若心阴受损常累及肺；若心血受损常累及肝。五脏之间互有影响，久而久之则五脏俱病，而成难治之疾。《灵枢·邪客》说："心者，五脏六腑之大主也，精神之所舍也，其脏坚固，邪弗能容之，容之则心伤，心伤则神去，神去则死矣。"

【辨 证 施 治】

1. 心气不足型

该型相当于心功代偿期，或慢性心功能不全。

辨证要点：主要表现为气虚血涩的症状。心悸，气短，动则尤甚，舌淡嫩或紫暗，脉数无力或结代等，有心律失常和瓣膜损害体征。

治疗法则：补益心气。

常用方剂：炙甘草汤、养心汤等选用。

处方举例：党参 30 克，炙甘草 15 克，桂枝 30 克，白术 30 克，丹参 50 克，茯苓 50 克，夜交藤 30 克，黄芪 50 克。

加减：若心悸较明显加人参、鹿茸；若快速心律失常加常山、茵陈、络石藤；若慢速心律失常加附子、干姜。

2. 心肾阳虚型

该型相当于右心衰竭。

辨证要点：心悸气短，全身浮肿，颜面口唇发绀，形寒肢冷，脉沉伏无力，舌嫩体胖大，舌质淡或紫暗，苔白腻。

治疗法则：养心益肾，温阳利水。

常用方剂：真武汤、苓桂术甘汤、五苓散、复方防己煎等选用。

处方举例：茯苓 50 克，白术 30 克，附子 20 克，干姜 15 克，赤芍 15 克，黄芪 50 克，汉防己 50 克，桂枝 30 克，炙甘草 15 克。

加减：若喘息不得卧，自汗者加人参、五味子、牡蛎；若有浮肿青加泽泻、茯苓。

3. 心阴不足型

该型相当于二尖瓣狭窄，由于左心房压力增高，形成慢性肺脏淤阻性充血。

辨证要点：即心的证候加阴虚的证候，心悸，心烦，不寐，五心烦热，夜半口干，面色潮红，盗汗，干咳，咳血，舌红少苔，脉细。有肺瘀血体征。

治疗法则：养心阴益心气。

处方举例：生地 50 克，玄参 50 克，贝母 15 克，麦冬 50 克，沙参 25 克，丹参 50 克，人参 15 克。

加减：若咳血者加仙鹤草、茜草炭。

4. 心肝血虚型

该型相似于风湿性脑血管内膜炎或脑栓塞。

辨证要点：即心肝血虚证候加虚风内动证候。耳鸣，抽搐，震颤，半身不遂，舌强语謇，肢体麻木，舌红无苔，脉细或弦细。

治疗法则：养血柔肝，息风通络。

常用方剂：自拟"止舞汤"。

处方举例：红花 15 克，全蝎 5 克，葛根 50 克，天麻 15 克，当归 25 克，络石藤 25 克。

加减：若上肢不遂者加桑枝、羌活；若下肢不遂者加地龙、五加皮；若舌强语謇者加石菖蒲、郁金；若有不随意运动者加木瓜、乌梢蛇。

5. 心血瘀阻型

该型相当于慢性充血性心力衰竭。

辨证要点：心悸气短，动则尤甚，颜面口唇青紫，胁下痞块，肢体浮肿，舌质紫暗有瘀点或瘀斑，脉细数或结代。

治疗法则：益气活血。

处方举例：党参 15 克，白术 15 克，黄芪 50 克，茯苓 50 克，甘草 15 克，丹参 25 克，鸡血藤 25 克，桂枝 25 克。

加减：若血瘀明显者加赤芍、当归、桃仁；若气虚明显者加黄精、升麻。

6. 心脾两虚型

该型相当于慢性充血性心力衰竭。

辨证要点：心悸气短，头晕目眩，身倦乏力，面色㿠白，食少纳呆，腹胀便溏，发黄，胁下痞块，舌质红或紫暗，舌苔薄白，脉细数无力或结代。心源性肝硬化的体征。

治疗法则：益气养心、健脾除湿。

常用方剂：归脾汤。

处方举例：黄芪 50 克，党参 50 克，龙眼肉 30 克，白术 25 克，茯苓 50 克，炙甘草 15 克，大腹皮 15 克，炙鳖甲 15 克。

加减：若失眠严重者加夜交藤、合欢花；若心悸甚者加太子参；若黄疸腹水者加猪苓、苍术、泽泻。

7. 心肺两虚型

该型相似于充血性心力衰竭，肺淤血。

辨证要点：干咳不已，心悸气短，面色㿠白，口唇青紫，舌质淡或紫暗，脉细弱。

治疗法则：补益心肺。

常用方剂：保元汤。

处方举例：黄芪 50 克，人参 15 克，炙甘草 15 克，肉桂 15 克。

加减：若肺气虚明显加山萸肉、胡桃肉；若有血瘀者加桃仁、红花、赤芍。

有强心作用的中草药：人参、桂枝、北五加皮、犀角、鹿蹄草、络石藤、附子、乌头、万年青、葶苈子、黄芪、鹿茸、女贞子、五味子、麦冬、肉桂、生地、白薇、连翘、白头翁。

【西 药 治 疗】

关于风湿性心脏病的治疗，应全力控制风湿活动，防止病情加重和并发症的产生。控制风湿活动常用阿司匹林，每日 3～5 克，分 3～4 次口服；于症状控制后减半用药，持续 6～12 周。或用水杨酸钠，每日 6～8 克，分 4 次口服。

对于有心肌炎的病例可用激素治疗，用泼尼松或泼尼松龙，每日 30～40 毫克，分 3～4 次口服；以后逐渐减量，以 5～10 毫克为维持量，总疗程为 2～3 个月。在停激素前并用水杨酸制剂，每日 6～8 克，连服 3 日，以防反跳现象。

关于并发症的治疗，参看"心律失常"、"脑血管意外"和"心力衰竭"等章节。

有些是手术适应证，可手术治疗。

【病 例】

何某，女，42 岁，干部，初诊日期：1978 年 8 月 1 日。

自诉：患"风湿性心脏病，二尖瓣病"20 多年，近 5 年加重，心悸气短，下肢浮肿，肝脏肿大等。常年服"地高辛"、"双氢克尿塞"、"哌替啶"、"氨苯喋啶"等药物维持。近半个月来，浮肿加重，服上述利尿药物，利尿效果不明显，要求用中药治疗。呈二尖瓣颜貌，颜面浮肿，两颧和口唇发绀；颈静脉怒张，心尖搏动明显，可触知舒张期震颤；心率每分钟 100 次，律整，心尖区可闻及双期杂音；腹部膨隆，腹水征不明显，肝在肋下可触及 3.0 厘米，肝颈回流试验阳性，下肢呈凹陷性浮肿；舌质紫暗，脉虚数。

辨证分析：心悸气短，动则尤甚，胁下痞块，舌质紫暗，脉象虚数等，此系心气不足，气不帅血，宗气无根之证。病久及肾，肾失开合，水湿内停而致全身浮肿。

诊断：风湿性心脏病二尖瓣病慢性充血性心力衰竭，心肾阳虚型。

治法：温阳行水，益气活血。

处方：炙附子 15 克，桂枝 50 克，防己 50 克，猪苓 50 克，泽泻 50 克，车前子 50 克（纱布包煎），益母草 50 克，丹参 50 克（同时服地高辛维持量，每日 0.25 毫克）。

8 月 4 日复诊，服上方 3 剂，尿量增加，呼吸困难减轻，肝脏回缩约 0.5cm，继续服前方。

8 月 14 日复诊，自诉共服药 14 剂，诸证明显减轻，浮肿基本消失。

本例风湿性心脏病二尖瓣病充血性心力衰竭，在用地高辛维持量的同时应用温肾利水佐以活血药物治疗，产生了显著的利尿作用。说明阳虚与血瘀是充血性心力衰竭引起浮肿的关键所在。治疗风湿性心脏病，在辨证施治中加活血化瘀药，常获得较好效果。若因心气不足而致气虚血涩者，在用参芪等补品时，可加桂枝、郁金之属；若因心肾阳虚而致浮肿尿少者，在用术附等温阳利水药时，可加丹参、桂枝之属；若因心肝血虚而致虚风内动者，在用天麻、全蝎等息风通络药时，可加乌梢蛇、炙水蛭搜剔破血之品；若心阴不足，阴虚火旺而致咳嗽者，在用二冬、玄参等滋阴清热药时，可加仙鹤草、茜草理血之品。

高 血 压

高血压是我国最常见的心血管疾病，也是最大的流行病之一。目前多采纳 1978 年世界卫生组织建议的血压判别标准：①正常成人血压的收缩压（SBP）≤18.6kPa（1kPa=7.5mmHg），舒张压（DBP）≤12kPa；②成人高血压为 SBP≥21.3kPa 及（或）DBP≥12.6kPa；③临界高血压，指血压值在上述两者之间。

在绝大多数病人中，高血压病因不明，称之为原发性高血压病，在约 5% 病人中，血压升高是某些疾病的一种表现，故称为继发性高血压。

高血压诊断标准如下：

1. 按靶器官受累程度

按靶器官受累程度分三期：

第Ⅰ期：有高血压，但临床无心、脑、肾脏方面的表现。

第Ⅱ期：有高血压，并有下列一项者：①左心室肥厚（体检、X 线、心电图或超声心动图）；②眼底检查提示眼底动脉普遍或局部狭窄；③蛋白尿或血肌酐浓度轻度增高。

第Ⅲ期：有高血压，并有下列一项者：①脑出血或高血压脑病；②心力衰竭，肾衰竭；③眼底有出血或渗出，可有乳头水肿。

2. 按舒张压水平

按舒张压水平分三度：

轻度：舒张压在 12.6～13.5kPa。

中度：舒张压在 13.65～14.8kPa。

重度：舒张压≥14.95kPa。

近来有认为舒张压 11.7～13.5kPa 为轻度高血压。所有高血压中 70%～80%属轻度。

高血压病根据其临床表现，相似于祖国医学"头痛"、"眩晕"、"肝风"等病范畴。

祖国医学认为，高血压是由于肝、肾、脾三脏功能失调，引起阴虚于下（即肝或肾阴虚），邪扰于上（即肝的风、火或脾的痰邪或血瘀），导致清空失养或邪扰清空（清空指头部），而出现以眩晕或头痛为主症的疾病。

【源　　流】

祖国医学对有关高血压的记载散见于历代医籍中。《素问·至真要大论》说："诸风掉眩，皆属于肝"，"肾虚则头重高摇"，"髓海不足则脑转耳鸣"，说明眩晕与肝、肾两脏有关。《河间六书》说："风火皆阳，阳多兼化，阳主乎动，两阳相搏，则为之旋转。"《丹溪心法》说："无痰不作眩"。《景岳全书》说："无虚不能作眩，当以治虚为主。"《医学从众录》说："盖风非外来之风，指厥阴木风而言，与少阳相火同居，厥阴气逆，则风生而火发，故河间以风火立论也。风生必挟木势而克土，土病则聚液而成痰，故仲景以痰饮立论。丹溪以痰火立论也，究之肾为肝之母，肾主藏精，精虚则髓海空虚而头重，故《内经》以肾虚及髓海不足立论也，其言虚者，言其病根；其言实者，言其病象，理本一贯。"这段对眩晕的论述，指出了高血压的发病机理。即足厥阴肝经生风化火；足太阴脾经聚湿生痰；足少阴肾经精虚而髓海不足。其疾病的本质属虚，其疾病的现象属实。这与现代医学高血压的 40 岁以后发病率明显增加，女性常在绝经期高血压发病的特点有相似之处。因为，从生理角度，祖国医学认为："男子……五八肾气衰"、"女子……七七天癸竭"与高血压的发病年龄是一致的。另外，从病因分析，现代医学对高血压的病因虽然无定论，但是一般认为高级神经中枢调节障碍是高血压发病的重要因素。这与祖国医学的"肝火"、"肝阳"有类同之处。上述记载，为辨病与辨证相结合提供了宝贵的理论依据。

【病 因 病 机】

高血压的病因，祖国医学认为，与忧、思、郁、怒伤肝，年老或先天禀赋不足及肾，饮食劳倦伤脾有关，其中以肝、肾两脏关系更为密切（肝大抵指自主神经系统，肾大抵指神经-内分泌调节系统）。若因情志因素引起肝气郁滞，气郁化火，肝火上炎，火热之邪扰于清空而致，一般相当于Ⅰ期高血压。若年老或先天禀赋不足（遗传因素）引起肾阴虚于下，肝阳亢于上，形成阴亏阳亢上盛下虚之势。一般相当于Ⅱ期高血压。若由饮食（摄取钠盐过多或高脂饮食）劳逸（尤其缺乏体育或劳动锻炼）失当，损伤脾胃或脾气呆滞，导致脾失健运，痰湿内生（大抵相当于肥胖体质或高脂血症）导致痰浊内盛，痰邪上扰清空也是发生高血压的一个因素。

然而上述三脏对高血压病的发生并不是孤立存在的，三者，互相促进，互为因果，如前所述肝郁化火之邪，可煎灼津液成痰，加重其痰湿之邪。肝气郁结，气滞则血瘀，或阴亏阳亢，导致气血逆乱，或痰湿壅盛导致痰阻血瘀，皆可产生血瘀阻络的病理改变。临床上除有前述症状外，往往兼有胸痹，心悸，半身不遂或心脑合并症等。血瘀阻络型相当于Ⅲ期高血压。同时，也可出现两脏并见的证型，因肝肾同源，精血互生，肝血不足可导致肾精不足，反之肾精不足也可导致肝血不足，因精血都属阴液，故肝肾两虚，常表现于肝肾阴虚的证型。若肝脾同病；临床主要表现为肝阴虚和脾气虚的症状。肝阴虚的道理已如前述，脾主中气，司运化，脾病往往表现为气之不足，肝阴虚加脾气虚则产生气阴两虚的证型。若脾肾同病，往往表现为脾肾阳虚，因脾与肾的关系在很大程度上是互相温煦的关系，脾赖肾阳之温煦才有正常运化功能；反之肾阳必须靠脾阳之温煦，肾阳才有旺盛的蒸腾化气功能，故脾肾同病，常见于脾肾阳虚的证型。

综上所述，高血压是肝、脾、肾三脏功能失常的疾病，其性质是本虚标实。在肝，其本多为血（或阴）虚，其标多为肝火或肝风。在脾，其本多为气（或阳）虚，其标多为痰湿。在肾，其本多为阴虚，其标多为阳亢。上述三脏病久，皆可入络，因气滞可引起血瘀，痰阻可致血瘀，阳亢或肝风也可致气血逆乱，形成血瘀阻络。

【辨 证 施 治】

1. 肝火上炎型

辨证要点：头晕目眩，口苦咽干，心烦易怒，少寐多梦，耳鸣，目赤，尿黄，便干，舌尖红，苔薄黄，脉多弦数。多见于Ⅰ期高血压。

治疗法则：清泻肝火。

常用方剂：龙胆泻肝丸、当归龙荟丸等选用。

处方举例：石决明50克，黄芩15克，山栀子15克，菊花15克，柴胡15克，地龙30克，夏枯草15克，钩藤50克（后下），丹皮25克。

加减：若眩晕加茺蔚子；若头痛加草决明、川芎；若心烦加黄连。

2. 阴亏阳亢型

辨证要点：腰膝酸软，头晕，耳鸣如蚕，视物昏花，咽干鼻燥，心烦易怒，五心烦热，夜半口干，舌红少津，脉弦或细。多见于Ⅱ期高血压。若肝阳暴张，肝风内动，可见剧烈头痛，甚至抽搐等高血压危象的表现，多见于急进型高血压。

治疗原则：滋阴潜阳，平肝息风。

常用方剂：天麻钩藤饮。

处方举例：玄参30克，丹皮15克，牛膝50克，黄柏15克，钩藤50克，地龙30克，马兜铃30克，泽泻30克，桑寄生50克，山楂15克。

加减：以阴虚症状为主，加用养阴药玄参、枸杞、白芍；若以阳亢为主者，重用石类镇肝药物龙骨、牡蛎、石决明、龙齿、珍珠母、磁石、朱砂；若肝风内动出现剧烈头痛或抽搐时加息风药钩藤、全蝎、白花蛇，或用羚羊角10克重煎频饮，或加服运宝丹，每日2～4丸。

3. 痰浊闭阻型

辨证要点：即高血压加痰湿内停症状，眩晕，腹胀纳呆，恶心，胸闷气塞，身体困重，头重如裹，下肢浮肿，舌体胖大有齿痕，苔白腻或黄腻，脉滑，多见于Ⅱ期高血压。

治疗法则：健脾祛湿、涤痰通络。

常用方剂：半夏白术天麻汤、温胆汤、涤痰汤等选用。

处方举例：天麻15克，石菖蒲15克，远志15克，瓜蒌50克，菊花30克，钩藤50克，昆布15克，夏枯草25克。

加减：若舌苔微黄者加南胆星、天竺黄、竹茹、黄柏；若舌苔白腻，舌淡，畏寒者加苍术、半夏、仙茅；若下肢浮肿加泽泻、防己；若胆固醇高加山楂、草决明、桑寄生等。

4. 血瘀阻络型

辨证要点：即高血压加血瘀的症状，头痛无定处，多呈刺痛，眩晕，目花，健忘，耳鸣，肢体麻木，或短暂的舌强语謇，或心悸，舌尖有瘀点或瘀斑，脉结代等，多见于Ⅲ期高血压。

治疗法则：活血化瘀。

常用方剂：身痛逐瘀汤或桃红四物汤选用。

处方举例：丹参50克，益母草50克，川芎50克，槐花50克，红花15克，鸡血藤25克，生山楂15克。

加减：肢体麻木加蒺藜、白花蛇、地龙，若舌强语謇者加石菖蒲、郁金；若心悸气短者加瓜蒌、桂枝；若颈强者加葛根、草决明。

5. 肝肾阴虚型

辨证要点：即高血压加肝肾阴虚症状。头晕目眩，耳鸣，咽干，颧红，鼻衄，腰膝酸软，遗精，闭经，盗汗，五心烦热，尿黄便干，健忘，舌红少苔，脉细数，多见于Ⅱ期高血压。

治疗法则：滋补肝肾。

常用方剂：杞菊地黄丸、一贯煎等选用。

处方举例：何首乌25克，玄参50克，枸杞25克，桑寄生25克，五味子15克，草决明50克，地骨皮25克，青葙子15克。

加减：若鼻衄加茅根、荆芥炭、生地；若盗汗加山萸肉、金樱子；若目眩，耳鸣加菊花、蝉蜕；若腰膝酸软者加杜仲、续断、五加皮；若心烦不寐加酸枣仁、五味子、夜交藤；若月经量多加血余炭、大小蓟；若闭经加鹿角胶；若停经3个月以上不行者加大黄䗪虫丸，每次一丸，每日3次。肝肾阴虚型也可加入黄芪、太子参、补骨脂等补脾温肾药物，但量宜轻，取其阳生阴长的作用。

6. 气阴两虚型

辨证要点：心悸气短，头晕目眩，头痛，耳鸣，轰热（虚阳上越的表现，即自主神经功能失调），腹痛，便溏，舌红，苔薄白或花剥，脉细数或弦细。

治疗法则：益气养阴。

常用方剂：炙甘草汤或生脉散等选用。

处方举例：党参15克，人参10克，黄芪50克，杜仲30克，白术15克，白芍50克，五味子10克，何首乌25克。

加减：若失眠加炒枣仁、柏子仁；若心神不安者加龙骨50克、牡蛎50克；若肢冷便溏加苍术；若更年期高血压加仙茅、淫羊藿。

7. 脾肾阳虚型

辨证要点：即高血压加脾肾阳虚的症候。面色㿠白，畏寒肢冷，头晕目眩，腰膝酸软，夜尿频数，便溏纳呆，筋惕肉瞤，舌质淡，舌体胖大有齿痕，苔多白润，脉沉缓无力，相当于肥胖体质的高血压或合并脑动脉硬化的症状和体征。

治疗法则：温补肾阳，健脾化痰（益火之源，以消阴翳）。

常用方剂：右归饮或半夏天麻白术汤等选用。

处方举例：党参20克，苍术25克，天麻15克，仙茅25克，淫羊藿25克，巴戟天25

克，菟丝子 25 克，葛根 50 克。

加减：若自汗肢冷者加肉苁蓉、淫羊藿、黄芪；若浮肿者加牛膝、泽泻、车前子；若腰膝冷痛溲频者加补骨脂、杜仲；若腹胀纳呆加山药、白术、山楂；若久治无效者加川芎、丹参、三七、鸡血藤。

具有降压作用的药物很多，其中滋阴：何首乌、桑寄生、玄参、枸杞；补阳：淫羊藿、肉苁蓉、杜仲、巴戟天、菟丝子；平肝潜阳：钩藤、地龙、全蝎、豨莶草、祁蛇、白花蛇、蜈蚣、蒺藜；清热：黄芩、黄连、黄柏、丹皮、山栀、地骨皮、荷叶、射干、柴胡、青葙子、菊花、辛夷、草决明、连翘、葛根、夏枯草；补气：黄芪、人参、党参、黄精；活血：丹参、红花、川芎、鸡血藤、大小蓟、地榆、辣蓼；利尿：泽泻、防己、玉米须；安神：枣仁、猪毛菜、缬草、远志；收涩：莲子心、山萸肉、五味子；止咳平喘：马兜铃、桑皮、川贝、胖大海、昆布、满山红。

其他还有臭梧桐、鹿蹄草、洋金花、罗布麻叶、南瓜藤、芹菜根、生山楂、决明子、茺蔚子、青木香、天麻、野沙参、牛膝、苦丁香，在使用时宜根据药物性味，在辨证施治的基础上选用。

当前，有人主张在治疗上，Ⅰ期高血压肝火上炎宜清降；Ⅱ期高血压阴亏肝旺（阳亢）宜滋潜；年老、体弱、更年期伴自主神经功能失调宜温补；Ⅲ期高血压有心脑合并症者宜活通。同时，要注意清降勿败胃，滋潜不腻脾，温补毋燥肝，活通莫碍心。

对顽固性高血压，在辨证施治基础上加活血化瘀药（即有降压作用的活血药）。因久病入络，所以用活血化瘀、通经活络药物。

【西 药 治 疗】

Ⅰ期高血压，合理安排生活，适当选用镇静药物，如地丁泮，每次 0.2 克，每日 3 次，口服。或利眠宁，每次 10 毫克，每日 3 次，口服。

Ⅱ期高血压，可采用多种降压药物的联合应用，如利血平，每次 0.25 毫克，每日 2～3 次口服；双氢克尿塞，每次 12.5 毫克，每日 2～3 次，口服；安达血平，每次 1 片，每日 3 次，口服；或复降片，每次 1～2 片，每日 3 次，口服。

Ⅱ期或Ⅲ期高血压，对上述药物疗效不佳者，可加服硫酸胍乙啶，每次 10～25 毫克，每日 2 次，口服；或用帕吉林，每次 10～20 毫克，每日 3 次，口服；或甲基多巴，每次 0.25 克，每日 3 次，口服。

出现高血压危象或急进型高血压者，治疗原则是：早期、积极、恰当。利血平，每次 1～2 毫克，肌内注射，24 小时内可重复给药次，或用汗防己甲素 90～150 毫克，加入 25%葡萄糖液 20～40 毫升内静脉缓注。

颅内压增高者，用 20%甘露醇或 25%山梨醇 250 毫升静脉滴注。

并发脑血管意外的治疗，见脑血管意外节。

并发心力衰竭的治疗，见心力衰竭节。

【病　　例】

王某，男，65 岁，初诊日期：1976 年 3 月 1 日。

十余年来，经常头痛，头昏，血压持续在 200/120mmHg 左右。曾经常服降压药物，如利血平、复方降压片等未能根治。于一周前因过劳而头胀、头痛难忍，伴身体困倦，手足麻木（右侧）。肥胖体质，表情苦闷，意识清晰，体重 85 千克，按标准体重计算超重 15 千克。血压

220/120mmHg；脉搏每分钟 62 次，心尖搏动不显，心左界在锁骨中线外 1.0cm，心尖区可闻及Ⅱ级收缩期杂音，主动脉瓣区第二音亢进；腹平软，肝脾未触及，下肢无浮肿。实验室检查：血、尿常规均在正常范围。血清胆固醇 6mmol/L。眼底检查：眼底动脉反光增强，动、静脉交叉呈压迹现象。心电图示左室高电压。舌体胖，舌尖红，黄腻苔，脉弦滑。

辨证分析：头痛，头晕，肥胖体质，手足麻木，身体困倦，舌体胖大，苔黄腻，舌尖红，脉弦滑等。此系痰浊闭阻，清阳不升所致，痰郁化热之象。

诊断：高血压Ⅱ期（痰浊闭阻型）。

治法：涤痰清热。

处方：山栀 15 克，黄芩 15 克，生石决 50 克，川芎 50 克，胆南星 15 克，夏枯草 25 克，明矾 15 克，杜仲 15 克，地龙 25 克。

至 3 月 10 日，服上方 10 剂，头痛，眩晕显著好转。血压 200/110mmHg，黄腻苔已祛，唯舌质紫暗，舌边有瘀斑，上方去黄芩、山栀加红花 15 克、丹皮 25 克、益母草 50 克。以后根据病情变化按前方略有加减，便秘时去明矾加川军；颈强加葛根；肢体麻木加白花蛇，纳呆加山楂；兼外感加柴胡、连翘，并服复方降压片等，嘱其加强体育锻炼，低脂肪饮食等。

至 7 月 3 日复诊，经过 4 个多月的治疗，血压 160/90mmHg，体重减轻 5～6 千克，诸症基本消失。又按前方配丸药，每丸 15 克，每次 1 丸，每天服 2～3 次，连服两个月，以巩固疗效。

临床上对高血压的辨证施治，关键在于脏腑、阴阳、虚实三个方面，而主要方面在于阴阳。在治疗方面，在辨阴阳基础上要辨虚实。一般，高血压Ⅰ期，急进型高血压，肥胖体质、高脂血症或高血压Ⅱ期有心绞痛或下肢浮肿者，多属实证，以治标为主，采用清肝泻火、活血化瘀、涤痰通络之法。高血压Ⅱ期，高血压并发动脉硬化或心功不全及年老体弱、妊娠妇女、更年期高血压，多属虚证，应以治本为主或标本兼治，采用温补脾肾、滋肾养肝、补益精髓、益气养阴、滋阴、平肝潜阳等法。

上述几种治疗方法并非孤立的，应根据临床表现灵活应用。因为本病的本质是虚中夹实，所以在治疗上若标实突出者，宜先治其标；若本虚证状突出者，宜先治其本；若标本同时存在，宜攻补兼施或先标后本灵活掌握。一般说来，在治疗肝火痰热、阴虚阳亢型高血压时，常加入丹皮、地龙、夏枯草、钩藤、决明子等；对痰浊中阻，脾肾阳虚者，常用仙茅、淫羊藿、怀牛膝、天麻、杜仲、半夏、苍术等；有瘀象者，酌加化瘀药物，如川芎、丹皮、红花、鸡血藤等。在各型中都可加入潜阳药，如石决明、生龙骨、生牡蛎。对血压较高或顽固性高血压病人，可中西医结合治疗，往往可收到降压和减轻症状的效果。

冠状动脉粥样硬化性心脏病

冠状动脉粥样硬化性心脏病（简称冠心病），是由于冠状动脉管腔的狭窄或闭塞，使心肌的血液供应发生障碍，产生的心肌缺血与坏死。

本病的病因和发病机制，尚未完全阐明，但脂质代谢紊乱和动脉壁功能障碍，是引起和形成粥样斑块的重要因素，同时，也与高级神经活动障碍有密切的关系。

根据冠状动脉粥样硬化的程度轻重，在临床上将本病分为四种类型。

1. 隐性冠心病

隐性冠心病临床上可无明显的症状。早期诊断常用二级梯运动试验，通过负荷后出现心肌缺血的心电图表现而确立诊断。

2. 心绞痛

心绞痛是心肌急剧的缺血与缺氧所引起的，临床上以阵发性前胸压榨或疼痛感觉为特征。常发生于劳动或兴奋时，持续数分钟，休息或用亚硝酸盐制剂后疼痛消失。心绞痛发作时，心电图上反应左心室波型的各导联压低及 T 波降低或倒置。变异型心绞痛发作时疼痛剧烈，持续时间较长，在发作的高峰心电图上部分导联段抬高，在发作终止后数分钟内逐渐恢复。

3. 心肌梗死

心肌梗死是由于冠状动脉急性闭塞，使部分心肌因严重持久的缺血而发生的局部坏死。一般起病急骤，突出的症状是剧烈而持久的胸背后疼痛，并多伴有冷汗，烦躁不安。用硝酸甘油无显著疗效，也有少数病例疼痛不典型或无疼痛，仅在心电图中发现。心肌缺血加重，可能出现休克，一般可持续一至二天，严重者可以死亡。急性左心衰竭，甚至发生肺水肿及全心衰竭，也往往是本病的临床表现之一。本病可发生心律失常、栓塞、心脏膨胀以至心脏破裂等并发症。实验室检查，白细胞计数增高，红细胞沉降率增快。血清谷草转氨酶增高，一周后可恢复正常。心电图检查：自面向梗死心肌的身体各部所记下的心电图有下列各种改变（正面的改变）：在急性期中，表现为：Q 波出现及 ST 段抬高的变化；亚急性期中 ST 段渐复位，T 波倒置；慢性期中 T 波复原，遗留 Q 波变化。在背向梗死心肌的身体各部所记下的心电图则呈现相反的改变（反面的改变），即 ST 段压低，T 波增高，与 R 波增高。

4. 心肌硬化

由于冠状动脉粥样硬化，心肌血液供应长期障碍，心肌纤维发生营养障碍与萎缩。临床表现心脏扩大，心律失常，心力衰竭的体征，同时排除其他器质性心脏病。心电图检查可见心律紊乱，传导障碍，慢性冠状动脉供血不全的变化。

冠心病相当于祖国医学的"胸痹"、"真心痛"、"心胃痛"、"厥心痛"等病的范畴。

祖国医学认为，冠心病是以心、肝、脾、肾四脏的亏损为发病的根本，以六淫、七情、饮食、劳倦等为诱因，导致痰浊内生，气滞血瘀，阴亏阳亢，寒凝血阻等病理改变，引起以心痛、心悸、气喘为主征的疾病。

【源　流】

关于症状的记载：《素问·藏气法时论》说："心痹者，胸中痛，胁支满，胁下痛，膺背肩甲间痛，两臂内痛。"《灵枢·厥病》说："厥心痛，痛如锥针刺其心"；"厥心痛，色苍苍如死状，终日不得太息"；"厥心痛，卧若徒居，心痛间，动作痛益甚，色不变"。《金匮要略》说："胸痹之病，喘息咳唾，胸背痛，短气"、"胸痹，胸中气塞，短气"、"胸痹不得卧，心痛彻背"。以上诉述相当于现代医学冠心病心绞痛及急性心肌梗死时的临床表现。

关于病因的记载：《金匮要略》说："阳微阴弦，即胸痹而痛，所以然者，责其极虚也。"巢元方说："心为诸脏主而藏神，其正气不可伤，伤之而痛为真心痛。"古医认识到，真心痛或胸痹发病的内因是正气损伤亦即正气虚。《素问·举痛论》说："经脉流行不止，环周不休，寒气入经而稽迟，泣而不行，客于脉中则气不通，故卒然而痛"、"寒气客于背俞之脉，则脉泣，脉泣则血虚，血虚则痛，其俞注入心故相引而痛"。这与冠心病心绞痛多由寒冷触发，冠状动脉痉挛引起心肌缺血而发病基本上是一致的。此外，《古今医鉴》认为，心痹痛为素有顽痰死血，或因恼怒气滞，说明精神因素与本病的关系。《诸病源候论》认为，心痛诸候，或因于饮食，或从于外风，说明饮食等因素与本病的关系。

综上所述，冠心病在祖国医学看来，其发病的根本原因是正气虚。在正气虚的基础上或由于寒冷，或由于七情所伤，或由于饮食失调，造成阳虚邪乘，痰血阻闭心之脉络而发病。

关于预后的记载：《灵枢·厥病》说："真心痛，手足青至节，旦发夕死，夕发旦死。"《古今医统》说："真心痛者，因太阴触犯心君，或污也冲心而痛极，手足青至节，旦发而夕死，夕发而旦死，非药所能治也"，这相当于现代医学冠心病急性心肌梗死的临床表现。

关于治疗方面的记载：《金匮要略》记载用瓜蒌、薤白一类药物治疗"胸痹"。《外台秘要》中记载用荜茇治疗"冷气心痛"。《肘后备急方》中记载用桂心散疗"心痛"。罗天益用失笑散治疗心腹血瘀作痛。《医林改错》记载用血府逐瘀汤治疗胸痛等。这些方药，至今对治疗冠心病仍有一定的实用价值。

【病 因 病 机】

主要从肾、心、脾、肝四脏的生理、病理角度叙述其与冠心病的关系。

与肾的关系：肾是先天之本，有藏精，主骨，生髓，主纳气，主水的功能。肾的功能表现在"肾阳"与"肾阴"两个方面。

肾阳：是人体脏腑功能活动的根本，称为"元阳"，具有推动脏腑功能活动的作用。肾阳不足则心脾两脏受累，肾与心脾都有温煦的关系。若肾阳不足则心阳不振，而致心肾阳虚，除见形寒肢冷等一般阳虚症状外，可致心无力鼓动血脉运行即气虚血涩，造成心血瘀阻，或寒邪乘虚而入或阳虚生寒而使寒凝气塞，心脉闭阻。若肾阳不足也可对脾失却温煦，导致脾失健运，水湿不化，痰浊内生，易于阻闭胸阳而为病，同时，又因心有主血脉，脾有主中气的功能，心脾阳虚也可导致气虚血涩的见证，故肾、心、脾三脏的阳虚互相影响，皆可诱致寒凝、痰阻、血瘀的病理改变。

肾阴：为人体营养物质和津液的根本，是肾精作用的体现，称为"元阴"。人体的脏腑依靠肾阴的滋养，若肾阴不足，脏腑失去滋养，就会发生病变。肾阴不足，心肝两脏易受累，肾阴不足可致心阴不足，心失滋养，除有心肾阴虚见症外，可有因心失滋养而致心气不足，产生心气虚的临床表现。心之气机不畅可致气虚血涩、心血瘀阻的见证。相似于现代医学的自主神经及内分泌功能紊乱，致使冠状血管调节功能异常，所引起的冠脉血流量减少等病理改变。

若肾阴不足，则肝失滋养，而产生肝阴虚，肝阴虚则肝阳亢，造成阴亏阳亢之势。阴虚生内热，虚火内蕴皆可致脉络失养而心气不畅，此即相似于高血压动脉硬化的病理改变。

若肾的阴阳俱虚，则肾的摄纳功能减退，造成肾不纳气，或见心阳暴脱的症状，此即相似于现代医学心肌硬化、心功能不全的病理改变。

按本病的发病年龄统计，男性四十五岁以后发病率增高，女性更年期以后发病率显著增高的特点，完全符合祖国医学所记载的肾气虚衰的年龄。《素问·上古天真论》曰："男子……五八肾气衰，发堕齿槁"，"女子……七七任脉虚，太冲脉衰少，天癸竭。"说明，四十岁以后，不论男性或女性肾气都开始不足，这与"冠心病"的多发年龄是一致的。再者，从冠心病的临床症状看，约有二分之一的病人有程度不同的肾虚症状，如头晕、耳鸣、目眩、腰膝酸软、健忘等。所以说肾阳虚、肾阴虚或肾之阴阳俱虚在本病的发病机制中占有重要位置。

心包括心阳和心阴，其功能为心气。在生理情况下，由于心之阴阳平衡，则其功能正常。

心阳指的是推动心脏功能活动的动力，"心居膈上，护于胸中，是一身阳气升发之处"。若心之阳气充沛，人体的气血津液才能散布、灌溉、周流全身。若心阳不足则心气不匀，致血流不畅，产生怔忡、脉结代等。相似于现代医学"冠心病"所见之心律不齐。

心阳不足，心阳失于下济，可致背阳不足；心阳不足，失于温煦脾阳，也可导致脾阳不振。

心阴不足，或心肾阴虚，或心肝血虚，相似于现代医学"冠心病"的心肌耗氧增加或心脏工作阻力增加的病理改变。

与脾的关系：脾具有运化、散精的功能，若由饮食不节，尤其是过食肥甘，膏粱厚味，易伤脾气，致运化失司，痰浊内生，阻闭胸阳而成本病。同时，祖国医学认为脾"藏营舍意"。"意"是一种思维活动。若思虑过度伤心脾，致脾失健运，痰浊内生，脾的这一病理过程，相似于现代医学大脑皮质过度紧张，或营养过盛导致的脂类代谢障碍，或为冠状动脉硬化的一个比较重要因素。

另外，脾阳不振可致肾阳虚，心阳虚。

与肝的关系：肝为刚脏，体阴而用阳，同时肝又有疏泄功能，司谋虑。所以肝经有病多表现为肝阴不足，或七情郁结郁而化火也易伤及肝阴，造成脉络失养，阴亏阳亢，气滞血瘀之势，阻闭胸阳，遂成本病。

另外，肝阴不足，也易累及心肾，造成肝肾阴虚，或心肝血虚。

综上所述，脏腑的阴阳失调，是发病的内因，是本；饮食、七情、劳倦、六淫是发病的外因，是标。故本病是个本虚标实的疾病。本虚易于造成病邪的入侵，标实往往是本病继续发展的条件，所以必须谨守病机，才能恰当的论治。

【辨 证 施 治】

（一）实证

1. 心血瘀阻型

辨证要点：典型的心绞痛，心前区和胸骨后刺痛，时作时止，痛引肩背，甚则四肢厥冷，胸闷，气短，口唇及舌质紫暗，舌有瘀点或瘀斑，脉弦涩。

治疗法则：活血化瘀。

常用方剂：冠心Ⅱ号和血府逐瘀汤、桃红四物汤、失笑散、金铃子散等选用。

处方举例：桃仁15克，红花15克，丹参50克，川芎50克，三七末10克（分二次冲服）。

近年来，活血化瘀是治疗冠心病和心绞痛的一个有效的大法，依据气为血之帅、血为气之母、气行则血行的道理，在应用活血化瘀药的同时，往往加用理气药，如降香、枳实、木香等止痛效果好。若由于气虚引起的脉泣血瘀，应在活血化瘀方药基础上酌加益气药，如人参、黄芪等。现代药理实验证明活血化瘀药，多数含黄酮苷，故有扩冠作用。因此活血化瘀药适用于冠状动脉粥样硬化或由于冠状动脉痉挛等原因，所引起的冠状动脉管腔狭窄，或冠状动脉血流量减少而造成的心绞痛，此即祖国医学"通则不痛"的道理。但是，本病的发病机理必然是"虚中夹实"，所以应用活血化瘀药时应适可而止，待心绞痛症状缓解，宜根据辨证施治的原则，改为补法，或补中有活。

2. 痰浊闭阻型

辨证要点：胸闷气短，心前区闷痛，头晕，心悸腹胀，恶心，轻度浮肿，血脂、胆固醇偏高，舌体胖大，舌质紫暗，苔白或黄腻，脉滑。

治疗法则：宣阳通痹。

常用方剂：瓜蒌薤白半夏汤、小陷胸汤或温胆汤等选用。

处方举例：陈皮 30 克，半夏 15 克，瓜蒌 50 克，薤白 30 克，云苓 30 克，枳实 30 克。

祖国医学认为，胸为心肺阳气所居，脏腑阳气虚衰，则可引起胸阳不足，浊阴之痰邪易于结于胸中，形成阳虚阴盛，痰阻血瘀的病理改变。若阻塞心脉则产生"心痹"。临床除有痰湿症状外，往往有腹胀，心窝部不适，呃逆，嗳气，呕吐等胃、心反射症状，因胃之大络名曰虚里，心胃有络脉相通，故心胃症状往往并见。这就是祖国医学"心胃同治"的道理。朱丹溪指出："心痛即胃脘痛也"。在治疗上应侧重于治脾胃，舌苔黄腻者加胆南星、黄芩；腹胀者加厚朴、佩兰；胆固醇高加夏枯草等。

3. 寒凝气塞型

辨证要点：胸闷拘急而痛，发作频繁，遇寒则剧，面色青冷，四肢不温，舌嫩质润，苔薄白，脉沉迟，常见于顽固性心绞痛。

治疗法则：芳香温通。

常用方剂：苏合香丸、冠心苏合丸或人工麝香含片等选用。

处方举例：荜茇 50 克，细辛 5 克，良姜 15 克，沉香 15 克，炙附子 15 克，川芎 50 克，降香 15 克。

"遇寒则凝，遇温则行"。故对因寒邪引起的内闭不通的心绞痛，宜采用芳香温通药物。芳香温通药具有开窍醒神的作用，凡芳香药物都具有挥发性，服用后通过对口腔、鼻腔黏膜的神经末梢及呼吸和消化道黏膜末梢的刺激经过大脑皮质高级神经中枢的调节作用，使冠状动脉扩张，增加了冠状动脉血流量，使心肌缺血得到改善。或因周围血管扩张，回心血量减少，减轻心脏负担，借以减少心肌耗氧量，从而达到止痛目的。另一方面，芳香温通的药物，都具有温性，这一温经散寒作用，可能对解除冠状动脉痉挛有一定的作用。所以芳香温通法适用于心绞痛的频繁发作而具寒证者。

4. 阴亏阳亢型

辨证要点：心绞痛，心悸，头晕目眩，耳鸣，腰膝酸软，心烦易怒，高血压，舌红少津，脉弦等。

治疗法则：平肝潜阳。

常用方剂：天麻钩藤饮、镇肝熄风汤等选用。

处方举例：钩藤 50 克，生石决明 50 克，旱莲草 30 克，何首乌 30 克，杜仲 15 克，牛膝 50 克。

本型临床多见于合并高血压或脑动脉硬化的病例，肝阳上亢，上犯巅顶，故多伴头晕、头痛、耳鸣等症。若兼热象加山栀、黄芩；若兼失眠多梦加夜交藤、合欢花；若胆固醇偏高加桑寄生、夏枯草；若阴虚火旺加黄连、白芍；若心痛甚加川芎；待症状缓解后，再投补肾之品，如杞菊地黄丸等，每获效验。

上述四型属冠心病的实证，即标证。然而四者往往并不孤立存在，如阴亏阳亢，肝之气机上逆，血随气上，可有血瘀，而心血瘀阻，血瘀化热也可诱发肝火上犯。寒凝气塞，也可兼有血瘀。寒伤人之阳气，脾阳受伤，运化无权，诱致痰浊内生，痰浊阻闭影响血之运行也可产生血瘀。故在治疗上既要抓住主要矛盾，又要照顾兼证，在每型治疗中，适当加用活血化瘀药，对心绞痛可获得很好疗效。治疗心绞痛时，在辨证施治的基础上加川芎 50 克，对缓解心绞痛较为满意。现代药理已经证实，川芎嗪有较好的扩冠作用。

（二）虚证

1. 心气不足型

辨证要点：胸闷隐痛，心悸气短，动则尤甚，自汗，体倦，少气懒言，面色㿠白，舌嫩质润，脉结代。常见于冠心病、心肌硬化、心功能不全或心律不齐的病人。

治疗法则：补心益气。

常用方剂：养心汤或生脉散等选用。

处方举例：黄精 50 克，黄芪 50 克，党参 30 克，麦冬 50 克，玉竹 30 克，茯神 30 克，何首乌 30 克。

加减：若因烦劳诱发者加人参末（冲服）；若失眠加炒枣仁；若自汗加山萸肉；若心律不齐加炙甘草、肉桂。

2. 心肾阳虚型

辨证要点：胸闷胸痛，心悸气短，自汗，四肢不温，形寒肢冷，动则加剧，腰膝酸软，肢肿便溏，舌嫩体胖，苔薄白，脉沉迟或结代。常见于冠心病左心衰竭，心律失常者。

治疗法则：补肾扶正，温阳行水。

常用方剂：参附汤、四逆汤、真武汤、二仙汤、右归饮、当归四逆汤等选用。

处方举例：人参 15 克，附子 30 克，肉桂 15 克，细辛 5 克，干姜 10 克，茯苓 30 克，仙茅 30 克，桂心 30 克，五加皮 30 克。

上述药物均有不同程度的强心作用，对冠心病慢性心功能不全病人可收到一定疗效。若腰膝酸软加何首乌、女贞子，若浮肿加防己；若气短、自汗者加黄芪。

3. 心肾阴虚型

辨证要点：胸闷热痛，五心烦热，头晕目眩，夜半口干，腰膝酸软，舌红少津，脉多弦细。多见于隐性冠心病或伴自主神经功能失调、高血压病人。

治疗法则：滋补心肾。

常用方剂：自拟"四生饮"。

处方举例：生龙骨 50 克，生牡蛎 50 克，生白芍 50 克，生地 50 克。

本型可用于更年期妇女所患之隐性冠心病，伴有自主神经功能失调症状者。若兼有阳虚症状者可加仙茅、淫羊藿；若兼自汗加山萸肉；若兼失眠加合欢花、夜交藤；若舌尖红加黄连；若头晕耳鸣加何首乌、玄参。

4. 心阳暴脱型

辨证要点：多在肾阳虚症状的基础上，突然发病，大汗淋漓、烦躁或神昏、口唇青紫，呼吸促迫、血压下降、脉微欲绝等。

治疗法则：回阳救逆，益气固脱。

常用方剂：参附汤、四逆汤、生脉散等选用。

处方举例：人参 50 克，附子 30 克，龙骨 50 克，牡蛎 50 克，肉桂 10 克，干姜 10 克。

此型相似于现代医学急性心肌梗死的合并症，即心源性休克。目前生脉散、四逆汤已制成静脉注射剂，可中西医结合治疗。

5. 肾失纳气型

辨证要点：多见于高龄老人，胸闷气短，以吸气为快，动则尤甚，脉多结代，舌质紫黯等。相似于现代医学心肌硬化的临床表现。

治疗法则：补肾纳气。

常用方剂：都气汤、人参蛤蚧散等选用。

处方举例：核桃肉 30 克，人参 15 克，蛤蚧一对，山萸肉 50 克，黄精 50 克，熟地 50 克（共为细末每次 5 克，每日 3 次，可长期服用）。

冠心病在临床基本上分虚实两大证型。在治疗上，"急则治其标，缓则治其本"。依据祖国医学这一法则，采用辨证与辨病相结合的方法，在急性发作期以治标为主，治本为辅。在缓解期，以治本为主，治标为辅。病情稳定后用治本的方法巩固疗效。

冠心病是危害人体健康的常见病之一，引起国内外医学界的重视。近年来由于大力开展中西医结合，对冠心病进行了大量的临床研究，积累了丰富的资料，发现了可喜的苗头，为进一步开展冠心病的防治，开辟了广阔的前景。已发现具有降血脂作用的中药有何首乌、当归、山楂、金樱子、茵陈、金银花、杜仲、黄精、郁金、决明子、泽泻、海藻、竹茹、没药、大麦根须、桑寄生、灵芝、梧桐叶、茶树根、虎杖、胆草、人参等。抗心绞痛的中药有毛冬青、银杏叶、葛根、丹参、三七、川芎、山楂、淫羊藿、酸枣叶、瓜蒌等。祖国医学在抗衰老方面的研究有相当悠久的历史，积累了丰富的经验，有不少治疗老年病，包括作用于内分泌系统和代谢方面或老年性心血管病的有效方药，如补骨脂丸、何首乌丸、首乌延寿丸、扶桑丸、仙茅丸、菟丝子丸、松子丸、琥珀、黄精、玉竹、蒺藜、枸杞子、百合、石菖蒲、槐米、茵陈、僵蚕、枳实、胡麻等。含黄酮类的中药（有扩冠作用）如毛冬青（毛根树根）、银杏叶（白果叶）、葛根、丹参、栀子、茜草、连翘、川芎、黄芩、红花、朱砂连、络石藤、旋覆花、蒲黄、桑寄生、金钱草、密蒙花、槐米、山楂、陈皮、天花粉、虎杖、贯众、淫羊藿、枳实等。

【西药治疗】

1. 降血脂药物

降血脂药物治疗本病目前尚无肯定的疗效。

（1）维生素 B_6 为不饱和的脂肪酸在体内合成过程中的必需物质，不饱和脂肪酸在体内缺少时，可使胆固醇及饱和脂肪酸在体内酯化堆积起来，维生素 B_6，每次 10～20 毫克，每日 3 次口服。

（2）维生素 C：其作用是通过加强肝脏排出胆固醇的作用，能降低胆固醇的浓度。用量，至少每日 1 克，口服或加入葡萄糖内静脉注射。

（3）亚油酸：每次 4～6 粒（每粒 150 毫克），每日 3 次口服。

（4）烟酸：每次 0.1 克，每日 3 次口服，如无全身潮红及瘙痒等不良反应时可每次服 0.5 克。

（5）安妥明：每次 0.5 克，每日 3 次口服。

2. 治疗心绞痛的药物

（1）硝酸盐制剂：在急性发作期可舌下含 0.3～0.6 毫克硝酸甘油片，一般可在 1～2 分钟内缓解疼痛。个别有头晕、心悸及血压降低等不良反应。若心绞痛经常发作，可用长效硝酸甘油（硝酸戊四醇酯），每次 10～20 毫克，作用可持续 6 小时。硝酸甘油的作用，主要是通过扩张周围动脉，使左心室负荷减轻，有扩张冠状动脉作用。长期服用可产生耐药性。

（2）双嘧达莫：每次 50 毫克，每日 3 次口服。

（3）普萘洛尔：其主要作用是使心肌收缩减弱，心率减慢，从而降低心肌耗氧量。对快速心率之心绞痛应考虑使用之。心力衰竭及支气管哮喘者禁用。用量每次 10 毫克，每日 3 次口服。可逐渐加大剂量，至每日 100～200 毫克。

（4）安他唑啉：每次 15～20 毫克，每日 3 次口服。其不良反应比普萘洛尔小。

3. 治疗心肌梗死的措施

（1）吸氧：在最初几天内间断或持续吸氧。

（2）缓解疼痛：哌替啶 50～100 毫克或吗啡 5～10 毫克，肌内注射。

（3）低分子右旋糖酐：对无明显心力衰竭及血容量不足患者可静脉滴注 250～500 毫升。对降低血液黏稠度，改转微循环可获较好疗效。

（4）心黏性休克的治疗：见"休克"节。

（5）心律失常的治疗：见"心律失常"节。

（6）心机能不全的治疗：见"心力衰竭"节。

（7）其他疗法：葡萄糖溶液、极化溶液（葡萄糖、钾、胰岛素溶液）、能量合剂（三磷酸腺苷、辅酶 A、胰岛素）、细胞色素等，应用这些药物的目的是增加心肌营养，改善心肌代谢，但疗效尚未肯定。

4. 心肌硬化的治疗

心肌硬化的治疗主要是改善冠状动脉血液循环及心肌营养。

【病　例】

病例一　王某，男，60 岁，于 1976 年 8 月 14 日入院。

患高血压病史多年，血压一直持续在 150～190/90～110mmHg。于 1975 年冬天突然出现心前区阵发性针刺样剧烈疼痛，每次 3～5 分钟，最长达 30 分钟。可因洗脸或去厕所等诱发，伴胸闷，气短，自汗，四肢不温，形寒肢冷，腰膝酸软等。曾经诊断为"冠心病，梗塞前综合征"，经治疗不见好转。呈慢性重症之颜貌，表情苦闷，面色晦暗，意识清晰。体温 36.1℃，血压 140/90mmHg。听诊：心肺无异常所闻。腹平软，肝脾未触及。实验室检查：胆固醇 8.32mmol/L。心电图描记，ST 段 II、III、aVF、V_5 下降 0.1mV。舌质紫暗有瘀斑，脉弦。

辨证分析：疼如针刺，剧痛，舌质紫暗有瘀斑，脉弦，胸闷，气短，四肢不温等均为心阳不足致心血瘀阻的证候。

诊断：冠心病，梗塞前综合征（心血瘀阻型）。

治法：活血化瘀。

处方：川芎 50 克，赤芍 25 克，红花 15 克，蒲黄 15 克，五灵脂 15 克。在心绞痛发作时，配合硝酸甘油类药物。

服上方一周后，疼痛减轻，生活可以自理。

按上方随证略有加减又服 3 周后，疼痛消失，诸证均明显改善。但有胸闷，气短，自汗，四肢不温，形寒肢冷，夜尿频，腰膝酸软等心肾阳虚的症状。改为补肾扶正之法。

处方：何首乌 50 克，黄精 50 克，山萸肉 50 克，淫羊藿 20 克，人参 15 克，桑椹子 50 克。

在治疗过程中出现血压增高加石决明、泽泻、桑寄生；出现失眠加夜交藤、合欢花、远志；头晕加天麻、菊花、钩藤；夜尿频加桑螵蛸、覆盆子。又服药两个月。

住院 3 个月后，复查心电图正常，疼痛消失，告痊愈而出院上班。随访至 3 年复发。

治疗冠心病、梗塞前综合征，本着"急则治其标，缓则治其本"的原则，首先用活血化瘀法治其标。标症缓解后，表现心肾阳虚为主的证候，改用补肾扶正之法，疗效显著。该患经 3 个月的治疗而痊愈，观察至今已 3 年未见复发。说明，必须灵活掌握辨证施治法则，不可死守一方。

病例二　杨某，52 岁，初诊日期：1978 年 8 月 5 日。

于 1965 年因患"高血压动脉硬化性心脏病，心肌硬化左心衰竭"，曾在某医院住院治疗。用毒毛花苷 K、利血平、双嘧达莫等药物，心力衰竭好转出院。以后经常反复出现胸闷，胸痛，倦怠懒言，心悸，气短，憋气，动则尤甚，不能平卧，自汗，四肢不温，少寐多梦，五心烦热，腰膝酸软，形寒畏冷等症。呈慢性重症病容，表情淡漠，意识清晰，面色青冷，口唇、指甲发绀。血压 107/70mmHg，脉搏 50 次/分。听诊：心律不齐，心动过缓，主动脉瓣区第二音亢进、两肺可闻少许湿啰音。心电图描记：各导联段下降，T 波 V_6 倒置，其他导联 T 波平坦或双向，多源性室性期前收缩。实验室检查：胆固醇 8mmol/L，β-脂蛋白 800 毫克。舌质紫黯润泽，脉结。

辨证分析：肾主纳气，肾虚则肾失纳气，故气短，懒言，憋气，不能平卧，肾阳虚则面色青冷，四肢不温，形寒畏冷，自汗。肾阴虚心失所养，故少寐多梦，五心烦热，气虚血涩，心血瘀阻，故口唇、指甲发绀，舌质紫暗，脉结。以上诸证皆为心肾阴阳俱虚之象。

诊断：冠心病心肌硬化（心肾阴阳俱虚型）。

治法：补益心肾。

处方：五味子 15 克，麦冬 25 克，干姜 15 克，人参 15 克，党参 25 克，黄芪 50 克，五加皮 15 克，黄精 25 克，何首乌 25 克。

此方随症略有加减：出现头晕加菊花；出现气短加炙甘草、巴戟天、胡桃肉；出现手足厥冷加附子、肉桂；出现心律缓慢加炙甘草，并重用炙附子（每剂 30 克先煎）；出现咽干加沙参、生地；合并肺部感染加鱼腥草、黄芩、蒲公英、金银花；汗多加山萸肉、牡蛎等。共服汤剂两个月，复查心电基本恢复正常，有时 ST 段略有下移，心律规整，心率 60 次/分，一切活动正常而告痊愈。嘱其用此方配丸剂再服两个月，以巩固疗效。

治疗冠心病心肌硬化，依阴阳互根，"无阳则阴无以化，无阴则阳无以生"的道理，用阴阳俱补的方法，疗效显著。因此型多属虚证，不可妄投攻伐等活血化瘀药。

心 律 失 常

心律失常是指心脏收缩的频率或节律失常。心脏收缩的频率失常，是指心动次数比正常增加或减少，节律失常是指正常心动秩序的改变。临床上常见的心律失常如下所述。

（一）心律规则的心律失常

1. 心室率过快引起的规则的心律失常

（1）窦性心动过速：自觉心悸，也可无症状。成年人心率每分钟 100～150 次，激动起源于窦房结者，称为窦性心动过速。

心电图检查：P 波正常形态，P-P 间期短于 0.6 秒，P-R 间期大于 0.12 秒，QRS-T 波群正常。

引起窦性心动过速的原因,有贫血、感染、甲状腺功能亢进、心肌炎、充血性心力衰竭、冠状动脉粥样硬化性心脏病、休克、自主神经功能紊乱等。

(2)阵发性心动过速:自觉心悸、胸闷或气促,甚至发生胸痛、昏厥。若原有器质性心脏病,可引起心力衰竭。心率每分钟为160～220次,以突然发作与突然终止为特征。

心电图检查:阵发性室上性心动过速,为一系列快而规则的房性或房室结性过期前收缩动。心律绝对规则,P波一般存在,形态异常,常与T波重叠。阵发性室性心动过速,为一系列快而心律大致规则的室性过早搏动。QRS波群畸形,时限超过0.12秒,P波常埋在波群内。如能识别者其节律较慢,与心室节律无关系。

引起阵发性心动过速的原因,多数因器质性心脏病,如风湿性心脏病,高血压性心脏病,冠状动脉硬化性心脏病,局灶性心肌炎,甲状腺功能亢进,慢性肺部疾病及洋地黄作用等。阵发性室性心动过速常可衍变为心室颤动而引起死亡。

(3)心房扑动:起止常突然,也可徐缓终止,心室率常在每分钟140～160次。

心电图检查:有锯齿形的心房扑动波,形成2∶1的房室传导。QRS波群形态多数与窦性心律相同。

2. 心室率过慢引起的规律的心律失常

(1)窦性心动过缓:常无自觉症状,如心率过于缓慢,可有头晕或昏厥,因窦房结发出激动过于缓慢,致心室率在每分钟60次以下时,称为窦性心动过缓。

心电图检查:P波形态正常,频率每分钟在60次以下;P-P间期大于0.10秒,P-R间期大于0.12秒而接近0.20秒,T-P段常显著延长。

窦性心动过缓可见于下列情况:①体质壮实的人;②习惯于体力劳动的人或运动员;③迷走神经紧张度过高;④急性传染病的恢复期,中枢神经系统疾病伴有颅内压增高,黄疸、黏液性水肿、营养缺乏等;⑤病态窦房结综合征;⑥药物作用,如洋地黄、奎尼丁等。

(2)窦房阻滞:窦房结与心房之间阻滞以至窦房结的激动不能传入心房,称为窦房阻滞,临床少见。

心电图检查:心电图上发生一系列间歇,而此间歇恰为P-P间隔的两倍(或三、四倍)时,应考虑为窦房阻滞。

此心律失常可见于迷走神经紧张度过高,如洋地黄毒性作用、急性感染或颈动脉窦过敏等。

(3)心房扑动:临床特点同前所述。

心电图检查心室率慢而匀齐,每5～6个F波出现一个QRS波。

(4)第二度、三度房室传导阻滞:第二度房室传导阻滞,如心率较缓慢时,可有心悸,头晕等症状。第三度房室传导阻滞,可有心悸、头晕、目眩、乏力,劳动时气急,容易发生昏厥,心率常在每分钟40次左右,心尖区第一心音强弱不等,有时可闻及"炮音"。脉压增宽,水冲脉,毛细血管搏动及心脏增大等。

心电图检查:第二度房室传导阻滞分两型。第一型的特点为P-R间期随每次心搏而逐渐延长,直至P波后不见QRS波群,如此周而复始,形成3∶2、4∶3等房室传导阻滞。第二型的特点是P-R间期较恒定,每两个或数个P波后,有一个QRS波群脱漏,形成2∶1、3∶1等房室传导阻滞。

第三度房室传导阻滞的特点是P波有规律的出现,但较心室率快,波群一般有规律,每分钟在40次左右,而P波与QRS波群各不相干。

（二）心律不规则的心律失常

1. 激动起源失常所致的心律失常

（1）窦性心律不齐：窦性心律快慢显著不整齐者，称为窦性心律不齐，多与呼吸有关，即呼气时心律慢而吸气时心律加快。其常见于正常人，有时可见冠状动脉性心脏病或洋地黄作用。

心电图检查：P波为窦性型，P-R间期大于0.12秒，P-P间隔在各个周期之间相差大于0.12秒。

（2）窦性停搏：在一段时间内无心房搏动者，称为窦性停搏。压迫颈动脉窦、洋地黄及奎尼丁的毒性作用等，均可引起窦性停搏，严重时可引起死亡。

心电图检查：在一段长的时间内无P波出现，但间歇时间并非为P-P间隔的倍数。

（3）过早搏动（期前收缩、早搏）：多数无自觉症状，可有心悸，心脏搏动突然停顿，或突然增强跳动，或短暂的胸闷不适。切脉时，在匀齐脉律的基础上，出现弱于正常的额外搏动。

过早搏动可发生于正常人，也可见于心脏神经官能症与器质性心脏病患者。

由于激动起源的部位不同，需在心电图上加以区别。

心电图检查：

1）房性过早搏动：一个提前发生的P波，其外形与窦性P波有一定的差别。P-R间期在0.12秒以上，提前的QRS-T波群通常无改变，形态也可稍异。房性期前收缩之后往往继以一个不完全的代偿间歇。

2）房室交界性或房室结性过早搏动：提前发生的QRS-T波群，其形态及时间均基本正常。其前如有P波，则属逆行P波。逆行P波可在波之前或后，如在波之前，则P-R间期在0.10秒以内。

3）室性过早搏动：提前发生的QRS-T波群形态异常，时间超过0.12秒，T波宽大，与QRS的主波方向相反，其前无过早的P波。室性期前收缩后有一定完全性代偿性间歇。

过早搏动如在一个或两个正常搏动之后规律出现，称为二联律或三联律。

（4）心房颤动：除原有的心脏病症状以外，可有心跳气短，心前区闷感，甚至可晕厥。

心房颤动可发生于正常年轻人的阵发性心房颤动，临床常见于冠状动脉粥样硬化、风湿性心脏病、二尖瓣狭窄、甲状腺功能亢进、心肌病等。

心电图检查：无P波，代之以大小不一、波型不整齐的f波。心室率绝对不规则，常在每分钟100～160次。

心律失常相当于祖国医学"心悸"、"怔忡"、"厥证"等病的范畴。祖国医学认为心律失常是由于肝、脾、肾及肺或心本身的病变，引起以心气不匀为主的病理改变，临床脉象见有迟、数、促、结、代等改变的疾病。

【源　流】

现代医学对心律失常的分类主要靠心电图的改变，而祖国医学则靠脉象的变化。

《素问·阴阳应象大论》说："善诊者，察色按脉，先别阴阳"。《素问·脉要精微论》也说："微妙在脉，不可不察，察之有纪从阴阳始"，说明了在临床上切脉诊治疾病的重要意义。《脉经》说："迟来一息至惟三"，迟脉一息不足四至，多在三至左右，来去缓慢，一般脉率每分钟低于60次，相当于窦性心动过缓。《脉经》又说："数脉，一息六至"。《濒湖脉学》也说："数脉息间常六至。"一般说来，数脉的脉率每分钟在100～150次，相当于窦性心动过速。清代林之翰曰："疾脉急疾，数之至极，七至八至，脉流薄疾。"一般说来，疾脉比数脉的脉率更快，相当于阵发性心动过速，脉率每分钟在 160～220 次。《脉经》对有关心律不齐的记载："促脉来去数，时一止复来"相当于心率过速伴有心律不齐。又说："结脉，往来缓，时一止复来"。缓脉介于迟脉和数脉之间，即为正常窦性心律，在此脉率基础上，若有间歇，则为结脉。相当于窦性心律不齐或偶发的房性、结性或室性过早搏动，又说："代脉，来数中止，不能自还，因而复动，脉结者生，代者死"，说明代脉间歇时间长，相似于窦性停搏或逸搏。

结脉和代脉在古代往往相提并论，如仲景曰："脉结代，心动悸。"其共同点为脉在搏动之时，提前搏动后，见有停歇，然后脉又复来，有时可以规律出现停歇，称为"两动一止，三动一止"也就是二联律、三联律等。结脉和代脉的区别是：结脉提前搏动后，间歇时间短促，代脉则间歇时间较长。促脉和结脉的区别是：结脉的基本规律不快不慢，常在缓脉中出现间歇，促脉的基本规律快，常在数脉中出现间歇。

明代，李时珍将涩脉描述为："细而迟，往来难，短且散；或一止复来，参伍不调。如轻刀刮竹，如雨沾沙，如病蚕食叶"，又说："散脉大而散，有表无里，涣散不收。无统纪无拘束，至数不齐，或来多去少，或去多来少，涣散不收，如扬花散漫之象"。散脉相似于心房颤动。

《医家四要》对有关严重心律失常预后不良的脉象，作了详尽的描述如："一息十至以上，是经气予以不足也，微见，九、十日死"，又如："雀啄连来三五啄，屋漏半日一点落，鱼翔似有又如无，虾游静中匆又跃，弹石硬来寻即散，搭即散乱为解索"，称此为"死脉歌"。这些脉象相当于病人濒死前的脉象，如雀啄脉表现为搏动如雀啄食之状，连连急数，三五不调，止而复作等。相似于心房颤动而短绌脉出现较多者，或心室颤动前而频发的多源性心室过早搏动，或Ⅲ度房室传导阻滞，或阵发性室性心动过速等。

【病 因 病 机】

心律失常的病因病理是很复杂的，凡是某脏的病理改变累及于心，而引起心气不匀时，都可出现心律失常。"心之合脉也"心主血脉，而脉的含义则是壅遏营气，令无所避。壅者培助之义，犹水之堤，不使泛滥，遏者遮蔽之义，不使渗漏。脉道内的血液之所以能正常运行，是靠心气的推动，所以说心气盛衰与脉律有直接关系。若心本身功能失常，如瘅邪内舍于心或痰热上扰，伤及心气或为心气不足，或为心阴不足，或为心血瘀阻则皆可使心气不匀。它脏病变亦可累及心。若饮食劳倦损伤脾气，致脾的运化失常，气血生化之源不足，心脾两虚，心失所养而心气不匀。若七情郁结，气血逆乱，挟痰上扰于心致心气不匀。若年老久病，致肾之阴阳俱亏，肾阴不足，失于上奉于心，则心阴不足或心肾阴虚，心之阴阳失和则心气不匀。若肾阴不足则肝阳偏亢，阴亏肝旺，肝的亢盛之阳上扰于心，也可致心气不匀。若肾阳不足则脾失温煦，致脾肾两虚，化源枯竭而伤心气，致心气不匀。总之心、肝、脾、肾功能失调皆可导致心律失常。在脉象上表现为迟、数、促、结、代、涩等。

【辨 证 施 治】

1. 心血瘀阻型

该型多为器质性心脏病。

辨证要点：即心律失常加血瘀的症状。心悸气短，胸闷，胸痛，痛有定处，胸痛彻背，心烦不安，面、唇、指端青紫，舌质紫暗或有瘀斑，脉结代。

治疗法则：活血化瘀。

常用方剂：桃红四物汤、失笑散等选用。

处方举例：桃仁 15 克，红花 15 克，川芎 15 克，当归 15 克，赤芍 25 克，延胡索 15 克，丹参 50 克，三七末 5 克（分二次冲服）。

2. 痰热扰心型

该型多为功能性心律失常。

辨证要点：即心律失常加痰热的症状。心悸，烦躁不安，触事易惊，胸闷，胸痛，失眠多梦，头晕，头痛，口干不欲饮，尿黄便秘，舌体胖大，舌苔黄腻，脉滑数或结代。

治疗法则：清热涤痰，活血化瘀。

常用方剂：黄连温胆汤。

处方举例：竹茹 15 克，胆南星 15 克，川连 15 克，山栀 15 克，炙远志 25 克，瓜蒌 50 克，桑白皮 25 克。

3. 阴虚肝旺型

该型多为功能性心律失常。

辨证要点：心悸，心烦，头晕耳鸣，五心烦热，烘热，少寐多梦，腰膝酸软，口苦咽干，舌质红，脉细数或促（自主神经功能失调症状）。

治疗法则：滋阴潜阳。

常用方剂：自拟"四生饮"加味。

处方举例：生地 25 克，生白芍 25 克，生龙骨 50 克，生牡蛎 50 克，枣仁 25 克，柏仁 15 克，五味子 15 克。

4. 心气不足型

该型多为器质性心脏病。

辨证要点：心悸气短，动则尤其，面色㿠白无华，少气懒言，恶风自汗，神疲倦怠，语声低微，舌质淡，脉结或涩。

治疗法则：补益心气。

常用方剂：炙甘草汤、养心汤等用。

处方举例：党参 50 克，炙甘草 15 克，桂枝 25 克，茯苓 50 克，夜交藤 25 克，黄芪 50 克。

加减：若出现阳虚证候者加附子、肉桂、人参、生姜，以温通心阳。

5. 气血不足型

该型多见于器质性心脏病。

辨证要点：心悸气短，少气懒言，头晕耳鸣、目眩，食少纳呆，面色苍白，倦怠乏力，口唇淡，少寐多梦，触事易惊，舌质淡，脉细无力及结、代、涩等。

治疗法则：益气补血。

常用方剂：归脾丸加十全大补丸。

处方举例：黄芪 50 克，党参 50 克，当归 25 克，茯神 25 克，远志 15 克，熟地 50 克，川芎 15 克，炙甘草 15 克，黄精 25 克，山药 50 克。

加减：若失眠重者加合欢花、夜交藤；若心悸甚者加太子参。

6.气阴两虚型

该型多见于器质性心脏病。

辨证要点：心悸，怔忡，疲乏无力，动则汗出，盗汗，口干，五心烦热，少寐多梦，倦怠懒言，食少纳呆，颧红，舌质红，苔薄白或剥脱，脉细数或结代。

治疗法则：益气养阴。

常用方剂：炙甘草汤、甘麦大枣汤等选用。

处方举例：炙甘草15克，党参50克，生地50克，麦冬25克，淮小麦15克，大枣8枚，桂枝25克，干姜15克。

加减：若失眠者加枣仁、柏子仁；若心悸、心神不安者加龙骨、牡蛎；若胸痛者加延胡索、三七；若气滞血瘀者加桃仁、红花。

7. 心阴不足型

该型多为功能性心律失常。

辨证要点：即心律失常加阴虚证候。心悸，心烦，心嘈，虚烦不寐，梦扰不宁，惊惕不安，多疑善惑，健忘，五心烦热，两颧红赤，潮热盗汗，夜半口干，尿黄，便干，舌鲜红少苔，脉沉细数或促代。

治疗法则：养心血，滋心阴，安心神。

常用方剂：补心丹、酸枣仁汤等选用。

处方举例：玄参50克，丹参50克，天冬25克，麦冬25克，生地50克，当归15克，枣仁15克，柏子仁15克，炙甘草15克，黄连10克，五味子15克。

8. 心脾两虚型

该型功能性或器质性心律失常都可见此型。

辨证要点：即心气虚加脾气虚的症候。心悸气短，动则尤甚，面色无华，头晕目眩，食少纳呆，疲倦乏力，舌质淡，脉结代或细数无力或涩。

治疗法则：益气养血，补益心脾。

常用方剂，归脾汤。

处方举例：党参50克，白术30克，黄芪50克，当归15克，龙眼肉15克，枣仁15克，茯神20克，炙甘草15克，远志15克，陈皮25克。

9.脾肾阳虚型

该型可见于器质性心脏病右心功能不全或慢速心律失常。

辨证要点：脾阳虚加肾阳虚的症候。面色㿠白无华，一身虚肿，疲乏无力，身寒怕冷，食少纳呆，便溏，舌质淡，舌体胖，脉沉迟或结代。

治疗法则：温补脾肾。

常用方剂：附子理中汤、真武汤、五苓散等选用。

处方举例：附子15克，肉桂15克，茯苓50克，白术25克，党参50克，炙甘草15克。

加减：若血瘀者加桃仁、红花、桂枝、赤芍；若痰浊明显者加瓜蒌、薤白；若气滞者加郁金、柴胡；若昏厥者加人参。

10. 心肾阳虚型

该型相当于心功能不全。

辨证要点：即心阳虚加肾阳虚的症候。心悸，气短，自汗，心胸闷痛，畏寒肢冷，倦怠乏力，便溏，尿清长，舌质淡白，脉细或结或迟，两尺脉无力。

治疗法则：温阳益气，补益心肾。

常用方剂：桂附八味丸、右归丸、参附汤等选用。

处方举例：党参50克，附子15克，肉桂15克，干姜15克，桂枝25克，巴戟天15克，淫羊藿15克，杜仲15克。

11. 心肾阴虚型

该型多见于功能性心律失常。

辨证要点：即心阴虚加肾阴虚的症候。心悸心烦，虚烦不寐，少寐多梦，头晕耳鸣，五心烦热，两颧红赤，潮热盗汗，夜半口干，尿黄便干，腰膝酸软，舌红少苔，脉沉细数或结代，尺脉弱。

治疗法则：滋补心肾。

常用方剂：黄连阿胶汤、交泰丸等选用。

处方举例：黄连10克，阿胶15克（烊化），黄芩15克，白芍50克，肉桂10克，生地50克，枸杞25克。

综上所述，对于心律失常的辨证论治，必须分辨虚实，才能给予正确的诊断治疗。不致犯"虚虚"、"实实"的错误。简言之，凡属"数而有力"，"脉来有力而结"，"脉来有力而促"等心律失常，多为功能性的，为实证。故有"数则为热，盛则为促"之称。如窦性心动过速，阵发性室上性心动过速等。反之，"迟而无力"，"脉来无力而结"，"脉来无力而代"，或"涩"、或"散"等心律失常，多为病理性的，为虚证。如心房颤动、Ⅲ度房室传导阻滞等。在治疗上，宜根据"虚者补之"的原则，酌加抗心律失常药。

有关治疗心律失常的单方、验方较多，选介于下：

参三七、白菊花、葛根、丹参、红花、郁金、桃仁、罗布麻、北五加皮，有减慢心律作用。

铃兰加福寿草，对于器质性心脏病所致快速心律失常，或心房颤动合并心功能不全者疗效较好。

灵芝素：可纠正因洋地黄中毒引起的心律失常。

万年青：对控制阵发性室上性心动过速具有一定的作用。

苦参：治疗快速心律失常可收到较好效果。因其具有负性自律性、负性肌力、负性频率、负性传导的作用，具有奎尼丁样作用。

八厘麻（即羊踯躅、闹洋花）：治疗各种室上性心律失常，具有明显减慢心律的作用，能使阵发性室上性心动过速恢复为窦性心律，适当的维持量可预防阵发性心动过速及阵发性心房颤动的发作。对多发性房性期前收缩也有一定的疗效。

常山乙素（常咯啉片）：与奎尼丁、普鲁卡因胺、利多卡因相比，具有作用迅速、疗效可靠、不良反应很小的特点；对器质性、功能性房性期前收缩，也有一定疗效。

生脉散注射液：以大白鼠作实验，从心电图与组织化学观察，生脉散对急性缺血性心脏停搏的影响，证明本品具有使停搏的心脏重新跳动的作用，提示在心脏复苏方面的良好前景。

仙鹤草：药理实验证实有强心和调解心律的作用，大剂量能使心搏徐缓，一般用量为25～

50克。

鹿含草：药理实验证明，对衰弱蛙心能增强心搏，调整心律。

白菖蒲（或水菖蒲）：能延长离体兔心房不应期，具有奎尼丁样作用，对乌头碱性心律不齐有保护作用。

甘松：药理实验证明，对兔心反抑期延长，传导变慢。

【西 药 治 疗】

1. 过早搏动

无器质性心脏病的过早搏动，大多数不需特殊治疗。发作频繁，症状显著或伴有器质性心脏病者，可用下列方法治疗：

（1）急性心肌梗死发生的心室性过早搏动，宜静脉注射利多卡因 50～100 毫克，随后口服普鲁卡因胺 0.25～0.5 克，每 6 小时 1 次。

（2）心肌炎发生过早搏动，可用激素治疗，如泼尼松 10 毫克，每日 3 次，口服。

（3）β 肾上腺能受体阻滞剂，普萘洛尔 10～20 毫克，每日 3 次，口服。安他唑啉 30～60 毫克，每日 3 次，口服。适用于各种过早搏动，有心力衰竭或支气管哮喘者慎用。

（4）苯妥英钠：适用于各种过早搏动，每次 0.1 克，每日 3～4 次。

（5）洋地黄类：非由洋地黄毒性作用引起的过早搏动，尤其有心力衰竭时，较小剂量常能见效。洋地黄叶片每次 0.1 克，每日 3 次，连服 3 日，以后每日服 0.1 克。洋地黄类毒性作用引起的过早搏动，宜暂停洋地黄，并口服氯化钾，每日 3～6 克。

2. 阵发性室上性过早搏动

（1）兴奋迷走神经的各种机械性方法

1）压迫颈动脉窦：病人平卧，头稍偏向左侧，医务人员用大拇指压迫病人右颈动脉窦处，部位相当于甲状软骨上缘，搏动最强烈处，向颈椎方向压迫。每次压迫时间为 15～20 秒，同时观察心率变化。可连续数次，如无效，再压迫左侧。

2）压迫眼球：嘱病人闭眼向下看，再用手指在眶下压迫眼球上部，每次压迫时间为 10～15 秒，如见心率减慢，立即停止，注意不可用力过猛。

3）屏气：病人尽力深吸气后，屏住气，时间越长久越好，可反复做。

（2）药物治疗

1）洋地黄类药物：适用于心力衰竭病人，一般用快速洋地黄化。

2）普萘洛尔：每公斤体重 0.1 毫克，加于 5% 葡萄糖液 100 毫升中，缓慢静脉滴注。对支气管哮喘和心力衰竭者忌用。

3）氯化钾：适用于血钾过低或洋地黄中毒所致者，每次 1～2 克，每日 1～3 次口服。

4）新去氧肾上腺素：5～10 毫克肌内注射，适用于血压偏低病人。

3. 阵发性室性心动过速

（1）利多卡因：每公斤体重 1～2 毫克，加于葡萄糖液中，缓慢静脉注射。无效时可每 5～10 分钟重复一次，连续 3～4 次。

（2）奎尼丁：先口服 0.1 克，在一小时内无呼吸困难、发绀等以及过敏反应者，可每隔两小时服 12 克，共服 5～6 次，如无效，次日可重复或将剂量每次增至 0.3～0.4 克，直至阵发性急性心动过速消失为止。如有过敏反应，血压下降或频发室性期前收缩者，应立即停药。

（3）普鲁卡因胺：口服初次剂量 0.5～1 克，以后每 2～3 小时服 0.5 克，直至发作停止。病情严重者，以 0.5～1 克普鲁卡因胺溶于 5%葡萄糖液 200 毫升内，静脉滴注。用药时应注意血压和心电图变化。此外，阿托品、溴苄胺、苯妥英钠等药物也可选用。若因心力衰竭而引起者，可用洋地黄治疗。

4. 心房颤动

（1）控制心室率：用洋地黄制剂，根据心率和病情予以快速或慢速的洋地黄化，继而给以维持量。

（2）中止心房颤动发作

1）奎尼丁：先试服 0.1 克，观察两小时，如无过敏反应，即以每次 0.2 克，每两小时一次，一日内不超过 5 次，日间服用，查心电图。每次给药前心脏听诊，测量血压，并注意毒性反应。若无效亦无毒性反应，如血压下降、QRS 间期延长 25%以上，或出现心室性过期前收缩动、可将单剂量增至 0.3 克，如仍不见效可将单剂量增至 0.4 克，再服一天，每日总剂量不宜超过 2 克。若已转为窦性心律，可改为维持量，每次 0.2 克，每 6 小时一次，以后逐渐减至最低有效维持量，即每次 0.2 克，每日 2～3 次。

2）同步直流电复律：用同步直流电复率比奎尼丁复律相对简便和安全，目前已较多地应用于临床。

5. 心脏传导失常

首先是病因治疗，对第Ⅰ、Ⅱ度房室传导阻滞者，若无明显的自觉症状，可不予治疗，对第Ⅲ度房室传导阻滞者必须积极治疗。心率低于每分钟 40 次者，为了预防急性心源性脑缺血综合征的发生，可选用下列药物：

（1）异丙基肾上腺素：每次 10 毫克，舌下含服，每 4～6 小时一次。或 0.2 毫克，皮下注射，每 2～6 小时一次。或 1 毫克加入 5%葡萄糖液 250 毫升，静脉滴注。

（2）阿托品：每次 0.3 毫克，每日 3～4 次，口服。或 0.5～2 毫克，皮下注射。

（3）遇有酸中毒，可选用 5%碳酸氢钠溶液、11.2%乳酸钠溶液等药物，以纠正酸中毒。对有风湿热及病毒性心肌炎者可并用氢化可的松 100 毫克，加入 5%葡萄液 500 毫升中，静脉滴注。或口服泼尼松，每次 10 毫克，每日 3～4 次。待房室传导阻滞减轻或消失后，剂量逐渐减少，最后停药。

【病　例】

刘某，男，58 岁，工人，初诊日期：1978 年 1 月 12 日。

发病三年，经常头晕，心悸，气短，少寐多梦，畏寒，肢凉等。曾诊断"神经官能症"。用中西药治疗无明显好转。于劳动中突然昏倒，意识丧失 1～2 分钟，自然清醒后而来求治。观察呈慢性病容。查体合作，血压 110/70mmHg，脉搏每分钟 48 次，偶有结脉。心脏听诊无杂音，心律偶有不齐，肺无啰音，肝脾未触及，神经系统检查无阳性体征。心电图描记：窦性心动过缓，偶有房性期前收缩，静脉注射阿托品 1 毫克后，心率增为每分钟 60 次。心脏拍片无异常所见。

辨证分析：肾阳不振则脾失温煦，清阳不升心失所养，则心肾阳虚，故见头晕，心悸，气短，少寐多梦，畏寒肢冷，甚则突然昏倒。

诊断：病态窦房结综合征（心肾阳虚型）。

治法：温肾补心，活血通络。

处方：炙附子 15 克，桂枝 25 克，茯苓 50 克，仙茅 15 克，淫羊藿 15 克，炙甘草 15 克，丹参 50 克，红花 15 克。

2 月 5 日复诊，自诉：服上方 20 剂，头晕、心悸、气短等证减轻，但食少纳呆，食后腹胀，舌质紫暗，薄白腻苔，心率：每分钟 52 次。上方去甘草，加白蔻仁、枳壳。

3 月 5 日复诊，又服 30 剂，面色转红润，诸症消失，脉沉弦而滑，心率：每分钟 62 次。嘱其服冠心苏合丸和金匮肾气丸，各 1 丸，每日 2 次，连服一个月，以巩固疗效。

本病例为"病态窦房结综合征"，用温阳药加活血药治疗，取得较好的疗效。说明迟脉确属寒证，因寒凝血瘀而凝滞于脉道，故脉率减慢，阻碍心气，则脉偶有结象。方中桂枝温肾壮阳为主药，辅以二仙、茯苓温肾以健脾利湿；佐以丹参、红花活血通络以治因寒而致的血瘀，使以炙甘草和中。在治疗过程中，因中满去甘草，加白蔻仁、枳壳以祛湿化浊。脉率基本恢复正常后，用芳香温通的冠心苏合丸和补肾阳的金匮肾气丸合服，共奏补肾壮阳、温经散寒之效。用温阳药治疗病态窦房结综合征，临床所见的迟脉，符合祖国医学"劳者温之"、"寒者热之"的治疗法则。

消化性溃疡

消化性溃疡，因其主要病理改变是胃、十二指肠发生圆形或椭圆形溃疡，所以又称胃、十二指肠溃疡。本病的病因和发病机制至今未明。

上腹部疼痛是消化性溃疡特有的症状。其特点是：慢性上腹疼痛，病程长，时发时愈；疼痛的性质多为膨胀感以至钝痛、灼痛、锥痛或剧痛；摄取食物或服抗酸剂可使疼痛暂时缓解；疼痛局限于脐与剑突之间 3～4 厘米直径的范围；多数病人具有典型节律性疼痛，贲门部或小弯部溃疡常在食后半小时至两小时发作，幽门部或十二指肠溃疡常在食后 2～4 小时发作；多具有周期性发作病史，每年深秋至次年春末发作比较频繁。除上腹部疼痛外，尚有其他消化系症状，如嗳气、反酸、恶心、呕吐、便秘或腹泻等。

本病体征不甚明显，可在发作期间发现上腹部压痛，胃溃疡的压痛部位常在中上腹或左上腹；十二指肠溃疡的压痛点则多位于脐旁右上方；幽门部溃疡多在脐上正中线或稍偏右方。

实验室检查：

（1）胃液检查：胃溃疡病人的胃液分泌多无明显改变；十二指肠溃疡病人的胃液分泌多较旺盛，胃酸浓度较高，尤其在空腹或夜间更为显著。

（2）粪便隐血试验：经三天素食后，粪便隐血仍呈阳性结果，则提示溃疡有活动性的表现。

X 线检查：溃疡因钡剂的充填而呈现阴影，称为壁龛。十二指肠溃疡，多数只能见到十二指肠球部的变形，不易发现龛影。

胃镜检查：对溃疡病究属良性或恶性的鉴别诊断很有意义。

消化性溃疡的并发症有四种：

1. 出血

消化性溃疡在活动阶段，其病变处有微量出血，仅在粪便内有隐血存在，不足称为本病的并发症。所谓出血是指大量出血，出现呕血、黑便，伴面色苍白、眩晕，心慌、厥冷、血压下降等一系列严重失血征象。

2. 穿孔

消化性溃疡侵蚀至浆膜层致坏死溃破，即形成急性穿孔。此刻胃内容物进入腹腔引起上腹部剧烈疼痛。可伴有恶心、呕吐，面色苍白，血压下降，体温升高，腹肌强直板硬，X 线检查可见游离气腹症，急性弥漫性腹膜炎的症状和体征。

3. 幽门狭窄或梗阻

由于活动性溃疡引起幽门充血、水肿与痉挛，或溃疡、愈合过程中形成的瘢痕组织，缩小了幽门过道。幽门梗阻发生后，多表现为胀痛，甚至呕吐、嗳气。上腹部可有胃蠕动波和振水声。X 线可见胃影扩大，蠕动加强，胃排空时间延长，钡餐在胃内滞留达六小时以上。

4. 癌变

少数胃溃疡可癌变，但十二指肠溃疡则否。慢性胃溃疡，年龄在 45 岁以上，症状变得顽固，而经 1 个月左右之严格内科治疗无效，且同时粪便隐血实验持续阳性者，应考虑溃疡有癌变可能，须作进一步检查。

根据消化性溃疡所具有的各种症状，如上腹部规律性疼痛，嘈杂，善饥，呕吐，反酸等，相当于祖国医学的胃脘痛、胃心痛、胃胀、反胃等病的范畴。祖国医学认为，消化性溃疡主要由于情志失和，饮食不节等病因，引起肝脾两脏失调，导致气机不畅而产生以胃脘痛为主症的疾病。

【　源　　流　】

关于病因病理方面的论述：《素问·痹论》说："饮食自倍，肠胃乃伤。"《素问·举痛论》说："寒气客于肠胃，厥逆上出，故痛而呕也。"《寿世保元》说："胃脘痛者，多因纵恣口腹，喜好辛酸，恣饮热酒，煎煿，复食寒凉生冷，朝伤暮损，日积日深……故胃脘疼痛。"上述说明饮食不节（包括不洁）是形成胃脘痛的一种原因。无节制的纵情口腹，结果产生食不知味，胸膈痞闷，心腹胀满，嗳腐吞酸等症状。此外，五味过偏（酸、苦、甘、辛、咸）能造成脏气偏胜，形成五脏间的不平衡，如多食酸就会伤脾，多食辛就会伤肝，这些皆说明饮食过度产生胃病的道理。然而饮食不足或偏食，也可致脾胃虚弱而生病。这和现代医学所认为的胃内食物郁积，胃相延长，酸性胃液分泌量的增加超过食物中和与稀释的能力，以及营养缺乏形成胃黏膜抗溃疡能力低下等因素有相似之处。《素问·举痛论》说："百病生于气也，怒则气上，喜则气缓，悲则气消，恐则气下，惊则气乱……思则气结。"可见，情志失调，累及五脏，虽各有所伤，但总的来讲，不外乎五脏之气的平衡协调关系受到影响，致整个人体的气化功能发生异常，造成种种不同的病理改变。上述所说的精神因素是许多疾病的一个重要因素，情志不和，致气血郁结，横及脾胃是发生胃脘痛和呕吐酸水等症的原因。《素问·玉机真藏论》说："忧、恐、悲、喜、怒，令不得以其次，故令人有大病矣。"这相当于现代医学所认为的脑相即精神、迷走神经相的过度活动，使胃液分泌增加。

关于症状方面的认识：《医学正传》说："古方九种心痛，曰饮，曰食，曰风，曰冷，曰热，曰悸，曰虫，曰疰，曰来去痛，夫所谓冷者，惟一耳，岂可例以热药治之乎，详其所由，皆在胃脘，而实不在于心也。"《沈氏尊生书》又说："胃痛，邪在胃脘病也。惟肝气相乘为太甚，以木性暴，且正克也。"这些描述相当于现代医学所认为的上腹部疼痛是消化性溃疡突出而特有的症状。

关于治疗方面的认识：《医学薪传》说："所痛之部有气血阴阳之不同，若概括以气，消导为治……但通之之法，各有不同，调气以和血，调血以和气，通也；上逆者使之下行，中结者使之旁达，亦通也；虚者助之使通，寒者温之使通，无非通之之法也，若必以下泄为通，则妄矣。"这些方法，至今对消化性溃疡的辨证施治仍有其指导意义。

【病 因 病 机】

消化性溃疡，虽属胃或十二指肠疾患，但符合祖国医学所认为的肝脾两脏失调所致的疾患。肝主疏泄，性喜条达，恶抑郁，若由情志失和，使肝失疏泄，故有"暴怒伤肝"之称，若肝部气滞，致使气机不畅则肝之经脉不通，故胸腹可以作痛。

脾与胃分属阴阳，合为表里，经络相通，以膜相连。故言脾者，却离不开胃，言胃者离不开脾。胃主纳谷，腐熟，主降，喜润恶燥；脾主消谷，主运化，主升，恶湿。两者同居中焦，故湿燥相宜，彼此协调，共同完成升降功能。在生理上相互为用，为气血生化之源，故有"后天之本"之称。若由饮食不节，寒温不适或劳倦过度皆可致脾胃的功能低下，而产生胃脘疼痛。

肝主疏泄，脾主运化，肝脾两脏互相协同，若有一脏病变，则产生肝脾不和，不和则肝气郁滞，脾胃虚弱，两者互为因果则胃脘胀痛，嗳气吐酸等症备见。相当于溃疡形成前期。若肝气郁滞，气机不利，气不帅血，而产生气滞血瘀，临床上除胃脘作痛外，常伴有呕血、黑便或痛如针刺。肝气郁滞，"气有余，便是火"。肝郁化火，故除胃脘疼痛外，可见热证。脾胃虚弱日久或贪食生冷致脾阳不振，虚寒内生，故在胃脘疼痛的基础上，伴有寒证。

肝脾不和，肝气郁滞，火郁，血瘀，虚寒五个证型既有区别又有关联，几者在一定条件下可以互相转化或症状相兼，医者不可不仔细分辨。多数学者认为，脾胃虚寒型多为十二指肠溃疡，火郁型多为胃溃疡合并慢性胃炎，血瘀型多为穿透性溃疡，可作为临床参考。

【辨 证 施 治】

1. 肝脾不和型

该型多为溃疡病初期，或溃疡形成前期。

辨证要点：有情志不和病史，胃脘胀痛，疼痛连及两胁，嗳气频作，呃逆呕吐，每因气怒时，则疼痛加重，舌苔白，脉弦滑。

治疗法则：疏肝解郁，健脾和胃。

常用方剂，四逆散、柴胡疏肝散等选用。

处方举例：柴胡15克，白芍50克，枳实15克，甘草15克，陈皮25克，代赭石25克。

加减：若吐酸者加黄连、郁金；若胸闷，善太息者加青皮、川楝子、瓜蒌；若腹胀，便秘者加厚朴、郁李仁、炙川军。

2. 肝气郁滞型

该型多为溃疡病初期。

辨证要点：胸闷心烦，易怒，善太息，少寐多梦，胁胀痛，胃脘胀痛，痛势走窜，嗳气频作，舌边多红，脉沉弦。

治疗法则：疏肝理气。

常用方剂：旋覆代赭汤。

处方举例：代赭石50克，木香15克，陈皮15克，半夏15克，香附15克，郁金15克，沉香 15 克，乌药 15 克。

加减：若胃有灼热感者加黄连、山栀、川楝子去木香、沉香；若胃有发凉感加吴茱萸、干姜、砂仁。

3. 火郁犯胃型

该型多为溃疡病急性发作期。

辨证要点：胃脘部有灼热感，食入易痛，喜凉饮，口苦咽干，吞酸，嘈杂，便秘溲赤，舌尖红，黄腻苔，脉多弦数。

治疗法则：清热和胃。

常用方剂：凉膈散、清胃散、丹栀逍遥汤等选用。

处方举例：石膏 50 克，山栀 15 克，丹皮 15 克，黄连 10 克，川楝子 25 克，青皮 25 克，枳实 25 克，枇杷叶 15 克。

加减：若吞酸嘈杂者加白芍、瓦楞子；若便秘者加川军；若口苦者加柴胡、胆草。

4. 脾胃虚寒型

该型多见于胃及十二指肠溃疡。

辨证要点：多有贪食生冷或受凉病史，病程较长，上腹部绵绵作痛，痛时喜温喜按而畏寒，呕吐清涎，四肢不温，面色萎黄，倦怠乏力，腹胀嗳气，舌体胖大，薄白苔，脉弦紧。

治疗法则：温中散寒。

常用方剂：党参 25 克，黄芪 25 克，干姜 15 克，砂仁 15 克，吴茱萸 15 克，延胡索 15 克，沉香 15 克，甘松 15 克。

加减：若呕吐清涎明显者加丁香、没药、儿茶，或服胃药。

5. 瘀血犯胃型

该型多见于消化性溃疡活动期或并发穿孔。

辨证要点：胃脘痛经久屡发，疼痛持续，或如针刺，痛有定处而拒按，食后转增，反复呕血、黑便，舌质紫暗或有瘀点瘀斑，脉弦涩或细涩。

治疗法则：活血化瘀，理气和胃。

常用方剂：膈下逐瘀汤和失笑散等选用。

处方举例：五灵脂 20 克，蒲黄 20 克，香附 15 克，当归 15 克，赤芍 30 克，甘草 15 克，延胡索 20 克。

加减：若血虚者加阿胶、枸杞；若气虚者加黄芪、白术；若气滞者加瓜蒌、木香；若兼寒者加黑姜、肉桂；若兼热者加焦栀、丹皮、川楝子；若便血或呕血者加白芍、海螵蛸、侧柏炭、三七粉。

消化性溃疡，祖国医学认为与肝气横逆有关，"肝气"相当于自主神经功能紊乱对胃肠功能的影响，引起胃肠功能和器质性改变的概称。所以在治疗上，重视调肝气以治其溃疡。肝脾不和，肝气郁滞，火郁犯胃，瘀血犯胃，虚寒犯胃五个证型皆以理气为主，亦即六腑以通为用的道理。火郁犯胃，则清热理气；瘀血犯胃，则理气活血；虚寒犯胃，则温中理气。消化性溃疡的并发症，一为呕血、便血，二为穿孔，三为幽门狭窄或梗阻。呕血，黑便符合祖国医学远血的记载。早在明代《景岳全书》就认为远血或在小肠或在胃。一般认为出血与肝脾两脏有关，肝藏血，若因肝旺者，血随肝气上逆，为呕血。脾统血，若因脾气虚，血随气陷而下行为便血。故在治疗上，对呕血黑便的病人，应区别在肝或在脾，一般说来在肝多实证，在脾多虚证，在肝宜疏肝降逆止血,在脾宜益气健脾止血。胃穿孔,多由情志不和,饮食失节,劳倦内伤等因素,导致中焦不运,气血郁闭,郁而化热,热郁于内不能外达,热壅肉腐成脓,亦可导致泛发性腹膜炎,并可发生热深厥深的症状,相当于现代医学的中毒性休克,故在治疗上应考虑中西医结合治疗。幽门狭窄或梗阻宜手术或内科治疗。

【西 药 治 疗】

1. 制酸剂

碱性药物可中和胃酸,缓解疼痛,但不能促使溃疡愈合和防止复发。常用制酸制剂有:复方氢氧化铝片,每次 2~4 片,每日 3~4 次口服。氢氧化铝凝胶,每次 10 毫升,每日 3~4 次口服。三硅酸镁,每次 1 克,每日 4 次。

2. 抗胆碱能药物

抗胆碱能药物有解痉止痛,减少胃液分泌的作用。可选择下列药物,阿托品,每次 0.3 毫克,疼痛剧烈时可立即皮下或肌内注射 15 毫克,必要时可间隔 4~6 小时重复一次。6%颠茄酊,每次 10 毫升。普鲁本辛,每次 15 毫克。上述抗胆碱药物,在急性发作控制后,仍需服用一段时间。但对于幽门狭窄、新近出血、青光眼、前列腺肥大等病人忌用。

3. 镇静剂

对精神紧张和有失眠者加用镇静剂。可选用下列药物之一:利眠宁,每次 5~10 毫克,每日 3~4 次口服。哌替啶,每次 2.5 毫克,每日 3~4 次口腹。甲丙氨酯,每次 0.2 克,每日 3~4 次口服。

4. 其他

维生素 U,每次 50 毫克,每日 3 次口服。

5. 并发症的治疗

(1)大量出血:输血是抢救大量出血的重要措施。凡收缩压低于 90mmHg,脉搏每分钟 120 次以上,或呈休克征象者,必需即刻输血,或先给予右旋糖酐。经 8 小时内输血 400~800 毫升,血压仍不稳定,或情况仍无好转者,应考虑外科手术治疗。

(2)急性穿孔:对穿孔时限短,症状轻,一般情况佳的单纯性小穿孔可以采取非手术疗法治疗措施,如禁食,胃肠减压,输液等。对症状严重或有并发症的患者,或估计急性穿孔破口较大者,均需于发病 6~12 小时内施行紧急手术治疗。

(3)幽门梗阻:瘢痕性幽门梗阻的病患,必需外科治疗。由于水肿、充血及痉挛等病变引起的幽门梗阻,可采用内科治疗。

【病 例】

李某,男,35 岁,医生,初诊日期:1975 年 10 月 5 日。

上腹部疼痛反复发作十余年,曾作胃肠钡餐透视,诊断为"十二指肠球部溃疡"。经中西药治疗疼痛消失,状似痊愈。但于半个月前,因精神刺激,胃痛复发,疼痛呈胀饱感,多在食后两小时发作,嗳腐吞酸,便秘,溲赤,舌尖红,苔黄腻,脉弦。

辨证分析:胃脘胀痛,得食则重,嗳腐吞酸,便秘,尿赤,舌尖红,苔黄腻,脉弦等,系肝气郁滞，气郁化火，横逆犯脾胃，致脾胃升降失常而胃脘作痛。

诊断：十二指肠球部溃疡（火郁犯胃型）。

治法：清热和胃。

处方：石膏 50 克，山栀 15 克，黄连 15 克，川楝子 25 克，青皮 25 克，代赭石 50 克，白芍 50 克，厚朴 25 克。

10 月 21 日复诊，自诉：服上方两周，热症皆祛，胃胀减轻，但食纳减少，食后腹胀而痛，痛时喜温喜按，呕吐清涎。苔薄白腻，脉弦滑。分析：肝郁化火的标邪已祛，唯脾虚仍在，虚寒内生，应拟健脾温中之法。

处方：黄芪 25 克，肉桂 15 克，干姜 10 克，大枣 5 枚 砂仁 15 克，丁香 15 克。

10 月 27 日复诊，服上方一周，诸症明显减轻，守该方略有加减又服一周，诸症消失。至今未复发。

此例消化性溃疡，在急性发作期，临床表现为火郁犯胃型，用清热和胃之剂治疗，热象已祛，但消化系症状并未消失，改为健脾温中之剂获得显效，说明证型随着病情的变化也可以改变，这完全符合祖国医学辨证施治的特点。

细菌性痢疾

细菌性痢疾（简称菌痢），是由痢疾杆菌所引起的肠道传染病。痢疾杆菌往往进入消化道，部分在胃中被破坏，释出毒素被吸收入血流，并通过大肠黏膜排出，引起黏膜损害。进入肠道的致病菌在此基础上，进一步产生破坏作用，引起炎症变化。

病原菌在肠道大量繁殖，产生大量的毒素，引起一系列毒血症的症状。由于毒素使结肠黏膜损害，细菌随肠内容物到达已损害的结肠壁，并附着生长繁殖，造成黏膜坏死，甚至形成溃疡，此时可见脓血便。由于病变部位在结肠，因此，里急后重的症状较明显。

本病的潜伏期，平均为 1～2 天，主要症状，有两个方面：

（1）消化系统：常见腹痛、腹泻、里急后重及脓血便。

（2）中毒表现：发热，头晕乏力。严重可有面色苍白，四肢冷，血压下降，烦躁不安，甚至昏迷，发绀，呼吸衰竭等。

本病临床分急性期和慢性期两类：

（一）急性菌痢

1. 轻型

轻型亦称急性非典型菌痢。全身中毒症状不明显，大便次数较少，为糊状或水样或带少许黏液便，一般无脓血。病程持续 3～5 天。

2. 普通型

普通型亦称急性典型菌痢，起病急，畏寒，发热，头痛，疲乏，恶心，呕吐，腹痛，腹泻，明显里急后重和典型脓血便。病程持续 10～15 天。

3. 暴发型

暴发型即中毒型痢疾。大多发病于儿童，起病急，可在腹痛、腹泻尚未出现时即可高热，精神委靡，面色青灰，四肢厥冷，呼吸浅表，惊厥，意识不清，以至循环和呼吸衰竭。

（二）慢性菌痢

急性期治疗不当，或抗病功能低下，可转为慢性菌痢。一般认为急性菌痢病情迁延两个月以上者即为慢性菌病。其症状表现为腹胀、腹泻，大便有黏液或少量脓血。当某种因素诱发时可急性发作。

实验室检查：血常规：急性菌痢白细胞数多增高，中性粒细胞百分比也显著增高。慢性菌痢可能贫血。粪便镜检有脓细胞和红细胞，典型者可见吞噬细胞，大便培养可检出痢疾杆菌。

细菌性痢疾，相当于祖国医学"痢疾"病范畴。古人亦称为"肠澼"、"带下"。祖国医学认为，痢疾是由饮食不节或外感时邪，引起温热壅滞于大肠，致大肠传导失司，肠之气血与邪相搏而引起以下痢脓血和里急后重为主证的疾病。若湿热浊邪犯心，可形成神昏抽搐的疫毒痢。若久病失治，损伤脾阳，湿从寒化，则泻痢反复发作，日久难愈，祖国医学称为"休息痢"。

【源　流】

《素问·太阴阳明论》说："饮食不节，起居不时者，阴受之……入五脏则䐜满闭塞，下为飧泄，久为肠澼。"具体指出了"饮食不节"是痢疾的主要发病原因。《丹溪心法》说"时疾作痢，一方一家之内，上下传染相似"指出了痢疾为传染病。《脉经》说："肠澼下脓血，脉沉小，流连者生，数疾且大有热者死。肠澼筋挛，其脉小细安静者生，浮大紧者死。"这是从脉学角度判定痢疾的预后，对观察中毒性痢疾有一定的参考意义。《赤水玄珠》中指出："休息痢者，愈后数日又复痢下，时作时止，积年积月，不告断根者是也。"这段描述与慢性痢疾的临床表现有相似之处。《医学心悟》对治疗提出了可贵的见解。如"古人治痢，多用坠下之品，如槟榔、枳实、厚朴、大黄之属，所谓通因通用，法非不善也。然效者或不效者，每至缠绵不愈"，"行血则便脓自愈，调气则后重自除"。李士材指出：治疗痢疾的原则为清、通、调、补、涩。"清"是指清热解毒，这是治疗急性菌痢的主要大法，即"热者寒之"；"通"是指通便排除肠内积滞，可奏消除里急后重的功效，即"通因通用"；"调"是指调理气机，有疏肝和胃和止痛的作用；"补"是指病人过度虚弱，如中毒性菌痢，气阴欲绝或慢性菌痢脾胃虚寒者，宜用补法，即"虚者补之"；"涩"是指病久而虚者，下痢无度，宜收敛固涩。

【病 因 病 机】

痢疾是由于外感暑湿之邪（大抵相当于夏秋之交多发细菌性痢疾），饮食不节（相当于痢疾杆菌从消化道侵入），致肠络受伤（这是痢疾杆菌引起肠黏膜损害的主要病理改变）而发病。若湿热之邪阻滞肠中，与气血相搏，化为脓血，则下痢赤白，相当于急性菌痢。若正不胜邪，日久损伤脾胃之阳，则湿从寒化，寒湿凝结而为痢疾，相当于慢性菌痢。在急性菌痢中，若湿热化火，大热之极生风，火风挟痰犯心，相当于中毒性菌痢。

【辨 证 施 治】

1.湿热蕴结型

该型相当于急性菌痢。

辨证要点：即外有表邪，内有湿热之邪，干扰胃肠之证候。发热，恶寒，恶心呕吐，腹痛，里急后重，大便带脓血，肛门灼热，口渴喜冷饮，小便短赤，舌质红，苔黄腻，脉滑数。若湿重于热者，则发热轻，痢下白多赤少，或纯白色黏液便，口不渴，胸腹满闷，恶心呕吐，舌体胖大，舌苔白腻，脉滑。若热重于湿者，则发热重，痢下赤多白少，舌质红，舌苔黄腻少脉滑。

治疗法则：清热化湿解毒。

常用方剂：湿热并重选用黄芩汤、芍药汤等；热重于湿选用白头翁汤；湿重于热选用平胃散。

处方举例：湿热并重者用黄芩 15 克，黄连 15 克，当归 30 克，白芍 50 克，木香 10 克，大黄 30 克，地榆 50 克，马齿苋 50 克。

热重于湿者用黄连 15 克，黄柏 15 克，赤芍 15 克，木香 10 克，地榆 50 克，白头翁 50 克，车前子 50 克（用布包煎）。

湿重于热者用陈皮 15 克，厚朴 15 克，苍术 15 克，甘草 10 克，茯苓 30 克，马齿苋 50 克，木香 10 克。

加减：若兼表证者加葛根、连翘、荆芥；若兼食滞加六曲、山楂；若腹痛拒按，里急后重明显痢下腐臭，舌苔老黄厚腻，脉数有力者加大黄、枳实、槟榔。

2. 脾胃虚寒型

该型即休息痢，相当于慢性菌痢。

辨证要点：时作时止，发作时便脓血，腹痛喜温喜按，里急后重，下痢稀薄，手足不温，腰痛怕冷，舌质淡，苔白或白腻，脉濡或沉细无力。

治疗法则：温补脾肾，涩肠止泻，健脾化湿。

常用方剂：真人养脏汤、香砂六君子汤等选用。

处方举例：苍术 50 克，诃子 15 克，米壳 15 克，白术 30 克，肉桂 10 克，木香 10 克，当归 15 克，白芍 30 克，五倍子 10 克。

加减：若湿邪重加茯苓；若阳虚明显加补骨脂、炮附子；若脱肛者可用补中益气汤加黄连、枳壳、五倍子。

3. 热犯心包型

该型即疫毒痢，相当于中毒性菌痢。

辨证要点：热毒重，发病急骤，腹痛剧烈，里急后重明显，高热烦躁，头痛，口渴，或初起不见下痢，多在夏秋之间出现高热惊厥，神昏谵语，舌质红绛，苔黄，脉洪数或滑数；严重者，四肢厥冷，血压下降，脉微细欲绝。

治疗法则：清热解毒，凉血，醒神。

常用方剂：白头翁汤。

处方举例：黄连 15 克，黄柏 15 克，秦皮 50 克，白头翁 50 克，地榆 50 克，丹皮 50 克，石菖蒲 25 克。

加减：若高热，惊厥，神昏者可用紫雪丹或牛黄安宫丸；若阴阳欲脱，四肢厥冷，脉微欲绝者可用参附汤，并应中西医结合抢救。

中药抑菌试验：发现秦皮、地榆，抑制痢疾杆菌力最强。石榴皮、诃子、五倍子、地榆、黄连、黄柏、没食子对各型痢疾，都有较明显的抑菌作用。玫瑰花、丁香、连翘对志贺痢疾杆菌有明显的抑制作用。重楼、儿茶、菊花对福氏痢疾杆菌有明显的抑制作用。

另外，羊蹄甲根、凤尾草、山铁子、杨芩、槐地、马齿苋、白头翁、小蓟汁、辣蓼、丁香、苦参、黄芩、银花藤、大蒜、安树叶、三颗针等，在预防菌痢中也有较好的效果。

【西 药 治 疗】

（一）急性菌痢的治疗

1. 一般疗法

患者应予隔离与休息，随时测脉搏、血压。有失水现象者必须补充休液，可给予葡萄糖或生理盐水静脉滴注，以保持水和电解质的平衡。有酸中毒者酌情给予碱性液体。对痉挛性腹痛可给予阿托品及腹部热敷。里急后重与腹部绞痛显著时可加用复方樟脑酊，每次 2～4 毫升。

2. 抗菌药物

小檗碱，每次 0.3～0.5 克，每日 4 次。磺胺脒（SG）首剂 2 克，以后每 6 小时 1～2 克，至大便正常后 2～3 日停药。或磺胺嘧啶首剂 1 克，以后每 12 小时 1 克，与等量碳酸氢钠同服。可用抗生素，如氯霉素、合霉素、四环素、土霉素等，每次 0.25 克，每 6 小时一次，合霉素剂量加倍。上述药物疗程均为一周。

（二）慢性菌痢的治疗

慢性菌痢的治疗用中药治疗较为理想。

【病 例】

刘某，女，35 岁，初诊日期：1972 年 7 月 13 日。

自诉腹痛，大便带脓血，反复发作 5 年，近两周加剧。于 5 年前患"急性菌痢"，由于治疗不彻底，以后每年都有急性发作，多由饮食不注意或受凉而发病，发作时左下腹部绞痛，下坠感，大便呈黏液样，有时带脓血，曾间断服"呋喃唑酮"、"合霉素"等药物，但都没有根治。于两周前因饮食不注意病急发，故来求治。呈慢性病容，步入诊室，体温 36.8℃，脉搏每分钟82 次，血压 110/70mmHg。头、胸部查无阳性体征，腹部平坦，脐左侧压痛明显。舌体胖大，白腻苔，脉沉滑。粪便检查：肉眼可见少量脓血与粪便混合，显微镜下可见大量脓细胞和红细胞，未查到阿米巴滋养体。血常规为正常范围。

辨证分析：素患体息痢，乃属正衰邪恋之脾胃虚寒，湿邪凝结于肠中，复感受凉或饮食不节，则阻闭肠之气机，使病邪与肠内气血相搏而痢疾之病作矣。舌体胖大，苔白腻乃寒湿内盛，脉沉主里，滑为湿盛。

诊断：慢性菌痢（脾胃虚寒型）。

治法：湿中健脾，除湿止痢。

处方：苍术 50 克，薏苡仁 50 克，丁香 15 克，木香 15 克，炮姜 25 克，米壳 15 克，诃子15 克。

7 月 20 日复诊，自诉服上方 5 剂，泻痢顿止，大便成形，但仍有黏液，每日便一次，左下腹部不适，食少纳呆，乏力。查白腻苔已祛大半，脉仍沉滑，此系湿邪渐去，乃脾虚，脾失健运为主要矛盾。上方去米壳、诃子，加党参 25 克、秦皮 50 克、白芍 50 克。嘱其连服 5 剂。

8 月 2 日复诊，自诉无任何不适，恐再复发而来诊，查舌质淡，体胖大，脉沉滑，腹部无明显压痛。嘱其服理中丸，每次 1 丸，每日 2 次，又服 2 周。痢疾之病再未复发。

临床上，慢性菌痢的主要病理改变为寒湿内停于胃肠，阻滞其气机，故治疗以散寒除湿为主，如苍术，炮姜、薏苡仁为方中主药，辅以健脾理气，如木香、丁香，使寒湿得祛，气机得通；佐以米壳、诃子涩肠止痢，并防丁香、木香理气太过。待痢疾已止宜去米壳、诃子，以防涩肠太过，关门留寇，并用健脾祛湿剂以求固本。

病毒性肝炎、肝硬化

病毒性肝炎，可分为甲型肝炎和乙型肝炎两种。本病是以全身性感染，并以肝脏为主要受累脏器。临床表现如下。

（一）潜伏期

甲型肝炎的潜伏期为 2～6 周，乙型肝炎为 6 周～6 个月。

（二）急性期

（1）无黄疸型肝炎：约占甲型肝炎和乙型肝炎病例的百分之八十以上。起病缓慢，主要症状有食欲不振，恶心，腹胀，肝区不适或隐痛，低热等。多数病人有肝脏肿大或压痛，肝功能可有轻度改变，氨基转移酶多数增高。

（2）黄疸型肝炎：本病起病较急，有发热、恶寒、食欲不振、恶心呕吐、上腹部或肝区不适等症状。持续数日可出现尿色加深，继而先后出现巩膜及皮肤黄染，肝脏大多数见肿大。视病情轻重及治疗情况而决定黄疸持续时间，黄疸消退后肝脏缩小，一般可在 1～3 个月康复。但部分病患可后期遗留消化系功能差的症状。

（3）重症肝炎：急性肝坏死型肝炎的发病率，占肝炎总人数的 0.2%～0.4%。黄疸迅速出现，逐渐加深，肝功能显著减退，血浆蛋白和总胆固醇降低，血氨升高。常有皮肤及黏膜出血、水肿、腹水、蛋白尿、管型尿等。并有烦躁不安、昏迷，多数于数日或数周内死亡。

（三）慢性期

（1）迁延型肝炎：急性肝炎病程超过半年以上未彻底治愈，仍有肝脏肿大或肝功能的损害，并伴有食欲不振、乏力、失眠、头昏等症状。

（2）慢性肝炎：病人症状和体征持续一年以上，肝脏肿大可有质地改变。部分病人可能有脾肿大。少数病例长期或反复有慢性活动性改变，如低热、黄疸、谷丙转氨酶升高等。有发展为肝硬化的可能。

（3）毛细血管型肝炎：临床上以长期梗阻性黄疸为主要表现。

实验室检查：谷丙转氨酶增高有助于早期急性肝炎和慢性肝炎活动期的诊断。絮浊试验出现阳性结果的时间，以脑磷脂胆固醇试验最早，麝香草酚浊度试验次之，锌浊度试验最晚。絮浊度试验持续阳性则有转入慢性肝炎的可能。

（四）肝硬化

肝硬化是一种影响全身的疾病。其病理特点为肝细胞变化，坏死与再生，纤维组织增生，肝正常结构紊乱，结果使肝脏变硬，故名肝硬化。本病分门静脉性肝硬化、坏死性肝硬化和胆汁性肝硬化三类。

（1）门静脉性肝硬化：是一种弥漫性肝炎或广泛的肝实质损害继续发展的结局，病因不十分肯定，传染性肝炎可以有百分之三或者更多可能发展为肝硬化。本病早期可无症状，有些可表现为消化系统和神经系统症状，如食欲减退，有时伴有恶心呕吐，全身乏力，多梦，头昏，右上腹部隐痛，腹胀，腹泻等，亦称为功能代偿期。病情进一步发展可见浮肿、腹水、黄疸、发热、上消化道出血，以致昏迷，称为功能失代偿期。

实验室检查：脾功亢进时，红细胞、白细胞、血小板均可减少，以白细胞降低明显。肝功能减退，絮状浊度试验阳性反应，以锌浊度试验最为敏感。血浆球蛋白增高，白蛋白降低。在肝细胞坏死病患中血清转氨酶增加。

肝超声检查：可见分隔波，在有腹水的病人中可出现液平反射。

（2）坏死后性肝硬化：病毒性肝炎之肝脏毒物是引起坏死后性肝硬化的主要原因。本病临床表现与门静脉性肝硬化大致相似。

（3）胆汁性肝硬化：本病是由于长期肝外胆道梗阻或肝内胆汁留滞所引起，主要表现为慢性梗阻性黄疸，晚期可并发门静脉高压和肝细胞衰竭。

实验室检查：血液中胆红素增加，范登白直接反应阳性。尿液中出现多量胆红素和胆盐，缺乏尿胆原。血清碱性磷酸酶增高，血清白蛋白减少，球蛋白增加，硫酸锌浊度试验呈阳性反应。

病毒性肝炎、肝硬化，相似于祖国医学"少阳病"、"黄疸"、"积聚"、"臌胀"等病的范畴，历代医家对其病因、病理、症状、治疗等方面的论述都很详尽。

【源　流】

1. 急性黄疸型肝炎

关于黄疸病因、症状的记载：《素问·遗篇刺法论》说："五疫之至，皆相染矣，无问大小，病状相似。"《温病条辨》说："夏秋疸病，湿热气蒸，外于时令，内蕴水谷。"《杂病源流犀烛》说："天行疫疠以至发黄者，俗称为瘟黄，杀人最急。"《温疫论》说："疫邪传里，移热下焦，小便不利……其传为疸，身目如金。"上述记载说明，黄疸病的病因是疫邪传里，发病季节多在夏、秋季。症状是身目如金。这与现代医学病毒性肝炎黄疸型的特点极为相似。所说"瘟黄，杀人最急"与现代医学的急性或亚急性肝坏死的死亡率高是很类同的。

关于黄疸治疗的记载：《伤寒论》说："伤寒七八日，身黄如桔子色，小便不利，腹微满者，茵陈蒿汤主之"，"伤寒身黄发热，栀子柏皮汤主之"。《脉因证治》说："诸黄家，但利其小便愈"，"治法以疏湿利小便，清热或汗之"。《景岳全书》说："阳黄证多以脾湿不流，郁热所致，必须清火邪，利小便；火清则溺自清，溺清则黄自退"，"阴黄证，多由内伤不足，切不可以黄为意，专用清利，但宜调补心脾肾之虚以培血气，血气复则黄必尽退"。上述法则和方药，至今对治疗急性黄疸型肝炎仍有其重要的实用价值。近代医家，对黄疸型肝炎多以阳黄、阴黄辨证施治，并皆以清利湿热为治疗阳黄之法，以温阳化湿为治疗阴黄之法。

2. 急性无黄疸型肝炎

急性无黄疸型肝炎相似于祖国医学"少阳病"的范畴。其临床特点为饮食不振，恶心，肝区不适或隐痛，发热等。《伤寒论》说："伤寒五六日中风，往来寒热，胸胁苦满，默默不欲饮食，心烦喜呕"，"伤寒十三日不解，胸胁满而呕，日晡所发潮热，己而微利，此本柴胡证……"至今小柴胡汤仍为治疗急性无黄疸型肝炎的主要方剂。

3. 慢性肝炎

慢性肝炎相似于祖国医学"积聚"、"痞块"的范畴。其临床特点是肝脾肿大。《难经·五十七难》说："肝之积名曰肥气，在左胁下如覆杯，有头足，久而不愈，令人发咳逆。脾之积，名曰痞气，在胃脘，覆大如盘……"《景岳全书》说："积聚之病，凡饮食、血、气、风、寒之属皆能致之。但曰积曰聚，当详辨也。盖积者，积垒之谓，由渐而成者也……其病多在血分，血有形而静也。"祖国医学将肝脾肿大称之为"症"或"积"，其病多在血分。与今日治疗肝脾肿大，多采用活血化瘀法，是极其吻合的。

4. 肝硬化腹水

肝硬化腹水相似于祖国医学的"臌胀"。《灵枢·水胀》说：臌胀何如？岐伯说："臌胀者，身皆大，大与腹胀等也。色苍黄，腹筋起，此其候也。"《诸病源候论》说："此由水毒气结聚于内，令肿渐大，动摇有声，常欲饮水，皮肤黧黑，如似肿状，名水蛊也。"《景岳全书》说："单腹胀者，名为鼓胀，以外虽坚满而中空无物，其象如鼓，名曰臌胀，又或以血气结聚，不可解散，其毒如蛊，亦名蛊胀。且肢体无恙，胀惟在腹，故又名单腹胀。"这说明，臌胀是由水毒气结而成。临床表现为腹胀大，腹筋起，皮肤黧黑，与肝硬化腹水引起的腹壁静脉怒张和皮肤色素沉着的肝病容有相似之处。

《丹溪心法》说："今也七情内伤，六淫外侵，饮食不节，房劳致虚，脾土之阴受伤，转运之官失职……清浊相混，脉道壅塞，郁而化热，热留为湿，湿热相生，遂成胀满。"《寓言草》曰："单腹胀，则中州之地，久窒其四运三轴，而清者不升，浊者不降，互相结聚，牢不可破，实因脾气之衰微所致。"以上论述相似于现代医学肝硬化腹水的病因、病理。

《格致余论》说："此病之起，或三五年，或十余年，根深矣，势笃矣。欲求速效，自求祸耳……医不察病起于虚，急于取效，病者苦于胀急，喜行利药，以求一时之快，不知宽得一日半日，其肿愈甚，病邪甚矣，其气必伤……制肝补脾，殊多切当"，又说："却盐味以防助邪，断妄想以保母气，无有不安"，说明肝硬化腹水是一个慢性发病过程，疾病实质属于肝郁脾虚，故在治疗上宜制肝补脾，不可妄投攻伐峻猛药物。并宜减盐食，保持精神愉快，这对今日治疗肝硬化腹水仍有实用价值。

【病 因 病 机】

1. 急性黄疸型肝炎

外感疫毒之邪，乘身体一时之虚而侵入，或平素饮酒无度，饮食不节致使脾虚。外有疫邪入侵，内有脾虚湿停，致湿邪既不能因汗而解，又不能通过小便而下泄，湿郁则令肝失调达，胆也因之失于疏泄，胆汁外溢，溢于经络皮肤之间，发为黄疸。因病在足阳明胃经，阳明多气多血，故多化热，湿得热而益深，热得湿而愈炽。临床上黄疸型肝炎多为湿热所致，亦就是这个道理。湿邪所阻，脾胃升降失常，故有脘腹胀满、纳呆、厌食、倦怠无力等症。

如素体中阳不振，脾阳不足，使脾胃为寒湿所困，亦可使肝胆失疏泄，胆汁外溢，而发为黄疸。故急性黄疸型肝炎，见于寒湿者，说明脾阳已衰微，预后较差。

2. 急性或亚急性肝坏死

祖国医学认为病由外感时疫，热毒炽盛，内扰于胆，则胆汁外溢而发黄。上扰于心，蒙蔽心包则烦躁不安，神昏谵语，热入营血则发疹发斑，衄血。因其发病急，又有黄疸为主的症状，故名曰急黄（又称瘟黄）。

3.急性无黄疸型肝炎

疫毒入侵，脾胃乃伤，脾虚则肝郁，肝郁也可致脾虚，肝脾互为因果，则出现外有表邪，内有肝脾不和湿热蕴结症状。

4.慢性肝炎及肝硬化

慢性肝炎和肝硬化，其主要特点为肝脾肿大，在肝失代偿期可出现腹水、上消化道出血和肝昏迷等。

（1）肝脾肿大由于急性病毒性肝炎的病变脏腑在于肝脾，患病日久而入络，病邪入于肝脾之脉络则肝脾络脉阻滞，瘀血内停而致肝脾肿大。祖国医学称之为癥块。所以说，肝脾肿大的主要病理改变为血瘀。

（2）肝硬化腹水祖国医学认为肝硬化腹水的成因有三：一是在慢性肝炎的基础上，导致肝脾脉络郁结更甚，致肝脾之坠道不通、瘀而化水，而形成腹水。相似于门静脉高压；二是脾虚日久，运化失司，水谷不能化精血以养全身，反而生成水湿而内停。相似于低蛋白血症；三是"久病及肾"。久病及肾是一切慢性疾病发展的一般规律。因肾主藏精，若久病致气血不足，则肾精衰少而致肾虚。肝硬化日久，同时也致肾精不足之肾虚。若导致肾阳虚，肾之开阖失司，则尿少而致腹水。相当于激素、电解质和水液代谢紊乱。然而上述三者之间是互相关联的，肝郁可以导致脾虚，脾虚也可形成肝旺，肝脾病久及肾，肾病及肝，肾病也可及脾。临床上主要靠症状来鉴别哪个原因是主要矛盾。

（3）肝昏迷祖国医学认为一切神昏病人，都与心有关，若因肝风内动或水毒湿热内盛，蕴结成痰，或风阳化火，火灼津液成痰，或风火挟痰等原因，都可蒙蔽心窍而引起神昏。相似于现代医学的有毒代谢产物致中枢神经系统功能紊乱，祖国医学称之为"闭证"。"闭"指病邪阻闭心窍而言。若因正气衰败，气阴衰竭，而致阴阳欲绝的神昏，祖国医学称之为"脱证"。"脱"指人之真阴真阳脱离的意思。这就是《内经》所说的"阴阳离绝、其气乃竭"。相似于现代医学的呼吸和循环衰竭。

（4）上消化道出血的原因多由七情或饮食因素诱发，其病变脏腑在于肝脾，盖肝脉阻塞，血不归经，血随肝气上逆则呕血。脾不统血，血随气下则黑便。

【辨 证 施 治】

（一）急性黄疸型肝炎

1.湿热蕴结型

该型即阳黄。

辨证要点：身目黄色鲜明，烦躁，大便秘结，尿短赤，舌苔黄腻，脉滑，即黄疸加热症。

治疗法则：清热解毒，利湿除黄。

常用方剂：茵陈蒿汤、茵陈五苓散、栀子柏皮汤等选用。

处方举例：茵陈 100 克，大黄 10 克，山栀 15 克，大青叶 50 克，板蓝根 50 克，败酱草 50 克。

加减：若消化道症状明显者加陈皮、竹茹、厚朴、川楝子；若热证明显者，加石膏、黄芩、黄柏；若湿证明显者，加猪苓、车前子、通草、竹叶、藿香。

2. 热犯心包型

该型即急黄。

辨证要点：发病急，突然出现黄疸，病情迅速恶化。伴有高热，烦渴，胸腹胀满，神昏谵语，衄血，便血，皮肤斑疹，舌质红绛，舌苔黄燥，脉象弦数等，为阳黄的急性型。

治疗法则：清营凉血，解毒醒神。

常用方剂：千金犀角散、清营汤、犀角地黄汤、牛黄安宫丸等。

处方举例：犀角 5 克（先煎），生地 25 克，山栀 20 克，钩藤 50 克，黄连 10 克，石膏 50 克，羚羊角 5 克（先煎）。可与牛黄安宫丸并服。亦可中西医结合治疗。

3. 寒湿凝滞型

该型即阴黄。

辨证要点：身目黄色晦暗，纳少脘闷，腹胀便溏，神疲畏寒，舌苔白腻，脉缓，即黄疸加寒症。

治疗法则：温阳化湿，利胆退黄。

常用方剂：茵陈术附汤、茵陈四逆汤等选用。

处方举例：茵陈 100 克，白术 20 克，大腹皮 15 克，山药 20 克，干姜 15 克，附子 20 克，草果 15 克，白豆蔻 10 克。

加减：若消化道症状明显者，加藿香、砂仁；若肝功能变化明显，加党参、板蓝根、大青叶；若浮肿加苍术、肉桂。

（二）急性无黄疸型肝炎

1. 肝胃不和型

辨证要点：胸胁胀痛，脘腹满闷，恶心，嗳气，纳呆，舌尖红，苔黄或白腻，脉象弦滑，即急性无黄疸型肝炎以消化道症状为主。

治疗法则：调理肝脾。

常用方剂：小柴胡汤。

处方举例：柴胡 20 克，白芍 50 克，陈皮 30 克，大青叶 50 克，板蓝根 50 克，厚朴 25 克，茯神 50 克。

加减：若肝区痛加当归、郁金；若氨基转移酶高加五味子、败酱草；若恶心加生姜、竹茹。

2. 湿热蕴脾型

辨证要点：胸胁闷痛，食纳欠佳，恶心，便秘或濡泄，舌体胖大、苔黄白而腻苔，脉象弦滑。即急性无黄疸型肝炎加湿热症状。

治疗原则：健脾利湿，佐以清热。

常用方剂：茵陈五苓散或龙胆泻肝汤等选用。

处方举例：茵陈 50 克，白术 20 克，茯苓 50 克，猪苓 25 克，泽泻 25 克。

加减：若兼气虚者加黄芪、党参；若兼血虚者加丹参、丹皮；若兼气滞者加柴胡、郁金。

（三）慢性肝炎和肝硬化

1. 肝肾阴虚型

辨证要点：疲乏无力，头晕目花，失眠多梦，腰膝酸软，手足心热，心悸，心烦，胁部隐痛，津少口干，纳呆，遗精，月经失调，舌质红，无苔或起芒刺，脉细数或沉细，两尺脉多无力。

治疗法则：滋阴补肾，和血养血。

常用方剂：一贯煎。

处方举例：当归 30 克，白芍 50 克，丹参 50 克，山药 25 克，枸杞 25 克，女贞子 25 克，旱莲草 25 克。

加减：若身热苔黄者加栀子、生地、丹皮；若手足心热者，加地骨皮、鳖甲、百合、玄参、酸枣仁；若口干、少津者，加麦冬、沙参、五味子、石斛、葛根、天花粉；若腰膝酸软者，加桑寄生、川断、木瓜；若遗精者加金樱子、芡实、黄柏、女贞子、菟丝子、牡蛎、山萸肉。

2. 肝脾血瘀型

辨证要点：面色晦暗，颧部红缕，鱼际发红（肝掌），身上血痣（蜘蛛痣），纳呆腹胀，衄血，胁部刺痛，固定不移，尿色深黄，胁下癥积，巩膜发黄，口唇暗紫，舌质紫黯，可见瘀斑，或起芒刺，舌苔白腻，脉弦或沉涩。

治疗法则：活血化瘀，佐以软坚。

常用方剂：下瘀血汤、膈下逐瘀汤等选用。

处方举例：当归 20 克，白芍 50 克，丹参 50 克，郁金 15 克，山楂 15 克，红花 20 克，枳实 15 克，鳖甲 20 克。

加减：若腹满加香附、广木香、厚朴；若肝区痛加川楝子、延胡索、姜黄、没药、乳香、血竭；若衄血加大小蓟、旱莲草、茜草、参三七；若肝肿大可加甲珠、马鞭草、瓦楞子、三棱、莪术，以促进肝回缩。

3. 痰阻血瘀型

辨证要点：腹大坚满，胁腹攻痛，目黄身黄，面色黧黑，项背有蜘蛛痣，口唇青紫，烦热，口干，小便短赤，大便秘或溏泄不爽，舌质紫暗，苔黄腻，脉弦数。

治疗法则：涤痰行水，活血化瘀。

常用方剂：十枣散。

处方举例：大戟、芫花、甘遂、大枣各等份，共为细末，每次 1 克，每日 1～2 次，以大便每日 3 次为度，不利者可酌情逐渐加量，但最大量不超过 2.5 克。适用于肝硬化腹水较重，而又无显著虚症者。

4. 脾肾阳虚型

辨证要点：肚腹胀大，下肢浮肿，面色黧黑或萎黄，胸闷纳呆，神疲畏寒，四肢不温，舌质紫暗，脉沉弦或迟。

治疗法则：温阳行水。

常用方剂：四君子汤、五苓散、五皮饮、真武汤等选用。

处方举例：人参 15 克，白术 20 克，茯苓 50 克，炙附子 15 克，猪苓 50 克，半枝莲 50 克，白花蛇舌草 50 克。

5. 脾气虚弱型

辨证要点：神疲乏力，头晕目花，口鼻衄血，肌衄，甚则呕血，黑便，脉弱无力。
治疗法则：补脾摄血。
常用方剂：归脾汤。
处方举例：人参 15 克，黄芪 50 克，阿胶 15 克（烊化），旱莲草 30 克，杜仲炭 15 克，白及 15 克，仙鹤草 50 克，三七末 5 克（分二次冲服）。

（四）肝昏迷

1. 痰迷心窍型

该型即"闭证"。
辨证要点：腹大坚满，精神淡漠，神志恍惚，嗜睡，甚则烦躁如狂，神昏谵语，喉中有痰声，便秘，尿赤，脉数，舌苔黄腻。
治疗法则：清热化痰，开窍。
常用方剂，涤痰汤、菖蒲郁金汤或牛黄安宫丸等选用。
处方举例：黄连 15 克，山栀 15 克，夏枯草 15 克，胆南星 15 克，郁金 15 克，石菖蒲 15 克，竹沥 50 克，远志 10 克。
加减：若尿少加蟋蟀 2.5 克、琥珀 10 克共为细末，每日 2 次，与汤药冲服；若高热加牛黄安宫丸每次 1 丸，每日 2 次；若便秘加大黄；若抽搐加钩藤、石决明、全蝎。

2. 阴阳欲绝型

该型即"脱证"。
辨证要点：昏睡不省，两手抖动，气息低微，汗出肢冷，舌质淡，脉多细微。
治疗法则：益气养阴、固脱。
常用方剂：生脉散或参附汤等选用。
处方举例：人参 15 克，麦冬 50 克，五味子 5 克，生龙骨 50 克，生牡蛎 50 克。
加减：若阴液耗竭加生地、龟板、山萸肉、阿胶；若阳脱加炙附片。
肝昏迷宜中西药结合治疗。

另外，根据某些单位研究，证明茵陈蒿汤能防止肝的脂肪变性、肝气球样变，使肝细胞的坏死减轻，改善微循环，可使肝细胞的糖贮备增加，并有降低氨基转移酶的作用。
对逍遥散成分的研究，发现当归、生地、柴胡抗肝细胞气球样变性作用比较明显。白术、茯苓抗细胞质疏松较显著，促进肝细胞合成核糖核酸量增加。甘草和柴胡合用抗肝损伤作用显著。鳖甲、牡蛎、柴胡、当归有缩肝脾作用。
病毒性肝炎和肝硬化在病理上可归纳为湿热、气滞、血瘀、癥积、虚证五个方面的改变。
临床上，治疗急性肝炎和慢活肝，多以清利湿热为主，配合活血化瘀药。对慢性肝炎或肝硬化的早期，以消化机能紊乱为主，重在疏肝化瘀。以肝区疼痛为主，重在理气活络。以肝脾大为主，重在消积软坚。对肝硬化晚期有腹水者，重在扶正，佐以化瘀行水。这是治疗本病的一般规律。既有杀灭肝炎病毒的病因治疗，又有针对病理改变和症状的治疗。常用下列六类药物。

（1）苦寒清泄药：苦能燥湿，寒能清热。某些苦寒药有降酶、退黄、杀灭肝炎病毒的作用。治疗急性肝炎或慢活肝特别是湿热偏重者，投用苦寒、清泄药疗效满意。但用量不宜太过，因苦寒易伤中，过燥易伤阴，太过会影响疗效。常用的苦寒清泄药有山栀、胆草、黄连、黄柏、苦参、木通、竹叶等。

（2）利胆退黄药：对急性、慢性肝炎，肝硬化伴有黄疸者，皆认为是湿邪不化，脾失健运，肝失疏泄，胆汁外溢而为黄。某些祛湿药有消除肝实质的炎症，加强胆红素的排泄作用。临床上多选用利胆退黄之品如茵陈、大黄、黄柏、赤芍、山栀、连翘等利胆退黄效果好。

（3）疏肝健脾药：为防止寒凉伤中和肝郁犯脾而用疏肝健脾药，但健脾不宜太壅，疏肝不宜太过，太过易伤阴。常用的疏肝健脾药有柴胡、青皮、郁金、香附、砂仁、木香、陈皮、枳实、沉香等。

（4）活血化瘀软坚药：活血化瘀软坚药物有促进肝脾回缩、祛瘀生新的作用。临床上对正气未损，肝功能代偿尚好时，仅有肝脾肿大者可选用当归、三棱、莪术、瓦楞子、黑芝麻、生卷柏、醋制鳖甲、穿山甲、鸡血藤等。

（5）利尿逐水药：肝硬化腹水，多为湿邪入络，引起血络瘀阻造成气血凝滞，肝、脾、肾俱虚，水湿内停而成腹水。应本着急则治其标，缓则治其本的原则。先用利水药以逐腹水，取得一定疗效后再用扶正固本之剂。气行则水行，可配合理气药，加强利尿作用。亦可配合活血化瘀药，以改善肝脏血液循环，降低门静脉高压。常用的利尿逐水药有炙鳖甲、丹参、柴胡、猪苓、泽泻、车前子等。

（6）补虚扶正药：依据祖国医学"扶正祛邪"的法则，对急性病毒性肝炎恢复期，或慢性肝炎肝硬化临床表现虚证突出者，宜应用补法。常选用生地、麦冬、白芍、桑椹子、女贞子、何首乌、补骨脂、龟板、山萸肉、黄精、人参、五味子、白薇、白术、黄芪、木瓜、当归、丹参等。

【西 药 治 疗】

（1）急性黄疸型肝炎：对摄入量不足者，可给予 10%葡萄糖 1000 毫升，可加入维生素 C 500～1000 毫克，每日 1 次，静脉滴注。疗程为一周左右。每日口服维生素 B_6 30～60 毫克，或服用复合维生素 B。

（2）急性无黄疸型肝炎：其治疗基本上同急性黄疸型肝炎。

（3）急性或亚急性肝坏死：10%葡萄糖溶液 1000～2000 毫升，加入三磷酸腺苷 20～40 毫克，辅酶 A 50 单位，维生素 C 1～2 克，维生素 B_6 100 毫克，静脉滴注。关于激素的使用，目前意见颇不一致，可试用地塞米松 5～10 毫克加入适量葡萄糖液中，静脉滴注，观察 3～5 天，若症状有好转可改为口服泼尼松，每日 40 毫克，否则不宜使用。有出血倾向时，用抗血溶芳酸 100～200 毫克，静脉滴注，每日 1～2 次；鱼精蛋白 100～200 毫克静脉滴注；维生素 K_1 10～20 毫克肌内注射成静脉注射。大量呕血时，酌用脑垂体后叶素 10 单位，加入 25%葡萄糖溶液 20 毫升，静脉缓注。每日输适量新鲜血液或血浆 100～200 毫升。有腹水或少尿时，可用利尿药，双氢克尿噻每次 25 毫克，每日 3 次，或与螺内酯（每次 20 毫克，每日 3～4 次）联合应用。必要时口服依他尼酸，每次 25 毫克，每日 3 次；或依他尼酸钠 25 毫克静脉注射。应用利尿药时，必须注意防止电解质紊乱。适当应用抗生素，常用新霉素，每次 0.5～1.0 克，每日 4 次，口服。

（4）慢性迁延型肝炎或慢性活动型肝炎：急性活动期，参照急性肝炎的治疗。慢性活动型肝炎可口服泼尼松每日 10～20 毫克，地塞米松每日 1.5～3.0 毫克，分两次分服。亦可加用硫唑嘌呤 50～100 毫克/日。

（5）肝硬化：肝功能代偿良好的病人，可适量应用干酵母、维生素 B 族、维生素 C、肝泰乐等。

腹水病人，可采用低钠高碳水化合物及富于蛋白质和维生素饮食。限制液体摄入量，每日不应超过 2000 毫升，血浆白蛋白低下时，可考虑输入血浆、全血，并每周肌内注射丙酸睾丸酮，或苯丙酸诺龙 50 毫克。在使用利尿剂时，宜选用排钾较少的氨苯喋啶或螺内酯，氨苯喋啶，每次 50～100 毫克，每日 3 次，口服。螺内酯，每次 20～40 毫克，每日 3 次，口服。必要时加服双氢克尿噻，每次 25～50 毫克，每日 3 次。也可应用呋塞米 20～40 毫克，静脉注射。在应用利尿剂的同时，应服氯化钾，每日 3～4 克，也可同时应用渗透性利尿剂如甘露醇 100～200 毫升，或山梨醇 250 毫升，静脉滴注。因大量腹水引起心肺压迫症状及腹胀难以忍受时，可适当腹腔穿刺放液，每次放液量不宜超过 3000 毫升。腹腔放液丢失蛋白质，加重肝负担，易引起电解质紊乱和发生肝昏迷，故不宜轻易施行。

食管或胃底静脉曲张破裂出血，常为肝硬化的死因。抢救措施如下：立即静脉输入右旋糖酐或 5%葡萄糖液中加入垂体后叶素 10～20 单位，必要时 2～4 小时后重复用药。可酌情输入新鲜血液。有条件者，可采用三腔管进行胃底与食管填塞术。抽吸胃内潴留血液并灌肠排除肠内容物，防止过多蛋白质在肠内变成氨而诱发肝昏迷。大量补充维生素 C、维生素 B 族、维生素 K 等。

【病　例】

曹某，男，6 岁，于 1965 年 8 月 15 日入院。

于 5 天前因面目全身黄染而住某医院，诊断为"亚急性肝坏死合并腹水"。曾用葡萄糖、维生素 C、保肝药物、激素、输血、牛黄安宫丸治疗无效。于 8 月 15 日，面目及全身黄染加重，如橘子色。食少纳呆，脘闷腹胀，下肢浮肿，神疲畏寒，嗜睡等而求中医会诊。呈急性病容，精神委靡不振，目黄，身黄，血压、脉搏、体温均在正常范围。听诊，心肺无异常所闻。腹部饱满，腹水征阳性，但腹水量较少。肝上界在锁骨中线第五肋间，下界在锁骨中线肋弓下 3cm，剑突下 5cm，触痛比较明显。脾于右季肋下可触及 1cm。两下肢明显凹陷性浮肿。实验室检查：血清胆红素 85 单位，凡登白试验间接阳性，直接阳性，氨基转移酶 320 单位，硫酸锌浊试验 11 单位，总胆红素 94μmol/L，血浆/蛋白总量 0.05，白蛋白 0.03，球蛋白 0.03，尿三胆均呈阳性。舌体胖嫩，舌苔白腻，脉沉迟。

辨证分析：舌体胖嫩，苔白腻，浮肿，腹胀，腹水，脉沉迟等皆属寒湿之象，脾阳虚衰，寒湿凝滞，郁而为黄。尤在泾曰："发黄皆是阳证，凡云阴黄者，皆阳坏，而成阴，非原有阴症也。"

诊断：亚急性肝坏死合并腹水（阴黄）。

治法：温阳化湿。

处方：炙附子 10 克，炮姜 10 克，茵陈 35 克，茯苓 50 克，白术 15 克，红参 10 克。

上方仅服 2 剂，病情好转，尿量明显增加，食欲增进，精神有所振作，能坐起半小时，效不更方。

上方连服 15 剂后，精神状态良好，黄疸显著消退，腹水不明显，下肢浮肿隐性，血清胆红素 27 单位，血总胆红素 5.5μmol/L，氨基转移酶 210 单位。其他化验接近正常，白腻苔已祛，脉象缓和。前方加鸡内金 10 克、焦三仙 10 克以健脾消食，连服一周。

9月7日复查，自觉症状消失，前述化验均恢复至正常范围，而告痊愈出院。

临床治疗黄疸病，贵在辨证，阳黄与阴黄的区别，不能单凭色泽，应依据症状。即阳黄等于黄疸加热证，阴黄等于黄疸加寒证。本例虽色泽鲜艳黄如橘子色，但四诊合参，皆无热证，故服牛黄安宫丸，病情有增无减，而改用茵陈术附汤共服22剂，即转危为安，进而痊愈。

肾小球肾炎

（一）急性肾小球肾炎

急性肾小球肾炎简称急性肾炎。发病原因尚不十分明了。一般认为，其是由于感染溶血性链球菌后，变态反应所引起的两侧肾脏弥漫性肾小球损害为主的疾病。

本病在发病前2～3周常有上呼吸道炎症。然后突然发病，以浮肿、尿少、尿血、蛋白尿、高血压为主要表现。也有部分重症病患出现恶心、呕吐、尿闭以至发展为尿毒症。还有一部分病患临床上毫无症状，仅尿中有少量蛋白、红细胞等。

实验室检查：尿异常，尿比重多为1.022 2～1.032 0。尿量一昼夜常在400～700毫升。少数病患可在300毫升以下，为急性肾衰竭的表现。恢复期尿量可达2000毫升以上。蛋白尿、血尿几乎每例都有。持续蛋白尿提示转为慢性肾炎的可能，尿沉渣多以红细胞为主，也可有少量白细胞，可见红细胞管型和颗粒管型。末梢血常规检查，常无特殊改变。

本病的并发症，即急性充血性心力衰竭、高血压脑病或急性肾衰竭。

（二）慢性肾小球肾炎

慢性肾小球肾炎简称慢性肾炎。目前对慢性肾炎的发病原因，仍认为是变态反应所致。一般认为急性肾炎持续一年以上未愈者可称为慢性肾炎。但也有无急性肾炎病史，发病便是慢性肾炎的临床表现，这可能与自体免疫因素有关。本病的临床表现有以下五个类型。

（1）亚急型：起病与急性肾炎相似，反复进行性恶化，终因继发感染或尿毒症而死亡。

（2）隐匿型：一般无症状，尿常规可发现有少量蛋白尿，管型或镜下血尿。发生急性感染时，可出现明显的水肿、高血压、蛋白尿、血尿等。

（3）肾病型：以长期全身水肿、大量蛋白尿、血浆白蛋白降低和血胆固醇或类脂质浓度增高为特征。本型常反复发作，逐渐趋向恶化，晚期肾衰竭阶段也可见血压升高。

（4）高血压型：某些急性肾炎或慢性肾炎急性发作期过后，尿常规反复有少量蛋白尿和红细胞，只是血压持续升高。病人常头昏，头痛，视力障碍或贫血，也可合并急性左心衰竭及尿毒症等。

（5）反复发作型：本型的特点是慢性肾炎反复发作，其中部分病例虽有反复发作但仍可痊愈。部分则病情逐渐恶化、出现肾功能减退而进入尿毒症。

尿毒症是由于肾功能不全，引起体内氮质及其他代谢产物潴留时所出现的症候群。临床表现则根据其发病机制分为两大类：

（1）由于氮质代谢潴留而产生的症状：患者常感觉食欲减退、恶心、呕吐、腹泻、失眠、谵妄以致昏迷等。有时贫血很严重，红细胞常在20×10^{12}/L左右，血红蛋白常在100g/L以下。血压常高，可引起左心衰竭。更为严重病例，可有纤维素性心包炎的改变。肺部 X 线检查常表现为间质性肺炎或胸腔积液等改变。

（2）水盐代谢及酸碱平衡紊乱而产生的症状：产生酸中毒，临床可见疲乏、恶心、厌食，血中二氧化碳结合力显著降低。由于肾浓缩能力减退，排出大量低比重尿，可使血钾降低，若尿少或尿闭时则血钾常升高。血钠可因肾小管回吸收困难而降低。由于血钙浓度下降，可引起搐搦症或"肾性佝偻病"。

肾小球肾炎相似于祖国医学的"水肿"、"腰痛"、"眩晕"等病范畴。认为本病的发病原因是因外感六淫之邪，如冒雨涉水，久居湿地，劳汗当风，皮肤生疮等，至肺脾肾虚而引起水湿内停，阴亏阳亢，浊邪犯心的病理改变，出现水肿、腰痛、眩晕、昏迷等临床表现。

【 源　流 】

有关病因病机的记载：《素问·水热穴论》说："勇而劳甚，则肾汗出，肾汗出逢于风，内不得入于脏府，外不得越于皮肤，客于玄府，行于皮里，传为胕肿，本之于肾，名曰风水"，又说："肾者胃之关也，关门不利，故聚水而从其类也"。《沈氏尊生》说："有血热生疮变为水肿病。"上述说明水肿与劳汗当风、皮肤感染有密切关系，这同现代医学的肾小球肾炎与溶血性链球菌感染有关是很相似的。《景岳全书》又说："凡水肿等症，乃肺、脾、肾相干之病，盖水为至阴，故其本在肾；水化于气，故其标在肺；水惟畏土，故其治在脾。今肺 虚气不化精而为水，脾虚则土不制水而反克，肾虚则水无所主而妄行"，说明肺、脾、肾三脏功能失调与水肿的关系。

有关症状和治疗的记载：《灵枢·水胀》说："水始起也，目窠上微肿，如新卧起之状，其颈脉动，时咳，阴股间寒，足胫肿，腹乃大，其水已成矣。"这一描述相似于急性肾炎所致浮肿的临床表现。《金匮要略》说："风水，其脉自浮，外症骨节疼痛，恶风"，"皮水其脉亦浮，外证胕肿，按之没指，不恶风，其腹如鼓，不渴"，"风水恶风，一身悉肿，脉浮不渴，续自汗出，无大热者，越婢汤主之"，"风水脉浮身重，汗出恶风者，防己黄芪汤主之"。这些治疗方剂，至今对治疗肾小球肾炎仍有重要的指导作用。

有关预后的记载：《景岳全书》说："小便不利为癃闭，此最危之症也，水道不通则上浸脾胃而为胀、外侵肌肉而为肿，泛及上焦则为呕，再及上焦则为喘，数日不通则奔迫难堪，必致危候。"此段论述，相似于肾衰竭，由于肾脏排泄和调节功能失常而出现的代谢紊乱的表现，常危及生命。

【 病 因 病 机 】

肾小球肾炎的病变脏腑是肺、脾、肾三脏。肺主一身之表，外合皮毛，为水之上源，风邪乘虚侵袭人体，邪客肌表，腠理不通，玄府闭塞，内舍于肺，肺气不宣，不能通调水道，下输膀胱，风水相搏，湿邪外不得发越，内不得排泄，泛滥肌肤，发为水肿，相当于急性肾炎或慢性肾炎急性发作期的水肿。脾主运化，为水液代谢的枢纽，若久居湿地，饮食不节，过度劳倦而伤脾，脾失健运，水湿内停，泛于肌肤，发为水肿。肾主水，主气化、司开合，若劳汗当风或久病而损伤肾气，则开合不利，膀胱气化失常，水湿泛滥横溢，而发为水肿。

肺、脾、肾三脏是互相影响，互相制约的，其中一脏有病可累及他脏。如脾虚，脾失健运，不能游溢精气于肺，而致肺的通调水道功能失常。脾虚失运，水湿内停，湿为阴邪，损及肾阳，而致肾的气化失权，开合失司。反之，命门火衰，肾阳不能温煦脾阳，脾更虚，水液代谢更加障碍。若因阳损及阴，则肾阴虚而肝阳亢，出现上盛下虚之症，相当于肾性高血压。若肾之浊邪上逆，上凌心肺，则心悸气喘，相当于肾炎并发左心衰竭。若肺脾肾功能由虚致损，湿独壅滞三焦，阴阳闭绝，浊邪犯心而出现消化、神经、精神等症状，相当于肾衰竭。

肾小球肾炎的主症是水肿、高血压、蛋白尿。祖国医学认为其水肿的发生是由肺虚，卫外不固，外邪侵袭，肺失通调水道，下输膀胱；脾阳虚弱，水湿浸渍；命门火衰，肾失气化，膀胱开合失司所致。高血压发生在急性肾炎，相似于风水相搏型，湿反害肾，致肾乏滋助而肾水不足，肝阳上亢则发为高血压。慢性肾炎的高血压，相似于肾阴亏乏，肝阴不足，肝肾阴虚，肝阳上亢而发为高血压；或因湿邪困脾，郁久化热，湿热蕴结成痰，痰浊中阻，清阳不升，浊阴不降，而出现眩晕发为高血压。其蛋白尿的产生，大抵与肺失敷布，脾失散精，肾失气化有关，脾虚不能散精于肺，而直入膀胱，肾阳气化失司，水液中浊中之清不能上输于肺，随尿排出，则产生蛋白尿。

【辨 证 施 治】

（一）急性肾炎

1. 外感时邪型（风水相搏型）

辨证要点：此型由风邪客于肌表，内舍于肺，肺失肃降，水失通调，而发为水肿，其水肿来势迅速，上半身重，面部先肿，继之全身浮肿，尿少、色赤黄，发热，咳嗽气喘，周身关节疼痛，以酸痛为主，头痛无汗，舌质淡苔薄白，脉浮。

治疗法则：发汗解表，宣肺利水。

常用方剂：越婢加术汤。

处方举例：麻黄 20 克，白术 25 克，桂枝 25 克，杏仁 15 克，苍术 50 克，茯苓皮 50 克，泽泻 50 克，茅根 50 克。

加减：若咽喉肿痛者加生石膏、连翘、赤小豆。

2. 水湿浸渍型

辨证要点：此型由外邪引起脾虚，运化失司，水湿内停，泛滥肌肤发为水肿。腰以下肿重，按之没指，凹陷易起，食少纳呆，胸腹胀满，恶心呕吐，尿少便溏，舌质淡，苔白滑或白腻，脉沉缓或沉细。

治疗法则：健脾利水。

常用方剂：五苓散、五皮饮、胃苓汤等选用。

处方举例：茯苓 50 克，猪苓 50 克，泽泻 50 克，白术 25 克，桂枝 15 克，大腹皮 15 克，姜皮 15 克，桑皮 15 克，苍术 25 克。

3. 湿热蕴结型

辨证要点：此型由脾虚运化失司，水湿内停，郁而化热，湿热互结，三焦气化失职，水湿泛滥肌肤发为水肿，身有热象或无热象，尿少色如酱油，肉眼血尿，口渴不欲饮，便干，食少纳呆，腹胀满，舌质淡，体胖，舌尖红，苔薄黄或黄腻，脉滑数。

治疗法则：清热凉血利湿。

常用方剂：小蓟饮子。

处方举例：小蓟 15 克，茅根 50 克，滑石 15 克，石韦 50 克，车前子 50 克，老节 25 克，茯苓 50 克，泽泻 25 克，防己 25 克。

加减：治疗急性肾小球肾炎主以祛邪，而不主张补虚，以发汗利小便，达到祛湿消肿的目的；应用清热解毒之法，以达到祛除病灶之邪。发汗利小便常选用炙麻黄、苍术、茅根、连翘、猪苓、车前子、石韦、泽泻、桔梗；清热解毒常选用金银花、连翘、蒲公英、紫花地丁、山豆根、知母、地龙；急性肾炎高血压者在上述原则基础上加白芷、牛膝、钩藤、草决明，急性肾炎尿少者加橘皮、冬瓜皮、西瓜皮、萝卜皮，水煎代茶饮，并可加玉米须；急性肾炎血尿明显者加侧柏叶。

（二）慢性肾炎

1. 脾肾阳虚型

该型相当于慢性肾炎肾病型。

辨证要点：此型因脾肾阳虚，水失运化，肾失气化，水聚为肿。周身高度浮肿，胸腔积液，腹水，尿少，腹胀纳呆，面色㿠白，神疲倦怠，形寒肢冷，便溏，舌质淡，体胖大，苔薄白，脉沉细。

治疗法则：温肾健脾、化浊祛湿。

常用方剂：实脾饮或真武汤等选用。

处方举例：白术 15 克，茯苓皮 50 克，泽泻 30 克，炙附子 15 克，干姜 15 克，肉桂 10 克，砂仁 15 克。

加减：若以肾阳虚为主，酌减利水之药加巴戟天、仙茅、淫羊藿等以助温肾之力；若以脾阳虚为主，减肉桂加木香、草豆蔻以助温脾消胀行气之力；若水肿已消退加党参、黄芪以扶正气。

2. 阴虚阳亢型

该型相当于慢性肾炎高血压型。

辨证要点：此型因肾阳虚，阳损及阴，阴亏阳亢所致。手足心热，面色潮红，头晕头痛，目眩，耳鸣，心悸，心烦，盗汗，少寐多梦，腰膝酸软，微肿，遗精干唇红，舌质红少苔，脉弦细数。

治疗法则：滋阴补肾，平肝潜阳。

常用方剂：济生肾气丸。

处方举例：何首乌 25 克，白芍 50 克，牛膝 50 克，杜仲 15 克，车前子 25 克，珍珠母 25 克，菊花 50 克，钩藤 50 克。

加减：若肾阴阳俱虚上方去钩藤、菊花加补骨脂、巴戟天、仙茅、淫羊藿。

3. 寒湿凝滞型

该型相当于慢性肾炎肾病型。

辨证要点：此型由于脾阳不振，水湿内停，湿从寒化，寒湿困脾，水湿泛滥肌肤，发为水肿。腰以下浮肿明显，四肢沉重，泛吐清水，脘腹胀满，面色萎黄，舌质淡或紫暗，苔薄白或薄白腻，脉沉濡。

治疗法则：温中健脾，通阳利水。

常用方剂：胃苓汤。

处方举例：白术 15 克，茯苓 50 克，桂枝 15 克，泽泻 50 克，干姜 15 克，砂仁 15 克，川断 20 克，木香 10 克。

4.浊邪犯心型

该型相当于慢性肾衰竭。

辨证要点：面色晦暗，精神委靡，形体消瘦，胸闷腹胀，恶心呕吐，尿少，腹泻或便秘，心悸气短，嗜睡或烦躁不安，昏迷抽搐，舌淡，体胖，苔薄白或黄腻，脉沉细或弦细。

治疗原则：降浊醒神。

常用方剂：大黄附子汤。

处方举例：大黄 25 克，炙附子 15 克，陈皮 20 克，半夏 15 克，茯苓 50 克，厚朴 15 克，石菖蒲 25 克。

加减：若热入血分，舌绛，神昏者用犀角地黄汤。

慢性肾炎本质是虚，病变脏腑主要是脾肾，其治疗重点是补肾，常用金匮肾气丸加减。若偏脾虚者，加人参、黄芪、白术、砂仁；若蛋白尿者加黄芪、人参、金樱子；若非蛋白氮增高者，加草果、吴茱萸、半夏、旋覆花；若血尿重者加生地榆、阿胶；若高血压者加牛膝、钩藤、杜仲；若合并感染者加青黛、金银花、连翘，若浮肿者加车前子、香薷、防己、竹叶、葶苈子、夏枯草、苦参、猪苓、牛膝、白术；若尿闭或尿少者用炙附子 25 克、川军 25 克（后下）、芒硝 15 克（后下），煎汤频饮。各型慢性肾炎都可加入丹参、红花、赤芍、益母草、水蛭等活血药；若慢性肾炎出现尿毒症者可用人参、黄芪、苍术、黄精、石韦、防己、车前子、白芷、夏枯草、鳖甲、连翘等。

【西 药 治 疗】

急性肾小球肾炎，咽擦拭培养溶血性链球菌阳性，可用普鲁卡因青霉素，每日 40 万单位，肌内注射。若青霉素过敏者可用红霉素、四环素等以去除病灶感染。少尿明显者可用利尿合剂（苯甲酸咖啡因 0.25～0.5 克、维生素 C 1 克、普鲁卡因 0.5～1.0 克、氨茶碱 0.25～0.5 克在 5%～10%葡萄糖水 250～500 毫升中）静脉滴注。也可用山梨醇或 20%甘露醇 250～500 毫升静脉滴注。高血压者用利血平 0.25 毫克，每日 2～3 次，口服。血压急剧升高时，给予利血平 1 毫克肌内注射。

急性肾炎有明显浮肿或高血压者，应严格卧床休息，待症状缓解后可逐渐增加活动量。并应无盐饮食，待症状缓解后可逐渐增加食盐。

对肾病型宜低盐饮食，若肾功能良好，可高蛋白饮食。应用激素治疗，一般用泼尼松，每次 10～15 毫克，每日 3 次，口服，剂量可递增至每日 60 毫克、80 毫克、100 毫克。有效时应用维持量，然后逐渐减量，维持激素治疗的时间宜长，多在半年以上。可用免疫抑制剂，常用环磷酰胺及巯唑嘌呤，在中西医结合治疗效果不显著时，应用环磷酰胺，每日或隔日一次，每次 100～200 毫克，加于生理盐水中，静脉滴注。一般 10 次以上，出现疗效时改为口服，每日 100～150 毫克。巯唑嘌呤初剂量一般为每日 100～150 毫克，分 2～3 次口服，无效时可加至 200 毫克，见效后改为每日 25～50 毫克维持。亦可对症治疗，如浮肿者可用双氢克尿噻 25 毫克，氨苯喋定 50 毫克，或呋塞米 20～40 毫克口服，每日三次。顽固者用依他酸钠 50～100 毫克或呋塞米 40～80 毫克静脉注射。少数病人低蛋白血症严重，宜补给血浆、全血或白蛋白。对于亚急性型常以激素和免疫抑制剂合用。对于反复发作型，治疗与急性肾炎相同。对于高血压型的治疗，见第一章"高血压病"。

【病　例】

栾某，女，30 岁，干部，于 1964 年 5 月 30 日入院。

于两年前，无原因，发现下肢轻度浮肿，腰痛等。在某医院诊断为"慢性肾炎"，曾用青霉素、金匮肾气丸等药物治疗，无明显疗效，且日益消瘦乏力。于两个月前发现非蛋白氮增高，来院求治。步入病室，慢性贫血貌。血压 120/70mmHg，脉搏每分钟 72 次，体温 35.8℃。扁桃体不肿大，听诊心肺无异常所闻，腹平软，肝脾未触及，肾区轻度叩打痛，下按轻度压痕。实验室检查：血常规：血红蛋白 60g/L，红细胞计数 $2×10^{12}$/L，白细胞计数 $5×10^9$/L，分类无异常。尿常规：蛋白（++），红细胞 10～15 个，白细胞 3～5 个，颗粒管型 2～4 个。血液非蛋白氮 45μmol/L。二氧化碳结合力在正常范围。食少纳呆，恶心欲吐，面色㿠白，舌质淡，舌体胖大，苔白腻，脉沉滑。

辨证分析：此系脾肾阳虚，水液运化失常，湿邪内停则浮肿，湿邪上泛，胃失和降则纳呆欲吐。面色㿠白，舌质淡为气血俱亏之象。舌体胖，脉滑为湿邪内盛所致。

诊断：慢性肾炎氮质血症（脾肾阳虚型）。

治法：温肾健脾，降逆化浊。

处方：仙茅 15 克，淫羊藿 15 克，半夏 15 克，陈皮 30 克，党参 50 克，砂仁 15 克，藿香 15 克，炮姜 15 克，草果 15 克。

加减：在治疗过程中，以此方为基础，随症略有加减，若纳呆加焦三仙；尿少加泽泻；贫血加当归、黄芪；非蛋白氮高加夏枯草、吴茱萸；血尿加茅根、地榆炭；外感加大青叶、板蓝根等。经过近五个月的治疗，体重增加 6 千克，血常规、尿常规、血非蛋白氮等均在正常范围，痊愈，于 1964 年 10 月 25 日出院。

本例慢性肾炎氮质血症，祖国医学认为，此系脾肾阳虚，脾病生湿，湿邪困脾，两者互为因果，致脾虚愈加严重，而湿浊愈加内泛。本例的治疗重在健脾化浊，盖脾为后天之本，气血生化之源，故补气必从健脾着手，脾气得健，则精微能化生气血而不酿成湿邪，此为治愈本例的关键所在。

肾盂肾炎

肾盂肾炎是一侧或两侧肾盂和肾实质受细菌侵袭而引起的感染性疾病。引起肾盂肾炎的病原菌多数是大肠杆菌，其次是葡萄球菌、副大肠杆菌等。细菌侵入肾脏的途径有三方面：

（1）上行性感染：细菌经尿道、膀胱、输尿管逆行上升到达肾脏，女性尤其多见。

（2）血源性感染：人体任何部分有感染病灶或败血症时，细菌可自血源侵入肾脏。

（3）淋巴管性感染：在膀胱炎时，细菌可由输尿管周围淋巴管到达肾脏。阑尾炎或结肠炎时，细菌可沿淋巴管达肾。

肾盂肾炎的临床表现，分为急性肾盂肾炎和慢性肾盂肾炎两类。

急性肾盂肾炎可发生于任何年龄，女性最多。起病急骤，突然寒战，随即高热，腰痛，尿频和尿急。常有明显的肋脊点压痛和肾区叩打痛。

慢性肾盂肾炎多数病例有急性肾盂肾炎的发作病史，平时无明显症状，仅有乏力，腰酸痛。当细菌再度感染时，可急性发作。如此反复多年，可出现肾功能不全、浮肿、高血压、尿毒症等。

实验室检查：急性期血常规，白细胞升高，以中性粒细胞为主。尿常规在急性或活动性感染时，白细胞或脓细胞增多，少量颗粒管型，白细胞管型，少量蛋白尿。尿液培养可发现致病菌。慢性期，尿常规改变不明显，至晚期尿毒症时，非蛋白氮增高，二氧化碳结合力降低。

根据肾盂肾炎的临床表现，相当于祖国医学淋证、腰痛等病的范畴。祖国医学认为，肾盂肾炎是由于外邪入侵，郁而化热，侵入膀胱，热与湿结，影响膀胱气化，日久及肾，引起以腰痛、尿痛、尿频、尿急为主证的疾病。

【源　流】

《素问·至真要大论》说："诸转反戾，水液浑浊，皆属于热。"《灵枢·邪气脏腑病形》说："三焦病者，腹胀满，小腹尤坚，不得小便，窘急，溢则水留，即为胀……"《金匮要略》说："淋之为病，少腹弦急，痛引脐中"，"虚劳腰痛，少腹拘急，小便不利"。《脉因证治》说："有人患淋，乃血滞，故四物汤内加牛膝而愈，死血亦淋也。"综上所述本病的病因是由于太阳经之邪及饮食不节，喜怒不时等。其病变脏腑是肾与膀胱，病理改变是肾虚及膀胱热，其主要症状是小便淋漓且痛。

【病 因 病 机】

急性肾盂肾炎，初起多由于感受湿热之邪，足太阳膀胱经主一身之表，外邪入侵，先使足太阳经受邪，正邪相搏于表，故见恶寒发热等表证，外邪入里化热，由经入腑，湿与热结于膀胱，影响膀胱的气化功能，发为淋证。而出现尿频、尿急、尿涩痛和腰痛等一系列急性肾盂肾炎及慢性肾盂肾炎急性发作的见症。

肾与膀胱相表里，两者一脏一腑，有经脉相通，生理功能至为密切。脏受损，腑将失利，腑受邪脏即受累。膀胱湿热内蕴久而失治，亦必熏蒸于肾，湿热久稽必耗伤津液，造成肾阴耗损，久之阴损及阳，肾阳亦虚，此即"五脏之伤，穷必及肾"之理。这一改变相当于慢性肾盂肾炎的主要病理变化。

同时，由于肾虚精气不足，则腠理不固，外来之邪容易乘虚而入，诱使湿热重新蕴结膀胱，水道不利，以致尿频、尿急、尿痛、腰痛等一系列症状重新出现，引起慢性肾盂肾炎的急性发作。此即"邪之所凑，其气必虚"之谓也。

总之，肾盂肾炎的病变部位在肾和膀胱，在急性发作期的病理改变以湿热为主，缓解期以肾虚为主，有时虚实兼见。但肾虚是此病之本，膀胱湿热是本病之标，故此病之关键就是掌握"湿与热"、"肾与膀胱"，两大主纲。

【辨 证 施 治】

1. 湿热蕴结型

该型相当于肾盂肾炎急性期。

辨证要点：尿频，尿急，尿涩痛，腰痛，少腹胀痛，或伴有发热恶寒或头身痛，黄腻苔，脉浮数或滑数，常有明显的肋脊点压痛或肾区叩击痛。尿常规化验，见少量蛋白，沉渣可有大量红白细胞，以白细胞为主，甚至脓细胞，偶有颗粒管型。尿培养大肠杆菌10万以上。血常规白细胞常增高。

治疗法则：清热解毒，佐以活血通淋。

常用方剂：自拟"泌尿Ⅰ号"。

处方举例：金银花50克，连翘50克，厚朴25克，五灵脂25克，苏木25克，土茯苓50

克，川军25～50克（即自拟泌尿Ⅰ号方）。

方中金银花、连翘清热解毒，解表而疏散风热；厚朴、五灵脂、苏木行气活血；土茯苓清热解毒，利湿通淋；重用川军25～50克，因其苦寒，苦能燥湿，寒可泻热，清实热，下积滞；凡实火热毒，用其攻里通下，可荡涤无遗，使邪无所恋，病可速去。现代药理分析，川军有较强的广谱抗菌作用，通过其泻下作用使胃肠蠕动加强，诱出病灶的体液下行由肠道排出，从而改善全身的血液循环，有利于膀胱瘀血的消除，并能减低毛细血管的通透性，促使炎症的吸收，有利于感染的控制。通过川军对肠道（肠神经丛）局部刺激而引起全身反应，虽然病位不在肠道，但发热影响消化系统，使肠内发酵及腐败过程加剧，其分解产物的吸收，又加重机体中毒，这些变化通过内感受器又给予中枢神经系统以不良影响，加重神经调节功能的紊乱，因此用川军来荡涤体内这些积滞，及时消除病理损害，往往可以迅速改善整体情况。临床曾用单味川军50克，轻煎频服，对消除尿道刺激症状亦有一定疗效。一般都可在24小时内缓解症状，随着尿道刺激症状的逐渐消失可减少川军的用量。上述方剂中诸药都有直接杀菌和抑菌作用，因此对急性肾盂肾炎或慢性肾盂肾炎急性发作期有较好的疗效。

2. 肾阳不足型

该型相当于慢性肾盂肾炎或慢性肾盂肾炎伴有氮质血症等肾功能不全阶段。

辨证要点：多有膀胱湿热的热淋病史，平时无明显症状或仅有低热，腰部酸痛，体倦乏力，排尿次数略多，口燥咽干，舌红无苔，脉弦细而数。阳虚明显者有面浮足肿，纳呆腹胀，大便不实，身体乏力，苔薄白，脉沉细无力。若兼阴虚者可伴有头晕和耳鸣。尿常规改变不明显，尿细菌培养阳性，晚期可有非蛋白氮增高。

治疗法则：补肾扶正，佐以解毒活血。

常用方剂：自拟方。

处方举例：何首乌30克，女贞子30克，仙茅20克，巴戟天15克，杜仲15克，桑寄生15克，菟丝子30克，土茯苓30克，牛膝15克（即自拟泌尿Ⅱ号）。

加减：若腰痛胫软，畏寒脉细，舌质淡，去土茯苓加炙附子、川断、补骨脂；若便溏和神疲等脾虚证候明显去牛膝、女贞子、土茯苓，加黄芪、党参、白术、山药、升麻；若小便数而清长者，去牛膝、土茯苓加莲子肉、益智仁；若月经愆期，经行不畅而腹痛，去黄芪、女贞子加桃仁、丹参、益母草、泽兰、红花；若脾气虚，水湿不化，而肢体浮肿者，可加薏苡仁、冬瓜皮；若少腹刺痛，舌有瘀点瘀斑者，可加丹参、当归、赤芍。

对于慢性肾盂肾炎的治疗，依据"虚则补之"的原则，治宜补肾扶正为主，佐以清热解毒活血，此即"缓则治其本"。肾精足则脾胃健，五脏和，营卫自调，邪气不干，则慢性肾盂肾炎的急性发作常可避免，进而达到恢复肾功能的目的。

祖国医学认为：肾藏精为先天之本，肾为水火之脏，肾阴肾阳关系着五脏阴阳的调解，肾阳为命门之火，是肾生理活动的动力，火者人身之阳气也。人身之阳气根舍于肾，阳气在生理情况下是生命活动的动力，在病理的情况下又是机体抗病不可缺少的功能。因此，温补肾阳可以振奋全身各脏器的功能，增加机体的活力和抗病能力，补肾扶正。

【西药治疗】

急性肾盂肾炎，可单独应用中药治疗，如无服中药条件，可根据尿细菌培养及对药物的敏感度，选用抗生素，治疗应持续到症状消失，尿常规检查及细菌培养阴性一至二周后方可终止。

【病　例】

梁某，女，30 岁，工人，初诊日期：1968 年 3 月 5 日。

尿频，尿急，尿痛，腰痛反复发作 5 年余。每因劳累或受凉均可诱发，发作时应用抗生素或服中药八正散可缓解。半年来发作次数频繁，走路多或坐凉凳子亦可诱发。发作时尿频急，尿道灼痛，小腹胀痛，伴畏寒，腰痛乏力，下肢轻度浮肿等。始终不能根治故来诊。呈急性病容，表情苦闷，面色㿠白。血压 120/80mmHg，体温 38.2℃。心肺听诊未闻异常，腹平软，肝脾未触及，肾区叩打痛明显，肋脊点有压痛，下肢浮肿轻微。舌质紫黯，舌体胖大有齿痕，舌尖红，苔黄腻，脉滑数。血常规：细胞 $11 \times 10^9/L$，中性粒分叶细胞 0.8，淋巴细胞 0.2，非蛋白氮 40mg%，二氧化碳结合力 50mmol/L。尿常规：蛋白（++），红、白细胞满视野，脓细胞少量，颗粒管型 1～2 个/高倍视野。尿培养阳性。药物敏感试验，对金霉素、红霉素敏感。

辨证分析：风热之邪侵犯肌表，因足太阳经主一身之表，故皮毛先受之，表邪由经入腑，热入膀胱，湿与热结，故尿频急，尿道灼痛，舌苔黄腻，脉滑数。久病及肾，腰为肾之外府，肾虚则腰痛乏力。肾阳虚则畏寒面色㿠白，肾主水，肾虚则下肢浮肿。此为本虚标实之证。

诊断：慢性肾盂肾炎急性发作（湿热蕴结型）。

治法：清热解毒，佐以活血利湿。

处方：金银花 50 克，连翘 50 克，厚朴 25 克，苏木 25 克，大黄 50 克（后下）。

服上方 4 剂后，尿频、尿急、尿痛等症状消失，黄腻苔已退。仍有畏寒、腰痛、乏力及下肢轻度浮肿等肾虚症状。拟补肾扶正，佐以化湿清热之法。

处方：仙茅 50 克，淫羊藿 20 克，女贞子 25 克，菟丝子 25 克，黄芪 50 克，连翘 25 克，苏木 25 克，土茯苓 50 克。

上方随症加减共服 16 剂，诸症消失，尿常规正常，尿培养阴性，而告痊愈。嘱其服金匮肾气丸，每次一丸，一日 3 次，连服 3 个月。随访十年，从未复发。

肾盂肾炎，在治疗上分 3 个阶段，急性发作期，以解毒活血为主，常用自拟"泌尿Ⅰ号"。在药物用量上要大胆细心，只要辨证准确，清热解毒，泻下药大黄可用至 50 克，疗效满意，而无不良反应。缓解期，常用上方酌减大黄、厚朴等苦寒药，酌加菟丝子、女贞子、仙茅、淫羊藿等温肾利水药。慢性期，以补肾为主，常用自拟"泌尿Ⅱ号"。

神经官能症

神经官能症属于功能性疾病，神经组织无肯定的病理形态学方面的改变。病人的症状和体征，也无相应器官的器质性改变。一般认为精神因素造成大脑皮质兴奋和抑制过程的失调，对本病的发生起重要作用。

神经官能症的常见类型如下所述。

（一）神经衰弱

神经衰弱的症状繁多，几乎涉及所有的器官和系统，归纳起来有下列两组症状。

（1）大脑皮质抑制过程减弱：表现为兴奋性增强，故入睡困难，失眠多梦，情绪不稳定，烦躁易激动，头痛，心悸，对外界刺激敏感。就诊时主诉繁多，表情多变，惶惶不安，即所谓"焦虑症"。

（2）大脑皮质兴奋过程减弱：表现为精神不振，意志消沉，注意力不集中，记忆力减退，自觉头昏脑胀，身沉重，多梦，全身无力，消化功能差，常表现为食欲不振，腹胀，便秘或腹泻，并可有阳痿、遗精和月经不调等。

临床上，两组症状也可能掺杂在一起，形成多种多样的临床表现。

（二）癔病

癔病又称歇斯底里。本病多发生于女性，并有特殊的性格，平时常具有感情用事，易受暗示，发病常与精神因素密切相关。发病过程为阵发性发作，间歇期完全正常。各系统无任何阳性体征发现。临床表现为精神障碍和躯体功能障碍两大类。

1. 精神障碍

精神障碍突出的表现为情绪激动，常见有哭笑无常，大吵大闹或手舞足蹈，或表现一种戏剧性动作，如模仿"神鬼附体"的说话或动作，或表情行为摹似儿童的方式，或扑倒于地，双眼紧闭，全身僵直，或屏气及过度喘气。易受暗示，但发作后尚有记忆。神经系统检查无阳性发现。

2. 躯体功能障碍

在运动方面，常因精神因素面突然发作，病人表现为肢体无规则抽动或类似舞蹈样动作，或单瘫、截瘫，或无动作表情，"呆若木鸡"，或睡眠推之不醒。但防御反射仍正常，无病理反射。有的病人突然失去发音能力，或语言颤抖，或吐字不清，但声带活动良好，中枢神经无器质病发现，发作过后一如常人。在感觉方面，常可突然失明，或眼前黑矇，或幻视，但瞳孔反射和眼球活动都良好，眼底检查也无阳性发现。有的病人突然耳聋或耳鸣，或幻听，或身体某部感觉异常，但神经系统检查与神经解剖生理规律不符。有的病人表现内脏自主神经功能障碍，如食管痉挛、呕吐、尿频、厌食或过度换气等症，内科检查无器质性病。

根据上述临床特点，病人自知力完整，排除其他器质性病变，即可诊断本病。

神经官能症，相当于祖国医学的不寐、多寐、惊悸、健忘、奔豚气、梅核气、脏躁或阳痿、遗精、百合病等范畴。

【源　流】

《素问·阴阳应象大论》说："人有五脏化五气，以生喜、怒、悲、忧、恐。"《素问·举痛论》说："余知百病生于气也，怒则气上，忧则气缓，悲则气消，恐则气下，寒则气收，炅则气泄，惊则气乱，劳则气耗，思则气结。"说明情志变化可以引起气机失和，这是神经官能症的主要发病原因。在论述发病病机时，《灵枢·口问》说："心者，五脏六腑之主也……故悲哀愁忧则心动，心动则五脏六腑皆摇。"《丹溪心法》说："郁者，结聚而不得发越也，当升者不得升，当降者不得降，当变化者不得变化也。"《景岳全书》说："凡思虑、劳倦、惊恐、忧疑及别无所累而常多不寐者，总属真阴精血不足，阴阳不交而神有不安"，"无邪而不寐者，必营气之不足也，营主血，血虚则无以养心，心虚则神不守舍……以致终夜不寐及忽寐忽醒，而为神魂不安等症，皆直以养营气为主治"。上述说明神经官能症之所以症状繁多的原因，是由于情志伤及心神，因为心为五脏六腑之大主，故心神所伤则五脏六腑皆可出现病变。同时，内脏的精血不足或阴阳不交也可导致心虚而神不守舍。

关于症状方面的认识：古医类似神经官能症的记载也颇详细。《素问·逆调论》说："阳明者，胃脉也，阳明逆不得从其道，故不得卧也。"《素问·藏气法时论》说："肝病者，两胁下痛引少腹，令人善怒；虚则目疏䀮无所见，耳无所闻，善恐，如人将捕之。"《金匮要略·百合狐惑阴阳毒病》说："意欲食，复不能食，常默默，欲卧不能卧，欲行不能行，饮食或有美时，或有不欲用闻食臭时，如寒无寒，如热无热，口苦，小便赤，诸药不能治，得药则剧吐利，如有神识之疾，而身形如何？其脉微数。"《金匮要略·妇人杂病》说："妇人脏躁，喜悲伤欲哭，象若神灵所作，数欠伸，甘麦大枣汤主之。"这就把神经官能症中癔病的发作描写得淋漓尽至。可见古医对神经官能症的观察是很细致的。

关于治疗方面的认识：《素问·六元正纪大论》说："木郁达之，火郁发之，土郁夺之，金郁泄之，水郁折之。"这从实证郁结方面为后世规定了治疗原则。对于因气血不足而引起本病的，在治疗上应以"养营气"为主。更值得后世医家借鉴的如《素问·逆调论》说："胃不和则卧不安，此之谓也"，用调理脾胃的方法，治疗神经官能症之失眠症，是祖国医学的独特之处。

【病 因 病 机】

伤七情是发病的主因；其次，饮食、劳倦、素体不足及年老体衰等，都可能导致脏腑功能失调而诱发本病。

（一）精神因素与肝的关系

《素问·调经论》说："血有余则怒，不足则恐。"因肝藏血，肝气的虚实与肝血的多寡有密切关系。肝为刚脏，性喜条达而恶抑郁，若肝气（升发）太过会使人暴躁易怒，即所谓"肝病令人善怒"。若肝气不足，则使人恐惧胆怯。肝经布两胁，气郁故有胸闷、胁痛、乳胀、善太息。由于肝郁气滞，乘脾犯胃，则脾虚，胃失和降，故有纳呆腹胀、呃逆、嗳气等症。肝司血海，肝气郁滞，若损及冲任则引起月经不调。"气有余便是火"，若肝郁化火，火性炎上，上攻头面，可出现头胀痛、头晕、目眩或目赤，以及口苦咽干、耳鸣耳聋、舌尖红、寸脉弦等肝火症状。若肝郁化火犯心，则神不守舍而烦躁多梦。

若肝郁乘脾，脾不健运则痰湿内生，气郁则津液不行，而积为痰涎，痰气交结于胸膈之上，咽之不下，咯之不出，此即所谓"梅核气"。

素有湿痰之人，或肝郁乘脾而致湿蕴痰结，与肝郁所化之火相结而成湿热。上扰心神，或肝胆之火煎熬津液成痰，扰动心神而致心中烦热，不寐多梦，心悸心烦等。肝火挟湿上逆则有口苦咽干。"因于湿首如裹"，湿阻清阳故有头昏头重如裹，湿阻中焦则脘闷纳呆，津液不能上潮故有口干不欲饮，"脾主四肢，肝之分也"湿性沉重故四肢倦怠乏力，湿热熏蒸故有五心烦热，肝经过腹环阴器，湿热下注，筋失所养，宗筋弛纵，故有阳痿、尿黄、带下色黄等肝经湿热之征象。

（二）精神因素与脾的关系

脾为后天之本，气血生化之源，主运化，神的生成和活动必赖后天水谷之精的充养，水谷之精气充足，五脏和调，神的生机旺盛。故《灵枢·平人绝谷》说："神者，水谷之精气也。"若脾病，生化之源不足，后天之精不能充养，神志就要失其正常功能。反之思虑伤脾又可引起脾的运化功能障碍即脾气虚，所以"脾精足而神安，脾虚精亏则神病"。

若思虑过度，伤及心脾，致心脾两亏。心血虚，血不养心故有不寐、多梦、健忘、心悸。脾虚血不上荣故面色萎黄而舌质淡，脉细弱，脾失健运则饮食无味。脾主四肢，生化之源不足，气虚血少故精神委靡，四肢倦怠。脾主中气，脾虚则中气不足而卫外不固，常致汗液外泄而自汗。若脾胃虚弱，运化失常，宿食内停，食滞于中，升降之道受阻则脘闷、嗳气和腹中不舒而致先眠。

（三）精神因素与肾的关系

肾为先天之本，主藏精。而神即是精的功能体现，精乃为神的物质基础，"故生之来谓之精，两精相搏谓之神"，精足则神健。肾者作强之官，伎巧出焉。肾精足，精神健旺则灵敏多智。肾亏精虚则精神疲惫，头昏健忘。肾主水，心主火，一在上焦，一在下焦，正常时肾水上奉，心火下济，心肾相交则生生不息，又"脑为髓之海……髓海有余则轻劲多力，自过其度；髓海不足则脑转耳鸣，胫酸，眩冒，目无所见，懈怠安卧"。

若惊恐伤肾，或年老肾衰，致肾水亏乏，水不济火而心阳独亢，虚火妄动，上扰心神，或五志过极化火，心火内炽，不能下交于肾，肾水不能上奉于心，则心肾不交。肾阴虚则志伤，心火盛则神动，故有头晕耳鸣，腰膝酸软，五心烦热，失眠健忘等肾阴虚症状，以及心烦、少寐、头晕、头痛、口干、少津、舌红、脉细数等心火上亢之见证。

因肾阴不足，肝失滋养而引起肝阴不足。肝肾同源，精血互生。肝体阴而用阳，肝阴不足则表现肝阳上亢的一系列见证，如头晕、心悸、目眩、胸闷、心烦、多梦、健忘等阴亏肝旺的症状。

若素体阳虚或肾阴损及阳，以致命门火衰，精关不固，故滑精遗精，阳痿早泄。五脏之精华不能上荣于头面，而出现面色㿠白，头晕目眩，精神委靡。阳气不达于四末，故四肢不温。

（四）精神因素与心的关系

心主宰人的精神意识和思维活动，《内经》说："心者君主之官，神明出焉，故主明则下安，主不明则十二官危。"神舍于心，主宰五脏六腑，神的功能健全，五脏六腑功能正常，各尽其职。如心病其他脏腑失其主宰，故"心动则五脏六腑皆摇"，"神劳则魂魄散，志意乱"。

若思虑过度，数劳心神则耗伤心血而导致心血亏虚，思虑伤其脾气，气血生化不足，更造成心血不足而心失所养，不能藏神，神无依附，神不安而志不宁，血不养心而见失眠、健忘、多梦、心悸、怔忡等症。

若平素心虚胆怯，又受大恐，卒惊，神志受伤，则心惊神摇不能自主。恐则气下，而心虚则动摇不安，神气散乱。《内经》曰："惊则心无所依，神无所归，虑无所定，故气乱矣。"故见触事易惊，坐卧不安，失眠、心悸、多梦或有幻觉。若气郁日久化火，邪扰心神，神不守舍亦可出现上述症状。

总之，神志来源于肾精（先天之精），是肾精功能的体现，神依先天之精为物质基础，又赖后天之精的不断充养，而心为五脏六腑之大主，主神志，神舍于心，又是心功能的体现。所以，神志与五脏六腑中的心、肾两脏最为密切。由于各种情志因素（如郁怒伤肝，思虑耗伤心脾，惊恐伤肾），最后都将导致心藏神的功能发生障碍，而致神不守舍，故神经官能之症状俱见。

【辨 证 施 治】

1. 肝气郁滞型

该型相当于现代医学胃肠功能紊乱。

辨证要点：精神抑郁，烦躁易怒，头胀且痛，目眩目赤，口苦咽干，胸闷乳胀，胁肋胀痛，痛无定处，善长太息，脘闷，嗳气，呃逆，腹胀，食少纳呆，月经不调，少寐多梦，舌尖红赤，脉象多弦。

治疗法则：疏肝理气。

常用方剂：逍遥散、柴胡舒肝散等选用。

处方举例：柴胡 15 克，当归 15 克，白芍 50 克，甘草 15 克，茯苓 50 克，白术 15 克，川楝子 25 克，青皮 25 克，生姜 2 片，薄荷 5 克。

加减：若肝郁化火，口苦咽干、目眩而头晕头痛，舌尖红，脉数可加山栀、丹皮以泻肝火；若见肝郁犯胃乘脾，有反酸、嗳气、嘈杂、呃逆、腹胀、纳呆或胃脘痛等症状可加佛手、香橼、厚朴花、玫瑰花；若失眠较重，属肝郁气滞者，不可用酸敛之枣仁、五味子之类，可加合欢花、夜交藤，二药补中有泻，补而不敛邪；若为气滞痰火扰心，神不守舍而致的失眠可加远志、茯神、竹茹以化痰安神；若气郁日久，进而导致血瘀，见胸胁痛有定处，当加当归、丹参、益母草、桃仁、红花等以活血化瘀。

2. 痰气郁结型

该型相当于现代医学的癔病。

辨证要点：咽中不适似有物，甚则有梗阻之感，咯之不出，咽之不下，胸中窒闷，或有肝郁气滞症状，苔白腻，脉弦滑等。

治疗法则：利气化痰解郁。

常用方剂：半夏厚朴汤、四七汤等选用。

处方举例：生半夏 15 克，厚朴 20 克，紫苏叶 10 克，茯苓 20 克，生姜 15 克。

加减：若痰郁化火口干，苔黄腻者去厚朴、生姜加瓜蒌、枳壳、竹茹、黄芩；若见咽干颧红，舌红少苔等阴伤津少者不宜应用本方；若湿郁气滞而见噫气频频，苔腻者，可加香附、佛手、枳壳；若久病入络有瘀血征象者可加郁金、降香、桃仁等活血之品。

3. 阴亏肝旺型

该型相当于现代医学自主神经功能失调。

辨证要点：此型症状颇多，以肾阴虚，心阴虚，肝阳上亢，脾气虚为主；加之头晕，耳鸣，腰膝酸软无力，五心烦热，烘热，心烦，心悸，失眠多梦，健忘，易怒，胸闷胁痛，善长太息，月经不调，精神抑郁甚至哭笑无常，口苦咽干，头晕胀痛，食少纳呆，食后腹胀，嗳气，呃逆，自汗等，舌质红，脉弦或弦滑或略数。病人主诉滔滔不绝。

治疗法则：滋阴潜阳。

常用方剂：自拟"四生饮"。

处方举例：生地 50 克，生白芍 50 克，生龙骨 50 克，生牡蛎 50 克。

方中生地性味甘寒入心、肝、肾经，滋阴清热，补肾养心，性虽寒不伤胃气，质虽润而不滋腻；白芍养血敛阴，柔肝止痛，二药滋肝肾之阴，配伍为四物汤之半，使滋阴养血之作用更强。生龙骨、牡蛎平肝潜阳，二药配合有益阴敛阳，镇静安神之效；而牡蛎配白芍则敛阴潜阳又可止汗。总之四药相配，起滋阴潜阳、重镇安神之功效。

加减：若以阴虚症状为主，见五心烦热，舌红少苔，脉细数，可加玄参以滋阴降火，若以失眠症状为主，且系纯阴虚，舌干红无苔，脉细数，而无肝郁气滞及湿痰之象可加枣仁、五味子、柏子仁；若失眠兼脾虚症状，舌体胖有齿痕，苔白腻加合欢花、夜交藤；若以心火上炎症状为主，心烦不寐，舌尖赤可加黄连；若兼自主神经功能失调，盗汗，自汗，脾气虚症状明显（腹胀、纳呆）加浮小麦；如以阴虚明显，舌红无苔，脉细数重加山萸肉 50～100 克；若病人消化功能紊乱，纳呆，腹胀，嗳气可加佛手、香橼，茯苓、焦三仙、枳壳；若肝阳上扰症状明显，头昏胀痛，血压有时偏高，可加石决明、珍珠母以平肝潜阳；若血压偏低可加枳实；若有脾虚浮肿可加茯苓、白术、山药以健脾利湿；若以心悸为主加山栀、丹皮，以清心火；若哭笑无常可以加小麦、大枣；若出现功能性失明可加养肝阴药如枸杞、当归、白芍；若出现功能性失语加郁金、石菖蒲豁痰开窍；若出现感觉运动异常如四肢抽搐，肢体麻木，可加白芍、川楝子以养肝舒筋；若以肝郁气滞为主证可加川楝子、郁金等。

4. 心脾两虚型

该型相当于现代医学神经衰弱。

辨证要点：少寐，多梦，易醒，心悸，健忘，面色萎黄无华，肢倦神疲，食少纳呆，自汗，多疑善悲，舌质淡嫩，苔薄白或苔腻，脉滑或细弱。

治疗法则：补益心脾。

常用方剂：甘麦大枣汤、归脾汤等选用。

处方举例：甘草 15 克，小麦 20 克，大枣 10 枚，黄芪 100 克，白术 40 克，牡蛎 50 克。

加减：若失眠重者可加酸枣仁、五味子、柏子仁。若自汗、盗汗者可加山萸肉。若精神抑郁过久，劳伤心脾，以心脾两虚症状为主，可用归脾汤，以健脾、养心、益气、补血。

5. 心神不宁型

辨证要点：失眠多梦，坐卧不安，触事易惊，心慌心悸，可有幻听幻视，舌红少苔或无苔，脉弦细。

治疗法则：镇静安神，补血养心。

常用方剂：朱砂安神丸。

处方举例：黄连 10 克，朱砂 5 克（冲服），生地 50 克，当归 25 克，甘草 15 克。

加减：若梦中惊醒，可加重镇安神之品龙骨、牡蛎。

6. 湿热蕴结型

辨证要点：失眠多梦，头昏头重如裹，四肢沉重，倦怠无力，五心烦热，心烦，口苦咽干，尿黄，阳痿，苔黄腻，脉滑数。

治疗法则：清热利湿。

常用方剂：龙胆泻肝汤。

处方举例：龙胆草 15 克，黄芩 15 克，生地 25 克，柴胡 15 克，车前子 20 克（单包），当归 15 克，木通 15 克，泽泻 30 克，甘草 15 克。

加减：如失眠重可加竹茹、茯神、竹叶。

7. 心肾不交型

辨证要点：心烦不寐，头晕头痛，耳鸣，心悸，失眠多梦，腰膝酸软，五心烦热，口干津少，舌质红或舌尖红，脉细数。

治疗法则：滋阴清火，交通心肾。

常用方剂：黄连阿胶汤或交泰丸等选用。

处方举例：黄连 15 克，阿胶 15 克，黄芩 15 克，白芍 50 克，生地 50 克，百合 25 克。

8. 肾阳不足型

该型相当于性神经衰弱。

辨证要点：面色㿠白，四肢不温，头晕目眩，精神委靡，阳痿早泄，遗精，舌淡苔白，脉沉迟或沉弱。

治疗法则：温补肾阳。

常用方剂：右归丸、海马三肾丸等选用。

处方举例：熟地 50 克，山萸肉 25 克，山药 15 克，枸杞 15 克，杜仲 15 克，鹿角胶 15 克（烊化），淫羊藿 15 克，炙甘草 15 克。

加减：对遗精较甚者可酌加韭子、桑螵蛸、龙骨、牡蛎、白石脂。

治疗神经官能症，除药物治疗外，可配合针灸疗法，头痛针合谷、百会、攒竹；若失眠针合谷、神门、足三里、三阴交；若胃肠功能紊乱针足三里、太冲、中脘；若性神经衰弱针中极、足三里、肾俞等；若癔病性情感暴发时针人中、内关、涌泉等穴；若癔病性失语，针人中、廉泉等穴。

【西 药 治 疗】

神经过敏和焦虑症状突出者，可用安定药。如利眠宁 10 毫克，每日 3 次，或哌替啶 2.5 毫克，每日 3 次。或甲丙氨酯 0.2～0.4 克，每日 3 次。

失眠者，可于夜晚加大镇静安定药的剂量，或于夜晚加服甲喹酮 0.1～0.2 克、导眠能等，交替使用。

自主神经功能失调者，可用谷维素，每次 10～20 毫克，每日 3 次口服。

癔病性发作者，可服氯丙嗪或氯普噻吨 25～50 毫克，每日 2～3 次。极度不安者肌内注射苯巴比妥 0.1 克或氯丙嗪 50 毫克，并可用暗示疗法。

【病 例】

沈某，女，30 岁。

于两年前因产后受惊，突然抽搐，全身颤抖，痉挛，强迫卧位，口紧不能说话，发无定时。伴彻夜不眠，烘热，心烦易怒，腹胀纳呆，全身麻木乏力，曾用中西药治疗两年，效果不显而来诊。意识清晰，形体消瘦，神经系统检查脑神经无异常，病理反射未引出，腱反射亢进，舌尖红，舌质干，脉弦细。

辨证分析：产后气血俱亏，复由惊恐伤肾，气血逆乱，而心失所养，心肾阴虚，心之虚火偏亢，故心烦不寐，肾阴不足则肝阴亦虚，筋失所养故口紧、颤抖、抽搐、全身麻木乏力。阴虚肝旺，虚阳内扰则生烘热。虚火上犯则舌尖红，舌质干。肝旺犯脾则腹胀纳呆，肝阴虚故脉象弦细。

诊断：神经官能症（癔病型），阴亏肝旺型。

治法：滋阴潜阳，佐以敛肝扶脾。

处方：生龙骨 50 克，生牡蛎 50 克，生白芍 50 克，生地 50 克，黄连 15 克，佛手 25 克，香橼 25 克（即自拟"四生饮"）。

服上方 20 剂后，抽搐和口紧明显好转，但偶尔仍有发作，腹胀减轻，食纳稍增，每夜能睡眠 3 个小时。上方加炒枣仁 50 克、五味子 10 克，又服 20 剂，睡眠好转，每夜能入睡 5 个小时，能下地走路，其步履蹒跚，动则自汗，脉细，舌淡无苔。分析其热邪已祛，去黄连加山萸肉 50 克，自汗豁然而止。在自拟方"四生饮"的基础上随证加减，共治疗 3 个月，诸症皆去。

神经官能症是由精神因素而发，辨证首当分虚实，实证以舒肝为先，虚证以补肾为主。临床上，自拟方"四生饮"，对于病程较长的神经官能症病患，若辨证准确，加减灵活，疗效往往满意。另外，治疗失眠一症，宜辨证用药，若因阴虚致失眠者宜用养血安神药物，如炒枣仁、柏子仁、五味子、阿胶等；若因痰热扰心致失眠者，宜用清热化痰药物，如竹茹、胆南星、僵蚕等；若因惊恐而致失眠者，宜用镇惊安神药；如实证用朱砂、琥珀；虚证用龙骨、牡蛎；若因脾虚湿停而致失眠者，宜用合欢花、夜交藤、茯神之类。

脑血管意外

脑血管意外，主要见于中年以上患病的急性疾病，多数与动脉硬化有关。临床分为出血性和缺血性两大类。

（一）出血性脑血管意外

出血性脑血管意外包括脑出血和蛛网膜下腔出血。

1. 脑出血

本病多由高血压及动脉硬化引起。由于血压骤然升高至病变动脉血管不能耐受的程度时，动脉壁破裂，血液进入脑实质内。按出血部位，可分为内囊、脑桥、小脑、脑室出血。

（1）内囊出血：占脑出血中百分之八十，起病突然，剧烈头痛，呕吐和偏瘫，短时间内即可昏迷。病人面色潮红，呼吸深重而有鼾音，瞳孔可大小不等，多数病人眼及头偏向病灶侧。瘫痪侧上下肢肌张力消失或低下，腱反射早期减低，以后可亢进。恢复期可有不同程度痉挛性瘫痪或失语。

（2）脑桥出血：约占脑出血中百分之八，病人突然深度昏迷，高热，瘫痪呈交叉性，病灶侧面部瘫痪，对侧肢体瘫痪，头眼转向偏瘫侧，病情发展至整个脑桥受损而产生四肢痉挛性瘫痪，以至出现呼吸及循环衰竭。

（3）小脑出血：约占脑出血中百分之八，病人突然一侧后枕部疼痛，剧烈眩晕，频繁呕吐，步态不稳，共济失调等症，常可迅速昏迷。

（4）脑室出血：发病迅速，深昏迷，呈现大脑强直。

2. 蛛网膜下腔出血

原发性蛛网膜下腔出血最多见于先天性动脉瘤，次为动脉硬化和血管畸形。起病急骤，常以剧烈头痛开始，迅速即出现颈强，恶心和呕吐等脑膜刺激征；还可有低热，视盘水肿，呼吸不规则，脉搏缓慢，颅内压增高等现象；脑脊液压力也增高，呈血性。

（二）缺血性脑血管意外

缺血性脑血管意外包括脑血栓形成和脑栓塞。

1. 脑血栓形成

本病多数由于动脉粥样硬化使动脉管腔狭窄，加之血压偏低、血流缓慢、血管痉挛、血液黏稠度增高等因素的参与，便可形成血栓。多发生于大脑中动脉。

本病起病缓慢，多在睡眠后发现肢体不灵活，经一至两天，血栓逐渐形成，以至出现痉挛性偏瘫，多数无意识障碍。

2. 脑栓塞

脑栓塞是由于栓子进入血液循环，将脑动脉血管阻塞，引起局限性癫痫、肢体瘫痪、偏身感觉减退和失语等改变。本病发病突然，青年人较多，多见于原有心脏病的病人，例如，风湿性心脏病和慢性心房颤动及细菌性心内膜炎等栓子脱落，以栓塞左侧大脑中动脉者为多见。

脑血管意外，根据其发病特点，属于祖国医学"中风"，"偏枯"、"卒中"等病范畴。祖国医学认为脑血管意外，是由于肝、脾、肾三脏功能失调，引起中气不足或肾精不足为发病根本；虚风内动，痰湿中阻，火热上扰等病理改变为病标，导致以半身不遂为主证的疾病。因其发病突然，症状变化多端，死亡率较高，符合自然界中"风"善行而数变的特性。又认为风为百病之始，因此，祖国医学将此类疾病命名为"中风"。但此中风与《伤寒论》太阳中风，名同而实异。

【源　　流】

祖国医学对脑血管意外的认识是逐渐发展和逐渐深化的。《灵枢·刺节真邪》说："虚邪偏容于身半，其入深，内居荣卫，荣卫稍衰，则真气去，邪气独留，发为偏枯。"汉代张仲景在《金匮要略·中风历节》中亦记载："……络脉空虚；贼邪不泻，或左或右；邪气反缓，正气即急，正气引邪，喝僻不遂"，"邪在于络，肌肤不仁；邪在于经，即重不胜，邪在于腑，即不识人；邪入于脏，舌即难言，口吐涎"，又指出："夫风之为病，当半身不遂，或但臂不遂者，此为痹，脉微而数，中风使然"。这说明古医认为：中风之证原由络脉空虚，然后风邪乘虚入中，并根据邪中部位，病情轻重分为中经、中络和中腑、中脏，总之唐宋以前各家皆以"正虚邪中"立论，即所谓外风致病。

至金元时期，百家争鸣，诸子烽起，比较有影响的金元四大家的刘河间，认为中风属火热为患或心火暴盛。《河间六书》中指出：由于将息先宜，而心火暴甚，肾水虚衰，不能制之，则阴虚、阳实，而热气怫郁，心神昏瞀，筋骨不用，卒倒无所知也。多因喜、思、怒、悲、恐之五志有所过极而卒中者，由五志过极，皆为热甚故也。李东垣认为中风以气虚为主，在《东垣十书》中指出：中来风邪，乃本气自病也。凡人年逾四旬，气衰之际，或因忧喜，忿怒伤其气者，多有此疾。朱丹溪却认为中风病因应以痰立论，在《丹溪心法》中指出：湿土生痰，痰生热，热生风也。

张景岳则认为：中风非风。在《景岳全书》中说："非风一证即时人所谓中风证也，此证多见卒倒，卒倒多由昏愦，本皆内伤，积损颓败而然，原非外感风寒所致，而古今相传，咸以中风名之，其误甚矣。故余欲易去中风二字，而拟名类风，又欲拟名属风，然类风，属风仍与风字相近，恐后人不解，仍尔模糊，故单用河间、东垣之意，竟以非风名之庶乎使人易晓，而知其本非风证矣"，又说："今言气血并走于上，则阴虚于下，而神气无根，是即阴阳相离之候，故致厥脱而暴死，复反者轻，不反者甚，此正时人所谓卒倒暴扑之中风，亦即痰火上壅之中风"。

至晚清近代医家对中风病因病理的论述较详，如张山雷在《中风斠诠》中说："凡猝倒昏瞀，痰气上壅之中风，皆由肝木自旺，化风煽动，激其气血，并走于上，直冲犯脑，震扰神经，而为昏不识人，喝斜倾跌，肢体不遂，语言不清诸证，皆脑神经失去功用之病，结能与病初之时，急用潜阳镇逆之剂，抑降其气火之上浮，使气血不走于上，则脑不受其激动，而神经之功用可复"，又说："中风之病，猝然倾仆，痰壅涎流而瘫痪不仁，舌强语塞，痉厥瘈疭，抽搐昏愦诸危证接踵而来。甚则不动不言，如痴如醉，世之医者，无不知是险候"。

张锡纯在《医学衷中参西录》中说："风名内中，言风自内生，非自外来也。"《内经》谓："诸风掉眩皆属于肝，盖肝为木脏，中寄相火……木火炽盛，亦自有风，此因肝木失和，风内肝起，又加以肺气不降，肾气不摄，冲气，胃气又复上逆，于斯脏腑之气化，皆上升太过，而血之上注于脑者，亦因之太过，致充塞其血管，而累及神经，其甚者，致令神经失其所司，至昏厥不省人事"，指出了中风的病因，并补充了某些症状的机理，创立了著名的"镇肝熄风汤"。此方，沿用至今。

对中风病的预防，《证治汇补》说："平人手指麻木，不时晕眩，乃中风先兆，须预防之，宜慎起居，节饮食，远房帏，调情志。"

总之，对中风的病因病理的认识，金元以前多以外风立论。金元之后，对中风发病的认识，提出了内风理论。补充了前人认识之不足，至今对指导临床有着重要意义。

【病 因 病 机】

脑血管意外的发病病位在肝、脾、肾三脏，病理改变为"虚"、"痰"、"火"、"风"。

"虚"主要指气血亏虚和肝肾阴虚。由于烦劳过度，年老体衰，精血不足，肝失所养，导致阴虚阳亢或中气不足，络脉空虚，皆可导致病邪易于阻闭经络。所以说，肾虚或气虚是脑血管意外发病的内因。《素问·上古天真论》说："女子……七七，任脉虚，太冲脉衰少，天癸竭，地道不通，故形坏而无子也。丈夫……五八，肾气衰……"人生于阳而根于阴，根本衰则人必病，根本败则人必危矣。所谓根本即真阴也。肝肾同源，肾阴虚必致肝阴虚，肝阴不足则肝阳偏亢，此即形成阴亏阳亢，上盛下虚之候。此阶段相当于高血压、动脉硬化的病理改变。《素问·阴阳应象大论》说："年四十，而阴气自半也……"由于饮食不节，劳倦内伤，脾胃受损，而脾为后天之本，气血生化之源，脾虚则中气不足，气为血之帅，血为气之母，气行则血行，气虚则血涩，血流不畅，邪气易于偏客身半，正气归并，病侧经脉不能濡养肌肉筋骨，故出现半身偏枯，口眼喝斜，此即脑血管意外之中气不足型，多为脑血栓形成的病理基础。

"痰"指湿痰，即脾失健运，聚湿成痰，或风火相煽，灼津炼液而成痰。

"火"主要指肝火，五志过极，或肝肾阴虚火旺，肝阳暴动引动心火以及痰郁化火。

"风"主要指肝风，肝阳偏亢，化火生风，内风翕张，或气血不足，络脉空虚，外风乘虚而入中，进而引动肝风。痰、火、风等是脑血管意外发病的重要因素，为急性期的主要矛盾。

若因膏粱厚味，肥甘醇酒，或由肝旺脾虚，脾失健运，聚湿生痰，助湿生热，痰热内阻，痰火内发，或五志过急化火，火旺生风，风为阳邪，易从火化，肝风翕张，肝阳暴张，阳化风动，血随气逆，挟痰火，横窜经络，则喝僻不遂。若风火挟痰上逆，风阳化火，火热生风，风火相煽，蒙蔽心窍，则突然昏仆，不省人事，或口眼喝斜，半身不遂，多为脑出血的病理基础。祖国医学称为"闭证"。此时若能豁痰开窍、清热息风，尚有一线生机。否则阳气暴脱，阴竭于下，临床表现于汗出、肢冷、手撒、遗尿、口开、目合和脉微欲绝等症。祖国医学称之为"脱证"。相当于脑血管意外的呼吸、循环衰竭。正如《素问·调经论》所说："血之与气，并走于上，则为大厥，厥则暴死。气复反则生，不反则死。"

【辨 证 施 治】

1. 阴亏阳亢型

该型即脑血管意外先兆期，相当于现代医学的高血压、动脉硬化。

辨证要点：具有上盛下虚症状，如头目眩晕，头胀痛，晕甚欲扑，头重脚轻，耳鸣耳聋，腰酸膝软，心中烦热或五心烦热，夜寐多梦，健忘，肢体麻木，疼痛，舌质红或边尖赤，苔白，脉弦，以寸脉弦为著或寸盛尺虚，血压、血脂偏高，眼底有动脉硬化之征象。

治疗法则：平肝息风，滋阴潜阳。

常用方剂：建瓴汤、镇肝熄风汤等选用。

处方举例：龙骨 30 克，牡蛎 30 克，白芍 20 克，钩藤 25 克，僵蚕 15 克，牛膝 50 克，代赭石 50 克，生地 30 克，丹皮 15 克，石膏 50 克。

加减：若头痛眩晕，面红目赤，口苦咽干，耳鸣如潮，舌边红，尿黄，可加服龙胆泻肝丸；若为痰火甚加胆南星、天竺黄以清热涤痰。

2. 中脏腑型

该型即脑血管意外昏迷期，相当于脑出血、蛛网膜下腔出血、高血压脑病。

（1）痰迷心窍型：即闭证型，相当于颅内高压、脑水肿、脑疝。

辨证要点：突然昏倒，不省人事，高热，牙关紧闭，两手握固，痰声如锯，烦躁不安，面赤，气粗，恶心呕吐，血压偏高，二便闭阻，苔黄腻，脉弦滑而数，颈部强直，或两瞳孔不等大。

治疗法则：豁痰开窍，息风降火。

常用方剂：羚羊钩藤汤、涤痰汤、礞石滚痰丸等选用。

处方举例：石菖蒲 20 克，元明粉 20 克（冲服），代赭石 60 克，石决明 40 克，橘红、橘络各 15 克，郁金 15 克，钩藤 25 克，桃仁 15 克，牛膝 40 克，天竺黄 15 克，黄连 10 克，羚羊角 15 克（单煎频饮）。

加减：若风热痰火偏盛，面赤身热，脉弦数有力，苔黄腻，属阳闭者，急服至宝丹或牛黄安宫丸、牛黄清心丸、紫雪丹等；若风痰偏盛，静而不烦，面白唇紫，四肢不温，痰涎壅盛，舌苔白腻，脉沉、缓、滑，属阴闭者，上方去黄连加服苏合香丸；或用涤痰汤加石菖蒲、天麻、钩藤；若痰盛，喉有痰鸣音，属湿痰闭阻者加胆南星、茯苓；属热痰者加川贝、竹沥鼻饲；若为脑出血或蛛网膜下腔出血者，方中加止血药三七、槐花、茜草；若出现脑疝症状，两侧脑孔不等大，颈强、抽搐剧烈和恶心呕吐，呼吸节律改变时可用小承气汤加羌活、琥珀、川军，芒硝等以降颅内压。本型可针刺人中、十宣、水沟、涌泉、劳宫等穴，以急救开闭。

（2）阴阳欲绝型：即脱证型，相当于现代医学的呼吸衰竭和循环衰竭。

辨证要点：人事不省，两手撒开，目合，口开，鼻鼾，舌痿，遗尿，肢冷，汗出，肢体瘫软，脉微欲绝，或细数无力，血压多偏低。呼吸节律、频率改变，瞳孔散大，心音低弱。

治疗法则：回阳救逆，益气敛阴固脱。

常用方剂：参附汤、生脉散、四逆汤等选用。

处方举例：炙附片 15 克，红参 15 克，麦冬 25 克，五味子 15 克，巴戟天 15 克，肉苁蓉 25 克。

加减：阳脱较著（相当于循环衰竭），手足厥冷者可上方加肉桂或上方重用附子（30 克）。若阴脱为主（相当于呼吸衰竭），可上方重用红参（50 克）；若肾虚作喘者可上方加山萸肉、磁石。本型可针刺百会、内关、合谷、足三里、三阴交等穴以固脱、醒神。

（3）脱闭并见型：闭证与脱证在临床上不是截然分开的，有的以脱证为主兼有闭证，有的以闭证为主兼有脱证。脑血管意外昏迷的初期，多以闭证为主，且阳闭居多，昏迷的后期濒死前多以脱证为主。内闭外脱是由闭证向脱证的过渡阶段，所以两者既可同时互见而又相互转化。若闭证继续发展或治疗不及时或误治可向脱证发展。若正气渐复，脱证也可转化为闭证，所以此型的辨证要点是：既有闭证的表现又有脱证的表现。在立法治疗时要随时掌握标本缓急和扶正祛邪的原则。一旦发现内闭外脱，即应闭脱并顾。中风病肾水亏乏是本，阳气暴升和风火相扇为标，故急则治其标。按闭证治疗兼以固脱，一经出现脱证，常为死亡的先兆，故在未出现脱证时，迅速去其痰热，重用潜阳之法，使暴升之阳气渐得复反，阴阳不致离绝。脱证出现时，应以益气固脱为治疗关键。

根据现代药理研究，凉开三宝（即牛黄安宫丸、至宝丹、紫雪丹）可改善脑组织的血液循环或减轻脑细胞之乏氧，增加脑组织对各种毒素的耐受力，使脑组织产生一种保护性的抑制作用，有利于其功能的恢复。脑血管意外的昏迷病人，症见闭证或脱闭并见时，皆可选用凉开三宝，并应中西药结合治疗。

3. 中经络型

该型即脑血管意外后遗证期，相当于脑血管意外的恢复期。

（1）中气不足型

辨证要点：半身不遂，口眼㖞斜，语言謇涩，口角流涎，尿清白或尿频不禁，活动乏力，患肢麻木发凉，舌体胖大，舌质嫩，苔白腻，脉滑或结代。凡中风，辨证无热证者，多考虑为此型。

治疗法则：益气活血。

常用方剂：补阳还五汤和黄芪桂枝五物汤等选用。

处方举例：黄芪 150 克，赤芍 20 克，川芎 20 克，地龙 30 克，桃仁 15 克，红花 15 克。

加减：若有精神症状，如淡漠或强哭强笑者加石菖蒲、远志；若有肝阳偏亢，血压升高者加珍珠母、磁石、牛膝；若偏头痛如茺蔚子、钩藤并重用川芎（50 克）；若肢体麻木，上肢重者加桑枝或桂枝，下肢重者加牛膝；若口眼㖞斜加全蝎、僵蚕、乌梢蛇；若舌强语謇加石菖蒲、郁金、天竺黄、远志；若便秘加肉苁蓉、郁李仁；若小便不利加仙茅、淫羊藿；若失眠加合欢花、夜交藤。若口干加石斛、花粉；若湿痰盛加半夏、茯苓；若神疲倦怠加白术、葛根；若腰腿无力加川断、狗脊、枸杞；若面色㿠白，脉弱、肢肿加桂枝、防己。

（2）阴虚阳亢型

辨证要点：半身不遂加阴虚阳亢症状，头昏，耳鸣，目眩，腰膝酸软，五心烦热，头重脚轻，肢体麻木，少寐多梦，舌强语謇，口眼㖞斜，舌红少苔脉细数或弦数。

治疗法则：滋阴潜阳。

常用方剂：镇肝熄风汤等选用。

处方举例：生地、熟地各 30 克，白芍 20 克，天麻 20 克，钩藤 20 克，磁石 50 克，石决明 50 克，茺蔚子 20 克，牛膝 40 克，杜仲 20 克。

加减：若痰盛、苔腻者去滋阴药，热痰加胆南星、竹沥；湿痰加半夏、广皮、茯苓；若心中烦热，脉数大有力者加生石膏、黄芩、栀子；若头痛头重者加夏枯草、川芎；若肢体麻木甚者加地龙、鸡血藤；若语言不利者加石菖蒲、郁金；若血压高者加白蒺藜、钩藤。

（3）痰浊阻闭型

辨证要点：半身不遂，舌强语謇，舌体胖大，舌质紫黯，苔黄腻，脉滑数。此型多见于急性期。

治疗法则：清热涤痰降火。

常用方剂：礞石滚痰丸、清气化痰汤、涤痰汤等选用。

处方举例：青礞石50克，黄芩20克，胆南星15克，茯苓20克，瓜蒌20克，炙大黄15克。

4. 肝肾阴虚型

该型即恢复期。

辨证要点：半身不遂基本恢复，唯感乏力，气短自汗，倦怠，肢体肌力减退，功能低下，患侧轻度浮肿，尿频或短涩，舌光质红或舌质淡，脉细而弱。

治疗法则：补益肝肾，佐以益气。

常用方剂：地黄饮子。

处方举例：女贞子20克，枸杞20克，白芍20克，茯神20克，橘红、橘络各15克，旱莲草20克，生地25克，熟地25克，石斛25克，蒺藜15克，牛膝20克，桑叶20克，当归20克，阿胶25克。

加减：若以下肢软弱无力为主加桑寄生、川断、山萸肉；若小便频数，甚者尿失禁加山萸肉、五味子、肉桂，若大便秘结加火麻仁、杏仁、肉苁蓉；若语言不利加石菖蒲、远志、郁金；若口眼㖞斜加僵虫、全蝎、蜈蚣、白附子；若半身不遂日久，脉虚缓无力可重用黄芪（100～150克）。

【病　例】

病例一　滕某，男，60岁，工人，于1973年4月7日入院。

在挖土劳动中突然昏倒，不省人事，牙关紧闭，鼻鼾，遗尿，呕吐两次。既往高血压病史。急诊入院，血压210/180mmHg，脉搏每分钟68次，呼吸每分钟22次。神志昏迷，瞳孔等大，对光反射存在，两眼向右斜视，左鼻唇沟变浅。听诊：双肺有痰鸣音，心尖区第一音亢进，主动脉瓣区第二音大于肺动脉瓣区第二音，心律齐，无杂音。腹平软，肝脾未触及，下肢无浮肿，左上、下肢肌张力均高，肌力"0"，四肢深反射活跃，左侧巴宾斯基反射阳性。舌苔黄，脉弦。

辨证分析：素体阴亏阳亢，复因烦劳，肝阳暴张，风阳化火，风火相搧，挟痰蒙蔽清窍则突然昏迷，痰邪偏客于身半，故半身不遂而抽搐；痰火上犯则呕吐；苔黄与脉弦为肝风痰火之象；鼻鼾、遗尿为肺肾俱虚。

诊断：脑出血（脱闭并见型）。

治法：涤痰开窍，息风降火。

处方：代赭石50克，石决明50克，钩藤50克，石菖蒲25克，郁金15克，川军15克，芒硝15克，并用牛黄安宫丸，每次一丸，每日4次，与汤剂鼻饲。同时，按脑出血治疗常规用西药。

翌日豁然清醒，能回答问题，但语言謇涩，余症同前。继续用上方，随症略有增减。

5月21日能自己走路，病理反射未引出。历经一个半月治疗痊愈出院。

病例二　李某，男，48岁，干部，于1963年10月19日入院。

半身麻木逐渐见半身不遂，舌强语謇。两天遂入院治疗。既往高血压史。意识清晰，语言稍不清楚。血压200/130mmHg，体温36℃，脉搏80次/分。听诊：心律整，无杂音，主动脉瓣区第二音大于肺动脉瓣区第二音，腹部无异常，下肢无浮肿，左上肢肌力腱反射亢进，左下肢肌力Ⅱ级，巴宾斯基反射左侧阳性。舌尖赤，苔黄腻，脉滑数。

辨证分析：素体阴亏阳亢，虚火上炎，火灼津液成痰，痰火闭阻经络则半身不遂；舌强语謇，苔黄腻，舌尖赤，脉滑数皆为痰火之象。

诊断：高血压，动脉硬化，脑血栓形成（痰浊阻闭型）。

治法：清热涤痰，活血通络。

处方：陈皮25克，黄芩15克，茯苓50克，地龙15克，煅青礞石50克（先煎），竹茹15克，桃仁15克，红花15克，赤芍50克，丹参50克。

服上方7剂黄腻苔自去，可持杖行走，仅病肢麻而凉，此为中气不足，痰血阻闭之故。宜用扶正，佐以祛邪之法。

处方：黄芪100克，赤芍50克，桃仁15克，菊花25克，益母草50克，牛膝20克，鸡血藤50克。

此方服至11月4日，诸症消失，神经系统检查无阳性体征，治愈出院。

临床治疗脑血管意外，急性期以祛邪为主，侧重风、火、痰，常用涤痰汤加青礞石、川军；偏于风者加钩藤、牛膝、赭石、蜈蚣、全蝎；偏于火者加黄连，黄芩、石膏；偏于痰者加地龙、僵蚕、天竺黄。恢复期以扶正为主，侧重补中气或滋肾阴，常用补阳还五汤为主方，宜重用黄芪，用量可达100～150克。现代药理学已证实，黄芪有适应原样作用。对正常心脏有加强其收缩作用；对因中毒或疲劳而陷于衰竭的心脏，其强心作用更加显著。黄芪有扩张血管（冠状血管及全身末梢血管）的作用，并能降低血压。大量应用黄芪可促进神经细胞功能的恢复，有人称之为中药中的细胞活化剂，故在脑血管意外的恢复期，宜重用黄芪。

血小板减少性紫癜

（一）原发性血小板减少性紫癜

原发性血小板减少性紫癜的发病原因尚未完全阐明，一般认为有下列几个方面：

1. 免疫学说

病人本身的血液中存在着抗血小板抗体，它不仅破坏血小板，而且对巨核细胞成熟有抑制作用。

2. 脾脏破坏

脾脏对该病的发病起重要作用。脾功能亢进时，血小板明显减少；脾切除后，血小板增多。

3. 毛细血管脆性增加

抗体能破坏毛细血管的内皮组织，而使毛细血管壁脆性增加故出血。

急性型临床上较少见，以儿童居多。发病前常有感染史。发热、起病急、突然发生广泛性严重皮肤、黏膜出血。若颅内、脊髓或脑膜出血会有生命危险。脾脏不肿大，血小板严重减少。病人可自愈。若病程超过四个月，常转为慢性。

慢性型临床多见，约占百分之八十，出血为持续性或反复发作。发作时皮肤有针尖样瘀点，也可有瘀斑及黏膜出血。女性多以月经过多为主要表现，血小板计数可轻度减少。每次发作持续数月或数年，反复发作的病患脾可轻度肿大。

实验室检查：血常规：急性型血小板计数甚低，形态较正常，儿童常有嗜酸粒细胞、淋巴细胞增多。慢性型血小板轻度减少，形态异常且不规则。嗜酸性粒细胞和淋巴细胞不增多。骨髓象：急性型巨核细胞数正常，无颗粒，有空泡及退行性变；巨核细胞分类以未成熟者居多，无血小板形成，嗜酸粒细胞常增多。慢性型巨核细胞数增加，大小正常，颗粒减少；巨核细胞分类以成熟者居多，血小板形成减少；嗜酸粒细胞不增多。

（二）症状性血小板减少性紫癜

症状性血小板减少性紫癜的发病率远较特发性者为多。原因如下：

1.药物性血小板减少性紫癜

引起血小板减少性紫癜的药物有碘化钠、奎尼丁、异烟肼、氯霉素、青霉素、磺胺类等。

2.感染性血小板减少性紫癜

伤寒、副伤寒、传染性单核细胞增多症以及疟疾、波状热、蛔虫病、亚急性细菌性心内膜炎、病毒性肝炎。

3.血液病性血小板减少性紫癜

急性白血病、再生障碍性贫血、恶性网状细胞病、脾功能亢进、何杰金病等。

4.结缔组织病所致的血小板减少性紫癜

播散性红斑狼疮早期。

5.血栓性血小板减少性紫癜

该病罕见。

血小板减少性紫癜，相当于祖国医学"虚劳"、"葡萄疫"、"血症"、"肌衄"等病的范畴。由于外感时毒，内伤七情，饮食劳倦或先天禀赋不足等原因，引起脏腑功能失调，导致血液妄行而溢出于外的疾病。

【源　流】

祖国医学中虽无紫癜这一名称，但类似该病的记载可散见于有关文献中。《外科正宗》说："葡萄疫其患多生于小儿，感受四时不正之气，郁于皮肤不散，结成大小青紫斑点，色若葡萄，发在遍体头面，乃为腑症，邪毒传胃，牙龈出血，久则虚。"《医宗金鉴》说："九窍一齐出血，名曰大衄，鼻出血曰鼻衄……皮肤出血曰肌衄……此皆衄血，随所患处而命名也。"可见葡萄疫和衄血的临床表现相似于血小板减少性紫癜。

关于病因病理方面的记载：《灵枢·百病始生》说："卒然多饮食则肠满，起居不节，用力过度，则络脉伤。阳络伤血外溢，血外溢则衄血；阴络伤则血内溢，血内溢则后血。"《张氏医通》说："其上溢之血，非一于火盛也；下脱之血，非一于阳衰也。但以色之鲜紫浓厚则为火盛，色之晦淡无光即为阳衰。究其所脱之源，或缘脏气之逆，或缘腑气之乘，皆能致病。从上溢者，势必假道肺胃；从下脱者，势必由于二肠及从膀胱下达耳。"上述阐明了出血的原因和出血的虚实鉴别，为临床医生提供了宝贵的辨证经验。

关于治疗方面的记载：《先醒斋医学广笔记》说："宜行血不宜止血……行血则血循经络，不止自止。止之则血凝，血凝则发热恶食，病日痼矣。"宜补肝不宜伐肝。《内经》说："五脏者，藏精气而不泻者也……"，"养肝则肝气平，而血有所归，伐之则肝虚不能藏血，血愈不止矣。宜降气不宜降火，气有余便是火，气降即火降，火降则气不上升，血随气行，无溢出上窍之患矣。火降必用寒凉之剂，反伤胃气，胃气伤则脾不能统血，血愈不能归经矣"。这段描述虽然指的是治疗吐血的原则，但是对其他部位出血的治疗也有重要的指导意义。

【病 因 病 机】

血小板减少性紫癜，其临床表现是以皮肤黏膜出血为主要特征，故首先应从血的生理病理与脏腑之间的关系去认识。

肺：肺通过气的作用使血液循行于周身，故有"肺朝百脉"之称。肺为娇脏，不耐寒热，若肺感受外感邪毒或体内热邪干肺，则可伤及肺络而致咳血；若热壅肺之清窍，则为鼻衄。

肝：肝主疏泄，性喜条达而恶抑郁，肝之疏泄功能正常，则气血调和。若七情郁结气郁化火，或肝阴虚而火旺，皆可灼伤脉络而衄血，若肝火犯胃则吐血，肝火犯肺则咳血。

脾：脾统血是靠脾气的作用，若由饮食劳倦，损伤脾气，气不摄血则从下脱而见便血、肌衄。

肾：肾主藏精为先天之本，若因肾阴不足，虚火上浮或下元不固，血随气下皆可致衄血、便血、尿血等。

血小板减少性紫癜的急性型，由于外感热毒，或热毒内伏营血，或肝火上炎，以致化火动血，灼伤络脉，迫血妄行，使血溢常道而为紫癜和衄血。其主要病变脏腑是肺、肝；慢性型多为病程日久，损伤阳气与阴血所致的各种出血。其主要病变脏腑是脾、肾。《血证论》说："血之运行上下，全赖乎脾。"脾虚则不能统血，气弱则不能摄血，以致血不归经，溢于脉络之外，渗于皮肤之间或旁流四溢而发生各种出血证，所以说脾病出血责之于气虚。若肾阴不足则虚火内动，血随火动则血离经妄行而致出血；若肾阳衰微，则命门火衰，火不归元而致阴寒凝集于下，无根之火浮炎于上，阴阳不相为守，以致血行障碍而促使出血加重或反复。

【辨 证 施 治】

1. 热毒炽盛型

辨证要点：发病急，或有表证，即发热恶寒等合并感染的症状，皮肤出现瘀点瘀斑，或皮下青紫（颜色较深，以下肢为多）或伴有鼻衄，齿衄，尿血，或有心烦、口渴、面赤、便秘，舌红绛，苔黄，脉滑数。

治疗法则：清热解毒，凉血止血。

常用方剂：犀角地黄汤、当归龙荟汤或加味泻白散等选用。

处方举例：犀角 10 克（为面分两次冲服），生地 50 克，玄参 50 克，丹皮 20 克。

加减：若出血量多可酌加藕节、地榆炭、茜草、三七粉；若苔黄、口渴加石膏、川军；若发热咳嗽加桑叶、黄芩；若心烦、易怒、目赤加青黛、芦荟、柴胡；若鼻衄加桑皮、山栀、白茅根；若齿龈出血加藕节、石膏；若血尿加小蓟、仙鹤草；若月经过多加蒲黄炭、阿胶。

2. 心脾两虚型

辨证要点：病程较长，反复出血，面色萎黄或苍白，神疲乏力，头晕目眩，动则尤甚，食欲不振，舌质淡嫩，脉象虚细或濡缓，斑疹时愈时发，遇劳则发，便血或月经过多。

治疗法则：健脾益气，补气摄血。

常用方剂：党参 30 克，黄芪 50 克，白术 15 克，熟地 30 克，当归 30 克，山药 30 克，旱莲草 30 克。

加减：若失眠、心悸、气短加酸枣仁、薏苡仁、茯苓；若腰痛腿软，遗精阳痿（月经不调）加山萸肉、菟丝子、续断、鹿角胶（烊化）；若脾肾虚寒者，加肉豆蔻、肉苁蓉、附子、肉桂，若出血较多者加棕榈炭、血余炭；若脾肿大加煅牡蛎、鳖甲。

3. 虚火灼络型

辨证要点：紫癜较多，颜色鲜红，时发时止，常伴鼻衄、齿龈衄和月经过多，颧红，心烦口渴、手足心热，潮热盗汗，舌质红绛少苔，脉细数，可见于慢性型血小板减少性紫癜。

治疗法则：滋阴降火，佐以止血。

常用方剂：大补阴煎和茜草根散等选用。

处方举例：生地 50 克，阿胶 15 克，玄参 50 克，龟板 15 克，女贞子 30 克，旱莲草 30 克，丹皮 15 克。

加减：若阴虚发热加鳖甲、地骨皮、银柴胡；若肾阴偏虚而见腰膝酸软加山萸肉、枸杞；若肝阴偏虚而见目干，多梦加当归。

增加血小板的药物有土三七、柿树叶、仙鹤草、花生衣、连翘、鱼鳔胶等。

【 西 药 治 疗 】

肾上腺皮质激素为治疗急性血小板减少性紫癜的首选药物，控制出血作用迅速明显，大剂量有增加血小板作用。常用泼尼松 10 毫克，每日 3～4 次口服。抢救严重出血的病人，可输新鲜血液或血小板。

【 病 例 】

宋某，女，42 岁，教师。

全身皮肤、齿龈出血，反复发作 5 年余。于 5 年前突然发热、恶寒，曾按流行性感冒治疗无效，相继出现全身皮肤、黏膜、鼻、齿龈等出血，伴月经量过多。曾在某医院做骨髓穿制后诊断为"原发性血小板减少性紫癜"，用激素治疗有效，但血小板波动在（60～80）×10⁹/L，鼻、齿龈经常有少量出血，月经量多，每次来潮持续 7～10 天，有黑块，伴胸闷、善太息。于半月前，突然鼻腔大量出血，约 500 毫升。来我院治疗，一般状态尚可，左鼻腔有纱布填塞，未见新鲜血液，巩膜无黄染，扁桃体不肿大，无全身淋巴结肿大，听诊心肺未见异常，腹平坦、柔软，脾可触及边缘，肝未触及。上下肢散在针尖大小出血点，下肢可见大片瘀斑。实验室检查：出血时间 30 分钟，凝血时间 8 分钟，红细胞计数 $5×10^{12}$/L，中性粒分叶细胞 0.8，淋巴细胞 0.2，血小板计数 $42×10^9$/L。骨髓象检查：见巨核细胞增多，周围没有血小板形成现象。舌边尖赤，有瘀斑，黄腻苔，脉弦数。

辨证分析：肝气不舒则胸闷，善太息；气滞血瘀则舌有瘀斑点，胁下有痞块，月经量多有块；肝郁化热，肝火上炎，熏灼肺胃导致肺胃脉络被热邪所伤而口鼻衄血。苔黄腻乃胃热，脉滑数乃肝火也。

诊断：原发性血小板减少性紫癜（热毒炽盛型）。

治法：清热凉血，佐以泻肝。

处方：犀角 5 克（锉末分两次冲服），生地 50 克，丹皮 15 克，白芍 50 克，青黛 20 克，芦荟 20 克，山栀 15 克。

上方连服 20 剂口鼻衄血已止，黄腻苔自去，胸闷，善太息减轻。原方去犀角，加仙鹤草

50克、连翘50克。

又服20剂复查，自觉乏力，别无不适，下肢仍有新鲜出血点，血小板 $5.1×10^9/L$，出血时间30分钟，凝血时间6分钟，毛细血管脆性试验阳性，脉沉无力，舌淡无苔。此系热邪已去，肝气得舒之象。宜扶正固本，拟益气养阴之法。

处方：黄芪50克，黄精30克，玉竹30克，山萸肉30克，大枣5枚，阿胶15克（烊化）仙鹤草50克，连翘30克。

服此方20剂复查，全身出血点明显减轻，血小板计数 $80×10^9/L$，出血时间12分钟，凝血时间6分钟，毛细血管脆性试验弱阳性。又继续服此方40剂。住院近3个月。出血症状消失，月经正常，血小板 $100×10^9/L$，出血时间5分钟，毛细血管脆性试验阴性。痊愈出院。嘱其出院后间断服后方近一年。观察十年未复发。

本例原发性血小板减少性紫癜，其临床表现符合祖国医学"血证"范畴，其发病机理为血热及内脏（脾、肾）亏虚。拟以清热凉血，佐以泻肝之法，迅速改善症状。但血小板增加不甚明显，依其病邪已去，拟益气养阴之法，并选用增加血小板药物，如仙鹤草、连翘、阿胶，获得较为理想效果，说明辨病与辨证相结合的必要性。

再生障碍性贫血

再生障碍性贫血，系由脊髓造血功能逐步衰竭或部分停滞，所引起的一种以全血细胞减少为主要临床表现的疾病。该病分原发性和继发性两类，其中原发性占绝大部分，病因不明。继发性病因有以下四点：

（1）化学因素：苯、有机砷和磺胺类药物，抗肿瘤药物，抗癫痫药物，某些抗生素药物等。

（2）物理因素：放射性同位素、放射线等。

（3）严重的细菌感染或病毒感染，如伤寒、粟粒性肺结核、传染性肝炎等。

（4）其他疾病：某些疾病的晚期，如慢性肾衰竭等。

该病在临床上，分急性与慢性两种类型：

急性型：以内脏出血与严重感染为主要特点，多数在数月内危及生命。

慢性型：起病缓慢，病程漫长，以贫血、出血、感染为该型的主要表现。

实验室检查：周围血常规在典型病例中，红细胞、白细胞，血小板均减少。急性型以中性粒细胞和血小板减少为甚，网织红细胞数减低，常在1%以下。慢性型除血小板外，其他成分均较急性型高，网织红细胞有时在1%以上。

骨髓象：有核细胞总数显著减少，幼红细胞、幼粒细胞、巨核细胞均明显减少，甚至缺乏，而淋巴细胞相对增多。浆细胞、组织嗜碱细胞和网状细胞均可增多。

再生障碍性贫也基本上符合祖国医学"虚劳亡虚"、"虚损"、"血证"的范畴。祖国医学认为该病是由于先天禀赋不足，或后天饮食劳倦失当，或久病导致人体气血亏耗，久而不易恢复的疾病。

【源　流】

根据再生障碍性贫血以贫血、出血和感染三大症候群为主要临床表现，将有关古典医籍的记载简述于下：

关于症状方面的记载：《灵枢·决气》说："中焦受气取汁，变化而赤是谓血"，又说"血脱者，色白，天然不泽"。这两段论述了血的生成是中焦脾胃通过气化作用，将水谷精微变化为血。同时也描述了血脱的临床表现，即面色苍白而无光泽。《金匮要略》说："男子面色薄者，主渴及亡血，卒喘悸，脉浮者里虚也"，曰："虚劳里急，悸衄腹中痛，梦失精，四肢酸痛，手足烦热，咽干口燥……"这些描述与再生障碍性贫血的临床表现极为相似。

关于病因病理的记载：《灵枢·百病始生》说："卒然多食饮则肠满，起居不节，用力过度，则脉络伤。阳络伤则血外溢，血外溢则衄血；阴络伤则血内溢，血内溢则后血。"《济生方》说："五劳六极之证，非传尸骨蒸之比，多由不能卫生，始于过用，逆于阴阳，伤气荣卫，遂成五劳六极之症。"两段皆说明，饮食劳倦或起居不适致阴阳失调，荣卫被伤而致病。《景岳全书》说："盖脾统血，脾气虚，则不能收摄，脾化血，脾气虚，则不能运化，是皆血无所主，因而脱陷妄行。"该书具体说明脾与血的关系密切。

关于治疗原则的记载：《理虚元鉴》说："治虚有三本，肺脾肾也，肺为五脏之天，脾为百骸之母，肾为性命之根……"，又说："治劳有三禁，一禁燥烈，二禁伐气，三禁苦寒也"。《景岳全书》又说："善补阴者，必于阳中求阴，则阴得阳生，而泉源不竭。"《医学从众录》说："治法皆以补养为宜，形不足者，温之以气，精不足者，补之以味，相得合而服之，以补精益气，此其要也。"这些论述虚劳的治疗原则，至今对治疗再生障碍性贫血有重要的指导意义。

【病 因 病 机】

血的生成与脾、肾、心、肝四脏的关系较为密切。具体分析如下：

与脾肾的关系：祖国医学认为，脾肾分主精血。肾为先天之本，脾为后天之本；肾主藏精，主骨生髓，脾主运化，为气血生化之源；肾得脾所运化的水谷精微而化血藏精于肾，脾得肾的真火温煦而能化为精微为气血。这即是说脾肾两脏在生血方面有重要作用。

与心肾的关系：肾的真水充足则可上奉于心，心得肾的元阴滋助，则心之阳旺盛，而能下济于肾，此为心肾相交，水火互济，从而心之阳能蒸化骨髓而助精血的生成。

与肝肾的关系：肾藏精，肝藏血，精能生血，血可化精，故有"精血互生"之称。若肾精充足则肝阴能得到充足的濡养；若肝血旺盛则肾精也不致受累。即是说肝肾阴精充足与血的生成亦有密切的关系。

综上所述，血的生成虽然与脾肾心肝皆有一定关系，但是关系最密切的是肾，即"精足则血旺"。

在病理情况下，若因邪气害肾，则肾精不足，不能化精为血而产生血虚；若阴损及阳，则肾失温煦而脾阳不振，脾失健运，则气血生化之源不足而产生血虚，或出现气不摄血而出血；若肾水不能上奉于心，心火不能下济于肾，则心肾不交，水火失济，故其气不温，其用不蒸，导致髓减而血无以生，血虚已成；肾阴不足，肝失濡养，则产生肝血虚。

总之，心虚不能主血，肝虚不能藏血，脾虚不能统血，皆与肾之阴精不足有密切关系。临床上，治疗再生障碍性贫血，在辨病与辨证相结合的基础上，用滋补肾阴的药物改善症状，用温补肾阳的药物刺激造血功能，常可获得满意疗效。实践证明，祖国医学关于血的生理病理与肾的关系的理论是正确的。

【辨 证 施 治】

1. 脾肾阳虚型

辨证要点：即贫血的症状和体征加脾肾阳虚的证候。面色苍白，畏寒肢冷，少气懒言，倦怠乏力，腰膝酸软，遗精阳痿，腹胀便溏，食少纳呆，恶心，浮肿，月经过多，皮肤、黏膜瘀点瘀斑，舌质淡，舌体胖大，舌苔薄白或白腻，脉虚缓或沉细、弦细。

治疗法则：健脾温肾。

常用方剂：健脾益气汤或右归丸等选用。

处方举例：党参15克，白术15克，黄芪25克，鹿角胶15克（烊化），肉桂15克，仙茅25克，山药15克，紫河车粉5克（分二次冲服），鹿茸末5克（分二次冲服）。

加减：若肾阳虚加菟丝子、巴戟天、淫羊藿、锁阳等；若肾阴虚加玄参、枸杞子、女贞子、龟板、山萸肉、生地等；若肾阴阳俱虚，则阴阳双补；若心悸气短加麦冬、五味子等，若皮肤黏膜出血加阿胶、炮姜炭、仙鹤草等；若失眠加合欢花、夜交藤等。

临床上，脾肾阳虚型常见于再生障碍性贫血的慢性阶段，起病缓慢，病程较长，可延至数年或更长些。用健脾益气汤（四君子汤）、右归丸为主方兼用多种维生素、鲨肝醇，经过耐心治疗，往往获得较为理想疗效。

2. 肝肾阴虚型

辨证要点：以贫血为主的症状和体征加肝肾阴虚证候，口干，两颧潮红，头晕目眩，腰膝酸软，咽喉干痛，低热盗汗，五心烦热，失眠，遗精早泄，月经过多，皮肤黏膜瘀点瘀斑，呕血，便血，尿血，舌红少苔或薄白苔，脉弦细等。

治疗法则：滋补肝肾。

常用方剂：大补元煎或一贯煎等选用。

处方举例：生地25克，熟地25克，杜仲15克，阿胶15克（烊化），枸杞子25克，女贞子25克，旱莲草25克，山萸肉25克，白芍25克。

加减：若有肝阳、肝风证候加菊花、牡蛎、天麻、钩藤等；若心阴虚症见心悸、心烦者加麦冬、五味子等；若血虚而致血热妄行的出血加侧柏叶、丹皮、藕节等；若胃火炽盛者加黄连、山栀、连翘等；若热入营血加犀角、生地、赤芍、丹皮、大青叶、金银花等；若合并脑出血加犀角、羚羊角、生地、丹皮、赤芍、白芍、鲜茅根、侧柏炭、血余炭、红枣、煅牡蛎、阿胶等。

临床上，肝肾阴虚型，多见于再生障碍性贫血长期低热不退，或有出血表现者。应用大补元煎或一贯煎为主方，待阴虚内热症状缓解后，再投温补脾肾之品治疗，以求恢复血常规。

3. 心脾两虚型

辨证要点：即心气虚加脾气虚的证候。心悸，气短，动则尤甚，皮肤萎黄，头晕眼花，倦怠懒言，自汗出，食少纳呆，浮肿，便溏，舌质淡或舌尖红，脉沉细无力，皮肤或黏膜有瘀点瘀斑。

治疗法则：益气养血，补益心脾。

常用方剂：归脾汤。

处方举例：黄芪25克，白术15克，党参25克，当归15克，茯神50克，酸枣仁25克，龙眼肉25克，生姜10克，大枣5枚，山药25克。

加减：若食少纳呆和腹胀者加陈皮、砂仁以理气和胃；若午后低热，手足心热者加丹皮、银柴胡等养血清热。

临床上，心脾两虚，多见于再生障碍性贫血的慢性阶段，常以出血为主证，用归脾汤为主方辨证治疗，待症状缓解后，再投补肾扶正固本的药物治疗为宜。

4. 外感时邪型

辨证要点：再障，由于白细胞减少，抵抗力下降，或在使用大量抗生素后，容易引起感染和口腔黏膜溃疡。症见高热，头痛，口舌糜烂，便秘，神昏，出血，发斑，舌红，苔黄，脉数等。

治疗法则：清热解毒。

常用方剂：银翘散合四物汤。

处方举例：金银花 50 克，连翘 50 克，蒲公英 50 克，紫花地丁 50 克，大青叶 50 克，当归 15 克，生地 25 克，柴胡 15 克。

加减：若长期低热不退，五心烦热，盗汗，舌红少津者加玄参、麦冬、石斛、山萸肉等；若有口舌糜烂，牙龈肿痛者加黄连、山栀子等；若热入血分证见舌质绛，皮肤黏膜出血者加鲜生地、白芍、丹皮、竹叶、紫草、金银花等。

临床上，口腔溃疡者，用青黛、枯矾、儿茶、珍珠、牛黄、黄连、冰片各等份，共为细末，涂于患处，3～5 天即可使溃疡愈合，且有止痛作用。

提高白细胞的药物有地骨皮、黄芪、虎杖、花生衣、生首乌、穿山甲、大枣、鸡血藤、淫羊藿、土大黄、补骨脂、鹿角胶等。提高红细胞的药物有生首乌、黄精、阿胶、红参、熟地、皂矾（黑矾）、党参、鹿茸等。提高血小板的药物有龟板胶、鹿角胶、黄精、土大黄、三七、熟地、大枣、柿树叶、仙鹤草、花生衣、连翘、鱼鳔胶等。胎盘治疗再生障碍性贫血有止血、抗感染、恢复骨髓造血功能的三大作用。因其含有多种激素，如性激素、黄体激素及磷脂蛋白、蛋内酶等。但用量不宜过大，过大能使骨髓造血机能过度兴奋，因而转入抑制或产生食欲不振、消化不良等。

【西 药 治 疗】

该病的治疗，一般在辨证施治的基础上应用中药配合丙酸睾酮，每次 50～100 毫克，每周 3 次，肌内注射，需连续用五个月以上。丙酸睾酮可促进造血功能，女性月经过多也可控制。其不良反应有男性化、浮肿、肝脏损害、黄疸、痤疮等。应辅以输血和肾上腺皮质激素治疗。输血间隔期应按具体情况决定，若出血严重经一般止血治疗无效者可少量、多次输入新鲜血液。肾上腺皮质激素有暂时的止血作用，但无肯定刺激骨髓增生的疗效。可用泼尼松，每次 10 毫克，每日 3～4 次或促肾上腺皮质激素每日 25～50 单位。疗程的长短，视病情和疗效决定。若上述疗效不显著，可用氯化钴治疗，剂量为每日 90～150 毫克，分 3 次口服。至少需用两个月以上才能确定疗效。氯化钴的作用机制尚未完全明了，用量过大或用药时间过长，可产生毒性反应，如食欲不振，恶心呕吐，皮疹或耳鸣等。其他药物可选用肝精、维生素 B_{12}、叶酸、维生素 B_6、维生素 B_1 等。对各种感染，应查明病原菌，选择对病原菌敏感的抗生素。

【病　　例】

张某，男，25 岁，工人，初诊日期：1967 年 2 月 1 日。

反复发热和鼻衄月余，伴头晕目眩，腰膝酸软，咽喉干痛，五心烦热，盗汗，失眠健忘，心悸气短，动则尤甚。来院求治。面色苍白，体温 33℃，血压 120/80mmHg，脉搏 98 次/分。听诊：心肺无异常所闻，腹平软，肝脾未触及。实验室检查：血红蛋白 4g/L，红细胞计数 $1.5×10^{12}$/L，白细胞计数 $2×10^9$/L，血小板计数 $32×10^9$/L。骨髓象：三系列细胞均减少，巨核细胞系统突出。舌质淡，少津无苔，脉细数无力。

辨证分析：头晕目眩，腰膝酸软，咽喉干痛，五心烦热，盗汗，失眠健忘和舌少津无苔，脉细数无力等，乃肝肾阴虚之象。肝肾阴虚，虚火上浮，灼伤肺之脉络则鼻衄；虚火外越则发热；舌质淡，而色苍白，心悸气短，动则尤甚乃虚劳亡血之象。

诊断：再生障碍性贫血（肝肾阴虚型）。

治法：滋补肝肾。

处方：旱莲草 50 克，阿胶 20 克（烊化），白芍 50 克，萸肉 50 克，生地 50 克，丹皮 20 克，犀角 10 克（先煎），青蒿 20 克。

2 月 25 日复诊，服上方 20 剂，体温降至正常，鼻衄和心悸气短减轻，舌质淡白转润，脉滑数。末梢血常规：血红蛋白 45g/L，红细胞 2.2×10^{12}/L，白细胞 3.1×10^9/L，血小板 3.5×10^9/L，乃虚热渐清而气阴两虚之候突出，拟益气养阴之法。

处方：黄芪 50 克，红参 15 克，阿胶 20 克（烊化），山萸肉 50 克，生白芍 50 克，当归 20 克。

3 月 15 日复诊，服上方 20 剂，自觉诸症减轻；唯乏力，心悸气短，动则尤甚；舌质淡无苔，脉滑无力。血红蛋白 50g/L，红细胞 2.5×10^{12}/L，白细胞 3.1×10^9/L，血小板 31×10^9/L。病情较稳定，改服丸剂。

处方：红参 200 克，鹿茸 50 克，阿胶 200 克，鹿角胶 200 克，当归 400 克，巴戟天 200 克，山萸肉 200 克，紫河车一具，熟地 400 克，黄芪 400 克，何首乌 200 克共为细末，蜜大丸，每丸 15 克，每次 1 丸，每日 3 次。

6 月 12 日复诊，服丸药近 3 个月，诸证均明显减轻，但口服丸药有口舌干燥之不适感。面色转红润，血红蛋白 8.5g/L，红细胞 3.2×10^{12}/L，白细胞 5.2×10^9/L，血小板 68×10^9/L。分析上方丸药中补阳之品，偏燥动火，故有口舌干燥之感，但恢复血常规较为理想，此即"阳生阴长"之意。按原方又配一剂，每次 1 丸，每日服 2 次。

12 月 5 日复诊：临床症状基本消失。末梢血常规：血红蛋白 105g/L，红细胞 4.0×10^{12}/L，白细胞 5.1×10^9/L，血小板 80×10^9/L。经九个多月的治疗，基本痊愈上班。嘱其断续服上方丸药三个月。观察至今十余年，未复发。

再生障碍性贫血，属于祖国医学虚损成劳，不易恢复之症。近年来，应用中西医结合方法治疗，大大提高了治疗效果。临床上虽然有心脾虚的见证，但是实践证明，补益气血或心脾双补对提高血常规，刺激骨髓造血功能，改善症状等疗效并不满意；只有补肾，特别是温补肾阳，或阴阳俱补常可获得较好的疗效。从而进一步说明，祖国医学"肾主骨生髓"、"肾主藏精"、"精血互生"与现代医学所谓"再生障碍性贫血"是由骨髓造血功能逐步衰竭或部分停滞所引起的一种进行性贫血有极相似之处。在补肾药物的选择上，若病人以阴虚为主，则在补阴基础上重加补阳药；若阳虚为主，则峻补肾阳，少加补阴药。

另外，再生障碍性贫血的死亡原因，多为感染致败血症。可能与免疫功能低下有关，为了预防感染，宜在辨证施治基础上，增加机体免疫功能的药物，如人参、灵芝、黄精、胎盘、鹿茸等。

类风湿关节炎

类风湿关节炎，是一种病因尚未肯定的，具有关节炎变的慢性全身性疾病。该病多发于青壮年，起病多徐缓。在关节症状出现前，常诉微热，乏力，全身不适，关节病变好发于四肢远端的小关节。以后逐渐累及其他关节。关节疼痛及肿胀，呈对称性梭形指。关节炎变反复发作，终至发生畸形与强直。形成多关节固定于屈曲位，周围肌肉明显萎缩，晚期贫血与消瘦较明显。

该病约有百分之十病患出现皮下小结，多在上肢的鹰嘴突和腕部及下肢的踝部等出现。小结如花生米大，质硬，持续数周或数年，提示疾病处于严重活动阶段。

此病大多有低色素性贫血，血沉持续增快。类风湿因子的血清反应，约百分之八十为阳性，效价 1∶64 或更高时有诊断意义。血清免疫球蛋白 G 的增高，对类风湿关节炎的诊断有一定帮助。

X 线检查对该病的诊断意义甚大，主要具有下列特征：早期关节周围组织肿胀，关节附近可有轻度骨质疏松；稍晚期由于关节面软骨破坏，关节面呈不规则和关节间隙变窄，关节边缘有穿凿状骨质破坏，关节附近骨质疏松；晚期关节半脱位或骨性强直。

临床上，类风湿关节炎分型如下：

1. 幼年型类风湿关节炎

类风湿关节炎，又称斯替耳病，多发生于学龄儿童，发热常较严重，有多样化非特异性皮疹，如多型性红斑、心包炎或心瓣膜损害较常见，可有淋巴结、肝、脾肿大，亦可引起葡萄膜炎，导致失明。晚期除有关节强直和变形外，肌肉萎缩特别明显。

2. 类风湿性脊椎炎

类风湿性脊椎炎多发生于男性青年，整个脊椎强硬，故又称强直性脊椎炎，表现为腰骶部疼痛，初起晨间腰骶椎关节僵硬，运动不灵活，弯腰穿鞋困难，继之累及胸椎和颈椎。病人有特殊体征，即颈项前倾，胸段脊柱后凸，腰段脊柱失去生理弯度而变平，躯干在髋关节处屈曲，前弯呈弓形。该型根据腰椎僵硬疼痛，X 线片可见骶髂关节面模糊，骨质凿形破坏，附近骨质脱钙，晚期骶髂关节间隙变窄，可确诊。

类风湿关节炎，依据临床表现，相当于祖国医学痹证、历节风、痛风等病范畴。常以"痹证"命名。痹即闭也，按广义而论，凡阻闭不通而引起的疼痛都可称为痹；从狭义论之，即风、寒、湿三气杂至，乘虚侵入人体的关节、肌肉、筋骨，引起以关节等疼痛为主症的疾病，称为痹证。

【源　　流】

祖国历代医家对类似类风湿关节炎的论述，是非常详尽的。

关于病因方面的记载：《素问·痹论》说："风寒湿三气杂至合而为痹也，其风气胜者为行痹，寒气胜者为痛痹，湿气胜者为着痹也。"《儒门事亲》说："此疾之作，多在四时阴雨之时……或涉湿之地，劳力之人，辛苦失度，触冒风雨，寝处津湿，痹从外入。"《济生方》说："皆因体虚，腠理空疏，受风寒湿气而成痹也。"上述说明，风寒湿三种病邪杂至，侵袭人体是发病的外因；劳损过度，腠理空疏，身体虚弱是发病的内因。

关于发病机理方面的记载：《景岳全书》说："痹者闭也，以气血为邪所闭，不得通行而病也。"《金匮翼》说："闭热于内也，内经痹论有云：阳气多，阴气少，病气胜，阳遭阴，故为痹热。所谓阳遭阴者，脏腑经络，先有蓄热，而复遇风寒湿气客之……。久之寒亦化热，则痹然而闷也。"上述说明，痹证是由气血为邪所闭，不能通畅所致。尤其热痹（相当于类风湿关节炎的发作期），是由脏腑经络先有蓄热，复感痹邪所致，即或是寒邪也可化热而为热痹。

关于临床表现方面的记载：《金匮要略》说："寸口脉沉而弱，沉即主骨，弱即主筋；沉即为肾，弱即为肝。……历节黄汗出，故曰历节"，又说："历节痛不可屈伸"。张仲景指出："风湿相搏，骨节疼烦，掣痛不得屈伸，近之则痛剧，汗出短气，小便不利，恶风不欲去衣，或身微肿者……。"

关于治疗方面的记载：《医宗必读》说："治行痹者，散风为主，御寒利湿乃不可废；大抵治痛痹者，散寒为主，疏风燥湿乃不可缺，大抵参以补火之剂，非大辛大温不能释其凝寒之害也；着痹者，利湿为主，祛风散寒也不可缺，大抵参以补脾行气之剂，盖土强可以胜湿，而气足自灭顽麻也。"上述说明了治疗类风湿关节炎等关节疼痛性疾病的原则。因其由风寒湿三气杂至为病，只是临床表现以某一邪气的症状突出，所以，在治疗上宜祛风、散寒、利湿等法兼用，但要有主有辅。这对后世医家治疗关节疼痛之类的痹证，具有重要的指导意义。

【病 因 病 机】

祖国医学认为人体是一个统一的整体，正气虚，元气不充（禀赋不足，肝肾亏损，气血两虚，病后体弱等），又因饮食失节，起居异常，身体劳倦，汗出饮酒等，致使人体卫阳不固，腠理疏松，抗病力差，风寒湿邪乘虚而入，邪搏结于肌肉、筋骨、气血，经络阻闭，不通则痛，即成痹证。因邪搏肌肉、筋骨，阻闭经络气血，留着关节筋骨，致使关节肌肉酸楚疼痛，皮下结节，关节肿痛变形等一系列病理变化。若因风寒湿邪附闭经络，久则郁而化热，或因阴亏阳旺再受外邪侵袭，阻闭经络而成热痹，表现为关节红肿热痛。又因风寒湿杂至有所偏不同，若风邪盛而致行痹，表现为关节游走性疼痛，若因寒邪盛而致痛痹，表现为关节剧痛，若因湿邪盛而致着痹，表现为关节肿胀、麻木，若邪入骨骱则关节变形。上述说明痹证的病因病理变化，引起两类证候，一类是以疼痛为主证，另一类则以肿胀、重着麻木和皮下结节及关节变形等为主证。症状分析如下：

疼痛：是类风湿关节炎的主要症状之一，是由经络阻滞气血不得流通所致。若此疼痛固定不移，则是以寒邪为主；若游走性疼痛，则是以风邪为主；若疼痛固定，重着不移，则是以湿邪为主。

肿胀：关节肿胀，是湿邪盛而引起，如肿痛、喜温喜热，多是寒邪所致，若为红肿热痛则为湿热所致；若关节肿胀日久不消，则为湿邪内停，气血运行不畅，导致血瘀所致。

重着：湿为阴邪，其性黏腻重着，湿盛则关节、肌肉有沉重感，重着不移；若肢体闲重，舌苔白腻，脉濡滑，则为寒湿所致；若关节、肌肉重着，局部红肿热痛，舌质红，苔黄腻：脉滑数，则为湿热所致。

麻木不仁：是气血俱虚所致，如麻木不仁不伴有疼痛，则是气虚血涩肢节失于濡养所致；如麻木不仁伴有疼痛，则是痹邪阻络，肢节失于濡养所致，痛与不痛，一虚一实，不可混而论之。

关节变形：痹证日久损及肝肾，筋骨失养所致；若关节变形兼有红肿，舌质红，苔黄腻，则属湿热内蕴，痰血阻闭经络。若关节变形而无关节红肿，则属精微气血不足，筋骨失养所致。

皮下结节：祖国医学称之为瘰疬，由痹邪阻闭经络，气血流通不畅，血瘀阻络所致。

自汗：若久病兼有虚象者，则是阳虚，即"阳虚自汗"；若湿热之邪明显，为湿热蕴蒸，营卫不调所致。

【辨 证 施 治】

1. 湿热阻络型

该型即热痹，多为类风湿关节炎发作期。

辨证要点：发病急骤，关节肌肉红肿热痛，入夜更甚，关节活动受限，壮热口渴，呼吸促迫，小便短赤，烦躁不安，舌质红，舌苔黄燥或黄腻，脉数或滑数，弦数。

治疗法则：清热，通络，佐以疏风利湿。

常用方剂：白虎加桑枝汤、白虎加桂枝汤、当归拈痛汤、二妙散、自拟四藤二龙汤等选用。

处方举例：青风藤 50 克，海风藤 50 克，鸡血藤 50 克，天仙藤 50 克，山龙 25 克，地龙 25 克（即自拟四藤二龙汤）。

此方临床治疗类风湿关节炎活动期疗效较为满意。青风藤、海风藤为对药，去风散寒，行气止痛；鸡血藤补血活血通络，去风湿，强筋骨；天仙藤活血通络，散肿定痛；山龙、地龙含有激素样作用。

加减：若高热者加连翘、浮萍；若湿盛者加防己、海桐皮；若关节屈伸不利者加宽筋藤；若肩背痛者加石南藤；若四肢症状明显者加桑枝；若剧痛者加蜂房。

2. 寒湿阻络型

该型即寒痹，多见于类风湿关节炎非发作期。

辨证要点：病程较长，关节肌肉疼痛较剧烈，痛处固定，可发生一个或多个关节屈伸不利，受累局部皮色不变或有凉感，遇寒更甚，触之不热，舌苔薄白，脉弦紧或沉迟、沉缓。

治疗法则：温经散寒，活血通络，祛风除湿。

常用方剂：乌头汤、小活络丹、五苓散等选用。

处方举例：炙川乌 15 克（先煎两小时），炙麻黄 15 克，赤芍 50 克，黄芪 50 克，甘草 15 克，炙马前子末 0.5 克（分两次冲服）。

临床上，因寒痹为阴寒之邪偏盛，阳气被遏气血凝滞，因而用一般祛风化湿，通经活络药效果不满意时，应选用乌头及马前子。二药祛寒止痛，搜风除湿效果好。但乌头、马前子均有大毒，故应用时宜慎重，要与甘草并用，以解川乌之毒。应选用炙川乌并先煎两小时。其用量，川乌宜从小量开始（每剂 15 克），若无恶心和口唇麻木，头晕等中毒反应，可在严密观察下逐渐加量。

3. 风邪阻络型

该型即行痹，本型在类风湿性炎节炎中少见。

辨证要点：肢体关节游走性疼痛，痛无定处，大关节受累多见，若风挟热为风热痹证；若风挟寒为风寒痹证，苔白腻，脉浮紧。

治疗法则：祛风通络。

常用方剂：防风汤或小续命汤等选用。

处方举例：防风 15 克，当归 15 克，赤茯苓 25 克，杏仁 10 克，黄芪 50 克，秦艽 50 克，羌活 25 克。

加减：若为风热痹证宜清热疏风，可按热痹治疗酌加疏风药，如薄荷等；若为风寒痹证宜祛风散寒，可按寒痹治疗，酌加防风、桂枝等。

4. 湿邪阻络型

该型即着痹。

辨证要点：肌肤麻木不仁，肢体关节重着、肿痛、酸胀，多于阴雨天疼痛加重，舌体胖大，苔白腻，脉濡缓，若湿挟热为湿热证，若湿挟寒为寒湿证。

治疗法则：祛湿活络，佐以疏风散寒。

常用方剂：薏苡仁汤、除湿蠲痹汤等选用。

处方举例：薏苡仁 50 克，赤芍 25 克，苍术 25 克，桂枝 25 克，茯苓 50 克，羌活 25 克。

加减：若为湿热痹，可按热痹治疗，酌加利湿药，如黄柏、苍术、苦参、乌梢蛇、地龙、海桐皮、威灵仙；若恶心纳呆者加藿香、佩兰、竹茹、陈皮以醒脾。

5. 肝肾阴虚型

该型即骨痹。

辨证要点：筋脉拘急，关节屈伸不利与变形，伴头晕腰痛，肢体发软，舌质淡，脉细弱。

治疗法则：滋补肝肾，佐以通经活络。

常用方剂：虎潜丸。

处方举例：虎骨 15 克，牛膝 25 克，陈皮 20 克，白芍 50 克，熟地 50 克，当归 20 克，知母 15 克，黄柏 15 克，龟板 15 克，锁阳 15 克。

加减：可在辨证施治的基础上加虫类搜剔药，如蜈蚣、全虫走窜力最速，能搜风镇痉，活血通络；白花蛇性温有毒，搜风通络；乌梢蛇无毒，去湿力强，穿山甲善走窜攻坚，搜风通络，消肿；蜣螂走窜脉络，通阳散结。

也可在辨证施治的基础上加骨肉有情之品，如豹骨性热，入骨搜风，多用于年老体弱，骨痹日久不愈，寒湿偏盛，肌肉痿软无力行走不便者；猴骨性湿能去风散寒湿，用于阴寒偏盛者；龟板益肾养阴，用于久治不愈其痛如燎者。

在以上各型的辨证施治中可加入引经药，若上肢寒痛加桂枝，热痛加天仙藤；颈部游走性疼痛加羌活；热痛加葛根；背痛加石南藤，下肢痛加牛膝、木瓜、独活、肉桂；下肢湿盛加防己、木瓜；足不任地加椿根、五加皮；上下肢痛均可选用海风藤、络石藤、丝瓜络等。

【西药治疗】

水杨酸制剂：关节肿痛时首选。阿司匹林 0.6 克，每日 4 次，口服，每日可用 4~6 克。若胃酸过多者可与等量碳酸钙同服。

保泰松：适用于急性进展期，每次 50 毫克，每日 4 次，口服。必要时可加倍用量。连续服 7~10 日。该药有引起粒细胞减少及水钠潴留等不良反应，不宜久服。

甲氯那地酸：作用与阿司匹林相同，每次 250 毫克，每 3~4 次，口服。

氯芬那酸：有镇痛和减轻关节肿胀及降低血沉作用，每次 200~400 毫克，每日 3 次，需用药 3~4 个月之久。

肾上腺皮质激素：作用迅速，一旦停药多在短期内复发，不作为常规用药，若其他药物无效时可酌用。泼尼松每日 10 毫克或地塞米松每日 1.5 毫克，分两次口服。若不显效可逐渐加量，症状控制后逐渐减量。

【病　　例】

曲某，男，24 岁，于 1963 年 10 月 17 日入院。

于 1962 年 2 月无原因右足剧痛，伴有踝关节红肿热痛；一周后双膝关节肿胀，剧痛，活动受限，曾用抗风湿药物与激素治疗无效。半年后去温泉疗养，反而症状加剧，出现髋关节、脊柱肿痛强直，颈部活动受限，四肢不能活动，走路极为困难，足小关节屈曲变形，伴恶心纳呆、胸闷气短与自汗等全身不适症状，舌体胖大有齿痕，苔腻微黄，脉滑数。血沉 85mm/h。X 线拍片可见右足第 2~4 足趾末节屈曲变形，关节腔消失。

辨证分析：此系湿热之邪流注关节，闭阻经络而致关节红肿热痛，又因湿热熏蒸则胸闷纳呆、恶心、自汗。脉滑数，舌体胖大有齿痕，苔腻微黄均为湿热之象。

诊断：类风湿关节炎急性发作期（湿热阻络型）。

服中药"独活寄生汤"，静脉滴注氢化可的松每日 200 毫克。两周后，病情有增无减，病人呈极度痛苦面容，形体消瘦，强迫卧位，全身除下颌关节尚可活动外，四肢与躯干关节剧痛，活动明显受限，脊柱强直有压痛，四肢肌肉萎缩。由于治疗不见效改用下方。

治法：清热化湿，涤痰通络。

处方：陈皮 20 克，茯苓 50 克，竹茹 15 克，枳实 25 克，薏苡仁 30 克，海桐皮 50 克，青风藤 50 克，海风藤 50 克。

服上方一周后，症状明显减轻，胸闷恶心消失，食纳增加，全身关节疼痛减轻，湿邪渐去，上方去陈皮、枳实，加山龙、地龙。连续服 2 周后，关节疼痛大减，膝髋关节屈曲程度减轻。血沉 40mm/h。湿热之邪渐祛，仅关节屈伸不利，此为痹邪日久，肝肾阴虚，筋骨失养所致。所以应以治本为主，佐以治标，拟滋补肝肾之法，佐以虫类搜剔之品。

处方：黄芪 100 克，巴戟天 50 克，何首乌 20 克，白花蛇 15 克，蜈蚣 2 条，全虫 5 克，五加皮 30 克，熟地 50 克，狗脊 50 克。

上方随症略有加减连续服 50 剂后，除足趾关节背屈外，全身关节活动自如，疼痛不甚明显。血沉 20mm/h。临床治愈，观察三年未见复发。

"病不辨无以治，治不辨无以痊"，可见辨证施治之大法，医家不可不通。对于病情复杂的病例，应掌握标本缓急。本病例曾用中西药多方治疗，未能收效，而拟清热化湿、涤痰活络之法，用温胆汤加藤类药，效果显著，使急骤进展的病情得以控制。待病邪欲尽时，拟滋补肝肾之法，佐以虫类搜剔药。使正气得复，邪气被剔，气血调和，则病自去矣，治疗类风湿关节炎，于急性发作期，在辨证施治中加藤类药物。于缓解期，在辨证施治的基础上加虫类搜剔药，疗效颇为理想。

红 斑 狼 疮

红斑狼疮系一种自体免疫疾病，病因目前尚不十分明确。该病多发生于 30～40 岁女性，分局限性盘状和系统性两型，但两者的病理改变基本相同。

局限性盘状初起常有皮肤损害的典型特征。半数病患的鼻梁和双颊有蝶形红斑，对该病的诊断有重要意义，或其他部位的皮肤损害，如渗出性多形红斑、丘疹、紫癜、荨麻疹等。

该型病程漫长，偶尔迅速痊愈，不留遗痕，也不再复发。但多数容易复发，有时在晒太阳或过劳时诱发，皮肤损害越来越大，极少数可能转变为系统性。

系统性：该型临床表现多种多样，常有如下改变：

（1）发热：呈不规则发热，发热或高或低。

（2）关节痛：百分之九十以上的病人有关节痛，有时类似风湿性及类风湿关节炎表现。

（3）皮肤黏膜损害：约百分之八十四患者皮肤损害，一般呈广泛对称分布，损害初起多在面部偶有四肢或躯干部位的损害，损害为大小不等、不规则的水肿性红斑，颜色鲜红或紫暗，表面多有灰白色鳞屑，剥去鳞片，可见毛囊孔扩大，鳞屑片内侧呈"地毯钉"样的银白色角质栓突起。红斑在缓解期常逐渐消退，留有棕黑色的色素沉着。

（4）肾脏损害：约百分之七十五病人有肾炎或肾病综合征的表现，晚期有尿毒症和高血压的临床表现。

（5）心血管系统：约半数病人有心脏病变，表现为心包炎、疣状心内膜炎和心肌炎，个别病人可出现冠状动脉炎。

（6）呼吸系统：主要表现为支气管肺炎和干性或渗出性胸膜炎。

（7）神经精神障碍：常表现为脑膜炎、脑炎、脑血管意外、脊髓炎和周围神经炎等体征。

（8）消化系统：约百分之三十病人有肝脏肿大、脂肪性变和肝坏死。

（9）淋巴结和脾脏：约半数以上病人有局部或全身淋巴结肿大，脾脏肿大者比较少见。

（10）眼部病变：多表现为结膜炎、角膜溃疡和脉络膜炎；眼底检查有视网膜出血、水肿、视盘水肿、充血等。

（11）血液学方面：可有中度贫血，血沉大多加快。抗链球菌溶血素"O"测定呈阳性反应，血液中可找到红斑狼疮细胞。

红斑性狼疮，根据面部红斑性皮肤损害的特点，相当于祖国医学"阴阳毒"、"鬼脸疮"等病范畴，对于系统性红斑狼疮则根据临床表现不同，而散见于祖国医学的有关医籍中。如高热者常包括在瘟毒范畴；低热者常包括在劳热范畴；关节损害常包括在热痹范畴；肾脏损害常包括在水肿病范畴；心血管疾病常包括在心悸、怔忡等病范畴；呼吸系统疾病常包括在咳嗽、胸痛等病范畴；神经精神障碍常包括在头痛、脏躁、中风、痿证等病范畴；消化系统症状常包括在胃脘痛、便血等病范畴；血液方面改变常包括在虚劳的范畴等；可见红斑狼疮是一个全身性多脏腑的病变，很难归纳到祖国医学的某一个独立疾病中。

祖国医学认为，红斑狼疮是由于六淫之邪入侵，七情所伤，过食辛辣厚味，以及肾精亏损等原因，引起体内火热之邪过甚，则致人体阴阳气血失调，而表现于以红斑性皮肤损害或发热、关节疼痛、心悸、浮肿等火损五脏的症候。

【源　　流】

如前所述，由于红斑狼疮涉及范围较广，所以对古典医籍的记载不一一列举，仅将类似红斑狼疮的皮肤损害介绍于下，《素问·至真要大论》说："诸痛痒疮，皆属于心"；《金匮要略》说："阳毒之为病，面赤斑斑如锦纹，咽喉痛，唾脓血"，"阴毒之为病，面目青，身痛如被杖，咽喉痛"。这些描述相似于红斑性狼疮常见的皮疹、关节痛、发热、咽痛、出血等症。《景岳全书》说："凡虚损之由，具道如前，无非酒色劳倦七情饮食所伤，故或先伤于气，气伤必及于精；或先伤其精，精伤必及于气；但精气在人，无非谓之阴分。盖阴为天一之根，形质之祖。故凡虚损在形质者，总曰阴虚。"这段描述相当于红斑狼疮的一部分病因病理。临床上所见到的系统性红斑狼疮也以阴虚居多。《素问·至真要大论》说："热者寒之"。经云："壮水之主，以制阳光"。《理虚元鉴》又指出："人之病或为阳虚，或为阴虚。阳虚之久者，阴亦虚，终是阳虚为本。阴虚久者，阳亦虚，终是阴虚为本。凡阳虚为本者，其治之有统，统于脾也。阴虚为本者，其治之有统，统于肺也。"《本草求真》则进一步指出："惟补气而于血有损，补血而于气有窒，补上而与下有碍，补下而于上有亏，其症似虚非虚，似实非实，则不得不择甘润和平之剂以进。"这些记载对指导该病的治疗皆有一定的实用价值。

【病 因 病 机】

该病的病因比较复杂，其先天因素，如禀赋不足，肾之真阴亏损，"肾为水脏，五脏六腑之精皆藏于肾"。若肾水不足则五脏阴亏，虚火内浮而发病。后天因素，如饮食不节，过食辛辣或酒醇厚味致脾胃蕴热而伤阴液；若五志过极，气郁化火而致心肝火盛，或思虑过度，阴液暗耗，而致心之阴亏火旺；若六淫之邪外侵，邪从热化，热邪犯肺则致肺火亢盛；或热灼肺津致肺之阴亏火旺而发病。总之，上述病因所产生的病邪都是"火"。火有虚、实之别，皆可损及五脏，致使人体阴阳气血功能失调，而发为该病。若热伤血分，血燥风搏或热邪煎灼气血，血热外溢，瘀于皮肤，则表现为红斑性皮肤损害。心之合脉也，其荣色也，其华在面，热邪入于血脉，则火性炎上，上犯头面则头面易有红斑；又因其为热邪而恶热，故怕日晒。若热毒炽盛或阴虚生内热，则可产生发热，热邪犯肺则咳嗽、胸痛。若热邪与湿结，流于关节经络则出现关节、肌肉酸痛。若气阴两伤，则可致心肾不交，髓海不足，清空失养，或虚风内动，而表现为心悸、怔忡、头痛、少寐多梦、脏躁、中风、痿证等。若阴损及阳，致脾肾阳虚，湿痰内泛，则可引起恶心、呕吐、胃脘疼痛、浮肿、腰痛，甚至神昏等症。

【辨 证 施 治】

红斑狼疮证状纷杂，虚实并见，阴损及阳分型不一，病之标为火热之邪，包括虚火和实火。该病之病理为火损五脏，五脏亏损。因此，总的治疗原则是，在急性发作期，以治火为主，缓解期以滋阴为主。

1. 热毒炽盛型

该型多见于急性或亚急性系统性红斑狼疮。

辨证要点：高热持续不退，烦躁，精神恍惚，甚至神昏谵语，抽搐等，皮肤损害常呈水肿性红斑或出血性红斑，吐血、衄血、便血，口渴喜冷饮，乏力，肌肉疼痛，关节红肿疼痛，小便短赤，大便秘结，舌质红绛，甚至紫黯，舌苔薄黄而干，脉数而软。

治疗法则：清热凉血解毒。

常用方剂：犀角地黄汤、清营汤、化斑汤等选用。

处方举例：犀角10克（先煎），生地50克，赤芍15克，丹皮25克，石膏50克，蛇蜕15克，知母15克，紫草30克，板蓝根50克，玄参50克，土茯苓50克，大青叶50克。

加减：若有表证者加金银花、连翘、重楼、山慈菇；若目赤头昏者加菊花、薄荷叶、蚕砂；若心烦溲赤者加竹叶、木通；若神昏抽搐者并用牛黄安宫丸。

2. 阴虚火旺型

辨证要点：低热不退，手足心热，头晕目眩，耳鸣，头发脱落，潮热盗汗，心悸，少寐多梦，口干，腰痛，足跟痛，关节疼痛，心烦，尿黄便干，舌质红，薄黄苔，脉弦细数。

治疗法则：滋阴降火。

常用方剂：六味地黄汤、知柏地黄汤、大补阴丸等选用。

处方举例：生地50克，玄参30克，白芍30克，鳖甲15克，地骨皮50克，知母15克，黄柏10克，土茯苓30克，茅根30克，炙甘草10克。

加减：若咳嗽者加沙参、麦冬；若月经不行者加当归、牛膝、益母草；若心烦不寐者加酸枣仁、五味子；若遗精盗汗者加山萸肉、金樱子；若胁痛者加炙鳖甲、川楝子。

3. 脾肾阳虚型

辨证要点：形寒肢冷，食少纳呆，腹胀便溏，大便带血，乏力自汗，神疲倦怠，腰痛，关节肿痛，舌体胖大有齿痕，舌质淡，脉沉细无力。

治疗法则：温补脾肾。

常用方剂：肾气丸、右归丸、二仙汤等选用。

处方举例：仙茅30克，淫羊藿15克，菟丝子30克，锁阳15克，党参15克，黄精30克，肉桂10克，鹿角胶10克，焦白术15克。

加减：若食少纳呆与胃脘疼痛者加郁金、山药、砂仁、莲肉、焦三仙；若腰痛浮肿者加狗脊、川断、猪苓、泽泻、车前子；若心悸气短者加人参、黄芪、紫河车、龟板胶等。

【西 药 治 疗】

该病常用肾上腺皮质激素治疗，可用泼尼松，每日 20～60 毫克，分 3 次口服；或用地塞米松，每日 3～9 毫克，分 3 次口服，或用氢化可的松，每日 100～300 毫克，静脉滴注，主要应用于系统性。在该病活动阶段，常用较大剂量，一旦病情稳定，则采取逐步递减的方法。

【病　　例】

申某，女，40 岁，某镇小学教员，初诊日期：1969 年 2 月 5 日。

于五个月前，无原因发热。体温在 37.5～38.5℃，多于午后明显，伴全身关节酸痛。约半月后，两下颌部先后出现约 4cm×5cm 对称性不规则水肿性红斑，皮色鲜红，突出皮肤表面，无疼痛感，仅瘙痒和热感。曾用多种抗生素治疗无效，并在背部散见上述红斑。通过活组织病理检查，诊断为"红斑性狼疮"。服泼尼松 4 个月，曾一度好转，但停药又有复发趋势，身热不退，入夜尤甚，前来求治。

酷似柯兴综合征面容，体温 37.2℃，脉搏每分钟 92 次，血压 125/90mmHg。两下颌有面积约 4cm×5cm 呈对称样瘀斑，颜色呈淡紫而暗，心音低钝，心尖区可闻及 1 级收缩期杂音，律正，腹平软，肝脾未触及。舌质红绛无苔，脉数。心电图描记：窦性心律、右侧束支不完全传导阻滞，左心室高电压，T 波变化。血常规、尿常规均正常，肝功能无改变。

辨证分析：身热不退，入夜尤甚，面部有红斑，关节疼痛，舌质红绛无苔，脉数等为热邪内侵营血所致。热为阳邪易犯头面，故面有红斑，发热口渴、尿赤等皆为热象，关节肿痛乃为热与湿结，流注关节为病。

诊断：系统性红斑狼疮（热毒炽盛型）。

治法：清热解毒凉血。

处方：犀角 5 克（锉末冲服），生地 50 克，赤芍 25 克，丹皮 25 克，败酱草 50 克，蛇蜕 15 克，连翘 50 克，大青叶 50 克。

服上方 15 剂后，体温恢复正常，食欲增加，其他症状有不同程度减轻。因热邪已退故上方去犀角、大青叶。又因其发热日久，必伤阴液，故加玄参、白芍，同时并服六味地黄丸每日 3 丸。嘱其连服一个月。

一个月后复诊，皮肤损害及诸症均消失，仅留有皮肤色素沉着痕迹，心电图恢复正常，痊愈。随访至今未复发。

临床上，红斑狼疮宜早期治疗，急性期在运用中医辨证施治的同时，用小剂量激素治疗，对改善症状疗效显著。待病情稳定时逐渐减去激素，很少产生"反跳现象"，说明中西药有一定协同作用。在急性发作期拟清热解毒凉血法，应注意清热勿败胃，对苦参等燥湿之类药宜慎用；对有虚火症状者，宜用滋阴清热，应注意滋阴莫碍脾，对滋腻碍胃之类药宜慎用。对于心、肝、肾等内脏损害病人在治疗上应采用补法，如补益心气、柔肝养血、补肾填精等。某些补益药如人参、鹿茸、黄精、仙茅、淫羊藿等治疗自身免疫病有一定的作用，值得进一步研究。

糖 尿 病

糖尿病的主要临床表现是多饮、多食、多尿、消瘦、尿糖及血糖增高，严重时可发生酮症酸中毒，常伴有化脓性感染，肺结核，动脉硬化，以及神经、肾和眼部病变等并发症。该病分原发性和继发性两类。原发性糖尿病占绝大多数，原因不明，根据起病年龄分为两型，即幼年型和成年型。幼年型中血浆胰岛素浓度很低，可能由于胰岛素分泌绝对减少有关，多有遗传因素；成年型中血浆胰岛素正常或偏高，进服糖后刺激胰岛素分泌反应较迟钝，提示胰岛素储备功能低下。若因多食而肥胖的病人，易因胰岛 B 细胞负担过重或重度精神刺激，引起高级神经功能失调，致糖的代谢紊乱；或因多次妊娠、感染或长期使用肾上腺皮质激素等，导致胰岛素相对分泌不足而诱发糖尿病。

继发性糖尿病占极少数，原因有三个方面：一是由于胰岛本身的疾病，如慢性胰腺炎、胰腺癌的胰全部或次全切除术后；二是由于对抗胰岛素的分泌过多，如垂体性糖尿病，类固醇性糖尿病，嗜铬细胞瘤，妊娠期糖尿病，胰岛 A 细胞瘤等；三是医源性疾病，如长期服用肾上腺糖类皮质激素、女性避孕药、噻嗪类利尿剂等皆可引起糖代谢紊乱而发生糖尿病。

综上所述，胰岛素分泌不足，以及对抗胰岛素作用的激素分泌过旺，是糖尿病发生的重要环节。

糖尿病的临床表现颇不一致，轻度糖尿病临床并无任何症状，只是在尿糖检查时才被发现，称为无症状期糖尿病。典型的糖尿病具有"三多"，多尿最常见，每天尿量可达 3000～4000 毫升，偶尔可达 10 000 毫升以上。多尿的产生是由于血糖过高，超过肾阈时，糖就排入尿中产生糖尿；并使尿的渗透压增高，肾小管的再吸收减少，有多量的水分排出，产生多尿。多饮是因为大量失水，血浆浓缩，渗透压上升，引起细胞脱水，产生口渴多饮。多食是由于大量尿糖丢失，产生代谢性食欲亢进，但食量增加，使血糖升的更快，糖尿也更多。消瘦是由于糖代谢紊乱，机体动用储存的脂肪和组织蛋白，因而体重减轻。此外，还有其他临床表现，如女子阴部瘙痒、四肢酸痛、性欲减退、视力障碍等。

糖尿病按其病情的轻重分为轻、中、重三型。轻型，多发生于 40 岁以上，体质肥胖者，症状较轻。

中型，介乎于轻型与重型之间。

重型，多发生于青少年，形体消瘦者，疲状较重，常合并糖尿病昏迷。

实验室检查：尿糖定性阳性。尿糖定量增高，超过 0.15 克%。尿比重增高，一般在 1.031～1.040。糖尿病昏迷时，尿酮体定性阳性。空腹血糖超过 120 毫克%以上，或餐后两小时血糖高于 160～180 毫克%以上。酮症酸中毒时，二氧化碳结合力下降。血胆固醇、三酯甘油及游离脂肪酸浓度明显增高。

并发症有酮症酸中毒，还有皮肤化脓性感染，肺结核，泌尿系感染，高血压，肾小动脉硬化，糖尿病性视网膜病变，白内障等。

糖尿病相似于祖国医学消渴、消瘅、风消、膈消、消中、肾消等病的范畴。后世医家多以"消渴病"命名，并认为糖尿病是由于七情郁结、醇酒厚味、年老肾虚等因素引起肺、脾、肾三脏阴亏燥热，以致消灼津液，水谷转输失常的病理改变。临床表现多食而瘦，口渴引饮，小便频数量多，尿液混浊带有甜味。因其是消灼津液而致的口渴，故名为"消渴"。

【源　流】

关于病因的记载：《素问·奇病论》说："此肥美之所发也，此人必数食甘美而多肥也，肥者令人内热，甘者令人中满，故其气上溢转为消渴。"说明本病与饮食因素有关。《素问·阴阳别论》说："二阳之病发心脾，有不得隐曲，女子不月；其传为风消……"风消是形容糖尿病患者形体消瘦如风之消物，骨枯如柴。说明，糖尿病与精神因素、七情所伤有关，《金匮要略》曰："男子消渴……肾气丸主之。"通过以药测证，说明该病由肾虚所致。

关于症状的记载：《景岳全书》说："上消者，渴证也，大渴引饮，随饮随渴，乃上焦之津液枯涸。古云其病在肺……中消者，中焦病也，多食善饥，不为肌肉，而日加消瘦，其病在脾胃，又谓之中消也。下消者，下焦病也，小便黄赤，为淋为浊，如膏如脂，面黑而焦，日渐消瘦，其病在肾，故又名肾消也。"《古今录验》说："渴而饮水多，小便数，有脂似麸片甘者，皆是消渴病也。"上述描述消渴病的多饮、多食而瘦、多尿及尿甜与现代医学的糖尿病是符合的。

关于治疗的记载：《金匮要略》说："男子消渴，小便反多，以饮一斗，小便一斗，肾气丸主之"，"渴欲饮水，口干燥者，白虎加人参汤主之"。《医学心悟》说："大法治上消者，宜润其肺，兼清其胃，二冬汤主之；治中消者，宜清其胃，兼滋其肾，生地八物汤主之；治下消者，宜滋其肾，兼补其肺，地黄汤、生脉散并主之……三消之治，不必专执本经，但滋其化源，则病易痊矣。"《石室秘录》说："消渴之证虽分上、中、下，而肾虚以致渴，则无不同也。故治消之法，以治肾为主，不必问其上、中、下之消也。"以上论述的治消渴之法，以滋肾为主，至今对治疗糖尿病仍有指导意义。

关于并发症的记载：《金匮要略》说："目下有卧蚕……脉伏，其人消渴。"此论述相当于现代医学糖尿病并发肾小动脉硬化，致水液潴留而引起的下眼睑浮肿。《素问·痿论》说："脾热则胃干而渴，肌肉不仁，发为肉痿"，相似于糖尿病并发末梢神经炎的表现。此外，《河间六书》中提到消渴病多变盲目疾；《诸病源候论》指出消渴，其病多发痈疽等，与现代医学糖尿病并发白内障、毛囊炎有共同之处。

关于预防的记载：《备急千金要方》说："若能如方节慎，旬日可瘳；不自爱惜，死不旋踵……其所慎有三：一饮酒，二房室，三咸食及面……不知此者，纵有金丹，亦不可救。"其指出控制饮食在治疗中的作用。

【病 因 病 机】

饮食不节：醇酒厚味，过食肥甘，可导致内生郁热，郁热日久耗阴则阴亏燥热，熏蒸于脾胃，则脾胃火炽而消灼水谷故善饥；水谷精微被灼则脾不能为胃行其津液，周身失其濡养而消瘦。这相似于现代医学论述的成年型糖尿病，是在胰岛素储备功能低下的基础上，由于高糖、高脂肪饮食加重胰岛负担而诱发糖尿病。

情志失调：暴怒或忧郁不遂致郁火内生，火性炎上，熏灼于肺则肺阴不足而燥热愈炽，肺之阴亏燥热则欲饮水自救而口渴引饮。但因肺之治节功能失常，则不能将水谷之精微敷布于周身而直达膀胱，从尿而出，故见多尿而甜。这与现代医学所认为的中枢神经功能失调而发生的糖代谢紊乱有相似之处。

肾阴虚亏：由于先天禀赋不足或年老肾虚，致肾之阴亏燥热，则肾之开阖失司，肾阳主开，肾阴主阖，若肾之阴阳平衡则开阖正常，若肾阴不足，则阖少而开多，故多尿。这相似于现代医学的糖尿病与遗传因素和抗胰岛素的分泌过多有关。

肺、胃、肾三者关系极为密切，肾之阴亏火浮可上行熏蒸于胃乃传至肺；胃之阴亏火浮也可上行熏蒸于肺；水之上源枯竭，则水之下源亦可阴伤而致肾阴耗损。该病的发生与肾的关系最为密切。肾为元阴元阳潜藏之所，又称水火之脏，肾与肺同源于水，即肺为水之上源，肾为水之下源，若肾阴不足，虚火游行于三焦，上传肺，肺被虚热熏灼而大渴引饮；中传胃，胃被虚热熏灼而消谷善饥；下传肾，虚火灼阴精则关门从开而多尿。由于三焦水谷转输失常，精微不能敷布周身而下达膀胱，故消瘦而尿甜。肺、胃、肾三脏之阴亏燥热的关键是阴亏，阴亏则火旺，火旺则阴更亏，两者互为因果，产生恶性循环，其始虽异，其终则同。故古人曰："三消者，其标有三，其本则一"，确属至理。

【辨 证 施 治】

《素问·阴阳应象大论》说："壮火之气衰，少火之气壮，壮火食气，气食少火；壮火散气，少火生气"，可概括为该病的发病机理。而"壮水之主，以制阳光"则为治疗大法。壮火者亢盛之火，阳光指虚火上浮。五脏皆有亢盛之火，亢盛之火为病理之火，皆因阴液亏虚，阴不恋阳或阴不制阳而致虚火妄动。壮火可以耗伤正气，使人致病。肾为水火之脏，内藏元阴元阳，元阳即少火（生理之火）。可以温煦脾土、脾胃健运，肾气充足，正气旺盛。糖尿病的病理是阴亏燥热，即肾的壮火耗伤肺、胃、肾的津液使气阴两虚。故治疗应以壮水之主即滋阴为主。制约亢盛的虚火——阳光。使阴液足，虚火平，诸证自愈。

肾阴不足型辨证施治详述如下。

辨证要点：多饮，多食，多尿和消瘦，腰膝痿软，头晕耳鸣，五心烦热，自汗盗汗，舌红少苔，脉沉细数。

治疗法则：滋阴清热。

常用方剂：六味地黄丸。

处方举例：熟地 50 克，山药 25 克，山萸肉 50 克，茯苓 15 克，泽泻 15 克，丹皮 25 克。

加减：若口渴症状突出酌加石膏、知母、生地、二冬、天花粉、石斛、五倍子、葛根、五味子、黄连等以助养阴清热，益气生津之力；若饥饿症状突出者，酌加人参、黄芪、黄精、白术、山药、黄连、石斛、生地、川军、苍术、玄参等；若多服症状突出者，在上方基础上，酌加人参、生黄芪、山药、玄参、地骨皮、黄柏、五味子、天花粉、乌梅、生地等滋阴降火收涩之药；若便干加玉竹、扁豆，石斛；若命门火衰者倍用人参、黄芪、葫芦巴、巴戟天；甚者加肉桂、附子、鹿茸，以助益气壮阳之力。若气滞血瘀酌加当归、赤芍、丹皮、鳖甲、牡蛎、川楝子、延胡索等以理气活血、祛瘀散结；若气阴两伤加生脉散、黄芪、白术；若肝肾不足，加枸杞、菊花、何首乌、女贞子、桑椹子；若肺肾阴亏加沙参、百合、知母、青蒿、地骨皮；若心肾阴虚加人参、麦冬、枣仁、五味子、远志、牡蛎、龙骨；若阴损及阳加生脉散合龟鹿二仙胶加附子、肉桂阴阳双补；若兼高血压、冠心病，加葛根、夏枯草、石斛、生山楂、丹参；若大便溏薄加莲肉、芡实；若皮肤瘙痒加地肤子、苦参；若并发痈疽者，加连翘、蒲公英、紫花地丁、金银花等以清热解毒；阴性疮疡，久溃不愈者加人参、黄芪、当归、川芎、连翘、赤芍以益气托脓、祛瘀解毒；若发肺痿肺劳咳嗽者加沙参、贝母、冬虫夏草、阿胶以补肺宁嗽；若并发白内障者加密蒙花、青葙子、草决明、白芍；若并发末梢神经炎者加黄芪、桂枝、赤芍、大枣、生姜；有热者加清热解毒凉血药。

据医学科学研究及临床观察，具有降血糖作用的中药有：山萸肉、山药、丹皮、二地、二冬、苍术、玄参、地骨皮、人参、天花粉、龟板、鹿胶、五味子、黄连、石斛、石膏、知母、葛根、旋覆花、桑白皮、白芍、枸杞子、黄精、泽泻、西瓜皮、黄芪。六味地黄丸具有很好的降低血糖作用。苍术配玄参，生地配黄连亦有很显著的降血糖作用；山药配黄芪则有很显著的降尿糖作用。

【西 药 治 疗】

糖尿病的治疗，最基本的方法是饮食疗法。对年老、体胖而临床症状不明显的轻型病例，通过控制饮食可获显效。

糖尿病病人每日主食，在休息时应减至 4～5 两（1 两=50 克），轻体力劳动者 5～6 两，中度体力劳动者 6～8 两，重体力劳动者 8 两以上。根据标准体重及工作性质，估计每日所需总热量，休息者每日每公斤体重给予热量 25～30 卡，轻体力劳动者 30～35 卡，中度体力劳动者 35～40 卡，重度体力劳动者 40 卡以上。食物中糖、蛋白、脂肪的分配比例：蛋白质成人每日每公斤标准体重 0.8～1.2 克，从总热量减去蛋白质所供热量为糖及脂肪的热量，脂肪量每日每公斤标准体重 0.6～1.0 克，其余为糖量（即主食量）每日 200～350 克或更多。

口服降血糖药物，甲苯磺丁脲（D860）第一天服三次，每次 1 克；第二天以后，每日服 4 次，每次 0.5 克，直至血糖降至正常范围，再改为维持量。每日 1 克，分二次服，可长期服用。此药不良反应较轻，偶有厌食、白细胞减少等。

胰岛素疗法是降血糖和消除尿糖的最有效方法。临床适用于重型糖尿病特别是幼年型糖尿病患者；轻、中型患者，经口服降血糖药物无效者；酮症酸中毒，重症感染及消化性疾病等。

应用胰岛素的适应证是控制饮食无效、急性重症、青年及儿童患者、糖尿病并发感染、有外科病需要手术者、糖尿病昏迷均需胰岛素治疗。对危重病人需正规胰岛素治疗。鱼精蛋白锌胰岛素作用太慢，只适用于轻症病人或与正规胰岛素合用。

胰岛素剂量，每 2 克葡萄糖约需 1 个单位胰岛素控制，可根据体内多余的血糖估计胰岛素用量。

公式：每日需胰岛素量（单位）＝（现测血糖克数-0.1）×3×体重（公斤）。

也可根据尿糖定性估计胰岛素的用量，即尿糖（+）需用胰岛素 4 单位，依次类推。

应用胰岛素注意从小量开始，或用计算量的二分之一或三分之一。治疗过程中亦应随时测量尿糖及血糖，以便随时调节用量。

胰岛素的反应：较常见的为低血糖反应，病人感觉软弱无力，饥饿不安，发抖心慌，多汗，严重时出现低血糖昏迷抽搐等。应立即给予口服糖水或静脉注射 50%葡萄糖 40 毫升，可迅速恢复。少见的反应有注射药物局部发红，皮下有结节及荨麻疹。

关于糖尿病昏迷的治疗：该病发作时病情危重，其抢救方法按昏迷或休克处置。

【病 例】

曲某，女，19 岁，中学学生。

于两年前无原因口渴喜冷饮，每昼夜饮水量约 2500 毫升，饮食量也有明显增加，每天主食 1.5 市斤。曾在县医院化验，尿糖定性（+++），血糖定量 11mmol/L，诊断"糖尿病"。长期服 D860，并控制饮食治疗，始终未根治。于 1975 年 3 月 4 日来诊。病人明显消瘦，面色萎黄，而容憔悴，多饮多尿，饮水量每日 2000～2500 毫升，一日尿 10 余次，食欲亢进，易饥饿，伴腰膝酸软，两目干涩，五心烦热等。查体，心肺无异常所见，腹平软，肝脾未触及。舌质干红少津无苔，脉沉细。

辨证分析：消渴日久，肾阴不足，则见腰膝酸软，五心烦热；肾阴不足，则肝失濡养，两目干涩，熏灼肺胃；肺阴亏燥热，则欲饮水自救而多饮，若因肺失敷布全身则水津直达膀胱，则尿多，若胃之阴亏燥热则消谷善饥。

诊断：幼年型糖尿病（肾阴不足型）。

治法：滋补肾阴，佐以清热。

处方：天花粉 50 克，生熟地各 50 克，石膏 50 克，黄连 10 克，五味子 15 克，玄参 50 克，二冬各 50 克。

服上方，并控制饮食，每日主食 5 两，副食以豆制品为主。

4 月 5 日复诊，服汤剂 25 剂，饮水量减少，每日约 1500 毫升左右，血糖定量 10mmol/L，尿糖定性（++）、体重增加 1 公斤，余症均有好转。仅有乏力头昏和动则气短，上方去石膏，加黄芪、人参以气阴双补。又服 30 剂后，空腹血糖 150 毫克%，尿糖定性（-），上方略有加减共治疗半年，服汤剂 130 剂，基本痊愈。

治疗糖尿病用大剂量滋阴药物，煎汤量要多一些，每剂 500～800 毫升，令病人频频饮之，既治其本，又治烦渴之标症，一举两得。

甲状腺功能亢进症

甲状腺功能亢进（简称甲亢）在临床上包括两种病变：一种起病即有甲状腺功能亢进表现，同时甲状腺呈弥漫性肿大，称为原发性甲状腺功能亢进症或毒性弥慢性甲状腺肿，由于该病至少半数有眼球突出的特殊症状，故又称突眼性甲状腺肿；另一种仅有甲状腺的结节性肿大，若干年后才继发甲状腺功能亢进症，称为继发性甲状腺功能亢进症或毒性结节性甲状腺肿，很少伴有突眼表现。

原发性毒性甲状腺肿病因不明，但是，家族或遗传的因素、精神或神经刺激、免疫系统异常等与发病有一定关系。该病诊断依据如下：

1. 甲状腺功能亢进症状

①由于甲状腺素分泌增加，新陈代谢特别旺盛，食欲明显增加，体重反而减轻，以致消瘦显著，体弱无力，不能劳动；②由于代谢旺盛，产热过多，往往怕热多汗；③由于交感神经过于兴奋，易受刺激，情绪激动，两手常有震颤，舌也有震颤现象，甚至全身都有震颤；④心率加快，搏动有力，脉率每分钟常在 100 次以上，病程较长者左心可逐渐肥大，而且伴有收缩期杂音，严重者甚至可出现心律不齐，以心房颤动最为常见，最后可出现充血性心力衰竭。

2. 甲状腺肿大

典型的毒性弥漫性甲状腺肿，多呈对称性肿大，有时右叶可较左叶略大（约 1%的患者其甲状腺甚至不可触及）。在肿大的甲状腺上有时可听到杂音，或者触及震颤。

3. 眼部症状

眼部症状是眼球突出，显出一种凝视、恐惧或焦虑的样子，突眼症状之所以产生，主要是由于球后脂肪、纤维和球外肌肉之肥厚、水肿引起的。眼部症状与甲状腺功能亢进的严重程度并无直接联系，前者是由于脑垂体产生的促甲状腺激素（TSH）引起甲状腺素分泌过多的结果，而后者是下丘脑分泌的产生突眼物质过多所致。

甲状腺功能亢进本身所引起的症状，是交感神经过度兴奋的表现。临床表现为：眼睑退缩、眼裂宽大、瞳孔也略见散大；有时瞳孔在一条光线刺激下有急速收缩现象；眼睛向下看时，上睑不能随眼球下闭，以致角膜上方有一条巩膜露出；眼裂宽大，凝视时极少瞬眼；眼睛向上看时，前额无皱纹。

毒性弥漫性甲状腺肿特有的眼征，是眼睑内容物增生、水肿所引起。临床表现为：两眼不能向中线焦视；球外肌肉无力，特别是眼球不能上转；由于眼睛缺乏适当的集合或调节能力，以致视力模糊，或者出现复视；眶内容物水肿，眼睑水肿，泪腺肿大；结膜水肿，角膜充血；溃疡甚或穿孔，常有怕光、流泪、眼痛、甚至失明等症状。

4. 实验室检查

（1）蛋白结合碘（PBI）：超过 0.63μmol/L 以上或者丁醇浸出碘（BEI）0.51μmol/L 以上者，

即符合甲状腺功能亢进之诊断。

（2）^{131}I 吸收试验：典型病例均有 ^{131}I 吸收率增高现象。在我国沿海地区，24 小时 ^{131}I 吸收率应为 0.25～0.45，在内陆地区为 0.15～0.25，超过上述范围即提示甲状腺功能不正常。

（3）基础代谢率测定：甲亢者其基础代谢率必然升高，升高的程度与甲亢的严重性有平行关系。一般轻度的甲亢基础代谢率为 0.15～0.30，中度甲亢的为 0.30～0.60，超过 0.60 以上者即为重度患者。

（4）碘剂治疗试验：在没有上述实验室检查的条件下，有时可用碘剂治疗试验来间接证明病人是否有甲亢现象。一般病人若每天口服复方碘溶液 10 滴，10～25 天后，如其基础代谢率有明显降低，脉搏变慢，体重增加，自觉症状好转者，可以确定病人有原发性甲状腺功能亢进症。

【源　流】

由于临床表现复杂，难以运用中医某一病名来统括该病，只能根据病人某些突出症状，类属于病名之中。例如，甲状腺明显肿大者，属于瘿证范畴；心动过速与心慌以及心血管症状明显者，属于怔忡、心悸范畴；恶性突眼者，属于眼科目珠突出症；全身肌肉无力为甲亢性肌病者，属于痿证范畴；多食、善饥或腹泻以胃肠症状明显者属于中消或泄泻范畴；出现高热、昏迷等甲亢危象者，属于温热病的范畴；临床上单一病症少见，常以数种病症并见。

关于病位的记载：《外台秘要·瘿病》曾说："瘿症者当颈下增块，不偏两旁是也"。该病相似于甲状腺弥漫性肿大。《医字八门·外科脑颈门·瘿瘤》说："瘿气，今之所谓新囊者是也"。又《杂病源流犀烛·瘿瘤》说："何谓瘿？其皮宽，似有瘿桃，故名瘿，亦名瘿气，又名新袋。"该病相似于结节性甲状腺肿大。《医宗金鉴·外科瘿瘤》说："瘿者，如瘿络之状；瘤者，随气留住，故名是也"。说明发病部位相似于甲状腺解剖位置。

关于病因病机方面的记载：《诸病源候论·瘿病》曰："瘿者，亦曰饮涉水，沙随气入于脉，搏颈下而成之"，又曰："诸山水黑土中，出泉流者，不可久居常食，令人作瘿病，动气增患"。又有《杂病源流犀烛·颈项病源流》说："西北方依山聚涧之民，食溪谷之水，受冷毒之气，其间妇女，往往是结囊如瘿。"说明水土失宜是本病的发病原因之一。《济生方·瘿瘤论治》曰："夫瘿瘤者，多由喜怒不节，忧思过度，而成斯疾焉，大抵人之气血，循环一身，常欲无滞瘤之患，调摄失宜，气凝血滞，为瘿为瘤。"《医宗金鉴·外科瘿瘤》说："内因七情忧患怒气，湿痰淤滞。"说明该病的病因与精神因素和饮食因素有关，其病理机制是气血凝滞结于颈下。

关于临床分类的记载：《圣济总录·瘿瘤门》把瘿瘤分为五种，即肉瘿（相似于突眼性甲状腺肿）、石瘿（相似于结节性甲状腺肿或甲状腺癌）、气瘿（相似于地方性甲状腺肿），此外还有盘瘿、血瘿。

关于治疗方面的记载：《儒门事亲·瘿门》说："海带、海藻、昆布三味，皆海中之物，但得二味，投之于水食中，常食亦可消矣。"相当于用含碘药物治疗。现代医学认为，碘化物对缺碘甲状腺肿病人，能使其甲状腺素的分泌完全恢复正常，从而使甲状腺肿得以逐渐消退，而对甲状腺功能亢进者，则能抑制甲状腺素的释放，从而使甲亢症状逐渐好转，基础代谢率也随之下降。《外台秘要》还记载用羊靥治疗该病，提出脏器疗法治疗瘿瘤病。

关于观察方法方面的记载：《本草纲目》曰："以线逐日度之，乃知其效也"。

【病 因 病 机】

该病初期多由精神因素诱发，祖国医学认为，七情郁结则肝失疏泄，因肝病令人善怒，故病人常表现为焦虑不安、易激动，若肝郁化火犯心，引起心肝火盛则见多言多动、少寐等症状。

肝火伤阴，肝阴不足，阴亏阳亢可见烘热、午后潮热，面红气粗。肝火旺，津液被迫外出而自汗。若心失濡养，心阴不足，虚火扰心或心气不足，都可见心悸不宁等自主神经功能紊乱症状。

肝郁犯脾，或居住在水土失宜环境，则致脾虚运化失常，痰邪内生，此痰被上逆之肝气所挟，至肝经的循行部位，即循喉咙之后，上入颃颡（相当于甲状腺在体表的投影），痰与气结日渐肿大，相当于甲状腺肿大。痰郁气滞明显，多见于甲状腺柔软，无结节，可随情志变化而增大或缩小，常见于弥漫性毒性甲状腺肿病人；痰血凝滞明显者，往往甲状腺肿大较硬，或较大，或扪及结节，或见毒性结节性甲状腺肿或慢性淋巴性甲状腺炎，合并甲亢或甲状腺肿病人；若甲状腺质地坚硬，表面不规则，不活动，应考虑为甲状腺癌。肝火过旺，移热于胃，胃热消谷则易饥，火热亢盛，肌肉日消，身体日渐消瘦。少数病人为阴火旺所致，乃虚火内灼，上蒸肺胃，消谷善饥，阴精亏耗，肌肉无以充养，而致羸瘦。此外，脾虚久泻，水谷精微之吸收转输受阻，机体营养不良，亦可导致体重减轻，身体瘦弱，相当于甲状腺肌病。

大便次数增多有因于脾气虚弱、水湿下注转输失常所致者，亦有肝胃火旺、疏泄太过、肠道蠕动增速而致者。前者大便清稀，后者大便软而成形。有的病人以慢性泄泻为其突出表现，误诊为肠炎、痢疾，但甲亢大便次数增多，无腹痛、里急后重。若肝阴不足则肾阴亦虚，此乃肝肾同源之故，肾阴损及肾阳则可阳痿不举。女性病人多月经不调，月经先期，量多、色红者，为肝经有热，扰动冲任，迫血妄行。月经量少，甚则闭经，多属气血不足；月经前后无定期，乳房作胀，多属肝气郁滞。

至于甲状腺功能亢进性突眼，早在两千多年前《内经》中就有论述。《灵枢·大惑论》说："五脏六腑之精气，皆上注于目，而为之精，精之巢为眼，骨之精为瞳子，筋之精为黑眼，血之精为络，其窠气之精为白眼，肌肉之精为约束，裹撷筋骨血气之精而与脉并为系，上属于脑，后出于项中。"这说明，五脏六腑的精气，都向上输注汇集在眼部，而后成为具有视物功能的精明。由于这些精气的汇聚，便形成了眼，骨之精是专注于瞳神部分，筋之精是专注于黑眼部分，血之精是专注于血络部分，肺气之精是专注于白眼部分，肌肉之精是专注于约束部分、集中了筋骨、血、气的精气，与脉络合并，便形成了目系，在上联属于脑，在后便通于后项部。若脾气虚，脾失于主肌肉的功能，则对眼的约束无权，而致突眼。突眼者多迎风流泪，白晴布有红丝，多为痰凝血瘀于目所致。在临床上，有偏于肝火者，多伴有目赤、胀痛等症；有偏于肝肾阴虚，虚火灼津化痰所致者，伴有多泪、视物模糊等症；有偏于脾虚痰湿凝晴者，多为目珠微突，眼睑肿胀明显。眼突一症，较难恢复正常，恶性突眼者，疗效更差。康维恂《眼科菁草录》云："珠实出眶，疼痛难当，即离两睑，症觅仙方。虚乃气血不足，实则暴火为殃，若然伴出，有可复康，络脉即动，终是无光。"

【辨 证 施 治】

1. 痰气郁结型

辨证要点：瘿症初起，喉中不适，如物阻塞，精神抑郁，情绪不宁，善太息，胸胁胀痛，痛无定处，脘闷嗳气，腹胀，大便痛泄，女子月事不行，舌苔薄腻，脉弦。

肝郁乘脾，脾运不健，生湿聚痰，痰气郁结，颈部则瘿疮渐起。情志所伤，肝失条达，故精神抑郁，情绪不宁。厥阴肝经循少腹，挟胃，布于胸胁，因肝气郁滞，气机不畅，气滞血瘀，肝络失和，故见腹胀、胸闷胁痛及女子月事不行等症。肝气犯胃，胃失和降，故脘闷嗳气、呕吐。肝气乘脾，则腹胀，大便痛泻，舌苔薄腻，脉弦为肝胃不和现象。

治则：理气化痰消瘿。

瘿症初起，多属情志所伤，气分郁结。其表现抑郁不畅、精神不振、胸闷胁痛、善太息，治以疏肝理气为主，正如《医方论·越鞠丸》中说："凡郁病必先气病，气得疏通，郁于何有？"因此早期疏通气机，对于防止病情发展，具有重要意义。若迁延失治，影响脾脏则脾虚痰阻，应以理气化痰软坚方法治之。

处方：柴胡15克，香附15克，白芍25克，黄药子15克，海蛤壳25克，浙贝母15克。

方中柴胡、香附疏肝解郁，白芍缓肝之急，黄药子、海蛤壳，浙贝母皆化痰软坚，使气畅痰除，共奏疏肝化痰消瘿之功。

若头晕目眩者，去柴胡，加菊花15克、钩藤25克以明目息风；若甲状腺明显肿大者，加皂角15克、珍珠母25克以软坚散结；若腹胀泄泻者，加山药15克、白术15克以健脾祛湿；若口渴喜凉饮者，加生石膏25克、天花粉25克清胃热以生津；若消谷善饥者，加生地30克、石斛25克以滋阴清胃热。

2. 痰结血瘀型

辨证要点：颈前出现肿块，按之较硬或有结节，肿块经久未消，胸闷，纳差，苔薄白或白腻，脉弦或涩。

气机郁滞，津凝成痰，痰气交阻，日久则血循不畅，血脉瘀滞，气、痰、瘀壅于颈前，故瘿肿较硬或有结节，经久不消。气郁痰阻，脾失健运，故胸闷、纳差。苔白腻脉弦或涩，为内有痰湿及气滞血瘀之象。

治则：理气活血，化痰消瘿。

处方：甘草15克，海藻15克，昆布15克，海带15克，青皮15克，浙贝母15克，川芎15克，当归15克，半夏10克，连翘15克。

方中以海藻、昆布、贝母、连翘、甘草理气化痰散结，当归、川芎活血养血，共同起到理气活血、化痰消瘿的作用。结块较硬皮有结节者，可酌加黄药子、三棱、莪术、露蜂房、山甲片、丹参等，以增强活血软坚、消瘿散结的作用；胸闷不舒加郁金、香附理气开郁；郁久化火而见烦热、舌红、苔黄、脉数者加以夏枯草15克、丹皮15克、玄参15克以清热泻火；纳差、便溏者，加白术15克、茯苓15克，淮山药15克健脾益气。

3. 阴虚火旺型

辨证要点：肿或大或小，质软，起病缓慢，眩晕，头痛，耳鸣目涩，心烦易怒，手足震颤或发抖动摇，烘热自汗，面红目赤，口燥咽干，少寐多梦，舌红少津无苔，脉象细数等。

肝为刚脏，赖肾水以滋养，若痰气搏结颈前，故渐起瘿肿，日久肝肾阴亏或肝郁化火，火盛伤阴，以致明亏火旺，虚火上炎，则眩晕头痛，面部烘热，面红口赤；肝主筋，肝阴虚则筋失濡养，虚风内动则手足震颤或发抖；虚火扰心则少寐多梦；口燥咽干、舌红少津、脉象细数乃阴亏生热之象。

据文献报道，甲亢阴亏火旺型与气阴两虚型，血浆CAMP含量、尿17-OHCS排量、基础代谢率及自主神经平衡参数比较，阴亏火旺型各均值较气阴两虚型及正常组显著增高（$P<0.01$），而气阴两虚型除基础代谢率高于正常外，与正常组比较均无统计学意义，认为此结果与阴亏火旺型机体反应性较高有关。两组血血清总T4、T3含量及 [131]I 提取率无明显差异，表明两个证型与甲亢程度无关。另据报道，甲状腺疾病阴虚火旺型患者尿中儿茶酚胺、17-OHCS大多正常，说明热证与肾上腺激素有密切关系。

治则：柔肝滋阴，佐以潜阳。

处方：生地黄50克，生白芍50克，生龙骨50克，生牡蛎50克。

方中生地黄性味甘寒入心肝肾经，滋阴清热，补肾养心，性虽寒而不伤胃气，质虽润而不滋腻；生白芍养血敛阴，柔肝止痛，二药补肝肾之阴，配伍为四物汤之半，使滋阴养血之作用更强；生龙骨、生牡蛎平肝潜阳，二药配伍有益阴敛阳、镇静安神之效；牡蛎配白芍则敛阴潜阳又可止汗。总之四药相配，共奏敛阴潜阳之功效。

若以阴虚症状为主，见五心烦热，舌红少苔，脉细数，可加玄参 25 克。以滋阴降火；若以失眠症状为主，且系纯阴虚，舌干红无苔，脉细数，而无肝郁气滞及湿痰之象可加酸枣仁 15 克、五味子 15 克、柏子仁 15 克；若失眠兼脾虚症状，舌体胖有齿痕，苔白腻，加合欢花 25 克、夜交藤 25 克。若以心火上炎症状为主，心烦不寐，舌尖赤，可加黄连 10 克；若兼自主神经功能失调，盗汗、自汗、脾气虚症状明显（腹胀、纳呆）加浮小麦；若以阴虚明显，舌红无苔，脉细数重加山萸肉 50～100 克；若病人消化功能紊乱，纳呆，腹胀，嗳气，可加佛手 15 克、香橼 15 克、茯苓 15 克、焦三仙各 10 克、枳壳 15 克；若肝阳上扰症状明显，头昏胀痛，血压有时偏高，可加石决明 25 克、珍珠母 25 克以平肝潜阳；若有脾虚浮肿，可加茯苓 15 克、白术 15 克、山药 15 克以健脾利湿；若以心悸为主，加山栀 10 克、丹皮 15 克以清心火；若喜怒无常可加浮小麦 15 克、大枣 10 克；若出现功能性失语，加郁金 15 克、石菖蒲 15 克豁痰开窍药；若出现感觉运动异常如四肢抽搐、肢体麻木，可加白芍 25 克、川楝子 15 克、木瓜 15 克以养肝舒筋；若以肝郁气滞为主证，可加川楝子 15 克、郁金 15 克等。

4. 气阴两虚型

辨证要点：瘿肿日久，乏力神疲，心悸气短，动则汗出，手足心热，腰膝酸软，手足头部震颤发抖，舌质嫩、光红无苔，脉虚数无力。

由于元气亏虚，脏腑组织机能减退，脾的功能低下、运化失职，聚湿生痰，结于颈部故瘿肿日久不消。心气不足，故神疲乏力，心悸气短。气虚毛窍疏松，卫外不固则自汗。劳则耗气，故活动时加重。肾为水火之脏，阴虚则肾阴受损，阳不潜藏，则虚热内生，故见手足心热。腰为肾之府，肾阴虚则出现腰膝酸软。肾阴虚则"水不涵木"，虚风内动，而出现手足、头部震颤。舌质嫩红无苔，脉虚数均气阴两虚之象。

治则：益气养阴，佐以化痰散结。

处方：党参 25 克，黄芪 25 克，生地黄 25 克，何首乌 25 克，鳖甲 20 克，龟板 20 克，夏枯草 15 克，半夏 15 克，贝母 15 克，甘草 10 克。

方中党参、黄芪补气，生地、何首乌养阴，鳖甲、龟板潜阳、平息虚风，即可起到散结的作用；夏枯草、半夏、贝母、甘草化痰散结。

若心悸、失眠较甚者加丹参 15 克、酸枣仁 20 克、夜交藤 20 克以养心安神；若急躁易怒加龙胆草 15 克、丹皮 15 克、白蒺藜 20 克以清肝泻火；若脾胃运化失调而致大便稀溏、便次增加者，加白术 15 克、茯苓 20 克、薏苡仁 20 克、麦芽 15 克以健运脾胃。

5. 气虚血瘀型

辨证要点：多为甲亢日久，经西药治疗甲亢症状缓解，但突眼症状日趋明显，目胀欲脱，迎风流泪，神疲乏力，气短心悸，胸痛，动则汗出，舌质紫黯。

瘿症日久必致心虚，脾气虚则收摄失司，目胀欲脱、迎风流泪。气虚血溢，胸中瘀阻则气短、心悸、胸痹而痛，舌质紫黯乃血瘀之象。

治则：补肝益胃，活血化瘀。

处方：党参 15 克，石斛 15 克，菊花 15 克，枸杞 15 克，密蒙花 15 克，丹参 30 克，赤芍

15 克，泽兰 15 克。

方中党参、石斛、枸杞、密蒙花、菊花补肾益肝明目，丹参、赤芍、泽兰活血通络，共奏补肾养肝通络之功。

若痰湿盛，舌体胖苔腻者，加牡蛎 15 克、黄药子 15 克以化痰软坚；若肝火盛，目有红丝，心烦易怒者，加草决明 25 克、石决明 25 克以清肝明目；若胃热舌苔黄腻者，加山慈菇 15 克、半枝莲 15 克。

据文献报道，观察发现该病患有眼和全身的血瘀症状，甲皱微循环和眼血流图均见异常，血液流变学的检查可见全血比黏度、血细胞比容、血浆比黏度等均增高，说明有血流不畅现象。因此，提出该症的发病可能与血瘀有关的看法。同时还观察了细胞、体液免疫功能，结果无明显异常表现。

综上所述，甲亢是本虚标实的疾病，本虚是阴虚、气虚为主；标实是阳亢、气郁、痰阻、血瘀。因此，在治疗上宜辨虚实，分清主次。

阴虚者，多表现在震颤、低热、面赤、五心烦热、烘热、幻觉、少寐等，治疗上应以滋阴柔肝为主，常用药物有熟地、阿胶、何首乌、山萸肉、白芍、龟板、党参、石斛、枸杞、金樱子；气虚者多表现为乏力气短、心悸自汗、泄泻等，治疗应以益气健脾为主，常用药物有沙参、黄芪、白术、山药、党参、大枣等；阳亢者，多见高血压、多食、基础代谢率增高、心动过速等，治疗应以平肝潜阳为主，常用药物有天麻、蒺藜、生龙骨、生牡蛎、珍珠母、钩藤、石决明、僵虫等；气郁者，多表现为心烦易怒、甲状腺肿大等，为甲亢初期，治疗应以疏肝理气为主，常有药物有柴胡、香附、青皮、陈皮、枳壳、大腹皮、川楝子、白豆蔻；痰阻者多表现为甲状腺肿大，颈前黏液性水肿，治疗应以化痰软坚为主，常用药物海藻、昆布、海带、黄药子、茯苓、夏枯草、海蛤粉；血瘀者，多表现为甲亢性心脏病，突眼等，治疗应以活血化瘀为主，常用药物有当归、赤芍、郁金、姜黄、丹参、益母草、红花。

临床可见甲亢病人，由于服用磺脲类药物引起白细胞减少。增加白细胞的药物有地骨皮、黄芪、虎杖、花生衣、生首乌、穿山甲、大枣、鸡血藤、淫羊藿、土大黄、补骨脂、鹿角胶等。据临床观察，多数病人服中药治疗 2 周左右开始好转，一般需连服汤药治疗 3～6 个月，待病情好转或稳定后，可改为丸剂以巩固疗效。

对于甲亢的治疗，现在一般不主张使用海带、海藻、昆布等含碘较多的药物，碘剂虽然能抑制甲状腺素的释放，但不能抑制甲状腺素的合成，长期使用碘剂，于甲亢不利。这个看法可供参考。有人对治疗平亢有效的消瘿汤水煎作了含碘测定，结果每剂的含碘量超过 302.4 毫克，远超过有效剂量，但从这类含碘较多的方剂能缓解某些卢戈氏液治疗失效病例事实，认为中药里可能含有某些成分，以不同碘剂的药理作用，或是能克服碘的弊病而对甲亢发挥疗效。

甲状腺功能减退症

甲状腺功能减退症（简称甲减）是由于血循环中缺乏甲状腺素，体内代谢过程减低而引起的疾病。例如，功能减低始于胎儿期或出生不久的新生儿，称为呆小症；如功能减退始于发育前儿童期，称为幼年甲状腺功能减退症；如功能减退始于成年人，产生特征性的非凹陷性水肿，称之为黏液性水肿。

甲减的病因可分为先天性和获得性两大类。先天性者包括甲状腺激素合成或运输缺陷及无甲状腺或对甲状腺激素抗拒；获得性者包括饮食中缺碘或含有致甲状腺肿的物质，药物影响，甲状腺炎，甲状腺切除等。

临床表现可分为呆小症和幼年甲状腺减退症、成年黏液性水肿。

呆小症可见于散发和地方性两种，以地方性甲状腺肿的流行地区比较多见，往往出生后长期地保持着婴儿的特殊体态，头大、肢短、腹部膨隆，常有婴儿型脐疝。食欲不振，大便秘结，不会吸乳，呼吸可有困难，似乎呼吸道有阻塞现象。脉率缓慢，心跳无力。皮肤的血运很差，常有斑块出现。如果出生后未能及时治疗，到 2 岁左右就会显示出发育障碍。如乳牙出得特别晚，囟门也长久不闭合，毛发指甲都生长缓慢。患儿智能迟钝，语音粗浊，行动蹒跚，聋哑也较常见。有时可出现脑损害的症状，巴宾斯基征常为阳性。面容呈典型的矮呆症面貌，面颊圆钝，颈项粗短，眼皮浮肿而眼睑狭小，鼻梁平塌而鼻翼宽厚，嘴唇厚实并经常张开，舌头肿大常拖出口外，整个面部的表情非常呆滞，呈一种特殊傻相。

待患儿长到 3 岁以上进入儿童时期（2～4 岁至 10 余岁），如该病未能及时治疗，则发育障碍更加显著，显得特别矮小呆笨，形如侏儒，头大颈粗，四肢短小。X 线检查常见长骨（股骨和肱骨）骨骼端缺乏骨化中心，或者骨化中心生长不良呈囊蛀状，骨骼线也不能及时接合。实验室检查血浆蛋白结合碘测定在 0.24～0.32μmol/L 以下，血清总 T 测定在 39μmol/L 以下。

成年黏液性水肿以基础代谢率减低，开始出现症状。最常见的是出汗减少，不耐寒冷，喜居暖室，爱穿厚衣，显得性格柔和，智力迟钝，动作缓慢，身倦乏力，经常便秘或月经过多，耳失聪，头发易掉，语言粗重，面肿目眩，脸色苍白为初期症状。上述情况可持续若干年月，待到基础代谢率降至-0.3 以下时，体征和症状都将变得更加明显，其中最突出的是无压陷性的黏液性水肿，是甲状腺功能不足之典型症状，表示该病已发展至较重阶段。如此又经若干年，就逐渐进入该病的终末期，所谓黏液性水肿恶病质期。此时不仅病人的一般症状和体征都更加明显，而且由于组织生长缓慢，还将出现一系列特殊体征，如舌头变得厚而肿，皮肤变得燥且粗，指甲厚脆，头发干枯，活动减少，反应迟钝。实验诊断方面，病人的基础代谢常在-0.5～-0.2，血浆蛋白结合碘多在 0.04～0.24μmol/L 之间，T4＜1.2μmol/L，I^{131} 的吸收率明显下降，24 小时的吸收率一般仅为 0.03～0.07。血浆的促甲状腺激素浓度测定在衡量甲状腺功能上可能最为敏感可靠。在原发性甲状腺功能减退症，其促甲状腺激素浓度经常高于 10μmol/L。血浆的蛋白总量一般正常，尿酸的浓度则有增加，肌酐之排泄正常，而 17-酮类固醇和 17-羟皮质类固醇的分泌则有减少。不过一般说，血浆蛋白结合碘的测定比较能反应临床的实际情况。

甲状腺功能减退症，相当于祖国医学"童子痨"、"五软"、"水肿"、"虚劳"等病范畴。

【源　流】

关于病因病机方面的记载：《虚劳心传·虚证类》说："有童子亦患此者，则由于先天禀受之不足，而禀于母气者尤多"，故一般称为"童子痨"。《古今医统》说："五软证名曰胎怯，良由父精不足，母血气衰而得。有因母血气弱而孕者，有受胎而母多疾者，或其父母贪色，体气虚弱，或年纪已迈而复见子，有日月不足而生者，或服坠胎之剂不去而竟成胎者，耗伤真气。及其降生之后，精气不充，筋骨痿弱，肌肉虚瘦，神色昏愦，致使头、项、手、足、身体软弱，名为五软。"《医宗金鉴》云："小儿五迟之证，多因父母气血虚而弱，先天有亏。"以上描述说明"童子痨"、"五软"、"五迟"都是由于先天禀赋不足所致，相似于先天性病因引起的呆小症。《不居集·吴师郎治虚损法》对外因致劳有所论述，认为："细究经义，有曰，风为百病之长。又曰，百病之始生也，生于风寒暑湿。则是虚损一症，不独内伤，而外感亦有之矣。……不独风能成劳，六淫之气，亦皆能成劳。"这段描述说明，外感所引起虚损，相似于急性或亚急性甲状腺炎所引起甲减的病因。《医门法律·虚劳门》说："饮食少则血不生，血不生则阴不足以配阳，势必五脏齐损。"由此可见，肾和脾在致损的病机上极为重要。这段描述说明饮食因素可以引起虚劳,在发病机理上责之于脾、肾二脏,相似于饮食中缺碘等获得性病因引起甲减。

关于症状方面的记载:《医宗金鉴》说:"五软者,谓头项软、手软、足软、口软、肌肉软是也。头软者,项软无力也;手足软者,四肢无力也;肉软者,皮宽不长肌肉也;口软者,唇薄无力也。此五者,皆因禀受不足,气血不充,故骨脉不强,筋肉痿弱。治宜补气为主,先以补肾地黄丸,补其先天精气;再以扶元散,补其后天羸弱。渐次调理,而五软自强矣。"五迟证,是指立迟、行迟、发迟、齿迟、语迟而言。临床上主要见于婴幼儿。该证早在《诸病源候论》中,便有"齿不生候"、"数岁不能行候"、"头发不生候"、"四五岁不能识候"的记载。《小儿药证直诀》中指出:"长大不行,行则脚软;齿久不生,生则不固;发久不生,生则不黑。"《小儿卫生总微论方》说:"心气怯者,则性痴而迟语,发久不生,生则不黑。心主血,发主血之余,怯久则不生也。心系舌之本,怯则语迟也。"《保婴撮要》亦说:"心之声为言,小儿四、五岁不能言者,由妊母卒有惊动,邪乘儿心,致心气不足,故不能言也。"《医宗金鉴》则将古代分述之各类迟证,归纳在一起,并冠以"五迟"之称。以上描述相似于呆小症的临床表现。

《灵枢·水胀痛》的描述:"水始起也,口窠上微肿,如新卧起之状,其颈脉动,时咳,阴股间寒,足胫肿,腹乃大,其水已成矣,以手按其腹,随手而起,如裹水之状。"这段描述相似于黏液性水肿的特殊表现,即水肿触诊时,随手而起,与非凹陷性水肿的描述是一致的。

《难经·十四难》说:"损脉之为病奈何?然一损损于皮毛,皮聚而毛落;二损损于血脉,血脉虚少,不能荣于五脏六腑也;三损损于肌肉,肌肉消瘦,饮食不为肌肤;四损损于筋,筋缓不能自收持;五损损于骨,骨痿不能起于床。"这段描述相似于甲减复杂的临床表现,一损即毛发皮肤改变,毛发脱落稀少、无泽、皮肤干燥、粗厚、脱皮;二损即五脏六腑改变,相似于心血管改变(包括贫血、心悸、气促、心功能受损)以及神经精神方面的改变(包括智力减退等);三损即肌肉软弱无力,消化功能紊乱(包括重症肌无力、食欲不振);四损即运动功能障碍(包括小脑征群、共济失调、动作笨拙);五损即骨骼系统改变(包括非特异性关节疼痛)。

关于治疗方面的记载:《医宗金鉴》曰:"小儿五迟之症……致儿生下筋骨软弱,行步艰难,齿不速长,坐不能稳,此皆肾气不足之故。先用加味地黄丸滋养其血,再以补中益气汤调养其气。又足少阴为肾之经,其华在发,若少阴之血气不足,即不能上荣于发,苣胜丹(当归、生地、白芍、苣胜子、胡粉)主之。又有惊邪乘入正气,至四、五岁尚不能言者,菖蒲丸主之:《保婴撮要》说:五软者,头项手足肉口是也。夫头项软者,脏腑骨脉皆虚,诸阳之气不足也。乃天柱骨弱。肾主骨,足少阴太阳经虚也。手足软者,脾主四肢,乃中州气不足,不能营四肢,故肉少皮宽,饮食不为肌肤也。口软者,口为脾之窍,上下龈属手足阳明,阳明主胃,脾气虚,舌不能藏而常舒出也。夫心主血,肝主筋,脾主肉,肺主气,肾主骨,此五者因禀五脏之气虚弱,不能滋养通达,故骨脉不强肢体痿弱,源其要,总归于胃。盖胃为水谷之海,为五脏之本,六腑之大源也。治法必先以脾胃为主,俱用补中益气汤,以滋化源。头项手足三软,兼服地黄丸。凡此证必须多用二药,仍令壮年乳母饮之,兼慎风寒,调饮食,多能全形。"以上描述提出对呆小症的治疗和护理,对当今治疗呆小症仍有重要价值,并指出后天精心护理、饮食调养的重要性。《难经·十四难》提出"损其肺者益其气,损其心者调其荣卫,损其脾者调其饮食,适其寒温。损其肝者缓其中,损其肾者益其精"等治法。《景岳全书·新方八略》曰:"凡气虚者宜补其上,人参黄芪之属是也。精虚者宜补其下,熟地黄枸杞之属是也。阳虚者宜补而兼暖,桂、附、干姜之属是也。阴虚者宜补而兼清,门冬、芍药、生地之属是也。此固阴阳之治辨也。其有气因精而虚者,自当补精以化气;精因气而虚者,自当利气以生精。又有阳失阴而离者,不补阴，何以收散亡之气？水失火而败者，不补火，何以苏垂寂之阴？此又阴阳相济之妙用也。故善补阳者，必于阴中求阳，则阳得阴助而生化无穷；善补阴者，必于阳中求阴，则阴得阳助而泉源不竭。"

近代研究也表明，附子、肉桂为温肾祛寒之品，用于肾阳虚之证。地黄、知母具有滋阴之力，用于（肾）阴虚（或阴虚火旺）之证。据研究证明，附、桂等补阳药能兴奋垂体肾上腺皮质轴，促进皮质激素的合成或（和）分泌增加。地黄、知母能抑制皮质激素在肝中的分解代谢，对皮质激素起到保护作用，并可对抗地塞米松的反馈抑制，可见补阳滋阴两类药具有协同作用，这与中医的"阴阳互根"、"阴阳消长"的理论十分相似。这也从一个侧面阐明临床上滋阴补阳药同用的道理。

【病 因 病 机】

呆小症特点是呆、小、聋、哑、瘫等，属中医的"五软"、"五迟"的范畴。先天不足，禀赋薄弱，或因父母年老体弱，精血不旺；或妊娠期失于调摄，胎儿营养不良，生后未予及时调补，精血素亏，往往齿发难长，骨软痿弱，形体消瘦，精神疲乏，每当发育之年，反见痿弱不振，可以发展成为虚劳。

由此可见，呆小症的发病原因是先天禀赋不足，若胎禀肺气不足，则因肺主皮毛，司呼吸，喉为肺之门户，因此可致皮肤干燥、毛发稀疏、干枯无光泽、呼吸气促、声音嘶哑。若胎禀心气不足，则因心主血脉，其华在面，开窍于舌，主神志，因此可致呆傻、舌常伸出口外、面色苍白或蜡黄。若胎禀脾气不足，则因脾主肌肉、四肢，脾失运化，因此可致腹部膨隆、便秘、皮肤干冷、肌肉松弛、口流涎、黏液性水肿。若胎禀肝气不足，则因肝主筋，因此可致关节松弛、走路摇摆。若胎禀肾气不足则因肾主骨、生髓通于脑，主生育繁殖，而致智力发育落后、牙出生延迟、骨龄延迟、性腺成熟障碍等。

祖国医学认为，黏液性水肿早期症状不明显，发病缓慢，具有五脏虚损的证候，说明其病人与虚劳病相似。多由先天禀赋不足，外感失治，劳倦过度，房事不节，久病失养等原因导致脏腑气化功能失常（相似于甲状腺激素缺乏及促甲状腺激素缺乏）。

人体的气包括元气、宗气、营气和卫气。元气是先天之精所化生，发源于肾，借三焦之道通达全身，以推动五脏六腑的功能活动。宗气是由肺吸入的清气与脾胃运化来的水谷之气结合而成，聚集于胸中，其功能主要是推动肺的呼吸和心血的运行。营气与卫气皆由水谷之气化生，但营气运行于脉中，内注五脏六腑，外营四肢；卫气运行于肺外，其主要的功能是保卫体表、抗御外邪入侵。人体的体温调节依靠气的温煦作用，如气的温煦作用不正常，可出现畏寒怯冷、四肢不温、低体温、无汗等低基础代谢率症候群。

人体的生长发育，各脏腑、经络的生理功能，血的运行，津液的输布，都要靠气的激发推动，如气虚则推动作用减弱，生长发育迟缓，脏腑、经脉的功能减退，或发生血行瘀滞，相似于局部血循环不佳，而表现于面部发绀，或发生水液停留，相似于黏液性水肿体征。

气为血之帅，水谷之精微靠气化作用而生血化精，若气化不足，则血无以化生，可表现为贫血、肝血不足则指甲厚脆，视力下降，心血不足则心痛，怔忡，反应迟钝，加之发为血之余，若精血不足则毛发干枯易脱落。气之推动作用不足，则脾胃呆滞而纳呆食少，腹胀便秘。上气不足则清空失养，而脑为之不满，头为之倾，目为之眩。

总之，该证的病变脏腑累及五脏，以脾肾为主。脾为后天之本，气血生化之源；肾为先天之本，气根本在肾。所以说脾肾气虚，由阳虚损及阴虚，由气虚导致血虚，由此引起临床复杂的表现。

【辨 证 施 治】

1. 脾肾两亏型

辨证要点：见于呆小症，表现为聋、哑、呆、小、瘫，头软下项倾斜、不能抬举，口软唇薄，咀嚼无力，常有流涎，手软下垂、不能握举，足软弛缓、不能站立，肌肉松弛、活动无力，舌淡苔少，脉沉无力，指纹淡。

肾藏精，主骨生髓，为先天之本。肾亏则精乏、骨弱，髓不充，发育迟缓。脾为后天之本，生化之源，主肌肉、四肢、口唇。脾亏失养，气血虚弱，阳气不充，故四肢痿软无力，肌肉松弛，致使临证出现头软不举，口软不食，手软不握，足软不立，肌软无力。甚者血不养神，引起神情呆滞、反应迟钝等软弱症状。

治则：健脾补肾。

处方：红参、山药、熟地黄、肉苁蓉、淫羊藿、巴戟天、神曲、鹿茸、阿胶、制附子各等份，共为细末，水泛为丸，每次1～2克，日服3次，成人每次服5克，儿童酌减，30日为1个疗程。

方中红参、山药、神曲益气健脾消食；熟地、阿胶滋阴补血，寓于善补阳者，必于阴中求阳之意；肉苁蓉、淫羊藿、巴戟天、制附子温肾壮阳。

据文献报道，温补肾阳药对甲状腺功能减退动物的能量代谢有影响。甲状腺功能减退经中医辨证，大多具有脾肾阳虚之证，临床用温补肾阳药为主治疗甲减，可获得显效。动物试验中，给甲减大鼠以温补肾阳药（仙茅、淫羊藿、肉苁蓉）之后，通过提高交感肾上腺髓质活动，从而提高血浆 CAMP 及机体耗氧量，并能对能量代谢起促进作用，从而改善甲减患者畏寒肢冷等阳虚症状及提高基础代谢率。

对呆小症的患儿，有配合针刺疗法的报道：针刺是先治聋、后治哑，聋哑兼治，治训结合。聋哑穴位组：甲组取耳门透听宫、外关透内关、哑门、中渚，为1～5个疗程的主要穴位组；乙组取下关透听宫、翳风、上廉、增音，治5～10个疗程。两组可交替使用。调整甲状腺功能穴位组：甲组取甲状腺穴、曲池；乙组取浮白、太冲。增强智力穴位组：甲组取百会、三阴交；乙组取神门、足三里。每组轮流针7日，停7日为1个疗程。配合文化教育、体育活动、劳动等。

2. 肝肾阴虚型

辨证要点：贫血面容，毛发干枯脱落，指甲厚脆，头晕，目花，耳鸣，健忘，脉沉细无力，舌淡无苔。

肝藏血、其华在爪、开窍于目，若肝血不足，失于濡养则爪脆，目花；肾开窍于耳，主骨生髓通于脑，其华在发，肾阴不足则精少，失于濡养则耳聋，脑海空虚则头晕健忘，毛发失养则干枯脱落。

治则：滋补肝肾。

处方：龟板胶、鹿角胶、红参、生龙骨、生牡蛎、女贞子、旱莲草、合欢花、夜交藤、淫羊藿各等份，共为细末，水泛为丸，成人每次5克，日服3次，小儿酌减。

方中龟板胶、女贞子、旱莲草滋补肝肾，红参补气安神，生龙骨、生牡蛎重镇安神，合欢花、夜交藤以养心安神，鹿角胶、淫羊藿以温补肾阳，综观方中有滋补肝肾、阴阳俱补之效。

3. 阳虚水泛型

辨证要点：面浮身肿，腰以下尤甚，按之凹陷不起，腰部冷痛酸重，尿量减少或增多，四肢厥冷，怯寒神疲，面色灰滞或㿠白，或遗精阳痿，或心悸、气促、神倦嗜寐、形寒肢冷、心胸憋闷疼痛，或有面色萎黄、食少、少气懒言、腹中冷痛，舌质淡胖，苔白，脉沉细或沉迟无力。

腰膝以下，肾气主之，肾气虚衰，阳不化气，水湿下聚，故见腰以下肿甚，按之凹陷不起。腰为肾之府，督脉贯脊络肾而督诸阳，肾阳不足，故见腰部冷痛酸重，下元不固，故有尿量减少或增多。肾阳亏虚，命门火衰，不能温养，故四肢厥冷，怯寒神疲。阳气不能温煦上荣，故面色灰滞或㿠白。肾主藏精，肾虚精不秘藏，阳气虚衰，故见遗精阳痿。心阳不足，心气亏虚，则心悸、气促、神倦嗜寐。心阳不足，血行不畅，气虚血瘀，痹阻气机，则心胸憋闷疼痛，若脾胃气虚，发展为脾阳不振，或肾阳虚不能温煦脾阳，中气虚寒，不能运化水谷、助长体力，故食少、少气懒言。面色萎黄为中阳虚衰的表现。舌质淡胖，苔白，脉沉细或沉迟无力，均为阳气亏虚、阴寒内盛之象。

治则：温阳化湿。

处方：山茱萸15克，茯苓25克，泽泻25克，山药15克，附子15克，肉桂15克，车前子25克（纱布包煎），大腹皮15克，生姜10克，熟地黄25克。

方中山茱萸、熟地滋阴补肾，肾为水火之脏，缘阴阳互根之理，善补阳者，必于阴中求阳，则生化无穷；用附子、肉桂温补肾阳，两相配合，则能补水中之火，温肾中之阳气；用白术、茯苓、泽泻、车前子通利小便；生姜温散水寒之气，加用大腹皮以化气行水。

若心悸、唇绀、脉虚数或结代，乃水邪上逆，心阳被遏，瘀血内阻，宜重用附子20克，再加桂枝20克，以助心阳，炙甘草15克以补阳气，辛甘相合，乃升阳化气之良剂。柯韵伯以为补心之峻剂。心悸、气短者，加人参、黄芪以补气。心胸憋闷疼痛者加旋覆花15克、三七10克、红花15克、郁金15克以活血化瘀、理气止痛。

若症见脾肾两亏，水寒内盛，应健脾与温肾同时并进，但需区别脾肾的轻重主次，施治当有侧重。若脾阳虚为主者，宜改服附子理中汤合五苓散。此方中附子辛温助阳；炮姜温中散寒；党参、白术、甘草、猪苓、桂枝、泽泻以益气健脾利水，助温运之力。如腹中冷痛、便溏加良姜、川椒、肉豆蔻以温中散寒。若食后腹胀，可加草豆蔻、陈皮以理气降逆。

《医门法律·水肿门》曰："肾者，胃之关也，肾司开阖，肾气从阳则开，阳太盛则关门大开，水直下为消，肾气从阴则阖，阴太盛则关门常阖，水不通为肿。经又以肾本肺标，相输俱受为言，然则水病，以脾肺肾为三纲矣。"若肾气虚极，中阳衰败，浊阴不降而见神倦欲睡，泛恶，甚至昏迷，为黏液性水肿最严重的阶段，多见于老年长期未获治疗之虚者，多在冬季寒冷诱发。治疗应回阳救逆、益气固脱，用大剂量参附汤急救之。方中人参25克以益气固脱，制附子 15～25 克以回阳救逆。附子有毒，用量问题常有争议，用大剂量制附子，需先煎 40 分钟，与生甘草合用，以减少其毒性作用。

甲状旁腺功能低下症

甲状旁腺功能低下（下简称甲旁低）是甲状旁腺激素（PTH）分泌不足，或 PTH 合成或代谢障碍或 PTH 作用环节上的障碍，PTH 靶器官不敏感等原因所造成的临床以手足抽搐、低血钙、高血磷为特点的综合征。该症继发性者临床多见，如甲状腺手术误切而致损伤甲状旁腺，甲状腺功能亢进[131]I 治疗合并症等，原发性甲状旁低临床少见，一般认为是自身免疫疾病。临床表现主要因为血钙过低，促使神经肌肉的应激性增加，出现手足抽搐发作，进一步出现典型的手足肌肉呈强直性收缩，拇指内收，其他手指并紧，指间关节伸直，掌指关节屈曲及腕关节屈曲多所谓助产士手。严重者呈肘关节屈曲，上臂内收紧靠胸前，两下肢伸直，足内翻，面部上唇收缩不能呲嘴，全身肌肉僵直疼痛，恐惧感；若影响自主神经，可出现支气管痉挛或肠痉挛，雷诺现象等。神经系统症状可表现为癫痫，震颤麻痹，小脑性共济失调等。甲旁低日久，常表现毛发脱落，指（趾）甲脆软萎缩，白内障等。

实验室检查如有血钙降低（常在 2mmol/L 以下，可低至 1mmol/L），血磷增高（常在 2mmol/L 以上），而能排除肾功能不全者，诊断基本上可以确定。如血清 PTH 测定结果明显降低或不能测得，或滴注外源性 PTH 后，尿磷与尿 CAMP 显著增加，诊断可以肯定。根据甲旁低的临床表现，属于祖国医学"痉证"、"抽搐"、"痫症"等范畴。

【源　流】

关于手足搐搦的记载：《景岳全书·痉证》说："愚谓痉之为病，强直反张病也。其病在筋脉，筋脉拘急，所以反张，其病在血液，血液枯燥，所以筋挛。痉之为病，即《内经》之痉病也，以痉作痓，盖传写之误耳。其证则脊背反张，头摇口噤，戴眼项强，四肢拘急，或见身热足寒面赤之类皆是也。"《张氏医通·瘛疭》说："瘛者，筋脉拘急也；疭者，筋脉驰纵也，俗谓之抽"。《温病条辨·痉病瘛疭总论》中又说："痉者，强有之谓，后人所谓角弓反张，古人所谓痉也，瘛者，蠕动引缩之谓，后人所谓抽掣、搐搦，古人所谓瘛也。"古人把手足搐搦称为瘛疭，把全身肌肉僵直为痉病，所记载的症状与甲状旁腺功能低下症的神经肌肉应激性增加的临床表现相似。《诸病源候论·中风候》说："三阳之筋，并络于颔颊，夹于口，诸阳为风寒所客则筋急，故口噤不开也。血气偏虚，为风所乘故也。""风痉候"认为痉证："口噤不开，背僵而直，如发痫状。""指风痹痿厥近也差互说"指出："厥之为病，手足及膝下或热也……厥赤有令人腹暴满不知人者，或1～2月稍知人者，或卒然闷乱无觉知者……有涎如拽锯，声在喉咽中为痰厥，手足搐搦者为风厥。"《备急千金要方》认为痉证具有："摇耳鸣，腰反折，须臾十发，气息如绝，汗出如雨，时有脱。"以上这些描述相似于甲旁低引起自主神经功能紊乱所致的支气管痉挛，肠痉挛，神经精神症状及手足搐搦。

关于神经精神症状的记载：《素问·奇病论》说："人生而有病巅疾者……此得之在母腹中时。其母有所大惊，气上而不下，精气并居，故令子发为巅疾也。"相似于儿童甲旁减所致的癫痫，往往是儿童甲旁低的唯一症状。

关于外胚层器官的营养损害的记载：《诸病源候论·目疾诸候》说："青盲者，谓眼本无异，瞳子黑白分明，直不见物耳……无热但生内障，是脏腑气血不荣于睛，故外状不异。"相似于甲旁低，由于低血钙及血管痉挛，局部供血不足引起的白内障。《诸病源候论·毛发诸病候》说："足少阳胆之经也，其荣在须；足少阴肾之经也，其华在发。冲，任之脉，为十二经之海，谓之血海，其别络上唇口，若血盛则荣于须发，故须发美，若血气衰弱，经脉虚竭，不能荣润，故须发脱落。"临床上所见甲旁低所致毛发脱落者，确属与血虚有关。

关于牙齿病变的记载：《诸病源候论·牙齿诸病候》说："齿为肾之所络，髓之所养，经脉者，风邪乘之，血气不能荣润，故令摇动"。相似于甲旁低所致的提早脱牙。

关于病因病机的记载：《景岳全书·痉证》说："凡属阴虚血少之辈，不能养营筋脉，以致搐挛僵仆者，皆适此证。如中风有此者，必以年力衰残，阴之败也；产妇之有此者，必以去血过多，冲任竭也；疮家之有此者，必以血随脓出，营气涸也；……凡此之类，总属阴虚之证：证明阴虚血少，筋脉失养，可以导致抽搐，与甲旁低所致抽搐有相似之处。"《医林改错》中说：

"因其病发作之时，项背反张，两目上吊，口噤不开，口流涎沫，咽喉痰声，昏沉不省人事，以为中风无疑，殊不知项背反张，四肢抽搐，手足握固，乃气应不固肢体也；口流涎沫，乃气应不固津液也；咽喉往来痰声，非痰也，乃气虚不归原也……元气既虚，必不能达于血管，血管无气，必停留而瘀，气虚血瘀之证。"描述了气虚血瘀可导致四肢抽搐与气管痉挛，相似于甲旁低的发病机理。临床上治疗甲旁低运用益气活血法确有疗效。

【病 因 病 机】

根据甲旁低的临床表现，相当于祖国医学的肝肾两脏功能虚损所致。肝主疏泄，其性刚强，喜条达而恶抑郁，凡精神神志的调节均与肝密切相关。肝主筋，司全身筋骨关节之屈伸，肝开窍于目，受血滋养而目明。若由外感或七情郁结，日久伤及肝阴，肝的阴血不足，失于濡养，筋脉拘急则抽搐瘈疭，肝阳上亢则头痛，眩晕。肾主骨生髓，以使骨坚齿固，脑充发荣，精力充沛，若由禀赋虚弱，劳倦过度，久病失养，损伤肾之精气则生此症，肾阴耗损，虚阳上越，心肾不交，则健忘，焦虑，抑郁，烦躁；肾气不充，精气不能上注于目，则生青盲；精气不荣于发则脱发；肾精亏损，精不化血则心失所养，而致痫证发作；肾精不荣骨，则牙齿脱落等。又因肝肾同源，精血不足，肝火滋养则麻木、震颤或肢体拘急等。

【辨 证 施 治】

1.肝血不足型

辨证要点：头晕，目眩，肢体麻木，筋脉拘急，或惊惕肉瞤，妇女月经不调甚则经闭，面色不华，舌质淡，脉弦细或细涩，相似于甲旁低所致的手足搐搦症。

肝血亏虚，不能上养头目，故致头晕，目眩。血不养肝，肝气郁滞故胁痛。由于血虚生风，筋脉失养，以致肢体麻木，筋脉拘急，或惊惕肉瞤，肝血不足，妇女冲任空虚，故月经不调或闭经，面色不华，舌淡，脉弦细或细涩，为肝血不足，血脉不充之象。

治则：补血养肝。

处方：当归 20 克，川芎 15 克，白芍 15 克，熟地 20 克，生龙骨 30 克，生牡蛎 25 克，何首乌 20 克，枸杞子 20 克，鸡血藤 15 克。

方中四物汤补血调血，充养血脉；生龙骨、生牡蛎重镇潜阳止痉；何首乌、枸杞子、鸡血藤可以增强补养肝血的作用。

2.肝肾阴虚型

辨证要点：震颤，相似于甲旁低的手足搐搦症状。病由肾阴不足，水不涵木，或肝郁化火，火盛伤肝以致肝阳上亢、肝风内动。其症眩晕，头痛，头目眩晕欲倒，不欲视人，绵绵不停。耳鸣，耳聋系逐渐而起，鸣声低微，经常不已，按之可减。麻木为肢体有不仁之感，抚之觉快。震颤为肢体肌肉瞤动，或自觉或他觉发抖动摇，甚若四肢筋挛拘急，舌红少津，脉细数等。肝为刚脏，赖肾水以滋养，若肝阴不足，则肝风内动，筋失调养而致上症。

治则：柔肝滋阴，育阴潜阳。

处方：熟地 10 克，山黄肉 20 克，山药 20 克，泽泻 15 克，丹皮 15 克，茯苓 15 克，枸杞子 15 克，菊花 15 克，青葙子 15 克，生龙骨 50 克，生牡蛎 50 克。

方中杞菊地黄丸滋补肝肾，青葙子明目退翳，生龙骨、生牡蛎重镇潜阳止痉。如纳呆腹满者，可加砂仁 15 克、鸡内金 15 克、陈皮 15 克以理气和胃；如大便溏薄、面色㿠白、舌质淡、脉细者，可加党参 20 克、白术 15 克以益气健脾；若肝阴不足、目失所养而致视物模糊者，加楮实子 15 克、枸杞子 20 克、决明子 20 克以养肝明目。

3. 肾虚痰阻型

辨证要点：癫痫发作，多见小儿的健忘，心悸，头晕目眩，腰膝酸软，神疲乏力，苔薄腻，脉细弱。

先天禀赋不足，肾精亏虚，脑髓失养故健忘，心悸，头晕目眩，腰膝酸软。肾气不足，湿痰邪忽聚忽散，故痫证时发时止，苔薄腻，脉细弱均为肾虚痰阻之象。

治则：补益心肾，健脾化痰。

处方：熟地 25 克，山药 15 克，山萸肉 15 克，枸杞子 20 克，当归 15 克，杜仲 15 克，人参 10 克，甘草 10 克，石菖蒲 15 克，远志 15 克，珍珠母 15 克。

方中熟地、山药、山萸肉、枸杞子、当归、杜仲以补肾生精；人参、甘草补脾益气；石菖蒲、远志涤痰宣窍；珍珠母镇惊安神。

若痫证反复发作，日久不愈，而见神志恍惚，恐惧，抑郁，焦虑，可酌加浮小麦 15 克、茯神 15 克以安神宁志。

4. 肝肾虚损型

辨证要点：痫病频发，神志恍惚，面色晦暗，两目干涩，耳轮焦枯不泽，发落齿摇，爪甲薄脆，大便干燥，舌质红，脉细数。此型相当于胚层营养性损害所致之症状。

肝肾亏损，精血不足，神明失养，清窍不利，故痫证频发；肾精不足，髓海失养，面色晦暗，神志恍惚；肝血不足则两目干涩，清窍失养而少见头晕目眩；肾开窍于耳，故肾损精亏则耳轮焦枯不泽；肾主骨生髓，髓生血，发为血之余，肾亏不能主骨生髓，故见发落，齿摇；因爪为筋之余，肝血不足，故见爪甲薄脆；阴亏大肠失润，故见大便干燥；舌质红，脉细数均为肝肾虚损，精血亏竭之象。

治则：填精补髓。

处方：熟地 240 克，紫河车 1 具，枸杞子 120 克，山茱萸 120 克，鹿茸 50 克，龟板胶 120 克，鹿角胶 120 克，珍珠母 120 克，虎骨 120 克，豹骨 120 克。

以上诸药焙干共研细末，为蜜丸，每丸约重 15 克，早晚空腹时各服 1 丸，淡盐汤送下。

方中重用熟地滋肾以填真阴，枸杞子益精明目；山茱萸补肝益肾。龟鹿二胶为血肉有情之品，鹿胶偏于补阳，龟板偏于滋阴，两胶合力，沟通任督二脉，益精填髓，有补益中包涵"阳中求阴"之义。紫河车、鹿茸、虎骨配豹骨为血肉有情之品，以补先天之精，共奏健肾补肾之功，珍珠母重镇止痉，共收滋补肝肾、育阴潜阳之效。

临床体会，该症虽然是由于血钙过低所致，但是，单纯用含钙的中药往往会取不到理想的治疗效果。必须在辨证施治的基础上，酌加镇静潜阳等含钙的中药，两者相得益彰。如因于血虚者，则用养血药同时应用高钙中药；因于阴虚者，则用滋阴药同时应用高钙中药；因于肾虚者，则用补肾药同时应用高钙中药。

阿 狄 森 病

阿狄森病，又称慢性肾上腺皮质机能减退症。该病原发性病变多为双侧肾上腺萎缩、结核等严重感染引起，典型的临床表现和实验室检查如下：

（1）色素沉着为早期症状之一。色素沉着散见于皮肤及黏膜内。皮肤色素除弥漫性全身加深外，面部、四肢等暴露部分，关节伸屈面、皱纹等痒擦处，乳头、乳晕，生殖器、肩腋部、指（趾）甲根部等尤为显著，脸部色素常不均匀，前额及眼周较深。口腔、唇、舌、牙齿及上腭黏膜上均有大小不等之点状、片状，蓝或蓝黑色的色素沉着。

（2）循环系统症状头晕眼花较为常见。有时呈直立性低血压，心浊音界及 X 线拍片阴影缩小，心电图呈低电压，T 波平坦或倒置，P-R 间期、Q-T 间期可延长。

（3）消化系症状早期可见食欲不振，较严重者可恶心、呕吐、腹痛、腹泻等，少数病人有嗜盐症状。

（4）神经精神系统症状除疲乏软弱外，常易于激动，或抑郁淡漠，或多眠，甚至昏厥。

（5）其他症状明显消瘦，女性月经不调，男性多阳痿，男女毛发均可减少，面无光泽。

（6）结核症状若因结核引起者，肾上腺区平片上，可发现钙化点阴影。

（7）实验室检查对晚期重症或严重病例实验室检查可助诊断。具体检查如下：

1）代谢功能检查代谢紊乱，主要表现为低钠血症和高血钾症。脱水严重时低血钠可不明显，高血钾一般不重。少数病人可有轻度或中度的高血钙（糖皮质激素有促进肾、肠排钙作用），如有低血钠和高血钙则提示同时合并有甲状旁腺功能减退症。脱水明显时有氮质血症，可有空腹低血糖，糖耐量试验示低平曲线。

2）血常规检查常有正细胞贫血，少数病人合并有恶性贫血，白细胞分类示中性粒细胞减少，淋巴细胞相对增多，嗜酸细胞明显增多。

3）X 线检查可示心脏缩小，呈垂直位。肾上腺区摄片约半数结核病病人示钙化阴影。

4）心电图可示低电压，T 波低平或倒置，P-R 间期与 Q-T 间期可延长。

5）激素检查：24 小时尿 17-羟皮质类固醇（17-OHCS）及 17 酮类固醇（17-KS）排出量低于正常。另外 ACTH 试验探查肾上腺皮质储备功能，最具诊断价值。有多种不同方法，常用者为静脉滴注 ACTH 25 毫克。历时 8 小时，观察尿 17-OHCS 变化，正常人兴奋在第 1 天较对照日增加 1～2 倍，第 2 天增加 1.5～2.5 倍。

该病相似于祖国医学的"女劳疸"、"黑疸"、"第虚劳"等病范畴。

【源　流】

关于命名方面的记载：古代称之为"黑疸"、"女劳疸"。《诸病源候论·黑疸候》说："黑疸之状，若小腹满，身体尽黄，额上反黑，是下热，大便黑色也。"《金匮要略·黄疸病脉证并治第十五》说："额上黑，微汗出，手足中热，薄暮即发，膀胱急，小便以利，名曰女劳疸"，又说"洒疸下之，久久为黑疸，目青面黑，心中如含蒜之状，大便正黑，皮肤爪之不仁，其脉浮弱，虽黑微黄，故知之"。以上关于"黑疸"、"女劳疸"的症状描述，都提出了额黑，与阿狄森病的临床表现颇为相似。

关于病因病机方面的记载：《医宗金鉴》说："女劳疸则额上黑，肾病色也。"《圣济总录·黄疸病》说："背为水脏，其经足少阴，其色黑，病在肾，故小腹满色黑。"《内经》又说："肾主黑，肾为水脏。肾热者色黑而齿槁。"以上就证明了阿狄森病血红蛋白缺乏，是由肾病所致。

【病 因 病 机】

该病是由禀赋不足、后天失调、病久失养、积劳内伤、久虚不复而引起的以脾肾两虚为主的病理改变。脾为气血生化之源，若脾气虚弱，则水谷不化，全身失养，导致肾损精亏；然而肾精亏损，阴损及阳，肾阳大衰，失于温化，则脾运不利。由于脾肾相关，气血同源，阴阳互根的关系，它们之间互相影响，彼此传变，形成错综复杂的症情。阿狄森病的皮肤色素沉着，属于肾虚损的表现，若肾阳虚损，则命门真火大衰，肾水过剩，脾阳被湿所困，运化失司，浊阴外溢肌肤而色素沉着故见色黑。阿狄森病所表现的为典型的脾气虚之运化失常，清浊不分的表现。神经精神症状和循环系症状相当于气血两虚，心神失养，清阳不开，清空失养的表现。其他如女子月经不调，男子阳痿等症，与脾肾的亏虚，精血不足有关。

【辨 证 施 治】

1. 脾阳虚型

辨证要点：面色萎黄晦暗而色黑，食少，形寒，神疲乏力，少气懒言，大便溏泄，恶心呕吐，肠鸣腹胀，每因受寒或饮食不慎而加剧，舌质淡，苔白，脉弱。

脾气虚弱，脾阳亏虚，不能运化水谷，故食少，腹胀，形寒，神倦乏力，少气懒言。气虚中寒，清阳不展，寒凝气滞故肠鸣，大便溏泄。感受寒邪或饮食不慎，以致中阳更虚，易使病情加重。面色萎黄或晦暗色黑，头昏，目眩，晕厥，舌淡，苔白，脉弱，均为中阳虚衰湿溢肌肤之象。

治则：温中健脾。

处方：阳虚为主者：人参15克，白术20克，甘草15克，干姜10克，附子10克，高良姜15克，制香附15克，丁香10克，吴茱萸10克，砂仁15克，半夏15克，陈皮15克。

方中人参、白术、甘草益气健脾、燥湿和中，干姜、附子温中祛寒，高良姜、制香附、丁香、吴茱萸温中理气除胀，砂仁、半夏、陈皮温中和胃降逆。气虚为主者：人参15克，黄芪25克，白术25克，甘草15克，茯苓20克，扁豆20克，陈皮20克，半夏15克。方中人参、黄芪、白术、甘草益气健脾，茯苓、扁豆健脾化湿，陈皮、半夏和胃降逆。

兼食积停滞者，加神曲15克、麦芽15克、山楂10克、鸡内金10克消食和胃；若气虚及阴、脾阳渐虚、腹痛即泻、手足欠温者，加苍术25克、炮姜15克温中散寒。

2. 肾阳虚型

辨证要点：面色黧黑，腰背酸痛，遗精阳痿，多尿或不禁，畏寒肢冷，下利清谷或五更泄泻，舌质淡胖有齿痕，苔白，脉沉迟。

面色黧黑为肾虚之本色，腰为肾之府，督脉贯脊络肾而督诸阳，肾阳不足，失于温煦，故腰背酸痛，畏寒肢冷，阳气衰微，精关不固，故遗精、阳痿。若肾气不固则小便失禁，气化不利，水不化气则多尿。命门火衰不能蒸化腐热水谷，故下利清谷或五更泄泻，舌淡胖有齿痕、脉沉迟均为阳气亏虚，阴寒内盛之象。

治则：温补肾阳，兼养精血。

处方：附子15克，肉桂15克，杜仲20克，山茱萸20克，菟丝子20克，鹿角胶10克，熟地25克，山药20克，枸杞15克，当归15克。

方中用附子、肉桂温补肾阳，杜仲、山茱萸、当归补益精血、滋阴以助阳。

遗精者加金樱子15克、桑螵蛸25克、莲须15克以收涩固精；下利清谷者，应减去熟地、当归等滋润滑腻之品，加入党参15克、白术15克、薏苡仁15克以益气健脾、渗湿止泻；阳虚水泛、浮肿尿少者，加茯苓15克、泽泻15克、白术20克、车前子10克以利水消肿；若喘促、短气、动则尤甚，为肾阳虚衰肾不纳气，酌加补骨脂20克、五味子15克、蛤蚧1对以补肾纳气。

如前所述，该病多由结核感染而成，可在辨证施治同时，选加具有抗结核杆菌的中药。

皮质醇增多症

皮质醇增多症，又称库顾综合征，是肾上腺皮质功能亢进症中最常见的一种。

该症约半数以上是由于下丘脑-垂体功能紊乱，分泌 ACTH 过多，刺激肾上腺皮质增生和分泌皮质醇过多所致。对于因肾上腺皮质癌瘤，异位 ACTH 综合征，医源性皮质醇症等不在本节治疗范畴。

本病的临床表现系由于大量皮质醇长期作用于体内各系统和各脏器引起代谢紊乱的病变。

1. 脂代谢紊乱

病人以满月脸、红润多脂、毛发油腻、脸颈及躯干肥胖为特征。

2. 糖代谢紊乱

血糖倾向于增高，糖耐量多为减低，对胰岛素多有拮抗。

3. 蛋白质代谢紊乱

病人皮肤菲薄，毛细血管脆性增加，轻微损伤易生瘀斑，形成典型紫纹，四肢肌肉萎缩，广泛性的骨质疏松易发生骨折等。

4. 高血压

约 90%病人见于高血压，伴有头痛、心悸、视力减退等症状。

5. 性功能异常

女性病人多见于月经量少、闭经、不育；男性病人则多呈阳痿。病人也可有轻度多毛、痤疮等。

6. 实验室检查

尿 17-OHCS 在 55~69μmol/L 以上，小剂量地塞米松试验不能抑制。ACTH 刺激试验，皮质醇增生病例可明显增加，达 3~7 倍于基值。

7. X 线检查

X 线检查见骨质疏松，广泛脱钙。肾周充气造影及蝶鞍摄影有一定诊断价值。

皮质醇增多症，相似于祖国医学的"肥胖"、"肌肤盛"等病范畴。

【源　　流】

《灵枢·阴阳二十五人》说："土形之质人……圆面、大头、美肩背、大腹……"这段描述相似于皮质醇增多症的主要典型体征，与现代医学记载该症满月脸、腹部胀满、水牛背有极相似之处。

【病 因 病 机】

皮质醇增多症的主要临床表现是脂肪、糖、蛋白质等代谢紊乱，相当于祖国医学"脾失运化"、"肝失疏泄"而致痰浊、血瘀内停的病理改变。肝脾在正常生理情况下，在运化水湿、转输水谷精微方面都是相互协调的，若肝失疏泄则脾运化而成的水谷精微不能正常均匀输布于全身，若积留于脸、项背、腹部则肥胖表现为满月脸、水牛背等特点；肝失疏泄，气机不利血行不畅，也可导致血瘀，因而易成瘀斑；血涩滞不下行，女性也可月经量少或闭经不育。脾为后天之本，主运化功能，人体的代谢与脾有关，若脾气虚弱，失于运化则湿邪内停，为胖为肿；脾气虚弱，后天生化之源不足，则气虚血少，在女性也可月经量减少或经闭。精微不足，骨失濡养，则骨质疏松。若脾湿化热或肝失疏泄，三焦通调不利，湿热也可内生，湿热内蕴，血逆于上，脸部则可生痤疮；湿热下注阴器，致宗筋弛缓，男性病人可致阳痿。

【辨 证 施 治】

1. 湿热蕴结型

辨证要点：满月脸而红润，生痤疮，高血压，头痛如裹，肚腹胀满，大便秘结，舌体胖大，苔黄腻，脉沉弦。

肝失疏泄，脾失运化，湿郁化热，湿热上犯，荣血上逆则面红、痤疮；湿热上扰清窍则头痛如裹；湿热乱于肠胃之间，腑气不通，则肚腹胀满而大便秘结；湿热下注阴器，宗筋弛缓则阳痿，舌苔、脉象均为湿热蕴结之象。

治则：荡涤湿热。

处方：大黄 15 克，枳实 24 克，厚朴 25 克，防己 15 克，皂刺 15 克，二丑 20 克，槟榔片 15 克，穿山甲 15 克，益母草 15 克。

方中用大黄、枳实、厚朴荡涤实热，防己、二丑利水，有湿除热泄之效。皂刺意在化湿通络，穿山甲、益母草意在化瘀通络，这样能使气机通畅，湿热之邪祛除，诸证自愈。

2. 气虚血涩型

辨证要点：短气乏力，腹胀便秘，面色紫黯，妇女月经量少或闭经，舌有瘀斑。脾气虚失于运化，则腹胀便秘，中气不足，则短气乏力，气虚不能帅血而行，致气虚血涩，气虚不能帅血下行，故见女性月经量少而闭经，舌有瘀斑乃气虚血瘀之象。

治则：益气活血。

处方：黄芪 30 克，山楂 15 克，炒蒲黄 15 克，当归 15 克，赤芍 15 克，乌梅 5 克，红花 15 克，桃仁 15 克，琥珀末 5 克（分 2 次冲服），泽兰 15 克。

方中黄芪、山楂补气，当归、赤芍养血活血，红花、桃仁、泽兰活血通经，炒蒲黄活血涩血，琥珀活血安神，乌梅酸涩敛阴，全方有益气活血之功。

尿 崩 症

尿崩症是抗利尿激素缺乏而致的以多尿、多饮、尿的比重低、不含糖为主要临床表现的疾病。该症部分症例是由头颅创伤、肿瘤、感染等使下丘脑-神经束受损所致。另一些病例无明显原因可查，其中有些与遗传因素有关。

本症的诊断，除上所述临床表现外，实验室检查有助于诊断：①尿量多，为 8～10L/d，尿比重低常在 1.003～1.005 以下。②禁水试验或高渗盐水试验，又能使尿量显著减少，尿比重也不会明显提高。③抗利尿素运用治疗有明显效果，注射加压素后，尿量明显减少，尿比重明显升高。如果病情较轻，如部分性尿崩症，临床不典型病例，则需与神经性多饮、多尿区别，可借禁水试验加抗利尿激素（ADH）补充试验及高渗盐水试验以区别之。肾性尿多对加压素不敏感，多有肾功能低下表现。糖尿病除多饮、多尿外，还有多食，尿糖阳性，空腹血糖升高等。高钙性多尿，除尿钙高于正常者外，伴有原发病，如骨髓瘤、甲状旁腺功能亢进可助区别，血钾过低性多尿，除血钾偏低外，有肾炎、原发性醛固酮增多症病变，常伴肾功改变。

尿崩症，相当于祖国医学"下消"病范畴。

【源　流】

关于遗传因素的记载：《奇效良方》说："小儿所禀形质寿命长短者，全在乎精血，二者和而有妊，在母之胎十月而生，大抵寿夭穷通，聪明愚智痴，皆以预定，岂能逃乎？"宋代钱乙认为："若父体肝肾虚热或肾气不足，可使其子女患本病。"

关于病机方面的记载：《济生方》云："消渴之疾，皆起于肾，盛壮之时，不自保养，快情纵欲，或服丹石，遂使肾水枯竭，心火燔灼，三焦猛烈，五脏干枯，由是渴利生焉。"《景岳全书》说："又有阳不化气，而水津不布，水不得火而有降无升，所以直入膀胱而饮一溲二，以饮泉源不滋，天壤枯者，皆是真阳不足，火亏于下之消证也。"说明各种原因导致肾虚而致本症。《东医宝鉴》说："热伏于下，肾虚受之，精走髓虚，引水自救，掫水不多，随尿即下，小便多而浊，病属下焦，谓之消肾。"

关于治疗原则的记载：《石宝秘录》曰："消渴之症，若分上、中，下而肾虚以致渴，则无不同也。故治消渴之法，以治肾为主，不必问其上、中、下之消也。"《医贯》说："治消之法，无分上，中，下，先治肾为急，唯六味滋补肾阴及加减八味丸双补，随症而服，降其心火，滋其肾水，而渴自止矣。"这段描述是区别糖尿病的辨证治疗。据临床观察，尿崩症的人多有肾虚症状，即肾阴虚，中医治疗可得到改善，还可减少加压素的用量。

【病 因 病 机】

尿崩症属于祖国医学的"消渴"范畴，与糖尿病之消渴在病因病机上有截然不同的地方。祖国医学认为，尿崩症是由于肾主水液司开阖的生理功能失常，而致膀胱约束无权，出现以尿多而渴为主症的疾病。肾内藏元阴元阳，为水火之脏，其经脉络膀胱，与膀胱相表里，借以维持体内水液代谢的平衡。若先天禀赋不足，劳倦过度，外邪入侵，久病失养，外伤等原因引起肾阴阳失去平衡便可发生该症。肾阴主阖，肾阳主开，若肾阴不足，肾阳相对偏亢，则肾的关门开多阖少，故尿多。若肾阳不足，失水蒸腾化气作用，膀胱不能通过气化作用而将水津布于周身则多尿。总之，肾阴肾阳不足皆可导致多尿，由于多尿，体内津液不足，病家欲自救而烦渴多饮，随渴随饮，随饮随尿。

【辨 证 施 治】

1.肾阴不足型

辨证要点：多饮，多尿，不多食，烦渴，腰膝酸软，头晕头痛，五心烦热，皮毛憔悴，舌红少苔，脉象细数。

因肾阴主阖，肾阳主开，阴阳维系，开阖正常。今肾阴不足，则开阖失调，开多阖少故见多尿，多尿而致体内津液不足，病家欲自救而烦渴多饮，肾阴虚，腰府失养，故腰膝酸软，肾阴不足，肾主骨生髓，脑方髓之海，髓海不足则见头晕头痛，肾阴虚产生内热，故见五心烦热，肾阴虚，皮毛失养，故皮毛憔悴。故该症发病对脾胃功能无影响，故不多食。舌红少苔，脉象细数，乃阴津不足之象。

治则：滋阴补肾。

处方：熟地50克，山药55克，山萸肉50克，茯苓15克，泽泻15克，丹皮25克，知母15克，黄柏15克，甘草15克。

方中熟地、山萸肉滋肾补肾，茯苓、泽泻、丹皮、知母、黄柏泻相火；山药、甘草补中以助后天。

若口渴症状突出者酌选加石膏50克，天冬、麦冬各25克，石斛15克，五倍子10克，葛根25克，五味子5克等以助养阴清热止渴生津之力；若乏力症状突出，酌加人参15克、黄芪50克、黄精25克、白术15克；若多尿症状突出者，酌加玄参15克、地骨皮25克、乌梅10克等滋阴降火收涩之药；若便干加玉竹15克、肉苁蓉15克、石斛25克以滋阴润燥。

2. 肾阳不振型

辨证要点：小便清长量多，夜间尤甚，渴喜热饮，形寒肢冷，面白虚浮，精神委靡不振，喜卧嗜睡，阳痿阴冷，头昏耳鸣，舌淡苔白，脉沉弱。多见下丘脑-垂体后叶功能减退明显者。

肾阳不足，失于蒸腾化气作用，膀胱不能通过气化作用而将水津布于周身而见小便清长量多，夜间阴更胜，阳气相对不足，因而夜间尤甚，阳虚则生内寒，得热则舒，故渴喜热饮，肾阳不足，命门火衰，不能温养脏腑，故见形寒肢冷，气血运动无力，不能上荣于面，又肾阳虚衰，浊阴弥漫肌肤，故见面白虚浮；阳气不足，心神无力振奋，故见精神委靡不振，喜卧嗜睡；肾主生殖，肾阳不足，命门火衰，生殖机能减退，男子则阳痿阴冷；肾阳不足，清阳不升，清空失养。故见头昏耳鸣。舌淡苔白，脉沉弱，均为肾阳不足，气血运行无力的表现。

治则：温肾壮阳益气。

处方：巴戟天15克，肉桂15克，制附子15克，鹿茸条1克（冲服），甘草15克，胡芦巴15克，补骨脂15克，肉苁蓉15克。

方中巴戟天、鹿茸温肾壮阳，肉桂、附子辛热之品以引火归元，胡芦巴、补骨脂、肉苁蓉补肾中之阳，补而不燥，甘草益气。综观全方，实乃温肾壮阳益气之品。

3. 气阴两虚型

辨证要点：尿频而量多，口干舌燥，渴而多饮，食少腹胀，困倦气短，头昏健忘，潮热盗汗，虚烦少眠，心悸无力，遇劳即发。

肾与膀胱相表里，肾气虚膀胱失约，以致尿频而量多。由于多尿而致体内津液不足，故见口干舌燥，渴而多饮。脾气不足，运化失健，输布精微无力，运化迟缓，脾气失于分清浊的功能，湿邪浊邪在上，则形成虚性腹胀。脾胃相为表里。脾气不足，胃气亦弱，腐熟功能失职，故食少。由于气虚，脏腑组织机能减退，所以困倦短气。气虚清阳不升，不能温养头目，故出现头昏健忘。气虚无力鼓动血脉，故见心悸无力。劳则耗气，故遇劳即发。阴虚则虚热内生，故见潮热盗汗。阴虚则阳亢，而致神不守舍而虚烦不眠。

治则：滋阴固肾益气。

处方：熟地15克，黄芪25克，山药15克，人参15克，玄参15克，山萸肉15克，肉苁蓉15克，五味子10克，甘草15克。

方中熟地、玄参、山萸肉、黄芪、人参、山药、肉苁蓉补中益气，五味子、甘草酸甘化阴。人参有抗利尿激素作用，主要作用于脑垂体后叶通路上。

4. 痰血瘀阻型

辨证要点：烦渴难忍，随饮随尿，肌肤甲错，恶心呕吐，唇龈紫黯，舌有瘀斑色紫黯，相似于脑垂体肿瘤或增生、颅脑外伤等所致尿崩症。

"五脏之伤，穷必及肾"，肾阳失于蒸化或肾阳虚则关门不利，皆可致多尿而渴。痰浊上泛，清阳被扰，则头痛而胀，恶心欲吐，瘀血内停，肌肤失养而甲错。唇、龈、舌紫暗，皆为血瘀之象。

治则：涤痰软坚，活血化瘀。

处方：当归15克，丹参25克，穿山甲10克，蜈蚣2条，桃仁10克，山慈菇5克，法半夏10克，乌梅5枚，白芥子15克，红花10克，大贝15克，郁金15克，牡蛎25克，三七末2克（冲服）。

方中当归、丹参、桃仁、红花、三七、穿山甲活血化瘀散结，蜈蚣、山慈菇、牡蛎软坚散结，法半夏、白芥子、大贝化痰软坚散结，郁金疏肝解郁、兼能活血，取"治痰先治气，气顺痰自消"之意，乌梅软坚。

若血瘀明显者可冲服大黄末。

男 性 不 育

在具有生育能力的年龄，男女结婚并同居1～2年以上未怀孕者，系为不孕症。据报道：在已婚的夫妇中，平均约有 10%发生不孕症。在不孕的夫妇中，由于男性原因所致不孕者，占30%左右。近年来，据欧美国家统计，不孕的夫妇占15%，其中男性不育占50%。

1. 男性不育的原因

男性不育的原因，主要有以下几点：

（1）精液质量低下：由精子的生成和成熟的障碍所致精子计数、活率、活力、形态等异常。这主要包括两个方面：一是原发于睾丸的损害，导致生精功能障碍。例如，隐睾、精索静脉曲张、睾丸炎、染色体异常和药物毒性导致的睾丸生精功能障碍及特发少精症。

另外近年来认识到，呼吸系统疾病，如慢性支气管炎等，也可以是男性不育的原因。YOUNGS 综合征，这种病人临床表现为无精子或少精；睾丸体积正常，血清卵泡刺激素（FSH）、黄体生成激素（LH）正常，有慢性支气管炎或支气管扩张病史，临床称之为与呼吸系疾病有关的阻断性无精及少精症。目前对其发病机制尚不清楚。KARTAGENERS 综合征，此种不育症特点是患者在儿童时期有慢性呼吸道疾病，临床检查发现精子活动力低下，主要是由于精子尾部纤毛运动失常所致。电镜下可见精子尾部纤毛结构异常，故认为这是纤毛细胞异常导致的不育症，也认为是睾丸以外的（下丘脑、垂体）功能紊乱所致睾丸生精功能障碍。该病临床表现为少精症和无精症。内分泌因素所致的少精症和无精症，可由肾上腺、甲状腺疾病引起，如甲状腺功能减低或阿狄森病均可造成睾丸生精功能障碍。但是主要的仍是下丘脑-垂体-睾丸性腺功能障碍所导致的不育症。

促性腺激素不足的性腺功能低下，属于此类的有两种：即第一种是原发性促性腺激素不足所致的性腺功能低下，大多发病在青春期前，称为选择性青春期前促性腺功能衰竭，也称为促性腺激素不足无睾症。由于在青春期之前促性腺激素缺乏，睾丸小而软，缺少男性第二性征。实验室检验可见促性腺激素和睾酮低下，认为与下丘脑异常有关。由于该病人有的伴有嗅觉异常和肢体畸形，又考虑与遗传有关。第二种是继发性的促性腺激素不足的性腺功能低下，大多发病于青春期后。病人具有正常的男性特征，但有睾丸萎缩和不同程度的性功能障碍。一般睾酮和促性腺激素水平下降，但程度比原发性的轻。往往由于垂体肿瘤，下丘脑部囊肿或足垂体切除术所致。

促性腺激素增多的性腺功能低，卵泡刺激素（FSH）、黄体生成激素（LH）同时升高，往往表明有较严重的睾丸损伤，先天性的睾丸功能障碍，如 VLNEFELTERS 综合征，双侧隐睾和双侧睾丸相转所致的睾丸萎缩，麻疹或腮腺炎，以及其他原因导致的睾丸炎，大量放射线和细胞毒药物导致的睾丸损害也可能导致睾酮水平的下降，但应须知，因放射线和细胞毒药物所致的睾丸损害，虽然促性腺激素水平升高，但仍有自然恢复生育能力者。

促黄体生成素和睾酮水平正常的少精症是临床上最常见的男性不育症。现今多数专家认为此种以精子数量减少，卵泡刺激素（FSH）升高，而黄体生成激素（LH）和睾酮正常为特征的不育症是一种综合征，亦称为特发少精症。

虽然精子生成与卵泡刺激素（FSH）水平具有反比关系，然而此类少精症也有一些卵泡刺激素（FSH）水平在正常范围的例子。在临床诊断时应予区分之。例如，有些因排精通道部分梗阻导致的少精症，卵泡刺激素（FSH）水平正常。此种通过睾丸活检可以鉴别。

卵泡刺激素（FSH）升高是由于睾丸受损，生精细胞受到抑制，通过垂体-性腺轴的反馈作用所致。生精细胞被抑制也可能是抑制素作用的结果。

由少精症患者外周血测定得知，卵泡刺激素（FSH）和黄体生成激素（LH）水平具有正比例关系，而卵泡刺激素（FSH）与睾酮水平则为反比关系。

睾酮在睾丸的浓度很高，是生精所需要的，有时虽然睾丸内睾酮水平不降而影响生精，但这种浓度足够维持外周血中的睾酮和黄体里的生成激素（LH）水平在正常范围内。

（2）精子输送通道的梗阻：从生精小管直至射精管均可发生阻塞，如感染后引起的附睾管道梗阻，先天性附睾或输精管不通（如先天性输精管缺失或闭锁），以及附睾炎、附睾结核、附睾囊肿引起的梗阻等。

（3）精子不能正常排入女性生殖道内，这包括各种射精障碍、外生殖器畸形、性交功能障碍，以及精神心理因素所致的性功能低下等。

（4）附属性腺的异常：前列腺炎及前列腺酶的异常，有时会导致精液不液化，也可影响精子的活动力、成活率和致孕率。此外，精囊的功能异常可导致精液中果糖含量的变化而不育。

（5）呼吸系疾病：慢性支气管炎、支气管扩张等也可以是男性不育的原因。

2.男性不育的临床表现

男性不孕育的临床表现主要有以下几方面：①睾丸的异常。睾丸下坠不全和隐睾症，隐睾由于温度较高，影响精子发生和雄性激素分泌。睾丸实质变化，生精管壁内纤维组织增加的情况在青年和成年均可发生，这将影响睾丸的功能。②精子的异常。病弱的精子或死精子，其尾部多数或弯曲或折断，圆头无顶、体的精子多见于不育症患者。椭圆头精子在精子中应占大多数。精子的正常分类计数应为：椭圆头占80.5%，小头1.4%，尖头0.4%，大头0.3%，不定头占6.5%，双头占1.5%。③管道阻塞。从曲精管直至射精管均可发生阻塞。④内分泌疾病。下丘脑或脑下垂体功能不全，精液果糖和血清睾酮降低。黄体生成激素（LH）不足，雷氏形细胞萎缩，这就是所谓能生育的无性人。⑤精索静脉曲张。这种情况往往合并精液不正常，即精子计数低，活动力低下。精索静脉曲张结合生育力低下病人的睾丸活检证明有生细胞的减少，未成熟细胞进入生精小管管腔，精索静脉曲张也可损害雷氏细胞。⑥神经方面。性功能的障碍可由神经损害或疾病引起。遗精和射精的控制主要在于输精管、精囊和膀胱内括约肌的节后交感神经链的肾上腺能神经原。若肾上腺能神经原破坏，或使用抗肾上腺能的药物均可导致排精障碍。⑦其他某些前列腺炎病例，可使精子活力下降，无症状的精液含菌，可引起精细胞分解，精细胞中毒，精子寿命缩短，以及精子凝聚等现象。⑧实验室检查。精液生化成分，有时对一些特殊病证有帮助，例如，先天性输精管缺如病人的精液中，不但没有精子，也没有果糖，在一般少精症，精液中草酸增多，但果糖正常。

祖国医学称不孕为"无子"。

【 源　　流 】

祖国医学把性腺的功能认为是肾的功能。肾是祖国医学藏象学说的重要组成部分。因其功能广泛，素称"先天之本"、"后天之根"。肾藏精主生育繁衍，肾气旺盛与否和精液产生有密切关系。如《素问·上古天真论》说："丈夫八岁，肾气实，发长齿更；二八肾气盛，天癸至，精气溢泻，阴阳和，故能有子；三八肾气平均，筋骨劲强，故真牙生而长极；四八筋骨隆盛，肌肉满壮；五八肾气衰，发坠齿槁；六八阳气衰竭于上，面焦，发鬓颁白；七八肝气衰，筋骨不能动，天癸竭，精少，肾脏衰，形体皆极；八八则齿发去。肾者主水，受五脏六腑之精而藏之，故五脏盛乃能泻，今五脏皆衰，筋骨解坠，天癸尽矣，故发鬓白，身体重，行步不正，而无子耳。"这说明男子到了 8 岁，肾气就旺盛起来，乳齿更换，头发也比以前蓄茂了；到了 16 岁的时候，肾气更加旺盛，天癸成熟，有精液排出，阴阳合和而能生育子女；到了 24 岁的时候，肾气已经充实，筋骨坚强，生出智齿，发育已达到极点；到 32 岁的时候，筋骨更加坚强，肌肉丰满而壮实；到 40 岁的时候，肾气开始衰少，头发和牙齿开始脱落；到了 48 岁的时候，上部的三阳经脉精气开始衰微，面部显出了衰老的气色，头发也花白了；到了 56 岁的时候，肝气和肾气已衰微，所以行动起来，筋骨不太灵活，天癸尽竭，精气不足，完全呈衰老的迹象；到了 64 岁的时候，头发和牙齿差不多都要掉落了。肾是先天的根本，接受五脏六腑的精微贮藏起来，所以五脏的精气充足，肾脏才有精液泄出，现在五脏的精气皆已衰微，精气的来源缺乏，使人懒于动作，天癸也尽竭了，故鬓发白，而行动觉得呆滞，行走也不稳，而没有生殖能力了。

《素问·阴阳应象大论》说："阳为气，阴为味，味为形，形归气，气归精，精归化，精食气，形食味，化生精，气生形，味伤形，气伤精，精化为气，气伤于味。"这说明气无形属阳，味有形属阴，饮食五味能滋养形体，而形体的生成，又赖于气化，由气化功能，促进精的产生，也就是说，精的生成，赖于气化，所以说，精是由饮食物变化而来，形的充实有赖于味，因为气化而产生了精，由精的供给而生成了形体。然而，饮食过量，反而能使形体受伤，气不调和，也影响于精的产生。因为，精的生成，有赖于气，而气的损伤，也可能由于饮食失调所致。

明代王肯堂《女科证治准绳》说："大抵无子之故，不独在女，病多由男，房劳过度施泄过多，精清如水，或冷如冰，及思虑无穷，皆难有子。"清代肖赓六《女科经论》说："不能融育成胎，有禀赋原弱，气虚血损，有嗜欲无度，阴精衰惫，各当求原而治。"可见男性不育的原因也是多方面的。

【 病 因 病 机 】

精，是生命活动的基本物质，由肾所藏，包括两方面：一方面是先天之精，由水谷精微化生，是维持生命，滋养人体，并促进人体生长发育的物质；另一方面是男女媾精的精气，是生育繁殖的基本物质，若因先天禀赋不足，即父母的某些遗传因素或先天性生殖器畸形等因素可以不孕。在后天则脾胃虚弱，不能化水谷以生精，或寒湿伤肾，命门之火衰，则肾气不足以温养，至精亏液竭不能生育；或因房劳过度，肾精亏损也可不孕。

总之，男性不育，责之于肾气的衰退，气化的失司。因为在气化作用下，血可化生精以藏于肾，若气化失司，则肾亏精竭，无生育繁殖能力。

【辨证施治】

1. 肾虚精竭型

辨证要点：真精衰少、精液稀少或精子畸形，或脑转耳鸣，腰膝酸软。

肾精亏损，生化精子无权，而致精液清稀。又因肾主骨生髓，肾精不足可致清空失养则脑转耳鸣。腰为肾之府，肾虚失养则腰膝酸软等。

治则：补肾填精。

处方：紫河车1具，红参100克，淫羊藿200克，鹿角胶100克，龟板胶100克，山萸肉200克，生杜仲200克，熟地黄200克，锁阳100克。

共为细末，炼蜜为丸，15克/丸，每次1丸，每日3次，温开水送下。

方中紫河车益气补精，治一切虚损，现代研究证明，含多种性激素。红参补气，肾化生精子，非补气不能生，上述二药为方中主药。辅以龟板胶、鹿角胶、山萸肉、熟地黄滋阴补肾以填精。锁阳滋阴又扶阳，使阴得阳助。杜仲、淫羊藿以补肾强腰。据现代研究证明淫羊藿也有类激素样作用。

2. 心肾不交型

辨证要点：少寐多梦，梦则遗精，精液清稀，伴有心中烦热，头晕目眩，精神不振，体倦乏力，心悸怔忡，善恐健忘，口干，小溲短赤，舌红，脉细数。

心火内动，神不守舍，故寐少梦多，心中烦热。火扰精室，故梦则遗精。遗精过频则精液清稀。寐少神乏，故精神不振，体倦乏力。精不养神以上奉于脑，故头晕目眩。心主神志，心火旺则火耗心血，故怔忡心悸，健忘善恐。火灼阴伤，阴虚火旺，故心中烦热口干。心火下移小肠故小便短赤。心主血脉开窍于舌，心火旺则舌质红，脉细数。

治则：清心安神，滋阴清热。

处方：天冬15克，熟地黄15克，红参15克，盐黄柏10克，莲子心15克，补骨脂15克，生龙骨25克，生牡蛎25克。

方中天冬、熟地黄滋水养阴，红参补益元气，黄柏滋阴降火，莲子心、补骨脂补心脾、摄精气，生龙骨、生牡蛎潜阳涩精。

因遗精而不孕者，要特别注意调摄心神，排除杂念。《景岳全书·遗精》说："遗精之始，无不病出乎心……及其既病而求治，则尤当持心为先，然后随证调理，自无不愈，使不知求本之道，全持药饵，而欲望或功者，盖亦几希矣。"以上所言确是经验之谈。

另外君相火动，心肾不交，本属阴虚火动，久则最易耗损肾阴，转致肾虚不藏，精关不固。治疗常兼顾及肾，以资防范，似重点仍在清泄心、肝之热。丹溪所谓"非君不能动其相，非相不能论其精"，故该型应清心火，泻肝热，兼事滋阴，但勿轻重倒置，专用固涩、补精等治肾之法。

心火独亢、邪扰精室而梦遗者，加用黄连以泻心火；夜寐不安者，加夜交藤15克、合欢花25克；肾阴虚而腰膝酸软者，加枸杞25克、杜仲15克以补肾强腰。

3. 命门火衰型

辨证要点：阳衰不化，真精亏少，精液清稀，精子活动力差，或伴腰膝冷痛，畏寒，精神委靡，面色㿠白或黧黑，舌淡苔白，脉沉弱。

命门火衰，失于温化，独阴不生，孤阳不长，精无阳气蒸化则无以生，故精子清稀，精子活动力差，腰为肾之府，肾主骨，命门火衰，肾阳虚损，不能温养腰府，则腰膝冷痛；不能温煦肌肤，则畏寒。阳气不足，心神无力振奋故精神委靡不振。气血运行无力，不能上荣于面，故面色黧黑无泽。舌淡苔白，脉沉弱，均为命门火衰，气血运行无力的表现。

治则：温肾壮阳以生精。

处方：仙茅 200 克，淫羊藿 200 克，鹿茸 20 克，红参 100 克，细辛 50 克，沉香 100 克，紫豆蔻 100 克，制附子 50 克，黄芪 200 克。

共为细末，炼蜜为丸，15 克/丸，每次 1 丸，每日 3 次。方中鹿茸补肾脉，现代研究证明，鹿茸含有雄性内分泌素，与仙茅、淫羊藿相合，补命门而兴阳，沉香、细辛补丹田之火，补脾阳以生后天之本，使精微生。黄芪益气补虚，配紫豆蔻补肾强腰。上方共奏温补命门、壮腰补肾生精之功。

临床体会，治疗男性不育，不论阴虚或阳虚，都宜应用补气药物疗效佳。正如《素问·六节藏象论》说："气和而生，津液相成，神乃自生。"这说明人的生命活动应以气为物质基础。祖国医学所说的气，有两个含义：一是构成人体和维持人体生命活动的精微物质；二是指脏腑组织的生理功能表现。因此，在补肾的同时，应用补气药，如人参、黄芪等往往可以取得较好的疗效。现代医学证明，人参可以使精子数目增多，黄芪有类似性激素样作用，可使实验动物的发情期延长。

另外，该病属慢性疾病，不可突然治愈。临床体会配制丸药治疗比较适宜，丸者缓也，取其缓补特点，又因有些药物如紫河车、鹿茸等也不适于入煎剂。

4. 气血亏虚型

辨证要点：面色萎黄，少气懒言，形体衰弱，心悸失眠，头目眩晕，纳呆便溏，精液量少，精子数不足，活动力差，舌淡苔薄，脉沉细无力。

精血同源而互为资生；气血亏虚，精失化源，故不育。阳气衰弱。故少气懒言，形体衰弱。脾失健运，故纳呆便溏。心失血养则失眠心悸，髓海空虚则头晕目眩。舌淡脉弱为气血不足之象。

治则：补气养血。

处方：党参 20 克，白术 15 克，白芍 15 克，川芎 10 克，黄芪 15 克，黄精 15 克，淫羊藿 20 克，菟丝子 15 克。

方中四君子合黄芪、黄精健脾补气，四物养血益阴，淫羊藿、菟丝子滋肾助阳。诸药合用，脾气旺则血生，冲任和调、肾精有源，肾气充盛而能生育。

5. 气滞血瘀型

辨证要点：婚久不育，抑郁沉闷，胸胁胀满，口苦目眩，心烦少寐，或伴阳痿，或射精不能，舌质暗红。可见瘀点，苔薄，脉涩或弦。

情志不遂，郁怒伤肝，肝失条达，故抑郁沉闷，胸胁胀满。肝胆互为表里，肝郁胆热，故见口苦目眩，心烦不寐。肝失疏泄，宗筋弛纵，故阳痿不举。脉络瘀阻，精窍不利，故射精不能。舌质暗红有瘀点，脉涩或弦为气滞血瘀之象。

治则：疏肝引气，活血通络。

处方：柴胡 15 克，当归 15 克，白芍 15 克，川芎 10 克，香附 20 克，红花 10 克，路路通 15 克，穿破石 15 克。

方中柴胡、香附、当归、白芍疏肝解郁，养血柔肝，宗"本郁达之"之意，川芎、红花、路路通、穿破石行气活血，逐瘀通络。全方具有疏肝解郁，行气活血，助阳通窍之功。

6. 痰湿内蕴型

辨证要点：体态虚胖，素多痰湿，面色㿠白，神疲气短，肢体困倦，头晕心悸，精液黏稠不化。痰阻精窍则射精障碍。舌淡苔腻脉沉为痰湿内蕴之证。

治则：燥湿化痰，利气通窍。

处方：苍术 20 克，陈皮 15 克，茯苓 20 克，白术 20 克，党参 20 克，法夏 15 克，附片 10 克，枳壳 10 克，车前子 20 克（单包纱布包煎），泽泻 15 克，路路通 15 克，穿山甲 20 克。

方中苍术、车前子、泽泻淡渗利湿，党参、白术、附片健脾益肾，以绝生痰之源，佐路路通、穿山甲活血通窍。诸药配伍，则脾肾得健，痰湿得化，气血调畅，精窍通利。

对怀疑性生活不合理而致不孕者，应在女方排卵前 48 小时或排卵后 24 小时内性交，以增加受孕机会；性交次数不可过频，以每周 1～2 次为宜，以提高精液质量；在性交后让女方垫高臀部继续仰卧 20 分钟，以增加受孕机会。

阳痿与早泄

阳痿是指男子青壮年时期，由于虚损、惊恐或湿热等原因，致使宗筋失养而弛纵，引起阴茎痿弱不起，临房举而不坚，不能插入阴道的病证。早泄是指性交时间极短即行排精甚至性交前即泄精的病证。早泄常与阳痿并见，故治疗方法每多类同。

在性交时，阴茎必须勃起。阴茎是由三条长柱形海绵体构成，外包以结缔组织和皮肤，其顶端部分，称为阴茎头。阴茎头表层密布着感觉神经末梢，对机械刺激很敏感。阴茎海绵体内有许多血窦，它们与动脉分支交通。当动脉扩张时，流入阴茎的血流就会迅速增加，血窦即因充满血液而膨胀，因而使阴茎体积增大，形成勃起。同时，由于血窦的涨大，静脉血液回流受到一定程度阻滞，也有助于阴茎勃起。射精后，阴茎内动脉收缩，血流减少，静脉回流增加，阴茎即疲软。

性冲动所引起的反应，称为性反应。性反应的第一期，即是兴奋期，男性的性兴奋期，即阴茎勃起，这是一种反射，来自许多感受器的刺激都可引起此反射。阴茎内的小动脉系由盆神经（属于副交感神经）和股下神经（属于交感神经）所支配，当前者兴奋时，阴茎内血管扩张，引起勃起。男性作反应的第二期，即持续期，阴茎龟头周径增大，尿道球腺分泌物为黏液样。射精为性冲动的高潮期，由于腹下神经中的交感神经纤维兴奋，可使阴茎疲软。男性性冲动来的快，消失也快，最短者 1～2 分钟，最长者 50～60 分钟。勃起反射是男性性欲的集中表现。其基本冲动在脊髓骶段第 2、3、4 骶神经。这些神经纤维伴随进入动脉三个海绵体，调节阴茎勃起。尽管如此，似是神经系统的高级部位对它有明显的控制作用。在人类，大脑皮质的控制作用尤为明显，人的条件反射性抑制勃起的能力却大大超过其他动物。黏液由阴茎射出的过程称为射精，射精是通过生殖管道各部分一系列协调的动作来完成的。它可以分为两个阶段：首先是由附睾、输精管的平滑肌按一定顺序收缩，将精子由附睾驱到后尿道，与此同时，膀胱括约肌收缩，防止精液进入膀胱或尿液进入尿道，在尿道内，精子和前列腺、精囊的分泌物混合，其次是把精液射到体外。这是靠阴茎基部的坐骨海绵体肌和球海绵体肌（都是骨脐肌）的收缩而实现的。在射精时，若输精管等处收缩顺序紊乱或膀胱括约肌没有同时收缩，则精子可进入膀胱而不由尿道射出。射精是一个反射动作，传入冲动来源于阴茎头，其基本中枢位于脊髓下部，因而在一些较高位脊髓横断的病人，仍能完成射精动作。由脊髓传出的冲动经由腹下神经和神经丛的交感神经到达输精管、精囊、前列腺等处的平滑肌，引起初步射精。然后，中枢传出的冲动经由阴部内神经传到坐骨海绵体肌，引起它们强烈而有节律的收缩，把精液射出尿道，从而最后完成了射精动作。

阳痿一病，在《灵枢·邪气脏腑病形》称为"阴痿"，在《灵枢·经筋》称为"阴器不用"，《素问·痿论》称为"宗筋弛纵"。

祖国医学认为，该病是由惊恐，思虑或湿邪内侵，饮食劳倦、房劳太过等病因引起肝筋弛纵，谷气不充，肾失温煦的病理改变，出现以阴茎不举或举而不坚的临床表现。早泄是由房劳过度及频犯手淫、禀赋素亏或遗精日久等原因所致的相火偏亢或肾阴肾阳俱虚而使精关不固，以精液自出为主要表现。

【源　流】

关于阳痿病因方面的认识：《素问·五常政大论》说：阴痿是"气大衰而不起不用。"《灵枢·经筋》说："热则筋弛纵不收，阴萎不用"，认识到虚衰和邪热均可引起该病。隋唐诸家多从劳伤、肾虚立论，如《诸病源候论·虚劳阴萎候》说："劳伤于肾，肾虚不能荣于阴器。故萎弱也"。《外台秘要·虚劳阴萎候》说："病源肾开窍于阴，若劳伤于肾，肾虚不能荣于阴气，故萎弱也"，"五劳七伤阴萎十年阳不起，皆由少小房多损阳"。认识到阳痿是虚劳的一种病理反应，因房劳伤肾，肾中精气亏损，阳气不足所致。

宋明诸家对阳痿的理法方药大有发挥：《济生方·虚损》说："五劳七伤，真阳衰惫……阳事不举"，进一步确认阳痿是虚劳所致。《明医杂著》云："男子阴痿不起，古方多云命门大衰，精气虚冷，固有之矣。然亦有郁火甚而致痿者，所谓郁火致痿，实本《内经》'热则筋弛纵不收'之旨。"《景岳全书》以阳痿名篇，说："阴痿者，阳不举也"，指出阴痿即是阳痿，并正式以阳痿为病名。该书论述其病因病机，十分精辟而全面，说阳痿"多由命门火衰，精气虚冷或以七情劳倦，损伤生阳之气……亦有湿热炽盛，以致宗筋弛纵"，"凡思虑焦劳、忧郁太过者，多致阳痿；凡惊恐不释者，亦致阳痿"。该书阐述阳痿的治疗也较为完备，指出："命门火衰，精气虚寒而阳痿者宜右归丸、赞育丹、石刻安肾丸之类主之；若火不甚衰，而只因血气薄弱者，宜左归丸、斑龙丸、金鹿丸之类主之"；"凡思虑惊恐以致脾肾亏损而阳道萎者，必须培养心脾……宜七福饮、归脾汤之类主之……；其有忧思恐惧太过者，每多损抑阳气，若不益火终无生意，宜七福饮加桂附枸杞之类主之"；"凡肝肾湿热以致宗筋弛纵者，亦为阳痿，治宜清火以坚肾，然必有火证火脉内外相符者方是其证，宜滋阳八味丸或丹溪大补阴丸、虎潜丸之类主之"。

清代医家对阳痿的研究各有补充：《杂病源流犀烛·前阴后阴源流》说："又有精出非法，或就忍房事，有伤宗筋……又有失志之人，抑郁伤肝，肝木不能通达，亦致阴痿不起。"《类证治裁·阳痿》提出"先天精弱者"也可引起阳痿的观点。《临证指南医案·阳痿》言："有因思虑烦劳而成者，则心脾肾兼治；有郁损生阳者，必从胆治。盖经云凡十一脏皆取决于胆，又云少阳为枢，若得胆气舒展，何郁之有；更有湿热为患者，宗筋必弛纵而不坚举，治用苦味坚阴，淡渗去湿，湿去热清而病退矣；又有阳明虚，则宗筋纵，盖胃为水谷之海，纳食不旺，精气必虚，况男子外肾，其名为势，若谷气不充，欲求其势之雄壮坚举，不亦难乎，治惟有通补阳明而已。"

【病 因 病 机】

七情郁结致肝气郁滞，肝失疏泄则疏通三焦不利而湿邪内停，湿与热结留滞于肝脉之中，此所谓肝经湿热，又因肝经过腹环阴器。肝主筋，若湿热下注，筋脉弛纵则发为阳痿。薛己在《明医杂著·卷三》按语中说："阴茎属肝之经络，盖肝者木也，如木得湛露则森立，遇酷暑则萎悴。"先天禀赋不足，房劳过度，或少年误犯手淫，以致精气虚损，命门火衰，引起阳事不举。若膏粱厚味，饮酒无度，思虑忧郁，或劳倦失宜，损伤心脾，则病及阳明冲脉，且脾胃为水谷之海，生化之源，脾胃虚必致气血不足，宗筋失养，而导致阳痿。恐惧伤肾，恐则气下渐至阳痿不振，举而不坚。房劳过度及频犯手淫，可导致肾精亏耗，肾阴不足，则相火偏亢，从而引起早泄。禀赋素亏或遗精日久，导致肾阴肾阳俱虚，亦可引起早泄。

【辨 证 施 治】

1. 肝郁化火型

辨证要点：多有精神因素，或新婚精神紧张，致阳痿不举。伴头昏头痛，胸闷，心烦易怒，多梦，善太息，遗精，潮热，溲黄，舌边尖红，薄黄苔，脉弦数。

足厥阴肝经过腹，环阴器，布胸胁，上交巅顶，肝主筋，若因七情致肝气郁滞，疏泄无权，则筋脉弛缓而阳痿，气之郁滞而胸闷易怒，肝火犯心，神不守舍，则心烦，多梦。遗精，潮热，溲黄为肝火伤阴，虚火内扰。

治则：疏肝泻火。

处方：柴胡15克，杭白芍30克，川楝子25克，山栀子15克，生龙骨30克，生牡蛎30克，石菖蒲15克，炙远志15克，青皮15克。

方中柴胡、白芍、川楝子、青皮等疏肝理气，山栀子清热，生龙骨、生牡蛎潜阳，石菖蒲、炙远志交通心肾。

若口苦咽干者，加黄芩15克、青葙子15克以清肝火；若舌体胖大有齿痕者，加龙胆草15克、芦荟5克以泻肝火；若五心烦热、头目热灼者，加牡丹皮15克、侧柏叶15克以凉肝泻火；若舌有瘀斑、或紫黯者，加茺蔚子15克、当归15克以活血化瘀；若肢体麻木者，加天麻15克、钩藤30克以平肝。

2. 湿热下注型

辨证要点：阴茎萎软，阴囊潮湿，臊臭，下肢酸困，伴有头晕目眩，烦躁不寐，惊悸不宁，胸闷善太息，胁肋胀痛，口苦纳呆，呕恶腹胀，大便不调，小便短赤，苔黄腻，脉弦数，或寒热往来，或睾丸肿胀热痛。

多由感受湿热之邪，或嗜酒肥甘，化生湿热；或脾胃运化失常，湿浊内生，湿郁化热，湿热蕴结肝胆，气郁痰生，痰热内扰，肝失疏泄，胃失和降所致。湿热下注，宗筋弛纵，故见阴茎痿软；湿阻下焦，故见阴囊潮湿，下肢酸困；湿热蕴结肝胆，疏泄失常，致胁肋胀痛；胆气上逆则口苦，脾胃升降失司，清阳不升，加之胆火上扰，故头晕目眩，纳呆呕恶腹胀，大便不调；痰热内扰气不得宁，故烦躁不寐；湿热下注，故小便黄赤；肝脉绕阴器，故其湿热下注，可见阴囊臊臭或睾丸肿胀热痛。

治则：清泄湿热，疏肝利胆。

处方：龙胆草 15 克，山栀子 15 克，黄芩 15 克，木通 15 克，阳起石 15 克，泽泻 15 克，车前子 25 克（包煎），川楝子 15 克，郁金 15 克，半夏 10 克，柴胡 15 克。

方中龙胆草、黄芩、山栀子清肝泻火，柴胡疏肝达郁，木通、车前子、泽泻清利湿热，川楝子、郁金、半夏疏肝和胃，阳起石兴阳。

滑精者加芡实 15 克、桑螵蛸 15 克以祛湿涩精；若心烦不寐者，加天竺黄 15 克、胆南星 10 克以泻热化痰；若热盛伤津、大便秘结、腹部胀满者，可加大黄 10 克、芒硝 10 克（冲服）以泻热通便。

阳痿一症，不可不辨虚实，湿热致成阳痿者，若误投补肾药，则越补越萎；若有湿热者不问阳痿病程长短，一律按湿热辨证治疗，往往起不到病除作用。《素问·痿证》言："因于湿，首如裹，湿热不攘，大筋缓短，小筋弛长，缓短为拘，弛长为痿"，包括此意。

3. 命门火衰型

辨证要点：阳事不举，精薄清冷，头晕耳鸣，面色㿠白，精神委靡，腰膝酸软，畏寒肢冷，舌淡苔白，脉沉细。

恣情纵欲，精气亏虚，命门火衰，故见阳事不举，精薄清冷；肾精亏耗，髓海空虚，故见头晕目眩，五脏之精气不能上荣于面，故见面色㿠白，腰为肾之府，精气亏乏故见腰膝酸软，精神委靡；畏寒肢冷，舌淡苔白，脉沉细，均为命门火衰之象。

治则：温补下元。

处方：鹿角胶 50 克，菟丝子 100 克，淫羊藿 100 克，杜仲 100 克，附子 50 克，肉桂 100 克，补骨脂 100 克，山萸肉 100 克，枸杞子 100 克，熟地黄 100 克。

共为细末，炼蜜为丸，15 克/丸，每次 1 丸，日服 3 次，温开水送下。

方中鹿角胶、菟丝子、淫羊藿、杜仲、附子、肉桂、补骨脂能温肾壮阳，山萸肉、枸杞子、熟地黄养血滋阴，以达到阴阳相济的目的，所谓"阳得阴助而生化无穷"。

4. 心脾两虚型

辨证要点：阳事不举，精神不振，夜寐不安，胃纳不佳，面色不华，心悸怔忡，四肢困倦，便溏，劳则遗精，舌质淡，苔薄腻，脉细。

思虑忧郁，损伤心脾，病及阳明冲脉，而阳明总宗筋之会，气血亏虚，则可导致阳事不举；心主藏神，曲运神机，思虑过度，则神不安定，故夜寐不安，心悸怔忡。脾主运化，脾弱运化失职，化源不足，故面色不华，精神不振，胃纳不佳，便溏；脾气虚乏，不充四肢，则肢体困倦。过劳则更伤中气，气虚则神浮不摄，而见遗泄。舌质淡，苔薄腻，脉细，均为心脾气血不足之证。

治则：补益心脾，益气摄精。

处方：人参 50 克，白术 200 克，当归 100 克，炒枣仁 100 克，炙黄芪 150 克，杭白芍 200 克，怀山药 200 克，茯苓 100 克，枸杞子 200 克，紫河车 1 具，龟板 100 克，鹿角 100 克，大熟地 100 克。

共为细末，炼蜜为丸，15 克/丸，每次 1 丸，每日 3 次。

方中人参、白术、山药、黄芪、茯苓健脾益气，枣仁、远志、当归养心安神，枸杞、鹿角、龟板、熟地滋阴凉血，紫河车血肉有情之品，补虚损。

根据临床体会，心脾受损多为阳痿日久，真气内耗，治疗一般难取速效，因此可用丸药缓治。应该注意，一是该型病因思虑伤脾，积劳损气，致令心脾气虚，更遇劳伤则气虚更甚，清阳下陷，气不摄精，它不是清降收涩所能收效，必须益气升清；二是部分病人，心脾气虚营血不足，亦可出现心神浮越，心火不宁之证，但其病机与阴虚火旺有别，不可利用清心降火，应重在养血煦脾以浴心血而安神明。此外，气虚之人，若不注意饮食，多进酒浆，易成湿热下注，遗精频作不愈，亦易累及肾元，成为脾肾两亏，宜兼治下焦以化湿升清，补肾固本。

5. 恐惧伤肾型

辨证要点：阳痿不举，举而不坚，胆怯多疑，心悸易惊，寐不安宁，苔薄腻，脉弦细。

恐则伤肾，恐则气下，导致阳痿不振，举而不坚；情志所伤，胆伤则不能决断，故见胆怯多疑，心伤则神不守舍，故见心烦易惊、寐不安宁。

治则：补肾宁神。

处方：巴戟天 20 克，菟丝子 20 克，远志 15 克，炒枣仁 20 克，伏神 15 克，人参 10 克，白术 15 克，白芍 15 克，升麻 5 克，柴胡 15 克。

方中巴戟天、菟丝子益肾，远志、枣仁、茯神安神，人参、白术、当归、白芍补益气血，升麻、柴胡以升阳。

6. 肾气不固型

辨证要点：阳痿、滑精、早泄，尿后余沥，小便频数而清，甚则不禁，腰脊酸软，听力减退，舌淡苔白，脉细弱。

该证多由肾气素亏、劳损过度，或久病失养，或房事过度、肾气亏耗，失其封藏固涩之权而致阳痿、滑精、早泄，尿后余沥，小便频数而清，甚则不禁。肾气亏耗，腰府失养，则腰脊酸软，肾开窍于耳，肾虚则听力减退。

治则：温命门，固摄精气。

处方：淫羊藿 15 克，冬虫夏草 20 克，仙茅 15 克，山萸肉 20 克，益智仁 15 克，覆盆子 15 克，补骨脂 15 克，生龙骨 20 克，莲须 15 克，锁阳 15 克。

方中仙茅、淫羊藿、冬虫夏草、补骨脂补肾壮阳，山萸肉、覆盆子、益智仁、莲须、锁阳、生龙骨补肾固精。

7. 阴虚火旺型

辨证要点：欲念时起，阳事易举，举而不坚，临房早泄，梦遗滑精，头晕目眩，心悸耳鸣，口燥咽干，舌质红，脉细数。

恣情纵欲，伤肾阴，肾阴虚则相火妄动，故欲念时起，阳事易举；阴虚宗筋失养而弛缓，故阳事举而不坚；相火内扰精室，故临房早泄，梦遗滑精。肾虚于下，真阴暗耗，则精气营血俱不足，不能上承，故头晕耳鸣，口燥咽干，目眩；肾阴虚不能上济于心故心悸。舌质红，脉细数，均为阴虚火旺之象。

治则：滋阴降火。

处方：天冬 15 克，生地黄 25 克，黄柏 15 克，知母 25 克，山药 15 克，山萸肉 15 克，丹皮 15 克，龟板 25 克。

方中天冬补肺，生地黄滋肾，金水相生也；知母、黄柏泻相火；山药、山萸肉填精止遗，丹皮清虚热，龟板补阴。

若病久肝肾阴虚者，加何首乌 25 克、女贞子 15 克、白芍 20 克以滋养肝肾；若遗精频作加芡实 15 克、潼蒺藜 20 克、生龙骨 25 克以固肾摄精；若所欲不遂，心神不安，君火偏亢，相火妄动，干扰精室，而精液泄出者，宜加茯神 20 克、远志 25 克、龙齿 25 克以养心安神；若病人尿时不爽，少腹及阴部作胀，为病久夹有瘀热之征，可加败酱草 25 克、赤芍 20 克以化瘀清热。

【针 灸 治 疗】

1. 针灸

取穴：针命门、肾俞、石门、关元、足三里；灸气海、中极、志室。
方法：每日选 3～5 个穴位，隔日 1 次，10 次为 1 个疗程。

2. 耳针疗法

取穴：肾、皮质下、内分泌、外生殖器、神门。
方法：每次选 2～4 个穴位，隔日 1 次，10 次为 1 个疗程。

3. 水针疗法

取穴：关元、中极、肾俞。
方法：维生素 B$_{12}$ 2 毫升，当归或黄芪注射液 2 毫升，选用一种加入等量 10%葡萄糖液作穴位注射，每次注射 2 个穴位，10 次为 1 个疗程。

据报道用水针疗法治疗阳痿 41 例，取关元、中极、太溪穴，治疗次数最多 39 次，最少 4 次而愈。

4. 穴位封闭疗法

取穴：1 组：肾俞（双）、气海；2 组：小肠俞（双）、关元；3 组：中极、膀胱俞（双）。
方法：胎盘组织液 2ml（或维生素 B$_{12}$ 1 毫升，0.5%普鲁卡因加至 10 毫升），分注于每组 3 个穴位，每 10 次为 1 个疗程，3 组穴位交替使用。

5. 针刺疗法

方法：针刺关元穴，刺 1.5 寸深，强刺激 5～7 分钟；长强穴，刺 1.5 寸深，强刺激 5 分钟。

遗 精

遗精是指在无性交活动情况下发生射精。未婚的青年人，遗精是生理现象，每月 2～3 次，大约 80%的男性均有遗精的现象，1 周有数次或 1 夜有数次遗精，或在正常生活工作情况下，经常出现遗精，则为病理现象。该病多与神经衰弱有关。

祖国医学将遗精称为"精时自下"、"梦失精"、"精溢"、"失精"和"梦泄精"等不同的病名。

【源 流】

关于病因病机方面记载：《诸病源候论·虚劳病诸候·虚劳溢精见闻精出候》说："肾气虚弱，故精溢也。见闻感触，则动肾气，肾藏精，今虚弱不能治于精，故因见闻，而精溢出也"。又在"虚劳失精候"中说："肾气虚损不能藏精，故精漏失"。"虚劳梦泄精候"说："肾虚为邪所乘，邪客于阴，则梦交接，肾藏精，今肾虚不能制精，因梦感动而泄。"《景岳全书·遗精》说："有欲事不遂而梦者，此精失其位也，其因在肾；……有无故滑而不禁者，此下元亏虚，肺、肾之不固也。"以上记载说明了肾气虚弱可以导致遗精，与现代医学的神经衰弱而致遗精相似。《丹溪心法·遗精》说："精滑专主湿热"。《景岳全书·遗精》说："遗精之证有九……有因湿热下流，或相火妄动而遗者，此脾肾之火不清也。"《杂病源流犀烛·遗泄源流》说："有因饮酒厚味太过，痰火为殃者……有因脾胃湿热，气不化清，而分注膀胱者，亦混浊稠厚，阴火一动，精随而出。"以上记载说明湿热痰火下注扰动精室可发生精液自遗，这与现代医学的前列腺炎、精囊炎等引起的遗精相似。

关于治疗方面的记载：《普济本事方·膀胱疝气小肠精漏》说："梦遗有数种，下元虚惫、精不禁者，宜服茴香丸；年壮气盛久节淫欲，经络壅滞者，宜服清心丸；有情欲冲动中，经所谓所愿不得，名曰白淫，宜良方茯苓散。"《丹溪心法·遗精》说："精滑专主湿热，黄柏、知母降火；牡蛎粉、蛤粉燥湿"。《医学纲目·卷二十九·梦遗白浊》治疗遗精方法有五："用辰砂、磁石、龙骨三类，镇坠神之浮游，是其一也；其二，思想结成痰饮，迷于心窍而遗者，许学士用猪苓丸之类，导利其痰是也；其三，思想伤阴者，洁古珍珠粉丸，用蛤粉、黄柏降火补阴是也；其四，思想伤阳者，谦甫鹿茸、苁蓉、菟丝子等补阳是也；其五，阴阳俱虚者、丹溪治一形瘦人，便浊梦遗，作心虚治，用珍珠粉丸、定志丸服之，定志丸者，远志、菖蒲、茯苓、人参是也。"《景岳全书·遗精》说："凡心火盛者，当清心降火；相火盛者，当壮水滋阴；气陷者；当升举；滑泄者，当固涩；湿热相乘者，当分利；虚寒冷利者，当温补下元；元阳不足，粘气两虚若，当专培根本。"《医学心语·遗精》说："一曰清心丸，泻火止遗之法也；一曰大补丸，大补气血、脾气旺则能摄精矣。"《类证治载·遗泄》说："昔人谓梦而后泄者，相火二强为害；不梦自遗者，心肾之伤为多。且为五藏有见症，宜兼治，终不如有梦治心，无梦治肾，为简要也。乃详求所因，则有心阳暗炽，肾阴内烁者，宜凉心摄肾；有肾精者素亏，相火易动者，宜厚味填精，介类潜阳，佐以养阴固摄；有龙相交炽，阴精走泄者宜峻补真阴，承制相火；有用心过度，心不摄肾者，宜交心肾；有思虑积劳，郁损脾气者，宜舒养脾营；亦有脾虚下陷者，有肾不固者，有积想不遂者，宜安神固气，解郁舒肝，有精关久滑不梦而泄者，宜固摄止脱；有房劳过度、下元虚惫，寐则阳陷而粘遗不禁者，宜升固八脉之气；有壮年久旷，精满而溢者，宜清火安神；有阴虚不摄，湿热下注而遗者，宜泄热导湿；有因醇酒厚味，酿成脾胃湿热，留伏阴中而为梦泄者，宜清痰火；有因经络热注，夜则脊心热而遗者……此其所因不同，为泄为遗亦异，皆当分别施治。大约阳虚者急补气，阴虚者急益精，阳注者急泻火而已。"《金匮要略·血痹虚劳脉证》载："夫失精家者，少腹眩急、阴头寒……男子失精……桂枝龙骨牡蛎汤主之"。

【病因病机】

人体精液藏于肾，宜固封而不外泄。《素问·六节藏象论》说："肾者主蛰，封藏之本，精之处也。"凡先天禀赋不足，恣情纵欲，郁怒伤肝，劳心太过，妄想不遂，嗜食醇酒厚味皆可影响肾封藏而遗精。肾虚不藏，先天不足，禀赋素亏，下元虚惫，精关不固，易于滑泄。例如，《景岳全书·遗精》说："有素禀不足，而精易华者，此先天元气单薄也"，恣情纵欲，青年早婚，房室过度，或少年无知，频犯手淫，导致肾精亏耗。肾阴虚者，多因阴虚火旺，相火偏盛，扰动精室，使封藏失职；肾气虚者，多因肾气不能固摄，精关失约而出现自遗。《医贯·梦遗并滑精》说："肾之阴虚则精不藏，肝之阳强则火不秘，以不秘之火，加临不藏之精，除不梦，梦即泄矣。"《证治要诀·遗精》说："有色欲太过，而滑泄不禁者"，前者是阴虚阳亢，后者是属于阴阳两虚，下元虚惫。君相火旺，劳神太过，心阴暗耗，心阳独亢，心火不能下交于肾，肾水不能上济于心，心肾不交，水亏火旺，扰动精室而遗。"如《证治要诀·遗精》说："有用心过度，心不摄肾，以致失精者"。《折肱漫录·遗精》也说："梦遗之证、其因不同……非必尽因色欲过度，以致滑泄，大半起于心肾不交。凡人用心太过则火亢而上，火亢则水不升，而心肾不交；士子读书过劳，功名心急者每有此病。心有妄想，所欲不遂，心神不宁，君火偏亢，相火妄动，亦能促使精液自遗。"正如《金匮翼·梦遗滑精》所说："动于心者，神摇于上，则精遗于下也。"湿热痰火下注，饮食不节，醇酒厚味，损伤脾胃，酿湿生热，或蕴痰化火，湿热痰火，流注于下，扰动精室，亦可发生精液自遗。《医学入门》说："饮酒厚味，乃湿热郁，故遗而滑也"。肝郁化火，精藏于肾，肝为之约束，气为之固摄。若情志不遂或郁怒伤肝，肝气郁结，疏泄失常，日久化火，扰动精舍而致精液外泄。

综上所述，遗精一证的发生，主要是肾失固秘，发病机理主要责之于心、肝、肾三脏。且多由于房室不节，先天不足，用心过度，思欲不遂，饮食不节等原因而发。

【辨 证 施 治】

1. 心肾不交型

辨证要点：每多梦中遗精，次日头晕且昏，心神不宁，虚烦少眠，怔忡健忘，口燥咽干，精神不振，体倦无力，腰膝酸软，潮热盗汗，小便短赤而有热感，舌质红，苔薄黄，脉细数。

心阳下交于肾，以温肾水；肾阴上济于心，以养心火。心肾相交，则水火既济。若思想太过或心为物所感，则心火亢于上不能下交于肾，或肾阴亏于下，心火无所制，皆可导致心肾不交，水火失济。若君火亢盛，心阴暗耗，心火不能下交于肾，肾水不能上济于心，水亏火旺，扰动精室，致精液走泄。心火偏亢，火热耗伤心营，营虚不能养心则心神不宁，虚烦少眠，心悸忡怔；久不能充养肌体，则体倦无力，精神不振。阴精亏虚，头目失养骨髓不充，故头晕耳鸣，健忘，腰膝酸软。水亏火旺，故潮热盗汗，口燥咽干，小便短赤而有热感。舌质红、苔薄黄、脉细数均为心营被耗、阴血不足之象。

治则：清心滋肾，交通心肾。

处方：天冬 20 克，生地黄 25 克，黄柏 15 克，黄连 15 克，灯心草 15 克，金樱子 20 克，龙骨 25 克，牡蛎 25 克，知母 15 克。

方中天冬补肺，生地黄滋肾，金水相生也；黄柏、知母泻相火，黄连、灯心草清心泻火，俾水升火降，心肾交泰，则遗泄自止；金樱子、龙骨、牡蛎安神固精。

若肾阴虚偏盛者，加龟板 25 克、玄参 15 克、五味子 10 克以滋补肾阴；若心火偏亢、心烦失眠者，加麦门冬 15 克、炒枣仁 15 克以安神定志。

2. 肾阴亏虚型

辨证要点：遗精，头昏目眩，耳鸣腰酸，神疲乏力，形体瘦弱，舌红少津，脉弦细带数。

恣情纵欲，耗伤肾阴，肾阴虚则相火妄动，干扰精室，致使封藏失职，清液泄出。肾虚于下，真阴暗耗，则精气营血俱不足，不能上承于脑，故可见头昏、目眩；不能充养肌肉，则形体瘦弱，神疲乏力；腰为肾之府，肾虚则腰酸；肾开窍于耳，肾亏则耳鸣；舌红少津，脉弦细带数，均为阴虚内热之象。

治则：以水制火，佐以固涩。

处方：知母 15 克，山萸肉 15 克，芡实 15 克，金樱子 20 克，丹皮 15 克，生地黄 30 克，山药 30 克，黄柏 15 克。

方中知母、黄柏泻肾火，丹皮清热，生地黄、山药、山萸肉、芡实、金樱子填精止遗。

3. 肾气不固型

辨证要点：遗精滑泄，精神委靡，面色㿠白，腰膝酸软，畏寒肢冷，大便不实，小便频数或余沥不尽，舌淡，苔白，脉沉弱。

病久不愈，阴精内涸，阴伤及阳，以致下元虚惫，气失所摄，精关不固故滑精。其真阴亏耗，元阳虚衰，五脏之精华不能上荣于面，则面色㿠白，精神委靡。元阳虚衰，脏腑失于温煦，故形寒肢冷，腰膝酸软。脾阳不振，运化失职，故大便不实。膀胱固摄无权，则小便频数，余沥不尽。舌淡，苔白，脉沉弱为元阳已虚，气血不足之象。

治则：补肾固精。

处方：沙苑蒺藜 20 克，芡实 15 克，莲须 15 克，煅龙骨 25 克，煅牡蛎 25 克，金樱子 20 克，五味子 10 克，菟丝子 20 克，补骨脂 15 克，淫羊藿 15 克。

方中沙苑蒺藜、芡实、金樱子、五味子补肾固精，淫羊藿、补骨脂、菟丝子温补肾阳，龙骨、牡蛎、莲须涩精止遗。诸药合用，使肾气充盛，精关固秘，遗精可止。

偏于阴虚者，加麦冬、生地以滋阴补肾；偏于阳虚者，加锁阳、巴戟天以温补肾阳。

4. 肝郁化火型

辨证要点：多为梦中遗泄，阳物易举，烦躁易怒，胸胁不舒，面红目赤，口苦咽干，小便短赤，舌红苔黄，脉来弦数。

肝脉绕阴器，肾脉上贯肝，两脏经络相联，如情志不遂，肝失条达，气郁化火，扰动精舍，则引起遗精；肝火亢盛，则阳物易举，烦躁易怒，胸胁不舒；肝火上逆，则面红目赤，口苦咽干；小便短赤，舌红苔黄，脉来弦数，均为肝火偏盛之征。

治则：清肝泻火。

处方：龙胆草 15 克，栀子 15 克，黄芩 15 克，柴胡 15 克，当归 10 克，生地 15 克，泽泻 15 克，车前子 15 克，木通 15 克。

方中龙胆草直折肝火，栀子、黄芩清肝，柴胡疏肝，当归、生地滋养肝血，泽泻、车前子、木通导湿热下行，肝火平则精宫自宁。

5. 湿热下注型

辨证要点：遗精频繁，有梦或无梦，甚则精液自流，小便赤涩不畅，或见混浊，口苦咽干或苦而不腻，或兼脘闷，纳呆，恶心，大便不畅，舌苔黄腻，脉濡数或滑数。

湿热内生，下注于肾，扰动精舍，缠绵不愈，故遗精频繁，滑泄无度。湿热下注膀胱，气化不利，则小便赤涩或呈混浊之状。湿热上蒸则口干苦而黏腻。湿热中阻，气机失和，故脘闷，纳呆，恶心，大便不畅。脉濡数或滑数，舌苔黄腻为湿热内蕴之象。

治则：清热祛湿。

处方：苍术 15 克，黄柏 15 克，滑石 25 克，萆薢 15 克，茯苓 20 克，泽泻 10 克，车前子 15 克，莲子心 15 克，甘草 10 克。

方中黄柏苦寒泻热，清泻相火；萆薢渗利湿浊；茯苓、泽泻，车前子淡渗利湿；苍术燥湿；滑石、甘草清热利湿；莲子心补脾清心以涩精。诸药合用，一则去其湿热，再则固其精关，使湿去热清，而遗精得止。

若恶心、纳呆者，加藿香 15 克、厚朴 15 克；小便短赤而痛者，加山栀子 15 克、木通 15 克、连翘 15 克。

6. 痰火内蕴型

辨证要点：遗精频作，胸闷脘胀，口苦痰多，小便热赤不爽，小腹部及阴部作胀，苔黄腻，脉滑数。

痰火扰动精舍，故见遗精频作；痰火郁结中焦，故见胸闷脘胀，口苦痰多；痰火互结下焦，故见小便热赤不爽，小腹及阴部作胀，苔黄腻，脉滑数：均为痰火内蕴之象。

治则：化痰清热。

处方：天竺黄 15 克，猪苓 15 克，黄柏 15 克，黄连 10 克，蛤粉 15 克，败酱草 20 克，赤芍 15 克。

方中天竺黄清热化痰，猪苓利湿，黄柏、黄连、蛤粉泻火豁痰，败酱草、赤芍以化瘀清热。

【其　　他】

1. 针灸治疗

针灸治疗，应根据证型选取穴位和决定补泻手法。可单独用，亦可与内服药配合使用。梦遗取心俞、神门、太冲、肾俞、关元、三阴交；滑精取命门、肾俞、志室、气海、关元、足三里、三阴交，交替取穴治疗。

2. 单验方

治疗遗精的单验方有：①刺猬皮一具，焙干研末，每次服 3~5 克，日服 2 次；②金樱子 15 克，芡实 30 克，水煎服；③五倍子末调醋敷脐，间日 1 换；④韭菜子，每晚含服 20~30 粒，淡盐汤宜于治疗肾虚滑泄。

3. 预防及护理

遗精的预防与护理可包括以下几方面：①注意精神调养，排除杂念，清心寡欢，是治疗该病的关键。②避免过度的脑力紧张，丰富文体活动，适当参加体力劳动。③注意生活起居，节制性欲，戒除手淫，夜晚进食不宜过饱。睡前用温水洗脚，养成侧卧的习惯，被褥不宜过厚，脚部不宜盖得太暖，衬裤不宜过紧。④少食辛辣刺激性食品，如烟、酒、咖啡等。

导师认为，遗精初起，一般以实证为多见，日久不愈，可逐渐转变为虚证。在病理演变过程中，还可出现虚实夹杂的情况。阴虚可兼有火旺，肾虚可兼有湿热痰火。因精为阴液，开始多以伤及肾阴为主，但精气互生，阴阳互根，所以病久往往表现为肾气虚弱，甚至导致肾阳衰微。因此，遗精日久，可兼见早泄或阳痿，但遗精的预后，一般较好。

在临床上病理性遗精须与生理性溢精、精浊、膏淋等病证区别。生理性溢精是指成年未婚男子，或婚后夫妻分居者，一个月泄精一、二次，次日并无不适感觉或其他症状，属于生理性溢精，并非病态。精浊为尿道口时时流溢米泔样或糊状的浊物，滴沥不断，茎中作痛作痒，痛甚如刀割火灼。膏淋是指小便混浊如米泔水样，而溲时尿道热涩疼痛。如果临床上每周遗精 2 次以上，或每日数次，或在睡梦中发生遗泄，或在清醒时精自滑出，并有头晕、耳鸣、精神委靡、腰酸腿软等症状即可诊断为遗精。

下丘脑-垂体性闭经

正常月经是由中枢神经系统，下丘脑垂体前叶和卵巢功能之间相互调节而控制的。任何原因直接或间接影响下丘脑-垂体功能，导致下丘脑分泌促性腺激素的功能低下或紊乱，从而影响卵巢功能，引起 3 个月以上停经称为下丘脑-垂体性闭经。该病的发病原因分为：

1. 营养不良

营养不良，常因偏食或不会调节饮食而致营养成分摄入不足，食物中蛋白质及维生素的缺乏或减少，或因摄入丰富的营养，但由于胃肠功能紊乱，消化吸收能力差而致营养不良，或因患急、慢性疾病，如贫血、结核等的消耗，导致营养不良，从而使下丘脑合成黄体生成激素受到影响，垂体前叶促性腺激素功能不足，一方面是由于黄体生成激素释放激素分泌减少，一方面是卵泡刺激素和黄体生成激素的合成也需要多种蛋白质及维生素，出于这些营养供应不足，影响卵泡刺激素和黄体生成激素的分泌量，从而卵巢功能不足，严重者产生闭经。营养失调导致内分泌失调闭经，主要是通过如下方式：①营养失调可以抑制内分泌激素（包括下丘脑垂体）的形成及分泌；②可以改变或降低靶腺对激素的反应性，如子宫内膜对性激素的敏感性。相似于脾气虚弱，气血生化之源不足，任、冲失养，血海空虚引起的闭经。

当机体受到内外界某种严重干扰时，容易发生生殖系统功能失调。各种因素，如精神创伤，过度重大精神刺激，暴怒、悲伤、忧郁、紧张、环境改变引起精神紧张，过分劳累及寒冷刺激等，都可影响中枢神经系统、下丘脑-垂体、卵巢和子宫功能，而导致闭经。盼子心切及恐惧妊娠所致假孕的闭经，亦属精神因素引起。这些体内外刺激，致使大脑皮质功能衰退，引起中枢神经与下丘脑间功能失调而影响卵巢功能。其中垂体促黄体生成激素的分泌活动最易受到抑制，致使排卵障碍，严重者导致闭经。发生快，恢复也快，但持续长久的刺激闭经不能恢复。相似于七情郁结，血为气滞，冲、任不调所致的闭经。

2. 下丘脑神经因素

下丘脑神经因素导致的闭经称肥胖生殖无能性营养不良症。由于颅底创伤或肿瘤、蝶鞍内血管瘤、颈内动脉的动脉瘤等，侵犯了蝶鞍上区，引起下丘脑病变，使下丘脑和垂体间神经体液联系失常，从而垂体分泌促性腺激素低下，表现有闭经，肥胖，生殖器官及第二性征发育不全等现象，肥胖表现在躯干大腿上段和肩臂，而膝肘以下不肥胖，为丘脑功能失调的特征。发生在儿童期则致侏儒肥胖和性功能减退。相似于痰湿留滞，脾失运化，冲、任经脉不畅导致的闭经。

3. 服避孕药

这是由于下丘脑-垂体受到了抑制，导致其功能障碍之故。避孕药对下丘脑促性腺激素释放素引起特别敏感的反应得以暂时受到抑制，从而抑制了垂体的卵泡刺激素和黄体生成激素的正常周期性的分泌。最大抑制发生在服药 3 个周期后。发生闭经应停服药，停药 3～6 个月内常自动恢复。这种抑制是可逆的。如服药前有月经功能异常，或流产后，过早使用避孕药，或服药后月经明显减少，或无撤退性出血的妇女，可能容易发生闭经，停药 3～6 个月仍不来月经，可进行治疗。

4. 闭经泌乳综合征

由于下丘脑生乳素抑制因子和促性腺激素释放激素分泌不足，引起垂体促性腺激素减少，因而卵巢激素低下，而垂体泌乳素分泌亢进，造成泌乳闭经，生殖器萎缩，妇科检查子宫及卵巢均小，阴道短，无黏液，呈萎缩型，且容易出血；阴道涂片几乎全是中层细胞；不随意的持续性乳汁分泌，乳汁稀薄，水样外观；病人健康粗壮，面如满月，体重增加。

下面情况易于导致闭经泌乳：①过去曾有下丘脑垂体卵巢系统功能障碍；②易见于晚发青春期、月经不调者；③多见于初产妇且哺乳期正常；④多发生在产后，断奶后；⑤垂体肿瘤；⑥长期服避孕药后；⑦子宫卵巢切除后；⑧更年期因卵巢功能低下时，对下丘脑-垂体反馈作用消失；⑨精神神经药剂，如利血平、利眠灵、氯丙嗪、吗啡等，均易导致闭经泌乳；⑩假孕（盼子心切的思想精神因素作用于大脑皮质-下丘脑-垂体，致泌乳素分泌亢进和卵泡刺激素分泌低下）。

此外，需除外子宫性闭经、卵巢性闭经。临床上除进行必需的内生殖器检查、基础体温测量、阴道细胞涂片检查外，可进行 GnRHL 促性腺激素释放激素垂体兴奋试验，对辨别闭经发生在下丘脑-垂体-卵巢轴的哪一个环节有重要诊断价值。闭经也需除外由甲状腺疾病、肾上腺疾病引起。

祖国医学把月经称为"月水"、"信水"，把闭经称为"经闭"、"闭经"等。所谓月经是女性到 14 岁左右来潮，每月 1 次，其成分是"血"。若由寒邪入侵，欲念不遂，多产，坠胎，饮食少进久病等原因皆可导致闭经。在治疗上强调治疗肝、脾、肾三脏。

【源　流】

《素问·上古天真论》云："女子七岁，肾气盛，齿更发长；二七而天癸至，任脉通，太冲脉盛，月事以时下，故有子。"说明女性十四岁开始有月经，与冲，任二脉充盛有关系。薛立斋在《女科撮要》中说："血者，水谷之精气，和调五脏，洒陈六腑，在男子则化为精，在女子则上为乳汁，下为月水。"说明月经的主要成分是血。明代杰出的医学家李时珍所著的《本草纲目》中，对月经的理论叙述甚详。他说："女子，阴类也，以血为其主，血上应太阴，下应海潮，月有盈亏，潮有朝夕，月事一月一行，与之相符，故谓之月信，月水，月经。……妇人之经，一月一行，其常也；或先或后，或通或塞，其病也。"说明月经周期有时间。此外，也有其身体无病而每 2 个月一至者，称为"并月"；3 个月一至者，称为"居经"或"季经"；1 年一行者，称为"避年"；还有终身不行经而能孕育者，称为"暗经"；受孕之初，按月行经而无损于胎儿者，称为"激经"，亦称"盛胎"或"垢胎"。这些均为生理上的个别现象，如在临床上不伴有明显症状者，一般不作疾病论治。《景岳全书·妇人规》云："凡血寒者，经必后期而至。然血何以寒？亦惟阳气不足，则寒从中生而生化失期，是即所谓寒也。"《圣济总录·妇人血气门》云："凡月水不利，有因风冷伤于经络，血气得冷则涩而不利者。"说明寒邪入侵可以引起闭经。《女科经论》云："妇女经闭，有瘀血凝滞胞门，少腹疼痛。"说明血瘀可以引起闭经。《素问·阴阳别论》云："二阳之病发心脾，有不得隐曲，女子不月。"《景岳全书·妇人规》云："凡欲念不遂，沉思积郁，心脾气结致伤冲任之源，而肾气日消，轻则或早或迟，重则渐成枯闭，此宜兼治心、脾、肾。"说明精神因素可引起闭经。《女科切要》说："肥人闭经，必是痰湿与脂膜壅塞之故。"说明肥胖可以引起闭经。《褚氏遗书·精血》云："精未通或御女以通其精，则五体有不满之处，异日有难状之疾。""本气篇"云："合男子多则沥枯虚人，乳乳众则血枯杀人。"《济阴纲目》引朱丹溪云："经不通，或因坠胎及多产伤血，或因久患潮热销血，或因久发盗汗耗血，或因脾胃不和饮食少进而不生血，或因痢疾失血。治宜生血补血，除热调和之剂，随证用之。或因七情伤心，心气停结，故血闭而不行，宜调心气，通心经，使血生而经自行矣。"说明节欲和节制生育是预防闭经的一个主要方法。《兰室秘藏》云："妇人脾胃久虚，或形羸气血俱衰，而致经水断绝不行。或病中消暑热善食渐消，津液不生。夫经者血脉津液所化，津液既绝，为热所灼，肌肉消瘦，时见渴燥，血海枯竭，病名曰血枯经绝，宜泻胃之燥热，补益气血，经自行矣……或因劳心，心火上行，月事不来，安心和血，泻火，经自行矣。"故《内经》云："月事不来者，胞脉闭也。胞脉者，属心而络于胞中。今气上迫肺，心气不得下通，故月事不来也。"《景岳全书·妇人规》曰："血枯之与血隔，本自不同……凡妇女病报至旬月半载之后，则未有不闭经者。正因阴竭，所以血枯。枯之为义，无血而然，故或以羸弱，或以困倦，或以咳嗽，或以夜热，或以食饮减少，或以亡血失血，及一切无胀无痛，无阻无隔，而经有久不至者，即全非血枯经闭之候。欲其不枯，无如营养；欲以通之，无如充之。但使雪消而春水自来，血盈则经脉自至。源泉混混，又孰有能阻之者奈何。今之为治者，不论有滞无滞，多兼开导之药。其有甚者，则专以桃仁、红花之类，通利为事。岂知血滞者可通，血枯者不可通也。血既枯矣，而复通之，则枯者愈枯，其与榨干汗者何异，为不知枯字之义耳，为害不小，较或蹈此弊也。"说明饮食减少，亡血失血可以引起血枯闭经，在治疗上应以养血为法，忌用活血通经，否则枯者愈枯。《河间六书》云："妇人童幼天癸未至之间，皆属少阴；天癸既行，皆属厥阴论治；天癸既绝及属太阴经也。"因女子在青春前期及青春期，肾气初盛，机体尚未完全成熟，故当青春时期月经异常，当责之于肾，中年妇女因经、孕、产、乳数伤于血，肝为藏血之脏，血伤则肝失所养，肝气横逆，易致月经不调、痛经、闭经、带下等疾，因此中年妇女当以调肝为主。至于经断之后，肾气渐衰，天癸已竭，气血皆虚，当益血之源，脾主运化而为之流血之脏，且为生血之源，故当以健脾为主。这说明治疗闭经宜根据年龄特点从肝、脾、肾三脏入手，对指导临床有重要意义。

【病因病机】

肝主疏泄，性喜条达，主藏血，其经脉下络阴器，若肝藏血功能正常，使血下注于血海，使冲、任二脉充盛则可正常行经。此即相似于中枢神经系统对下丘脑-垂体前叶卵巢功能的调节和控制作用。若由七情因素，如暴怒或情志不遂致肝气郁结，临床上除有肝气不舒的症状（相当于自主神经功能紊乱症状）外，可出现血滞不行甚至血瘀的病理改变，致冲任不通，除表现血滞或血瘀的症状外，还可见闭经。脾主运化，为后天之本，气血生化之源，承担着体内合成和分解代谢的全过程。若饮食不节，劳倦过度或大病久病导致脾气虚弱，则因血不足以充养冲、任，血海空虚，可发生闭经，临床上还可表现为气血亏虚的症状。脾病生湿，湿邪因脾，脾对湿有易感性，故有"诸湿肿满，皆属于脾"之称。若湿邪困脾，清阳不升，临床可见嗜睡多眠（相当于下丘脑症状）。湿邪留滞，除闭经外，可表现为肥胖，故有"肥人多湿"之称（相似于肥胖生殖无能营养不良症），脾气虚弱，转运失司也可见食少而消瘦，气血不足也可闭经。脾阳不振，则四肢不温，畏寒肢冷，脾阳虚及肾，可兼见基础代谢率低、性功能减退症状。后天之本不足，精微不能充养先天的肾精，则肾精不足，精不化血，而肝血亏少，导致闭经。此外，闭经还可因寒邪为患，外感寒邪或中阳不振，内生寒邪，亦可导致寒凝血瘀，冲任不通而致闭经。

总之，闭经一证，不外虚、实两端，虚者乃气血不足，肝肾亏虚则致冲任失养，血海空虚，无余可下；实者乃气滞、寒凝、血瘀、痰湿致冲任不通，血不能下行以为经血而致闭经。但是，临床上虚实错杂者也有，不可不辨。

【辨 证 施 治】

1. 肝气郁滞型

辨证要点：月经闭止，小腹胀甚而痛，胸胁乳房作胀，苔正常，脉弦或涩。相当于精神因素引起的闭经初期。

肝藏血，主疏泄，宜条达。全身血液的贮藏与调节，筋脉、关节的濡养，无一不依赖于肝。冲为血海，冲脉附于肝，如情志不舒，或暴怒伤肝，肝失条达，疏泄失常，冲任不调，血为气滞，故见经行闭止，小腹胀甚而痛。胸胁、乳房为肝经所布，肝郁气滞，则胸胁乳房作胀。因证属气滞，内无寒热，故舌苔正常。脉弦或涩乃属气滞脉道往来不利之象。

治则：开郁行气，佐以活血调经。

处方：乌药 15 克，木香 10 克，砂仁 15 克，延胡索 15 克，香附 15 克，甘草 10 克，槟榔 15 克。

方中乌药、香附舒肝气之郁，木香、砂仁理中焦之滞，延胡索行气止痛，槟榔下气宽中，甘草调和诸药。

若头胀痛者，加川芎 30 克、白芷 25 克、蔓荆子 25 克以祛风止痛；若腹痛下坠者，加牛膝 25 克、桃仁 15 克、红花 15 克以活血通经；若易惊、多梦者，加生龙骨 30 克、生牡蛎 30 克以镇惊潜阳；若心烦、舌红者，加黄连 10 克、山栀子 15 克以清心降火。

2. 气滞血瘀型

辨证要点：月经数月不行，精神抑郁，烦躁易怒，胸胁胀满，少腹胀痛拒按，舌边紫黯或有瘀点，脉沉弦或沉涩。相当于长期持续精神刺激因素所致者。

气血是维持人体生命活动的基本物质与动力，借经络运行周身，循环不息，维持着人体正常的生理活动。妇人以血为本，血赖气行，气血调合，则五脏安和，经脉通畅，冲任充盛。若气血失调，影响冲任为病。气以宣通为顺，气机郁滞，不能行血，冲任不通，则经闭不行。气滞不宣，则精神郁闷，烦躁易怒，胸胁胀满，少腹胀痛。瘀血内停，积于血海，冲任受阻，则少腹胀痛拒按。舌紫黯，有瘀点，脉沉弦或沉涩，均为瘀滞之象。

治则：理气活血通经。

处方：延胡索 15 克，五灵脂 15 克，乳香 10 克，没药 10 克，赤芍 25 克，川楝子 25 克，香附 15 克，木香 10 克。

方中延胡索理气止痛，五灵脂、乳香、没药、赤芍活血化瘀通经，川楝子疏肝行气，香附为气中之血药，理气活血，木香行气破滞。

若气运不畅，郁结受阻者，宜理气通滞、行气散结，酌加枳壳 15 克、橘核 15 克、厚朴 15 克、乌药 15 克、青皮 15 克、大腹皮 15 克、荔枝核 15 克；若瘀血内阻者，则宜活血化瘀，酌加当归 15 克、川芎 15 克、益母草 15 克、蒲黄 15 克、五灵脂 15 克、红花 10 克、桃仁 15 克、丹参 20 克、泽兰 15 克；若瘀血内着、舌有瘀斑者，宜破瘀、散结，酌加桃仁 10 克、三棱 10 克、莪术 10 克、牛膝 10 克、苏木 15 克；若血分蕴热、热迫血行而吐衄者，则宜清热、凉血、止血，酌加生地 15 克、白芍 15 克、麦冬 20 克、玄参 20 克、丹皮 10 克。

3. 虚寒型

辨证要点：闭经，小腹冷痛，形寒肢冷，面色㿠白，纳少便溏，舌淡苔薄白，脉沉紧。

阳虚生寒，寒凝血瘀，冲任不通则闭经。胞宫失于温煦，则小腹冷痛，阳虚气不能外达，则面色㿠白，形寒肢冷。脾失健运，寒湿内生，则纳少便溏。舌淡苔薄白，脉沉紧等均为虚寒之象。

治则：温经活血。

处方：干姜15克，小茴香15克，延胡索15克，肉桂10克，当归15克，川芎15克，赤芍15克，甘草15克，红花10克。

方中四物汤活血养血，延胡索、红花行气化瘀，干姜、小茴香、肉桂温经散寒。若便溏、腹胀者，加苍术、大腹皮以健脾祛湿；若腰背冷痛者，加仙茅、淫羊藿以温肾壮阳；若舌质紫黯者，加红花15克、桃仁15克以活血化瘀；若兼外寒者，加细辛5克、制附子10克以温经散寒。

4. 痰湿内停型

辨证要点：月经停闭，形体肥胖，胸胁满闷，呕恶痰多，体倦肢肿，白带多，苔腻，脉滑。相当于下丘脑神经因素导致的闭经。

胖人多湿多痰，痰湿阻滞经络，气血流通不畅，冲任经脉不利，故月经停闭。痰湿困脾，则胸闷呕恶，神疲肢肿，湿浊下注则白带量多。苔白腻，脉滑皆为痰湿内阻之象。

治则：燥湿涤痰，佐以活血通经。

处方：茯苓25克，半夏15克，陈皮15克，甘草10克，香附15克，苍术15克，胆南星10克，枳壳15克。

方中半夏、胆南星、苍术、茯苓健脾燥湿化痰，陈皮、香附、枳壳行气解郁，甘草和中。若舌色紫黯者，加益母草25克、川芎15克、赤芍15克以活血通经；若下肢浮肿明显者，加防己20克、泽泻20克；若过于肥胖、血脂增高者，加山楂15克、二丑10克以消食导滞；若口苦咽干、苔黄者，加山栀子15克、郁金15克以清热利胆；若自汗气短者，加黄芪25克、党参25克以益气止汗；若便秘、腹胀者，加醋大黄15克（芒硝冲服）以泻热通便。

5. 气血虚弱型

辨证要点：月经由后期量小而渐至停闭，面色苍白或萎黄，头晕目眩，心悸怔忡，气短懒言，神倦肢软，或纳少便溏，唇舌色淡，脉细弱或细缓无力。相当于营养不良造成的闭经，或闭经泌乳综合征，时有溢乳现象。

脾胃为后天之本，气血生化之源，人体五脏六腑，四肢百骸，皆赖以濡养。冲脉隶于阳明，精微充盛，气血充足，则月经正常，脾主运化升清，喜燥而恶湿；胃主受纳降浊，喜湿而恶燥。脾与胃共为表里，相互资生，有益气、生血、统血及运化转输之功，若脾胃失调、失血、偏食或久病致气血两亏，故月经量少色淡而渐至停闭不行。气虚不摄则溢乳。血虚不荣于肌肤，则面色苍白或萎黄。血不能上荣于脑，则头昏目眩。血少心失所养则心悸怔忡。脾虚中阳不振，则气短懒言，神倦肢软。脾虚失于运化，故纳少便溏。唇舌色淡，脉细弱或细缓，均为气血俱虚之象。

治则：益气扶脾，养血调经。

处方：当归15克，熟地黄25克，白芍25克，甘草15克，丹参25克，鸡血藤25克，白术15克，党参25克。

方中四物补血，党参、白术补气，加丹参、鸡血藤活血通经，使补中有活。

凡脾胃虚弱、生化之源不足，则宜调和脾胃，以资化源，酌加白术20克、茯苓20克、山药 15 克、扁豆 15 克、陈皮 15 克、莲肉 15 克、砂仁 10 克、大枣 5 枚；若中焦虚而挟滞者，当配山楂 10 克、谷芽 10 克、麦芽 10 克、神曲 10 克、鸡内金 10 克等健脾消积；若中气下陷者，宜补中益气、升阳举陷，酌加黄芪 30 克、柴胡 15 克、升麻 10 克；若因气虚不能摄血致血枯经闭者，酌加何首乌 25 克、阿胶 10 克、红参 15 克、鹿茸末 1 克（冲服）以养血；若脾胃不和、胃气上逆者，当辨其寒热，胃热而逆者，宜清热降逆，加竹茹 15 克、柿蒂 15 克，若伴有胃阴不足，宜酌加沙参 15 克、石斛 15 克、麦冬 15 克、玉竹 10 克、芦根 10 克以益胃生津；胃寒而逆者，宜温中降逆，酌加砂仁 10 克、蔻仁 10 克、干姜 10 克、生姜 10 克、藿香 10 克；若营血不足、肝失濡养者，宜滋阴养肝，酌加阿胶 10 克、桑椹子 15 克、枸杞子 15 克、女贞子 15 克、山茱萸 15 克；若肝血不足，而兼有气郁气滞者，则宜滋阴疏肝，酌加川楝子 15 克、青皮 15 克、柴胡 10 克，切不可一见气滞，便妄投辛温香燥伐肝之品，劫津伤阴，肝血愈亏，临证时，不可不慎。

6. 肾虚精少型

辨证要点：闭经，婚久不孕，面色晦暗，腰酸腿软，性欲淡漠，生殖器萎缩，小便清长，大便不实，舌淡苔白，脉沉细或沉迟。

肾虚冲任失养，血海不足，故闭经，婚久不孕。腰为肾之府，肾阴不足，命门火衰，故面色晦暗，腰膝腿软，性欲淡漠，生殖器萎缩。肾阳不足，上不能温暖脾阳，下不能温煦膀胱，则小便清长，大便不实。舌淡苔白，脉沉细或沉迟，均为肾阳虚衰之象。

治则：温肾养肝，调补冲任。

处方：当归 15 克，川芎 15 克，熟地 25 克，白芍 25 克，山茱萸 25 克，枸杞子 25 克，鹿角胶 15 克，龟板胶 15 克，人参 15 克，白术 15 克。

方中四物汤补血，山茱萸、枸杞子、鹿角胶、龟板胶滋养肝肾，调补冲任，人参、白术益气补脾，全方既能滋补先天肾气以生精，又能培补后天以化血，使精血充足，冲任得养，则经水通矣。

肾为先天之本，主藏精气，是人体生长和发育、生殖的根本。它对"天癸"的成熟和冲任二脉的通盛，有着极为重要的作用。肾存肾阴肾阳，是发育、生殖的基本物质与动力。两者必须充盛协调，才能维持机体的生理常态。若肾阳不足，或肾阴亏损，或阴虚阳亢或阴阳两虚，不能维系其以主天癸，冲任功能失调，可以发生经闭。因此，滋肾补肾是治疗闭经的常用一种方法。

凡肾阴不足，或真阴亏损者，宜滋肾养阴，填精益髓，常用生地黄 15 克、制首乌 15 克、女贞子 15 克、旱莲草 15 克、阿胶 10 克、桑椹子 15 克等，使阴精充盛，则阴平阳秘，精神乃治；若阴精亏损，阴不潜阳，而致阴失潜藏出现阴虚阳亢诸证者，宜滋阴潜阳，即"壮水之主，以制阳光"，选加生龙骨 25 克、生牡蛎 25 克、炙鳖甲 15 克。凡肾阴不足，命门火衰者，宜温肾补肾，即"益火之源，以消阴翳"，常用药物有肉桂 10 克、附子 10 克、巴戟天 15 克、肉苁蓉 15 克、补骨脂 15 克、菟丝子 15 克、杜仲 15 克、淫羊藿 15 克、仙茅 15 克等，取其"孤阴不生，独阴不长"之意，使阳有所附，阴得温化，阴阳协调，闭经乃愈。若肾中阴阳俱虚者，则宜阴阳双补。

经前期紧张症

经前期紧张症是指在月经前 7~15 天，周期性出现乳房胀痛、烦躁、胸闷、易怒、头晕头痛、四肢面目浮肿，或腹泻、失眠，或嗜睡、倦怠无力、盆腔沉重感、腰背部钝性疼痛等，一般症状不重，月经来潮后即迅速消失。病因至今不清，与精神因素有关，可能由于下丘脑对自主神经系统和垂体及其靶腺之间的调节失常，抗利尿素、肾上腺皮质激素、雌三醇分泌相对过多有关，导致水盐潴留，发生水肿，出现相应的其他症状。总之，是体内雌激素过多或相对过多，而有水肿、头痛、烦躁等症状。肝脏疾患时，雌激素灭活受影响亦诱发该症。

其临床表现主要分两个方面，即精神症状和水盐潴留症状。精神症状如多在月经后半期（黄体期）精神不稳定，多表现出心理性症状，如神经过敏，精神紧张，忧郁多虑，坐卧不宁，烦躁易怒，头晕头痛，疲倦无力，失眠或嗜睡甚至思想不集中，情绪不稳定，异常迟钝，孤僻，倦怠不能工作，其他如舌炎，颊部黏膜溃疡，外阴溃疡，外阴瘙痒，性欲增加，低血糖及食欲增加等。水盐潴留症状表现为全身或局部水盐潴留，水肿引起体重增加，可有头痛头晕，颜面四肢水肿，全身疼痛及风湿样疼痛；鼻黏膜水肿，引起鼻衄；乳房组织水肿，引起乳房胀痛，触之可有小结节；呼吸道黏膜水肿，可咳嗽、哮喘和咯血；胃肠黏膜水肿，致肠胃功能紊乱，腹泻或软便，腹部胀满；盆腔水肿引起下腹部坠胀，腰骶钝痛；外阴阴道水肿可有性感异常。

经前期紧张症，根据临床表现，相当于祖国医学"经行头痛"、"经行身痛"、"经行浮肿"、"经行泄泻"、"经行吐衄"等病范畴。

【源　流】

《证治准绳》说："经水者，行气血，通阴阳，以荣于身者也。气血盛，阴阳和，则形体通，或外亏气之充养，内乏荣血之灌溉，血气不足，经候欲行，身体先痛也。"其说明气血不足，可以引起经行身痛。《汪石山医案》曰："有妇人经行，有先泻二三日，然后经下，诊其脉，皆濡弱，此脾虚也。脾统血属湿，经水将行，脾气血先流注血海，此脾气既亏，则不能运行其湿。"这就是说脾虚可以导致"经行泄泻"。《本草纲目》曰："有行期只吐血，衄血或眼耳出者，是谓逆行"。《类证治载》云："按月倒经，血出鼻口，此由肝火上迫，不循常道"。《沈氏女科辑要笺正·月事异常》云："倒经一证，亦曰逆经，乃有升无降，倒行逆施，多由阴虚于下，阳反上冲，非重剂抑降，无以复其下行为顺之常。甚者且须攻破，方能顺降，盖气火之上扬，为病最急。"《万病回春》云："错经妄行于口鼻者，是火载血上，气上乱也。治当滋阴降火，顺气调经，经自准也。"《叶氏女科证治》云："此由过食椒姜辛热之物，热伤其血，则血乱上行"。这说明肝热，阴亏阳亢，气火上逆和肺燥均可导致"经行吐衄"。

《傅青主女科》云："妇人有经未来之前，泄水三日，而后行经者，人以为血旺之故，谁知是脾气之乎！夫脾统血，脾虚则不能摄血矣。且脾属湿土，脾虚则土不实，土不实而湿更甚，所以经水将动，而脾先不固，脾经所统之血，欲注于血海，而湿气乘之，所以先泄水而后行经也。"这说明脾虚可导致"经前泄水"。《叶氏女科证治》云："经来遍身浮肿，按之没指，经水后期，此乃虚可导致经行浮肿"，又云："经来大小便俱出，名曰差经，此因食热物过多，积久而成"。这里记载了实热而致"经行便血"。

【病 因 病 机】

该病的发生，与肝、脾、肾三脏有关，尤其与肝的关系密切。肝司血海而主疏泄，宜条达。若情志抑郁，或忿怒伤肝，致使肝气逆乱，疏泄失司，冲任失调，血海蓄溢失常，故致经行便血；又因肝郁相火内盛，火炎气逆，迫血上溢；冲脉附于肝，经行之时，冲气较盛，随肝气上逆，气升则血亦升，上溢而为吐衄。《傅青主女科》云："经来行之前一二日，忽然腹痛而吐血，人以为火热之极也，谁知是肝火之道乎。夫肝之性最急，宜顺而不宜逆，顺则安，逆则气动。"素体阴虚，或多产房劳，以致肝肾亏损，精亏血少，经行或经后阴血益虚。肝阳偏亢，阳胜风动，上扰清空，故可见经行头痛。又因肝经过腹环阴器，肝失疏泄致三焦通调障碍，湿与热结，肝经湿热下注，则可引起外阴溃疡或痛痒。肝火耗阴，致肝阴不足。又因肝肾同源，肾阴亏则相火妄动而致性欲亢进。食欲增加为肝疏泄太多所致。肝失疏泄，三焦通调水道障碍或肝郁犯脾，或思虑过度伤脾，致脾虚失于运化，湿邪内停，因脾主四肢肌肉，故见四肢水肿或全身酸痛。肝郁犯脾或脾虚生湿，致大肠传导失司，小肠分清泌浊不利则可腹泻。久病及肾致肾阴阳失调，若肾阴虚则肝阳偏旺，阴亏阳亢则情绪不稳定，精神紧张症状备见；若肾阳虚失于蒸化，则脾阳虚湿邪内停更甚，因此水盐潴留症状也会更突出。

【辨 证 施 治】

1.肝郁气滞型

辨证要点：经前乳房乳头胀痛，甚至不能触衣被，或经前发热，或经前吐血衄血，或见小腹胀满疼痛连及胸胁，烦躁易怒，不思饮食，或口苦咽干，苔薄白或薄黄，脉弦或弦数。

肝郁气滞，经脉壅阻，故乳房乳头、胸胁及小腹账痛。肝失条达，故出现烦躁易怒。肝郁则情志不舒，经行时肝血下注血海，气火偏盛，致令发热。肝气郁滞，肝为刚脏，其性最急，宜顺而不宜逆，顺则气安，逆则气动，且肝为藏血之脏，冲脉隶于阳明附于肝，经行时冲气旺盛，随肝气上逆，气升血升，上逆而为吐衄。肝郁犯脾，脾的运化功能障碍，故不思饮食。肝郁化热，肝胆互为表里，肝热可以侵犯胆，胆汁外溢，故口苦咽干。苔薄白或薄黄，脉弦或弦数均为肝经郁热的表现。

治则：疏肝理气，活血通络，佐以清热。

处方：柴胡15克，白芍30克，川芎15克，香附15克，陈皮15克，枳壳15克，甘草10克，当归15克，川楝子15克，郁金15克，路路通15克，丹皮15克，栀子15克，黄芩15克。

方中柴胡疏肝解郁，香附、川芎、川楝子行气止痛，白芍、当归养血和血，枳壳宽中行气，陈皮、甘草理脾和中，郁金开郁行气、止痛，路路通以通络散结，丹皮、栀子、黄芩清肝胆之热。综观全方共奏疏肝解郁、活血通络及清肝胆热之效。

若乳房胀痛不能触衣有块者，酌加橘核15克、王不留行15克以通络散结；如肝郁化火、肝阳上亢，出现头痛、衄血、经行发热等证，可于上方去川芎之辛窜，加丹皮15克、栀子15克、夏枯草15克等平肝清热；若肝之湿热下注症见外阴瘙痒、外阴溃疡者，加龙胆草15克、苦参25克以清热燥湿；若相火妄动、性欲亢进者，酌加黄柏15克、知母15克、玄参25克以滋阴降火；若不寐者，加胆南星10克、天竺黄15克以涤痰清热。

2.脾气虚弱型

辨证要点：经前或经期四肢浮肿，或经行泄泻，经色淡，低血糖，食少，乏力，腹胀，全身酸沉而痛，怠情思睡，或恶心呕吐，舌苔白滑，脉弱无力。

肝郁乘脾或素体脾虚，不能运化水谷化生精微，反聚为湿浊，下注而为泄泻。若脾虚不能散精，水湿泛溢肌肤而成经行浮肿。脾统血属湿，经水将动，脾血先以流注血海，然后下流为经，脾血即亏，则虚而不能运行其湿。如果肾阳不足，命门火衰，火不生土，脾更加失健运，亦可加剧经行泄泻及经行浮肿之证。脾虚失于运化，不能化生水谷精微，精微不足则低血糖，乏力，食少。湿浊内停，气机不利则腹胀，湿邪流于四肢和肌肉及全身酸痛。脾气虚弱，清阳不升则怠惰思睡。脾虚则运化、受纳功能失常，胃气上逆则恶心呕吐。苔白滑、脉沉弱乃脾气虚之象。若脾虚及肾，命门火衰则上症更甚。

治则：健脾祛湿。

处方：党参15克，苍术30克，怀山药15克，白茯苓30克，薏苡仁15克，车前子30克（纱布包煎），大腹皮15克，益母草15克。

方中党参、苍术、山药、茯苓、薏苡仁益气健脾祛瘀，大腹皮理气除胀，车前子利湿止泻，益母草活血祛瘀，共奏健脾祛湿之功。

泄泻重者，苍术改为50克，加补骨脂15克以燥湿温脾止泻；浮肿重者，加泽泻25克以渗湿；身痛重者加羌活15克、鸡血藤25克以祛湿活血通络；兼腰膝冷痛、肾阳虚者，加仙茅15克、淫羊藿15克以温补肾阳；若脾虚而兼气滞者，见有四肢肿胀、按之凹陷、随手而起、经行量少不畅、胸胁胀闷不舒、舌紫黯苔薄白、脉沉弦，加木香10克、陈皮15克、三棱15克、莪术15克以理气活血。

3. 阴亏肝旺型

辨证要点：经前或经期头晕头痛，两目干涩，或吐血、衄血，烦躁少寐，身痛，时有潮热盗汗，唇红口燥，舌红少苔，脉弦细或弦细数。

素体阴虚，阴不敛阳故烦躁失眠。肝藏血，阴血虚肝失所养，故厥阴之巅顶头痛、头晕。血虚不能濡养筋骨，经脉失养故身痛。阴虚，肾精不足，复因忧愁思虑，积念在心，则心阴暗耗，心火亢盛，胞脉属心而络于胞中，且胞脉系于肾，肾水不能上济心火，经行时火随血动，损伤血络，或阴虚而致肝阳偏旺，冲脉隶于阳明，附于肝，经行时冲气旺盛，随肝气上逆，气升则血升，上逆而致吐衄。阴虚热由内生，营阴外泄故潮热盗汗；阴虚内热故唇红口燥。舌红少苔，脉弦细数均为阴虚肝旺之象。

治则：养阴柔肝。

处方：枸杞15克，菊花15克，熟地黄15克，丹皮15克，山茱萸15克，当归15克，白芍30克，刺蒺藜30克，酸枣仁15克。

方中熟地黄、枸杞子、山茱萸补肝肾、益精血，当归、白芍养血柔肝，石决明、菊花、刺蒺藜平肝息风止头痛，丹皮泻血分伏火，酸枣仁宁心安神。全方实为滋水养血填精之方剂。

若巅顶头痛者，加川芎25克、藁本15克、玄参25克以滋阴降火；若不寐者，加生龙骨、生牡蛎25克以镇惊安神。

4. 肾阳虚弱型

辨证要点：经前或经期见四肢面目浮肿，按之没指，下肢尤甚，凹陷不起，腰骶冷痛，或见经水将潮或经期大便溏薄，脉沉弱。

素体肾虚，或因房室不节，多胎小产，肾气内伤，经行时经血下注，阴盛于下，有碍肾阳敷布，不能化气行水，以至水道不利，流溢四肢，故见面浮肢肿，下肢尤甚，按之凹陷不起。腰为肾之府，肾阳虚失于温煦故见腰骶冷痛。肾为经水之本，司二便，主开阖，若先天不足，肾阳虚，命门火衰，经行则肾气更虚，开阖无权，且肾阳虚则无以制水，午夜为阴盛之时，故发五更泄泻；肾阳虚则脾阳不伸，故形寒肢冷；肾阳虚，开阖失司，故夜尿频多。舌淡苔薄，脉沉弱为肾阳虚之象。

治则：温肾利水。

处方：熟地黄 20 克，桂枝 10 克，茯苓 15 克，补骨脂 15 克，吴茱萸 20 克，淫羊藿 15 克，巴戟天 20 克，附子 10 克，杜仲 15 克。

方中熟地、杜仲、补骨脂、吴茱萸、淫羊藿、巴戟天、附子温补肾阳，桂枝，茯苓温阳化气行水。

面部黄褐斑

面部黄褐斑是一种色素代谢异常的疾病，与过氧化脂质的增加及色素沉着有关。组织病理学可以见到表皮内黑色素的增加，有时会出现色素比例失调的组织变化。该病的发病多见于成年女性，但少数病例也有男性。对该病的发病原因目前尚不清楚，除和先天因素有关外，可因营养障碍、妊娠、精神不定、妇科疾病、无力症而诱发。肾上腺皮质功能减退、甲状腺或脑垂体功能障碍、肝功能障碍及性腺功能衰退，可诱发皮肤对光线敏感，从而发生该病。

面部黄褐斑属于祖国医学的"面尘"、"黧黑斑"、"面皮干黯"等病范畴。

【源　流】

关于病名的记载：《素问·至真要大论》首次提出"面尘"病名。从这以后，历代医家又相继提出许多类似的病名，如唐代孙思邈在《备急千金要方·七窍病》中提出的"面酐黯"、"靥黯黑"；明代陈实功在《外科正宗》一书提出病名"黧黑斑"一词；而清代医家吴谦等在《医宗金鉴·外科》一篇又提出"黧黑肝黯"一名。以上记载"面尘"、"黧黑斑"、"黧黑肝黯"实为今之所述"面部黄褐斑"。

关于症状方面的记载：《医宗金鉴·外科》说："黧黑斑，初起色如尘垢，日久黑似煤，形枯暗不泽，大小不一，小者如粟粒赤豆，大者似莲子黄实，或长或短或圆，与皮肤相平。"

关于病因病机方面的记载：《诸病源候论·面体病诸候》说："人面皮上，或有如乌麻，或有如雀卵上之色是也。此由风邪客于皮肤，痰饮渍于脏腑，故生肝黯。"《圣济总录·面体门》曰："酐黯之状，互如乌麻，斑如雀卵，稀则棋布，密则不可密针，皆由风邪客于皮肤，痰饮浸渍，其形外看，或饱食安坐，无所作为，若养生方所谓积聚不消之病，使人面目黧是也。"证明面部黄褐斑的面部特征即发病原因。《诸病源候论·黑痣候》曰："黑痣者，风邪搏于血气，变化所生也。夫人血气充盛，则皮肤润悦，不生疵瘕；若虚损，则黑痣变生。然黑痣者，是风邪变其血气所生也。若生而有之者，非药可治。"该句证明平素气血虚损，风邪乘虚搏结是发生面部黄褐斑的病因，并证明由生下来就有的面部黄褐斑，这种遗传性质的疾病，药物治疗是没有效的。

【病因病机】

面为脏腑气血的外荣，色泽变异是疾病变化的表现。黑为肾所主，如若肾阳不振，气化失司，进而导致命门火衰，阳气蒸腾无力，清阳不升，浊阴上犯头面，亦即肾脏本色外露，故见面部黑褐斑块。脾气虚亏，运化失职，水津不布，停痰停饮，若痰湿内阻中焦，清阳不升，晦浊之气循经络（足阳明胃经，络脾，循鼻，挟口，环唇……颊部属脾）而上熏于面，产生面部黑褐斑块。肝郁气滞，郁久化热，热灼肾阴，精不化血，血少不能养肝，故气血涩滞，导致血虚面色不华；肝气郁滞，气机不利，"气为血之帅"，"气行则血行，气滞则血瘀"，因而血运不畅，又因足少阳胆经，络肝，出耳，下颊……颊部属肝，肝经之气不顺，其经脉气血涩滞，不能上荣，故面部易生黑褐色斑块。阴虚肝郁，阴虚本在肾阴虚，肾阴不足，不能滋养肝木，而致木旺，而灼伤肾阴，阴越虚肝越旺，这样精不化血，木旺耗血，而致气血涩滞，不能上荣于面，面部无华，而生黑褐色斑块。

【辨 证 施 治】

1. 肾阳不振型

辨证要点：面色淡白附有褐黑色沉着，色泽不鲜，似如煤形枯暗不泽，而颊及上唇部显著，多对称存在，形态不定，境界尚清。兼有畏寒肢冷，周身皮肤干燥发痒，口淡乏味，虚肿似浮，腰酸腿软，小便频频而清，甚则不禁，或者尿后余沥末尽，入夜更增，性欲减低，妇女月经量少错后，脉细缓。多见于脑垂体或肾上腺皮质功能障碍，性腺功能低下，甲状腺功能低下，无力症等。

肾阳虚证，一般以全身机能低下伴见寒象为审证要点。肾阳虚怯，气化失职进而命门火衰，阳气蒸化无力，浊阴弥漫肌肤面部，故面部淡白并附褐黑色沉着而无泽。腰为肾之府，肾主骨，肾阳虚衰，不能温养腰府及骨骼，则腰膝酸软疼痛，不能温煦肌肤，故畏寒肢冷，周身皮肤干燥发痒。肾主生殖，肾阳不足，命门火衰，生殖机能减退，故见性欲减低。命门火衰，火不生土，脾失健运，故见口淡乏味；气血生化之源不足，故妇女月经量少或错后。肾阳不足，膀胱气化功能障碍，水液内停，溢于肌肤而见虚肿似浮；肾阳不足，开阖失司，开多阖少，而出现小便频频而清，甚则不禁，或者尿后余沥未尽，入夜阴盛，阳更衰，故入夜加重。

治则：温补肾阳，润肤悦色。

处方：熟地黄 20 克，肉苁蓉 15 克，怀牛膝 20 克，巴戟天 15 克，麦冬 15 克，五味子 15 克，炙甘草 10 克，韭菜子 15 克，茯苓 25 克。

方中热地、巴戟天、淫羊藿、仙茅重在温补肾阳，肉苁蓉、韭菜子意在补肝肾，麦冬、五味子、茯苓、山药、山萸肉皆为补阴之品，此即"善补阳者，必于阴中求阳"之意。

2. 肝郁血滞型

辨证要点：满面晦滞，暗褐略带有青蓝的色素沉着，呈弥漫性分布在面颊上，日晒后色素更深，鼻旁显著，眼圈青黑，口周发生胡顺，唇焦色滞，牙龈龈瘀，耳色不泽。兼有情志抑郁，面部烘热，眩晕耳鸣，双目干涩，入夜视力大减，或者少寐多梦，口干微苦，胸闷胁胀，妇女月经不调，或有痛经，或有经期前乳房胀痛等。脉象细涩，舌质挟有瘀点或瘀斑，舌苔褐黄。多见于慢性肝脾肿大，慢性妇科疾病及体内有赘生物者。

肝主疏泄，具有条达气机、调节情志的功能，情志不遂，或外邪侵袭肝脉，导致疏泄失职，肝气郁滞。郁久化热，热灼肾阴，精不化血，血不养肝故气血涩滞，导致血弱而色不华，故见面部生黑褐色斑。肝气郁结，不得条达疏泄，则情志抑郁；肝郁化热，上熏于面，故面部烘热；热灼肾阴，肾主骨生髓，脑为髓海，肾阴虚，髓海不足，故眩晕耳鸣。热灼肾阴，精不化血，血不养肝，目得肝血充养而能视，故出现双目干涩。入夜阴盛，故入夜视力大减。阴虚火旺，上扰神明，故少寐多梦。虚火上炎而口干及微苦。气滞血瘀，冲任不调，故妇女见月经不调或经行腹痛。乳房为肝经所过，若肝郁气滞，经脉不利，故有经期前乳房胀痛等。脉象细涩，舌质挟有瘀点瘀斑皆为气滞血瘀之象。

治则：行气活血，补肝悦色。

处方：当归 20 克，苍术 10 克，制香附 20 克，川芎 15 克，干地黄 25 克，炒白芍 20 克，山药 20 克，山茱萸 20 克，防风 10 克，羌活 10 克，白附子 10 克，细辛 5 克，赤芍 15 克，乌药 20 克。

方中当归、川芎、地黄、白芍、赤芍养血活血，香附、乌药行气活血，苍术、白附子燥湿健脾，防风、羌活、细辛意在疏散在表之风邪。因为面部黄褐斑多由"风邪客于肌肤，痰饮渍于脏腑"而生，故以此用药。

3. 脾虚生痰型

辨证要点：面部色深黄褐，状如灰尘似固着在颧部日久未洗，甚则环口黧黑，兼有肢体困怠，少气懒言，周身窜痛，纳谷不香，脘冷腹胀，胸膈痞塞不适，偶有呕吐，或大便稀薄，脉象濡弱，舌质淡红胖嫩有齿痕，苔薄白微腻。

脾气不足，运化失职，消化迟缓，输布精微乏力，致水湿内生，聚而成痰成饮，痰湿内阻中焦，晦浊之气循经络而上熏于面，故出现面部色素沉着，四肢禀气于脾胃，脾气虚不能外荣四末，故肢体困怠；中气不足，则少气懒言。脾胃为后天之本，气血生化之源，脾气不足，久延不愈，可致营气亏虚，周身失养，故周身窜痛。脾胃相为表里，脾气不足，胃气亦弱，腐熟功能失职，故纳谷不香。脾气虚，阳气不足则脘冷腹胀，若脾虚水湿不化，流注肠中而致大便溏薄，停痰停饮，阻于中焦，则胸膈痞塞不适，或偶有呕吐。脉象濡弱，舌质淡红胖嫩而有齿痕，苔薄微腻乃为脾虚生痰之象。

治则：甘温益脾，温阳化浊。

处方：陈皮20克，白扁豆15克，茯苓20克，姜半夏15克，白术15克，甘草10克，青皮10克，丁香15克，桂枝15克，泽兰20克，冬瓜皮50克，山药50克。

方中陈皮、青皮、冬瓜皮理气化浊，白扁豆、茯苓健脾化湿，白术、甘草、山药甘温益脾，姜半夏、丁香、桂枝温阳化浊，泽兰活血通络，使补而不滞。

4. 阴虚肝郁型

辨证要点：面部褐斑，鼻甲为甚，干燥不润，兼有形体瘦弱，头晕耳鸣，腰腿酸软，抑郁喜叹，易躁易怒，胁胀胸闷，虚热盗汗，口舌易溃，舌红少苔，脉细弦。多见于有潜在性炎症病灶及自主神经功能紊乱的病例。

阴虚本在肾阴虚，肾阴虚不能滋养肝木，使木旺，或情志不遂，肝气不顺，郁而化热，又可灼伤肾阴，这样精不化血，气血涩滞，不能上荣于面，故出现面部褐斑，鼻甲为甚，干燥不润，不荣于头部则头晕耳鸣。肾阴亏虚，虚热内生，而见形体消瘦，虚热盗汗。肾阴不足，髓减骨弱，骨骼失养，故腰腿酸软。肝主疏泄，具有调节情志的功能，气机郁结，不得条达疏泄，则抑郁喜叹；久郁不解，失其柔顺舒畅之性，故情绪急躁易怒。肝气郁结，经气不利，肝经布胸胁，故出现胸胁胀闷，虚火上炎，故口舌易溃，舌红少苔、脉细弦均为阴虚肝郁之象。

治则：滋阴、疏肝、解郁、悦色。

处方：生地20克，玄参20克，麦冬15克，白芍20克，柴胡15克，枳实15克，香附15克，川芎15克。

方中生地、玄参、麦冬滋阴，柴胡、枳实疏肝解郁，白芍意在养血柔肝，香附为气中之血药，川芎为血中之气药，二药合用使气顺血畅，相得益彰。

硬 皮 病

硬皮病是一种结缔组织疾病。临床上一般分为系统性和局限性，目前尚无有效的治疗方法。系统性硬皮病目前多称为进行性系统性硬皮病，通常又有两个主要临床类型：肢端硬化型，皮肤变化以四肢最为明显；弥漫型，皮肤变化广泛并多累及躯干。对其发病原因，近代有以下几种看法：①胶管障碍学说；②内分泌紊乱学说；③免疫失调学说；④血管障碍学说。根据硬皮病的表现，属于中医"痹证"范畴。

【源　流】

《素问·痹论》云："痹在于骨则重，在于脉则血凝而不流，在于筋则屈不伸，在于肉则不仁，在于皮则寒。"《诸病源候论》云："痹者……其状肌肉顽厚，或肌肉酸痛……由血气虚则受风湿而成此病，日久不愈，入于经络，搏于阳经，亦变全身体手足不随。"

【病 因 病 机】

硬皮病的发生是由于气血不足，卫外不固，外邪侵袭，阻于皮肤、肌肉之间，以致营血不和，气血凝滞，经络阻滞，痹塞不通而致。

笔者认为硬皮病的病机以血瘀为主。血瘀阻滞则皮部失于充养，且病久多有死血形成，故可见皮肤变硬且萎缩。瘀血又称坏血。死血不去，则新血难生。祛瘀生新实乃该病之治疗大法。笔者临床善用此药以破瘀逐瘀，畅通气血，濡润皮肤。基本处方：蝉衣10克，全蝎5克，土鳖虫15克，水蛭15克，蚕虫10克，蜈蚣10克，麝香5克。以上共为细末，装入胶囊，每次2～3粒，3次/日，饭前服。上述散剂可经常服用，再根据不同症状，配用辨证施治方法加服汤剂。

【辨 证 施 治】

在临床上分为缓慢进展期和急性发作期。

（一）缓慢进展期

1. 寒袭肺卫型

辨证要点：低热恶寒，身痛肌痛，或有咳嗽、痰稀、口不渴、大便软。皮肤局限或弥漫性发硬，具有蜡样光泽，甚至萎缩紧贴于深层组织上。关节活动障碍，张口困难，皮色暗褐，毛发脱落，无汗或多汗。舌淡红，苔薄白，脉沉细数。

肺主宣发，外合皮毛。寒邪外束，则腠理闭塞，卫气不行故微热恶寒。寒主收引，寒盛则痛，气血不通，故见身痛肌痛。肺气不宣，气逆咳嗽、痰稀、口不渴。卫气主温分肉、肥腠理、司开合，寒邪侵袭，卫气不达皮毛肌腠，皮毛肌腠失于温养，故见皮肤发硬、蜡样光泽、萎缩紧贴于深层组织上，关节活动障碍，张口困难，皮肤暗褐色，毛发脱落。开合失司故见无汗或多汗。寒邪外束，卫气内收，故舌淡红，苔薄白，脉沉细数。

治则：散寒宣肺，化瘀利湿。

处方：荆芥15克，防风15克，麻黄10克，前胡15克，茯苓25克，羌活15克，独活15克，枳壳25克，桔梗10克，甘草10克，川芎15克，黄芪25克，当归20克。

若虚者酌加人参、熟地、白芍；有热象者加合欢花、连翘、蒲公英、紫花地丁；瘙痒者加白鲜皮、白蒺藜。

2. 脾肾阳虚型

辨证要点：畏寒肢冷，关节疼痛，腰膝酸软，阳痿遗精，早泄，女则阴冷，性欲减退，发落齿摇，食少纳呆，口不渴，小溲清长，大便稀溏。局部可见眼睑、面部及手背发紧肿胀，握拳不紧，局部坚硬，皮肤多呈粉红色或黑白相间。舌体胖大或有齿龈，质淡暗，脉沉细濡。脾胃主水谷的消化与吸收，脾阳不振，胃纳失职，水谷精微失其常化，故见食少纳呆，口不渴。清阳实四肢，脾肾阳虚，阳气不达四末，故见畏寒肢冷。肾主骨，主生殖，司二阴，肾阳不足，命门火衰，故见腰膝酸软，关节疼痛，阳痿遗精，早泄，阴冷，性欲减退；齿为骨之余，肾虚则骨弱，故齿摇。发为血之余，脾胃乃气血生化之源，水谷之海，脾虚则气血化源不足，发失充养，故发落。脾肾阳虚，气血不足，皮肤肌肉失于温煦和充养，气血凝滞故见眼睑、面部及手背发紧肿胀，握拳不紧，局部坚硬，皮色黑白相间或呈粉红色。舌体胖大有齿痕，质淡暗，脉沉细濡均为脾肾阳气不足的征象。

治则：温肾散寒，活血化瘀。

处方：熟地 30 克，白芥子 10 克，肉桂 15 克，炮姜 15 克，鹿角胶 15 克，云苓 20 克，红花 15 克。

3. 肝郁血瘀型

辨证要点：情志不舒，郁闷不乐，胸闷胁胀，女性则易有月经不调或有恶心呕吐，齿龈出血，便溏硬不调。局部可见皮肤发硬，具有蜡样光泽，甚至萎缩紧贴于深层组织之上，关节活动障碍，张口困难，皮色暗褐，毛发脱落，无汗或多汗，皮色发白、发紫、发凉、灼热、瘙痒及雷诺现象。舌质暗红、苔薄脉弦。

肝主疏泄，性善条达而恶抑郁。肝气郁滞，气机不畅，故见情志抑郁不舒。肝司血海，肝郁则血海司职失常，故见月经不调。肝属木，木郁克土，脾气被遏，胃气上逆，故见恶心呕吐，便溏硬不调。肝郁化火，侵伤阳络，故见齿龈出血。肝藏血，气郁则血滞，气血运行不畅，皮肤肌肉失于充养，故可见皮肤发硬，具有蜡样光泽，甚至萎缩紧贴于深层组织之上，关节活动障碍，张口困难，皮色暗褐，或色发白、发紫、发凉。灼热乃因为气郁化热所致，气滞血瘀，毛发失养，故毛发脱落。气血郁滞，营卫失和，故见无汗或多汗。皮失充养，故见瘙痒，是为血虚作痒。营卫失和，皮肤对温度冷热的反应超过常度，故可见雷诺现象。舌质暗红，苔薄，脉弦皆是肝郁血瘀之象。

治则：舒肝健脾，活血化瘀。

处方：丹皮 20 克，栀子 15 克，柴胡 20 克，当归 20 克，荆芥 15 克，木香 15 克，白芍 20 克，枳壳 20 克，云苓 30 克。

4. 气虚血弱型

辨证要点：神疲乏力，形体消瘦，食少纳差，肌肉疼痛，心悸、气短，头晕、肢体麻木不温。局部皮色暗，有瘀斑，舌质淡暗，苔薄，脉细弱。

"血者，神气也"，"血气者，人之神"。气血不足故见神疲乏力。气虚则血少肌肉失于充养，故见形体消瘦。气虚胃弱，故食少纳差。肌肉疼痛是由气虚血少，血行不畅，不通则痛，宗气不足，肺气失宣故气短；助心行血之力减弱故见心悸，清阳出上窍，清阳不升，浊气不降，故头晕。肢体得不到气血的温养故见肢体麻木不温。皮色暗，有瘀斑，舌质淡暗，苔薄，脉细弱皆是因气虚血滞，瘀血形成。

治则：益气补血，化瘀通络。

处方：黄芪 30 克，当归 20 克，肉桂 15 克，延胡索 15 克，牛膝 30 克，秦艽 20 克。

（二）急性发作期

在前四个型中均有可能有急性发作。常因累及内脏出现咳嗽气短、心悸怔忡、黄疸、眩晕等症，当辨证施治。若指、趾端发生湿性或干性坏死、低热、齿龈出血、舌红脉数，此乃病久瘀而化热，热迫四肢，腐蚀肌肉而致。治当同时清热解毒，化瘀降火。处方：栀子15克，连翘20克，元芩15克，生甘草15克，薄荷50克，生地20克，天花粉20克，丹皮15克，玄参20克，麦冬30克，金银花20克，桃仁15克，红花15克，大黄15克，芒硝20克（冲服）。

牛 皮 癣

牛皮癣又称"银屑病"，它是一种常见并易复发的慢性炎症性皮肤病，中医称之为"白疕"、"干癣"、"松皮癣"。其特点是在皮疹上反复出现多层银白色干燥的鳞屑，搔之脱屑。对于其发病原因，目前尚未完全清楚，虽有众家说法，却未有公认的观点。主要有遗传、感染、代谢障碍、内分泌功能紊乱、神经精神因素及免疫功能失调等学说，此外如精神创伤、外伤或手术、寒冷、潮湿、血液流变学改变以及月经、妊娠、分娩、饮食等都可能导致牛皮癣的发病。

在临床上现代医学一般分四个类型，即寻常性、脓疱性、关节病型与红皮病型。

1. 寻常性银屑病

该型临床上较为多见。大多急性发病扩延全身。原发疹为帽针头至扁豆大小的炎性丘疹或斑丘疹，呈特有的淡红色，境界明显，表面被覆多层银白色鳞，周围有轻度红晕。剥除鳞屑可露出半透明薄膜，剥除此膜则出现小的出血点。自觉有不同程度瘙痒。疹可不断地扩大和增多，可表现各种形态，如点滴状、钱币状、花瓣状、地图状，少数可呈带状。

2. 脓疱性银屑病

该型可分为泛发性及限局性两型：

（1）泛发性脓疱性银屑病：发病急剧，有全身不适并伴有弛张性高热等全身症状及白细胞增多。皮损初发为急性炎性红斑，表面有多数密集针头至粟粒大小黄白色无菌浅在性小脓疱，脓疱可扩大融合形成"脓湖"状。常累及广大皮面，甚至可扩延全身。以四肢屈侧及皱襞部多见，常因接触摩擦而出现糜烂湿润和结痂。数周后脓疱可自行干涸，症状好转或转化为红皮病。

（2）局限性脓疱性银屑病：多限于掌跖，常在大小鱼际或足跖部成批发生，多数淡黄色针头至粟粒大小脓疱，基底潮红。经1~2周脓疱破裂，结痂，脱屑。以后又在鳞屑下出现小脓疱，时轻时重，自觉瘙痒或疼痛。

3. 关节病性银屑病

该型又名银屑病性关节炎。常继发于寻常性银屑病或银屑病多次反复恶化后，亦可出现关节症状或与脓疱性银屑病及红皮病性银屑病并发。临床上主要表现为非对称性外周多关节炎，可发于大小关节，亦见于脊柱，但以手、腕、足等大小关节特别是指（趾）末端关节多见，关节红肿疼痛。轻者关节红肿轻微，有轻度变形，多累及手足小关节；重者手、足、膝、踝、肩、髋、脊柱等大小关节均可被累，关节红肿疼痛变形及障碍均较严重，大都伴有指甲损害，同时见有银屑病损害。

4. 红皮病型银屑病

该型又名银屑病性红皮病，初起时在原有银屑病皮损部位出现潮红，迅速扩延成大片，最后全身呈现弥漫性潮红浸润，在弥漫性潮红浸润中，常有片状正常"皮岛"，为该病的特征之一。发病过程中每日均有大量鳞屑脱落，头皮有厚积鳞痂。后期手足可呈大片皮肤剥脱，犹如穿着破袜套、手套。指（趾）甲混浊肥厚、变形、可脱落。口、咽、鼻腔以及眼结膜均充血发红。

【 源　　流 】

"牛皮癣"一词在古书上也有记载，如在《外科正宗》中就有"牛皮癣如牛项之皮，顽硬且坚，抓之如朽木"。《诸病源候论》对其症状描写的更为详细，如"摄领疮，如癣之类，且于领上痒痛，衣领拂着即剧。是衣领揩所作，故名摄领疮"。从这二处引文我们可以发现，中医之"牛皮癣"实为现代医学的神经性皮炎，而现代医学所谓的牛皮癣则是中医的"白疕"。

《医宗金鉴》认为该病多是由于风邪滞留于腠理，更兼素体阴血不足，血燥难荣养皮肤所致。全身各部均可发病。初起丘疹，逐渐扩大成块、成片，表面结有鳞屑，颜色为白色、瘙痒难耐，抓挠后会引起大片鳞屑脱落，病灶始终干燥多屑。如"白疕"之形如疥疬，色白而痒多不快。固由风邪客皮肤，亦由血燥难荣外。在治疗上，初起服防风通圣散，继服搜风顺气丸，外用猪油、苦杏仁共捣烂，外涂患处。

【 病 因 病 机 】

该病的病因有外伤风邪，内损肝肾，营血失和，更有饮食不节暴饮暴食等因素。但其根本病理改变却是营血不和。风寒外袭，束于卫表，毛窍闭塞，腠理不开，卫气被遏，抗邪于肌腠，邪正相争，故有如化热之象，见发热轻，恶寒，舌苔薄白，脉浮紧。营气不达，郁滞于内，皮肤失于充养，故出现皮肤干燥，脱屑，基底红。风盛则痒，故见皮肤瘙痒难忍。风挟热侵袭肌表，或风寒郁久化热，热则腠理开、汗孔张，邪热乘虚直犯营血，血热互结，气滞而血瘀。血瘀气滞，血难以及时濡润肌肤，更加热灼营血而营血愈亏，故有皮肤脱鳞屑，基底潮红。血不润肤，风邪又乘虚相犯，故皮肤痒而欲搔抓，此即"无虚不作痒"、"无风不作痒"之所指。若血热互结而误治，失治；或素食膏粱厚味、阳热有余，则会出现发热、口渴、便秘、溲赤、苔黄腻、脉滑等一系列气分实热之征；若久热伤阴，或素体肝肾亏虚，精血不足，清窍失养则头晕、目眩；腰乃肾之府，肾亏则腰酸膝软；肌肤失于血濡则干燥脱屑、瘙痒；阴虚则生内热，故见手足心热，入夜尤甚，舌质红苔少、脉细数。阴损及阳，或素体脾肾不足，则导致脾肾阳虚，阳虚则血寒，血寒则血气运行不畅，郁结于肌肤，皮失所养，故出现肌肤脱皮屑，且瘙痒。阳虚不达四末，故见四肢不温、畏寒。脾阳虚则神疲、倦怠乏力、食少纳差、便溏，肾阳虚则腹冷腰痛、性欲减弱，甚则出现阳痿、遗精、早泄、舌质淡脉沉弱。七情不节，郁怒伤肝，忧思伤及心脾，而致肝郁脾虚，气血郁滞，血瘀气滞于肌表，乃发该病。肝气郁滞，失其条达，故见心烦易怒。肝经布胁，故胁痛、乳房胀痛。肝司血海，肝气郁滞，气血失和，血海失司，冲任不调，故见月经或提前、或错后，血中有瘀块，色紫黑，经行腹痛发作，舌可有瘀斑、瘀点，脉沉涩。湿热外侵，或脾运失调，水湿内生，湿郁化热，湿热蕴阻于肌表，营卫失和，血气郁滞，皮肤可见皮有稀薄渗出液，向周围侵蚀，有红斑，瘙痒剧烈。热胜则溲赤、便干，湿胜则大便或有溏臭，舌质红、苔黄腻，脉滑数。

【辨证施治】

1. 风寒型

辨证要点：此型多为冬季进行期银屑病或牛皮癣，皮肤干燥、脱皮屑、基底红，白屑迭起，苔薄白，脉浮紧。全身症状有恶寒、发热轻，或有鼻塞流清涕、头痛等风寒表证。

风者善行数变，多伤于阳分、肌腠；寒为阴邪，易伤阳气、阻遏气机。风寒二邪相合犯表，先困卫阳，郁而不达，肌肤失于卫气之温煦故有恶寒；邪正相争，阳气亢盛故发热轻。风寒客于头部，闭阻经络，寒性凝涩主收引，寒则气收，络脉急引，故见头痛。肺合皮毛，开窍于身，肺卫之气受风寒所束故鼻塞流清涕。血得寒则凝，得热则行，风寒袭表，营卫滞涩，久郁不达，则肌肤失于营气的濡润，故有皮肤燥，脱皮屑，白屑迭起。基底红是营血郁滞所致。苔薄白、脉浮紧皆是风寒客表之征。

治则：活血和营，疏风散寒。

处方：桂枝 15 克，当归 10 克，麻黄 5 克，赤芍 15 克，蝉蜕 50 克，桃仁 15 克，防风 15 克，白鲜皮 50 克。

桂枝辛甘微温，能发汗解表，温经通阳，是治风寒表证之主药。当归、赤芍养血活血化瘀，与桂枝相配可通卫和营、解表散风寒。麻黄辛温，善发汗而解表散寒，配桂枝、当归、赤芍，既能解肌散风寒和营卫，又能宣肺而通鼻窍。蝉蜕、白鲜皮祛风止痒，善疗皮肤疾患，且又有杀虫之功，更佐防风以助祛风解表止痒之力，伍桃仁助长化瘀行血和营之能。八品同用，既能散风寒解表邪，又能和营卫而调血。不失病变之理，又合辨病用药之道。

2. 风热型

辨证要点：此型多为夏季进行期银屑病或牛皮癣，皮损呈点滴状或片状，基底潮红，表面覆有银白色鳞屑，苔黄薄，脉浮紧。全身症状有发热、微恶寒、或有鼻塞、流浊涕、头痛、咽痛等症。

夏季气候炎热，火气当令，此时风与热邪常相挟为患。风热袭表，侵及卫阳，阳胜则热，故见发热；卫阳被困，郁而不达，故恶寒。邪犯鼻窍，热炼津液，故鼻塞，流浊涕。风热伤及经络，气血不畅，不通则痛，故有头痛。风热入咽，故咽痛。薄黄苔、浮数脉皆为风热在表之象。风热伤营，风胜则痒，热则伤阴，营阴日乏，肌肤失养，故皮肤干燥、脱白屑、瘙痒。热伤血络，迫血外溢，故见基底潮红。

治则：活血清热，祛风解表。

处方：荆芥 15 克，防风 10 克，金银花 40 克，连翘 15 克，丹皮 20 克，赤芍 15 克，桔梗 15 克，桃仁 15 克，白鲜皮 20 克，蝉蜕 20 克，苦参 15 克。

荆芥疏风解表，又能入血分透邪外达，防风善祛周身之风而解表，两者相合而达疏风解表之功。金银花、连翘清热解毒，以助荆芥、防风之力。丹皮、赤芍清热凉血和营，更佐桃仁逐瘀之能，合奏清热和血之功。白鲜皮、蝉蜕、苦参功善祛风止痒利疾速去。合而用之，能活血清热、祛风解表、止痒。

3. 热盛血燥型

辨证要点：该型相当于进行期或红皮病型牛皮癣或银屑病，新皮疹不断出现，旧皮疹不断扩大，鳞屑厚积，周围红晕，瘙痒显著，舌质红、苔黄、脉数或滑数有力。全身症状有发热、关节疼痛、倦怠嗜卧、口干渴、大便秘结、小便黄赤。

邪热炽盛，热炼筋脉，故有发热，关节疼痛，倦怠嗜卧，此中倦怠嗜卧应与虚证相鉴别。虚旺者更兼见阳气不足诸症状，而此仅倦怠嗜卧而已。热胜则伤阴，故口干渴。热在气分，伤及阳明大肠，故可见大便秘结。热客膀胱，故小便黄赤。血得热则行，热易伤阴耗血而致肌肤失养，故但见新皮疹不断出现，旧皮疹不断扩大，鳞屑厚积；皮肤失养，故见皮肤瘙痒显著。热迫血行，伤络血溢，故见红晕向周围浸淫。

治则：清热解毒，凉血润燥。

处方：黄芩25克，黄柏15克，山栀子15克，丹皮20克，赤芍15克，桔梗15克，天花粉20克，石膏50克，知母25克，生地15克，桃仁15克，蝉蜕20克，枳壳15克，滑石15克，大黄15克，芒硝20克。

黄芩、黄柏、山栀子均能清热解毒泻火，黄芩善清上焦之火，黄柏善退阴虚之热，山栀子通利三焦而泻火。石膏、知母均性寒味苦，能直清气分实热，实乃法于仲景白虎汤之立意。大黄、芒硝，一苦一咸，泻火涤肠，除阳明之热最速，更有枳壳能增其力。丹皮、赤芍、桃仁清血分之热邪，清热凉血活血。生地滋阴清热，天花粉解毒生津，两者相配以制苦燥之药伤阴耗津之弊。桔梗宽胸畅达气机，滑石利尿分消邪势。蝉蜕、白鲜皮为治皮疾之品，实合辨病用药之理。合而用之，清热解毒泻火，邪自二便分消，润燥凉血更有活血行气之功。

4. 肝肾阴亏型

辨证要点：多以老年人多见，皮肤干燥脱屑，基底潮红，白屑迭起，瘙痒较甚，舌质红，少苔，脉细数。全身症状有头晕、目眩、神疲乏力，腰膝酸软、手足心热、入夜尤甚、口渴、咽干、目涩。

肝藏血，血舍魂；肾藏精、主骨生髓，脑为髓之海。肝开窍于目，肝受血而能视。肝肾阴亏，脑失所养，目失血充，故见头晕、目眩、神疲乏力。腰为肾之府，肾虚不足，故腰酸；肾主骨，肾虚则骨软无力，故神疲乏力、膝软。阴虚则热生于内，故手足心热；阴气主夜，入夜阴气更显不足，故入夜尤甚。阴津不足，故口渴、咽干、目涩。阴虚则脉细小且苔少，生热则脉数舌质红。阴血亏虚，不能充润肌肤，肌肤失养，故皮肤干燥脱屑、白屑迭起、瘙痒较甚。虚火伤及营血，故见基底潮红。

治则：滋补肝肾，养阴润燥。

处方：知母15克，黄柏15克，生地15克，熟地15克，当归15克，丹皮15克，赤芍15克，麦冬20克，天花粉20克，泽泻15克，蝉蜕15克，白鲜皮15克。

知母清热而不伤阴，黄柏能退虚火，生地养阴清热，熟地、麦冬善补阴之不足，当归、赤芍、丹皮养血活血，又能清血中之热，天花粉生津清血，泽泻淡渗利湿泻浊而防甘味滋腻碍胃。合而用之，能清虚热，补肝肾，更有蝉蜕、白鲜皮疗皮疾相佐，方达治病愈疾。

5. 脾肾阳虚型

辨证要点：以老年人多见，皮肤干燥脱屑，基底潮红，白屑迭起，痒甚难忍，舌质淡脉沉弱。全身症状有畏寒肢冷，神疲倦怠乏力，腹冷，腰酸膝软，食少纳差，便溏，性欲减退，阳痿，遗精，早泄。

清阳实四肢，脾肾阳虚，阳气不达四末，故畏寒肢冷。阳虚则寒，腹失温煦，故腹冷。脾主运化，脾阳虚则运化失司，故食少纳差、大便稀溏。肾居腰部，主生殖发育，开窍于二阴，肾阳不足，则腰酸膝软、性欲减退、阳痿、遗精、早泄。阳虚气弱，血失温煦和推动，肌肤失于血液滋润，故皮肤干燥、脱屑、白屑迭起、瘙痒难忍、基底潮红。

治则：湿肾健脾，通阳行血。

处方：人参 10 克，鹿茸 1 克，附子 10 克，肉桂 10 克，熟地 15 克，山药 25 克，山萸肉 15 克，丹皮 20 克，赤芍 15 克，川牛膝 15 克，川续断 15 克，白鲜皮 20 克，蝉蜕 15 克，枸杞 15 克。

附子、肉桂辛温燥热，直温补脾肾之阳，且能散寒暖腹止痛。鹿茸为血肉有情之品，大补气血，填精补髓。人参味甘大补元气，且能调和营卫。山萸肉、枸杞子、菟丝子、杜仲、川断、川牛膝补肝肾强筋健骨，且牛膝又可行血达阳，引阳气畅达四末。熟地滋阴而制温药之燥烈，山药健脾益气，丹皮、赤芍活血行血。白鲜皮、蝉蜕治疗皮肤之顽疾。合而用之，既补肝肾温阳健脾，又强筋骨行血，祛风止痒。

6.气滞血瘀型

辨证要点：此型为缓解期，病情稳定阶段，皮损呈钱币型或地图状，皮肤干燥，舌有瘀点、瘀斑，脉涩。全身症状有心烦、急躁易怒、胸胁乳房胀闷疼痛、月经不调、经行腹痛、血中紫黑血块。

肝主疏泄，性喜条达，又主调畅气机和调节情志。肝失疏泄，气滞不畅故见心烦、急躁易怒。肝经布两胁，气滞血瘀，不通则痛，故胸胁乳房胀闷疼痛。肝司血海，调节月经。肝气失疏泄，故月经不调，或提前或错后。气滞血瘀，络脉闭阻，故经行腹痛，血中有紫黑血块。气血瘀滞，肌肤失养，皮损呈钱币型或地图状，皮肤干燥；舌有瘀斑瘀点，脉涩皆为气滞血瘀之象。

治则：疏肝解郁，行气活血。

处方：柴胡 15 克，香附 20 克，延胡索 15 克，芍药 15 克，玄参 20 克，枳壳 15 克，丹皮 20 克，红花 5 克，当归 15 克，川芎 15 克，蝉蜕 15 克，白鲜皮 20 克。

柴胡、香附、延胡索均能疏肝解郁。延胡索又能行气止痛，香附又善调经。芍药滋补肝阴而缓肝柔肝止痛，枳壳行气，丹皮、红归、川芎、玄参养血活血，化瘀止痛。蝉蜕、白鲜皮止痒祛风而疗皮疾，合而用之则能理气解郁，活血行气。

7.湿热型

辨证要点：相当于牛皮癣因外用药物刺激产生渗液或渗出性牛皮癣病人，皮损常为红斑、鳞屑、渗液或奇痒，舌质红，苔黄腻，脉弦滑。全身症状有身热不扬、溲赤、便干、口干、渴不欲饮、身体沉重等症。

湿热相搏，热势被遏，故身热不扬。湿性黏滞重浊，易困阻阳气，故身体沉重。湿热下注，客蕴膀胱，故见溲赤。热灼津伤，湿困，津液不能上承于口，故口干渴不欲饮。热盛于大肠则便干、苔黄腻、舌质红、脉弦滑皆为湿热之象。湿热蕴结，营气不和，故见皮肤失养。出现皮肤有红斑、鳞屑、渗液、瘙痒难忍。

治则：清热利湿，祛风止痒。

处方：荆芥 15 克，防风 10 克，金银花 40 克，连翘 15 克，苦参 20 克，苍术 15 克，栀子 15 克，丹皮 20 克，赤芍 15 克，滑石 25 克，木通 15 克，元芩 25 克，蝉蜕 20 克，白鲜皮 20 克。

金银花、连翘、元芩清热解毒，透邪外达，配荆芥、防风、苦参、苍术、蝉蜕、白鲜皮能散风祛湿止痒杀虫。栀子泻三焦湿热，滑石利湿清热，滑窍止痛，木通利尿，合而用之，以期湿热自小便排出。丹皮、赤芍活血清热凉血，能增强主药的药力。总之，此方意在清热利湿，祛风解肌，调营和血。

【外 用 药】

1. 洗药方

适应证：用于牛皮癣皮损稳定无发展倾向的静止期。

功效：清热祛风，杀虫止痒。

处方：蛇床子 50 克，白鲜皮 50 克，地肤子 50 克，苦参 30 克，蝉蜕 15 克，元柏 30 克，明矾 30 克，红花 15 克。

用法：水煎外洗。

2. 克银软膏

适应证：用于牛皮癣进行期，而无脓疱与皮肤破损糜烂者。

功效：清热解毒，止痒疗癣。

处方：黄连、滑石、青黛、苍术、元柏、狼毒、雷公藤。

用法：上药共为细末，凡士林调涂。

二、症 状 辨 证

祖国医学对病和症有时不能截然分开，症既是一个病的症状，也可以作为一个独立疾病的病名。本章所讨论的发热、慢性腹泻、疼痛和恶性肿瘤不但有上述含义，而且因其内容广泛，从现代医学角度，不容易把它概括到哪一个疾病中，加之祖国医学有独特的见解和治疗方法，故专章阐述。

发热，在《伤寒论》和《温病学》中都有详尽的论述。内伤杂病对内伤所致的发热有所阐明。本章将伤寒、温病所致的发热归纳为外感发热的若干证型，将内伤发热分为虚实等若干证型，并重点介绍发热的临床辨证施治规律。

慢性腹泻，将分为湿热蕴结、食滞胃肠、脾气虚弱、肝脾不和、脾肾阳虚型进行辨证施治，并介绍自拟方"固肠饮"及其临床加减治疗慢性腹泻方法。

疼痛，重点讨论了疼痛的病理和辨证施治规律，并对头痛、胸胁痛、腹痛进行了阐述。

恶性肿瘤，引证了古典文献中有关类似于恶性肿瘤的论述，并用祖国医学理论阐述了恶性肿瘤的病因病理和辨证施治规律。

发 热

正常成人的体温在 36.2～37.2℃（舌下测量），腋窝温低 0.2～0.4℃。在生理状态下，体温上下略有波动，但一日温差不超过 1℃。发热是指病理性的体温升高，或一昼夜的温差超过 1℃ 以上。

引起发热的原因，一般可分为两大类：

一是感染性发热，此类占最大多数，包括各种急、慢性传染病和急、慢性全身与局灶性感染所引起的发热。

二是非感染性发热，如血液病（白血病、恶性网状细胞病等）、变态反应（风湿热、药热、血清病等）、恶性肿瘤（恶性淋巴瘤、癌瘤等）、结缔组织病（播散性红斑狼疮、皮肌炎、结节性多动脉炎等）、物理及化学性损害（热射病、大手术后、骨折、大面积烧伤等）、神经源病（脑出血）及其他如甲状腺功能亢进症、严重失水或出血、无菌性脓肿、内脏血管梗塞、组织坏死等。

仅就病程长短、热度高低和其他一些重要表现，将常见的发热鉴别诊断简述如下：

（一）急性发热

急性发热指高热不超过一周，低热不超过两周的发热。

1. 感染性急性发热

（1）病毒性感染

1）流行性感冒：简称流感，典型的流感通常为突然畏寒、寒战、高热，兼有全身酸痛、剧烈头痛、面色潮红、球结膜充血、虚弱无力等全身症状。鼻咽部症状则轻微。热程 3～5 天。

血常规：白细胞减少、核左移，淋巴细胞相对增高。多在冬、春季节流行，在集体中可有短期内大批流行。

2）病毒性肝炎：病毒性肝炎的黄疸前期，常以畏寒、发热起病，多呈弛张热型（详见病毒性肝炎、肝硬化）。

3）流行性乙型脑炎：简称乙脑，多流行于 7～9 月份，起病急，有高热、头痛、昏迷等。脑脊液初期中性粒细胞占多数，后期淋巴细胞增多。

4）流行性出血热：该病多发于 5～6 月份或 10～12 月份。以丘陵和草原等野外潮湿的环境为多见。

典型流行性出血热病例可分为发热期、休克期、少尿期、多尿期、恢复期。起病急骤，以畏寒、寒战、高热开始，全身症状较重，可伴有呼吸道和消化道症状，呈弛张热型，持续 3～6 天。出血是常见的症状，常在发病 3～5 天，腋下及前胸皮肤、结膜、软腭、咽部黏膜等处，出现出血点或线条状出血，重者可有鼻衄、咯血、呕血、便血，血尿等。血小板大多减少，束臂试验多呈阳性。肾脏可有不同程度损害，早期有蛋白尿及镜下血尿，有些病例可在第 9～13 天出现少尿或无尿，继而转入多尿期，以后逐渐康复。

（2）细菌性感染

1）急性肾盂肾炎：起病急，以畏寒、高热开始，伴有单侧或双侧肋脊角酸痛或叩打痛，尿急，尿痛和尿频，有时可见肉眼血尿，尿镜检可见脓细胞和红细胞，尿细菌培养可见阳性结果。

2）急性胆道感染：起病急，以高热、寒战和右上腹痛开始，局部有压痛，有积液或积脓时，可扣到肿大的胆囊，同时有总胆管结石时，可出现黄疸。X 线和超声波检查可确诊。

3）肝脓肿：细菌性肝脓肿，临床表现为寒战、高热和毒血症，肝肿大，有压痛。阿米巴肝脓肿发作较慢，热型不定或不规则发热。确诊则依靠肝穿刺。细菌性肝脓肿为多房性，脓量少，呈黄白色，细菌培养可呈阳性。阿米巴肝脓肿多为大型单房性，脓量多，呈棕褐色，涂片可有阿米巴滋养体。

4）败血症：是一种严重的全身性感染，在机体抵抗力减弱或致病菌毒素过强的情况下，致病菌经由皮肤、黏膜或体内病灶进入血流而波及全身，表现为急性高热，产生一系列全身性脓毒血症的症状，或兼有多发性迁涉性脓肿形成。伴有恶寒、出汗，全身中毒症状较重，血常规：中性粒细胞增多与左移则应考虑败血症的可能。常见有：

金黄葡萄球菌败血症：在各种败血症中占首位，多发生于病灶性肺炎或肺脓肿、脓胸、肝脓肿、化脓性脑膜炎等疾病。

大肠杆菌败血症：占败血症的第二位，有消化道、泌尿生殖道感染，并出现上述表现。便培养发现大肠杆菌是确诊的依据。

5）急性粟粒型肺结核：是由于全身抵抗力低下，结核杆菌突然大量进入血液所致的血行播散性结核病。临床上出现急性发热、呼吸迫促、脉快、发绀症状。X 线拍片可确定诊断。

6）伤寒、副伤寒：以夏秋季最多。发热呈阶梯形上升，极期呈稽留热，后期多呈弛张热。临床表现神志呆滞，嗜睡，听力减退，严重时可出现精神失常，谵妄以至昏迷。相对缓脉有助于早期诊断。脾脏可轻度肿大，于发病第 2 周在胸部可见淡红色并稍隆起的直径 2～4 毫米皮疹，压之退色，呈蔷薇疹。血常规检查可见白细胞减少，相对淋巴细胞增多，嗜酸性粒细胞减少或消失。血培养伤寒、副伤寒杆菌的存在有助于早期诊断。肥达氏反应"O"抗凝集效价 1∶80 以上，"H"抗凝集效价 1∶160 以上，可作为阳性反应的标准。应用氯（合）霉素有肯定的疗效。

7）亚急性细菌性心内膜炎：通常发生于器质性心脏病基础上。凡风湿性心瓣膜病，或先天性心脏病者有原因未明的发热一周以上，应考虑此病的可能。发热徐缓，发病多不规则，伴皮肤及黏膜有出血点，脾肿大，中度贫血，镜下血尿，杵状指，心脏杂音等。连续血培养或骨髓培养阳性，有助于病原学诊断。

8）大叶性肺炎，详见大叶性肺炎。

9）猩红热：是乙型溶血性链球菌引起的急性传染病。以冬、春二季多发，发病急，初期软腭或咽峡部出现小米粒样红疹，继之波及颈、胸及全身。面部充血，仅口周围苍白，舌面光，呈肉红色，舌乳头突起，即谓"杨莓舌"。高热，体温于6～7日降至正常。咽擦拭培养有乙型溶血性链球菌生长。

2. 非感染性急性发热

（1）风湿热：是一种较常见的变态反应性疾病，一般认为与溶血性链球菌感染有关。常发生于青少年。临床表现以急起的畏寒、发热和游走性大关节炎，心律不齐、传导异常、心动过速、心肌炎或瓣膜病变。少数不典型病例可无关节炎，而以发热为突出表现。

急性风湿病的诊断，主要看临床表现，辅以实验室检查。

主要表现：心肌炎，游走性及多发性关节炎，舞蹈病，皮下结节性及环形红斑。次要表现：发热，关节痛，心电图示：P-R间期延长。

实验室检查：

1）一般检查：白细胞增高，尿中可有少量蛋白、红细胞、白细胞。

2）血清溶血性链球菌抗体测定：抗链球菌溶血素"O"在500单位以上，抗透明质酸酶在128单位以上。

3）非特异性血清成分改变：C反应蛋白多阳性，黏蛋白常增多，蛋白电泳α1、α2增加。

上列各项检查联合应用诊断意义重大，若抗体测定与非特异性试验均呈阳性，提示为活动性风湿病变；若两者均呈阴性可排除活动期风湿病；抗体升高而非特异性试验阴性者，表示处于恢复期或发生了链球菌感染的可能。若抗体正常而非特异性试验阳性，应考虑其他疾病。

（2）急性播散性红斑狼疮，详见红斑狼疮。

（3）急性白血病：急性白血病有持续发热、出汗、衰弱、出血倾向，还有进行性贫血，胸骨压痛，肝、脾及淋巴结肿大，周围血常规白细胞增多（少数正常或减少），以原始白细胞占优势，血培养阴性。骨髓象显著增生，主要为白血病原始细胞：可高达99%，原始白细胞数在6%以上。

（4）热射病：是由人体在高温和热辐射的较长时间作用下，体温调节功能发生障碍而引起。初期表现为头晕、软弱无力、口渴、尿频、少汗或多汗、心悸、恶心等，继而出现高热，心律与呼吸加快，谵妄，抽搐，昏迷。

（二）长期发热

长期发热是指发热持续两周以上者。

波状热：是由布氏杆菌感染引起的发热。国内以病羊、病牛为主要传染源，发病以春末、夏初为多，病程最长可达两年以上。临床表现以发热、游走性大关节肿痛、多汗、肝脾肿大为主。布氏杆菌凝集效价在1：100以上有诊断价值。

另外，还有一些感染性疾病，如结核、伤寒、副伤寒、亚急性细菌性心内膜炎、败血症等；血液病，如急性白血病、恶性淋巴瘤、恶性网状细胞病等；结缔组织病，如急性或亚急性、播散性红斑狼疮、结节性多动脉炎等，也可见长期发热。

（三）慢性低热

慢性低热是指舌下体温在 37.4～37.8℃，并除外生理性原因者称为微热，微热持续一个月以上者称为慢性低热。

1. 结核病

病人有慢性微热。结核中毒症状时，首先应考虑结核病，最常见的是肺结核（详见肺结核）。此外还应注意肺外结核的可能性，如肾结核大多数发生于 20～40 岁。多数为膀胱刺激征，如尿频、尿急与尿痛。尿化验为血尿。其他症状有发热、腰痛、盗汗、消瘦等。肠系膜淋巴结结核，发病多为青少年，常与肠结核及结核性腹膜炎并发，有结核中毒症状，血沉加快，营养不良。结核菌素试验阳性，腹部 X 线检查可发现钙化灶。抗结核药物诊断治疗奏效，有助于该病的诊断。

2. 慢性病毒性肝炎、迁延性病毒性肝炎

两者均可引起微热，可能与类固醇激素代谢障碍有关，微热可在活动后升高。伴有肝病史和肝炎的其他症状和体征。

3. 甲状腺功能亢进症

该病可有微热、多汗、畏热、手震颤、失眠、心悸、眼球突出、易激动等表现，基础代谢率升高。

4. 变态反应疾病与结缔组织疾病

此种发热常与风湿热、播散性红斑狼疮、结节性多动脉炎等有关。

5. 功能性慢性微热

该病由自主神经功能紊乱所致，多见于青年女性，以长期低热为主诉，伴乏力、手震颤、失眠、头晕、心悸等，皮肤划痕试验阳性。该病诊断主要靠观察，排除各种器质性疾病而确定。

祖国医学对发热的病因病理及治疗方法有完整的理论体系和丰富的实践经验。《素问·阴阳应象大论》曰："阳胜则热"。汉代张仲景在《内经》的基础上，结合临床经验，撰写了我国第一部专治热病的论著——《伤寒杂病论》。他把因外感引起的发热归纳为六个证候群（三阳和三阴病）。后世医家沿着伤寒的治疗体系又有了很大发展，并在明末清初形成了温病学派。把温病发展过程中的极复杂症状用三焦和卫气营血来划分证型，摸索出治疗温病的规律。一般认为伤寒和温病所论述的都是外感热病，由于感受病邪不同和人的体质差异，而产生各种不同的证型，应统归于外感发热范畴。

自然界的气候，概括为风、寒、暑、湿、燥、火六种，称之为六气。其也是四季气候变化的表现，人体对这种变化具有一定的适应能力。若气温发生异常，如应温反寒，应热反凉，应凉反热，应寒反温，这就称作四时不正之气，它可以使人致病。祖国医学把这种可以致病的异常气候，称之为六淫。对六淫之邪（包括寒邪和温邪）引起的发热称作外感发热，占临床发热的多数。

外感发热相当于现代医学的下述疾病：①感染性疾病：包括各种急性传染病，急性全身性与局灶性感染，某些慢性传染病，某些慢性全身与局部感染。②非感染性疾病：某些血液病、

变态反应性疾病、恶性肿瘤、胶原性疾病的某个阶段具有外感症状者。

除外感发热外，也有七情、饮食、劳倦失度等病因引起的发热，称为内伤发热。

人的精神活动，概括起来即喜、怒、忧、思、悲、恐、惊，亦称七情。人的这种精神活动随着感情而变化，这也是正常的生理活动。但若精神过度刺激，就可以引起人体的气血不和，致阴阳不调而产生发热。

饮食是人体生命活动不可缺少的物质基础，但也要适当，若过食肥甘厚腻、暴饮暴食、饮食不洁、误服毒物等，均可损伤脾胃或累及他脏，致人体阴阳失调，也可产生发热。

劳动锻炼和体育活动能使气血旺盛，增加抗病能力，但若过劳或过逸都可伤脾，劳倦过度伤脾气，过度安逸可使脾气呆滞，如《素问·调经论》说："有所劳倦，形气衰少，谷气不盛，上焦不行，下脘不通，胃气热，热气熏胸中，故内热"，说明劳倦伤脾，致脾胃升发清阳不足，阴火浊热得以上升，升降颠倒则可发热。

内伤发热相当于现代医学下述疾病：某些慢性传染病、某些慢性全身性与局灶性感染引起的发热，而不具有外感症状者。某些非感染性疾病：如血液病、恶性肿瘤、变态反应性疾病、胶原性疾病发热较久而不具有外感症状者。

其他，如功能性低热、甲状腺功能亢进、内脏血管梗塞、脑血管意外、组织坏死等引起的发热，一般均属内伤发热的范畴。

上述举例仅供临床参考，外感发热和内伤发热往往表现在一个病的不同阶段，所以，必须运用祖国医学的辨证理论去鉴别它。

发热的鉴别：对一个发热病人，首先应区分是外感还是内伤引起的，这对临床治疗和判定预后有重要意义。

在外感发热的疾病中，有表热、里热、半表半里的发热。

在内伤发热疾病中，又有实热、虚热之分。一般说来，外感发热均属实证范畴，外感里热与内伤实热不容易区别，其主要鉴别点在于外感的里热有外感病史，病程短；内伤的实热无外感病史，病程长。

当前，对于发热的临床分型，意见不甚一致。传统上都用六经辨证、卫气营血与三焦辨证来指导各种传染性疾病发热的治疗。对各种慢性病发热常用八纲辨证、脏腑辨证。六经辨证和卫气营血辨证与三焦辨证，既有共同之处，又各有其特点，应该取其所长，把六经辨证和卫气营血辨证归于外感发热，再根据各种外邪致病因子的不同和临床表现的脏腑症状，分为表证、里证、半表半里证的发热。每个部位又分为若干证型，这样的分类方法，基本上可以概括伤寒和温病发热的主要内容，使临床医生易于掌握。还有一类发热，根据临床表现，审证求因，不属于外感六淫之邪引起的发热，所以称为内伤发热，把内伤发热按虚、实辨证特点进行分型。

外感发热和内伤发热，基本上可以概括现代医学所诊断的各种发热。每个证型相似于现代医学的哪些疾病，初步加以概括的对照。但这种对照方法只能供参考，不能机械地划等号。对于发热的治疗，应着眼于辨证。

【分型证治】

外感发热表述如下。

（一）表热

六淫之邪侵犯人的体表而引起的发热称为表热。其共同特点是：发热多在初起，病程短，发热伴有恶寒、头痛、身痛，苔黄白或微黄，脉浮等。

在治疗上皆以解表祛邪为主，由于感受的六淫之邪不同，故方药也异，分述于下：

1. 风寒发热型

证型特点：发热加表寒的症状。发热少，恶寒多，兼见头痛、身痛、鼻塞、流涕、咳吐清稀白色痰，舌苔薄白，脉浮紧。

治疗法则：祛风散寒。

常用方剂：杏苏饮、麻黄汤、九味羌活汤等选用。

处方举例：麻黄 15 克，桂枝 15 克，藁本 15 克，羌活 15 克，荆芥 15 克，细辛 5 克，苏叶 15 克。

2. 风温发热型

证型特点：表证加热症，即外感风热之证型。其特点是发热多，恶寒少，口渴喜饮，咽痛，吐黄痰，脉浮数，舌苔黄。

治疗法则：祛风清热。

常用方剂：银翘散、杏苏饮等选用。

处方举例：金银花 50 克，连翘 25 克，蒲公英 50 克，紫花地丁 50 克，大青叶 50 克，板蓝根 50 克，红藤 25 克，鱼腥草 50 克，败酱草 50 克。

许多发热性疾病初期，多属外感风热型。应用上述清热解毒药，药量宜大，每味可用 50～100 克。在服用方法上，宜大量频饮，或 4～6 小时服一次。煎熬药物宜轻煎。

若因病毒感染引起的发热，选加柴胡、紫草、贯众、虎杖；因球菌引起的发热，选加黄连、大力子、赤芍、丹皮等；因杆菌感染引起的发热，选加厚朴、射干、黄柏、菊花等。

3. 暑温发热型

证型特点：依暑热季节引起的发热而命名。多发热急，病情重，热度高，出汗多，心烦口渴。

治疗法则：解暑清热。

常用方剂：新加香薷饮、清暑益气汤等选用。

处方举例：香薷 15 克，厚朴 15 克，扁豆 15 克，金银花 50 克，连翘 50 克，土茯苓 50 克，大青叶 50 克，板蓝根 50 克，茵陈 15 克，半枝莲 25 克。

4. 湿温发热型

证型特点：以发热兼有湿邪症状而命名。多发于夏秋之交，其特点是发热不高，午后热甚，头痛如束带感，胸闷不饥，口渴不欲饮，舌苔白腻或黄腻，脉滑数。

治疗法则：散热除湿。

常用方剂：六一散、三仁汤、藿朴夏苓汤等选用。

处方举例：通草 15 克，滑石 25 克，白蔻仁 15 克，茵陈 25 克，竹叶 15 克，藿香 15 克，防己 25 克，连翘 50 克。

因风湿性心肌炎引起的发热，加金银花、薏苡仁、地龙；波状热加桑枝、黄芩、石榴皮；伤寒、副伤寒引起的发热，加夏枯草、地榆、诃子。

5. 燥邪发热型

证型特点：以发病在秋季，并见津液不足的症状而命名。症见鼻塞声重，干咳，舌红少津等。

治疗法则：散风润燥。

常用方剂：**桑杏汤**、清燥救肺汤等选用。

处方举例：苏叶 15 克，生姜 15 克，玄参 15 克，麦冬 50 克，天花粉 25 克，连翘 50 克，菊花 15 克。

6. 热痹发热型

证型特点：除发热外，且有局部红肿热痛等毒热症状，如咽喉红肿糜烂和面赤斑斑如锦纹、痈肿等。

治疗法则：散风清热、活血通络。

常用方剂：清温败毒饮、普济消毒饮、仙方活命饮等选用。

处方举例：犀角 5 克（先煎），生地 50 克，丹皮 15 克，黄连 10 克，连翘 50 克，山枝 15 克，金银花 50 克，板蓝根 50 克。

若因葡萄球菌引起的发热，重用金银花、连翘，各 100～200 克；大肠杆菌感染引起的发热，加厚朴、冬瓜仁、苏木、川军；因铜绿假单胞菌感染引起的发热加地榆；因白喉引起的发热加玄参 50～100 克；猩红热引起的发热加大力子、升麻、葛根；结缔组织病引起的发热加半枝莲、土茯苓、蛇蜕、乌梢蛇。

7. 痹邪发热型

见类风湿关节炎。

（二）里热

外感发热中的里热多由表热失治热邪入里，也有没有表热过程即见里热者。里热的共同点即发热不恶寒或微恶寒，伴有热入某脏腑的见证，舌苔多黄，脉沉数。治疗皆清热泻火。由于热邪所侵犯的脏腑不同，方药亦异。如下所述：

1. 热壅于肺型

见肺脓肿。

2. 胃家实热型

证型特点：外感热病，邪正交争剧烈。其症状特点是发热由内达外，故高热，自汗，大渴喜饮，脉洪大，尿赤，便秘，舌苔黄或焦黑起芒刺。

治疗法则：清解里热。

常用方剂：白虎汤。

处方举例：石膏 100 克，知母 15 克，川军 15 克，厚朴 25 克，山栀 15 克，连翘 50 克，穿心莲 15 克，桑枝 15 克。

3. 肠热下痢型

见痢疾。

4. 热入膀胱型

见肾盂肾炎。

5. 湿热蕴脾型

见病毒性肝炎、肝硬化。

6. 热入营血型

证型特点：多为热性病的极期，以发热并见皮肤出血为特征，舌质绛，脉数，烦躁不安，日轻夜重。

治疗法则：清热凉血解毒。

常用方剂：犀角地黄汤、清营汤等选用。

处方举例：犀角 10 克，生地 50 克，赤芍 25 克，丹皮 15 克，连翘 50 克，玄参 50 克，金银花 50 克，麦冬 25 克，石膏 50 克。

若为感染性休克加丹参、大蓟、川芎。

7. 热入心包型

证型特点：以高热伴神经精神症状为特征，高热，神昏谵语，抽搐，烦躁不安，舌绛脉数。

治疗法则：清热镇痉开窍。

常用方剂：牛黄安宫丸、醒脑静脉注射液、紫雪丹、至宝丹等选用。

处方举例：犀角 10 克，黄连 15 克，山栀 15 克，朱砂、琥珀各 5 克（研末分两次冲服），石膏 50 克，寒水石 50 克，羚羊角 5 克（先煎）。

（三）半表半里热（热入肝胆）

半表半里是根据发热及伴随症状的特点而命名。这种类型的发热既不是发热、恶寒、苔白、脉浮的表热，又不是发热、不恶寒、苔黄、脉沉的里热，而是介于两者之间。其特点是往来寒热，胸胁苦满，心烦喜呕，口苦咽干，脉弦。

治疗法则：和解少阳。

处方举例：柴胡 25 克，黄芩 15 克，半夏 10 克，大黄 15 克，白芍 25 克。

兼表热者加金银花、连翘，兼里热者加石膏、芒硝，胁痛加桃仁、红花；黄疸加茵陈、山栀。

（四）内伤发热

实证

在长期发热病例中，用八纲辨证，属于实证者，多为内伤发热中的实证。常见证型如下：

1. 气郁发热型

证型特点：多由七情郁结，肝胆郁热化火，火性炎上或肝气犯胃所致。其特点是多为低热或高热，伴胸闷，烦躁易怒，口苦咽干，头胀痛，目赤，心口嘈杂，脉弦数，舌苔黄，舌边尖赤。

治疗法则：疏肝清热。

常用方剂：柴胡疏肝散、丹栀逍遥散等选用。

处方举例：柴胡 25 克，丹皮 15 克，山栀 15 克，薄荷 15 克，香橼 15 克，佛手 15 克。

若因甲亢发热加玄参、夏枯草；因肝硬化引起的发热加丹参、郁金；因自主神经功能失调引起的发热，加生地、合欢花、夜交藤。

2. 血瘀发热型

证型特点：久病入络或气滞血瘀、跌仆等致瘀血内结，血瘀化热。其特点是多为日晡潮热，伴两目黯黑，肌肤甲错，舌质紫黯或有瘀点，或痛有定处，状若针刺。

治疗法则：活血清热。

常用方剂：血府逐瘀汤、四物汤、七厘散等选用。

处方举例：当归 15 克，赤芍 25 克，丹参 50 克，红花 15 克，丹皮 15 克，炙水蛭 15 克，穿山甲 10 克，蒲黄 15 克，五灵脂 15 克。

3. 痰食积热型

证型特点：多由饮食不节，痰食积于内，郁而化热。多为低热，伴腹胀，食少，恶心欲吐，舌体胖，白腻或黄腻苔，脉象滑数。

治疗法则：消食化痰清热。

常用方剂：越鞠丸、温胆汤、二陈汤、一捻金等选用。

处方举例：陈皮 15 克，半夏 15 克，茯苓 50 克，甘草 10 克，枳实 25 克，竹茹 15 克，白术 15 克，神曲 10 克，二丑 15 克，槟榔片 15 克，莱菔子 15 克。

虚证

长期慢性发热，多属内伤发热中的虚证。因病程日久，势必引起正气不足或气阴亏损。所以，慢性低热以虚证居多。常见证型如下：

1. 阴虚发热型

证型特点：久病阴虚或七情化火伤阴，致阴虚不能恋阳，虚阳外越而致发热。其特点是多为低热，以午后为著，伴五心烦热、盗汗，若肺阴虚发热，并见干咳或痰中带血；若肾阴虚发热，并见腰膝酸软，遗精，健忘，多梦等；若肝肾阴虚发热，可并见烘热，胁痛，两目干涩，头昏，心烦易怒等。

治疗法则：滋阴清热。

常用方剂：六味地黄汤、杞菊地黄汤、百合固金汤、一贯煎、自拟四生饮等选用。

处方举例：生地 50 克，山萸肉 50 克，丹皮 15 克，泽泻 15 克，枸杞 25 克，菊花 25 克，百合 50 克，麦冬 50 克，天冬 25 克，瓜蒌 25 克。

若干咳加沙参、白芍；盗汗加金樱子或重用山萸肉 50～100 克；遗精加桑螵蛸、旱莲草；烘热加生龙骨、生牡蛎；若久治不愈可加少量肉桂以引火归元。

2. 血虚发热型

证型特点：常为不规则低热，血虚则阴不足，阴血虚于内则阳无所依附，阳气外越则发热。临床表现若是心血不足，神失所养则心悸，健忘，多梦，舌淡，脉弱等。

治疗法则：养血清热。

常用方剂：归脾汤、十全大补汤等选用。

处方举例：当归 25 克，黄芪 50 克，熟地 25 克，白芍 50 克，阿胶 15 克（烊化），鸡血藤 50 克，鹿角胶 15 克（烊化）。

3.气虚发热型

证型特点：因久病体弱，中焦脾胃受损，中气不足，则阳无所附，阳气外越则发热。临床上以长期低热为主，活动后则虚阳外张而发热，阳气不足则面色㿠白，倦怠乏力，少气懒言，食少便溏，脉弱舌胖嫩等。

治疗法则：甘温除热。

常用方剂：补中益气汤。

处方举例：党参 50 克，黄芪 100 克，升麻 10 克，白术 15 克，山药 15 克，陈皮 15 克，甘草 10 克。

【病　例】

病例一　阎某，女，30 岁，某农场挤奶员。

病于 1973 年秋，发热恶寒、体温持续在 37～38℃，午后为著，伴全身关节酸痛，消瘦乏力，无食欲，伴恶心。曾诊断为风湿性关节炎、肺门淋巴结结核。应用抗风湿、抗结核药物治疗两年多。症状有所缓解，但每日下午低热，体温仍在 37～38℃，发热一至二小时后自然退热，伴有关节酸痛，无食欲，一日仅能吃 3～4 两主食。因低热多年不愈，于 1978 年 7 月 10 日来诊。

查体：形体消瘦，面色㿠白，无贫血貌，体温为 37.5℃，脉搏 90 次/分，血压 120/80mmHg，颈部淋巴结不肿大，心肺未见异常，肝脾未触及，腹平软，下肢无浮肿，神经系统检查无阳性所见。

化验室检查：血常规，血红蛋白 10.5g/L，红细胞计数 $0.5×10^{12}$/L，白细胞计数 $9×10^9$/L，淋巴细胞 0.3，中性粒细胞 0.7，血小板 $100×10^9$/L。尿常规无异常。便无潜血、无虫卵。肝功能、氨基转移酶、肝超声波检查均无阳性发现。波状热凝集反应 1∶160，X 线胸部正位相未见异常。

诊断：布鲁氏杆菌病（湿温发热）。

中医辨证要点：长期发热，身热不扬，故全身酸痛，乏力，纳呆，恶心，舌体胖，脉滑。发热兼有湿邪症状，故为湿温发热，热被湿遏，故发热不高，午后热退。湿邪困脾，则纳呆、欲呕。湿邪郁于肌腠则身酸痛，舌体胖大，脉滑作为湿象。

治法：清热化湿。

处方：杏仁 15 克，白蔻仁 15 克，薏苡仁 25 克，通草 25 克，滑石 25 克，柴胡 50 克，厚朴 20 克，竹叶 15 克。

7 月 21 日二诊：服上方 8 剂后，恶心、纳呆症状减轻，每日能吃 5～6 两主食。体温同治疗前。脉滑无力，舌体胖，薄黄苔。从脉症分析，湿邪渐去，胃气得复，唯午后潮热不减，此为阳明里热未尽，方中去柴胡、杏仁宣散之品；加生石膏 50 克、萆薢 50 克。又服 10 剂。

8 月 5 日三诊，自诉诸症均减，每日体温不超过 37.2℃。因服汤剂有恶心、呕吐反应，故将二诊处方改为丸剂，蜜丸，每丸 15 克重，令每日服 3 丸，连服三个月。至 1979 年 1 月 10 日复查，体温恢复正常，体重由治疗前 48 千克增至 51 千克，诸症消失，而告痊愈。

病例二　王某，女，32 岁，哈市某子弟校教员。

自述于八年前患感冒发热，经治疗后好转，但遗留有低热，每因精神紧张或活动后即发热，体温在 37.4～37.8℃，每次发热持续 30 分钟至一个小时不等。伴有消瘦乏力和自汗、心悸、少气懒言、多梦、健忘等。曾多方面化验检查，未见阳性结果，而诊断为神经性低热。长期服用丙氨酯、谷维素、天王补心丹及汤药等无任何疗效而来诊。

根据长期低热及伴有中气不足之症，拟甘温除热之法，用补中益气汤加减。

主方：黄芪 150 克，茯苓 30 克，升麻 20 克，党参 50 克，白术 20 克，炙甘草 15 克，葛根 30 克。

在治疗过程中，有时因失眠多梦症状突出而加夜交藤、合欢花，或因自汗症状突出而加山萸肉，或因食少纳呆症状突出而加香橼、佛手。经过近两个月治疗，共服汤剂 45 剂，体温恢复正常，自觉症状基本消失。

通过本例治疗体会，甘温除热法若能运用恰当，治疗气虚发热确实能获得理想疗效。其治疗机理如《素问·阴阳应象大论》中所说："壮火食气，食气少火；壮火散气，少火生气"。若脾胃气虚，元气不足，升降失常，浊热阴火得以上乘而发热。这种火，称为壮火，它与人之元气相搏，故使中气越虚而火邪越胜。治用甘温之剂，使脾胃得健而元气充足，使壮火不致为害。

此外，在治疗因感染引起的发热时，应在辨证论治中选用有消炎作用的中药。如下所述：

1. 抗病毒的药物

赤芍、紫草、金银花、鱼腥草、桂枝、虎杖、大黄、生侧柏叶、贯众、麻黄、紫苏、射干、黄精、茵陈、紫花地丁、胡黄连、菊花、黄连、黄芩、大青叶、板蓝根、丁香、枇杷叶、槟榔、柴胡、蛇床子、百部。

2. 抗金黄色葡萄球菌的药物

桂枝、大力子、竹叶、黄精、麦冬、夏枯草、山萸肉、蚤休、白芍、五味子、丹皮、赤芍、连翘、萹蓄，石韦、海金砂、苍耳子、款冬花、丹参、茜草、地榆、远志、大蒜、虎杖、黄芪、海桐皮、络石藤、侧柏叶、冰片、十大功劳叶。

3. 抗铜绿假单胞菌的药物

菊花、竹叶、夏枯草、乌梅、丹皮、白芍、赤芍、黄连、五味子、苦参、金银花、白头翁、穿心莲、虎杖、青葙子、谷精草、大黄、萹蓄、海金沙、皂角、瓜蒌、紫菀、百部、川芎、丹参、地榆、大蒜、龙葵。

4. 抗结核杆菌的药物

菊花、薄荷、桂枝、黄连、紫花地丁、丁香、厚朴、泽泻、款冬花、五灵脂、白及、地榆、百部。

5. 抗致病性皮肤真菌的药物

防风、羌活、香薷、藁本、葱白、生地、青蒿、黄连、黄芩、苦参、紫花地丁、蒲公英、五灵脂、马勃、射干、谷精草、肉桂、车前子、木通、地肤子、萹蓄、皂角、紫菀、瓜蒌、川楝子（对白色念珠菌有较强的抑制作用）。

6. 抗变形杆菌的药物

丹皮、地榆、赤芍、石韦、皂角、瓜蒌、紫菀、大蓟、川芎。

7. 抗溶血性链球菌的药物

山枝、夏枯草、丹皮、黄芩、金银花、连翘、板蓝根、败酱草、良姜、百部、厚朴、大蓟。

8. 抗滴虫的药物

生姜、薄荷、白头翁、鸦胆子。

9. 抗肺炎双球菌的药物

大黄、秦艽、大蓟、夏枯草、黄连、黄芩、金银花、连翘、败酱草、板蓝根、良姜。

10. 抗百日咳杆菌的药物

夏枯草、丹皮、黄连、黄芩、金银花、丁香。

11. 退热的药物

石膏、柴胡、知母、地骨皮、茵陈、威灵仙、竹叶、秦艽、葛根、菊花、蔓荆子、射干、防己。

慢 性 腹 泻

腹泻系指大便次数增加，粪便稀薄或含有脓血黏液为特征的疾病。若腹泻持续或反复发作超过两个月者，可称为慢性腹泻。

慢性腹泻病因复杂，有各种不同的分类方法，为了便于临床治疗，将常见的慢性腹泻介绍如下。

（一）溃疡型肠结核

溃疡型肠结核发病年龄多在 20～40 岁，大部分病患有开放型肺结核。腹泻每天数次，多在晨起或餐后，大便呈糊样或水样。有时腹泻与便秘交替，结核活动期可有结核中毒症状。

X 线钡餐检查或抗结核药物试验治疗可确定之。

（二）慢性非特异性结肠炎（慢性结肠炎）

该病为原因不明的疾病，多发于 20～40 岁，症状以腹泻为主，每天三、五次，甚至数十次。大便多成形，有脓血或黏液，里急后重较显著。

X 线钡剂灌肠造影有重要诊断意义，可发现结肠袋变浅，肠管狭窄、痉挛，息肉所引起的充盈缺损等改变。

乙状结肠镜检查，黏膜充血、出血、水肿及颗粒状；急性期时见有溃疡病灶，上覆有黄白色或血性渗出物；晚期脑腔变形或假息肉形成。

（三）痉挛性结肠炎（结肠过敏）

该病为原因不明的慢性反复发作性疾病。主要症状是阵发性痉挛性肠绞痛，部位通常在左下腹，排气或排便后症状缓解。情绪激动、劳累可诱发腹痛发作。通常有便秘、腹泻交替出现，大便多为粥样或水样，伴有黏液。

体检可触及痉挛的结肠。

大便镜检，除有大量嗜酸粒细胞外，无其他病理成分。

X线钡剂灌肠及结肠镜检查无器质性改变。

（四）神经官能性腹泻

慢性腹泻持续或反复发作，病人有神经官能症的症状。粪便中除稀便外，无其他病理成分。X线检查及乙状结肠镜检查均无器质性发现。

此外，尚有胃或胰源性腹泻、肠吸收功能障碍等，慢性腹泻都可参照本节进行辨证施治。

慢性腹泻相当于祖国医学泄泻的范畴。泄泻指大便次数增多，粪便稀薄甚至如水，其势缓者为泄，其势急者为泻。

【源　流】

《素问·金匮真言论》说："长夏善病洞泄寒中。"《素问·阴阳应象大论》说："清气在下，则生飧泄……湿胜则濡泄。"《难经》说："凡泄有五泄，胃泄者，饮食不化，色黄；脾泄者，腹胀满，注泄者，食即呕吐；大肠泄者，食已窘迫，大便色白，肠鸣切痛；小肠泄者，溲而便脓血，少腹痛；大瘕泄者，里急后重，数至圊而不能便，茎中痛。"《内经》、《难经》将泄泻按临床表现分为洞泄、飧泄、濡泄；按脏腑分为胃泄、脾泄、小肠泄、大肠泄等，为临床分类提供了理论依据。

关于病因病理方面的记载：《素问·举痛论》说："寒气客于小肠，小肠不得成聚，故后泄腹痛矣。"《脉因证治》说："湿多五泄者"。《景岳全书》说："泄泻之本，无不出脾胃，盖胃为水谷之海，而脾主运化，使脾健胃和则水谷腐熟化气化血，以行营卫。若饮食失节，起居不时，以致脾胃受伤，则水反为湿，谷反为滞，精华之气，不能输化，乃致合污下降，而泻痢作矣。"《素问·举痛论》说："怒则气逆，甚则呕血及飧泄"。以上论述指出了致泄的原因，一为外邪致泄，相似于肠道各种感染；二为七情致泄，相似于精神因素；三为饮食致泄，相似于食物过敏或营养缺乏等因素。

关于症状方面的记载：《医彻》说："风胜则飧泻而完谷不化，寒胜则洞泻而澄澈清冷，湿胜则濡泻而糟粕不实，热胜则火泻而暴注下迫，更有食积痰饮，则腹中痛或不痛，反得泻而减也。"

关于治疗方面的记载：《医宗必读》说："泄泻治法有九：一曰淡渗，使湿从小便而去……经云，治湿不利小便非其治也"，又说"在下者引而竭之是也。一曰升提，气属于阳，性本上升，胃气注迫，辄而下陷，升、柴、羌、葛之类，鼓舞胃气上腾，则注下自止……且湿为土病，风为木病……所谓下者，举之是也。一曰清凉，热淫所至，暴注下迫……所谓热者，清之是也。一曰疏利，痰凝气滞，食积水停，皆令人泻，随证祛逐，勿使稽留。经云'实者泻之。'又云'通因通用是也'，一曰甘缓，泻利不已，急而下趋，愈趋愈下，泄何由止？甘能缓中……所谓急者，缓之是也。一曰酸收，泻下有日，则气散而不收，无能统摄，注泄何时而已？酸之一味，能助收肃之权，经云'散者收之是也'。一曰燥脾，……故泻皆成于土湿，湿皆本于脾虚……虚而不培，湿淫转甚。经云'虚者补之是也。一曰温肾，肾主二便，封藏之本……此火一衰，何以运行三焦，腐熟水谷乎？故积虚者，必挟寒；脾虚者必补肾。经云'寒者温之'是也。一曰固涩，注泄日久，幽门道滑，虽投温补，未克奏功，须行涩剂……所谓滑者涩之是也"。《脉因证治》说："胃泄……宜承气汤；脾泄……宜理中汤；大肠泄……宜干姜附子汤；小肠泄……承气汤；大瘕泄……宜五苓散。五病治虽不同，其湿一也。"以上阐述的治疗原则和方药，至今仍有重要的临床指导意义。

【病 因 病 机】

脾主运化，喜燥而恶湿，若饮食不节，恣食肥甘，饮酒无度，或素体湿热内蕴，或感受暑湿之邪，均能使脾之运化功能失常，水湿内生，郁而化热，湿热蕴结大肠，腑气不利，气血凝滞，蕴而化脓，故见腹痛、腹泻、下利脓血等症，此为湿热蕴结型。若暴饮暴食，损伤脾胃致水谷不化，宿食停滞，即"饮食自倍，肠胃乃伤"。食阻肠胃，传化失常，故脘腹痞满，腹痛肠鸣，食物不化而致泄泻，此为食滞胃肠型。若因外感，七情劳倦，久泄不已致伤脾胃。盖胃为水谷之海，脾主运化，且脾气主升，胃气主降。脾胃失和，清气不能上升，浊气不能下降，水反为湿、谷反为滞，大肠传导失职，清浊不分，混杂而下，并走大肠，而致泄泻，此为脾气虚弱型。即"冷热不调，饮食不节，使人阴阳清浊之气相干，而变乱于肠胃之间"。若因情志失调，暴怒伤肝，肝气横逆，犯胃，脾失健运，气机不畅，清阳不升以致泄泻。即"饮食一伤，起居不时，损伤胃气，则上行清阳之气，反下降而为泄泻矣"，此为肝脾不和型。若因年老久病，肾阳虚衰，命门火之不足，不能助脾阳而腐熟水谷，则水为湿浊，谷为积滞而成腹泻。又有肾者胃之关，主司二阴之开合，关门不利则聚水为湿，而为泄泻。

【辨 证 施 治】

1.湿热蕴结型

辨证要点：多见于泄泻发作时，症见发热，腹痛、腹泻，便不成形或里急后重，自利灼肛，夹有脓血黏液，脉滑数，苔黄腻。

治疗法则：清热利湿。

常用方剂：白头翁汤。

处方举例：白头翁50克，秦皮50克，黄连15克，黄柏15克，车前子50克（纱布包煎）。

加减：若热重者加黄芩、金银花、马齿苋；若湿重者加厚朴、炙苍术。

2.脾气虚弱型

辨证要点：泄泻时作时止，面色萎黄，食少纳呆，喜热饮，倦怠乏力，腹胀肠鸣，腹痛绵绵，喜温喜按，食谷不化，脐周围有压痛，病侧尤甚，舌质淡，舌体胖大有齿痕，苔薄白，脉濡软或沉细，

治疗法则：健脾祛湿。

常用方剂：参苓白术散、香砂六君子汤、补中益气汤等选用。

处方举例：党参25克，白术25克，扁豆20克，山药25克，茯苓50克，莲肉15克，砂仁10克，三仙各10克。

加减：若泻不止脱肛者加收敛及提升药，如黄芪、人参、升麻、五味子、诃子；若脾阳虚寒盛，腹中攻痛肠鸣，喜温喜按，四肢不温，脘腹发凉，完谷不化，舌苔白滑者加附子、干姜；若脾胃虚寒，泄泻无度，滑脱不禁加固涩药米壳、诃子、乌梅、五倍子；若湿盛而挟寒症见身重倦怠，不思饮食，呕吐，吞酸，大便如水，小便不利，苔白腻，脉沉缓者加五苓散或胃苓散。

3.脾肾阳虚型

辨证要点：病程迁延，五更泄，绕脐而痛，肠鸣，便意急迫随即腹泻，泻下即安，面色㿠

白，畏寒，腰酸膝冷，时作腹胀，舌淡苔白滑，脉沉细无力。

治疗法则：温肾健脾。

常用方剂：四神丸、自拟固肠饮等选用。

处方举例：苍术40克，炮姜20克，茯苓50克，车前子50克（纱布包煎），神曲15克（即自拟固肠饮）。

方中苍术能健脾燥湿，助其运化，使湿无从生，为治本之法。炮姜温中散寒。无湿不成泻，治湿而利小便为主治也，故用车前子利尿使湿从小便去，即利小便可以实大便。茯苓淡渗利湿。神曲调和脾胃，行气除胀，助消化。在临床上此方随证加减，对各种结肠炎所致的腹泻疗效都较好。

加减：若脾胃虚弱，运化无力重用人参、黄芪、白术；若脾胃寒盛可加肉桂、吴茱萸；若脾胃湿热可用黄连、泽泻；若里急后重，大便不爽加少量大黄、枳实、槟榔片；若有食滞加鸡内金、三仙、枳实、厚朴、肉桂、砂仁、生姜；若久泻脱肛加乌梅、米壳、诃子；若腹胀加青皮、陈皮、木香；若湿盛可酌加藿香、佩兰、砂仁、泽泻、猪苓、扁豆衣、白术、茯苓；若腹痛加酒芍、肉桂、乌药、五灵脂、干姜；若肠鸣加防风；若滑脱加诃子、五味子、米壳、赤石脂、葛根。

4. 胃肠食积型

辨证要点：多有暴饮暴食史，脘腹满闷胀痛，厌食，嗳腐吞酸，腹痛即泄，泻物恶臭如败卵，泻后痛减，舌苔厚腻垢浊，脉滑数或沉弦。

治疗法则：消食导滞。

常用方剂：保和丸、槟榔四消丸、枳实导滞丸等选用。

处方举例：枳实15克，白术25克，三仙各15克，茯苓50克，二丑20克，大黄10克。

加减：若腹泻、大便不爽再加少量大黄、枳实。

5. 肝脾不和型

辨证要点：腹泻多与精神因素有关，腹胀、腹痛明显，肠鸣，矢气多，腹泻后痛减，伴胸闷胁痛或嗳气，脘闷纳呆，舌淡红，脉弦细。

治疗法则：抑肝扶脾。

处方举例：陈皮25克，白芍50克，防风15克，白术15克，枳壳15克，川楝子50克，薏苡仁25克，焦山楂15克，柴胡5克。

加减：若大便不爽加槟榔、大黄；若腹胀加大腹皮、川朴。

【病　例】

王某，女，40岁，工人。

腹泻反复发作5年，于5年前因产后贪食生冷，引起腹泻，粥样便，每日3～5次。便常规正常。以后经常发作，特点是遇冷即发作，不敢坐凉板凳，不敢吃冷食，皮肤不敢见冷风，甚至盛夏也不敢脱衬衣衬裤。曾服中药痛泻要方、平胃散、参苓白术散、胃苓散、五苓散200余剂，服西药各种抗生素、消化酶制剂等，疗效均不佳。面色㿠白，舌体胖大有齿痕，苔白腻，脉沉滑。

辨证分析：病于产后气虚血弱之时，复食生冷，脾胃之阳受伤，阳虚生外寒故恶寒，舌脉之象乃阳虚不能化水而来，脾虚不运，湿邪内停于肠，清浊相混，故令泄泻。

诊断：慢性结肠炎（脾肾阳虚型）。

治法：温肾健脾祛湿。

处方：苍术 40 克，炮姜 20 克，茯苓 50 克，车前子 50 克（纱布包煎），吴茱萸 15 克。

服上方 4 剂后大便成形。在上方基础上略有加减连服 20 剂诸症消失。观察一年余未复发。

该病之因乃脾阳虚生寒湿停于内所致。用自拟固肠饮则中焦温运，脾气得升，浊气得降，湿邪得除，故利止。临床应用此方灵活加减治疗慢性腹泻，多获效验。

疼 痛

疼痛是一个常见的症状。从神经、解剖、生理学角度分析，多数人认为周围神经及中枢神经都有专司传导疼痛的感觉通路。大脑皮质可能与痛觉的精确定位、不同特征疼痛的辨别等有关。

祖国医学认为疼痛是人体气血受到某种因素的影响产生郁滞、冲逆、阻闭而形成脏腑、肢体、经络、皮腠等部位不通而发作疼痛，即所谓"不通则痛。"《素问·举痛论》说："经脉流行不止，环周不休，寒气入经而稽迟，泣而不行，客于脉外则血少，客于脉中则气不通，故卒然而痛。"其是世界上最早论述疼痛的医学文献。后世医家往往以疼痛部位作为疾病诊断病名，在治疗上，皆遵"通则不痛"、"痛随利减"之说，以调畅气血、疏通经络为原则。

（一）疼痛的部位分类

（1）头部：前额属阳明，后脑及项属太阳，巅顶属厥阴，两侧属少阳。

（2）胸腹部：胸膈以上为上焦，属心与肺；脐以上至剑突属中焦脾胃；脐以下至耻骨联合，为下焦属肝、胆、肾、膀胱及大小肠；左右两胁属肝胆。

（3）背部：肩背部属心与肺，腰部属肾。

（4）四肢：两腋属肝，两肘属心与肺，两髀属脾，两膝属肾，外侧属三阳经，内侧属三阴经。

（二）疼痛的治疗原则

疼痛既然是由闭阻不通引起，其治疗原则主要应以通利为主。若血瘀者，活血化瘀；痰浊阻络者，涤痰活络；风寒湿闭阻经络者，则需散风祛湿，温经通络。以上均属通利，故古人说："痛随利减"，这是治疗疼痛的一般原则，主要适用于实证的疼痛。但对虚证引起的疼痛，则应以补为主，或补中有通。《景岳全书》说："实者可利，虚者亦可利呼？不当利而利之，则为害不浅，故凡治表虚而痛者，阳不足也，非温经不可；里虚而痛者，阴不足也，非养营不可；上虚而痛者，脱泄亡阴也，非速救脾肾，温补命门不可；夫以温补而治痛者，古人非不多也，惟近薛立斋，汪石山辈尤得之。奈何明似丹溪，而亦曰诸痛不可补气，局人意见岂良法哉。"所以说不论用通用补，其目的在于祛除发病因素，调和气血运行，恢复脏腑功能。总之，"痛无补法"、"痛随利减"、"通则不痛、痛则不通"等说法都有一定的临床指导意义。但也不应过分强调，过分强调便不符合辨证施治精神。

（三）治疗疼痛常用药物

1. 疼痛病因辨证常用药物

（1）气滞：行气导滞以止痛。

常用药物：香附、郁金、木香、柴胡、青皮、陈皮、延胡索、乌药、佛手、香橼、川楝子、玫瑰花等。

（2）血瘀：通络活血止痛。

常用药物：丹参、延胡索、赤芍、五灵脂、蒲黄、桃仁、红花、鸡血藤、川芎、姜黄、刘寄奴、牛膝等。

（3）气血亏涩：益气养血以止痛。

常用药物：党参、黄芪、茯苓、白术、熟地、当归、白芍、鸡血藤等。

（4）外邪入侵：寒邪盛而在表者，宜温经散寒以止痛。

常用药物：细辛、白芷、藁本、羌活、桂枝、附子、炙川乌、苍术、生姜、川芎、葱白等。寒邪在里者，宜温中散寒以止痛。

常用药物：丁香、高良姜、小茴香、炙甘草、炮姜等。

风湿疼痛者，宜祛风除湿以止痛。

常用药物：苍术、海风藤、千年健、木瓜、防己、威灵仙、秦艽、独活、羌活、络石藤、穿山龙等。

2. 疼痛部位辨证常用药物

头痛：川芎、蔓荆子；前额、眉棱骨痛加白芷、石膏、升麻；颞侧痛加柴胡、黄芩；头顶痛加藁本、吴茱萸、细辛；枕部痛加羌活、麻黄。

项痛：葛根、羌活。

肩痛：片姜黄。

四肢痛：海风藤、青风藤、络石藤、忍冬藤、鸡血藤、天仙藤、炙川乌。

上肢痛：姜黄、秦艽、桑枝、羌活、防风、桂枝、威灵仙等。

下肢痛：川断、牛膝、木瓜、独活、防己、蚕砂、炙川乌等。

上半身痛：羌活。

下半身痛：独活。

腰痛：杜仲、川断、桑寄生。

足跟痛：熟地、山药、山萸肉等。

脊柱痛：狗脊、鹿茸、龟板。

各种疼痛日久多伴瘀血，所谓"久痛入络"，故对久痛者宜加用活血化瘀药。气药与血药相结合，常用于因气而引起的疼痛，如高良姜和香附（良附丸）、金铃子和延胡索（金铃子散），均一气一血药相结合。理气药大多香燥，多用能耗气破气，又能伤阴耗津，尤其不能用于阴虚体弱或气郁化火者。对气郁化火所致血瘀而引起疼痛，宜选用苦寒而有理气止痛作用的药物，如青皮、柴胡、厚朴等。

头　痛

凡属头面部的疼痛都列为头痛，因为头与面部的疼痛往往同时存在，很难区别。

头部的各种组织结构对疼痛具有一定的敏感性。颅外如皮肤、韧带、肌肉、动脉、骨膜、血管和神经；颅内如颅底部动脉及其分支、脑膜动脉、静脉窦、皮质静脉、脑底部的硬脑膜、大脑幕、小脑幕及传导头部痛觉的神经根。上述具有痛觉的组织发生改变时，都可引起各种头痛。

（一）头痛病因

（1）局部原因：凡炎症、外伤等直接刺激颅外痛觉敏感的组织结构而引起头痛。

（2）牵涉痛：眼、耳、鼻及牙齿等病变的疼痛，可通过中枢的扩散作用，反射到头面部而产生疼痛。

（3）颅内炎症：炎症直接刺激颅内痛觉敏感组织结构时，常引起剧烈头痛，伴脑膜刺激征。

（4）血管扩张：颅内或颅外血管过度扩张时，血流冲击松弛的血管壁，刺激血管感觉神经末梢而引起头痛。

（5）牵引性痛：由颅内炎症牵引、移动、挤压血管而引起头痛。

（6）大脑功能紊乱：是常见的头痛原因，如神经衰弱、癔病引起大脑皮质功能紊乱所引起的头痛。

（二）头痛病的分类

1. 颅内病变

（1）颅内感染性疾病引起的头痛，如各种病因所致的脑膜炎、脑炎及中毒性脑病，脑寄生虫等。

（2）颅内血管性疾病引起的头痛，如脑血管意外等。

（3）颅内损伤性疾病引起的头痛，如脑外伤后遗症。

（4）偏头痛和其他血管神经性头痛。

2. 颅外病变

（1）神经痛，如三叉神经痛、舌咽神经痛、枕神经痛等。

（2）肌肉收缩性头痛（紧张性头痛）。

3. 全身性疾病

（1）全身感染性疾病引起的头痛，如肺炎、伤寒、败血症等。

（2）心血管疾病引起的头痛，如高血压。

4. 神经官能症引起的头痛

祖国医学把以头痛为主证的疾病命名为头痛。认为，头痛是由于邪扰清空或清空失养而引起的头部气血运行不畅，阻闭不通而产生的以头的某些部位或全头痛为主的病证。

头为清阳之府，居人体最高的部位，主一身之阳的督脉，上至头部，故称"头为诸阳之会"。又有"脑为髓海"之称。同时，头有经络和脏腑相连，又有诸经内外相通。《冷庐医话》曰："头痛属太阳者，自脑后上至巅顶，其痛连项。属阳明者，上连目珠，痛在前额。属少阳者，上至两角，痛在头角。以太阳经行身之后，阳明经行身之前，少阳经行身之侧，厥阴之脉会于巅顶，故头痛在巅顶。太阴少阴二经虽不上头，然痰与气逆壅于膈，头上气不得畅而亦痛，其辨之之法，六经各有见证。"因此，脏腑、经络、气血病变，都可引起头痛。头痛的病因病机与临床上分型论治如下所述。

【病 因 病 机】

1. 外感头痛

"巅顶之上，惟风可到"。由于风为阳邪，"伤于风者，上先受之"，故外感头痛以风邪所致者为多。而风邪又多兼寒、热、湿邪为患。风寒致病，寒为阴邪，凝滞收引，脉络拘急，寒凝血滞，阻遏清阳，血瘀于内而为头痛。风热致病，火为阳邪，其性炎上，侵扰清空，气血逆乱而为头痛。若风挟湿邪，弥漫侵润，蒙蔽清阳，阻遏气机，清阳不升，浊阴不降而为头痛。临床上分别称风寒头痛、风热头痛、风湿头痛。

2. 内伤头痛

内伤头痛，病因较多，情志不遂，饮食劳倦，禀赋不足，久病体虚，外伤瘀血，余邪不尽等均可导致气血阻滞而上扰清空，或气血不足而清空失养，因而发生头痛。根据上述原因，多与肝、脾、肾三脏有关。

肝：多由七情所伤，情志不和，肝失调达而致肝郁气滞，一方面由于气郁化火（气有余便是火——五志过极），火性炎上，上扰清空而为头痛，称为肝火头痛。另一方面，肝阴不足，肝阳独亢，虚阳上扰引起的头痛，称为肝阳头痛。也有由于肾阴虚，肝肾同源，而引起肝阴虚，肝阳独亢，上扰清空而致肝阳头痛，此型为本虚标实。

脾：由于饮食不节，劳倦过度，或思虑伤脾，而致脾的运化功能失调，则气血生化不足。气虚则清阳不升，浊阴不降而清窍不利，可引起气虚头痛。血虚不能上荣于脑，神失所养或虚火上逆可引起血虚头痛。当然因大病失血、产后、崩漏所致的阴血骤虚亦可导致血虚头痛，其理亦同。脾主运化水湿，脾虚而失健运，水湿内生，脾胃阳虚，水津不布，积而成痰；或七情化火均可煎灼津液而为痰，痰随气逆，痰浊上扰阻遏清阳，则可发生痰厥头痛。

肾：禀赋不足，肾精亏耗，或久病及肾均可导致肾虚，肾藏精而主骨生髓通于脑，肾精亏虚，脑髓亦空虚，清窍失养而引起头痛，称为肾虚头痛。若肾阴久虚，阴损及阳，肾气不足，脏腑之精气不能上注于脑亦可引起头痛。

如因头部外伤，或因肝郁气滞而引起的气滞血瘀，可造成瘀血阻络，从而引起头痛，称为血瘀头痛。

总之，内伤头痛多由肝、脾、肾三脏功能失调为患，三者互为因果。一般说来，若实证头痛，因于热，责于肝；因于湿，责于脾；因于瘀，责于外伤、久病、气滞。若虚证头痛，因于气虚，责于脾；因于血虚，责于肝或脾；因于阴虚，责于肾或肝。

【辨 证 施 治】

诊治头痛首先辨别是属外感头痛还是内伤头痛，除详询病因外，应从头痛的久暂、痛势之缓急、部位及虚实等加以分析，分别进行辨证施治。

暂病头痛或兼发热恶寒等表证，多痛势较剧，疼痛持续无有休止，止后多无反复发作，此型多属外感，且大部分为实证，治宜祛邪为主。

久病之头痛，不兼表证，病势较缓，反复发作，时轻时重，日久难愈，多因内伤所致。证多属虚。但由于痰饮瘀血、火热所致者则又虚中夹实。当详审病因，分别论治，或补血益气或滋阴潜阳，或祛湿涤痰，或活血化瘀，或清热降火等为治。

（一）外感头痛

辨证要点：凡具有风邪特点的头痛，统称外感头痛，如有外感风邪病史或头部恶风，或具有发作性、游走性的头痛，多为某些急性感染或神经性头痛。

治疗法则：祛风活血。

常用方剂：芎芷石膏汤。

处方举例：川芎50克，白芷50克，羌活25克。

方解：方中川芎为主药，取其辛温走窜、散风寒、活血行气的作用，称之为头痛要药，而配以羌活散太阳之风寒，白芷散阳明经之郁热，三药合用，对外感头痛起疏风活血止痛之作用。

临床加减：

1. 若兼寒邪

症见头痛加风寒症状，称为风寒头痛。如头痛，形寒头胀，具有发作性、游走性，常牵及后项板滞，遇风遇冷更剧。常伴恶寒，关节不舒，无汗，口不渴，苔薄白，脉紧或迟弦。治疗时在上方基础上加防风、荆芥、紫苏叶服后取微汗；如寒邪较重可在上方基础上加细辛、炙附子、炙川乌；若治疗慢性副鼻窦炎可在上方基础上加辛夷、苍耳子，二药皆可祛风开肺窍。

2. 若兼热邪

症见头痛加风热证状，称为风热头痛。如阵发性头胀痛，痛剧如裂，面红目赤，口渴喜冷饮，咽痛，咳嗽，发热恶风，便秘溲赤，舌尖红苔薄黄，脉浮数或弦数，治疗时常在上方基础上加石膏、菊花，清阳明经热；若热盛者去羌活加薄荷、山栀、黄芩，以辛凉疏解；若舌尖红，溲赤加黄连；若便秘加川军以通腑泻热。

3. 若兼湿邪

症见头痛并风湿的症状，称为风湿头痛。如头痛，头重如裹，胸闷不饥，口干不欲饮，脘痞满闷，腹胀恶呕，四肢困重，苔白腻，脉滑或濡，治疗时在上方基础上重用羌活（每剂50克），并加藁本、防风、蔓荆子；若胸闷、纳呆、恶呕者，治疗时在上方基础上加苍术、厚朴、枳实、陈皮，以祛湿宽中；若暑湿头痛，口渴、胸闷，治疗时在上方基础上加香薷、荷叶之类，以清暑化湿。

（二）内伤头痛

1. 肝火头痛型

辨证要点：偏头胀痛，面红目赤，烦躁易怒，头筋暴起，口苦咽干，耳聋或鸣，舌边尖红，脉弦数有力。

治疗法则：清肝降火。

常用方剂：龙胆泻肝汤。

处方举例：龙胆草15克，车前子（单包）20克，当归10克，黄芩15克，木通15克，山栀子15克，生地20克，柴胡10克，泽泻10克，甘草10克。

加减法：若肝火上逆，柴胡升散宜去之；当归辛温，其性亦升，宜改为赤芍。

2. 肝阳头痛型

辨证要点：偏头胀痛欲裂，目眩，耳鸣，以左侧为重，心烦易怒，睡眠不安，或兼胁痛，面红口苦，舌红少苔，脉弦或细数。

治疗法则：平肝潜阳。

常用方剂：天麻钩藤饮。

处方举例：天麻 20 克，钩藤 15 克，石决明 50 克，桑寄生 20 克，杜仲 15 克，牛膝 15 克，茯神 15 克，夜交藤 30 克，黄芩 15 克，山栀子 15 克。

加减：若兼肝肾阴虚者，可酌加生地、玄参、枸杞、白芍以滋阴柔肝、养阴潜阳，而肝风自息、亢阳自降；若头痛甚剧，目赤，口苦胁痛，苔黄燥，脉弦数者，则为肝阳化火，须在原方基础上加龙胆草、大黄以助泻肝火之力。

3. 痰厥头痛型

辨证要点：头眩晕，重痛，昏蒙，胸胁满闷，呕吐痰涎，舌苔白腻，脉弦滑。

治疗法则：健脾化痰降逆。

常用方剂：半夏白术天麻汤。

处方举例：天麻 20 克，白术 15 克，茯苓 20 克，陈皮 15 克，半夏 20 克，生姜 3 片，大枣 4 枚（擘）。

加减：若头痛左右移动，此为风痰上扰，加南星、白附子以祛风痰；若头掣痛波及外眦，目不欲睁，此为风邪上扰，加僵蚕、蝉蜕、全蝎、钩藤以祛风通络；若头痛目赤肿，生眵泪，此为湿热内蕴，湿热上走空窍，加菊花、茺蔚子、桑叶、刺蒺藜以清肝解郁；若见寒证头痛多巅顶为剧，痛时畏风，脑户冷，不欲睁眼，嗜睡，面容惨淡忧郁，伴呕吐涎沫，四肢不温，脉弦细或沉紧，苔白滑，治疗时在上方基础上加吴茱萸、生姜。

4. 气虚头痛型

辨证要点：头痛绵绵，似有空洞感，过劳则甚，伴少气无力，食少纳呆，畏寒体倦，痛时喜按，清涕常出，舌质淡嫩，脉弱。

治疗法则：补气升阳。

常用方剂：补中益气汤。

处方举例：黄芪 40 克，白术 15 克，陈皮 10 克，党参 15 克，柴胡 10 克，升麻 10 克，当归 15 克，川芎 30 克，细辛 10 克。

加减：若伴头痛、耳鸣、腰膝酸软为肝肾精气俱虚，可加枸杞、补骨脂、巴戟天。

5. 血虚头痛型

辨证要点：头痛而晕，终日不休，午后加剧，心悸气短，面色少华，唇舌色淡，脉细无力。

治疗法则：养血息风。

常用方剂：四物汤。

处方举例：当归 15 克，白芍 20 克，熟地 30 克，川芎 30 克，蔓荆子 15 克，菊花 30 克，甘草 10 克。

6. 肾虚头痛型

辨证要点：头脑空痛，伴眩晕，耳鸣（如蝉），腰膝无力，遗精、带下，舌质红，五心烦热，颧红，少寐，潮热盗汗，脉沉细无力或细数。

治疗法则，补肾益精。

常用方剂：大补元煎。

处方举例：熟地 40 克，山萸肉 20 克，人参 15 克，当归 15 克，杜仲 20 克。

加减：若阴损及阳，兼有阳虚症状者，如形寒肢冷，便溏，溲清长，治疗时在上方基础上加附子、肉桂、巴戟天、补骨脂或选右归饮加减。

7. 血瘀头痛型

辨证要点：头痛经久不愈，反复发作，部位固定，痛如锥刺，或有头部外伤史，日轻夜重，舌质紫暗或有瘀斑，脉细涩。

治疗法则，活血化瘀。

常用方剂：通窍活血汤。

处方举例：川芎 30 克，赤芍 20 克，桃仁 15 克，红花 15 克，白芷 15 克，葱白 2 茎，麝香 3 厘，生姜 3 片，大枣 5 枚（擘）。

加减：若发热舌绛，为血瘀日久化热，去川芎、葱白、生姜，加地龙、生地、丹皮以清热通络行瘀；若头刺痛不止，目肿大流泪，乃瘀血阻滞肝络，去生姜加草决明、茺蔚子、刺猬皮以通络；若久病血瘀加当归、熟地，气虚加黄芪；若痛甚加全蝎、蜈蚣、地龙。

【病　　例】

魏某，女，42 岁，某医院中药局调剂。

于 1975 年 8 月 5 日初诊偏头痛反复发作二年余。其痛如劈，疼痛时伴剧烈恶心呕吐，呕吐物为胃内容物及胆汁。面色苍白，目不欲睁，喜安静。每月发作一至二次，常于月经前发作，头痛发作前，先有恶心、困倦，于第二天便头痛发作，持续两天后自行缓解。曾疑视脑瘤、偏头痛等病。又多方面检查无阳性体征。用针灸、麦角胺咖啡因、镇静药物治疗，都未能防止复发。来诊时，舌体胖大，舌苔黄腻，脉弦滑。

辨证分析：此系风痰上扰清空之状，风为阳邪其性走上，风者，善行而数变，故其偏头痛时发时止，其痛如劈。痰因风动故恶心呕吐，目不欲睁，舌脉之象均为痰热所致。

诊断：血管神经性头痛（痰厥头痛）。

治法：息风涤痰，佐以通络。

处方：钩藤 50 克，川芎 50 克，胆南星 15 克，菊花 25 克，全蝎 5 克，僵蚕 15 克，竹茹 15 克。

复诊：9 月 2 日，服上方 20 剂，剧烈偏头痛未发作，仅在 8 月 22 日月经来潮时，头部胀感，嗜睡，类似发作先兆症状。黄腻苔已去，舌质略紫，此乃久痛入络之象。上方去胆南星，加水蛭 15 克，又服 20 剂。停药观察至今未复发。

运用中药治疗血管神经性头痛，若辨证准确，多数可获显著疗效。宜在辨证施治中加川芎 50 克，如疗效不显著，还可加大剂量，每剂川芎 75 克，治疗顽固性头痛，无一例产生不良反应。

胸 胁 痛

本节所讨论的胸胁痛范围只限于肋间神经痛和肋软骨炎。由于病毒感染、毒素、机械性损伤等原因可引起肋间神经炎而致胸痛。其疼痛性质为刺痛或灼痛，并沿肋间分布，局部有压痛，以脊椎旁和腋中线及胸骨旁较显著。非化脓性肋软骨炎，又称泰齐病。其病因尚未阐明，病理特点是胸骨旁肋软骨非化脓性疼痛及肿胀，局部无红肿，但数日后受累的肋软骨隆起，并有剧烈压痛。胸部 X 线检查无异常所见。

从祖国医学理论分析胸痛和胁痛，虽部位不同，但其病因病理及治疗都互有相通之处，因此，将胸痛和胁痛合并在一起讨论。膈之上为胸，属上焦，为心肺所居的部位；胅之下曰胁，为肝胆两经循行的部位。因此，心、肺、肝、胆的经脉气血运行不畅，皆可导致胸胁疼痛。

【病 因 病 机】

情志不和，肝失条达，致气机郁结，气阻脉络，而为肝经气机不畅，因足厥阴肝经布于胸胁，故可致胸胁疼痛。素体阴虚，或因外感湿邪，或因饮食劳倦，致脾失健运，痰浊内蕴，流注胸胁，阻其气机，故令胸胁疼痛。跌打损伤，久痛入络，死血停留于胸胁，死血不去，则新血不生，阻滞脉络，均可引起瘀血停着而为胸胁疼痛。

【辨 证 施 治】

1. 肝郁气滞型

辨证要点：胸胁满痛，攻窜不定，善长太息，精神抑郁，每因情志变化时加重，胸闷不舒，饮食减少，嗳气，女性多乳房胀痛，苔薄，脉弦。

治疗法则：疏肝理气。

常用方剂：四逆散、柴胡舒肝散、柴陷汤等选用。

处方举例：柴胡 25 克，半夏 25 克，黄芩 15 克，瓜蒌 50 克，黄连 10 克，白芍 50 克，川楝子 25 克。

加减：若有热加山栀；若痛重加青皮、白芥子；若脾虚加茯苓、白术；若嗳气加代赭石、木香。

2. 痰阻血瘀型

辨证要点：胸胁刺痛，痛有定处，痛处拒按，入夜更甚，或见胁下痞块，久则两目黯黑，肌肤甲错，舌质紫暗，或有瘀点。

治疗法则：活血化瘀。

常用方剂：复元活血汤、膈下逐瘀汤、血府逐瘀汤等选用。

处方举例：当归 15 克，丹参 50 克，桃仁 15 克，红花 15 克，赤芍 25 克，郁金 15 克，半夏 15 克，穿山甲 15 克。

加减：若瘀血严重，见肋软骨增生者，加三棱、莪术、土鳖虫。

3. 肝经湿热型

辨证要点：胸胁闷痛，口苦，耳鸣，心烦易怒，肢体倦怠，头昏目眩，多梦，易惊，便秘尿赤，舌苔黄腻，脉弦数。

治疗法则：疏肝胆，泻湿热。

常用方剂：龙胆泻肝汤、大柴胡汤选用。

处方举例：木通 15 克，龙胆草 15 克，茯苓 25 克，黄芩 15 克，柴胡 15 克，山栀 15 克，当归 15 克。

加减：若胃肠燥实，腹胀满者加川军、芒硝；若舌苔黄腻，湿热较重者，加茵陈、防己、芦荟。

【病 例】

姜某，女，57 岁。

右胁痛，反复发作十余年。近两天又发作，呈剧烈刺痛，疼痛部位不固定，痛时不能转侧，强迫卧位。病人呈急性病容，表情苦闷，查体合作，血压 130/80mmHg，脉搏每分钟 68 次，呼吸每分钟 16 次，肝脾未触及，于腋中线右第六肋间有压痛。心肺听诊未闻异常，心电图检查、胸透均无异常所见。脉象弦数，舌尖红苔薄黄。

辨证分析：肝气郁滞，气机不畅，导致肝脉阻塞，因肝之经脉布于胸胁，故胸胁疼痛脉弦；其痛走窜，乃属气滞，状如针刺，乃气滞导致血瘀所致，若尖红苔薄黄，脉数乃血瘀化热之象。

诊断：肋间神经痛（肝气郁滞型）。

治法：理气活血，佐以清热。

处方：柴胡 25 克，白芍 50 克，枳实 25 克，甘草 10 克，瓜蒌 50 克，郁金 25 克，丹皮 15 克，川楝子 50 克，黄连 10 克，两剂。

服上方两剂痛减，又服原方四剂，豁然痊愈。

临床，胁痛之证多病在肝经，常用经络辨证。因足厥阴肝经布于胸胁，病人除有胸胁疼痛症状外，多伴有肝经气滞血瘀症候。运用上述方药治疗肋间神经痛，并加减灵活用药，疗效颇为理想。

慢 性 腹 痛

慢性腹痛是指起病缓慢，病程长，或急性发作后时发时愈的腹痛。慢性腹痛是一个常见的症状，病因也很复杂。现将与内科有关的慢性腹痛概括于下：

1. 慢性右上腹痛

（1）慢性病毒性肝炎：见病毒性肝炎、肝硬化。

（2）原发性肝癌：其疼痛是由于包膜过度牵张，肝周围炎，癌组织侵及腹膜或膈所致。右上腹部疼痛呈进行性加剧，肝呈进行性增大，质硬，表面凸凹不平。

（3）慢性肝脓肿：肝肿大，压痛明显，常伴发热、消瘦等全身感染性症状。

（4）慢性胆囊炎：常无典型症状。右上腹部钝痛，腹胀，嗳气，右肩胛区压痛，厌油腻饮食等。查体可发现胆囊区有压痛点。十二指肠引流、胆汁细菌培养阳性。胆囊造影多数有结石存在。

2. 慢性中上腹痛

（1）溃疡病：见消化性溃疡。

（2）胃癌：早期临床表现酷似溃疡病，但其疼痛多在食后加重，服碱性药物不能缓解，或有贫血、黑便等。X线钡餐透视或胃镜检查有助于确定诊断。

（3）胃下垂：该病多见于瘦长体型的女性，主要症状是慢性中上腹痛，站立与运动时疼痛加重，腹胀，嗳气与便秘等。X线钡餐检查可确诊。

（4）胃肠神经官能症：其腹痛与精神因素十分密切。临床检查无阳性体征。

（5）慢性胰腺炎：右上腹部疼痛反复发作，多呈阵发性绞痛，发作持续数小时至2～3天不等。查体右上腹部有压痛，腹肌紧张，有时可触及肿块。发作时血常规白细胞增多，部分病例血清与尿淀粉酶增高与一过性血糖增高。X线腹部平片可能有钙化阴影或胰腺结石。

3. 慢性右下腹痛

（1）慢性阿米巴痢疾：该病以右下腹压痛为著，临床上以腹痛反复发作，大便果酱色为特点。大便镜检发现溶组织阿米巴滋养体和包囊。

（2）肠结核：多见于青年，常伴结核中毒症状。X线检查可能发现结核病变。

4. 慢性左下腹痛

（1）慢性菌痢：见细菌性痢疾。

（2）慢性结肠炎：见慢性腹泻。

（3）结肠过敏（痉挛性结肠炎）：是一种原因不明的阵发性痉挛性肠绞痛，常因情绪激动、劳累而诱发，排气或排便后症状缓解。腹泻和便秘常交替出现，大便可为粥样也可坚如羊粪。X线钡剂灌肠仅见局部结肠痉挛，别无其他改变。

5. 慢性广泛性与不定性腹痛

（1）结核性腹膜炎：该病可区分为腹水型、粘连型、干酪型。起病多缓慢，有发热、腹胀、腹痛、腹泻或便秘交替出现。腹痛多呈持续性隐痛。粘连型，其腹部触诊有柔韧感，伴有轻度压痛；腹水型，其腹水征阳性；干酪型，其腹部可触到大小不等、边界不清、有压痛的肿块。抗结核治疗有效。

（2）腹型过敏性紫癜：有感染、药物或食物过敏史，皮肤紫癜呈对称性分布。腹部多呈反复不定位性疼痛。

（3）神经官能症性腹痛：反复查体、实验室检查、X线检查及特殊器械检查，均无器质性病变的证据。

祖国医学认为，腹部，分大腹和小腹。肝、胆、脾、肾、大小肠、胞宫、膀胱等脏腑均居此处。手足三阴、足少阳、足阳明、冲任、带脉亦循行此部位。凡这些脏腑、经脉受到外邪侵袭，或虫、食所伤，以及气血运行受阻（气血瘀阻）或气血不足失温养者均能产生腹痛。其临床表现有卒然而痛，卒然而止者，有痛甚不休者，有痛甚不可按者，或按之而痛止者，有腹背相引而痛者，有胸胁与少腹相引而痛者，有腹痛引阴股者，有卒痛死不知人而顷刻复生者，有痛而呕者，有痛而后泻者，有痛而闭不通者……。因脾主腹，腹乃脾之分野，故凡此诸痛，多属脾胃系统疾病。这里仅叙述从内科角度，由于外邪入里，虚寒，热结，气滞，血瘀，食滞，虫积，所引起之慢性腹痛或慢性腹痛的急性发作。而外科急腹症及妇科范围的疾病不在此论述。

【病 因 病 机】

气滞腹痛：七情为病，怒则气上，思则气结，暴怒忧思，情志不畅，肝失条达，逆而犯脾，气机不畅，中气郁滞，不通则痛，此为气滞腹痛。

血瘀腹痛：跌打损伤，瘀血停聚或寒凝血阻或热与血结，或气滞血瘀，气虚血涩，或久痛入络而血瘀血滞，皆可使瘀血留而不去，阻碍气血运行则为血瘀腹痛。

食积腹痛：饮食不节，暴饮暴食或饮食不洁之品或过食膏粱厚味、辛辣之品，损伤脾胃，脾胃不运，宿食不化，嗳腐吞酸，食滞胃脘，气机阻滞，脾气不升，胃气不降，乃至腹痛。

虫积腹痛：饮食不洁，或饮食失调，损伤脾胃，脾失健运，湿热内生，乃为寄生虫赖以滋生的有利条件，此即湿热生虫之理。虫扰肠中或胆道，使气血逆乱而痛，是为虫积腹痛。

寒实腹痛：外邪侵入腹中，或过食生冷，寒伤中阳（寒邪直中三阴）均能使运化失调。寒积留滞于中，致气机阻滞，不通则痛。《素问·举痛论》曰："寒气客于肠胃之间，膜原之下，血不得散，小络急引故痛"，又曰："经脉流行不止，环周不休。寒气入经而稽迟，泣而不行，客于脉外则血少，客于脉中则气不通，故卒然而痛"。

虚寒腹痛：素体阳气不足，脾阳不振，以致运化失司，寒湿停滞，气血不足以温养，导致腹痛。

寒湿腹痛：素体阳虚，外感湿邪，湿从寒化。或素有水湿与外感之邪相结于里，寒为阴邪，其性收引，阳气不通则气血被阻，故而腹痛。

热结腹痛：气郁化火，或传经热邪，热久不退，耗伤津液，形成燥结，蕴结胃肠，腑气不通，形成燥热闭结而痛，故为热结腹痛。

湿热腹痛：饮食不节，过食肥甘、辛辣或不洁之品，致使湿热蕴于腹中，气机升降失调，发生腹痛。若湿热郁于肝胆，易发黄疸、结石。湿热郁于胃肠下利脓血。湿热骤而不散郁于血分，可发腹内痈疡。湿热结于膀胱致结石、下淋等均可引起腹痛。

【辨 证 施 治】

1. 气滞腹痛

辨证要点：腹痛而胀，或胀大于痛，走窜攻冲，痛引两胁，或下连少腹，怒则疼痛加剧，或嗳气、矢气则痛减，舌苔薄，脉沉弦等。

治疗法则：疏肝理气。

常用方剂：四逆散、柴胡疏肝汤等选用。

处方举例：柴胡 10 克，枳实 25 克，陈皮 25 克，厚朴 25 克，青皮 25 克，川楝子 50 克。

加减：胁痛较剧加延胡索；痛引少腹加天台乌、橘核；发热者加黄芩、山栀；嗳气反酸加吴茱萸、黄连；便秘加芒硝、大黄；腹痛泄泻加白术、陈皮、防风、木香。

2. 血瘀腹痛

辨证要点：腹痛经久不愈，疼痛较剧或如针刺刀割，痛处固定不移，触痛或拒按，口渴不欲饮，大便色黑，重者可伴两目黯黑，肌肤甲错，舌质紫暗或瘀斑，脉细涩。

治疗法则：活血化瘀。

常用方剂：少腹逐瘀汤、复元活血汤、大黄䗪虫丸等选用。

处方举例：延胡索 15 克，五灵脂 15 克，赤芍 25 克，当归 25 克，郁金 15 克，桃仁 15 克，红花 15 克，穿山甲 15 克，蒲黄 15 克。

加减：因寒而瘀者加小茴香、肉桂；因热而瘀者加丹皮、山栀；因气滞而瘀者加香附、枳实。

3. 食积腹痛

辨证要点：胸腹胀满，疼痛拒按，胸满恶食，嗳腐吞酸，恶心呕吐，或痛而欲泻，泻后痛减，大便酸臭（或便秘），苔腐腻，脉滑。

治疗法则：消食导滞。

常用方剂：保和汤、积实导滞丸等选用。

处方举例：鸡内金 15 克，莱菔子 30 克，焦三仙各 15 克，槟榔 15 克，积实 30 克，厚朴 30 克，二丑 20 克，陈皮 30 克。

4. 虫积腹痛

辨证要点：腹痛时作时止，疼痛剧烈难忍，多绕脐而痛，痛时腹部起包块，或吐蛔、便蛔或绦虫节片，偏食，睡眠龄齿，鼻孔作痒，面黄肌瘦，能食不胖。

治疗法则：驱蛔。

常用方剂：化虫丸、自拟驱蛔汤、自拟驱绦汤等选用。

处方举例：驱蛔虫：使君子 10 粒（压末冲服），乌梅 50 克，黄连 10 克，川椒 15 克，川军 10 克（即自拟驱蛔汤）。

服法：晨起空腹服使君子仁，半小时后服水煎汤，每日一剂，连服三天。

注意事项：在服药过程中，若有嗜睡，呃逆或面部潮红，为使君子仁的不良反应，可减量。

驱绦虫：南瓜仁 100 克（单包），生槟榔 100～150 克，二丑 20 克，雷丸 10 克（压末）（即自拟驱绦汤）。

煎法：将槟榔、二丑加水 500 毫升，取水煎剂 200 毫升，冲服雷丸末。

服法：晨起空腹将南瓜仁服下，半小时后服取煎剂，两小时内如无腹泻，加服硫酸铁 20 克。

注意事项：服药后有排便感时，坐在温水盆内，待虫排出。若绦虫头部未排出者，三个月后查便有绦虫卵可重服上方。若根本无便出绦虫节片，一周后重服上方治疗。若发现有虚脱倾向时，注射阿托品以拮抗之。

5. 寒实腹痛

辨证要点：腹痛急骤，痛势较剧，得热则舒，遇寒痛甚，口不渴，小便清利，大便溏薄，舌质淡苔薄白，脉沉紧。

治疗法则：温中散寒。

常用方剂：良附丸。

处方举例：香附 15 克，乌药 30 克，干姜 10 克，高良姜 10 克，紫苏 30 克，陈皮 30 克，吴茱萸 15 克。

加减：若腹中寒痛，手足逆冷而又身体疼痛，加炙川乌、桂枝、酒芍。

6. 虚寒腹痛

辨证要点：若脾胃虚寒则腹痛绵绵，时作时止，喜热恶冷，痛时喜按，饥饿或疲劳时腹痛更甚，大便溏薄，伴神疲、气短、怯寒等，舌质淡苔白，脉沉细；若肝经虚寒则有少腹冷痛或脐之两侧疼痛，手足厥冷，痛时呕吐，肢体疼痛，苔薄白，脉微细；若肾经虚寒则有脐下腹痛，头昏目眩，心悸，畏寒，小便不利，苔薄白，脉沉缓等。

治疗法则：温中散寒。

常用方剂：附子理中汤、小建中汤、当归四逆加吴茱萸汤、生姜汤、真武汤等选用。

处方举例：脾胃虚寒：桂枝 50 克，芍药 50 克，甘草 10 克，大枣 5 枚。

加减：若气虚者加黄芪；血不足者加当归；若虚寒重腹痛不解者加川椒、干姜、高良姜、香附。

肝经虚寒：细辛 5 克，吴茱萸 10 克，生姜 15 克，当归 20 克，酒芍 50 克，甘草 5 克，大枣 5 克。

加减：若腹中隐痛，拘急，面色萎黄，心悸，头昏，舌质淡，脉沉细或细涩，属血虚兼寒，在上方中重用当归（50 克）。

肾经虚寒：茯苓 20 克，白术 15 克，白芍 15 克，附子 15 克，肉桂 15 克　生姜 10 克。

7. 寒湿腹痛

辨证要点：恶寒或发热，腹痛急暴，口不渴，小便清利，胸闷纳呆，身重倦怠，大便溏薄，苔白腻，脉沉紧。

治疗法则：散寒燥湿，芳香化浊。

常用方剂：藿香正气散。

处方举例：藿香 15 克，紫苏 30 克，白芷 15 克，厚朴 15 克，大腹皮 15 克，茯苓 30 克，白术 20 克。

加减：若夏季饮食不调，损伤脾胃，恶心呕吐，发热不退加薏苡仁、白蔻仁、砂仁、扁豆等；若夏季寒邪袭表，恶寒无汗，可加香薷、大豆卷等。

8. 热结腹痛

辨证要点：腹满胀痛，痛而拒按，身热腹痛，烦热口渴，大便干燥或秘结不通，潮热，谵语，呕吐，小便黄赤，舌苔黄燥，脉洪数而有力或沉实。

治疗法则：通腑泻热，行气止痛。

常用方剂：大承气汤。

处方举例：炙大黄 25 克，厚朴 50 克，枳实 50 克，芒硝 10 克。

加减：若腹胀加莱菔子、陈皮。

9. 湿热腹痛

肝经湿热，见于病毒性肝炎。肠胃湿热，见于细菌性痢疾。膀胱湿热，见于肾盂肾炎。

【病　例】

王某，男，25 岁。

绕脐而痛，时作时止，能食不胖，倦怠乏力 2 年。近日大便有绦虫节片而来诊。实验室检查，便绦虫卵阳性。

诊断：绦虫症（虫积腹痛）。

治法：驱绦虫。

处方：南瓜仁 100 克（单包），生槟榔 100 克，二丑 20 克，雷丸末 15 克（冲服）。

嘱其头天不吃晚饭，第 2 天早八点服南瓜仁，半小时后服水煎剂（槟榔、二丑加入水 500 毫升，煎取 200 毫升，用其冲雷丸末）。

第 2 天来诊，自述服上方两小时后，有排便感，坐在温水盆中，当即排出约 2 米长完整绦虫。显微镜下检查虫头为猪绦虫。

临床治腹痛，多用通法。腹痛寒邪者多，热邪者少，气滞者多，血瘀者少。凡治腹痛，寒者，温通散寒；热者，泻热驱邪；气滞者，理气通腑；血瘀者，理气活血。不论腹痛新久，非虚者不可妄投补剂。

恶 性 肿 瘤

　　恶性肿瘤是当前中西医学领域中的一个重要课题。现代医学，由于目前对该病的发病原因尚无肯定认识，所以也缺乏根治的疗法。

　　祖国医学关于类似肿瘤的记载，散见于历代医籍之中。古代医籍中"岩"、"嵒"、"芦岜"等字相似于癌字，其意为质地坚硬如岩石，表面凸凹不平。将祖国医学记载的类似恶性肿瘤的临床分类简介如下：

1. 石疽

　　《医宗金鉴》说："石疽生于颈项旁，坠硬如石，色照常，肝郁凝结于经络。"又在注解中说："此疽生于颈项旁，形如桃李，皮色如常，坚硬如石……初小渐大，难消难溃，既溃难敛，疲顽之症也。"

2. 失荣

　　《外科正宗》说："失荣者……其患多生肩以上。初起微肿，皮色不变，日久渐大，坚硬如石，推之不移，按之不动。半载一年，方生阴痛，气血渐衰，形容瘦削。破烂紫斑，渗流血水，或肿如泛莲，秽气熏蒸，昼夜不歇，半在疙瘩，愈久愈大，越溃越坚，犯此俱为不治。"《医宗金鉴》注解说："失荣证生于耳之前后及肩项……由气郁血逆与火凝结而成。"

　　根据石疽、失荣的特点，相似于现代医学中的颈部恶性肿瘤，如淋巴肉瘤、腮腺癌或颈部淋巴转移癌等。

3. 乳岩

　　《医宗金鉴》说："乳岩……初起如枣栗，渐如棋子，无红无热，有时隐痛……牵引胸腋，肿如覆碗坚硬，形如堆栗高凸如岩顶，透紫色光亮，内含血丝，先腐后溃，污水时津，有时涌冒臭血，腐烂深如岩壑，翻花突如泛莲，疼痛连心……五脏俱衰即成败症，百无一救。"

　　其相似于现代医学乳癌的临床表现。

4. 茧唇

　　《外科正宗》说："茧唇……初结似豆，渐大若蚕茧，突肿坚硬，其则作痛。"

　　其相似于现代医学唇癌的临床表现。此外，祖国医学关于类似腹腔肿瘤的记载有"伏梁"、"血臌"、"积聚"等；类似于食管癌的记载有"噎膈"、"食噎"等；类似于宫颈癌的记载有"五色带"、"交肠"等；类似阴茎癌的记载有"肾岩"等；类似直肠癌的记载有"锁肛疗"等；类似皮肤癌或黑色素瘤的记载有"翻花疮"、"黑疗"、"石疗"等，都有较详的论述。

　　综上所述，祖国医学认为恶性肿瘤是由于毒邪入侵、七情郁结、饮食不节、年老久病等原因引起某部组织、器官毒火生疮或气血凝结成症积肿块的疾病。因其留而不去，易损气血，故常导致毒瘤根涸，正气衰败而难治。

【病 因 病 机】

祖国医学认为恶性肿瘤是一种全身性疾病的局部表现。其病因比较复杂，包括内因、外因两方面，以内因为主。外因是邪毒（包括病毒、物理、化学等致病因子及各种慢性刺激）。内因常为七情刺激，饮食失当，导致气血流行失常，五脏六腑蓄毒。年老气衰或年老肾虚对恶性肿瘤的发生也有一定的关系。

1. 气滞血瘀

正常人体气血流畅无阻，四肢百骸、五脏六腑无处不到。若七情郁结，引起气机失调，日久成疾。气为血之帅，气行则血行，气滞则血瘀，气血瘀滞日久而成块，此型多见于内脏器官的恶性肿瘤，祖国医学称之为癥瘕、积聚等。

2. 痰凝湿聚

由于饮食不节或思虑伤脾，而脾失健运，脾虚则水湿运化失职而水聚于内，久成湿毒，湿毒泛滥，浸淫生疮，腐烂渗液，流汁流水，经久不愈。若津液不化，邪火煎灼遂凝结为痰，表现为人身上下皮里膜外无痛性肿块，不痛不痒，经久不消，皮色不变。此型多见于皮肤、淋巴、腺体、肌肉的恶性肿瘤。祖国医学称之为痰凝或痰核等。

3. 邪毒蕴热

由于外受六淫或邪毒，入里化热，或七情郁结，郁久化火，火热伤气，烧灼脏腑，毒蕴于内，瘀毒内陷，久而不愈，可生阴疽或翻花溃烂，或腐烂血水淋漓，臭秽难闻，可见于恶性肿瘤破溃阶段。祖国医学称之为邪热火毒和阴疽等。

4. 气血亏虚

由于年老正气虚或年老体虚，脏腑功能失调，气血经络失畅，易患肿瘤。或由于患肿瘤日久，耗精伤血，或手术后气阴两亏，则元气日衰，形体消瘦，表现为脾肾两亏，可见于肿瘤晚期恶病质病人或肿瘤转移扩散期。祖国医学认为系由于脏腑失调，气血亏虚所致。

总之，恶性肿瘤的形成与外来邪毒的侵袭或七情、饮食、气血亏虚等因素，作用于已虚之体，造成机体脏腑、经络、气血功能失调，五脏六腑之蓄毒不能及时的排出引起气滞、血瘀、痰凝、湿聚、毒蕴等互相交结有密切关系。

【辨 证 施 治】

1. 气滞血瘀型

辨证要点：癥瘕积聚，痛有定处，肌肤甲错，胸闷，嗳气，胸痛，脘腹胀满，串痛，呃逆，吞咽梗阻，舌质紫暗或见瘀斑，苔薄白，脉弦或涩。

治疗法则：理气活血。

常用方剂：膈下逐瘀汤、香砂六君子汤等选用。

处方举例：砂仁 15 克，木香 15 克，苏梗 15 克，延胡索 15 克，丹参 50 克，桃仁 15 克，三棱 15 克，莪术 15 克。

加减：若偏于气滞者选加青皮、陈皮、枳壳、香附、乌药、沉香、降香、丁香、旋覆花；若偏于血瘀者选加红花、王不留行、穿山甲、土鳖虫、当归、刘寄奴、泽兰、蒲黄、五灵脂。

2. 痰凝湿聚型

辨证要点：无名肿痛，不痛不痒，皮下结节，瘰疬痰核，乳岩，乳核，喘咳痰涎，五色带下，浸淫溃烂，症积肿块等，舌苔白腻，脉滑。

治疗法则：化痰软坚，醒脾燥湿。

常用方剂：五海丸、平胃散、二陈汤等选用。

处方举例：夏枯草15克，生牡蛎50克，瓦楞子25克，皂角刺25克，急性子15克。

加减：若痰邪偏盛者选加天南星、半夏、胆南星、瓜蒌、大贝、海浮石、急性子、葶苈子；若湿邪偏盛者选加苍术、厚朴、车前子、泽泻、藿香、佩兰。若肿物坚硬者选加昆布、海藻、海带、牡蛎、龟板、鳖甲、黄药子。

3. 邪毒蕴热型

辨证要点：毒邪亢盛，热邪嚣张，肿瘤急速发展期，常见发热，口干渴，尿黄，便干，疼痛剧烈，局部翻花溃烂，皮肉糜烂血水淋漓，臭秽难闻，焮红灼热，舌红苔黄，脉弦滑而数。

治疗法则：解毒凉血。

常用方剂：仙方活命饮。

处方举例：半枝莲25克，金银花50克，连翘50克，紫花地丁50克，大青叶50克，山豆根25克，土茯苓25克，白花蛇舌草15克。

加减：若湿邪偏盛者选加青黛、蚤休、鱼腥草、漏芦、龙葵草、马齿苋、败酱草、山慈菇。

4. 气血亏虚型

辨证要点：面色苍白或无华，神疲乏力，四肢不温或五心烦热，五更泄，腰膝酸软，阳痿早泄，盗汗，口干咽燥，舌淡胖大或舌红舌苔白腻或花剥少苔，脉弱或脉细数。

治疗法则：气血双补。

常用方剂：八珍汤。

处方举例：黄芪50克，人参15克，黄精25克，甘草15克，当归25克，茯苓50克。

加减：若偏于血虚者选加熟地、白芍、何首乌、阿胶、元肉、红枣；若偏于阴虚者选加沙参、麦冬、生地、石斛、天花粉、枸杞、龟板；若偏于肾虚者选加鹿茸、鹿角胶、仙茅、淫羊藿、补骨脂、肉苁蓉、巴戟天、紫河车。

5. 并发症的治疗

（1）发热

1）外感发热：若外感风寒，宜疏风散寒，辛温解表，如九味羌活丸；若外感风热，宜疏风散热，辛凉解表，如银翘散或桑菊饮。

2）热毒壅盛：常见于恶性肿瘤晚期，发热弛张，汗出不解，经久不退，口渴身热，舌绛苔黄，便干，脉滑数或弦滑数。宜清热解毒，苦寒泻热，如黄连解毒汤、清瘟败毒饮、犀角地黄汤等选用。

3）阴虚发热：宜滋阴清热，常用杞菊地黄丸。

（2）昏迷：多由邪毒炽盛，热入营血，而烦热昏狂，痉厥惊痫。或热入心包，神志不清，昏迷抽搐，常见于肿瘤晚期或脑转移，宜清热息风，开窍解毒，选用牛黄安宫丸、至宝丹、紫雪丹、神犀丹。

（3）出血：末梢青紫，皮肤黏膜瘀斑累累，舌质紫黯无泽，刺痛，痛有定处。或鼻衄、呕血、咳血、便血、尿血等。多由于肿瘤组织浸润破坏，局部血管破损；另一方面由于肿瘤的毒性，使毛细血管脆性增加；中医称为血不归经。有虚有实，热迫血妄行，瘀血内阻属实，气虚不能摄血而溢者属虚。血热者宜凉血止血，用犀角地黄汤；血瘀内阻者宜活血止血，去瘀生新，常用蜂房、血余炭、茜草根、丹皮、赤芍、水蛭、白茅根、羊蹄根；气虚者宜益气摄血，常用四君子汤加侧柏炭、艾炭等。

（4）贫血：恶性肿瘤晚期，由于长期伤精耗血，兼之后天化源不足，致使气血大亏，表现为阴虚血枯之症，头晕，乏力，耳鸣，目眩，心悸，怔忡，口唇无华，面色苍白，盗汗，骨蒸潮热，舌质淡苔薄，脉细数，宜补气养血，滋补肝肾，用八珍汤、六味地黄汤等。

（5）胸腔积液、腹水：恶性肿瘤晚期，胸腔或腹腔广泛转移时可出现胸腔积液或腹水，多为血性，此时正虚邪实。治以祛邪为主，胸腔积液常用葶苈大枣泻肺汤，腹水可用二丑、炙甘遂各等份，共为细末，每次 1.5～2.5 克，酌情可隔日再服一次。

（6）黄疸：肝、胆、胰、胃肿瘤压迫胆道或其他肿瘤肝转移时，均可出现黄疸，表现为目黄身黄，发热，恶心呕吐，尿黄赤，舌苔黄腻，脉滑数，宜清热利湿，用茵陈蒿汤。

临床上，治疗胃癌常选用半枝莲、白花蛇舌草、山豆根、生薏苡仁、龙葵、白屈菜、马尾莲、干蟾皮。治疗肠癌常选用白花蛇舌草、半枝莲、生薏苡仁、马尾莲、草河车。治疗肺癌常选用斑蝥、山豆根、丹参、半枝莲。治疗食管癌常选用半枝莲、山豆根、白花蛇舌草、鬼针草、黄药子、急性子、补骨脂。治疗甲状腺癌常选用黄药子、台乌药、山慈菇、海藻。治疗鼻咽癌常选用山豆根、天南星、硇砂、石上柏、金银花、苍耳子。治疗乳癌常选用香茶菜、蒲公英、半枝莲、天冬、山慈菇、露蜂房。治疗宫颈癌常选用土茯苓、蒲公英、半枝莲、天冬、山慈菇、露蜂房、莪术。治疗绒毛膜上皮癌常选用紫草、石上柏、天花粉、喜树碱制剂。治疗皮肤癌常选用农藤藜。治疗黑色素瘤常选用大黄、常山。

重危症的抢救

临床上，对各种疾病治疗，或因疾病本身已届晚期，或因并发严重的合并症，则常是危及生命的重要阶段。对于某些重危症，运用中药治疗虽然亦可取得较好疗效；但是，治疗某些重危症，单纯用中药有时却无十分把握，而西药恰有较好的疗效；或中、西药单独治疗都没有十分把握，而中西药同时应用却能提高疗效，则宜应用西药或中西药同时应用。尽管本节所涉及的内科疾病，类型不一，病情各异，但是导致死亡的共同原因，却常为休克、呼吸衰竭、心力衰竭、昏迷、慢性肾衰竭（尿毒症）等几种重危症。为此，编写了现代医学对重危症的有关诊断和抢救措施，以供临床医生参考。

休　克

休克是一种由于感染、出血、脱水、心肌能不全、过敏等原因引起的综合征。其表现为微循环功能障碍，引起组织灌注不足，导致缺氧、酸中毒、血浆成分丢失及器官代谢功能的障碍。

该病的分类方法颇多，从临床角度可分以下三类：

（一）感染性休克

感染性休克是由严重感染引起的，以肠道革兰阴性杆菌（大肠杆菌、副大肠杆菌等）产生的内毒素所致的休克最多见。革兰阳性细菌和梭形芽胞杆菌等所产生的外毒素、霉菌、病毒和立克次体也可引起休克。临床常见于大叶性肺炎、中毒性菌痢、泌尿系感染、败血症和胆道感染等。

感染性休克的诊断必须依据以下两个条件，即感染及休克征象。感染即指病人发冷、发热、白细胞总数及嗜中性粒细胞增多，多数可查到感染病灶。休克早期诊断主要表现在体温的突然变化，体温突然高于40℃左右，或骤降至36℃以下，或寒战，继而出现面色苍白，轻度烦躁不安，预示病人有即将发生休克的可能。中度休克，神志尚清晰，但软弱无力，表情淡漠，反应迟钝，面色苍白，呼吸表浅，皮肤湿冷，肢端紫绀，脉搏细弱，收缩压在80mmHg以下，脉压小，口渴，尿量少。重度休克时，呼吸急迫，昏迷，收缩压在60mmHg以下，无尿。

感染性休克的治疗：

1. 控制感染

首先应加强对原发性感染的控制，根据不同致病菌选用敏感的抗菌药物。一般以静脉给药为佳。因为休克时肌肉给药往往吸收不佳。

2. 补充血容量

感染性休克病人，由于血液分布失调，常致有效血容量减少。静脉滴注液体的目的在于补充有效循环血量与组织灌注量以纠正休克。测定血容量最简便而准确的方法，是测定中心静脉压。中心静脉压的正常值为6～10厘米水柱。若中心静脉压小于6厘米水柱则提示血容量不足，是补液的指征。若中心静脉压为15～20厘米水柱则提示心力衰竭前期，补液有危险。

感染性休克在开始治疗时，可输入低分子右旋糖酐500毫升，一至二小时输完，二十四小时内可以输入1000毫升。

3. 纠正代谢性酸中毒

感染性休克时间越长，代谢性酸中毒越明显。血pH、乳酸及二氧化碳结合力的测定，是检查有无代谢性酸中毒最可靠方法。根据病情，可给5%碳酸氢钠100～200毫升，静脉注射或静脉滴注。严重病人首次给200～300毫升，二至三小时后再适当补充。

4. 选用调节血管舒张功能的药物

补充血容量之后，若血压回升至正常水平，应继续静脉滴注生理盐水、葡萄糖盐水维持。若血压仍不能回升，在补充血容量之后，可选用扩张血管的药物，借以纠正缺氧，改善组织灌注量。常用的药物有：

（1）异丙基肾上腺素：每100毫升5%或10%葡萄糖液加入异丙基肾上腺素0.1～0.2毫克，缓慢静脉滴注，每分钟30滴左右。以最少用量使收缩压维持在90mmHg左右，脉压在20mmHg以上，脉波动有力，四肢温暖，皮肤略红，尿量增多为满意。可连续应用至病情稳定一两天后停药。此药扩张周围血管，增加心肌收缩力，增加心排血量，降低静脉压，改善微循环。但可使心率加快，甚至异位心律。该品较为安全。

（2）多巴胺（3-羟酪胺）：每100毫升葡萄糖液中加入10～20毫克，静脉滴注。适用于异丙基肾上腺素无效者，或两者联合应用。此药增加心肌收缩力，增加心排血量，收缩皮肤和肌肉血管，扩张内脏特别是肾脏血管。

（3）阿托品：一般用量可按每次每公斤体重 0.03～0.05 毫克，成人可按每次 1～2 毫克，静脉注射，每 5～15 分钟一次，直至病人面色潮红，四肢转暖，瞳孔散大，血压上升，病情好转后减量或停用。此药可解除微血管的痉挛，增加回心血量，提升血压。

（4）苯苄胺：以每公斤体重 0.5～1 毫克的剂量，加入 100～200 毫升葡萄糖液中，静脉滴注，在 1～2 小时内滴完。此药有扩张小血管，改善微循环，增加肾血流量，改善心功能增加心排血量等作用。

（5）人工冬眠：250 毫升葡萄糖液加入二氢麦角碱（海特琴）0.6 毫克、盐酸异丙嗪 25 毫克、哌替啶 50 毫克，静脉滴注，1～2 小时滴完。每天可用两次，以后逐渐减量，用 4～5 天。人工冬眠可降低组织代谢和氧消耗，改善末梢循环。

5. 升压药物的应用

休克时微血管扩张，血流淤积，回心血量锐减，收缩压低于 80mmHg。应用血管扩张药物不见好转者可选用下列药品：

（1）重酒石酸间羟胺（阿拉明）：15～100 毫克用 5%或 10%葡萄糖溶液 250 毫升，静脉滴注，每分钟 20～30 滴，随血压上升快慢调解静滴速度及用量。此药适用于一般感染性休克、微血管扩张期或伴有肾功能障碍者。因其疗效高，不良反应小，可列为首选。

（2）其他：如去甲肾上腺素、去氧肾上腺素（新福林）、血管紧张素、甲苯丁胺等，都有收缩血管和升高血压的作用。

6. 肾上腺皮质激素的应用

若经上述处理血压仍低，感染一时难以控制，毒血症明显，可静脉滴注氢化可的松 100～200 毫克或地塞米松 5～10 毫克，在 24 小时内氢化可的松可用到 600 毫克或每天内用 2～3 克，连用 1～3 天。大量应用机制如下：

（1）抑制组胺的产生，提高机体对毒素耐受性。
（2）增加 ATP 生成，促进乳酸生成糖原。
（3）保护血管内膜完整性，增加血管对升压药物的敏感性，维持血管应有的紧张度。
（4）对抗内毒素及交感神经对血管的收缩作用。

7. 预防肾衰竭

待血压基本稳定后，宜静脉滴注 20%甘露醇或 25%山梨醇 250 毫升，以促进尿的分泌。

8. 肝素的应用

此药适用于流行性脑脊髓膜炎病人，皮肤瘀血点迅速增多或扩大，并趋向大片融合性瘀斑时，不论有无休克症状均可应用；疑有血管内凝血者，休克并发肾功能障碍者，均可应用。

用法：成人每次用 6250 单位（或 50 毫克）的肝素，溶于 10%葡萄糖溶液或生理盐水 30～100 毫升中，静脉滴注，开始每分钟 20 滴，以后每分钟 25～30 滴。给一次剂量后，如休克未见改善，且又无肝素所致显著出血倾向时，可重复上次剂量。

9. 其他并发症的治疗

（1）心功能障碍：心功能障碍的类型颇多，大致可分为两类，即心力衰竭及心律失常。心力衰竭的治疗生要是控制液体的输入量,给予快速洋地黄制剂和利尿剂,必要时可用胰高糖素。心律失常时宜针对引起失常之原因进行治疗。

(2)脑水肿:主要原因是低血压后产生的脑组织缺氧性损害及代谢障碍。脑水肿后可致呼吸功能衰竭,甚至形成脑疝时发生呼吸停止。此时关键在于治疗休克,当休克已被纠正,而肾功能良好者,可给予渗透性脱水剂(甘露醇或山梨醇)或快速利尿剂(如依他尼酸或利尿磺酸)、若休克未纠正或并发急性肾衰竭时,渗透性脱水剂禁用。

(3)出血倾向:临床上主要见于消化道和皮肤出血。可投给抗纤维蛋白溶酶药物:6-氨基己酸4~6克,加生理盐水100毫升,于15~30分钟滴完,以后维持静脉滴注,每小时1克。

(二)心源性休克

心源性休克以心肌梗死为常见,尤其是大块心肌梗死可使心室收缩力减弱或收缩动作失调而引起休克。风湿性或感染性心肌炎使心肌收缩无力,严重心律紊乱、心力衰竭、心包积液等也可发生休克。凡由于心脏病变所引起的心输出功能和周围血管功能障碍而致休克者,称为心源性休克。心源性休克的发病机制有四方面:

(1)心肌功能不全型:目前认为心肌严重损伤及心肌代谢障碍所致心排血量急剧下降是发生休克的重要原因。

(2)心脏输出功能性受阻型:突然发生肺栓塞,致肺动脉压及中心静脉压骤增,肺静脉流入左心房的血流量骤降,使左心室输出血量减少而致休克。

(3)心脏舒张功能性受阻型:急性心包填塞症和异位心动过速,使心脏收缩不全而致回心血量显著减少,导致心脏输出血量也下降而致休克。

(4)继发型:在感染性休克中,由于并发心力衰竭,使心排血量减少可加重休克,所以也有心源性休克因素存在。

心源性休克的诊断:有明确的心脏病史,早期有心率增快,脉压小,面色苍白,呼吸加快,轻度烦躁不安等表现。进入休克中期或晚期时,有神态淡漠,收缩压在80mmHg以下,四肢厥冷,面色发绀,尿少或尿闭,以至昏迷等征象即可诊断。

心源性休克的治疗:对心源性休克的治疗是否理想,很大程度上取决于心脏本身病变的性质和程度。休克在急性心肌梗死的剧烈时出现,立即应用吗啡类镇痛药,由严重心律失常所致的休克,应立即处理心律失常。对无房室传导阻滞或心率不齐病例,可用3-羟酪胺,每100毫升葡萄糖液中加入20毫克;或用间羟胺,每100毫升葡萄糖液中加入5~20毫克,静脉滴注。应用上述药物若无效时,或有房室传导阻滞,或有心率缓慢时,可用异丙基肾上腺素,500毫升葡萄糖液中加入1毫克,静脉滴注。同时应用低分子右旋糖酐250~500毫升。若上述处理血压仍不回升,可静脉滴注5%碳酸氢钠250毫升。如仍无效,可选用血管收缩药物,用去甲肾上腺素0.4~0.6毫克,加入100毫升葡萄糖液中静脉滴注。当休克系由心力衰竭、阵发性心动过速、心房颤动及扑动所至者,可立即投给洋地黄类药物,毛花苷丙0.4毫克溶于25%~50%葡萄糖20毫升中,静脉缓注,2~4小时后可再给0.2~0.4毫克。

此外,心源性休克,给氧尤其重要,可改善心肌乏氧状态。以4升/分流鼻导管给氧。能量合剂通常用三磷酸腺苷20毫克、辅酶A50毫克、细胞色素C30毫克、维生素$B_6$100毫克加入10%葡萄糖溶液200毫升中静脉滴注,每日一次,连用一周,有助于改善心肌代谢。当心源性休克被纠正或纠正同时,不能忽视病因疗法,如克山病可给维生素C,首剂5~10克加入葡萄糖溶液20毫升中静脉注射。必要时4小时后重复给药。风湿性心肌炎、病毒性心肌炎可用激素疗法等。

（三）出血性休克

出血性休克，是指急性出血导致有效循环量骤减而引起的周围循环衰竭。临床上以溃疡病出血、肝硬化、食管静脉曲张破裂为最常见。

出血性休克，血容量超过总血量的 15%左右时，血压开始下降，脉搏变快。血容量丧失 20%～25%时，可出现烦躁不安，口渴，血压明显下降和脉压小，尿量减少。血容量丧失 30%～40%时，病人面色苍白，四肢发凉，出冷汗，紫绀，脉搏快而无力，脉搏常在 100～120 次/分，收缩压常在 60～70mmHg。当出血达总血量 50%时，病人意识淡漠，呼吸困难，甚至昏迷，血压下降以至测不到。

出血性休克，应立即采取止血措施，不同病人采取不同止血措施，若溃疡病出血，可用止血药物垂体后叶素 5～10 单位稀释于 100 毫升葡萄糖溶液中静脉滴注。其他如 6-氨基己酸 2～4 克静脉注射，每日 2～4 次。维生素 K 38 毫克，肌内注射，每日 1～2 次等。

若食管、胃底静脉破裂出血，除静脉给垂体后叶素外，宜用气囊三腔管压迫法，可持续 6～12 小时。在止血的同时，迅速补充血容量是纠正休克的有效措施。常用补充血容量的方法是输全血，如无输血条件，可输 6%右旋糖酐 500～1000 毫升；对大量出血者，右旋糖酐的总量不能超过 1500 毫升。少量出血者，输入生理盐水或复方氯化钠溶液 500 毫升即可。收缩压在 90mmHg 以上，尿量每小时 25～30 毫升以上，症状缓解，表示休克已控制。对重症病人，以中心静脉压上升与否，作为补充血容量的指标。若中心静脉压低于 6 厘米水柱，则表示血容量不足，若中心静脉压上升至 12 厘米水柱，表示血容量已补足，如无测中心静脉压条件，血容量不足表现为口渴、颈静脉充盈不良、动脉收缩压下降、脉压小、心尖搏动微弱、四肢厥冷和尿量每小时少于 25 毫升及脉搏快而弱等，补液量通常用下列公式计算：

$$补液量（升）=体重（公斤）×7\%×丢失的血容量\%$$

输入量已足而休克未控制者，估计有酸中毒情况，必要时测二氧化碳结合力，可以用 5%碳酸氢钠 100～200 毫升静脉滴注。若合并心功能不全，可使用毒毛旋花子苷 K 0.125 毫克加入 25%葡萄糖溶液 20 毫升，静脉缓注。或用 0.6 克分子三羟甲基氨基甲烷（THAM）0.3 毫升/公斤体重，能提高二氧化碳结合力，亦可给 0.6 克分子的 THAM 200 毫升静脉滴注，4～6 小时后酌情补充，并应限制输液量。在补足血容量同时，血压仍低者，可用升压药物，如重酒石酸间羟胺、硫酸甲苯丁胺等。此外中药生脉散或独参汤注射液对升压也有一定作用。针刺合谷、内关、足三里对提高血压安全有效。

呼 吸 衰 竭

呼吸的最基本功能是呼出二氧化碳，吸进氧气。因此，呼吸衰竭的一系列病理改变和临床表现，都是由于缺氧和二氧化碳潴留所致。临床上，若只有一般缺氧和二氧化碳潴留的症状，称为慢性呼吸衰竭。若失去代偿，则有明显的缺氧和呼吸性酸中毒的危重症状，即为急性呼吸衰竭。

（一）病因

在内科范围内，引起呼吸衰竭，通常有如下原因：

（1）喉、气管、支气管及肺等呼吸器官有严重病变，如慢性气管炎并发肺气肿等疾病，引起的通气和换气功能障碍，导致机体缺氧和二氧化碳潴留，乃至高碳酸血症为特点的呼吸器官功能衰竭。

（2）呼吸中枢病变，如脑出血、尿毒症、中毒性痢疾等疾病，都可直接或间接抑制呼吸中枢，引起以呼吸节律和频率改变为主要特点的中枢性呼吸衰竭。

（二）临床表现与诊断

呼吸衰竭的临床表现，除有原发疾病的症状外，缺氧和二氧化碳潴留是该病的特征。

（1）缺氧：主要临床表现为发绀、呼吸困难、心率增快和脑功能紊乱所引起的反应迟钝、躁动、昏迷等。动脉血氧饱和度低于90%以下（正常为97%），严重缺氧，肝功能如谷丙转氨酶可增高，尿常规有蛋白尿、红细胞或管型，血液非蛋白氮增高，呼吸衰竭，晚期可有消化道出血。

（2）二氧化碳潴留和呼吸性酸中毒，往往与缺氧同时并存。主要表现为精神、神经方面的症状，如头痛、嗜睡、失眠、精神错乱和幻觉等。常有面部肌束微颤，昏迷病人瞳孔缩小，对光反射迟钝。神经系统检查，锥体束征可呈阳性，腱反射减弱。有明显周围血管扩张症状，如四肢表浅静脉充盈，皮肤红润，甚至大汗淋漓。血压升高，至严重的中毒时，周围血管收缩，则血压下降，有休克或周围循环衰竭的临床表现。

实验室检查：若动脉血二氧化碳分压大于55mmHg（正常为40mmHg）和血pH小于7.35（正常为7.35～7.45）有助于诊断，血二氧化碳结合力可增高或正常。

（三）治疗

1. 纠正缺氧

给氧的目的在于提高肺泡内氧分压，从而提高氧弥散能力，改善低氧血症。神志清醒病人用鼻导管以2～3升/分流量，30%浓度给氧。神志不清缺氧明显病人用鼻导管以2～4升/分流量，30%～40%浓度给氧或用活瓣气囊方法给氧，氧浓度可达95%以上。在二氧化碳潴留时，较高流量、较大浓度给氧有使呼吸中枢更趋抑制的可能，应密切观察，或同时给呼吸兴奋剂或人工辅助呼吸。

2. 增进通气量

通气量严重不足或昏迷病人，可用中枢神经兴奋剂。尼克刹米作用显著，不良反应少，用0.375～0.75克静脉注射，然后以3.75克加入5%葡萄糖液500毫升，缓慢静脉滴注。或用山梗茶碱3～9毫克，静脉注射。或用回苏灵8毫克，静脉注射。这些药物对呼吸中枢有强力兴奋作用，提高通气量。若治疗12小时无效，应考虑气管插管或气管切开。

3. 控制感染

消除支气管黏膜炎症和肺部感染，是治疗呼吸衰竭重要措施之一。呼吸道炎症不明显的病人，先用青霉素80万～120万单位/日，或加链霉素1.0克/日，分两次肌内注射。

对呼吸道炎症明显或昏迷病人，选用氯霉素1～2克/日，或卡那霉素1～1.5克/日，稀释于5%葡萄糖溶液500～1000毫升中，静脉滴注。这两类药有严重不良反应，不宜长期应用。

其他，如新型青霉素、红霉素、先锋霉素Ⅰ、先锋霉素Ⅱ皆可选用。同时应作痰培养和药敏感试验，以选择更恰当的抗生素，以利感染的控制。

4. 酸中毒的处理

轻度呼吸性酸中毒，往往随着上述治疗即可纠正。当血中二氧化碳潴留而碳酸盐不能代偿增加时，呼吸性酸中毒的表现即可出现。用 4%～5%碳酸氢钠 100～200 毫升，静脉滴注。碳酸氢钠作用强大而迅速，对呼吸衰竭、酸血症的纠正应列为首选。三羟甲基氨基甲烷（THAM）能纠正细胞内之酸中毒，又无钠潴留的危险。一般用药后 30～40 分钟内可纠正 pH，在严重呼吸性酸中毒时，可作为暂时纠正 pH 的紧急措施。用法 7.2%THAM 200 毫升加 5%葡萄糖液 200 毫升静脉滴注，在 30～60 分钟内滴完。

5. 肾上腺皮质激素的应用

遇有支气管痉挛、或血压偏低的严重病人，在控制感染的基础上，可用氢化可的松 100～200 毫克或地塞米松 5～10 毫克，加 50%葡萄糖液 500 毫升静脉滴注。

6. 其他

（1）利尿剂：是治疗合并心力衰竭的重要措施，双氢克尿塞 50 毫克口服，一日二次，与氨苯喋啶 100 毫克，一日三次并用，利尿又无低钾血症发生。乙酰唑胺是一种碳酸酐酶抑制剂，利尿又可纠正呼吸性酸中毒及降低二氧化碳分压，剂量为每晨 0.5 克。

（2）强心剂：心力衰竭时，应用洋地黄制剂要慎重，易发生毒性反应。必要时，可用西地兰等排泄迅速者为宜。

（3）镇静剂：应用镇静剂，只能作为躁动不安病人的临时性措施，以 10%水合氯醛 15～20 毫升保留灌肠列为首选。

（4）升压药：参看休克章节。

心 力 衰 竭

心脏失去代偿功能，致心肌收缩无力，心脏不能充分排出从静脉回流的血液，形成动脉系统内血液供应不足，静脉系统内淤血，而产生临床上的一系列表现，即谓心力衰竭（心功能不全）。

（一）病因

心力衰竭发生的原因是综合性的。

（1）心脏负担过重：引起左心负荷过重的原因，常见有高血压、主动脉瓣关闭不全或狭窄、二尖瓣关闭不全等。引起右心负荷过重的原因，常见有肺源性心脏病、某些先天性心脏病等。

（2）心肌病变：常见于风湿性心肌炎、病毒性心肌炎、中毒性心肌炎、心肌梗死、心肌纤维化或硬化、心肌乏氧或代谢障碍等。

（3）诱发原因：急性呼吸道感染或严重的心律失常，如阵发性心动过速或心房颤动、妊娠与分娩、严重贫血、静脉注射大量或过快的液体、精神过度紧张、劳累等。

（二）病理

心力衰竭的病理过程可分为两期。

一是心功能代偿期：在代偿期中，心脏的病理改变是心肌肥厚，心腔扩大和心率增快。此时心排血量大致可以满足身体在休息或劳动时的代谢需要。若基本病因持续存在，则代偿性改变相应发展，当心排出血量通过代偿也不能满足身体代谢需要时，即形成心力衰竭。

二是心功能失代偿期：心力衰竭时，心排血量较代偿期低，左心室内残余血量增多，舒张期压力增高，并同时出现组织缺氧和血液的重新分布及器官淤血。如肾血管收缩后，产生肾血流量减少，肾小球滤过率降低，醛固酮分泌增加，使体内水钠潴留，引起血容量增多，组织间隙水肿；长期的肺淤血可引起肺间质和肺泡水肿，肺泡壁逐渐增厚，硬化以至呼吸功能减退；急性肝淤血可引起肝小叶中央细胞萎缩和坏死，慢性肝淤血形成肝小叶纤维化，成为心源性肝硬化。

（三）临床表现

该病可分为左心衰竭和右心衰竭。心力衰竭开始时，多见于左心衰竭，左心衰竭进一步发展形成肺动脉高压，而引起右心衰竭。

左心衰竭临床主要表现为肺部淤血。

1.呼吸困难

呼吸困难是左心衰竭的最重要症状。表现有三种形式：

（1）劳动后呼吸困难：初起多在体力活动较剧烈时出现，逐渐轻度体力劳动也产生呼吸困难，以至发展为休息时也呼吸困难。

（2）端坐呼吸：此为严重的呼吸困难，必须垫高枕、半卧位或坐起，借以减轻肺部淤血，有助于呼吸。

（3）阵发性夜间呼吸困难：多在夜间睡熟后突然憋醒，突然坐起，咳嗽频繁，咳吐泡沫样痰。轻者，坐起呼吸困难可自行减轻；重者，进一步发展为肺水肿。

阵发性夜间呼吸困难，是由于睡熟后，迷走神经兴奋，冠状动脉血流量相对减少，增加心肌缺氧程度，以及卧位时肺淤血程度加重等因素所致。

2.急性肺水肿

肺水肿的发生与其他部位水肿形成机制基本相似，多数是由于毛细血管压力升高所致，少数是由于肺部毛细血管壁通透性增强，或血浆胶体渗透压降低所引起。肺水肿是血浆透过肺泡膜进入肺泡及细支气管内的一种综合征。主要表现为严重的呼吸困难、胸前压迫感、疼痛、烦躁、焦虑不安、不能平卧、发绀、阵发性咳嗽伴有吐白色或粉红色泡沫样痰，严重时痰可从鼻孔及口腔涌出。两侧肺部有大量湿啰音，病人面色灰白，口唇青紫，皮肤湿冷而大量出汗，血压下降，迅速出现休克、昏迷而死。肺水肿的病因和发病机制不尽相同，故治疗必须及时，治疗原则如下：

（1）给氧及抗泡沫疗法：对昏迷者宜面罩给氧与20%～30%酒精溶液混合吸入法。将20%～30%酒精置于连着氧筒的湿化瓶内，开始数分钟内氧流量维持于2～3升/分，10～20分钟后可增至4～6升/分。对清醒者宜鼻管给氧与95%酒精溶液混合吸入法。

（2）氨茶碱：可用氨茶碱0.25克溶于25%葡萄糖液20毫升，缓慢静脉注射，必要时可于2～4小时后再注入上述剂量。该药适用于肺水肿伴有支气管痉挛者，对并发休克者慎用。

（3）氢化可的松：用氢化可的松100～200毫克溶于10%葡萄糖溶液100～200毫升，静脉滴注，每日一次，持续用药3～5日。该药对过敏性或毒气性肺水肿及心脏病所致的肺水肿有效。

（4）强心剂：用药同治疗急性左心衰竭。

（5）利尿剂：用依他尼酸钠 25～50 毫克，溶于 5% 葡萄糖溶液 10～20 毫升，快速静脉注射。

（6）阿托品：仅适用于中枢神经系统病变所致的肺水肿或合并心动过缓的心肌梗死者。用量为 0.3～1 毫克/次，肌内或静脉注射，每 30～60 分钟一次，直至症状好转为止。

3. 咳嗽和咳血

咳嗽是左心衰竭常见症状，肺部淤血较严重病例，痰中可带血，并发肺梗塞时，可见大咯血可有发绀、冷汗等症状。

4. 心脏体征

心率增速，由于左心室增大，常造成相对性二尖瓣关闭不全，产生心尖区收缩期杂音；由于肺循环高压，肺动脉瓣区第二心音亢进；由于左心房压力增高，舒张早期血液很快进入左心室，使心室壁突然扩张而振动，引起舒张早期附加音，加之心率过快，就形成奔马律；交替脉亦可出现。

5. 肺部体征

肺底或全肺听到湿啰音或哮鸣音；少数病患可出现胸膜腔积液的体征。

6. X 线检查

心脏扩大，肺门淤血。

7. 循环时间测定

臂至舌血液循环延长，臂至肺循环时间多在正常范围。

多数病人先有左心衰竭存在，由于长期肺淤血，引起肺动脉高压加重右心负担，出现右心衰竭。单纯右心衰竭，多由急性或慢性肺源性心脏病引起。右心衰竭的主要临床表现为体循环的静脉淤血。

8. 水肿

水肿是右心衰竭的主要症状，皮下组织水分积聚，先引起体重增加，以后在身体下垂部位，如脚、踝内侧和胫前出现凹陷性浮肿，严重者可全身水肿，以至胸腔积液和腹水。产生水肿的原因是右心衰竭时肾血流量减少，肾小球滤过钠盐减少，肾小管再吸收水、钠增多，引起水、钠潴留，加之静脉压力超过毛细血管胶体渗透压而引起。

9. 肝脏及胃肠道症状

肝脏肿大并有肝区压痛，持续压肝半分钟左右，可见颈静脉充盈更显著——肝颈反流现象阳性。长期肝淤血导致肝小叶纤维化，成为心源性肝硬化。此时，肝质地较硬，压痛不甚明显，常伴有慢性肝功能损害。严重心力衰竭（伴三尖瓣相对闭锁不全）时，当右心室收缩时，肝脏有扩张性搏动。胃肠道静脉淤血时，可引起消化不良、食欲不振、恶心及呕吐。

10. 发绀和静脉怒张

发绀是右心衰竭的常见症状，产生发绀的主要原因是血内还原血红蛋白增多。

11. 肾脏症状

本病常表现为少尿和夜尿增多,因卧床休息时肾血流量相对增加,故夜尿增加。每日尿量的增减可推测心脏功能改善与否。

尿中常有红细胞、少量蛋白、透明或颗粒管型等。

12. X 线检查

心脏增大的程度较单纯左心衰竭为著。

13. 循环时间测定

臂至肺和臂至舌血液循环时间均延长。

(四)诊断

左心衰竭的诊断依靠原有心脏病的体征和肺循环充血的表现,右心衰竭的诊断则根据原有心脏病体征并伴有体循环充血的表现。

心力衰竭按其严重程度可分为三度:

第一度:在中度的体力劳动时发生呼吸困难。

第二度:在轻度体力劳动时即有呼吸困难。

第三度:在卧床休息时仍有呼吸困难。

(五)治疗

1. 病因治疗

防治引起心力衰竭的基本原因与诱发原因是治疗心力衰竭的重要措施。

2. 减轻心脏负担

休息可减少氧的消耗,减慢心率,减少静脉回流,从而减轻心脏负担。休息的严格程度与时间长短,视心力衰竭的轻重及对治疗的反应而定,在心功能逐渐改善的时候,可适当增加活动量,饮食宜少量多餐,并适当的限制钠盐摄入。

3. 洋地黄类药物的临床应用

(1)洋地黄制剂分两类

1)慢作用类:作用开始慢,在体内代谢也慢,作用时间长,适用于慢性心力衰竭病人长期服用。这类药物包括洋地黄叶、洋地黄毒苷、地高辛等口服制剂。

2)快作用类:作用开始快,在体内代谢快,作用时间短,适用于急性心力衰竭或慢性心力衰竭急性发作病人。这类药物包括毛花苷丙、毒毛花苷等静脉制剂。

(2)洋地黄制剂的作用和用法:洋地黄的作用为加强心肌收缩力,使输出量增加,舒张期延长,静脉压下降,淤血症状消失,反射性兴奋迷走神经,使心率减慢;降低房室传导系统及心房心室传导功能。用于充血性心力衰竭,非洋地黄中毒引起的心房颤动、心房扑动及原发性室上性心动过速。

应用洋地黄制剂分为两个阶段,第一阶段要求在短时期内达到洋地黄化量;第二阶段给予维持量，其给药方法有两种：

1）缓慢给药：适用于慢性心力衰竭病人，用洋地黄叶 0.1 克，每日 3 次，或用地高辛 0.25 毫克，每日 4 次，两者均在用药后 3～4 天可达洋地黄化。

2）快速给药：适用于急性心力衰竭病人，而确实在两周内没用过洋地黄者，可给予快作用的洋地黄制剂。如毛花苷丙首次 0.4～0.8 毫克，溶于 25%葡萄糖溶液 20 毫升中，静脉缓慢注射。隔 4～6 小时可再给 0.4 毫克，24 小时内一般不超过 1.2～1.6 毫克。或用毒毛花苷 K 首次用 0.25 毫克，加于 25%葡萄糖液 20 毫升中，静脉缓慢注射，两小时后再给 0.125 毫克，24 小时内不超过 0.5 毫克。

维持量，一般每日给洋地黄叶 0.05～0.1 克或地高辛 0.25～0.5 毫克，维持量的多少及维持时间，应视病人心率快慢、有无洋地黄毒性反应而定。

4. 利尿剂的应用

利尿剂通过增加肾小球滤过或减少肾小管对钠盐的再吸收使尿量增加，血容量减少，心脏负荷减轻。

（1）噻嗪类药物：作用于远端肾曲小管，抑制钠和氯化物的再吸收，钾的排泄也增加。利尿作用较强，久用无耐药性。常用氢氯噻嗪，剂量为 25 毫克，每日 2～3 次，利尿作用于服后 2 小时开始，持续约 12 小时。服药期间加服氯化钾，每日 3 次，每次 1 克。

（2）呋塞米和依他尼酸钠：两者利尿作用强而快，占已知利尿剂中的首位，口服后易吸收，一小时内开始起作用，静脉注射 15 分钟后起作用。剂量：口服呋塞米每次 20～40 毫克，每日 1～3 次，一日量不超过 120 毫克。也可用 20 毫克，肌内或静脉注射。依他尼酸钠口服每次 25～50 毫克，每日 1～2 次；在紧急状态下，可用 25～50 毫克静脉注射。

（3）抗醛固酮类药物：作用于远端肾曲小管，使钠排出增加而钾保留，利尿作用缓和，口服后 8～24 小时起作用。每次 20 毫克，口服，每日 3 次。常与双氢氯噻嗪同用，既可增加利尿作用，又不致使血钾降低。

（4）汞剂：作用于肾小管，使钠与氯的再吸收减少。常用汞撒利茶碱注射液，开始用 0.5 毫升，若无特殊反应，可加至 1～2 毫升，一般不定期反复注射。肾功不全者禁用。

（5）肾上腺皮质激素：顽固性心力衰竭，用以上利尿剂疗效不佳者，可用泼尼松 5～10 毫克，每日 4 次口服。与双氢克尿噻 50～100 毫克每日 2 次并用，也可能使肾滤过增加。

昏 迷

昏迷是脑功能的严重障碍，即意识、感觉、运动、反射等功能的障碍。昏迷依其轻、中、重程度分为三类：

一类轻度昏迷：病人的随意运动丧失，对周围事物及声、光等刺激全无反应，但对强烈的疼痛刺激有痛苦表情，对光反射、角膜反射、吞咽反射皆存在。

二类中度昏迷：病人对周围事物及各种刺激均无反应，对光反射迟钝，角膜反射弱，吞咽反射缓慢。

三类重度昏迷：病人全身肌肉松弛，对各种反射全无反应，瞳孔可散大，仅有呼吸、心跳存在。

（一）引起昏迷的常见原因

1. 神经系统疾病

脑出血、脑血栓形成、脑栓塞、蛛网膜下腔出血、高血压脑病、脑膜炎、脑脓肿、癫痫持续状态、脑震荡、脑肿瘤。

2. 代谢及内分泌障碍性疾病

肝昏迷、尿毒症、阿狄森病危象，垂体前叶功能减退症、糖尿病、低血糖。

3. 急性传染性疾病

败血症、大叶性肺炎、流行性乙型脑炎、流行性出血热、森林脑炎、中毒型菌痢。

4. 循环系统疾病

肺源性脑病、三度房室传导阻滞、急性心肌梗死、心室颤动。

5. 外因性中毒

一氧化碳、安眠药、有机磷、酒精中毒等。

6. 物理因素

热射病、高空性疾病、电击等。

7. 其他

血液病晚期、肿瘤晚期、破伤风、失血性休克等。

（二）昏迷的诊断和鉴别诊断要点

1. 中风性昏迷

昏迷最常见于脑出血。脑出血多见于 50 岁以上的高血压、动脉硬化病人。起病急，迅速即进入深昏迷，并出现颅内压增高征，严重者可出现脑疝。脑疝的发生，不仅使脑组织发生淤血、出血、水肿和软化，以及某一脑池被堵塞，更重要的是压迫附近的脑组织和血管、脑脊液通道等，引起继发的脑血液和脑脊液循环的严重障碍。常见的脑疝有小脑幕切迹疝，即一侧颞叶的钩回向内下方移位，嵌顿于小脑幕切迹。临床表现为剧烈头痛，昏迷逐渐加深，疝侧瞳孔散大，对侧肢体瘫痪，部分病人呈现大脑强直现象。小脑扁桃体下降于枕骨大孔内或椎管内，称为枕骨大孔疝。其严重性在于延髓受压，病人常突然呼吸停止，双侧瞳孔散大且对光反射消失。

2. 肝性昏迷

由于肝衰竭产生的昏迷，称为肝昏迷。肝性昏迷常发生于病毒性肝炎的急性或亚急性黄色肝萎缩，慢性肝脏疾病肝功能衰竭。肝性昏迷除有昏迷前的原发病的临床表现外，并有精神和神经系统的异常，早期有性格和情绪的改变，可表现为兴奋（如欣快、烦躁不安）和抑制（如淡漠、嗜睡），并有扑翼样震颤和肝臭（呼吸和尿液中嗅到腥甜的臭气），随后可进入昏迷。

血氨的升高对肝昏迷有重大诊断意义。

3. 尿毒症性昏迷

其为由肾衰竭引起氮质及其他代谢产物潴留而出现以中枢神经功能障碍为主的临床表现。如在昏迷前期，多为精神不振、头痛、失眠、视力障碍，继而发生嗜睡和意识不清而进入昏迷。根据有肾脏病史和尿检查阳性结果，血中非蛋白氮升高和二氧化碳结合力降低，瞳孔缩小，呈库斯莫尔呼吸等特点，临床诊断不难。

4. 糖尿病昏迷

糖尿病诱发昏迷的原因很多，如胰岛素用量不足，各种感染，甲状腺功能亢进，胃肠功能紊乱，妊娠，饮食失调等。昏迷早期有烦渴、尿量增多、恶心、呕吐、视力减退、头痛等，最后进入昏迷。昏迷病人呈严重脱水状态，皮肤及黏膜干燥，眼球下陷，酮体气息，酸中毒大呼吸等表现。确诊有赖于血糖明显增高和尿酮的存在。血压常降低，血浆中二氧化碳结合力降低。电解质平衡失调，表现于低钠、低钾、低氯。

5. 肺性脑病

肺源性心脏病的后期，病人有由肺动脉高压引起的右心衰竭以致全心衰竭；有因呼吸衰竭而产生高碳酸血症和呼吸性酸中毒。同时，伴有不同程度的肺部感染，造成神经系统的功能障碍，表现为肺脑综合征。病人可有头痛、呕吐、视盘水肿以及意识障碍、嗜睡或幻觉、躁动、胡言乱语、抽搐、震颤以至昏迷等。

（三）昏迷的治疗

1. 一般治疗

（1）除去义齿，防坠床。

（2）吸氧，氧温在 20～22℃，流量每分钟 6～8 升。

（3）鼻饲，包括营养物质及药物。

（4）降温，高热者给予酒精浴或冰袋，应用退热药物。

（5）镇静药：烦躁不安或抽搐者给鲁米那 0.1 克，肌内注射。或 10%水合氯醛 20 毫升保留灌肠。

（6）预防口腔炎：过氧化氢棉球清洁口腔，每日 2～3 次，溃疡处涂以甲紫。

（7）预防球结膜炎及角膜溃疡：用油纱布盖眼或用 10%磺胺醋酰钠点眼，每日 2～3 次。

（8）注意排除膀胱尿液，防止尿路感染，导尿时注意尿管清洁。

（9）保持呼吸道通畅：病人侧卧位，避免口腔分泌物流入气管，勤吸痰，病人呼吸困难、紫绀、肺部充满粗大啰音时，应施行气管切开。

（10）呼吸衰竭：尼可刹米 1.5 毫升，安钠咖 2 毫升，山梗茶碱 3～6 毫克等，肌内注射，每 2～4 小时交替注射。必要时行气管插管或人工呼吸。

（11）预防感染：深度昏迷病人可给青霉素 80 万单位，每 6 小时一次，肌内注射。

2. 对症治疗

（1）脑出血的治疗

1）避免再出血：应减少搬动，尽可能就地抢救。止血药仅适用于凝血功能障碍而引起的出血，例如，凝血酶原缺乏应用维生素 K，纤维蛋白溶解活性增高所致出血应用对羧基苄胺。高血压、动脉硬化引起的脑出血无应用止血药物的指征，可应用中药辨证治疗。

2）控制脑水肿（预防脑疝）：可应用 50% 葡萄糖溶液 40～60 毫升加维生素 C 500 毫克静脉注射，每日 3～4 次。尚可用 20% 甘露醇 200 毫升或 25% 山梨醇 250 毫升，静脉滴注。也可试用呋塞米 20 毫克，加于 10% 葡萄糖溶液 50 毫升内，缓慢静脉注射。

3）调整血压：血压过高可促进脑出血继续发展，可予降压，但不应降压过快、过多，以免危及脑的血液供应。应谨慎应用利血平 0.5～1.0 毫克，静脉注射。必要时于 2 小时后重复一次。

（2）肝昏迷的治疗

1）饮食及营养补充：以糖类为主，禁用蛋白质，热量最好每日不低于 1200 卡。昏迷病人可通过鼻饲或静脉补充，每日输入液体量不宜超过 2500 毫升，并注意给足量的多种维生素，待病情好转后，可逐渐增加蛋白质饮食。

2）降低血氨措施：清除肠内蛋白质，可用 50% 硫酸镁 30～60 毫升，口服以导泻；抑制肠内细菌，减少氨的生成，可通过口服或鼻饲新霉素 0.5～1.0 克，每日 3～4 次，亦可用 1% 新霉素液 500 毫升灌肠；选用谷氨酸钠（5.75 克/20 毫升，含钠 34 毫当量）和谷氨酸钾（6.3 克/20 毫升，含钾 34 毫当量）静脉滴注；精氨酸 10～20 克静脉滴注；γ-氨酪酸 2～3 克静脉滴注。上述药物每日可用 1～2 次。

3）维持水与电解质平衡：肝昏迷时，注意血钾过低，引起低钾性碱中毒，适当补充氯化钾，每日 2～3 克。

4）出血倾向的处理：反复输新鲜血浆，以补充肝制造凝血因子的不足。

（3）尿毒症昏迷的治疗：参看肾衰竭章节。

（4）糖尿病性昏迷的治疗

1）胰岛素治疗：首次剂量一定要大，才能控制酸中毒。有意识障碍及循环衰竭者，可用胰岛素 100 单位，其中半量静脉注射，半量皮下注射。无意识障碍者，40～60 单位皮下注射。此后每 2 小时复查尿糖及酮体，一般不超过第一次用量，治疗 6 小时后症状不见好转，还可增加剂量。待酮体消失后，改为 10～20 单位，4～6 小时 1 次。如酮体阳性而尿糖阴性说明葡萄糖不足，应在输液中葡萄糖加量，直到酮体阴性或二氧化碳结合力恢复正常为止。

2）液体补充：于首次注射胰岛素同时静脉输液，开始应用生理盐水，速度要快，血压恢复后输液速度要慢。根据脱水情况，第一日输液量为 3000～6000 毫升。若出现饥饿感、心慌、出冷汗等低血糖时，可给 50% 葡萄糖 60～100 毫升。

3）碱性药物：有意识障碍及周围循环衰竭或二氧化碳结合力低于 10 毫克当量/升时，给 5% 碳酸氢钠 200～300 毫升。

4）钾盐应用：脱水情况好转，尿量增多时，可给予钾盐，10% 氯化钾 10～20 毫升，每日 3～4 次，口服。

（5）肺源性脑病的治疗

1）控制呼吸道感染：宜根据痰培养结果，作药物敏感试验后选择用药，更为合理。

2）改善呼吸功能，抢救呼吸衰竭：用祛痰剂、支气管解痉剂、痰液湿化、体位引流等方法，通常用 α-糜蛋白酶 5 毫克加生理盐水 10 毫升，雾化吸入以清除痰液；用氨茶碱 0.1～0.2 克，每日 3 次口服。或用氨茶碱 0.25 克，加于 50% 葡萄糖液 20 毫升内静脉注射。或用 0.5% 异丙基肾上腺素 1 毫升喷雾吸入，以解除支气管的痉挛。对缺氧严重、二氧化碳潴留明显的病人，可以间断给氧。

3）应用呼吸兴奋剂：1%尼可刹米静脉滴注对于改善甚至提高通气量、升高血压、降低二氧化碳分压等都有好处，可与吸氧同时使用。

4）气管切开或气管插管：用于呼吸道阻塞和严重影响通气功能时，应作气管切开。对昏迷病人不宜作气管切开者可作气管插管。

5）控制心力衰竭：见心力衰竭。

慢性肾衰竭（尿毒症）

慢性肾衰竭，是多种慢性肾脏疾病晚期，体内氮质及其他代谢产物潴留所产生的综合征。以慢性肾炎引起的为最多。此外，肾盂肾炎、肾结核、系统性红斑狼疮等也为常见原因。

（一）临床表现

慢性肾衰竭的临床表现，根据发病机制可分以下两方面：

1. 自身中毒症状

由于氮质等代谢产物潴留而引起。

（1）消化系统：由于胃肠黏膜水肿、炎变，胃肠功能减弱，病人常自诉食欲不振或晨起及饭后恶心、呕吐。唾液中尿素，经细菌作用分解成氨，故口中有尿味以及胃肠道尿素经细菌作用转变成碳酸铵，引起胃肠道溃疡，故腹泻或大便带有黏液和血，称为尿毒症性结肠炎。

（2）神经系统症状：早期呈乏力、头痛、顽固性失眠、烦躁及肌肉局部震颤，还可发现神经痛或感觉异常等末梢神经受损害的表现。至晚期进入昏迷，瞳孔缩小、腱反射亢进或消失。

（3）循环系统症状：高血压为肾疾病的原有症状，尿毒症期血压常显著增高，并因此引起心力衰竭。该系统的严重病变为纤维素性心包炎，心前区可听到心包摩擦音。

（4）造血系统症状：由于肾脏的红细胞生成素分泌减少而骨髓受抑制，所以贫血相当严重。毛细血管受损可有出血倾向，如鼻黏膜、齿龈等部位出血。

（5）呼吸系统症状：可出现大而深的呼吸，即库斯莫尔大呼吸。肺部可闻及干、湿啰音，多由肺部感染或心力衰竭引起。若为尿毒症性肺炎，则预后严重。

2. 水液代谢紊乱及酸碱平衡失调症状

（1）失水：由于肾脏浓缩功能减退，排出大量低比重尿，病人多呈烦渴、脱水、夜尿频多。

（2）盐代谢紊乱：肾衰竭初期，尿量增加时，血钾可降低；而当尿量减少或尿闭时，血钾可升高。血钾升高，心脏功能受抑制，可致心搏骤停。由于钠盐摄入的限制，或因肾小管病变，钠回吸收困难，可出现低钠血症；病人可有严重浮肿、尿少、厌食、恶心、乏力、抽搐、昏迷等缺钠症状，易与尿毒症相混。由于肠吸收障碍，血钙可降低，长期可引起软骨病。由于肾小球滤过率降低，磷排出减少，故血磷显著增高，可加剧代谢性酸中毒。

（3）酸中毒：肾衰竭时，酸性代谢产物，如磷酸盐、硫酸盐等不能从肾脏充分排出，加之肾小管合成氨能力减退和肾脏制造氨离子及保持钠、钾离子的能力减退，体内丧失碱储备而形成酸中毒。临床表现为疲乏软弱，换气过度，出现缓慢而深的呼吸，血中二氧化碳结合力常显著降低。

（二）诊断

慢性肾衰竭出现典型临床症状时，诊断不困难，对无肾脏病史，则需结合实验室检查，尿常规可发现蛋白尿、红细胞及管型，尿比重低于 1.010，肾脏酚红排泄极低或接近零。血非蛋白氮、尿素明显升高，二氧化碳结合力下降。

（三）治疗

1.纠正水与电解质的失衡

一般不限制水与钠，除有严重浮肿、高血压和心力衰竭者外，应鼓励饮水，以利于体内代谢产物的排泄。伴有失钠症状者，可适当补充钠盐，并对钾、钙、磷离子显著失常时，应及时加以调节。宜补充葡萄糖液及维生素。失水病人，每日给 10%葡萄糖液 1000～2000 毫升，失钠者，酌情加入生理盐水 100～200 毫升。对浮肿明显，尿少或无尿时，宜限制钠、钾的摄入。

2.纠正酸中毒

若二氧化碳结合力低于 13mmol/L 且有酸中毒症状时，可用 11.2%乳酸钠 100～200 毫升加于 5%葡萄糖液 500～1000 毫升中静脉滴注。轻度酸中毒可口服碳酸氢钠，每日 3～6 克。

3.促进组织合成代谢

苯丙酸诺龙 25 毫克，肌内注射，每日 2 次。或丙酸睾酮 25 毫克，肌内注射，每周 1～3 次。

4.减低组织分解代谢

病人必须限制蛋白质饮食，每日在 30～40 克，以免氮的负平衡。预防和控制感染，因为感染可促使尿毒症恶化，已合并感染者，宜用抗生素加以控制。

5.透析疗法

透析疗法目前有人工肾透析、腹膜透析和胃肠道透析等。现将腹膜透析法介绍如下：

（1）腹膜透析疗法的性能：腹膜是一种半透膜，腹膜透析对排水、降低血钾浓度和纠正其他电解质失调的性能，有较好的疗效。该法简单易行，不需特殊设备，技术条件要求亦不高，在基层医疗单位也可实施。

（2）透析液的成分：各医院不同，上海第一医院用 1000 毫升蒸馏水内含氯化钠 6 克，葡萄糖 34.66 克，使用前加入 5%碳酸钠 50 毫升，10%氯化钾 3 毫升（血钾高时不加），10%葡萄糖酸钙 5 毫升（隔次加入）四环素 25 毫克或庆大霉素 1～2 万单位。有高度水肿者可再加 50%葡萄糖 40～60 毫升脱水。在开始透析时和以后每隔 3～4 次加用肝素 1250 单位。每次透析所用液体量，根据病人身体及耐受情形决定，一般为 1000～2000 毫升，应加温至 37～40℃输入，每 1～2 小时 1 次。

（3）操作方法：将长约 30 厘米直径相当于 F12～F14 的尼龙多孔管（孔的直径为 0.15～0.2 厘米），借助套管针插入腹腔内至直肠窝或盆腔底部处，穿刺部位在脐下二横指中线旁，先在局部麻醉下行 0.5～1 厘米长切口，然后穿刺。将透析液装入瓶内吊在距病人一米高支架上，并与"人"形管之上端接好。"人"形管之一端描入腹腔的引流管外端，另一端接地瓶。将接地瓶的管子夹住，使透析液缓慢流入（不是滴入）腹腔内。透析液在腹腔内保留 30～60 分钟，然后夹住其上端管道，放开地瓶夹，利用虹吸作用将腹腔内已进行透析过的液体排出。以后可重复透析。

（4）透析的适应证：血液非蛋白氮在 180～200 毫克%以上者，二氧化碳结合力持续在 30 溶积%以下者，严重高血容量综合征，包括高血压脑病、心力衰竭、肺水肿征象、显著尿毒症的症状。

（5）透析注意事项：操作过程应严格无菌；穿刺避免伤及腹内脏器；透析后立即拔管、注意入量与出量不应相差太大；保持导管通畅；排出液混少量血液不需处理，若出血过多可缝合止血；病人感到腹痛，可在透析液中加普鲁卡因 100～200 毫升。

6. 对症治疗

高血压应予适当控制，但不宜降至正常水平，以防止肾血流量剧降，一般可服甲基多巴每次 0.25 克，每日 3～4 次，必要时加服肼屈嗪 25～50 毫克，每日 2～4 次。

心力衰竭应按一般心力衰竭处理，但洋地黄化量及维持量均应减少，以免由于肾排泄障碍而引起中毒。

氯化钴可使某些病人贫血得到改善，但胃肠道反应较严重。严重贫血者可多次少量输新鲜血液。

还可进行肾脏移植。

三叉神经痛与中医疗法

一、祖国医学理论

　　中国医药学是我国劳动人民在长期同疾病斗争中形成和发展起来的，它以其悠久的历史、丰富的内容和独特的医药科学体系，构成了一个伟大的宝库。在祖国医药学的医籍中，虽然没有三叉神经痛这一病名的记载，但是类似该病的描述是极其久远而详尽的。《素问·举痛论》就是世界医学中最早阐述疼痛病因、病理的专著之一。

　　本章除介绍祖国医学对三叉神经痛的认识、三叉神经与经络循行关系外，又用祖国医学理论阐述了疼痛的发病机理和治疗规律，作为研究和治疗三叉神经痛的理论依据。

祖国医学对三叉神经痛的认识

1. 关于命名问题

　　根据三叉神经痛的发病部位和发作性疼痛特点，三叉神经痛相似于祖国医学的"面游风"、"齿槽风"、"厥头痛"等病名。《名医别录》曰："面上游风来去，目泪出、多涕唾、忽忽如醉……"，这段描述相似于三叉神经痛发作时，眼泪、唾液俱流出的临床表现。至于齿槽风的诊断更与解剖学的三叉神经分支，即上齿槽神经、下齿槽神经的分布是不谋而合的。关于厥头痛的命名，早在《难经》中记载："手三阳之脉受风寒，伏留而不去者，则名厥头痛"。手三阳经的支脉在头面部的循行也恰似三叉神经的分布区。

2. 关于病因病理问题

　　古云："巅顶之上，惟风可到"。根据该病发作性疼痛特点，与"风者，善行而数变"的特性相似。因此，可以认定该病主要病邪是风邪。风邪侵犯什么部位呢？根据其疼痛部位，属于三阳经筋受邪，手三阳经筋结合于"角"（侧头部）；足三阳经筋结合于"顺"（面颧部）。其经脉在三叉神经的具体循行部位如《灵枢》所述：

　　手太阳小肠经："其支者，从缺盆循颈上颊，至目锐眦，却入耳中；其支者，别颊，上䪼，抵鼻，至目内眦，斜络于颧"。这个循行部位相当于三叉神经第二支的分布区。

　　手阳明大肠经："其支者，从缺盆上颈，贯颊，入下齿中，还出挟口，交人中，左之右，右之左，上挟鼻孔"。这个循行部位相当于三叉神经第三支分布区。

　　手少阳三焦经："其支者，从膻中，上出缺盆，上项，系耳后，直上出耳上角，以屈下颊至䪼；其支者，从耳后至耳中，出走耳前，过客主人前，交颊，至目锐眦"。这个循行相当于三叉神经第二支的分布区。

　　从上述手三阳经脉在头面部的循行部位看，手三阳经脉中任何一个经脉受邪都不会影响三叉神经第一支的分布区疼痛。所以，手三阳经受邪，若引起三叉神经痛，只能是二、三支发病。

足太阳膀胱经："足膀胱太阳之脉，起于目内眦，上额交巅。其支者，从巅至耳上角；其支者，从巅入络脑，还出别下项……"。这个循行部位相当于三叉神经第一支的分布区。

足阳明胃经："起于鼻交頞中，旁纳太阳之脉，下循鼻外，入上齿中，还出挟口，环唇，下交承浆，却循颐后下廉，出大迎，循颊车，上耳前，过额主人，循发际，至额颅。"这个循行部位相当于三叉神经第一、二、三支的分布区。

足少阳胆经："起于目锐眦，上抵头角，下耳后，循颈行手少阳之前至肩上……；其支者，从耳后至耳中，出走耳前，至目锐眦后；其支者，别锐眦，下大迎，合于手少阳，抵于颧，下加颊车，下颈，合缺盆。"这个循行部位也相当于三叉神经第一、二、三支分布区。

从上述足三阳经脉在头面部的循行规律看，足三阳经脉受邪皆可引起三叉神经第一支循行部位的疼痛，同时足阳明胃经、足少阳胆经受邪还可引起三叉神经二、三支疼痛，综观手足三阳经脉在头面部的循行特点，六经中除足太阳膀胱经外，都循行于三叉神经的第二、三支分布区。而第一支分布区仅有足三阳经脉在此通过。这个循行规律与临床上三叉神经痛以第二、三支多发是完全吻合的。也证明三叉神经痛与经络受邪的观点是基本一致的。

观察三叉神经痛的发病经过，多数病例遇风冷刺激或由精神因素诱发。因此，认为该病的病因，一是外邪风邪，或兼寒、兼热、兼湿邪；二是五志过极，肝郁化火，风火炎上，干犯三阳经脉在头面部的某个部位，也可发生该病。同时，肝郁犯脾，脾失运化生痰，或七情郁火，酿成痰火气逆，上窜经络，闭阻不通，也可引起疼痛。正如《丹溪心法》所云："头痛多由于痰，痛甚者火也"。

3. 关于治疗原则问题

明代《景岳全书》曰："凡诊头痛者，当先审久暂，次辨表里。盖暂痛者，必因邪气；久病者，必兼元气。以暂病言之，则有表邪者，此风寒外袭于经也，治宜疏散，最忌清降；有里邪者，此三阳之火炽于内也，治宜清降，最忌升散，此治邪之法也。"

临床治疗三叉神经痛，也遵循这一原则，新病，由外邪引起者，以疏风为主；久病，由痰火血瘀所致者，以清热、涤痰、活血为主。

三叉神经与经络循行关系

三叉神经与经络本来是两个截然不同医疗体系的医疗名词概念。有关经络相当于现代医学的什么实质组织，目前尚无定论。然而，三叉神经痛这一疾病的疼痛部位恰与经络在头面部的循行有一定的联系。已如前述，三叉神经痛多发于第二、三支，这与手足三阳经脉在头面部的循行特点是不谋而合的。因此，研究三叉神经与经络的循行关系是很必要的，仅将经络学说的有关内容作如下介绍。

（一）经络学说概述

经络学说，是祖国医学的基本理论之一。它同藏象学说一样，是研究人体生理活动、病理变化及相互联系的学说。

经络是人体内气血运行的通路。经有路径的意思，是纵行的干线；络有罗网的意思，是经的分支，如罗网维络，无处不至。因此，经络是沟通表里上下、联系脏腑器官的独特系统。人体的五脏六腑、四肢百骸、五官九窍、皮肉脉筋等，虽具备有不同的生理功能，但又共同进行着有机的整体活动，使机体内外上下保持着统一协调。而这种有机配合，主要是依靠经络的联系。所以《灵枢·海论》说："夫十二经脉者，内属于脏腑，外络于肢节"。同时，经络又是气血运行的通路。人体各部位的组织器官，均需气血的濡养灌溉，才能维持正常的生理活动，而气血之所以能够通达全身发挥作用，必须通过经络的传注。所以《灵枢·本》说："经脉者，所以行血气而营阴阳，濡筋骨，利关节者也"，又说："血和则经脉流行，营复阴阳，筋骨劲强，关节清利矣"。

经络在病理上的作用与疾病的发生和传变都有密切关系。例如，《素问·皮部论》说："凡十二经络脉者，皮之部也，是故百病之始生也，必先客于皮毛。邪中之，则腠理开，开则入客于络脉。留而不去，传入于经，留而不去，传入于腑，廪于肠胃。"这就具体说明了经络可以成为外邪由表入里的传布途径。反之，内脏发生病变，同样也会循着经络反映到体表来。例如，《素问·藏气法时论》说："肝病者，两胁下痛引少腹，令人善怒；虚则目䀮䀮无所见，耳无所闻，善恐，如人将捕之。取其经，厥阴与少阳。气逆则头痛，耳聋不聪，颊肿，取血者。"这段经文中所论述的胁下、少腹、目、耳、头、颊，都是肝经所属的经络循行之处。正是由于经络能反映某些疾病的证候。因此，在临床上应用经络辨证的方法，判断疾病发生于何经、何脏以及病变性质，发展趋向等。所以，《灵枢·卫气》说："能别阴阳十二经者，知病之所生；知候虚实之所在者，能得病之高下。"

综上所述，经络学说在生理、病理、诊断及治疗各方面都有重要的意义。所以，《灵枢·经别》说："夫十二经脉者，人之所以生，病之所以成，人之所以治，病之所以起，学之所始，工之所止也"，又说："经脉者，所以决死生，处百病，调虚实，不可不通"。

经络学说的内容，包括经脉和络脉两个部分。其中经脉分为正经和奇经两大类，为经络系统的主要部分。正经有十二，即手三阳、手三阴、足三阳、足三阴，合称十二经脉。奇经有八，即任、督、冲、带、阴跷、阳跷、阴维、阳维，合称奇经八脉。其次络脉有别络、浮络、孙络之别。别络较大，共有十五。其中十二经脉与任督二脉各有一支别络，再加上脾之大络，合为十五别络。别络有本经别走邻经之意，它的功能是加强了表里阴阳两经的联系与调节作用。络脉之浮行于浅表部位的称为浮络，络脉最细小的分支称为孙络。此外，还有十二经别和十二经筋。十二经别是十二经脉别出的正经，也属于经脉范围。它的作用，除了加强表里两经联系以外，并能通达某些正经未能行经的器官与形体部位，以补正经之不足。例如，六阴经脉除厥阴上行至巅顶、手少阴系目系外，其余经脉均不能上达头面。它们之所以能作用于头面，就是由于经别的联系。十二经筋有联缀百骸，主司关节，维络周身运动的作用。筋会于节，故经筋所行之部，虽然多与经脉相同，但其所盛结之处，则以四肢溪谷之间为最多。

（二）十二经脉循行规律

关于十二经脉的循行规律，《灵枢·逆顺肥瘦》说："手之三阴，从脏走手；手之三阳，从手走头；足之三阳，从头走足；足之三阴，从足走腹。"这就是说十二经脉中的手三阳经脉，从手指端，循臂臑而上行于头面部；足三阳经脉，从头面部下行，经躯干、下肢而止足趾间。综上所述，手足三阳经脉循行于头，是否与三叉神经有关，待分别述之。

1. 手阳明大肠经

《灵枢·经脉》说："大肠手阳明之脉，起于大指次指之端，循指上廉，出合谷两骨之间，上入两筋之中循臂上廉，入时外廉，上臑外前廉，上肩、出髃骨之前廉，上出于柱骨之会上，下入缺盆，络肺，下膈，属大肠。其支者，从缺盆上颈，贯颊，入下齿中，还出挟口，交人中，左之右，右之左，上挟鼻孔。"手阳明大肠经在头面的循行部位，相当于三叉神经第三支的分布区域。

2. 手太阳小肠经

《灵枢·经脉》说："小肠手太阳之脉，起于小指之端，循手外侧，上腕，出踝中，直上循臂骨下廉，出肘内侧两筋之间，上循臑外后廉，出肩，绕肩胛，交肩、上，入缺盆，络心，循咽，下膈，抵胃，属小肠。其支者，从缺盆，循颈，上颊，至目锐眦，却入耳中。其支者，别颊，上颇，抵鼻，至目内眦，斜络于颧。"手太阳小肠经在头面循行部位，相当于三叉神经第二支的分布区域。

3. 手少阳三焦经

《灵枢·经脉》说："三焦手少阳之脉，起于小指次指之端，上出两指之间，循手表腕，出臂外两骨之间，上贯肘，循臑外，上肩而交出足少阳之后，入缺盆，布膻中，散络心包，下膈，循属三焦。其支者从膻中，上出缺盆，上项，系耳后，直上出耳上角，以屈下颊至颇，其支者，从耳后入耳中，出走耳前，过客主人前，交颊，至目锐眦。"手少阳三焦经，在头面的循行部位，相当于三叉神经第二支的分布区域。

从上述手三阳经的循行特点看，手阳明大肠经在头面的循行相当于三叉神经第三支的分布区域；手太阳小肠经在头面的循行相当于三叉神经第二支的分布区域；手少阳三焦经在头面的循行相当于三叉神经第二支的分布区域。由此可见，手三阳经中任何一个经脉受邪都不会影响三叉神经第一支的分布区域。

4. 足阳明胃经

《灵枢·经脉》说："胃足阳明之脉，起于鼻之交额中，旁纳太阳之脉，下循鼻外，入上齿中，还出夹口，环唇，下交承浆，却循颐后下廉，出大迎，循颊车，上车前，过客主人，循发际，至额颅。其支者，从大迎前下人迎，循喉咙，入缺盆……"足阳明胃经在头面的循行部位，相当于三叉神经第二、三和第一支的分布区域。

5. 足太阳膀胱经

《灵枢·经脉》说："膀胱足太阳之脉，起于目内眦，上额交巅。其支者，从巅至耳上角，其直者，从巅入络脑，还出别下项……"足太阳膀胱经在头面的循行部位，相当于三叉神经第一支的分布区域。

6. 足少阳胆经

《灵枢·经脉》说："胆足少阳之脉，起于目锐眦，上抵头角，下耳后，循颈行手少阳之前至肩上，却交出手三阳之后，入缺盆。其支者，从耳后入耳中，出走耳前，至目锐眦后。其支者，别锐眦，下大迎，合于手少阳，抵于颇，下加颊车，下颈，合缺盆……"足少阳胆经在头面部的循行部位，相当于三叉神经第一、二、三支分布区域。

从上述足三阳经的循行特点看，足阳明胃经在头面部的循行部位，相当于三叉神经第二、三和第一支的分布区域；足太阳膀胱经在头面部的循行部位，相当于三叉神经第一支的分布区域；足少阳胆经在头面部的循行部位，相当于三叉神经第一、二、三支的分布区域。由此可见，足三阳经中除足太阳膀胱经受邪唯独引起三叉神经第一支分布区域病变，不会引起三叉神经第二、三支分布区域的病变外；而足三阳经，其他两支（足阳明胃经、足少阳胆经）受邪则可引起三叉神经的三个分支的分布区域病变。这一循行规律与临床上三叉神经痛以第二、三支多发完全符合。说明三叉神经痛二、三支多发可以用经络学说的循行规律进行解释。

（三）《灵枢》对三阳经病候的记载

《灵枢·经脉》中有关三阳经病候的记载，也对三叉神经痛的有关疼痛部位有类似的叙述。如："大肠手阳明之脉，是动则病齿痛……"。

"小肠手太阳之脉，是动则病嗌痛……颈、颔痛"。

"三焦手少阳之脉，……目锐眦痛，颊痛，耳后……皆痛"。

胃足阳明之脉，未有头面部疼痛的记载。

"膀胱足太阳之脉，是动则病冲头痛，目似脱，项似拔，脊痛……头、囟、项痛……"。

"胆足少阳之脉，……是主骨所生病者，头痛，颔痛，目锐眦痛……"。

上述记载的六个经脉中，除足阳明胃经没有记载有头面部疼痛的病候外，其余五个经脉都分别记载了头面部有关部位的疼痛，如手阳明大肠经则病齿痛。这与三叉神经痛病人有些首先怀疑牙疾而就诊，或者因此拔掉几颗牙齿而疼痛依旧时，才诊断为三叉神经痛有相同之处，其他几经，如手太阳小肠经则病嗌痛、颈痛、颔痛；手少阳三焦经则病目锐眦痛、颊痛；足太阳膀胱经则病冲头痛……头、囟、项痛；足少阳胆经则病头痛、颔痛、目锐眦痛等都与三叉神经痛的发病部位不谋而合。

根据三叉神经的皮肤支配区与手足三阳经在头面部位的循行规律基本吻合，以及三叉神经痛的发病部位与三阳经脉发病而产生头面部疼痛的特点基本一致等现象，可以推测三叉神经与祖国医学三阳经不无关系。

疼痛病机与辨证治疗规律

疼痛是一个症状。祖国医学中往往以某个部位的疼痛而作为疾病的诊断命名。一般认为，身体某部发生一种难以忍受的苦楚称为痛，痛而带有一些酸感的称为疼。由于两者在临床往往同时并见，所以，统称为疼痛。

世界上最早的有关疼痛的论述，是祖国医学经典著作之一的《黄帝内经》。在《素问·举痛论》中记载了十余种致痛的病因。后世医家对疼痛的病因病机都有阐述，概括起来如下所述。

（一）疼痛的病机

1.营卫气伤

何为营卫？营卫有什么功能？在《素问·营卫生会》中有明确的回答："人受气于谷，谷入于胃，以传于肺，五脏六腑，皆以受气，其清者为营，浊者为卫，营行脉中，卫行脉外，营周不休。"这就是说，营卫同出一源，皆水谷精气之所化。营行脉内，具有营养作用；卫行脉外，具有捍卫之功。如果营气不能尽其濡养的功能，卫气失于温煦和卫外的职责，则病变部位易招致外邪的侵袭，邪阻营卫运行，则经络不通而产生疼痛。例如，某些外感性疾病所产生的头痛、身痛或关节疼痛，以及某些三叉神经痛的病例，疼痛惧风，也就是遇风则疼痛加重，都是这个道理。故有"气伤痛"之称。

2. 寒客经脉

《素问·举痛论》说:"寒气入经而稽迟,泣而不行,客于脉外则血少,客于脉中则气不通,故卒然而痛",又说:"寒气客于脉外则脉寒,脉寒则缩踡,缩踡则脉绌急(绌者,屈曲也;急者,拘急也)。则外引小络,故卒然而痛"。这说明经脉在正常状态下,舒缩自如,故能维持气血的正常运行。若受寒邪刺激,则经脉收引而屈曲,致经脉内的气血运行不畅,络脉被经脉外的寒邪所牵引,则产生疼痛。寒邪所致的疼痛,程度比较剧烈,往往是暴发性疼痛,遇热则疼痛可以缓解。

3. 寒热不和

《素问·举痛论》说:"寒气客于经脉之中,与炅(炅者,热也)气相薄(相薄即不协调)则脉满(满者,紊乱也),满则痛而不可按也。寒气稽留,炅气从上,则脉充大而气血乱,故痛甚不可按也。"人体内各脏器的寒热特性是各不相同的。例如,膀胱属于寒水性质的脏器,尽管它存在着元气,毕竟偏于寒性。肝属于相火性质的脏器,尽管它贮藏着血液,毕竟还是偏于热性。但是,无论某脏偏寒或偏热,从全身这个整体角度看,都是协调统一的。绝没有时寒时热或寒热不和的现象。如果发生寒热不和,就产生气血紊乱而疼痛。这种寒热不和的疼痛特点主要表现为拒按。三叉神经痛有明显扳击点的病例,多数兼有热象,这一临床特点符合与炅气相薄则脉满而痛不可按的理论阐述。

4. 血虚脉涩

《素问·举痛论》说:"脉泣则血虚,血虚则痛"。在生理正常情况下,经脉内含有充足的血液,在气的推动下,分布到全身百骸,以供人体代谢的需要。正如《灵枢·本藏》说:"血和则经脉流行,营复阴阳,筋骨劲强,关节清利"。若血虚则四肢百骸失去濡养,反映在脉道上,表现干涩的现象,如涩脉,则为血虚的脉象。血虚脉涩所引起的某个部位失养,就可以产生疼痛,这种疼痛的特点,多为隐痛并伴有血虚的症状。

5. 血瘀阻络

《素问·举痛论》说:"血不得散,小络急引故痛,按之则血气散,故按之痛止。"血在脉内运行,如环无端,这是生理常态,假若血瘀于络,则脉道不通也可产生疼痛,这种疼痛的特点,除有血瘀症状外,往往是疼痛喜欢按摩,因为按摩可以疏通气血,令其调达,减少血瘀程度。临床上见到有些三叉神经痛病人,在疼痛发作时自己用手揉搓面部,通过揉搓可以减少疼痛程度和缩短疼痛时间,这一现象,也说明了"按之则血气散"的道理。

6. 阳衰阴竭

《素问·举痛论》说:"厥气上泄,阴气竭,阳气未入,卒然痛死不知人"。这说明由阳衰阴竭而产生的疼痛,不但疼痛剧烈,而且预后也是不好的。但是,临床上不应单凭疼痛的剧烈而轻易诊为阳衰阴竭,一定是具备阳衰阴竭的征象。例如,四肢厥冷、脉微欲绝、额汗如珠、面唇青紫、气息低微等。

上述列举疼痛的六个方面的发病机理,仅是对《素问·举痛论》的初步归纳,从临床角度来说,疼痛和其他疾病一样,其病因不外六淫、七情、饮食、劳倦、跌仆等。但其病变部位都是在经脉,其病理改变都是血行不畅,故有"痛则不通"之称。

（二）疼痛的辨证

1. 病因辨证

疼痛的病因，已如前述，临床上最常见几个原因，见表1。

表1　三叉神经痛疼痛病因

病因	疼痛特点	伴随症状	多发部位
风邪	反复发作，游走不定	恶风，自汗，脉浮或数，舌苔薄白	头面
寒邪	暴发痛，痛势剧烈，多呈拘急样痛，喜温	恶寒，无汗，脉沉迟，舌苔白腻	头面、腰膝
热邪	痛而拒按，其痛如灼	口舌生疮，目赤，口苦，溲赤，便秘，脉数，舌红苔黄	头面
湿邪	酸沉样痛，痛处不移	身体困重，多伴恶心，纳呆，常兼风寒湿邪症状，脉滑苔腻	头面、腰膝
气滞	痛势走窜，痛胀并作	胸闷而善太息，多与情绪不好有关	头面、胸胁
血瘀	痛如锥刺，按之痛减，痛有定处	舌质紫暗或有瘀斑	头面、胸腹
血虚	痛势绵绵，午后为著	面色苍白无华，脉细无力，舌淡少津	头面、少腹
气虚	痛势绵绵，遇劳即发	面色㿠白，少气乏力，脉弱，舌嫩	头面、胸腹、腰膝
阳虚	冷痛畏寒，遇寒即发	形寒肢冷，面目虚浮，脉弱，舌嫩苔白	

2. 虚实辨证

疼痛一症，虽有"痛则不通"之称，然而，必须分辨虚实。大抵因风、寒、湿、气滞、血瘀、痰阻、虫积等病邪引起的疼痛则为实痛；因气虚、血虚、阴虚、阳虚等内在诸不足引起的疼痛则为虚痛。临床必须仔细分辨，归纳起来有以下七点：

（1）痛而胀闭者多实；不胀不闭者多虚。

（2）痛而拒按者多实；痛而喜按者多虚。

（3）剧痛难忍者多实；隐痛绵绵者多虚。

（4）新病体壮者多实；久病年迈者多虚。

（5）脉实气粗者多实；脉虚气少者多虚。

（6）舌老苔厚者多实；舌嫩无苔者多虚。

（7）疼痛兼实证多实；疼痛兼虚证多虚。

3. 寒热辨证

无论任何原因引起的疼痛，在辨证上都不离乎寒热。因寒主收引，其性凝滞，无论是表寒或里寒都容易使经脉发生蜷缩、绌急、稽滞、牵引等病理改变。所以，寒邪可以引起气血的运行不畅而产生疼痛。若外寒入侵，可直接侵及经脉，引起上述病变。若内生寒则为体内阳气虚衰所引起。阳不足则失温煦人体的经脉，也可引起脉失濡养拘急不通而产生疼痛。外寒入侵与阳虚生寒虽然在病理改变上都是经脉拘急，但疾病的性质则完全相反，两者一实一虚，临床不可不辨，大抵外寒作痛者，多属新病，多伴恶寒、拒按、气逆、脉实、舌苔白腻等。虚寒作痛者多属久病，多伴畏寒、喜温喜按、气虚、脉虚、舌嫩苔薄白等。

因于热邪而引起的疼痛，是由于热邪燔气灼血，致气血逆乱经脉流行不畅而产生疼痛。热邪分实热和虚热两类。实热由外感热邪或脏腑化热而来；虚热则为脏腑阴血不足而生。两者虽然同为热邪，也有虚实之分。实热所致的疼痛，其痛较剧烈，状若火灼，伴有发热或恶热、口渴喜冷饮、大便燥结、小便短赤、舌质红绛、舌苔黄腻等。虚热所致的疼痛，其痛较缓和，伴有五心烦热、口干不欲饮、舌红少津、脉细等。

（三）疼痛的治疗

1. 疼痛的治疗原则

疼痛既然是闭阻不通所引起，那么在治疗上应以通经活络为原则。如因风邪引起者，宜疏风通络；因寒邪引起者，宜散寒温经；因热邪引起者，宜清热活络；因湿邪引起者，宜祛湿通络；因气滞引起者，宜理气活血；因血瘀引起者，宜活血化瘀等。以上均属通利法则，所以古人说："痛随利减"。正如宋代王安石说："诸痛为实，痛随利减。世俗以利为下也，假令痛在表者实也；痛在里者实也；痛在气血者亦实也。故在表者汗之则愈，在里者下之则愈，在血气者散之行之则愈。岂可以利为下乎？宜做通字训则可。"这种观点对于实痛的治疗，则体现了辨证施治的精神，但对虚证的治疗明代张介宾又作了进一步补充说："实者可利，虚者亦可利乎？不当利而利之，则为害不浅。故凡致表虚而痛者，阳不足也，非温经不可；里虚而痛者，阴不足也，非养营不可；上虚而痛者，心脾受伤，非补中不可；下虚而痛者，脱汗亡阴也，非速救脾肾，温补命门不可。"《医学新传》也说："所痛之部，有气血阴阳之不同，若概以行气消导为治，漫云通则不痛？夫通则不痛，理也，但通之之法，各有不同。调气以和血，通也；上逆者使之下行，中结者使之旁达，亦通也；虚者助之使通，寒者温之使通，无非通之之法也。若必以下泄为通，则妄矣。"上述古医所论证的"痛随利减"之"利"字，皆非攻下之意，而是根据疼痛的特性来进行辨证施治，使其达到疼痛消失的目的。因此"痛无补法"之说就不复存在了。

2. 治疗疼痛的常用药物

在明确疼痛病因病机和辨证分型的基础上，进行立法处方，对各型的疼痛习惯选用下列药物：

（1）因于气滞致痛者，宜行气导滞以止痛。常用药物有香附、郁金、木香、柴胡、青皮、陈皮、延胡索、乌药、佛手、香橼、沉香、代赭石、厚朴、枳实、莱菔子等。

（2）因于血瘀致痛者，宜通经活血以止痛。常用药物有丹参、延胡索、赤芍、五灵脂、蒲黄、桃仁、红花、川芎、姜黄、鸡血藤、旱三七、没药、乳香、皂角刺、穿山甲、王不留行、水蛭、虻虫、䗪虫、三棱、莪术、泽兰、益母草等。

（3）因于气虚致痛者，宜益气健脾以止痛。常用药物有人参、党参、黄芪、山药、白术、大枣、炙甘草等。

（4）因于血虚致痛者，宜养血补虚以止痛。常用药物有熟地、当归、何首乌、白芍、元肉、枸杞、阿胶、桑椹等。

（5）因于表寒致痛者，宜温经散寒以止痛。常用药物有白芷、细辛、羌活、藁本、生姜、防风、苍耳、炙川乌、葱白、荆芥、苏叶等，

（6）因于里寒致痛者，宜温中散寒以止痛。常用药物有炙附子、干姜、肉桂、吴茱萸、丁香、高良姜、小茴香、艾叶等。

（7）因于表湿致痛者，宜散湿通络以止痛。常用药物有苍术、海桐皮、地枫、千年健、木瓜、防己、大活、山龙、地龙、威灵仙等。

（8）因于里湿致痛者，宜祛湿通络以止痛。常用药物有：

温阳化湿药：半夏、南星、白附子、白芥子等。

清热利湿药：黄柏、胆草、山栀子、苦参等。

化痰除湿药：竹茹、天竺黄、苏子、杏仁等。

芳香化湿药：藿香、佩兰、砂仁、白豆蔻、草豆蔻等。

利水遂湿药：茯苓、猪苓、车前、滑石、金钱草、海金砂、二丑、萆薢等。

上述各类药物在临床应用上，不可过分强调单独一类药物进行应用，往往几种药物联合应用可以达到协同治疗作用。例如，补气药与补血药并用（八珍汤）；理气药与活血药并用（金铃子散）。

对于疼痛日久不愈者，不论是否有血瘀症状，均可酌选一定数量的活血化瘀药加在辨证施治的药物中，此即根据"久痛入络"之意。

3. 头痛部位用药

中药的每味药物都有它一定的"气"和"味"的特性，这就是药性，由于药性不同，不但决定药物的主治、归经，而且也有作用于人体不同部位的特性。根据疼痛的部位不同，选用1～2味能引诸药达到病所的药物加在辨证施治的药物中，一般认为，可以提高辨证施治的疗效。

头痛常用药物有川芎、蔓荆子；前额疼痛加白芷、石膏；侧头部疼痛加柴胡、黄芩；头顶部疼痛加藁本、吴茱萸；后头部疼痛加羌活、葛根。

二、辨证施治与颅痛宁

通过望、闻、问、切四诊，将病人的主诉和体征进行分析综合，最后归纳出反映疾病本质的证型，这个过程称为辨证。证型的诊断方法是符合唯物辩证法的，能做到具体问题具体分析，所以说证型是对疾病的某一阶段的高度概括。在内科范围所用的辨证方法有八纲辨证、六经辨证、卫气营血与三焦辨证、气血辨证、痰饮辨证、经络辨证、脏腑辨证等。

施治，就是在确立证型的基础上，采取针对性较强的治疗措施，即立法处方。

对三叉神经痛的辨证程序，首先是用现代医学方法，确诊为原发性三叉神经痛，不包括由于颅内肿瘤、炎症、血管畸形等病变引起的症状性三叉神经痛。不过确诊为原发性三叉神经痛也是很难的，北京友谊医院脑外科贾氏报告 63 例三叉神经痛手术所见，68%为蛛网膜炎和（或）血管异常（增粗的静脉压迫神经或迂曲的动脉袢拍击神经，或三种情况并存者），32%肉眼无明显异常，其中有些很可能有器质性病变。

辨证分型治疗

根据三叉神经痛的临床表现，可分以下三个证型。

（一）风火型

此型临床多见，约占全部病例的 68%，其临床特点为三叉神经痛加火的症状。火的病机，不外外感和内伤两个方面，凡感受六淫之邪而为火证者，可由火热外邪所致，也可由其他外邪郁化而生，如寒邪化火、湿邪化热等。这种由外感引起的火，多属实火。由内伤引起的火，多由精神因素而起，七情郁结，气郁化火，火性炎上，循经上行于头面。因火引起的三叉神经痛有以下特点：疼痛畏惧风热刺激，疼痛呈现火烧或电击样，多在明显扳击点。可伴有面红目赤，五心烦热，口燥唇裂，心烦易怒，大便秘结，小便黄等。此型舌诊特别重要，舌为心经之苗，火热之邪与心火同气相求，所以最容易反映在舌上。若兼湿邪，足太阴脾经之脉连舌本，有热邪舌边尖色红，舌质干少津，舌苔黄腻等热证舌象，脉象多见弦滑或略数。

风火型治疗法则以疏风泄热为主，佐以活络止痛。自拟三叉Ⅰ号。

基本处方：川芎 50 克，生石膏 50 克，菊花 15 克，水牛角 25 克，胆南星 10 克（烊化）。

第一支疼痛加蔓荆子 50 克，第二支疼痛加薄荷 15 克，第三支疼痛加黄连 15 克，一、二、三支联合疼痛加柴胡 15 克。

方解：方中以大剂量川芎为主药，取其辛温走窜，上行头目，下行血海，以其达到驱除头面风邪的目的，辅以石膏，取其辛寒，辛能解肌热，寒能泻胃火，功擅内外，二药相合，共奏祛风清热功效；佐水牛角、胆南星清泄里热，菊花疏风清热，共助川芎、石膏祛风清热。若第一支疼痛，属足太阳膀胱经循行部位，故加蔓荆子 50 克为使；若第二支疼痛，属于太阳小肠经和手少阳三焦经循行部位，故加薄荷为使；若三个分支联合疼痛，属足少阳胆经和足阳明胃经循行部位，故加柴胡为使。上述诸使药，既能引药归经，使药达到病所，又能有清热祛风作用，一举两得，临床不可不用。服用该方多在四剂至十二剂获效，若服至十二剂仍无效者，可把川芎每剂改为 75 克再服四剂，仍毫无疗效，可考虑按血瘀型治疗。

病例　吴某，女，50 岁，于 1969 年 7 月 7 日初诊。三年前，因精神严重创伤，于当夜左侧上、下颌部突然电击样剧烈疼痛，呈阵发性，每半小时左右发作一次，每次持续 30 秒钟左右，疼痛发作时含漱凉水自觉舒服。曾怀疑牙病，拔掉左侧四颗上下磨牙，但疼痛无任何缓解，每因洗漱、说话、吃饭均可诱发，因此长期不能洗脸、说话，不能安静饮食。服苯妥英钠无明显疗效。经常应用哌替啶维持。曾用无水乙醇封闭缓解两个月后又疼痛复发，而且发作时间延长，缓解期亦愈益缩短。近一年来，疼痛无缓解，彻底不能入睡，因而来我院诊治。

呈痛苦表情，步入诊室，不能回答问话，口角不时流涎，舌边尖红，舌面前 1/3 处有一粟粒大溃疡，伴便秘溲赤，口苦心烦。脉象沉滑，神经系统检查无阳性体征（无三叉神经运动及感觉障碍）。

辨证分析：症由精神刺激而发，乃五志过极，肝郁化火，火热生风，风火上炎干犯头面部三阳经脉，而出现面部时痛时止及舌红、便秘等热象。

西医诊断：原发性三叉神经痛（左二、三支）。

中医诊断：齿槽风（风火型）。

治疗法则：疏风清热，通经活络。

处方：川芎 50 克，生石膏 50 克，水牛角 25 克，菊花 15 克，柴胡 15 克，山栀子 15 克，胆星 10 克，（烊化），薄荷 15 克，黄连 10 克。

服上两剂疼痛豁然消失，唯有麻木感。继续服前方两剂后，麻木感也消失。停药观察九年，从未复发。

（二）风寒型

风寒型临床比较少见，占 9% 左右。其临床特点为三叉神经痛加寒的症状。寒的病机，不外内生寒邪与外感寒邪两大类，凡外感寒邪侵犯三阳经脉都可以引起经脉拘急，气血流通不畅，不通则痛。临床所见寒型的三叉神经痛以外感寒邪为多见。单纯内生寒邪引起的三叉神经痛极少见，多为素日体内阳虚，容易导致外感风寒入侵经络而发病。风寒型的发病特点是多在冬秋季节发病，疼痛多由风冷刺激诱发，疼痛发作时畏惧寒冷，疼痛性质多呈掣痛。可伴有面色㿠白，手足不温，大便稀溏，小溲清长，舌质淡嫩，舌苔薄白，脉象沉迟等。

风寒型治疗法则以温经散寒为主，佐以活络止痛。自拟三叉 II 号。

基本处方：荜茇 50 克，细辛 5 克，川芎 50 克，炙川乌 10 克，苍耳子 15 克。

若第一支疼痛加防风 25 克，第二支疼痛加高良姜 15 克，第三支疼痛加藁本 15 克，一、二、三支联合疼痛加白芷 50 克，恶心、纳呆加半夏 15 克，身畏风寒加羌活 25 克。

方解：方中以川芎为主，取其辛温走窜，祛风散寒，辅以川乌、细辛温阳散寒辛热之品，助川芎搜风逐寒，佐荜茇、苍耳子芳香而清浮邪，五药相合，内外风寒皆可剔除。若第一支疼痛，属足太阳膀胱循行部位，故加防风为使；若第二支疼痛，属手太阳小肠经和手少阳三焦经循行部位，故加高良姜为使；若第三支疼痛，属手阳明大肠经循行部位，故加藁本为使；若一、二、三支联合疼痛，属足少阳胆经和足阳明胃经循行部位，故加白芷为使。上述诸使药的含义与风热型使药一个目的，亦即达到引药归经和祛风散寒作用。三叉 II 号疗程多在连续服药两周左右显效。

病例　高某，女，48 岁，于 1975 年 2 月 19 日初诊。于 15 年前，出现无原因的右下颌部阵发性隐痛，常因洗脸时用手揉擦面部时引起疼痛发作，以后遂年加重，发病季节多在冬季，每年发作 1～2 个月，口服苯妥英钠可以逐渐缓解。于当年 11 月份以来剧烈疼痛难以忍受，每隔 3～5 分钟疼痛一次，每次数秒钟，呈牵掣样痛，用无水乙醇封闭和口服苯妥英钠、针灸等疗法都无明显疗效而来我院诊治。

来诊时，呈痛苦表情，除头戴棉帽子外，整个面部用长围巾厚包裹，掀开围巾有恐怖感，家属代诉病史，其痛畏惧风冷刺激，查其舌体淡嫩，舌苔薄白，脉象沉迟，二便皆无热象，此系寒邪为患，又追问病史，每年都在寒冷季节发病，乃为风寒之邪干犯面部手阳明大肠经和足阳明胃经所致。因手阳明大肠经脉，贯颊，入下齿中；足阳明胃经脉，循颊车，该患疼痛部位恰与手足阳明胃经之脉的循行相吻合。神经系统检查面部无感觉及运动障碍。

西医诊断：原发性三叉神经痛（右二、三支）。

中医诊断：齿槽风（风寒型）。

治疗法则：除投以温经散寒药物外，宜酌加入阳明经的药物。

处方：荜茇 50 克，细辛 5 克，川芎 50 克，炙川乌 15 克，藁本 15 克，苍耳子 15 克。

服上方 6 剂，疼痛有所减轻，夜间能安然入睡，又服 6 剂，症状基本消失，追访至 1979 年 12 月，因在冷库工作时间过长而复发，但疼痛程度较轻，病人自己按原方服 4 剂，疼痛消失。

（三）血瘀型

血瘀型约占 33%，其临床特点是三叉神经痛加血瘀的症状。例如，疼痛部位固定，疼痛的性质呈刀割样或针刺样，疼痛的时间往往是日轻夜重。病人的舌诊比较特异，表现为舌质紫暗，有瘀斑或瘀点，也可有目环暗黑或肌肤甲错等血瘀征象。病人最主要表现为血瘀特异现象，就是疼痛发作时喜欢自己揉搓面部，往往因为长期反复揉搓，疼痛部位皮肤粗糙或流血结痂。该型多数由于风寒型或风火型多年不愈，痛久入络所致。因此，血瘀型另一个特点，多为病史较长。

血瘀型的治疗法则，应是活血通经，化瘀止痛，但应注意以下三点：

1. 活血当分寒热

血瘀一证，无论病程久暂，没有不偏寒或偏火的，与风寒或风火型比较，只不过是主要矛盾不在于寒或火，而在于以血瘀为主症而已。因此，在治疗用药上，应当区分兼有寒症或热症。若兼热症，多由于血瘀化热所致，治宜凉血活血，如大黄、丹皮、炙水蛭、丹参等酌情选用；若血瘀兼有寒症者，治宜温经活血，常用吴茱萸、乳香、没药、红花之品。

2. 活血勿忘治气

祖国医学认为气与血是对立而又统一的关系，在人体运行当中，气与血是相辅相成的。例如，气行则血行，气滞则血凝，气虚则血溏，气陷则血脱等。三叉神经痛所见的血瘀型，也不例外，亦应该是活血先治气。一是应用行气活血药，如川芎、姜黄之属，适用于气滞而无气虚象的病例；二是补气活血药，如黄芪、人参之属，适用于气虚痛而无气滞的病例。

3. 活血宜辨虚实

活血药可有补血活血和破血活血之分，补血活血药，如当归、丹参、白芍等补血活血药，是活血而不伤正，适用于血瘀兼有血虚象者；破血活血药，如穿山甲、炙水蛭、皂角刺等破血活血药，有活血破坚之功，适用于血瘀而无血虚象者。

血瘀型者，治宜活血通经。自拟三叉Ⅲ号。

基本处方：川芎 50 克，地龙 15 克，僵蚕 15 克，蜈蚣 3 条，炙水蛭 15 克，全蝎 5 克。

若第一支疼痛偏热者加蔓荆子 50 克，偏寒者加荜茇 50 克；第二支疼痛偏热者加薄荷 15 克，偏寒者加高良姜 15 克；第三支疼痛偏热者加黄连 5 克，偏寒者加藁本 15 克；一、二、三支联合疼痛偏热者加柴胡 25 克，偏寒者加白芷 50 克。舌有瘀斑加穿山甲 15 克，舌苔薄黄加胆星 10 克（烊化），兼气郁加姜黄 25 克，兼气虚加黄芪 50 克。

方解：方中以川芎辛温走窜，祛风通络为主药，辅以地龙、僵蚕、蜈蚣、炙水蛭等虫类搜剔之品，借以达活血通络以止痛的目的。诸引经药目的与风热、风寒型同。

笔者临床体会，血瘀型比上述风热型、风寒型为难治，若服至六剂以上无明显好转者，可将川芎每剂用量改为 75 克，并嘱病人坚持服药四周方能显效。

病例　马某，男，66 岁，1972 年 5 月 4 日初诊。右下颌及齿龈刀割样剧痛，反复发作二十多年。病于二十多年前，右下磨齿阵发性疼痛，每因吃饭和饮水时诱发，每次疼痛瞬间即逝，曾疑牙疾，拔掉两颗磨牙而疼痛依旧，以后诊断"原发性三叉神经痛"，曾长期服用苯妥英钠可以得到缓解。近十年来，苯妥英钠疗效不显著，且有齿龈增生，遵医嘱停服此药。先后曾用无水乙醇封闭七次，行 3 次神经根切断术等都没有得到根治。于半年前疼痛又发作，除右下颌及齿龈疼痛外，又波及到耳前，呈刀割样剧痛，每次疼痛持续 3～5 分钟，每日发作数十次，夜间经常疼醒，每次疼痛时，需用手揉搓面部可减轻疼痛。查病人极度消瘦，满面胡须，右下颌部约手掌大血痂，环目黯黑，舌质紫暗，舌苔薄黄，脉沉滑。脑神经检查无阳性体征（面部无感觉及运动障碍）。

西医诊断：原发性三叉神经痛（右一支）。

中医诊断：齿槽风（血瘀型）。

处方：川芎 50 克，地龙 15 克，全蝎 15 克，僵蚕 25 克，黄连 15 克，胆星 10 克，（烊化），炙水蛭 15 克。

服上方八剂，疼痛稍有缓解，黄苔已祛，原方减去胆星，又服八剂，夜间能安然入睡，疼痛瞬间即逝，但病人每次服药后 30 分钟左右，疼痛加重，呈顶钻感，约一个小时后疼痛明显减轻，生活可以自理，饮食皆可忍受。分析服药后稍有加重，恐为病重药轻，原方将川芎改为 75 克，服两剂疼痛顿止，病人无一点疼痛感觉，也无需揉搓面部，追访三年没复发。临床体会，血瘀型与上二型比较，疗程长，疗效差。

风火型、风寒型及血瘀型鉴别见表 2。

表 2　三种三叉神经痛分型鉴别

	风火型	风寒型	血瘀型
诱发因素	精神刺激	寒冷刺激	
发病季节	多春夏	多秋冬	
疼痛性质	火烧、电机样	拘急样掣痛	针刺刀割样
缓解方式			揉搓痛处
板击点	明显	稍差	不明显
舌诊	舌边尖红、苔厚黄	苔质嫩、薄白苔	舌质紫、舌瘀斑
脉象	弦数或滑	弦或迟	弦涩
二便	便秘溲赤	便溏尿清长	

中药针剂颅痛宁

临床在运用辨证施治方法已经取得理想的疗效基础上,通过临床观察进行大量的药物筛选工作,结果发现大剂量川芎、荜茇对三叉神经痛有明显疗效,在黑龙江中医学院附属医院制剂室的协助下,改制成中药注射液,命名为"颅痛宁"。颅痛宁的提取方法如下所述。

(一)制备方法

《颅痛宁》是川芎、荜茇提取物的灭菌水溶液,每毫升含量相当于生药 4 克。川芎与荜茇的比例为 2：1。

把川芎和荜茇两种生药饮片,用水冲洗干净,放入煎煮锅内,加入适量蒸馏水,进行煎煮,煮沸一个小时,过滤,滤液保留。药渣再加入适量蒸馏水,再煮沸,其煎煮程度,以荜茇为准,用手捏挤荜茇,从果实孔隙中挤出白色丝状淀粉样物质为度,过滤,滤液保留去渣,两次药液合并,浓缩成浸膏状。

将浓缩液加入 95%乙醇,使含醇量约达 80%,静止冷藏 24 小时,过滤,滤液回收。乙醇浓缩,浓缩液中再加入三倍量的 95%乙醇,静止 12～24 小时,过滤,滤液回收,乙醇浓缩成浸膏状,再用少量新鲜蒸馏水溶解,用 40%NaOH,调出 pH 6.5～7.5 的溶液,静止冷藏 12～24 小时过滤,滤液保留备用。生产时加足量蒸馏水,每毫升含生药 4 克,至沸后,加助溶剂 0.5%吐温-80 和局部止痛剂 0.2%普鲁卡因。通过 G_3 垂溶玻璃滤材,注入 20 毫升的安瓶中,密封,灭菌 115℃约 30 分钟。然后印字,包装。

(二)质量检查

在制备过程中,边制备试制,边改进生产工艺。对各批成品进行的安全试验和稳定性的留样观察,均符合《中国药典》(1963 年版)规定。证明了药品质量合格,并进一步做有关试验如下。

1. 澄明度检查

按《中国药典》(1963 年版)澄明度检查法项下检查合格。

2. 热原试验

按《中国药典》(1963 年版)热原检查法操作,经试验符合药典项下规定。

3. 安全试验

毒性试验采用小白鼠法;刺激试验采用家兔法;溶血试验,按《中国药典》中草药制剂"溶血试验"操作符合要求,经常对各批药品进行抽样检查和留样检查均合格。

(三)注意事项

在制剂过程中,需注意以下几点:

(1)酸碱度对注射液的稳定性影响很大,值过高和过低不但影响澄明度和容易发生沉淀现象,而且易引起注射时局部刺激现象。

(2)本制剂不宜用活性炭处理。实践证明,活性炭虽然能脱色,使药品有很好的澄明度,但是它也能吸附有效成分，影响疗效。

（3）用乙醇提取精制，一般两次即可，处理次数过多，可以损失有效成分，影响疗效。

（4）煎煮生药时，应随时搅拌，以使全部饮片能得到充分煎煮，但不宜时间过长，若莝苈已煮成泥状，不但影响澄明度，也影响疗效。

（四）临床观察

1. 一般资料

采用随机分组法，将能观察到结果的 182 例治疗组和 20 例对照组分析如下：

182 例治疗组中，男性 76 例，女性 106 例，发病年龄最小为 22 岁，最大为 80 岁，其中40 岁以下 38 例，41～60 岁 95 例，61 岁以上 49 例，病程在 1 年以内 39 例，1 年以上至 5 年73 例，5 年以上至 10 年 33 例，11 年以上 37 例。20 例对照组中，男性 10 例，女性 10 例；发病年龄在 40 岁以下 5 例，41～60 岁 11 例，61 岁以上 4 例；病程在 1 年以内 5 例，1 年以上至 5 年 11 例，5 年以上 10 年 1 例，11 年以上 3 例。两组发病部位，见表 3。

表 3　发病部位统计

| | 左侧（例） | | | | | | 右侧（例） | | | | | | 双侧 | 合计 |
	V_1	V_2	V_3	$V_{1,2}$	$V_{2,3}$	$V_{1,2,3}$	V_1	V_2	V_3	$V_{1,2}$	$V_{2,3}$	$V_{1,2,3}$	（例）	（例）
治疗组	1	17	11	10	24	5	1	29	10	16	45	11	2	182
对照组	1			2	1		2	3	1	4	4	1	1	20

2. 治疗及观察方法

两组均为门诊三叉神经痛急性发作期病例。首先确诊无误，完全除外症状性三叉神经痛，在接受观察治疗期间，停止其他一切疗法，每周复诊两次，详细观察治疗经过。

治疗组用颅痛宁注射液，每次 4 毫升，每日 3 次，肌内注射，待疼痛缓解后，减半量维持至疼痛消失为止，观察治疗时间最多为 4 周。

对照组用川芎嗪注射液（自制），每毫克含 420 微克。每次 2 毫升，每日 3 次，连续观察治疗两周。两组治疗结果见表 4。

表 4　治疗组与对照组比较

| | 观察例数（例） | 药物 | 疗程（个） | 疗效 | | |
				有效（例）	无效（例）	有效率（%）
治疗组	182	颅痛宁	1～14	145	37	79.67
对照组	20	川芎嗪	1～14	1	19	5

其中 $\chi^2=18.87$，$P<0.01$ 有非常显著差异。

3. 诊断标准

（1）疼痛仅限于三叉神经分布区。

（2）具有典型疼痛发作的临床表现，多有扳击点。

（3）面部无感觉及运动障碍。

（4）疑有症状性三叉神经痛，进行必要的颅底拍片、腰穿、脑电图等项目检查。

4.中医分型依据

中医分型依据如前所述。

5.疗效判定标准

（1）显效：剧烈疼痛明显缓解或控制，可正常生活和工作。

（2）好转：疼痛发作减轻，疼痛持续时间变短，疼痛次数减少，间隔时间变长，可进食、说话、洗漱等动作。

（3）无效：疼痛无缓解，须采用其他措施止痛。

6.疗效分析

（1）按上述疗效判定标准，182 例治疗组中，显效 152 例，占 83.5%，好转 24 例，占 13.2%，无效 6 例，占 3.3%，颅痛宁总有效率为 96.7%。将治疗组中显效与好转的 51 例，进行停药后一年的远期疗效观察，其中仅有 4 例复发，一年复发率为 7.8%。

（2）182 例颅痛宁治疗组与文献报告 50 例苯妥英钠、61 例七叶莲治疗三叉神经痛疗效对比，见表 5。

表 5　三种药物疗效比较

药物名称	总例数（例）	显效		好转		无效		总有效率（%）	资料来源
		例	百分比（%）	例	百分比（%）	例	百分比（%）		
颅痛宁	182	152	83.5	24	13.2	6	3.3	96.7	本文
苯妥英钠	51	19	38	25	50	6	12	88	苏州大学医学部
七叶莲	61	25	41	23	37.7	13	21	78.7	首都医科大学宣武医院

其中 $\chi^2=19.88$，$P<0.01$ 差别非常显著。

（3）证型与疗效的关系见表 6。

表 6　证型与疗效关系

证型	观察例数（例）	有效率	
		例	百分比（%）
风火	135	135	100
风寒	17	16	94.1
血瘀	30	25	83.3
风寒	17	16	94.1
血瘀	30	25	83.3

其中风火、风寒两证型比较 $P=0.055\,92$，无统计学意义；风火、血瘀两证型比较 $P=0.000\,148$，差异非常显著风寒、血瘀两证型比较 $P=0.225\,619$，无统计学意义。

7. 体会

（1）中药注射液"颅痛宁"治疗三叉神经痛，通过 182 例疗效分析表明，总有效率为 96.7%，一般在接受治疗 3 天至 2 周开始有效，并对复发病例反复应用"颅痛宁"，仍然有效，全部观察病例，无一例产生不良反应，因此推荐其为治疗原发性三叉神经痛的首选药物。

（2）分析 6 例无效病例，5 例属血瘀型。其共同特点是：疼痛发作时锁眉咂嘴，用手揉搓面部，这一现象有何特异性，有待进一步研究。

（3）中药"颅痛宁"注射液，对血管性头痛、心绞痛均有较好疗效。

（五）实验方法及结果

承黑龙江中医学院药理教研室对"颅痛宁"进行了急性毒性实验及药理作用实验，观察结果如下：

1. 毒性试验

（1）安全试验：取体重 18～22 克的健康小白鼠，雌雄均有，进行毒性观察，以估计安全的临床试用量，用 10 只小鼠，从尾静脉注射颅痛宁 0.6 毫升，用药后小白鼠均呈现行走不稳，运动失调，步态蹒跚，15～20 分钟为表现安静、呼吸减慢等轻度抑制状态，共观察 24 小时，无一死亡，而注射 0.7 毫升则全部死亡（共 15 只小白鼠）。故 0.6 毫升为小白鼠最大耐受量，相当于人用量的 862 倍，较为安全可以提供临床试用。

（2）局部刺激试验（家兔点眼法）：先检查兔两眼球结膜正常情况，然后将"颅痛宁"原液两滴滴入左眼结膜囊中，停留 1 分钟，右眼滴入生理盐水 2 滴为对照，过 5 分钟对比观察两眼球结膜结果，给药液的左眼分泌增加，结膜充血、红肿，而右眼结膜无任何变化。证明该药品有一定的刺激性。当注入小白鼠腹腔时，小白鼠出现扭体反应，亦证明了这一点。

（3）急性毒性测定：取体重 17～22 克健康小白鼠（雌雄兼有），禁食 12 小时，按体重及性别随机分组，腹腔注射经水浴浓缩一倍的"颅痛宁"，注射药液后迅速呈现抑制现象：安静、嗜睡、四肢瘫痪、步伐不稳，但翻正反射不消失。观察 24 小时的死亡数按寇氏法求得 LD_{50} 为 (89.6 ± 3.53) 克生药/千克（$P=0.95$）。实验结果表明该药对小白鼠毒性很低。

2. 镇痛试验

（1）小白鼠扭体法：取两性体重 17～22 克小鼠 11 只，肌内注射"颅痛宁"0.1 毫升/10 克，30 分钟后腹腔注射 1.2% 乙酸 0.1 毫升/10 克的方法引起扭体反应，另用小鼠 10 只肌内注射生理盐水 30 分钟后腹腔注射 0.1% 乙酸 0.1 毫升/10 克作对照。结果给药组在注射乙酸后 10～16 分钟全部发生扭体反应，对照组在给药后 9～15 分钟全部发生扭体反应，两组无差别。

（2）热板法：取 17～22 克雌性小白鼠，在水浴温度 (55 ± 1) ℃热板上测热痛反应时间，给药前测两次，求出平均值，并剔除反应过快或过迟者，然后腹腔注射"颅痛宁"，给药后 30 分钟测反应时间。另取小白鼠以同法用生理盐水作对照。结果如表 7。

表 7　颅痛宁与对照组热痛反应

组	鼠数（只）	药物	给药后反应时间延长数 M±30 秒	
			给药后 30 分钟	给药后 60 分钟
1	4	生理盐水 0.1 毫升/10 克	−2.5±3.66（$P>0.5$）	
2	6	颅痛宁-0.1 毫升/10 克（灌胃）	1.3±3.6（$P>0.5$）	
3	6	颅痛宁-0.1 毫升/10 克（灌胃）	2.33±1.63（$P>0.2$）	
4	10	颅痛宁-0.1 毫升/10 克（灌胃）	1.151±3.04（$P>0.05$）	10.15±14.0（$P<0.05$）

表 7 内数据表明"颅痛宁"只有在较大剂量经较长时间才出现镇痛作用。

（3）电刺激法：取体重 17～22 克两性小白鼠，随机分组，用 YSO-4 型实验多用仪（输出交流电压 5 V）进行刺激测定正常反应时间，以第一声尖叫为指标，然后腹腔注射"颅痛宁"，过 30 分钟及 60 分钟再测反应时间，并以生理盐水及哌替啶作对照，结果见表 8。

表 8　颅痛宁与对照组电刺激反应

组	鼠数（只）	药物	给药后电刺激反应延长对间（秒）M±50（秒）	
			给药后 30 分钟	给药后 60 分钟
1	5	生理盐水 0.1 毫升/10 克	3.3±7.3（$P>0.2$）	6.2±7.64（$P>0.1$）
2	6	盐酸哌替啶 0.3 毫克/10 克	13.3±16.7（$P<0.05$）	11.8±14.4（$P<0.005$）
3	9	颅痛宁 0.1 毫升/10 克（灌胃）	6.6±10.1（$P>0.05$）	7.4±10.7（$P>0.05$）
4	8	颅痛宁 0.15 毫升/10 克（灌胃）	8.13±9.1（$P>0.05$）	9.3±12.8（$P>0.05$）
5	11	颅痛宁 0.15 毫升/10 克（灌胃）	4.95±8.1（$P>0.05$）	8.04±8.3（$P<0.01$）
6	10	颅痛宁 0.2 毫升/10 克（灌胃）	13.1±7.6（$P<0.01$）	11.3±10.2（$P<0.01$）

从表 8 看出，"颅痛宁"至 0.2 毫升/10 克可呈现镇痛作用。

3. 对小白鼠减压缺氧耐力试验

选健壮小白鼠 30 只，体重为 18～20 克，雌雄兼有，分对照组与实验组，随机分配，各 15 只。

方法为利用盖顶有活塞的抽滤瓶与真空泵相连接，成为减压装置。每次实验用对照组小白鼠 5 只，腹腔注射生理盐水 0.1 毫升/10 克，实验组小鼠 5 只，腹腔注射"颅痛宁"0.1 毫升/10 克，30 分钟后，一同放入减压装置内，抽出空气，然后减至负压 135mmHg 为度，随即记录时间，待容器内小鼠死亡达半数（4～6 只）时，立即开放容器，使之与大气相通，分别统计两组死亡数作为比较指标，结果如表 9。

表 9　减压缺氧耐力实验两组比较

组别	剂量	小鼠数（只）	死亡数（只）	χ^2 测验
对照组	生理盐水 0.1 毫升/10 克	15	13	
实验组	颅痛宁 0.1 毫升/10 克	15	2	$P<0.001$

结果表明"颅痛宁"能明显地提高小白鼠耐受低压缺氧能力，经 χ^2 测验 $P<0.001$，故两组差异非常显著。

4. 对豚鼠心电图的影响及其毒性

10 只豚鼠，从颈静脉以 1 毫升/分速度连续注入"颅痛宁"原液观察到心率减慢。Q-T 间期逐渐延长，房室传导阻滞，结性逸搏等改变。

取 1 只豚鼠，雌性，体重为 700 克，乌拉坦麻醉。测心电图为窦性心律，P-QRS-T 波顺序出现，心率 250 次/分。当"颅痛宁"静脉滴注 2 分钟时（2 毫升），则 P-R 间隔、Q-T 间期均延长，心率为 214 次/分。10 分钟时 R-R 继续延长，心率 187 次/分。15 分钟时，心率 214 次/分。19 分钟时，R-R 间隔延长，Q-T 间期遂渐延长，心率减至 143 次/分，并出现心率不齐。22、23 分钟时，R-R 间期继续延长至 0.12～0.68 秒，终至 QRS 波脱落，Ⅱ°房室传导阻滞，结性逸搏，心率 47 次/分。24 分钟时，P-R 间期 0.24～0.54 秒至 0.68～0.80 秒不等，心率 53 次/分，25 分钟时，出现（4～5）：1 房室传导阻滞，心室率 12 次/分。10 只中有 6 例于心搏骤停之前出现室性自搏性心率。

以此法测定"颅痛宁"注射液对豚鼠最小致死量（均值±标准误）为（56.25±4.88）克/千克。

5. 对离体蛙心的作用

取黑斑蛙，体重 30～40 克，按 Straub 区方法制备离体心脏标本，套管内放入灌流液量为 2 毫升。描记正常心脏活动频率和振幅，然后分别滴入大小不同剂量的"颅痛宁"原液，观察其对离体蛙心的作用，如一只蛙心正常心率为 72 次/分，振幅为 8mm，当滴入"颅痛宁"0.2 毫升后，立即出现振幅缩小，减至 4mm，但对心率影响不大，药液仍旧停留于套管中，而振幅逐渐增大乃至恢复正常。当给较大剂量时，如另一只蛙心正常心率为 80 次/分，振幅为 6mm，在滴入"颅痛宁"0.05 毫升后，振幅迅速降至 4mm，但心率无变化，并在此基础上又滴入"颅痛宁"0.05 毫升，振幅由 4mm 很快降至 2mm，频率由 80 次/分，减少到 72 次/分，然后心脏突然停跳，呈现半收缩状态，共观察 10 例都获得同样结果。

综上所述，通过安全实验证明，小白鼠对"颅痛宁"的最大耐受量为 0.6 毫升，相当于人用量 862 倍，较为安全，可以提供临床应用，急性毒性测定 LD_{50} 为（89.6±3.53）克生药/千克（$P=0.95$），表明"颅痛宁"对小白鼠毒性很低，经局部刺激实验证明该品有一定的刺激性。当小白鼠腹腔注射该药时，则呈扭体反应，亦证明刺激性较强。故在此基础上，按制剂范围允许条件，加入 12%普鲁卡因，临床也证明，局部刺激明显减少，并未影响疗效。

对小白鼠减压缺氧耐力实验，证明该药能明显地提高小白鼠耐受低压缺氧能力，经 χ^2 测验，与对照组相差非常显著，这一实验结果与临床发现有抗心绞痛作用是一致的。

在镇痛实验中，扭体法未出现镇痛作用。热板法实验在 0.2 毫升/10 克腹腔注射，给药后 60 分钟出现一定的镇痛作用（$P<0.05$）。在电刺激法中 0.15 毫升/10 克腹腔注射，在注射后 60 分钟出现镇痛作用，当剂量增至 0.2 毫升/10 克时，30 分钟即显镇痛作用，60 分钟后仍保持镇痛效果，两种方法的镇痛作用，在量的差别上有待进一步分析其镇痛产生的有关原理。

通过该药静脉滴入对豚鼠心电图的影响实验，显示较大剂量"颅痛宁"损害心脏传导系统，并抑制房室传导，阻断房室结，房室束的传导性及延长房室交界区的相对不应期，出现房室传导阻滞及结性逸搏。更大剂量则抑制窦房结的兴奋性，出现室性自主节律（波形异常，前无 P 波），最后发生高度房室传导阻滞，则心脏迅速停跳。该药对离体蛙心实验也证明对心脏有抑制作用。随着剂量加大也愈明显，主要表现为心收缩振幅减小，减慢心率，乃至心脏停止跳动于半收缩状态。

（六）同位素示踪法探讨对心肌营养性血流量的影响

黑龙江中医药大学同位素室采用同位素 ^{86}Rb 示踪法，在动物清醒状态下观察颅痛宁及其单味药和川芎嗪对小鼠心肌营养性血流量的影响，将实验结果介绍于下：

1. 实验材料及方法

（1）主要药物及仪器

1）动物：体重 21～24 克雄雌性小鼠，由该院动物室供给。

2）放射源： ^{86}RbCl（氯化 ^{86}Rb），由中国科学院原子能研究所提供。为无色透明液体，纯度＞99.9%，用时以生理盐水配制成 0.06～0.15 微居里/0.1 毫升。其物理半衰期为 19.5 天， γ 射线能量是 1.077（8.8%）百万电子伏特（MeV）。

3）材料：双嘧达莫含量 5 毫克/毫升（南京药学院制药厂），用时稀释成 0.4%。生理盐水浓度为 0.9%。颅痛宁针剂，4 克/毫升。

测定仪器：国产 FT-1901 型医用 γ 谱仪和 FT-603 井型烁探头，工作电压为 1200V，阈值为 0.9V，道宽为 2.7V，放大为 4。

（2）实验方法

1）动物分组：采用体重 21～24 克雄雌性小鼠，分成不同体重组。实验时按药物组和体重组随机分配。

2）操作方法：按每只小鼠腹腔注射 0.5 毫升的 0.9% 生理盐水、0.4% 潘生丁、颅痛宁及其他被试药物，每隔 3～5 分钟注射一只，腹腔注射 30 分钟后，自小鼠尾静脉注射 ^{86}Rb Cl 生理盐水 0.2 毫升（0.3 微居里），3～5 秒钟内注射完毕。注射后 30 秒断头处死，30 秒内迅速剖开胸腔摘出心脏，将心脏用普通水冲洗 1 分钟左右后再用滤纸吸干表面的水分，把心脏放入监测过的安瓿中，进行闪烁测量。以每个心脏放射性占注入总放射性的百分数为指标，观察小鼠的心肌摄取率，并与对照组比较计算实验组小鼠摄取 ^{86}Rb 的增减率，并进行统计学处理。

$$心肌摄取 ^{86}Rb 的增减率=（x-y）/y×100\%$$

其中 x：被试药物组小鼠心肌摄取量平均值（计数/分或 cpm）；y：生理盐水对照组小鼠心肌摄取量平均值（cpm）。

2. 实验结果及讨论

颅痛宁对小鼠心肌摄取 ^{86}Rb 的作用：实验动物设有颅痛宁组（17 只），双嘧达莫组（12 只），生理盐水对照组（14 只）。实验结果见表 10。

表 10　颅痛宁对心肌作用的强度

编号 / 组别	每分钟计数（cpm）		
	对照组	颅痛宁组（22.2 克/千克）	双嘧达莫组（88.89 毫升/千克）
1	541	649	625
2	627	657	650
3	565	657	641
4	607	748	660
5	551	698	647

续表

编号 组别	每分钟计数（cpm）		
	对照组	颅痛宁组（22.2 克/千克）	双嘧达莫组（88.89 毫升/千克）
6	605	627	644
7	604	769	703
8	480	581	640
9	535	678	637
10	589	709	631
11	631	602	554
12	563	701	661
13	531	789	
14	554	681	
15		752	
16		657	
17		659	
总计	7984	11584	7693
平均	570	681	641
均差及标准差		111 ± 28.15	71 ± 27.80
增长率（%）		19.5 ± 4.13	12.5 ± 4.33
P		$P<0.001$（$t=6.20$）	$P<0.001$（$t=3.96$）

由表 10 可以看出，各组小鼠心肌对 ^{86}Rb 的摄取量均值，以颅痛宁为最高。颅痛宁组与对照组比较，两组均数之差及标准误为 111 ± 28.15，经统计学处理，$P<0.001$。

（七）质量研究

1. 化学成分

（1）采用中草药化学成分的系统预试方法，检出其主要成分为：糖、苷、酚类、生物碱。生物碱的所有反应均呈强阳性。生物碱的主要成分为川芎嗪和胡椒碱。

（2）层析检识：TLC 采用硅胶 CMC 硬板，环乙烷、氯仿、乙醇（8：2：2）系统展开，碘蒸气显色，得三个斑点，经与标准品对照、四甲基吡嗪与胡椒碱的 PF 值分别为：0.78，0.69。

2. 川芎嗪与胡椒碱的含量

（1）紫外光谱法：标准川芎嗪的紫外光谱在 280nm 处有最大吸收（环己烷溶剂）（E1%1cm=734.8）。胡椒碱入环己烷（max）为 295nm、310nm、340nm（El%1cm=1519.7）。

颅痛宁经环己烷萃取后进行紫外测定，在 280nm、340nm 处进行含量测定。分析结果为：川芎嗪 63.1μg/Me、胡椒碱 37.1μg。萃取液的回收率分别为 78% 及 97%。

（2）高压液相色谱方法：采用日本丰田公司 FLC-350 高压液相液，vu-254 检测器，硅胶为吸附剂（粒度 5μ），正戊烷：乙醚为流动相，柱压 45kg/cm²，流速 0.9me/分，对颅痛宁注射液的戊烷萃取液进行分离与含量测定，共得到 9 个峰。开始得到一个很高的峰，是否为颅痛宁的有效成分，有待研究。在与标准品对照中，确认了川芎嗪与胡椒碱的位置，并进行了含量的测定，结果如下：川芎嗪 60.47μg/ml，胡椒碱 22.65μg/ml，回收率分别为 62.2%、65.7%。

单 方 验 方

近年来，国内报道用中医治疗方法不少，将其中一部分用单方验方治疗方法介绍于下。

1. 七叶莲

每片含干浸膏 0.4 克，相当于生药 5 克，每日 4 次，每次 3 片；针剂，每日 1 次，每次 2～4 毫升（每 2 毫升相当于生药 5 克或 10 克）；肌内注射：7～14 天为一个疗程。可能由于采用的野木瓜产地不同，各地报告的疗效不尽相同，复旦大学附属华山医院报告有效率为 61.9%，首都医科大学宣武医院报告为 78.9%。动物试验证明该药有明显的止痛、镇静、解痉及强心作用，对小鼠妊娠子宫还有兴奋作用，故孕妇应慎用。

2. 毛冬青

考虑缺血为三叉神经痛的发病因素，毛冬青有舒张血管、解除痉挛的作用，中山大学孙逸仙纪念医院口腔科自 1971 年应用毛冬青治疗三叉神经痛，经过 30 例的近期观察，证明有一定的疗效。用法：毛冬青注射液 20 毫克，每日肌内注射两次，同时口服毛冬青冲剂，每日两次，每次一包，10 日为一个疗程。如有效可连续应用几个疗程或更长时间。由于毛冬青长期应用后可有耐药性而渐失效，对复发或严重病例，口服剂量可增达 200 毫克，每日 3～4 次。亦可应用毛冬青小剂量穴位注射或离子导入。对伴有高血压、冠心病或动脉硬化的三叉神经痛病人，该药尤宜。

3. 单方验方

有用芍药甘草汤（芍药 50 克，甘草 20 克），升麻葛根汤 （升麻、葛根、白芍、甘草各等份），龙胆泻肝汤及天麻合剂等治疗三叉神经痛，皆获一定疗效。

针 刺 疗 法

针刺疗法治疗三叉神经痛有一定疗效，尤其适用于急性发作期，它的特点是见效快，选择两种方法介绍于下。

（一）深刺疗法

根据三叉神经痛的发病部位，采取穴位与神经干分布相结合的原则，进行深针、强刺激、久留计（2 小时）的治疗。选穴时以下关为主穴，第二支疼痛时加四白穴；第三支疼痛时加夹承浆穴。也有将针直接刺入眶上孔、眶下孔、后上齿槽孔、圆孔、颏孔、下颌孔、卵圆孔，进行重刺，直至该区出现胀、麻反应，并留针。

四川省某医学院口腔科与山东省立医院口腔科分别治疗 35 例、37 例三叉神经痛病人，有效率为 94% 及 97%。山东省人民医院对 31 例患者进行半年至二年半追踪观察，结果仅有 3 例复发。

（二）头针

针刺患者对侧感觉区下 2/5 处。

（三）针灸疗法

1. 体针

第一支痛，针鱼腰、攒竹、阳白、太阳、头维、风池；第二支痛，针翳风、下关、四白、太阳；第三支痛，针下关、颊车、地仓、夹承浆、大迎；在四肢远端再配以内庭、合谷、外关、足三里等穴。用强刺激手法。

2. 电针

用电针仪及涂以绝缘漆而尖端裸露的毫针或普通毫针，第一支痛针刺鱼腰，第二支痛针刺四白、颧髎、下关，第三支痛针刺下关、夹承浆、地仓等穴。再配合以远端穴位（合谷）。然后通上脉冲电流，缓慢增加强度，至病人有明显的麻、重、沉、胀感觉，而又不产生难忍的疼痛，留针 10～15 分钟，每日 1 次，10～12 次为一个疗程。据上海生理研究所、湖北医学院口腔科医院、中山大山孙逸仙纪念医院口腔科报道，共治疗三叉神经痛 177 例，近期有效率达 66%～92.4%。并且观察到当电针刺激所产生的麻木区和三叉神经痛的分布区相重合时效果好，若电针刺激所产生的麻木区在原来疼痛区邻近部位时仅能部分止痛或无止痛效果。

3. 耳针

取神门、额、枕、上下颌、牙痛点等穴，针刺或埋针耳针可与其他针配合应用。

4. 水针

根据疼痛部位，选用患侧攒竹、四白、下关、夹承浆等穴，注射 0.5%～1% 奴弗卡因，每穴 0.5～1.0 毫升，每日或隔日 1 次，10 次为一个疗程。亦可用维生素小剂量穴位射，用量 15～100 微克，有效率为 60%～85%对症状性和典型三叉神经痛，虽然用量较大，尚未有毒性反应的报道。或醋酸氢化可的松 25 毫克加普鲁卡因，注射于神经干上或其附近。

治未病与辨体质养生

一、古代"治未病"思想

"治未病"思想源自《黄帝内经》，历代医家乃至现代医学对"治未病"思想都极为重视。根据现代医学理论，将人群的健康状态分为三种：一是健康未病态；二是欲病未病态；三是已病未传态。因此，"治未病"就是针对这三种状态，具有未病养生防病于先、欲病施治防微杜渐和已病早治防止传变的作用。辨体质养生研究有助于分析疾病的发生和演变，为诊断和治疗疾病提供依据。

（一）《黄帝内经》"治未病"理论体系

《黄帝内经》奠定了中医学的基础理论体系，其遵循自然养生，防重于治的思想贯穿在整个理论体系中，纵览古代文化与哲学思想，不难看出《黄帝内经》吸收《周易》、儒道中先进的养生和预防思想，不仅从医学的角度明确提出"治未病"的概念，而且奠定了完善的"治未病"理论体系。

1.《黄帝内经》"治未病"概念的提出

《黄帝内经》中"治未病"一词，凡三见，其内容涵盖了养生、针刺治则、治法等方面。

（1）《素问·四气调神大论》提出顺应气候变化的动态养生以未病先防是"治未病"的主导思想。叙述了一年四季中适应气候变化的动态养生法则，是养生的关键所在，若违反四时气候变化规律，就会导致疾病的发生。最后提出预防重于治疗的重要性，经文曰："圣人不治已病治未病，不治已乱治未乱"，以此生动比喻说明养生以未病先防的重要性。"夫病已成而后药之，乱已成而后治之，譬犹渴而穿井，斗而铸锥，不亦晚乎"。

（2）《素问·刺热》、《灵枢·逆顺》则指出具有先兆症状出现，《素问·刺热》论述热病的色诊，就刺其未刺其未盛，左颊先赤；即针灸"治未病"心热病者，颜先赤；脾热病者，鼻先赤；肺热病者，右颊先赤；"肝热肾热，颐先赤。病虽未发，见赤色者刺之，名曰治未病"。即重视对疾病先兆症状的观察，并在疾病伏而未发之时预先针刺治疗，以防止疾病发作的内容。

（3）强调早期诊断，早期治疗，防止疾病的传变。如《灵枢·逆顺》曰："上工刺其未生者也；其次，刺其未盛也；其次，刺其已衰者也。……故曰：上工治未病，不治已病。"上工刺其未生者，后人引为未病先防，早期治疗的预防思想。显然治病于未生，比治其未盛更具积极意义，施治于未病之先才是治未病之法。

2.《黄帝内经》"治未病"理论的思想基础——整体恒动观

《黄帝内经》中天体一体观、五脏一体观和人与天体相应的思想构成了整体恒动观，天地万物之间，人体五脏之间不单是一个整体，而且是在不断地运动变化着的。整体恒动思想是中医学的指导思想，横贯中医基础理论，左右理、法、方、药。整体恒动观是"治未病"理论的思想基础。

（1）五脏相关和五行制化与"治未病"：五脏相关是藏象学说的一个重要观点，《黄帝内经》"治未病"理论应用五行生克制化理论与五脏相关理论，即运用五行配五脏的方法，说明疾病的传变规律，预后与指导治疗方法的论述分散于许多篇章，本节综合其论述并加以探讨。五脏相关理论肇始于《黄帝内经》，历代医家相继阐发。

1）五脏是相互通连的，疾病的传变是动态性变化，且具有一定规律。《素问·玉机真藏论》曰："五脏相通，移皆有次，五脏有病，则各传其所胜"，"五脏受气于其所生，传之于其所胜，气舍于其所生，死于其所不胜……肝受气于心，传之于脾，气舍于肾，至肺而死"。即疾病可以按照母传子的关系，如肝受气于心，相克关系，如肝传之于脾，气舍于肾，以及子传母关系等方式进行传变。《灵枢·病传》亦有相似描述，如"病先发于肝，三日而之脾，五日而之胃三日之肾，三日不已，于肝，三日而之脾死。……诸病以次相传，如是者，皆有死期"。在三日而病先发者也是后来当传之与脾，《难经》中蕴含着一个引而未发的理论，这就是疾病由肝传脾的传变，《七十七难》中所阐发"所谓治未病者，见肝之病，则知肝故先实其脾气，无令得受肝之邪，故曰治未病焉"的产生基础，是对暂未发病的"未病"脏腑进行预防性治疗，防止传变，即治未传之病，称为"既病防变"。

2）标本学说在临床的应用原则是急则治标，缓则治本，以及标本兼治。运用五行配五脏的方法，说明疾病的传变与预后。如果以相克次序传变，预后大多不良，以间脏或隔三四脏相传者，即以相生次序传变，则预后大多良好。如《素问·标本病传论》篇末提示："诸病以次相传，如是者，皆有死期，不可刺，间一脏止，及至三四脏者，乃可刺也。"

3）取法四时五行的生克制化理论，作为救治疾病的法则，并各举其补泻食养之所宜。如《素问·藏气法时论》曰："夫邪气之客于身也，以胜相加，至其所生而愈，至其所不胜而甚，至于所生而持，自得其位而起"，"毒药攻邪，五谷为养"。经文指出药物用以治病，五谷可以充养五脏之气，在运用时还要随其所宜而用之。孙思邈就是提倡"治合养"，"食疗为先，用药宜慎"的养生大家。

4）五行之间生克制化关系遭到破坏后出现异常相克（相乘相侮）现象，两者皆可由五行中任何一行的"太过"或"不及"而引起。相乘是按五行之间递相克制的次序出现的，相侮则是逆着五行相克的次序而出现的反克现象。两者之间的联系是：在发生相乘时，也同时发生相侮；在发生相侮时，也可同时发生相乘。如木气过强时，不仅会过度克制其所胜之土，而且可以恃己之强反向克制己所不胜之金；反之，木气虚弱时，则不仅金来乘木，而且其所胜之土也乘其虚而反侮之，所以《素问·五运行大论》说："气有余，则制己所胜而侮所不胜，其不及，则己所不胜侮而乘之，己所胜，轻而侮之。"五气交替主时，各有先期而至的气候，若与四时之定位——时令相反的是邪气，气与时令不相符合其病必重，与时令相合的是四时正气，其虽病亦轻。

5）风是自然界异常的气候（邪气），影响人体经脉产生五风（五脏之风）伤害五脏，《素问·金匮真言论》说："邪气发病，所谓得四时之胜者，春胜长夏，长夏胜冬，冬胜夏，夏胜秋，秋胜春。""春胜长夏"是说长夏反得春天的气候，肝木得胜气之助而克脾土，余此类推，这就是四时相胜的一般规律，针对上述的邪气发病，《素问·脉要精微论》又说："四时之病，以其胜治之愈也"，提示用五行相胜的法则治疗四时所致之疾病，就可以痊愈。

（2）病邪表里传变与"治未病"：人体的生理活动处于永不停息的运动变化，主要表现为气的升降出入。《素问·六微旨大论》说："出入废则神机化灭，升降息则气立孤危。故非出入，则无以生长壮老已；非升降，则无以生长化收藏。……故无不出入，无不升降"。《格致余论·相火论》也说："天主生物，故恒于动，人有此生，亦恒乎动"。上述论述揭示"恒动"是宇宙和生命的规律，是事物发展变化的原动力，对于疾病也要从动态变化中把握其生理病理变化并指导治疗。

疾病是邪气作用于人体，正邪斗争在脏腑、经络病理变化的临床反映，呈现着证候动态传变模式。疾病的传变是在机体、脏腑、经络等组织中的转移和变化，也就是疾病过程中各种病理变化的衔接、重叠与传化；其中包含着病邪、病性、病位和病势的动态性变化，如伤寒的六经传变，温病的卫、气、营、血传变等。传，是指病变循着一定的趋向发展；变，是指病邪、病性、病位和病势在某些特殊体质，邪正盛衰，有无宿疾、治疗当否等条件下，不循一般规律而起病性的转变。疾病传变规律一般多呈顺传之势。《素问·缪刺论》言："夫邪之客于形也，必先舍于皮毛，留而不去入舍于孙脉，留而不去入舍于络脉，留而不去入舍于经脉，内连五脏，散于肠胃，阴阳俱感，五脏乃伤，此邪之从皮毛而入，极于五脏之次也。"《素问·调经论》、《灵枢·百病始生》亦有类似上述的论述。扁鹊"治未病"思想范例，体现在齐桓公的病例中，"邪风之至，疾如风雨，故善治者治皮毛，其次治肌肤，其次治筋脉，其次治六腑，其次治五脏，治五脏者半死半生也"。《素问·阴阳应象大论》上述经文动态性指出虚邪伤人的一般传变模式——由表入里，寓意和提示早期防治、既病防变和截断传变途径的"治未病"思想。

另外，阴阳、五行应用于医学上阐述疾病的发生发展规律，天有四时五行，人有五脏化五气，"秋伤于湿，冬生咳嗽"，"冬伤于寒，春必温病"，提示时序消长与疾病的发生、演变是处于"动态发展"变化的过程状态中。

（3）随应而动的动态辨证论治思想与"治未病"：《黄帝内经》中整体恒动的思想贯穿于辨证论治的整个过程中，是中医"治未病"理论的思想基础。

朱彤说："证候是中医学对机体整体功能状态反应的认识和把握，贯穿于中医学养生保健和疾病治疗过程中。"郭蕾指出："证候的定位是整体性或亚整体性的。"临证时就必须从天人合一整体观，疾病动态观着眼，才能把握疾病正常的传变规律与异常的变证。诚如《素问·宝命全形论》说："若夫法天则地，随应而动，和之者若响，随之者若影，道无鬼神，独来独往。"基于辨证论治的相对亚动态，提倡动态辨证论治思路，按照天地阴阳的道理，随机应变，如响之应，如影随行，就可以更有效克服临证所遇到的错综复杂的疑难病症以提高疗效。疾病的传变模式概念，具有时间、空间的动态内涵，即疾病的动态传变模式。与之相应，临床应用动态辨证论治是提高疗效的重要环节。

1）变证与应变治疗：应变治疗思想在《黄帝内经》中有广泛的体现。《灵枢·官针》指出："凡刺有九，以应九变"，就是针对不同病因病机论述了相应的刺法。《素问·脉要精微论》说："病之变化，不可胜数"，"夫病变化，浮沉深浅，不可胜穷……随变而调气，故曰上工"。《灵枢·卫气失常》说："圣人杂合以治，各得其所宜。故治所以异而病皆愈者。"《素问·异法方宜论》提示治病要因人、因时、因地制宜。所以治疗的方法相应动态式灵机应变，随证应变治疗。对于素体虚弱，易于感邪而多传变的病人，其机体在邪正相争过程中，对病邪的"从化"具有决定性作用，如素体阳盛者，则邪多从火化，疾病多向阳热实证演变；素体阴盛者，邪从寒化，多向寒实或虚寒等证演变。郭蕾指出："证候与致病因素之间的非线性关系，表现为同一致病因素，可以导致不同甚至性质截然相反的证候。"同一疾病在不同阶段，病理变化不同，邪正的盛衰，病邪的性质和从化，病人体质差异，四时气候、昼夜间寒热的转变，人为因素的重迭相加，其所表现的证不按常规变化，证的异常迅速转变，称为变证。根据辨证论治的原则，施治的理、法、方、药也随证而异，称为应变治疗。正如《医学源流论》中所指出："精思妙术，随变生机，病势千端，立法万变，则真假不能惑我心，亦不能穷我之术，是在博求古法而神明之"，"凡病之情，传变在于顷刻，真伪一时难辨，一或执滞，生死立判，非虚怀灵变之人不可学也"。

2）动态辨证论治：笔者在《黄帝内经》"治未病"理论学习的基础上，提出动态辨证论治的治疗思路，以期对疑难病证的诊治疗效有所提高。素体禀赋不足，或有特异体质，尤其对易虚易实的儿童病人，往往于感受风寒或风热，在昼夜之间发生变证，表现错综复杂、真寒假热病性难断的疑难病证。

笔者在多年的临床实践中体会中医辨证论治存在相对的亚动态性。"由于证候具有'以候为证'的特点"，"证候的定位是整体性或亚整体性的"，"自古通天者，生之本，本于阴阳"，"阳气者，一日而主外；平旦人气生，日中而阳气隆，日西而阳气已虚，气门乃闭，是故暮而收拒，无扰筋骨，无见雾露，反此三时，形乃困薄"。《素问·生气通天论》指出一天之内三段时间阳气的活动规律和人身阳气的重要性："苍天之气，清净则志意治，顺之则阳气固，虽有贼邪弗能害也，此因时之序。"循着时序的变化规律保养生气，显示未病先防的动态养生观。凸显热带地区一年都是夏，一雨变成秋的气候特点；在高楼林立的新加坡，入夜酷热难当，对于已感受外邪而又素体本虚，或稚阴稚阳体质的患儿，入夜后空调，风扇猛吹，以至晨昏之间发生变证者并不少见，正如《素问·移精变气论》所说："失四时之从，逆寒暑之宜，贼风数至，内至五藏骨髓，外伤空窍肌肤"，又说："暮世之治病，不审逆从……故病未已，新病复起"。所以临证要因人、治不本四时、虚邪朝夕、不知日月、疾病过程的气候变化特点、病人生活习惯特点、病邪的"因时从化、因地制宜"，把握昼夜晨昏、阴阳寒热二气的变化特点。掌握这一规律，动态性、证候演变规律预见性地先证而治或治未病的脏腑，随机对证应变治疗。所以，《素问·阴阳应象大论》言："故治不法天之纪，不用地之理，则灾害至矣"。《荀子·天论》言："应之以治则吉"。中医学强调"治病必求于本，本于阴阳"，调和阴阳，以平和为期。要求"上工治未病"的理念，"毋逆天时，是谓至治"。

《黄帝内经》"治未病"理论诸多的动态性论述，体现其动态性的治疗思想。辨证论治从宏观的整体观念出发，具有时间、空间的动态思维方法，然而"证候的定位是整体性或亚整体性"。郭蕾指出："证候与致病因素之间的非线性关系表现为同一致病因素，可以导致不同，甚至性质截然相反的证候。"《灵枢·示从容论》说：'怪人之治病，循法守度，援物比类，化之冥冥，循上及下，何必守经。"辨证论治相对的存在亚动态性，应对异常突发的变证，要因人、因时、因地制宜，临床强调并树立动态辨证论治的治疗思路，更能凸显中医药的治疗优势与提高疗效，是对疑难病证取得可靠疗效的治疗思路。

《黄帝内经》的动态疾病观及动态治疗思想，开创了辨证论治模式先河，也预示了隐而未发的动态辨证论治思想的重要性和必要性。针对疑难病证，临证要明察预见存在着潜在变化的"突然"变证，并随之应变治疗。因此，强调整体恒动观指导下的动态辨证论治的治疗思想，更能发挥中医药的特色优势与疗效，亦是中医"治未病"的理论基础。

3.《黄帝内经》"治未病"理论的基本内涵

（1）未病养生：《黄帝内经》中有多处记载了养生的内容，兹分别加以论述。

1）法阴阳：《素问·生气通天论》强调人体生命活动与自然界有着密切关系，即"天人相应"的整体观。开篇便说："自古通天者，生之本，本于阴阳……此寿命之本也。"并指出人身阳气致密的重要性。经文有"阴阳之要，阳密乃固"，"阳气者，若天与日，失其所，则折寿而不彰"的尚阳思想。阴阳两者的协调配合，相互为用，是维持正常生理状态的最高标准。即篇末"阳强不能密，阴气乃绝，阴平阳秘，精神乃治；阴阳离决，精气乃绝"所提示的阴阳互根相互为用的规律。"冬伤于寒，春必温病，四时之气，更伤五藏"，所以善养生者谨道如法，即"春夏养阳，秋冬养阴"，提示养生必须要依据四时变化、阴阳消长的动态养生观。

《黄帝内经》开篇首章《素问·上古天真论》，据郭霭春主编《黄帝内经词典》"天真"曰："天性纯真之意，亦含指先天真气"，该篇通过上古时代之人的养生之道："法于阴阳，和于术数，食饮有节，……故能形与神俱，而尽终其天年，度百岁乃去"，说明了正确的养生方法，而"法于阴阳"列于首位，同时强调养生要保养真气和避开虚邪贼风。"虚邪贼风，避之有时，恬淡虚无，真气从之，精神内守，病安从来"。"避之有时"亦是尊崇时令阴阳之气的变化来养生的内容。此篇提出真人、至人、圣人和贤人四种养生家不同的养生方法，都是基于强调适应四时阴阳的重要性。这些都是从"天人相应"整体观出发的动态养生法则。

《素问·四气调神大论》具体叙述四季中阴阳之气的变化来摄生的法则，若违反四时气候变化规律，是导致疾病发生的原因，故曰："四时阴阳者，万物之根本也"，"春三月，此谓发陈……此春气之应，养生之道也"，"秋三月，此谓容平……此秋气之应也，养收之道也"。所以要在春夏季节保养阳气以适应生长的需要，在秋冬季节保养阴气以适应收藏的需要，"从阴阳则生，逆之则死，从之则治，逆之则乱"。这就是养生法则。所以圣人不等病已经发生再去治疗，而是治疗在疾病发生之前。《内经》提出的"不治已病治未病，不治已乱治未乱"，揭示了未病先防的重大意义，经文是在告诫人们重视遵循自然养生——未病先防的动态养生观。

2）调精神：《灵枢·本神》提出养生要经常注意适应周围环境的变化和调摄精神情志活动，"和喜怒"、"调刚柔"是"形神并养"的养生原则，故曰："智者之养生也，必须四时而适寒暑，和喜怒而安居处，节阴阳而调刚柔。如是，则辟邪不至，长生久视。"

《素问·灵兰秘典论》指出十二脏腑的功能有赖并强调"心"的"君主"作用，神明出焉，神明泛指精神意识思维活动。其后又指出"至道在微"，告诫人们的健康应该慎重于始，防患于微，任其发展祸害无穷。经曰："主明则下安，以此养生则寿，殁世不殆"，"主不明则十二官危……以此养生则殃"。主明即是心神清明，从调养精气真元而来。

《素问·上古天真论》提出"恬淡虚无，真气从之，精神内守，病安从来……是以志闲而少欲，心安而不惧，形劳而不倦"，将精神养生列为养生的主要内容，并提出"美其食，任其服，乐其俗"的健康的精神心理观。精神养生同四时养生一样，是《黄帝内经》养生的主体内容。

3）存正气："人体正气"是决定疾病是否发生发展的关键因素。《素问·刺法论》强调"正气存内，邪不可干"的正气理论，通过针刺调整十二经脉之原气，有"补神固根，精气不散，神守不分"，达到全神养真之旨。又说"刺法有全神养真之旨，亦法有修真之道，非治疾也，故要修养和神也"。又说"五疫之至，皆相染易"，然而"正气存内，邪不可干，避其毒气"就能不染五疫，《黄帝内经》强调"固护正气"是不发病的主要关键，此亦"治未病"理论之一端。

《灵枢·百病始生》更具体指出"风雨寒热，不得虚，邪不能独伤人。卒然逢疾风暴雨而不病者，盖无虚，故邪不能独伤人，此必因虚邪之风，与其身形，两虚相得乃客其形"。"邪之所凑，其气必虚"，"内外调和，邪不能害，耳目聪明，气立如故"（《素问·生气通天论》）。上述描述突出"正气"对疾病与健康的主导性思想。《素问·刺法论》表述外邪、疫气侵犯脏腑十二官发病的预防和针刺方法。强调正气存内，精神内守的重要性。经曰："五疫之至……不相染者，正气存内，邪不可干，避其毒气……即不邪干"，又说："凡此十二官者，不得相失也。"

是故刺法有全神养真之旨，亦法有修真之道，非治疾也"。该句指出针刺疗法有保全神气、调养真元的保健作用，并非只是单纯治疗疾病。

《素问·汤液醪醴论》指出上古之人制成汤液醪醴只是作为备用，中古之人养生之道稍衰，但只要服些汤液醪醴病就好了，现在之人一有疾病就要内服药物、贬石、针灸外治，其病才能痊愈，这是因为"嗜欲无穷，而忧患不止，精神弛坏，荣泣卫除，故神去之而病不愈也"。经文重视及早治疗疾病固然重要，"病为本，工为标，标本不得，邪气不服"，医患合作亦是治好病的重要关键，也强调调摄精神在养生和防病的重要意义。

（2）治于未发：《素问·疟论》曰："疟之未发也，阴未并阳，阳未并阴，因而调之，真气得安，邪气乃亡"，指出疟疾的治疗，攻邪应在未发病之前。《素问·刺疟》有相似的内容记载。

《素问·刺热》指出五脏热病的症状、演变、预后及其针刺疗法。"肝热病者，左颊先赤，心热病者，颜先赤……肾热病者，颐先赤，病虽未病，见赤色者刺之，名曰治未病"。这是先证而治，当已有先兆症状，病尚未发作就及早防治，体现"治未病"理论的动态辨证治疗思想。

"疟之未发，因而调之"，"治于未有形"，"逢而泻之，其病立已""早遏其路"。强调早期针灸治疗，止病于萌芽的针灸"治未病"思想，是《黄帝内经》"治未病"理论的重要组成内容。此言"逆针灸"能激发调整经络之气，有全神养真之旨，强调"正气存内，邪不可干"的主导作用。

《素问·离合真邪论》曰："夫圣人之起度数，必应于天地……夫邪之入于脉也，寒则血凝泣，暑则气淖泽，虚邪因而入客，亦如经水之得风也，经之动脉，其至也亦时陇起，其行于脉中循循然，其至寸口中手也，时大时小，大则邪至，小则平，其行无常处，在阴与阳，不可为度，从而察之，三部九候，卒然逢之，早遏其路。"病邪初入人体，及早治疗，可以使病尽早痊愈。"邪之新客来也，未有定处，推之则前，引之则止，逢而泻之，其病立已"。提示早期治疗，截断其传变途径的治疗方法。

（3）救其萌芽：《素问·八正神明论》说："上工救其萌芽，……不败而救之，故曰上工。下工救其已成，救其已败。"《灵枢·玉版》针对痈疽的治疗指出："圣人自治于未有形也，愚者遭其已成也。……圣人弗使已成。"它们均认为早期诊断与治疗是评价医生水平高低的重要标准。

《素问·阴阳应象大论》曰："邪风之至，疾如风雨，故善治者治皮毛，其次治肌肤，其次治筋脉，其次治六腑，其次治五脏。治五脏者，半死半生也。"强调早期诊断治疗，是保证救治疗效的重要因素。

（4）刺其未生、未盛、已衰：《灵枢·逆顺》强调"上工刺其未生者也；其次，刺其未盛者也；其次，刺其已衰者也，一方其盛也，勿敢毁伤，刺其已衰，事必大昌"。此言掌握可针与不可针的时机，故曰："上工治未病不治已病"，这里强调针刺要掌握可刺与不可刺的时机，具体的方法是："刺其未生"、"刺其未盛"、"刺其已衰"，故曰上工治未病。又说"上工之取气，乃救其萌芽"（《灵枢·官能》），指出高明的医生能够根据脉气的变化，在疾病尚未生、未发或病之初期就针灸治疗，早遏其路。"逆针灸"的操作方法在《素问·缪刺论》中有具体的论述。缪刺法，其与经刺法不同之处：凡病在经脉，刺其经穴，称经刺（又名巨刺）；病在络脉，刺其皮络，称缪刺。缪（纸缪）即"错误"。缪刺法的操作是左病则刺右边，右病则刺左边，还要掌握适当时机针刺，"刺其未生"、"刺其未盛"、"刺其已衰"。

（二）《难经》的"治未病"理论

《难经·七十七难》发挥《灵枢·病传》中"病先发于肝，三日而之脾"和《素问·玉机真藏论》"五脏受气于其所生，传之于其所胜"的五脏之病传变关系的理论，明确提出"所谓治未病者，见肝之病，则知肝当传之与脾，故先实其脾气，无令得受肝之邪，故曰治未病焉。中工者，见肝之病，不晓相传，但一心治肝，故曰治已病也"。认为对于五脏之病，防治病邪传变的主体内容应该是补益所克伐之脏，即治未传之病，也称为"既病防变"。

另外，《难经·六十九难》曰："虚则补其母，实则泻其子"，又对五脏的虚实之病提出相应的预防方法，对于虚证，用补其母的方式治疗；对于实证，用泻其子的方式治疗。可以看作是对《黄帝内经》"既病防变"理论的补充与发展。

（三）《伤寒杂病论》中的"治未病"思想

《黄帝内经》"治未病"着重于理论，《伤寒杂病论》着重于临床实践。张仲景在《金匮要略·脏腑经络先后病脉证第一》开章明义地强调预防未病的思想："夫治未病者，见肝之病，知肝传脾，当先实脾，四季脾王，不受邪，即勿补之；中工不晓相传，见肝之病，不解实脾，惟治肝也。"明确"既病防变"的重要性，又言"若人能养慎，不令邪风干忤经络"，"房室勿令竭乏"，"服食节其冷热苦酸辛甘"，"无犯王法，禽兽灾伤"，说明健康的生活方式对养生防病的重要性。全面概括《黄帝内经》"治未病"理论："治未病脏腑"、"养慎"、"保全真元"、"节饮食"、"辟外邪"。重点在于养生防病，未病先防；强调"正气存内，邪不可干"等。

医圣仲景先师"未病"之旨，一为无病，一为病尚未发。"治未病"强调无病先防或见微防著，病未发而防患未然，两者皆侧重预防疾病的发生——未雨绸缪，寓防于治的"治未病"思想。

《伤寒论》虽无"治未病"之条文，但其"治未病"思想渗透于《伤寒论》辨证论治之中。《伤寒论》治阳明腑实证创三承气汤，实为急下存阴之法；伤寒之三阳证，多为实证、热证。当阳热亢盛或过汗伤津后，如不及时存阴制阳，则可致津竭液脱之变而使病危，及时进服白虎汤、白虎加人参汤，清热生津，则可夺回一线生机。

又如治阳明毒用升麻鳖甲汤治之，并指出五日可治，七日不可治。其目的也在于强调疫毒未盛之时，及早施治，阻断病势的发展，而使病人得救。充分体现了仲景对中医急症学的贡献，也体现了"治未病"的无病早防，有病早治，救急防变防危思想的临床意义。《伤寒论》条文中用欲作再经、转系、转属、转入过程、传、受邪、并病等词，明确叙述外感热病的传变状态或结果，告示见病知传。防变于未然的思想，是"治未病"思想在辨证论治中的体现。

然而《金匮要略》有"治未病"之词："上工治未病，夫治未病者，见肝之病，知肝传脾，当先实脾。""实脾"谓治未病之脏腑。仲景治未病思想贯穿于《伤寒杂病论》的辨证论治之中，其中心思想有三：一无病先防、二欲病防作、三既病防变。

1. 无病先防

仲景"治未病"思想的重点在摄生防病。

首先体现在"若人能养慎，不令邪风干忤经络"，此与《黄帝内经》"虚邪贼风，避之有时"，"正气存内，邪不可干"的观点一脉相承，都是强调了疾病是可以预防的。其次提出了病邪"适中经络，未流传脏腑，即医治之"的有病早治思想，提示"四肢才觉重滞，即导引、吐纳、针灸、膏摩，勿令九窍闭塞"。体现"无病先防，有病早治"的鲜明"治未病"原则。再者，提倡"饮食有节，忌冷食，勿贪食，房室勿令竭之"，并通过导引、吐纳等锻炼身体，保持五脏元真通畅，使病邪无由入其腠理。这些都是仲景重视摄生防病、无病重防的"治未病"思想。

2. 欲病防作

"治未病"之早治早防，还体现在治病时及早抓住先机的截断疗法，如截汗、截疟等法。如伤寒之营卫不和之自汗症用桂枝汤治疗，其用药时间的把握非常重要。

"病人脏无它病，时发热自汗出而不愈者，此卫气不和也，先其时发汗则愈，宜桂枝汤"。仲景按"时发热自汗出而不愈，当机立断诊断为卫气不和的潜在病机"，用桂枝汤"先其时发汗"，可通过调和营卫防止其发展（传变）为典型的太阳中风证。

类似治法不少，如蜀漆散所主之化疟"未发前以浆水服半钱，温疟则临发时服一钱匕"等皆是。研究显示：蜀漆、常山一类方药治疟，必须在未发前一至二日时服用，过早过迟都较难奏效，这也证实了仲景"病未发作即下药"的截断疗法的科学性。

3. 既病防变

既病防变是仲景"治未病"思想的中心环节，具体表现为：

（1）早期治疗：仲景特别重视太阳病的诊治，《伤寒论》中仅太阳篇条文达 180 余，占总数五分之二，太阳为三阳之表，其于太阳篇中浓施笔墨就寓有早治防变之意。人体是一个有机的整体，脏腑经络在生理上相互联系，也必然成为在病理状态下疾病传变的内在依据，为此，仲景将治未病的脏腑作为既病防变的重要措施，仲景云"见肝之病，知肝传脾，当先实脾"的"上工治未病"思想是控制病变发展的一种积极措施。

（2）慎治防变：慎治主要体现在详审病机，严格掌握八法的适应证及禁忌证，防止医药源性疾病的发生，仲景告诫人们慎治防变的思想在《伤寒论》中不胜枚举，如"淋家，不可发汗，发汗必便血"，"亡血家，不可发汗，发汗则寒栗而振"等。仲景在辨证施治中将顾护脾胃作为慎治防变之要务，遣方用药，审时度势，无不以固护后天之本为重为先。《伤寒论》中用药83味，甘草应用次数最多达 70 次，其次是桂枝 40 次，大枣、生姜次之（39 次和 35 次），芍药、干姜（30 次和 22 次）；《金匮要略》中用药 173 味，甘草用药次数居首达 67 次，桂枝次之达 41 次，其次是生姜、大枣（34 次和 28 次），再次是茯苓、半夏、干姜（依次是 26 次，26 次及 24 次），由此可见仲景治病极为重视后天之本的脾胃。"四季脾旺不受邪"，"三阴之不受邪者，藉胃气为之蔽其外也"。人体胃气盛衰为病传依据，保护扶助人体正气，以防止疾病传变，是《伤寒论》治未病的固本之法。即使祛邪之法，也常以扶正药伍之，如白虎汤，清热而配甘草、粳米调中；十枣汤逐饮而用大枣益胃，祛邪而不伤正，扶正治法常寓祛邪之意，凡种种治法，予以固护正气，旨在防止疾病传变，此亦"治未病"之一端。

（3）病瘥防复：仲景指出："大病新瘥，气血尚虚，脾胃尚弱，体力未复，若调养不慎，极易复发，或复感新邪"，故仲景采取了相应的措施，如"大病瘥后，喜唾，久不了了，胸上有寒……宜理中丸"（条文 396），"病人脉已解，而日暮微烦，以病新瘥，人强与谷，脾胃气尚虚，不能消谷，故今微烦，损谷则愈"（条文 398）。并列"辨阴阳易瘥后劳复病脉证并治"篇置于六经及霍乱之后，示人注重病后调养，预防复发之告诫。

综上所述，无病重防，既病防传、防盛、防逆、病瘥防复是仲景"治未病"思想寓预防于各个诊治环节之中，丰富和发展了《黄帝内经》"治未病"的思想内容。《黄帝内经》以众医家在临床诊治中，保胃气、固肾气、扶阳气、存阴液等思想，往往贯穿于治疗始终，此亦"治未病"之重要环节。

（四）历代名家治未病思想

1. 华佗与"治未病"

外科鼻祖华佗根据古代导引法，模仿禽兽特点而创编了"五禽戏"，更明确指出："人体欲得劳动，但不当使极耳，动摇则谷气消，血脉流通，病不得生，譬犹户枢，终不朽也。"这是通过体育锻炼养生保健和养生康复的典范，对防止疾病的发生和保健、康复具有积极的防治意义。

2. 葛洪等的"医与道结合"的养生思想

在帝王们追求长生不死，千方百计寻求长生不老方药的刺激下，各种炼丹术、服石法、神仙术，以至房中术盛行一时，葛洪的医与道相结合的养生思想为代表之一。

（1）重视导引，防治于先：葛洪提出"养生以不伤为本"的观点，并具体指出"伤身"的十个方面，也制订"不伤身"的三十多条措施，并重视导引养生。其指出"导引疗未患之患，通不和之气，动之则百关气畅，闭之则三宫血凝。实养生之大律，祛病之玄术矣"。又说"是以善摄生者，卧起有四时之早晚，兴居有至和之常制，调利筋骨偃仰之方。杜疾闲邪有吞吐之术，一忍怒以全阴气，抑喜以养阳气。……长生之理尽于此矣"。《抱朴子·内篇》防治于先的养生思想指出"圣人消未起之患，治未病之疾，医之于无事之前，不追于既逝之后，夫人难养而易危也"。养生以延年益寿，还须自年少与壮时谨慎摄养，否则"若恃年纪之少壮体力之刚者，自役过差，百病兼结，命危朝露，不得大药，但服草木，可以差于常人，不能延其大限也"，阐明养生与延寿的密切关系。葛洪所说的"忍怒以全阴气，抑喜以养阳气"与《黄帝内经》的"暴怒伤阴，暴喜伤阳"的意思是一理相通的。

（2）务谨其微，常患于晚：葛洪有云："凡言伤者，亦不便觉也，谓人寿损耳"，"世人以觉病之日，始作为疾，犹以气绝之日，为身丧之候也"，又云："凡为道者，常患于晚，不患于早也"（《抱朴子·极言》）。说明疾病的治疗贵早不宜晚，以告诫世人："治身养性务谨其微，不以小益为不平而不修，不以小损为无伤而不防……若能爱之于微，成之于著，则几乎知道矣。"只有做到"能令正气不衰，形神相卫"，就能如《黄帝内经》所说"正气存内，邪不可干"。

（3）重视节嗜欲，保性命以养生：《抱朴子·养生论》说："善养生者，先除六害，然后可以延驻于百年。一曰薄名利，二曰禁声色，三曰廉货财，四曰损滋味，五曰除佞妄，六曰去沮嫉。六者不除，修养之道徒设耳。"

3. 陶弘景的气功养生法

陶弘景精研医理，通晓佛、道，其著《养性延命录》是现存最早的养生学专著。主张调神养形，小劳不疲，推崇气功养生，集合古代练气功诸家之大成，提出"天命在我，不在天"的积极养生观。

4. 巢元方补养宣导的养生思想

巢氏《诸病源候论》对于传染病，不满足于原有六淫学说，认为是外界有害物质——"乖决之气"所致，是互相传染的，是可以"预服药"来预防的。对小儿妇女怀孕的保健，主张要向劳动人民学习，指出"田舍小儿，任其自然，皆得无横夭"。妇女怀孕应做些劳动使"骨气强，胎养盛"，非议卧床养胎的旧习。书中共载 67 类疾病和 1739 条，证候之后附有"补养宣导"的说明。该论集魏晋南北朝以来养生术之大成,具有实用价值和对唐代孙思邈食疗养生专论发挥了承前启后的影响。

5. 孙思邈的"治未病"思想

孙氏预防思想主要反映在《备急千金要方》和《千金翼方》中,包括以下三方面:

(1) 安不忘危,救治于未病之先:《备急千金要方·卷一》指出:"古之善为医者,上医医国,中医医人,下医医病;上医听声,中医察色,下医诊脉;上医医未病之病,中医医欲病之病,下医医已病之病"。说明上医之治贵在早期诊断,救治未病之先。又说:"常须安不忘危,预防诸疾也。"提倡"安不忘危,存不忘亡","安者非安,能安在于虑亡;乐者非乐,能乐在于虑殃",并进一步将"治未病"论释到正确的养生方法上,指出:"善养性者,则治未病之病,是其意也"。在《备急千金要方·卷九·伤寒》中首次提出:"辟疫气令人不染温病及伤寒",并记载了屠苏酒、太乙流金散、雄黄散、治疫病方、治瘴气方等用于温疫的预防。

(2) 食疗为先,用药宜慎:孙氏指出:"安身之本,必资于食;救疾之道,必凭于药。不知食宜者,不足以存生也。不明药忌者,不能以除病也……是故食能排邪而安脏腑……若能用食平病,释情遣疾者,可谓良工。"于是进一步指出"为医者,当须洞晓病源,知其所犯,经食治之,食疗不愈,然后命药"。孙氏根据五谷为养,五果为助,在食疗养生方法上提出:五脏不可食忌法、五脏所宜食法、五味动病法、五脏病五味治疗等观点。以上论述均为后世医家所推崇,并为后世中医食疗养生学奠定理论基础。

(3) 智者察微,以时早治:孙氏主张治未病之病,主张预防于微,及早治疗,他说:"凡人有不少苦似不如平常,即须早道,若隐忍不治,希望自差,须臾之间,以成痼疾……若有不和,即须治疗,寻其邪由及在腠理,以时早治,鲜不愈者,患人忍之,数日乃说,邪气入脏,则难可制止。"此外孙氏也重视按摩导引、灸法、食治、药疗、房中术等,强调抑情养生、慎言语、节饮食在养生中的重要意义,提倡养生要综合多种方法,孙氏说:"凡人自觉十日以上康健,即须灸三数穴,以泄风气。每日必须调气补泻,按摩导引为佳……然常须安不忘危,预防诸病也"。上述思想与《金匮要略》所言"四肢才觉重滞,即导引、吐纳、针灸、膏摩,勿令九窍闭塞"一脉相承,其旨皆在强调早治防变。

6. 庞安时的"治未病"思想

北宋名医庞安时十分重视地理、体质与发病类型的密切关系,指出"凡人禀气各有盛衰","勇者气行则已,怯者则着而为病"。禀气是指人体素质,勇怯是指正气盛衰。寒毒虽已侵袭人体,但其能否发病,取决于人体强弱与正气盛衰。

在当时庞氏已认识伤寒与温病性质上的不同,治疗温病、疫气主张先期服药以防备之。其言"天地有斯害气,还以天地所生之物,以防备之","疗疫气令人不相染,及辟温病伤寒屠苏酒,屠苏之饮,一人饮一家无病,一家饮一里无恙,若能岁岁饮,可代代无病","入温家令不相染,研雄黄并嚏法,则疫气不能入,与病人同床亦不相染"。

7. 钱乙的"治未病"思想

钱乙重视先天之本,主张"肾主虚"的体质学说:提出诸病中见有肾虚之证者,均宜补肾。其理论也重视调护脾胃,临床上首先确立儿科五脏辨证理论,强调在疾病发展过程中五脏之间的相互影响,主张利用五行生克乘侮的法则指导"实则泻其子"治法的实施,五脏辨证的纲领以五脏为基础,以证候表现为依据,是《黄帝内经》治未病理论的发展和升华。钱氏治未病思想其要有四，略述如下：

（1）重视健中气的未病先防思想：钱氏认为脾胃失调是导致多种疾病的重要因素。由于小儿脾胃功能易失调，在临证中，往往采用先调治其脾胃，使中气恢复后再治其本病；或先攻下后调治其脾胃，使中气恢复后再治其本病；或补脾以育肺，制肝御肾等。在《小儿药证直诀·五脏相胜轻重》中尝曰："渐与稠粥烂饭，以助中气，自然易养少病。惟忌生冷、油腻、甜物等。"他创制了多种调理脾胃的方剂和论治脾胃疾患十四法，其云："脾胃虚衰，四肢不举，诸邪遂生"。他不仅将虚羸、积、疳、伤食、吐泻、腹胀、慢惊、虫证等病从脾胃论治，还认为疮疹、咳嗽、黄疸、肿病等也与脾胃有关，也可以从脾胃论治。

钱氏虽然重视脾胃调治，也重视五脏之间的相互影响、四季气候对脏腑的影响。如在"肺热误治案"中先实其脾，然后泻肺，培土生金，补母实子。由此可看出，钱氏在复杂的证候中，不单考虑某脏自身，而是从整体出发注意五脏间的联系性，其中尤重视脾胃对其他脏的影响，以及各脏对脾胃的影响。

同时，重视脾胃的治未病观在新生儿中亦有所体现，其在《小儿药证直诀·记尝所治病二十三证》中说："夫胎在腹中……食母秽液，入儿五脏……至生之时，口有不洁。产母以手拭净，则无疾病。俗以黄连汁压之，云下脐粪及涎秽也。"《初生下吐》中也说："初生下，试掠儿口中，秽恶不尽，咽入喉中故吐，一凡初生，急须拭掠口中，令净、若啼声一发则咽下，多生诸病。"《卷下·诸方》曰："小惺惺丸、解毒……小儿才生，便宜服一丸，除胎中百疾。"此告示初生婴儿必须及时清除口中残留的羊水等秽物，否则易导致胃肠道和口腔等疾患。"俗以黄连汁压之"以清解胎毒，是提示医者未病先防。

（2）谨慎攻下的既病防变理论：小儿气血未充，脏腑娇嫩，腠理疏松，筋骨未坚，应当呵护防邪侵，吐下之法应谨慎用之。《小儿药证直诀·诸疳》说："疳皆脾胃病，亡津液之所作也。因大病或吐泻后，以药吐下，致脾胃虚弱亡津液……皆愚医之所坏病……小儿易虚易实，下之既过，胃中津液耗损，渐令疳瘦"，"故小儿之脏腑柔弱，不可痛击……凡有所下，量大小虚实而下之"。《急惊》中又说："不可与巴豆及温药大下之，恐蓄虚热不消也"，"或无下证，慎不可下也"。诸如此类言词，比比皆是，以告诫小儿慎防外邪，避寒凉，少攻伐之重要性。钱氏培补后天而防邪却病，既病防变，慎治防传亦是治未病思想的体现。

（3）填精益肾的强体防病思想：肾为先天之本，阴阳生命之根。脾为后天之本，气血生化之源。临床上钱氏强调脾肾并补，谨慎用药，而防邪却病。傅齿立效散后云："盖小儿肾之一脏常主虚，不可令受热毒，攻及肾脏，伤乎筋骨。"《肾虚》中指出："儿本虚怯，由胎气不成……此皆难养也，纵长不过又八之数。若态色欲多，不及四旬而亡"。主张肾常主虚，"皆宜补肾，地黄丸主之"，把六味地黄丸列为《小儿药证直诀》第一方。以"治肾怯"，滋养先天，调护后天，使脾旺肾实则体壮无病。

钱乙是儿科学专家，其所有的养生理论均是侧重于儿科的体质特性提出，重视先天，补益后天，慎用攻下，可以概括钱乙对小儿的养护与治疗思想。

8. 金元时期的"治未病"理论与实践

金元时代最著名的莫过于金元四大家，他们把临床医学理论向养生学领域渗透，丰富了养生理论与治未病思想的结合。

（1）刘完素养、治、保、延的养生思想：宋代以前中医学病机理论多注重阳气，总体而言，唐宋时期医家用药注重温热之品。至宋代官方编制的《太平惠民和剂局方》问世，成为当时医家遵循的用方法规，这就形成了宋以前治病用药过于温燥之弊。刘完素（刘河间）创立"六气皆从火化"、"五志化火"的理论，对纠正时弊起了重要作用。

刘完素撰著《素问病机气宜保命集》，阐述人生各个时期的内外致病原因及气血盛衰状况。认为调气、守气、交气的方法，能起到舒畅阴阳、灌溉五脏、调畅气血的作用，而人身之气随四时运气变化而变化，所以要顺应四时之气调养人身之气，养生重在养气。提出：养、治、保、延的养生观。

少年宜养，防微杜渐：刘氏认为，少年的脏腑娇嫩，形气未实常易感受病邪，临床表现为"易虚易实"，"易寒易热"。有鉴于此，刘氏提出："其治之之道，节饮食，适寒暑，宜防微杜渐，用养性之药以全其真"。"真"即指肾气。

壮年宜治，当减其毒：刘氏认为壮年时期，"和气如夏，精神鼎盛"，"内有思想之患，外有爱慕之荣"，喜怒无节，起居无常，劳累过度，以酒为浆，醉以入房，情欲无穷等，皆可引起形体早衰，发生疾病。为了防止早衰，壮年时要做到不使体内阴阳、气血失调。不冒犯外邪，损伤正气，若得病，还应"治病之药，当减其毒，以全其真"。因壮年者血气正刚，患病多为实证，邪气盛而正气未虚，故常勿须扶助正气，只须驱逐邪气以减其毒。

老年宜保，济其衰弱：刘氏认为老年"和气如秋，精耗血衰，血气凝泣"，明确指出老年脏腑组织功能下降，机体逐渐衰退，"其治之之道，顺神养精，调腑和脏，其旨意是顺养精、气、神三者"，"是知形者，生之舍也；气者，生之元也；神者，生之制也。形以充气，气耗形病，神依气往，气纳神存……神气相合，可以长生"。人的生命物质基础在于精，生命的维持有赖于气，生命的现象表现于神。精充、气足、神全是健康长寿的保证。

耄年宜延，尽其天年：耄年：泛指老年。《灵枢·天年》记载："七十岁，脾气虚，皮肤枯，八十岁，肺气衰，魄离，故言善误，九十岁，肾气焦，四脏经脉空虚，百岁，五脏皆虚，神气皆去，形骸独居而终矣。"由于机体逐渐老化，对内外环境适应能力减退，完素提出："其治之之道，餐精华，处奥庭，燮理阴阳，周流和气，宜延年之药，以全其真。"刘氏提出老年延寿的具体方法诸如："形欲常鉴，津欲常咽，体欲常运，食欲常少"，"吹嘘呼吸，吐故纳新，熊经鸟伸，导引按蹻"。还批评那些只知道一味求补的养生者，提出"补泻六腑，陶炼五精，可以固形，可以全生"（《素问病机气宜保命集·原道论》）。总之对于高龄之人，针对性地进行药养和食养结合，对提高机体免疫功能，增强新陈代谢，动静结合，适当导引、运动，皆有裨益于延年益寿。

先兆之征，止于萌芽：刘完素的防患思想在《素问病机气宜保命集·中风论》有所反映："盖祸患之机，藏于细微，非常人之豫见，及其至也，虽智者不能善其后"，"中风者，俱有先兆之征，凡人如觉大拇指及次指麻木不仁，或手足不用，或肌肉蠕动者，三年内必有大风之至……"，"先服风湿涤热之剂，辛凉之药，治内外之邪。是以圣人治未病，不治已病"，又曰："善治者治皮毛，是止于萌芽也"。刘氏治疗中风强调识得先兆之征，病前先服，早服预防之药，初成者获愈，止病于萌芽的治未病思想。

（2）张从正食补的养生思想：张从正学术思想上宗《黄帝内经》、《难经》、《伤寒论》之学，融会《备急千金要方》、《本事方》之论，擅用汗、吐、下法，尝曰"邪气加诸身，速攻之可以，速去之可也，揽而留之何：也?……先论攻其邪，邪去而元气自复也"（《儒门事亲·汗下吐之法该尽治病论》）。

张从正善用攻下法，其养生思想核心是"君子贵流不贵滞"，倡"若欲长生，须得肠清"，反对好补、盲补，"则百病交起，万疾俱生。小不足言，大则可惧。不疸则中，不中则暴暗而死矣。以为无病而补之者所得也"（《儒门事亲卷三·补论》）。

然并非不补，"无邪无积之人，始可攻补"，提出"养生当论食补，治病当论药攻"。饮食

"相五脏之所宜，毋使偏倾可也"，"除暴得大疾病服药者，当谨熟阴阳，无与众谋。若未病之前，从予奉养之法，亦复不生病。纵有微疾，虽不服药可也"（《儒门事亲·卷一·过爱小儿反害小儿说》）。故他强调："凡药皆毒也……多服必有偏胜，气增而久，夭之由也。"可见无病不可药补，盲目药补，对养生徒害无益。食补则是注重饮食调养，借谷肉果菜以养正，用食养以补虚，食疗以治病，食养以尽之。

"薄衣，淡食，少欲，寡怒"。攻不废补，食不偏忌，是张从正的养生思想。

（3）李东垣"实元气，调脾胃"的养生思想。

养生当实元气：李东垣注重调理脾胃，认为治未病始终要重视脾胃的调养以扶助正气，抵御邪气。强调指出："真气又名元气，乃先身生之精气也，非胃气不能滋之"，"饮食自倍，脾胃之气既伤，而元气亦不能充，而诸病之所由生也"。见于《脾胃论》后附"脾胃将理法"、"摄养"、"远欲"、"省言篇"四论。提出"安于淡薄，少思寡欲，省语以养气，不妄作劳以养形，虚心以维神"，"气乃神之祖，精乃气之子，气者精神之根蒂也……积气以成精，积精以全神，必清必静"的养生观。

饮食有节即"治未病"：《兰室秘藏·劳倦所伤论》言："饮食有节，起居有常，不妄作劳，形与神俱，度百岁乃去，此谓治未病也。饮食失节，起居失宜，妄作劳役，形气俱伤，故病而后药之，是治其已病也。推其百病之源，皆因饮食劳倦而胃气、元气散解，不能滋荣百脉，灌溉脏腑。"故饮食有节，防止饮食劳倦伤及脾胃最为重要，此即"治未病"。

（4）朱丹溪的"治未病"思想：形气俱伤，故病而后药之，是治其已病，他认为养生即"治未病"。

阐发《黄帝内经》的"治未病"思想：朱丹溪继承儒道思想，启发于《黄帝内经》、《伤寒杂病论》的养生观与治未病思想。尤重视养生学思想的阐发，主要反映在《格致余论》中。如"阳有余阴不足论"、"相火论"、"房中补益论"、"茹淡论"、"养老论"、"慈幼论"和"饮食色欲篇序"。《丹溪心法·不治已病治未病》专论"治未病"观点，开章明义，第一句提出："与其救疗于有疾之后，不若摄养于无疾之先，盖疾成而后药者，徒劳而已。是故已病而不治，所以为医家之法，未病而先治，所以明摄生之理。夫如是则思患而预防之者，何患之有哉?此圣人不治已病治未病之意。"即强调治未病的重要性，又提出具体的施治方法，或曰："见肝之病，先实其脾脏之虚，则木邪不能传；见右颊之赤，先泻其肺经之热，则金邪不能盛，此乃治未病之法。"另外，丹溪对于中风的预防用药亦很重视，提出用愈风汤可防止中风倒仆的发生。"如初觉风动，服此不至倒仆……"，"此药一与天麻丸（天麻、牛膝、玄参、杜仲、附子、羌活、川归、生地）相为表里，为治未病之圣药。若已病者更宜常服"《丹溪心法·中风》）。丹溪论中风之预防，注意到治病于未发之前，是很可贵的；丹溪研究未病并没有停止于理论上的探讨。还进一步运用于临床实践中。比如，他最先观察到"眩晕者，中风之渐也"的规律。对后世中风病的治未病实践影响颇大。

节饮食以养阴精：朱氏对养生理论的发挥是本自其"阳有余阴不足论"和"相火论"的立论。他提出的有益于健康长寿的观点，对《黄帝内经》的"春夏养阳，秋冬养阴"解释为"以之食凉食寒而养其阳，圣人春夏治未病者如此"，"以之食温食热而养其阴，圣人秋冬治未病者如此"，即从饮食方面进行调养。并且平素要慎饮食、戒嗜欲等，篇末写道："昔黄帝与天师难疑答问之书，未尝不以摄养为先……既曰食欲有节；而又继之以起居有常，谆谆然以养身为急务者。意欲治未病之病，无使至于已病难图也。"该处以养阴精为宗旨，使阴平阳秘才能保护身体健康、颐养天年。在《慈幼论》中分别提出小儿护养、孕妇、青壮年、老年时期的养生方法。怀孕期间，"儿之在胎，与母同体，得热则俱热，得寒则俱寒，病则俱病，安则俱安"。因此，要保证小儿的身体健康，"母之饮食起居，尤当慎密"。对于老年人"视听言动，皆成废懒，百不如意，怒火易炽"。故提出："奚止乌附丹剂不可妄用，至于好酒腻肉湿面油汁，烧炙煨炒，辛辣甜滑，皆在所忌"，又曰"惟饮与食将以养生，不以致疾，若以所养，转为所害，恐非君子之所谓孝与敬也"。谨慎饮食是丹溪强调的养生方法之一，主张茹淡食养，以养阴精，尽享天年。

戒色欲，保阴精：朱丹溪主张戒色欲保阴精反映在"色欲哉"、"房中补益论"、"阳有余阴不足论"等篇章，对青壮年的养生措施是"去欲主静"，要求怡养寡欲，恬淡虚无以聚存阴精，不使相火妄动。实际上也是其养生防病思想的一个方面。如"阳有余阴不足论"曰："古人谓不见所欲，使心不乱。夫以温柔之盛于体，声音之盛于耳，颜色之盛于目，馨香之盛于鼻，谁是铁汉，心不为之动也。""房中补益论"曰："儒者立教，曰正心，收心，养心，皆所以防此火之动于妄也。医者之教，恬淡虚无，精神内守，亦所以遏此火之动于妄也。盖相火藏于肝肾阴分，君火不妄动，相火惟有察命守位而已。"

（5）王履的"治未病"思想。

"亢害承制"的预防之义：《医经溯洄集》中反映了王履的预防思想，主要揭示了"亢害承制"的预防之义。王履在《医经溯洄集·亢则害承乃制论》中指出："亢则害，承乃制，言有制之常与无制之变也。承，犹随也。虽谓之承，而有防之之义存焉。亢者，过极也；害者，害物也；制者，克胜之也。然所承也，其不亢，则随之而已，故虽承而不见；既亢，则克胜以平之，承制见矣。盖造化之常，不能以无亢，亦不能无制。"王氏举例，如"以心火而言，其不亢，则肾水虽心火之所畏，亦不过防之而已，一或有亢，即起而克胜之矣，余脏皆然"。如果"亢而不能自制"则发而为病，可用"汤液、针石、导引之法以为之助"。经文寓义：亢为气之甚，承乃随之意，制所以防其甚。自然界中存在六气的"亢害承制"关系，这种关系是自然之气保持平衡的关键所在，同理，人体五脏之气亦存在一种生克乘侮的自稳定机制，这种稳定机制的失常是五脏之病产生的关键，因此，我们可以在疾病发生之后，按照"亢害承制"关系，纠正人体五脏之偏，从而维护人体生理功能的正常。

母能虚子，不治之治为治其未病：王氏对《难经》泻南补北经旨独具卓见，将"虚则实其母，实则泻其子"理论进一步发挥，在《医经溯洄集·泻南方补北方论》中指出："子能令母实，言病因也；母能令子虚一句，言治法"，其意是说：火为木之子，子助其母，使之过分而为病，惟有补水泻火之治而已。补水的意义，因水为木之母，"若补水之虚，使力可胜火，火势退，而水势亦退，此则母能虚子之义，所谓不治之治也"。

9.明清时期"治未病"思想的发展

（1）徐灵胎的"治未病"思想：明代著名医家徐灵胎在其主要论著《医学源流论·防微论》中，着重阐发了要"病从浅治"的中医"治未病"思想，论曰"病之始生，浅则易治，久而深入则难治——盖病之始入，风寒既浅，气血脏腑未伤，自然治之甚易"，"故凡人少有不适，必当即时调治，断不可忽为小病，以致渐深"。并在其著作《医学源流论·用药如用兵论》中阐释为："是故传经之邪，而先夺其未至，则所以断敌之要道也；横暴之疾，而急保其未病，则所以守我之岩疆也；挟宿食而病者，先除其食，则敌之资粮已焚；合旧疾而发者，必防其并，则敌之内应既绝。"

文中所谓的"先夺"、"断敌"、"急保"、"焚敌之资粮"、"绝敌之内应"更是把"治未病"的截断扭转，拦截病邪深入，扭转病势，退邪复正的"治未病"的思路发挥得淋漓尽致。

（2）万密斋的"治未病"思想：万密斋在遵法钱乙的基础上，完备了小儿五脏证治理论。

倡导优生与养胎，养胎治疗注重脾胃；万氏宗东垣脾胃学说强调小儿"脾胃脆弱，脾常不足"。临证论治尤重顾护脾胃，用药精炼轻灵，认为"节戒饮食者，却病之良方也"，"慎医药，使脾胃无伤，则根本常固"。"节饮食，慎医药"列为小儿保健防病的首要原则。

万氏广泛搜罗历代长寿学典籍，荟萃诸家之长，撰《养生四要》，于养生总论开篇指出"养生之道，只要不思声色，不思胜负，不思得失，不思荣辱，心无烦恼，形无劳倦，而兼之以导引，助之以服饵，未有不长生者也"的养生观。主要思想如下：

"寡欲"以保精养气：万氏认为："养心莫如寡欲，寡欲是延龄广嗣之大要"。寡欲绝非"休妻居"，但欲确不可纵。纵欲成灾，因为"交接多，则伤筋，施泄多，则伤精"。"筋伤则阳虚而易痿……精伤则阴虚而易举"。又说"人能谨其嗜欲、节其饮食、避风寒，虽不灸丹田、三里，身自无病而常安之"说明节制饮食寡欲是养生的根本。

"慎动"以保定其气：万氏主张清心宁静，调养神气，这是《黄帝内经》之意，认为"心常清静则神安，神安则七神皆安，以此养生则寿，殁世不殆"。因此主张打坐或调息，以达到清心养神调气之功，指出"善养生者，必知养气，能养气者，可以长生"。

"法时"以和于阴阳：万氏不仅尊崇"春夏养阳，秋冬养阴"的观点，还广增其法，提出"春夏教以礼乐，秋冬教以诗书"。这是修德以养生的又一重要方面，从而丰富了四时养生内容，他认为"春生夏长，乃阳气发泄之时，教以礼乐者，歌咏以养其性情，舞蹈以养其血脉，亦养阳之道也"，"秋冬收藏，乃阴气收敛之时，教以诗书者，优游以求之，涵咏以体之，亦养阴之道也"。

"却疾"以防邪气入深：恒于医药也，不遇其毒。万全法《黄帝内经》经旨，主张"治未病"，重视精、气、神的调摄作用，指出人之"阳精随气以运动，阴精藏神而固守，内外交养，动静互根……故神与形俱，与天地悠久也"。万全于"却疾"开篇云："上工治病，中工治将病，下工治已病。治未病者十痊八九，治将病者十痊二三，治已病者十不救一。善治者治皮毛，不善治者治骨髓，病在皮毛，其邪浅……。病至骨髓，则邪入益深正气将惫，针药无所施其巧"，因而告诫人有疾患切勿"隐忍冀瘳"，应及早就医。一旦病重，然后求医，使医者亦难以施其治。

万全在《幼科发挥·脐风》文中分列治未病、治初病、治已病。他针对断脐护脐提出多种方法，隔衣咬断者上也……如此调护则无脐风之病，所谓上工治未病十得十全也。所谓："不知保护于未病之先，不如调护于初病之日，此谓治已病。"总而言之，万全注重养生，有病早治，倡导优生与养胎，"节饮食、慎医药"可以长生。

（3）张景岳的"治未病"思想：重养形，精血为先。明代张景岳提出"精血即形也，形即精血也"，"故凡欲治病者，必以形体为主，欲治形者，必以精血为先"。《景岳全书·治形论》中指出："吾之所赖者唯形耳，无形则无吾矣"，"善养生者，可不先养此形以为神明之宅，善治病者，可不先治此形，以为兴复之基乎"补充了养形理论。他指出"元神之不可在人曰血气。气为阳，阳主神也；血为阴，阴主形也。血气若衰，则形神俱败"。于是提倡"人于中年左右，当大为修理一番，则再振根基"。

同时认为，阳常不足，阴本无余，阴与阳是一个统一体。阳起主导作用，因此提出"阳强则寿，阳衰则夭"。在强调阴精的重要性的同时，更重视阳气的作用，提倡著名的补肾原则"善补阳者，必于阴中求阳，则阳得阴助而生化无穷；善补阴者，必于阳中求阴，则阴得阳升而源泉不竭"。用药养生皆崇尚温补，以善用熟地为特点，被时人戏称"张熟地"，为后世应用补肾养生法倡导宝贵治则。

"瘴气"论的"治未病"思想：明代温病频繁，每二三年发生一次，张氏论"瘴气"一文，充分显示其对免疫学的认识和对待瘴气如何"治未病"思想。《景岳全书·瘴气》指出："外人入南必一病，但有轻重之异，若久而与之，俱化则免矣。备之以将养之法，解之与平易之药，决保无病，纵病亦易愈矣。"外地人迁入新地长居之后，会逐渐形成抗病力，可见这种抗病力主要不是来自先天，而是通过后天环境接触而获得的；他还进一步提出瘴气的防治方法与节养正气的重要性，"病瘴者，不可全咎风土之殊，皆人自失节养，有以致之耳"，"或有不快，即服正气散一、二剂，微邪速散，又何瘴之有"。最后张氏提出防微杜渐的治未病思想，"居瘴地者，稍觉不快，即宜如法服药（正气散）以解之，微邪易伏，固不致病也，惟其不能防微，则势必至于渐盛，故曰：不治已病治未病"。上述论述显示张氏对人体自我免疫功能有所认识，并且重视节养"正气"的重要性，提倡防微杜渐，早治防变，先证用药的截断治疗思路。

（4）吴有性的"治未病"思想：崇祯辛巳年（1641 年）瘟疫广泛流行，吴有性有感于医生墨守古法，用治伤寒的方法治疗没有效果，因而耽误了治疗，导致病人死亡；或有医生见解不到，急病用缓药延误治疗，死亡更多。于是将临床实践、体会写成《温疫论》，他认为："夫温疫之为病，非风、非寒、非暑、非湿，乃天地间别有一种异气所感。"创立戾气学说，对温疫病的传染途径认为"邪从口鼻而入"，潜伏在膜原而发病，提出邪伏膜原学说，是引申《黄帝内经》有关膜原的论述，创造性地应用于温疫病的临床实践，开创了温病学说先河。

吴氏"治未病"思想体现于《温疫论》中，《温疫论·注意逐邪勿拘结粪》言："温疫可下者，约三十余证，不必悉具"，"大凡客邪贵乎早逐，乘人气血未乱，肌肉未消，津液未耗，病人不至危殆，投剂不至掣肘，愈后亦易平复。欲为万全之策者，不过知邪之所在，早拔去病根为要耳"，"逐邪勿拘结粪"。所谓"温邪下不嫌早"之说即由此而来。

上述论点的理论根据是：疫邪为病之本，热乃疫邪所化，故为病之标，而结粪因邪热所致，仅是一种临床征象，更为病之标，只要能早日祛除病邪，就不至于大便燥结不通。

吴氏主张"逐邪宜早"，"下不厌迟"，"早拔去病根"，否则好比"养虎遗患"，必然"变证迭起"。充分体现吴氏防微杜渐的"治未病"思想。

（5）叶天士的"治未病"思想："先安未受邪之地"语出叶天士《温热论》，此语虽是叶氏对胃热迫营发斑兼肾水素亏之证而论，但反映出叶氏治疗温病"未病先防，已病防传，防愈后复燃和静养调摄的治未病思想"。

未病先防：叶氏认为温热病邪侵袭人体，能否致病与人体正气强弱关系密切，如"积劳伤阳，卫疏温邪上受"，"劳倦更感温邪"，提出调养正气，可预防温病。小儿脏腑娇嫩，形气未充，抗病力尚弱，叶氏提出："粪履不可近褪袄小儿"，避免与秽浊之气接触，以防止温病的感染。先天禀赋不足，当夏令炎热之时，宜用"生脉四君子汤一剂，烙早日服，可杜夏季客暑之侵"。"未受病前，心怀疑虑，即饮芳香正气之属，毋令邪入为第一义"。阐明了温病未病先防的重要性，病愈之后机体虚弱应注意休息保摄，调摄情志和注意寒暖。尝言："颐养工夫，寒喧保摄，尤加意于药耳之先。"

逐邪务早，清除病源——"先安未受邪之地"：叶天士提出卫、气、营、血辨证，是强调温病治疗的阶段性和层次性，重点在辨病势轻重缓急，即辨津血耗伤程度。《温热论》中对险恶危急病证，尤强调客邪早逐的原则，"若斑出热不解者，胃津亡也，主以甘寒，重则如玉女煎，轻则如梨皮、蔗浆之类。或其人肾水素亏，虽未及下焦，先自行仿徨矣。必验之于舌，如甘寒之中加入咸寒，务在先安未受邪之地，恐其陷入易易耳"如果病人平素肾阴亏虚，虽邪在中焦未传至下焦，就在甘寒之中加入咸寒扶助下焦肝肾之阴，这是叶氏"先安未受邪之地"及早防治的"治未病"思想。"喘胀要旨，开鬼门以取汗，洁净腑以利水，无非宜通表里，务在治病源头","盖肝为起病之源,胃为传病之所"。叶氏《临证指南医案》专立"木乘土"医案55 例。这是叶氏探求病因,着眼整体治病必求于本,也是受《金匮要略》"见肝之病,知肝传脾,当先实脾"的先安未受邪之地的早治防传思想所启发。

《温热论》中处处以"急"、"急急"、"恐"、"恐其"说明"先安"逐邪贵早的思想,例如,"温疫病初入募原,未归胃腑,急急透解,莫待传陷而入,为险恶之病"。"恐其为痉也","恐损正邪陷也","恐耗血动血",均说明叶氏防微杜渐、截断扭转的"治未病"思想。

据脏腑乘侮规律以"先安":叶天士学术思想总体现于《黄帝内经》、《伤寒杂病论》中,在其存世医案中可得到充分体现。

叶氏根据"肝为起病之源,胃为传病之所"的理论应用实脾胃"先安"以防传的案例很多,如"滋胃阴以防肝火侵犯"病案:"江,左肋中动跃未平,犹是肝风未熄,胃津内乏,无以拥护,此清养阳明为要,盖胃属腑,腑强不受木火来侵,病当自减,与客邪速攻……酸枣仁汤去川芎加人参。"如脾土湿奎肝木者,亦可采用"先安"法,可先行柔肝体,疏肝以防土侮木;肺金火盛恐伤肝阴,可先安未受邪之肝以滋养肝阴;肝木火盛以防侮及肺金,可先安未受邪之肺,故先行补肺;心火亢盛防伤肾水,可先滋补肾水以济心火等,不予赘述。

据季节养生方法以"先安":叶氏尤善阐发经旨,根据"冬不藏精,春必温病"的理论,对冬季精血亏虚者,可在冬季进行"先安未病"治疗,主以滋补精血而防春发温病。如病案:"张,劳烦,夏秋气泄而发,交小雪不复元","因中微痛,而无华色,求源内损不藏,阴中之阳不伏,恐春生变病。熟地炭,清阿胶,石斛,浸白天冬,秋石二分","春夏养阳,秋冬养阴","从阴阳则生,逆之则死","从之则苛疾不起",叶氏就是根据上述理论进行"先安未病",此是不治已病治未病之谓。

据温病传变规律以"先安":卫、气、营、血是辨病势轻重缓急的辨证纲领,叶氏根据此传变规律以"先安未病",即是见卫分证,要"先安"气分或营气;遇到气分证,必要时可"先安"营分,甚至血分。具体的说见卫分证可提前清气,气分证可提前清营以截断病邪内传、内陷。如叶氏治疗疫毒,炽盛以防侵犯心包案:"朱,疫病秽邪,从口鼻吸受,分布三焦……当清血络,以防结闭,然必大用解毒,以驱其秽,必九日外不致昏馈,冀其邪去正复,犀角、连翘、生地、玄参、营蒲、郁金、银花、金汁。"

(6)吴鞠通的"治未病"思想:吴鞠通撰《温病条辨》一书,不仅创立了温病三焦辨证的理论体系,而且对丰富和完善温病学说有着极为重要的意义,其辨治强调审证求因,谨防误治,重视保阴精,调饮食养护正气,御邪却病,其温热病中的重型疾病痉病的防治论述颇细,即既病早治,绝痉之源。

观其学术渊源与《黄帝内经》、仲景、叶天士是一脉相承,吴氏辨治痉病,处处体现其上工"治未病"思想。

就伏邪致病与否,吴鞠通在《温病条辨·原病篇》曰:"《金匮真言论》曰:夫精者,身之本也,故藏于精者,春不病温。"在此经文后注曰:"《易》曰:履霜坚冰至。圣人恒示戒于早,心谨于微。《记》曰:凡事豫(预)则立。经曰:上工不治已病治未病,圣人不治已乱治未乱","冬伤寒则春病温,惟藏精者足以避之","盖能藏精者,一切病患皆可却"。以上所述充分体现吴氏强调"正气存内,邪不可干"的经旨,临床上将"存精液"这一大法,始终贯穿于温病治疗的整个过程,且以伏气温病的特点,每以扶正为先,体现了既病防变的"治未病"思想。

吴氏辨治痉病更显示其上工治未病的治疗思想,提出许多具体预防措施。针对小儿每易过暖汗多、耗伤气阴、感邪致痉的特点,明训医者:"于平日预先告谕小儿之父母,勿令过暖汗多亡血,暗中少却无穷之病矣,所谓治未病也。"若能识透此理,多加存阴护正,养护正气,御邪却病，此谓上工治未病。再者，若能识得痉病之作，多为先病而后痉及其传变规律，既病早治，防微杜渐。吴氏说"既感外邪，久则致痉，于其未痉之先，知系感受所邪，以法治之，而痉病之源绝矣。"

吴鞠通《温病条辨》在下法的应用，突出体现早期防止伤阴的"治未病"思想，创制增液汤、增液承气汤、护胃承气汤等。在峻补阴液的基础上，润下或通下，既达到通泻热结目的，又避免因通下而伤津的弊端，这种"治未病"思想为后世温病的泻热护阴法则开启一大法门。兹列举如下：如"太阴温病，气血两燔者，玉女煎去牛膝加玄参主之"。太阴温病邪在上焦，但已伤及气血，就应兼顾下焦之受邪，故吴氏说："加玄参者，取壮水制火，预防咽痛失血等证也。"此思患预防之义。再者："阳明温病，下后汗出，当复其阴，益胃汤主之。"惟恐下后伤阴，吴氏用"当泻"强调复阴的重要性，并进一步说明："下后急议复阴者，恐将来液亏燥起，而成干咳、身热之怯证也。"

针对九痉之一的内伤饮食痉，必先由于吐泻，日久每多致痉，吴氏强调："治法之妙，全在见吐泻时，先防其痉，非于既痉而后设法也，故余前治六淫之痉，亦同此法。所谓上工不治已病治未病，圣人不治已乱治未乱也。"

（7）王孟英的"治未病"思想：王孟英生活于清朝末叶，正值封建社会处于衰落时期，统治阶级的横征暴敛和腐败，内乱外患等以致疫病等烈性传染病频繁发生和流行。王氏对疫病主张预防为主，杜绝疾病发生，提出了多途径的预防措施和方法，从中可以反映出王氏预防医学思想，浅析如下：

倡导清理环境，杜绝病源——守险御乱：王氏防患于未然的"治未病"思想，体现于对霍乱时行的"守险"防患措施，如《随息居重订霍乱论·守险》开章说："霍乱时行须守险以杜侵扰，霍乱得愈尤宜守险以防再来。"王氏认识霍乱等胃肠道传染病的发病原因主要是水源不洁，孳生臭毒秽气之故，强调指出："人烟稠密之区，疫病时行，以地气既热，秽气亦盛。"故提倡："平日即宜留意，或疏浚河道，勿使积污，或广凿井泉，勿使饮浊。"把清洁水源视为"御乱首策"，作为防疫的首要措施。

在疫病流行之际，主张用药物预防，如《随息居重订霍乱论》载："用川椒研末，时涂鼻孔则秽气不吸入矣。如觉稍吸秽恶即服玉枢丹数分"，"无论老人强弱之人、虚实寒热之体，常以枇杷叶汤代茗，可杜一切外感时邪"。

节饮食，重食疗养生："药食同源"，食物用以养生保健治病疗疾的历史悠久，王氏重视饮食和食疗学术上渊源有自。尝曰："颐生之道，《易经》始发之，曰：节饮食。孔子曰：食无求饱。应休琏云：量腹节所受。陆放翁云：多寿只缘餐饭少。《随园诗话》云：不饱真为却病方"，"因强食致病者不胜缕述……惟过饱则胃气奎塞，脾运艰迟，偶吸外邪，逐无出路，因而为疼胀成霍乱者最多"。以上阐述了强食致病以致形成霍乱的病因病机，告诫人们须"量腹节受"，提倡素食为主，力戒暴饮暴食及妄服补剂，尤反对嗜酒无度，瓜果冰凉之物不可恣服。

同时又提出以食代药，"处处皆有，人人可服，物异功优，久任无弊"。如效法于仲景治疗脏躁的甘麦大枣汤，用治于病发心脾之证有良效，足见食物若用之得当，其效不逊于药物。

慎起居，重卫生：王氏尤重视个人环境卫生，有鉴于"人烟繁萃，地气愈热，室庐稠密，秽气愈盛"是导致疫病发病的主要原因，强调指出："住房不论大小，必要开爽通气，扫除洁净"，"天时潮蒸，室中宜焚大黄、茵陈之类亦可以解秽气"，"疏河凿井，敛埋暴露，扫除秽恶诸事，不但保身而杜病，不仅可御霍乱也"。秉承经旨："虚邪贼风，避之有时"，"和于阴阳，调于四时"。审慎起居，并指出"冬夏衣被过暖，皆能致病，而夏月为尤甚……亦勿过于贪凉，迎风沐浴，为主，夜深露坐，综上所述，雨至开窗，皆自弃其险而招霍乱之来也，不可不戒"。

王士雄从中医的病因病机观点出发，对疫病、霍乱病主张预防提出多途径的预防措施和方法，尤其重视饮水和环境卫生，强调审慎起居，节饮食以保护脾胃正气，增强发挥自身的抗病能力，从中折射出的预防医学思想与现代医学是吻合的。

10. 近现代对"治未病"理论的研究

近代著名中医学家方药中教授在 20 世纪 70 年代出版了一部辨证论治专著——《辨证论治研究七讲》，对"辨证论治"模式提出了新的设计——辨证论治七步。后简化为五步，其中第五步是治未病，具体是：

第一步，按脏腑经络理论对疾病进行"定位"。

第二步，从阴阳、气血、表里、虚实、风、热（火）、湿、燥、寒、毒对疾病进行"定性"。

第三步，"必先五胜"，即在上述定位、定性的基础上，辨析出反映疾病本质的主要病理变化，完成"辨证"，提出中医诊断。

第四步，"治病求本"，即找出相应的治法和方、药。

第五步，"治未病"，即根据中医"五脏相关"的整体观，通过调节相关的未病脏腑，协助治疗已病脏腑，进行整体调控以提高疗效。

他认为，"治未病"是中医在对疾病治疗上的最高原则，也说明了中医学在预防疾病认识上的整体观。与治未病密切相关的脏腑主要是指已病脏腑的所胜与所不胜的脏腑。治未病的关键就是"发于机先"——治于未病之先。

《素问·玉机真藏论》说："五脏受气于其所生，传之于其所胜，气舍于其所生，死于其所不胜。"《素问·五运行大论》又说："气有余则制己所胜而侮所不胜；其不及，则己所不胜，侮而乘之，已所胜轻而侮之"。说明了五脏密切相关，一个脏器有病必然影响四脏，对于各个脏器的疾病不能孤立看待，要以全局观点判断其转归，决定治疗，这就是方氏所讲的"发于机先"——治于未病之先。最重要在各个脏器的所胜所不胜的两个关系上，兹以脾胃病为例说明五脏相关理论如下："脾所胜者为肾，所不胜者为肝，因此，脾胃病除考虑治脾以外，还必须同时考虑肾和肝的问题。临床表现不外'有余'和'不足'两端。脾气有余，则传肾侮肝。传肾即在脾气有余时，其邪气首先传至肾，从而使肾气失常，例如：脾胃湿热呕吐常常继发尿少、尿黄，过食辛辣常常引起梦遗滑精；侮肝，即在脾气有余时其邪气亦可影响到肝，例如暴饮暴食时伤胃，常继发胁肋满痛，严重吐泻时，可以引起痉挛拘急，胃不和则寐不安。在治疗上不仅只治脾胃，同时还要考虑到治肝和肾，以加强肝肾之正常职能及对脾胃之制约，治疗于未病之先，从而有利于脾胃本身的治疗。如胃苓汤中平胃散与五苓散同用，越鞠保和丸之用川芎、香附，均其范例。余脏以此类推。"

二、现代医学对"治未病"的认识

（一）饮食养生

1. 食物养生

《黄帝内经·素问》提出"五谷为养，五果为助，五畜为益，五菜为充，气味合而服之，以补精益气"的理论。其中五谷是指麦、黍、稷、麻（或稻）、菽；五菜指韭、薤、葵、葱、藿；五畜指牛、犬、羊、猪、鸡；五果指李、杏、枣、桃、栗。

《内经》中的食养理论，通贯全书162篇，而《素问·藏气法时论》可以说是一个食疗、药膳治病、养生的专篇，其中全面、系统地论述了如何结合人的形体、遵循四时五行的变化规律调理饮食及药、食禁忌以消除病患和保持健康的一系列问题。尤其是文中所论五色、五味、五气、五谷、五果、五畜、五菜与五脏之间的关系及其四时五脏，病随五味所宜也。选择药、食的理论与原则，对于现代养生防病的实践具有重要指导意义。主要体现在以下两个方面：未病时，用膳食养生以健身防病原文指出："毒药攻邪，五谷为养，五果为助，五畜为益，五菜为充，气味合则服之，以补精益气。"该段原文的意思是说，各种药物是用来攻邪治病的，而五谷（原指粳米、小豆、麦、大豆、黄黍，包括一切粮食作物）是用来营养身体，维持健康的；五果（原指枣、李、杏、栗、桃包括一切水果）可以辅助五谷营养身体保证健康；五畜（原指牛、犬、羊、猪、鸡，包括一切畜、禽）之肉可以用来补益和强壮身体；五菜（原指葵、韭、薤、藿、葱，包括一切蔬菜）可以作为补充营养的物质，也应该在平时的饮食中占有一定的比例。以上原文明确指出了正常饮食中应该以五谷杂粮作为主食，而用蔬菜水果作为补充、辅助主食的辅食，并且应经常食用一些动物肉类作为补益和强壮身体。只有这样将谷、果、肉、菜的气味调和起来，才可以达到补精益气、维持生命与健康的目的。藏气法时论所提出的理论是非常科学的，具现代营养学研究价值。人类对营养的需要，首先是对能量的需要，碳水化合物、脂肪、蛋白质均为机体提供能量，在配餐中，膳食能量要保持两个平衡：一是能量营养素之间的比例适宜和平衡，即碳水化合物占55%～65%、脂肪占20%～30%、蛋白质占10%～15%时，各自的特殊作用发挥并互相起到促进和保护作用；二是摄入能量与机体消耗的能量平衡。而碳水化合物的主要来源就在谷类和果蔬膳食之中。

原文所说的五谷为养，正是使人体能够摄入足够量的碳水化合物，以满足机体能量的需要。五谷为养，也精辟地指出了我国各类人群的主食，是以谷类为主，如南方人以米饭为主食，北方人以面食为主食，世世代代，年复一年都是如此。五果为助，五菜为充，指出了蔬菜水果与五谷杂粮相得益彰的营养学思想。现代营养学认为，蔬菜水果除了能够提供人类所必需的碳水化合物外，还富含人体所需的多种维生素、蛋白质、微量元素和膳食纤维等。五畜为益，即指动物肉类具有补益强身的功效。

（1）五谷为养：谷类，作为中华民族饮食中的主食之一，在饮食养生中起到了重要作用，不仅是人们的充饥之食，还可做成具有健脾胃、益肾气等功效的药粥、药酒等药膳食用。谷类以性平味甘者居多，如小麦、粳米、玉米、黄米、高粱等。甘味的食物能够起到补益、和中、缓急的作用。甘味入脾，脾胃为后天之本，许多疾病的发生与脾胃的功能失调有关，而且疾病的发展、变化、预后也与脾胃之气的强弱、盛衰有重要联系。正确地食用谷类，能够起到补脾和胃之功效。现代营养学认为，谷类中含有大量的碳水化合物，是人体不可缺少的营养物质，是红细胞唯一可以直接利用的能量，也是神经系统、心脏和肌肉的主要能量来源。谷类食物要粗细搭配食用，一是为了使维生素、矿物质、膳食纤维等营养素的摄入更合理，二是有利于避免肥胖病及糖尿病的发生。粗细搭配还有利于保持肠道的健康，可降低肠道肿瘤（直肠癌、结肠癌）的发病率。目前推荐成人每日谷物类的摄入量应为 250～400 克。

（2）五果为助："五果为助"是以五果作为生命机体营养的补助。现代营养学认为，水果中含有丰富的维生素、矿物质、膳食纤维以及对健康有益的化学物质，而其产生的能量则较低，每日摄入一定量的水果，能够有益于健康。水果有性寒凉、性温热、性平之分。偏凉性的水果如西瓜、梨、香蕉、柿子、荸荠、柑、橙、柚子等，适合体质偏于温热的人食用；偏温热的水果如荔枝、桂圆、杏、桃、龙眼、番石榴、樱桃、榴莲等，适合体质偏寒凉的人食用；偏中性的水果如葡萄、木瓜、橄榄、无花果等，适合大多数人食用。人们应根据自身的体质状况，选择适当的水果食用。建议成人每日水果摄入量为 200～400 克。

（3）五畜为益：现代营养学认为，畜、禽、鱼、蛋等动物性食物含有优质蛋白、脂类、脂溶性维生素、B 族维生素和矿物质，也是平衡膳食的重要组成部分。

1）畜肉类：在畜肉类中，猪肉是我国居民餐桌上的主要肉类食品。《本草备要》中记载"猪肉，其味隽永，食之润肠胃，生精液，丰肌体，泽皮肤，固其所也"，可见猪肉具有滋养脏腑、滑润肌肤、补中益气的功效。牛肉有滋养脾胃、强健筋骨、化痰息风、止渴止涎的功效，适用于中气下陷、气短体虚、筋骨酸软、贫血久病及面黄目眩之人食用。《本草纲目》记载羊肉有"益精气、疗虚劳、补肺肾气、养心肺、解热毒、润皮肤之效"，如果羊肉与某些药物并制成药膳，则健身治疗效果更好。

2）禽肉类：主要包括鸡肉、鸭肉、鹅肉。中医认为，鸡肉有温中益气、健脾胃、活血脉、强筋骨的功效，对营养不良、畏寒怕冷、乏力疲劳、月经不调、贫血等有很好的食疗作用。鸭肉有滋补、养胃、补肾、消水肿、止热痢等作用。据《随息居饮食谱》记载，鹅肉可"补虚益气，暖胃生津，性与葛根相似，能解铅毒"。

3）鱼肉类：鱼肉一般有淡水鱼和海鱼之分。常见的淡水鱼有鲫鱼、鲤鱼、草鱼、鲢鱼、武昌鱼等。

鲫鱼有健脾开胃、增进食欲、补虚弱之功，可治脾虚泄泻、痢疾和便血等，更有"病后食之，易恢复体力，产妇食之，能增加乳汁"之说。草鱼，有暖胃、平肝、祛风等功能，是温中补虚的食品。鲢鱼，有温中益气、暖胃、润肌肤等功能，是温中补气的食品。武昌鱼有补虚、益脾、养血、祛风、健胃之功效，可以预防贫血、低血糖、高血压和动脉硬化等疾病。

常见的海鱼主要包括带鱼、金枪鱼、黄花鱼等。带鱼可养肝、祛风、止血，对治疗出血有良效，还能和中开胃、暖胃补虚、润泽肌肤，但患有疮、疥的人宜少食；金枪鱼是美容、减肥的健康食品，尤适于心脑血管疾病患者，但因其属于食肉鱼，富集污染的程度较高，其中汞含量往往超标；黄花鱼，有大小黄花鱼之分，含有丰富的蛋白质、微量元素和维生素，对人体有很好的补益作用，黄花鱼还含有丰富的微量元素硒，能清除人体代谢产生的自由基，因而延缓衰老，并能预防各种癌症。

4）蛋类：蛋类营养成分齐全，是很经济的优质蛋白来源。常见蛋类主要有鸡蛋、鸭蛋、鹅蛋、鹌鹑蛋等。鸡蛋可补肺养血、滋阴润燥，用于气血不足、热病烦渴、胎动不安等，是扶助正气的常用食品。鸭蛋有大补虚劳、滋阴养血的功效，对水肿胀满、阴虚失眠等症有一定的治疗作用，外用还可以治疗疮毒。鹅蛋甘温，可补中益气，故可在寒冷季节多食用一些，以补益身体，防御寒气的侵袭。鹌鹑蛋有补益气血、强身健脑、丰肌泽肤等功效，主治贫血、营养不良、神经衰弱、月经不调等症，对贫血、月经不调的女性，其调补、养颜、美肤功用尤为显著。

总之，畜、鱼、禽、蛋类食品对人体均具有一定的补益作用，但只有结合个人自身的体质特点、季节气候等因素，合理地选择食用，才能更好地发挥其补益功效。

（4）五菜为充：蔬菜的种类繁多，按照其食用部分一般可分为根菜类、茎菜类、叶菜类、果菜类、芽菜类等不同类型。蔬菜因品种不同，所含营养成分不一，我们只有合理选择调配，才能满足人体所需的各类维生素、矿物质、氨基酸、纤维素等成分，以利于身体健康。日常饮食中，如果只重视谷类和肉类等的摄入，而缺少了蔬菜，就会造成营养的失衡。目前推荐成人每日蔬菜的摄入量应为 300～500 克。蔬菜的作用主要有以下两个方面：一是营养作用：《本草纲目》中就指出“菜之于人，补非小也”。现代营养学认为蔬菜营养丰富，是人体所需维生素和矿物质的主要来源。二是排毒作用：《本草纲目》“菜部”前言中曰：“五菜为充，所以辅佐谷气，通壅滞也。”现代营养学认为，蔬菜含纤维素较多，可使人们肠胃中的食物变成疏松的状态，增加与消化液的接触面，容易消化，同时还能促进肠道的蠕动，使食物残渣和有害的代谢物质顺利排出体外。此外，蔬菜中水分多、能量低，能够提供微量营养素和天然的抗氧化物，常吃蔬菜可以降低患糖尿病、高血压、高脂血症的风险。俗话说“青菜可口，疾病逃走”，是有一定道理的。我国的文化历史悠久，自古就十分注意饮食养生。在食物种类越来越丰富的今天，我们要根据自身的情况和食物的性能、功效，选择搭配适合自己的食物，做到全面膳食、合理营养。

2. 茶类养生

（1）历代茶书中论茶的色香味：关于茶色，早在陆羽《茶经》中对茶就有“紫者上，绿者次”的描述。北宋蔡襄的《茶录》为首系统论述茶的色香味，上篇中有对茶色的描述：“茶色贵白，而饼茶多以珍膏油其面，故有青黄紫黑之异。善别茶者，正如相工之人气色也，隐然察之于内。以肉理润者为上，颜色次之。黄白者受水看重，青白者水鲜明。故建安人斗试，以青胜黄白。”宋人品茗斗茶，首重汤色。茶汤的颜色以白为贵，而当时所制的茶饼多用珍贵的油脂涂抹于表面，所以茶饼表面有青色、黄色、紫色、黑色的差别。善于鉴别的人，就好像相面的先生观察人的气色一样，其表面颜色则是次要的。茶饼研细成末之后，色呈黄白的，如水就会变得颜色浑浊；色呈青白的，入水之后则会变得颜色鲜明，所以建安人进行斗茶以品第茶之高下，认为青白色的茶要胜过黄白色的茶。在此可见宋朝对于茶的认识非常深入，对于茶之色，关注多的并非茶植物的原色，而是在斗茶品茗时候的茶汤颜色，即茶叶经过研磨再冲泡而成的颜色。明代《茶书全集》对茶的颜色也有一番讨论，其文为：“茶以青翠为胜，涛以蓝白为佳。黄黑红昏，俱不入品。雪涛为上，茶青翠涛为中色贵白，黄涛为下。”其谈论茶色称“茶以青翠为胜”，与宋代截然不同。《大观茶论》云：“点茶之邑，以纯白为上真，青白为次，灰白次之，黄白又次之。天时得于上，人力尽于下，茶必纯白。天时暴暄，芽萌狂长，采造留积，虽白而黄矣。青白者蒸压微生。灰白者蒸压过熟。压膏不尽，则色青暗。焙火太烈，则色昏赤。”由此不难看出随着时代的不同对茶色喜好也在转变。影响茶色的因素较为复杂，涉及茶种、气候、制作工艺等多个环节，以及观测对象是茶的原生鲜叶，还是经过加工制作过的茶饼，还是加水冲泡后的茶汤都各有不同。

关于茶香，《茶录》描述：“茶有真香，而入贡者微似龙脑和膏，欲助其香。建安民间试茶，皆不入香，恐夺其真。若烹点之际，又杂珍果香草，其夺益甚，正当不用。"茶有天然的香气，宋人称之为真香。而进贡朝廷的贡茶往往用少量的龙脑和茶入膏，想以此增加茶的香气。建安民间斗茶品茗，都不添加香料，唯恐夺取了茶本身的天然香气。如果在烹煮点茶之际，又掺杂进去一些珍贵的果品、香草，那么其侵夺茶的天然香气就会更加严重。由此不难看出宋人对于茶有"真香"的追求已非常讲究。宋徽宗无治国之术，但对茶情有独钟。他在位期间正值宋代茶业的鼎盛时期，他本人也精通茶事，曾经"亲手调茶，分赐左右"。所撰《大观茶论》言及茶香："茶有真香，非龙麝可拟。要须蒸及熟而压之，及干而研，研细而造，则和美具足。入盏则馨香四达。秋爽洒然。或蒸气如桃人夹杂，则其气酸烈而恶。"在宋徽宗看来，要使茶叶具备这种真香，一必须在制茶的每一个环节都精益求精，茶芽蒸到刚好熟的程度进行压黄；待茶中的水分和茶汁祛除干净后，再把它研磨成细末；研磨成细末之后，将呈胶糊状态的茶装入各式各样的茶模内，制造成茶饼。这样制造的茶就会平和味美、真香具足。放入茶盏之后，就会清香四溢，就像秋天的气候一样清爽宜人。陆羽在《茶经·六之饮》中亦称："或用葱、姜、枣、橘皮、茱萸、薄荷之等，煮之百沸，或扬令滑，或煮去沫，斯沟渠间弃水耳，而习俗不已。"在陆羽看来，茶中加入其他气味浓烈之物，是万万不可。明代张源，志甘恬淡，性合幽栖，号称隐君子，"隐于山谷间，无所事事，日习诸子百家言。每博览之暇，汲泉煮茗，以自愉快。无间寒署，历三十年疲精思，不究茶之指归不已"。其所撰《茶书全集》中所论及茶香为："茶有真香，有兰香。有清香，有纯香。表里如一纯香，不生不熟曰清香，火候均停曰兰香，雨前神具曰真香。更有含香、漏香、浮香、问香、此皆不正之气。"从这段论述中可以看出，明代对于茶香的认识有了长足的进步，不仅仅局限于宋代时茶的真香，而是拓展出了兰蕙香、清香、纯香等多种香型并驾齐驱。这些进展都是基于制茶工艺进一步的发展，特别是"半发酵"工艺的引入所致。

关于茶味，其评判标准主要是甘甜及润滑。《茶录》云："茶味主于甘滑，惟北宛凤凰山连属焙所产者味佳。隔溪诸山。虽及时加意制作，色味皆重，莫能及也。又有水泉不甘，能损茶味，前世之论水品者以此。"宋代赵汝砺在《北苑别录》中亦称："厥今，茶自北苑上者，独冠天下，非人间所可得也"。这里特意点出建安北宛凤凰山的茶最为与众不同。《大观茶论》言及茶味："夫茶以味为上。香甘重滑，为味之全。惟北苑壑源之品兼之。其味醇而乏风骨者，蒸压太过也。"

茶圃的各类资源已达3300多份。中国产的名茶很多，现代名茶能分为七大类：①绿茶名贵品种最多，其中以西湖龙井、黄山毛峰、碧螺春、庐山云雾、信阳毛尖、峨嵋竹叶青、蒙顶茶最著名。②乌龙类有大红袍、铁观音、铁罗汉等，以及台湾乌龙及最近的东方美人等，这两种茶是台海经贸沟通的重要桥梁。③红茶类有祁门红茶、滇红、正山小种、英德红茶等，皆为世界流行商品。④白毛茶类有银针白眉、寿眉、白牡丹等，皆有宋代遗风。⑤黄茶类有君山银针、蒙顶黄、北港毛尖等，其回味无穷。⑥黑茶类主要有湖南黑茶、云南熟普洱茶等，均为珍藏佳品。⑦砖茶类以沱茶、黑砖茶、生普洱茶最具有代表性，保健功效显著。

茶的色香味、性味、归经及其功用：历代言及茶的色香味，其中以宋代蔡袭的《茶录》及宋徽宗的《大观茶论》，还有明代张源的《茶录》、罗厚的《茶解》及黄龙德的《茶说》为主。在这些典籍当中都专有叙述茶之色、香、味的章节。而论及茶的性味、归经及功用时则以中医典籍为主。

可见由于茶人与医家所观察的角度不同而有所区别，茶人对于茶的认识比较感性，对于其色香味的解读更多来自于生活，对各个时期及地方的茶均有不同的表述，所以难有对比参照性。医家则依靠中医学术经典，寻"四气五味"，以利养生防病。芽尖在古代称作"茶枪"，茶树的叶在古代称作"茶旗"。宋代赵佶《大观茶论》曰："茶枪乃条之始萌者，本性酸，枪过长则初甘重而终微涩；茶旗乃叶之方敷者，叶味苦，旗过老则初虽留舌而饮彻反甘矣。此则芽胯有之，若夫卓绝之品，真香灵味，自然不同。"说明当时建安北苑茶确已独占鳌头，其他茶叶望尘莫及。文中随后又提到了茶枪、茶旗不同时期采摘对茶味的影响。

《茶解》为明代罗廪所撰写。此人自幼喜茶，曾周游产茶之地，后隐居中隐山阳，"栽植培灌，兹且十年"，"于茶理有悬解"。该书系罗氏调查茶区、栽培茶树、采制茶叶的经验之谈。书中"品茶"一章曰："茶须色香味三美具备，色以白为上，青绿次之，黄为下。香如兰为上，如蚕豆花次之，以甘为上，苦涩斯下矣。茶色贵白。白而味觉甘鲜，香气扑鼻，乃为精品。盖茶之精者，淡固白，浓亦白，初泼白，久贮亦白。味足而色白，其香自溢，三者得则俱得也。近好事家，或虑其色重，一注之水，投茶数片，味既不足，香亦杳然，终不免水厄之俏耳。虽然，尤贵择水。茶难五香而燥，燥之一字，唯真莽茶足以当之。故虽过饮，亦自快人。重而湿者，天池也。茶之燥湿，由于土性，不系人事。"

明代黄龙德所撰《茶说》中也有三章分叙了茶之"色香味"，其《三之色》称："茶色以白以绿为佳，或黄或黑失其神韵者，芽叶受奄之病也。善别茶者，若相士之视人气色，轻清者上，重浊者下，缭然在目，无容逃匿。若唐宋之茶，既经碾罗，复经蒸模，其色虽佳，决无今时之美。"《四之香》曰："茶有真香，无容矫揉。炒造时草气既去，香气方全，在炒造得法耳。烹点之时，所谓坐久不知香在室，窗时有蝶飞来。如是光景，此茶之真香也。少加造作，便失本真。遥想龙团金饼，虽极靡丽，安有如是清美。"《五之味》云："茶贵甘润，不贵苦涩，惟松萝、虎丘所产者极佳，他产皆不及也。亦须烹点得应，若初烹辄饮，其味未出，而有水气。泛久后尝。其味失鲜，而有汤气。试者先以水半注器中，次投茶入，然后沟注。视其茶汤相合，云脚渐开，乳花沟面。少吸则清香芬美，稍益润滑而味长，不觉甘露顿生于华池。或水火失候，器具不洁，真味因之而损，虽松萝诸佳品，既遭此厄，亦不能独全其天，至若一饮而尽，不可与言味矣。"其文均以介绍齐山茶为主，即今日之乌龙茶。由此我们可知，随着时代变迁和生产力发展，人们对于茶色认识的变化最大，对于茶香认识的变化较次，而对于茶味认识的变化，因为有需开汤冲泡所以变化最小。

（2）历代医书论茶的性味、归经及功效。

《神农本草经》载："味苦寒，久服，安心益气，聪察少卧，轻身耐老。"

《神农食经》称茶茗的性味作："味甘、苦，微寒，无毒。"

《食论》曰："苦茶久食益思。"《桐君录》提到饮茶"令人不眠"。

《本草拾遗》云："诸药为各病之药，茶为万药之药。"

《本草经集注》称："味苦，寒，无毒。主治五脏邪气，厌谷，胃痹，肠，渴热中疾，恶疮。久服安心，益气，聪察，少卧，轻身，耐老，耐饥寒，高气不老。"

《新修本草》为："茗，味甘、苦，微寒，无毒。主疾疮，利小便，去痰、热渴，令人少睡，秋采之。苦茶，主下气，消宿食。"

《食疗本草》记载："茗叶，利大肠，去热解痰。煮取汁。用煮粥良，茶主下气，除好睡，消宿食，当日成者良。蒸、捣经宿。用陈故者，即动风发气。"

《汤液本草》云："茶，气微寒，味苦、甘。无毒。入手足厥阴经。清头目，利小便，消热渴，下气消食，令人少睡。中风昏馈，多睡不醒，宜用此……主疾疮，利小便，去痰热渴，治阴证汤药内，用此去格拒之寒，及治伏阳。大意相似，苦以泄之，其体下行，如何是清目。"

《日用本草》曰："除烦止渴，解腻清神。炒煎饮，治热毒赤痢。"

《珍珠囊补遗药性赋》记载："苦菜，即苦茶茗，味甘苦，微寒无毒，除疾下气消宿食。"

《本草品汇精要》曰："茗苦，无毒，植生，色青揭、味甘苦、性微寒、气味俱轻阴中之阳、主清头目消热渴、行手足厥阴经。主疮利小便去痰热渴令人少睡，下气消宿食。"

《本草蒙筌》曰："味甘、苦，气微寒。无毒。"

《本草纲目》在果部第三十二卷茗项下记载为："气味苦、甘，微寒，无毒。主治疮，利小便，去疾热，止渴，令人少睡，有力悦志。下气消食，破热气，除瘴气，利大、小肠。清头目，治中风昏馈，睡不醒。治伤暑。合醋治泄痢，甚效。炒煎饮，治热毒、赤白痢……止头痛。浓煎，吐风热痰涎。"

《本草征要》对茶的描述为："茶享天地至清之气，产于疥砂之间，专感云露之滋培，不受纤尘之滓秽，故能清心涤肠胃，为振发之品。昔人多言其苦寒，不利脾胃，及多食发黄消瘦之说，此皆语其粗恶苦涩者耳。故入药须择上品，方有利益。"

《本草易读》其二百六十二条记载："茶叶苦，甘，微寒，无毒。入手足厥阴。利小便而下疾热，止燥渴而消酒食；清头目而醒眠睡，热毒下痢赤白，好茶一斤，炙，捣末煎服。亦治久痢。又赤痢蜜水下。白痢姜水下。"

《本经逢原》曰："茗乃茶之粗者，味苦而寒，最能降火消疾，开郁牙气，下行之功最速。主疮，利小便，去痰热之患。然过饮即令人少寐，以其气清也。消食止渴，无出其右。"

《本草从新》中说："茶能泻热清神、消食。去痰热，除烦渴，清头目。皆因其得春初生发之气、故多整肃上膈之功。"

《本草求真》记载："茶茗……味甘气寒。故能入肺清痰利水，入心清热解毒，是以垢腻能涤。凡一切食积不化，头目不清，疾涎不消，二便不利，消渴不止及一切便血、吐血衄血、血痢、火伤目疾等症，服之皆能有效。"

《本草述钩元》描述："茶气味苦甘。微寒。入手足厥阴经。清头目。利小便。去疾热，止渴，令人少睡。治中风昏愦。"

《雷公炮制药性解》将茶茗列入木部："味甘苦，性微寒无毒，入心肝脾肺肾五经。主下气醒睡，除痰消疮，牙便生津，破热气，清头目，善祛油腻，解煎炙毒。"

综上所述，历代本草多言茶叶味甘苦，性微寒，能兼入五脏。中医理论一般认为：甘者补而苦则泻，故茶叶功兼补、泻。微寒，即凉也，具寒凉之性的药物可以清热解毒。

集古代各家之论，归纳出茶的一般功效有：清利头目，安神除烦，生津止渴，消食化疾，清热解毒，消暑止痢，利尿醒酒，下气通便，益气力，去肥腻，祛风解表，明目坚齿，延年益寿。主治头痛、目昏、目赤、多睡善眠、感冒、心烦口渴、食积、口臭，痰喘、癫痛、小便不利、泻痢、喉肿、疾疮疖肿，水火烫伤。由此可知，茶叶作用是多方面的，尤其对于养生具有更重要的意义。历代中医药文献中有关茶性味归经及功效主治的丰富经验和理论，是茶疗养生的理论基础和重要依据。

（3）茶的现代药理研究：我国古代就有茶能治疗各种病的记载，素有"万病之药"的称呼。我国有不少医疗单位应用茶叶制剂治疗急性和慢性痢疾、阿米巴痢疾，治愈率达9成左右。20世纪后期以来，随着西方药理学的发展，人们所发现的茶叶化学成分已从20世纪70年代250多种升至目前500余种。随着新物质的不断被发现，茶叶的更多功效得到揭示。

现代药理学研究发现，茶的主要化学成分有：多酚类、生物碱、色素、茶皂苷、维生素类、氨基酸、芳香物质、脂多糖以及无机矿物元素磷、钾、钙、镁、锰、硫等。

茶多酚是被研究较多的一种成分，又称茶单宁，是茶叶中多酚类物质及其衍生物的总称，对茶叶许多肠道有害菌具有杀灭及生长抑制作用，因此具有明显的消炎止泻效果。茶多酚作为天然植物茶叶中分离提纯的多种酚类化合物的复合体，占茶叶干物质总量的20%～30%。该物质易溶于水、甲醇、乙醇、乙酸乙酯、冰醋酸等，不溶于苯、氯仿、石油醚。酸性条件下较稳定，碱性条件下则易氧化聚合。研究显示茶多酚含量必须在一个适当的范围之内，即 20%～25%，即可满足绿茶茶汤浓度的要求，其中又以信阳毛尖的茶多酚含量为最高，约为 24.13%。茶多酚约有 30 多种化合物，它主要由儿茶素类、花黄素类（黄酮及黄酮醇类）、花色素类（花白素和花青素）及酚酸类化合物组成。其中儿茶素类物质占茶多酚总含量的 70%，占绿茶干重的 20%～30%，儿茶素从结构上讲属于黄烷醇类。儿茶素主要有四种：表儿茶素、表儿茶素没食子酸醋、表没食子儿茶素、表没食子儿茶素没食子酸醋，它是一种无色、水溶性的化合物，赋予绿茶浸液以苦味和收敛性。至于加工茶的特征，如口味、颜色和香味，几乎全部直接或间接与改变了的儿茶素有关。例如，在红茶加工过程中儿茶素浓度降低，单菇醇浓度升高，从而改善了茶的香味；酯类儿茶素进行去没食子化转变为非醋儿茶素后，降低了绿茶的苦味和收敛性；在茶的加工、酿制乃至储存过程中，儿茶素能转变为其相应的异构体。茶多糖是指复合型杂多糖。主要有薪多糖、脂多糖、结合多糖（糖蛋白及豁蛋白）等。这由茶叶中的糖类、蛋白质、果胶和灰分等物质组成。茶新梢的粗老叶中含量较高。随着现代医学不断的发展，茶叶药理活性的研究及茶叶生物化学研究的不断深入，对茶叶的药理活性机制有了本质性的了解。

而茶色素是茶叶中儿茶素等多酚类及其氧化衍生物的混合物，主要成分为茶黄素类、茶红素类。茶红素是在红茶加工过程中，由儿茶素被氧化所形成的新物质，它使得红茶具有了特有的颜色和味道。典型的红茶色素包括橘黄色的茶黄素（TF）和褐色的茶红素（TR），其由多种分子质量为 700～40 000Da 的酚类色素基团构成。茶黄素占红茶干重的 0.3%～2%，茶红素占红茶干重的 6%～15%。

咖啡因是茶叶中为主的生物碱，一般含量为 2%～4%，并含少量的可可碱、茶碱。其药理功效为醒脑提神、利尿解乏、降脂助消化。茶叶中含氟量较高，每 100 克干茶中含氟量为 10～15 毫克，且 80% 为水溶性成分；茶叶还是碱性饮料，可抑制人体钙质的减少。这些对预防龋齿，护齿、坚齿有积极作用。茶叶中含有丰富的维生素，其是一类含量低微、作用巨大的生理活性物质如其中维生素 C 等成分，能降低眼睛晶体混浊度。由于茶叶是在其青嫩之时采摘，因此，富含的游离氨基酸在 20 多种以上。其中，茶氨酸、谷氨酸、天冬氨酸、精氨酸含量较高，尤以茶氨酸含量最高，占氨基酸总量的 5 成以上。茶叶中的茶氨酸易溶于水，对茶汤的香味、鲜味产生积极作用。

现代科学研究证实，茶叶具有治疗糖尿病、降血压、抗血栓及降血脂、抗动脉硬化、抑菌、抗氧化、提高免疫力、抗肿瘤和抗艾滋病病毒等药理作用。

具体而言，可用于：

1）延缓衰老。茶多酚具有很强的抗氧化性和生理活性，是人体自由基的清除剂。茶多酚有阻断脂质过氧化反应，清除活性酶的作用。维生素 E（生育酚）的含量与茶叶干重的质量分为 4%，主要存在于脂质组分中，是一种抗氧化剂，可以阻止人体中脂质的过氧化过程，因此具有抗衰老的效应。

2）降低血脂，预防心血管疾病。血脂含量高，会使得脂质成分在血管内壁上沉淀下来，因而引起动脉粥样硬化剂形成血栓。而茶多酚中的儿茶素及其氧化产物茶黄素等，可有效降低低密度脂蛋白和提高高密度脂蛋白，从而起到调节血脂代谢、抗凝促纤溶、抑制血小板聚集及影响血液特性等效果，从而以多种机制途径在不同环节起抗动脉粥样硬化作用。茶多糖也具有降血脂的作用，所以饮茶还可以使血液黏稠度减低，因而也能预防血栓。

3）杀菌和抵抗病毒。茶多酚有较强的收敛作用，对病原菌、病毒有明显的抑制和杀灭作用，又具有改善肠道的细菌微生物相，能促进有益菌的生长。

4）预防和治疗辐射伤害。茶叶中的多酚及其氧化产物具有吸收放射性物质铝 90 和钴 60 毒害并阻止它们扩散的能力。对血细胞减少症，茶叶提取物治疗的有效率达 81.7%；对因放射辐射而引起的白细胞减少症治疗效果更好。

5）抗细胞突变、抗癌。癌症是当前世界上引起人类死亡率极高的疾病之一，尽管其病因存在多种说法，但它的发生都是由于人体正常细胞在各种致癌因素损伤下变异形成"前癌细胞"，再经过进一步促发从而变成癌细胞。茶多酚在活体外表现为抗突变作用，能直接抑制"引发"与"促发"两阶段的物质形成，阻断亚硝酸盐等多种致癌物质在体内合成，并具有直接杀伤癌细胞和提高机体免疫能力的功效。茶叶中所含有的硒元素，同样对人体具有抗癌功效，防止克山病的发生。

6）醒脑提神。茶叶提神益思的作用主要是茶叶中的咖啡因和黄烷醇类化合物的作用，而且这种作用不受其他因素的影响而降低效应，其机制是促进肾上腺体垂体的活动，从而有效阻止血液中儿茶酚的降解，此外还有诱导儿茶酚胺的生物合成功效，从而达到提神醒脑的作用。茶叶中的维生素 H_4 含量远比其他蔬菜中含量高，故而能维持神经的正常生理功能。

7）利尿解乏。饮茶具有明显的利尿效应，这并不是由于摄入大量水分而引起的排尿量增加。茶叶中的咖啡因可刺激肾脏，促使尿液迅速排出体外，提高肾脏的滤出率，减少有害物质在肾脏中滞留时间。咖啡因还可排除尿液中的过量乳酸，众所周知，人体肌肉、组织中的乳酸是一种疲劳物质，会使肌肉感觉疲劳，因此乳酸排出体外能使人体尽快消除疲劳。

8）降脂助消化。肥胖作为现代社会中的一个重大问题日益凸显出来，很多人都由于肥胖而并发许多疾病。茶叶中的咖啡因能提高胃液的分泌量，可以帮助消化，并具有增强分解脂肪的能力。

9）护齿明目。茶叶中含氟量较高，每 100 克干茶中含氟量为 10～15 毫克，且 80% 为水溶性成分。茶叶是碱性饮料，可抑制人体钙质的减少，这些对预防龋齿，护齿、坚齿，都是有益的。茶叶中的维生素 C 等成分，能降低眼睛晶体混浊度，经常饮茶，对减少眼疾、护眼明目均有积极的作用。氟对预防龋齿和防治老年骨质疏松有明显效果。

显而易见，这些现代药理研究一一印证了古人将茶用于治疗、养生的科学性，并揭示出茶疗养生的物质基础。

（二）体质养生思想

《内经》认为不同体质的人对不同致病因子的易感性和对相同致病因子的耐受性不同，某种形体的人易患某些病；感邪以后，因体质不同也会"为病各异"。因此，因人施养的目的就在于，通过对不同体质施以不同的养生方法，纠正体质偏颇，阻断其向疾病发展的趋势，或加快身体康复。

1. 体质与发病

疾病发生与否，主要取决于正气的盛衰，而正气的强弱和个体体质状况密切相关。体质就其生理基础及表现特征和功能活动而言，是正气盛衰偏颇的反映。《灵枢·百病始生》曰："风雨寒热，不得虚，邪不能独伤人，卒然逢疾风暴雨而不病者，盖无虚，故邪不能独伤人。此必因虚邪之风，与其身形，两虚相得，乃客其形"，说明体质决定发病与否。临床常见体质虚弱之人，一遇气候变化、季节更替，或情志刺激，或饮食不调，或劳倦内伤等，即易患病，而体质强健之人往往安然无恙。

在外感病的发生过程中,体质虚弱者,则正虚感邪而发病。《素问·刺法论》曰:"正气存内,邪不可干",《素问·评热病论》曰:"邪之所凑,其气必虚",在强调正气重要性的同时,无疑也包含了对体质的重视。在内伤病的发生过程中,体质同样具有决定意义,《素问·经脉别论》指出:"勇者气行则已,怯者则着而为病",说明在遇病邪所伤时,机体发病与否,不仅与病邪的种类及其量、质有关,更重要的是与机体体质有密切关系。因此,正气不足是机体发病的主导因素,人体的体质强弱是邪气能否致病的前提。

2. 体质与疾病的传变和转归

《内经》认为,人体感受邪气致病后,疾病的发展、变化、转归也会因体质的差异而呈现出不同的发展态势。《素问·通评虚实论》中就明确提出"邪气盛则实,精气夺则虚"。《素问·风论》中指出,同样是"风邪"伤人,遇到肥胖体质就表现为"热中而目黄",遇到消瘦体质,就表现为"寒中而泣出"。另外,《内经》体质理论还认为体质是推断疾病预后吉凶的重要依据。《灵枢·论痛》中指出:"同时而伤,其病多热者易已,多寒者难已",说明气盛体强者病易愈,气衰体弱者病难已。正是因为不同的体质有不同的发病倾向、不同的疾病发展态势,因此,在养生防病时要分清体质类型,实现对疾病的预防。

《内经》对个体化诊疗与预防的认识——因人施养的核心。因人施养以体质差异为依据,以辨体防病为目的,其核心理论就是个体化诊疗与预防的思想。早在《内经》中就已对这一思想有了初步的论述。

(1)个体化诊疗思想的提出:在体质与诊断的关系上,《素问·经脉别论》中说:"诊病之道,观人勇怯骨肉皮肤,能知其情,以为诊法也"。诊病最重要的理论是观察人体强弱、骨肉和皮肤形态,从而了解病情,这是诊断上的大法。在《素问·徵四失论》中同样指出,医生在诊病时"不适贫富贵贱之居,坐之薄厚,形之寒温,不适饮食之宜,不别人之勇怯……此治之三失也"。这里的"勇怯"、"寒温"指的就是人的不同体质状况。总之,辨体质是临床诊断的重要原则,医生在临床诊断时应首先全面了解病人的社会、生活、精神、体质状态,若不注意区别体质的肥瘦、寒温、强弱,仅凭诊脉治病就会惑乱不明,甚至出现诊断上的过失。《内经》体质理论还认为,体质的差异还表现在对治疗方法和药物性味、剂量的反应性和耐受性方面。《素问·五常政大论》中提出:"能毒者以厚药,不胜毒者以薄药",应针对不同体质对药物的耐受力,选择药味的"厚"、"薄":对体质强健、能够耐受性能猛烈的药物的人,可用气味俱厚的药物治疗;对体质虚弱、不能耐受者,用气味均比较和缓的药物治疗。

(2)治未病与体质的关系:"治未病"是中医学重要的防治思想。"治未病"一词,首见于《内经》,而且人生活在特定的地理、气候环境中,自然因素的长期影响以及地理、气候条件的差异性必然使不同时空条件下的群体在形态结构、生理功能、心理行为等方面产生适应性变化,因而东、西、南、北、中等五方不同地域人群的体质特征也就各不相同。

1)饮食因素:饮食五味是维持机体生命活动的基本条件。《素问·六节藏象论》中指出:"天食人以五气,地食人以五味……味有所藏,以养五气,气和而生,津液相成,神乃自生。"《素问·异法方宜论》中认为长期的饮食习惯可影响群体体质,是形成地域人群间体质差异的重要原因。

2)年龄因素:随着生命过程的展开,体质也会表现出一定的变化规律。人的一生在不同年龄阶段会有不同的体质特征。《灵枢·逆顺肥瘦》指出:"婴儿者,其肉脆血少气弱",概括了小儿脏腑娇嫩、形气未充、筋骨未坚的生理特点,同时也说明了其发育阶段中的体质特点。而青壮年则不同,如《灵枢·营卫生会》说:"壮者之气血盛,其肌肉滑、气道通、营卫之行不失其常"。老年人又不一样,《灵枢·营卫生会》亦云:"老者之气血衰,其肌肉枯,气道涩"。老年人之所以容易发病,这是由于体质因素决定的。

3)性别差异因素:体质还会因性别的差异而呈现出不同的变化规律。《素问·上古天真论》以肾精肾气盛衰为主,论述了在人的生长、发育、生殖、衰老这个生命过程中,男性与女性之间存在着"男八女七"的个体体质的差异,男性每个过程的周期要比女性的长,并且提出男性的衰老始于肾,女性的衰老始于阳明的观点。另外,《灵枢·五音五味》在概括女子体质的特点时明确指出:"今妇人之生,有余于气,不足于血,以其数脱血也",即认为妇女因为有经、孕、产、乳的生理特点,数脱于血,因而体质特征是气盛血虚。

4)社会环境因素:社会的发展变迁,使人类的生存环境、生活习惯、社会习俗、饮食结构等具有迥然不同的特征,因此不同历史条件下人类的体质也就自然表现出与其所处时代相适应的变化趋向。《素问·上古天真论》中观察到"上古之人,春秋皆度百岁,而动作不衰;今时之人,年半百而动作皆衰"的现象。此外,《素问·疏五过论》中还指出,由于不同社会地位和经济状况而形成的生活环境的差异,对体质的形成和改变也具有重要的影响。那些曾经历过"尝贵后贱"、"尝富后贫"、"暴乐暴苦,始乐后苦"的人,很容易出现体质虚衰的情况,"身体日减,气虚无精"、"精气竭绝,形体毁沮"。也就是说,从优越到衰败,从富有到贫穷,只要是波动起伏较大,就会影响到其体质和适应能力。

(3)体质的分类

1)《内经》论体质:《内经》不仅对人体体质的形成及其表现特征有着比较全面的认识,而且还对人体体质的差异现象进行了探讨。《内经》时代的医家们,通过对人形、色、体、态、神诸方面的观察,以"以表知里"、"司外揣内"作为基本研究方法,根据阴阳五行理论、人体的形态结构及心理特征等不同的认识角度,对人类的体质进行了多种不同的分类。根据阴阳学说划分体质类型。《灵枢·行针》中,根据阴阳之气盛衰的不同以及不同类型的人对针刺得气反应的不同,将体质分为"重阳之人"、"颇有阴"、"多阴而少阳"及"阴阳和调"4种类型。《灵枢·通天》中根据阴阳含量的多少,并结合个体的行为表现、心理性格及生理功能等将体质分为5类,即"多阴而无阳"的"太阴之人"、"多阴少阳"的"少阴之人"、"多阳而少阴"的"太阳之人"、"多阳少阴"的"少阳之人"以及"阴阳之气和"的"阴阳和平之人"。同时指出:"凡五人者,其态不同,其筋骨气血各不等"。这5种体质类型的人在形态、功能、心理及对外界适应能力等方面的差异性,在一定程度上揭示了人体某些生命现象的本质特征。根据五行学说划分体质类型。以五行属性进行体质分类主要见于《灵枢·阴阳二十五人》,是《内经》中最系统而全面的体质分类法。该篇运用阴阳五行学说,根据人的皮肤颜色、形态特征、生理功能、行为习惯、心理特征、对环境的适应调节能力、对某些疾病的易罹性和倾向性等各方面的特征,划分出"木"、"火"、"土"、"金"、"水"5种基本体质类型。此外,该篇中在五行属性分类的基础上,又与五音(角、徵、宫、商、羽)相结合,根据五音太少、阴阳属性以及手足三阳经的左右上下、气血多少的差异,将上述木、火、土、金、水五型中的每一类型再分为5个亚型,即成为"五五二十五"种体质类型,即"阴阳二十五人"。

2)根据人体的形态和功能特征划分体质类型:形体的强弱、胖瘦是体质差异的重要外在表现形式,而不同的形态结构特征必然伴随着生理功能的差异性。《灵枢·逆顺肥瘦》中根据体形的肥瘦、年龄的壮幼,把体质划分为"肥人"、"瘦人"、"常人",《内经》对个体差异现象的认识——因人施养的依据《内经》从体质的形成、分类等方面加以论述,指出人们在其生长发育的过程中,可以显示出胖瘦、刚柔、强弱、高低、阴阳等机能与形态上的差异。这种差异正是采取不同养生手段的出发点和依据。《内经》认为,人体体质的形成秉承于先天,得养于后天。既受先天遗传及胎养因素影响，又和后天的自然环境、饮食结构、性别、年龄、社会环境、心理状态等有密切的联系。

3）先天因素对体质形成的影响：在先天禀赋与体质形成的关系上，《灵枢·天年》认为：人之始生，"以母为基，以父为楯"，父母的生殖之精结合形成胚胎，禀受母体气血的滋养而不断发育，从而形成了人体。父母生殖之精的盈亏盛衰和体质特征决定着子代禀赋的厚薄强弱，影响其体质，因此人自出生就存在着个体体质和人群体质特征的差异，正如《灵枢·寿夭刚柔》中所说："人之生也，有刚有柔，有弱有强，有短有长，有阴有阳"，"形有缓急，气有盛衰，骨有大小，肉有坚脆，皮有厚薄，其以立寿夭"。后天因素对体质形成的作用自然环境因素：自然环境包括地理环境和气象因素在内，是体质特征形成的重要因素。《素问·宝命全形论》中说："人以天地之气生，四时之法成"。说明人类是自然界长期进化的结果，其治未病的预防医学思想也贯穿于《内经》医学内容的始终。

"治未病"首先应该把重点放在平时的养护和调摄上，未雨绸缪，积极主动地采取措施，防止疾病的发生。正如《素问·四气调神大论》中所强调的"是故圣人不治已病治未病，不治已治未乱，此之谓也。夫病已成而后药之，乱已成而后治之，譬犹渴而穿井，斗而铸锥，不亦晚乎"。在平时的抗邪能力和防止病邪的侵袭两个方面预防疾病的发生。要想有效地预防疾病，必须了解个体体质的偏颇，在此基础上进行有针对性的补偏救弊。就如《灵枢·阴阳二十五人》中所说的"审察其形气有余不足而调之，可以知逆顺矣"。改善体质的基本措施是改变个体的生活环境、饮食因素，并通过必要的锻炼和药物等摄生方法，逐渐使体质的偏性加以纠正，预防其可能发生的某些病证。

4）结语：中医养生主张因时、因地、因人而异，包括形神共养、协调阴阳、顺应自然、饮食调养、谨慎起居、和调脏腑、通畅经络、节欲保精、益气调息、动静适宜等一系列养生原则，而协调平衡是其核心思想，即当一个人身体达到平衡点的时候，是最健康的。中医学因人制宜的思想，落实到养生就是"因体施保"、"因人施养"。"世界上没有两片完全相同的树叶"，也"没有完全相同的两个人"，因此养生与预防也应根据不同的体质状态，实施个性化保健。《黄帝内经》从体质养生的依据、目的、核心理论等几个方面论述了因人施养的内涵，为后世体质养生和实践奠定了理论基础。

（三）起居与劳逸养生

1. 劳逸适度的保健作用

劳和逸之间具有一种相互对立、相互协调的辩证统一关系，两者都是人体的生理需要。人们在生活中，必须有劳有逸，既不能过劳，也不能过逸。孙思邈《备急千金要方·道林养性》说："养生之道，常欲小劳，但莫疲及强所不能堪耳"。古人主张劳逸"中和"，有常有节。长期以来的实践证明，劳逸适度对人体养生保健起着重要作用。

（1）调节气血运行：在人生过程中，绝对的"静"或相对的"动"是不可能的，只有动静结合，劳逸适度，才能对人体保健起到真正作用。适用劳作，有益于人体健康。经常合理从事一些体力劳动有利于活动筋骨，通畅气血，强健体魄，增强体质，能锻炼意志，增强毅力，从而保持了生命活动的能力。

现代医学研究认为，合理的劳动对心血管、内分泌、神经、精神、运动、肌肉等各个系统都有好处。如劳动能促进血液循环，改善呼吸和消化功能，提高基础代谢率，兴奋大脑皮质对肌体各部的调节能力，调节精神。

适当休息也是生理的需要，它是消除疲劳，恢复体力和精力，调节身心必不可缺的方法。现代实验证明，疲劳能降低生物的抗病能力，易于受到病菌的侵袭。有人给疲劳和未疲劳的猴子同时注射等量病菌，结果发现疲劳的猴子被感染得病，另一方却安然无恙，这说明合理休息是增强机体免疫能力的重要手段。

（2）益智防衰：所谓"劳"，不光指体力劳动，还包括脑力劳动，科学用脑也是养生保健的重要方面。科学用脑，就是用脑的劳逸适度问题，它要求人们勤于用脑，注重训练脑力的功能和开发其潜能，又要注重对脑的保养，防止疲劳作业。在实际生活中，许多人由于惰性的原因，往往容易犯"懒于动脑"的毛病。因此，应大力提倡善于用脑，劳而不倦，保持大脑常用不衰。

现代研究证明，一个人经常合理地用脑，不但不会加速衰老，反而有防止脑老化的功能。实验证明，在相同年龄组的人群中，经常用脑和不用脑的人相比，能够经常性合理用脑的人脑萎缩少，空洞体积小。因而得出结论，经常性合理用脑，可以预防衰老，增加智力，尤其是能够预防老年痴呆。

2. 劳逸失度的害处

劳动本来是人类的"第一需要"，但劳伤过度则可内伤脏腑，成为致病原因。《庄子·刻意》说："形劳而不休则弊，精用而不已则劳，劳则竭"。劳役过度，精竭形弊是导致内伤虚损的重要原因。如《素问·宣明五气》说："五劳所伤，久视伤血，久卧伤气，久坐伤肉，久立伤骨，久行伤筋"，过度劳倦与内伤密切相关。李东垣在《脾胃论》中提出，劳役过度可致脾胃内伤百病由生。《医宗必读》说："后天之本在脾"。因而脾胃伤则气血亏少，诸疾蜂起。叶天士医案也记载，过度劳形奔走，驰骑习武，可致百脉震动，劳伤失血，或血络瘀痹，诸疾丛集。人到老年，气血渐衰，尤当注意劳逸适度，慎防劳伤。

贪逸无度，气机郁滞。过劳伤人，过度安逸同样可以致病。《吕氏春秋》云："出则以车，入则以辇，务以自佚，命曰招蹶之机……富贵之所以致也"。佚者，逸也，过于安逸是富贵人得病之由。清代医家陆九芝说："自逸病之不讲，而世只知有劳病，不知有逸病，然而逸之为病，正不少也。逸乃逸豫、安逸之所生病，与劳相反。"《内经》中所提到的"久卧伤气"，"久坐伤肉"，即指过度安逸而言。张介宾说："久卧则阳气不伸，故伤气；久坐则血脉滞于四体，故伤肉"。缺乏劳动和体育锻炼的人，易引起气机不畅，升降出入失常。升降出入是人体气机运动的基本形式。人体脏腑经络气血阴阳的运动变化，无不依赖于气机的升降出入。贪图安逸过度，不进行适当的活动，气机的升降出入就会呆滞不畅。气机失常可影响到五脏六腑、表里内外、四肢九窍，而发生种种病理变化。根据生物进化理论，用则进废则退，若过逸不劳，则气机不畅，人体功能活动衰退，气机运动一旦停止，生命活动也就终止。可见，贪逸不劳也会损害人体健康，甚至危及生命。

正确处理劳逸之间的关系，对于养生保健起着重要作用。不过，劳与逸的形式多种多样，并且劳与逸的概念又具有相对性，应当根据个人的具体情况合理安排。养生学家主张劳逸结合，互相协调。例如，劳与逸穿插交替进行，或劳与逸互相包含，劳中有逸，逸中有劳，只有劳逸协调适度才会对人体有益。

（1）体力劳动要轻重相宜：在工业劳动方面，由于受工种、工序、场所等的限制，自己任意选择劳动条件的机会较少，但仍要注意劳动强度轻重相宜。更重要的是应安排好业余生活，使自己的精力、体力、心理、卫生等得到充分恢复和发展。在田园劳动方面，应根据体力，量力而行，选择适当的内容，要注意轻重搭配进行。

（2）脑力劳动要与体力活动相结合：脑力劳动偏重于静，体力活动偏重于动。动以养形，静以养神，体脑结合，则动静兼修，形神共养。如脑力劳动者，可进行一些体育锻炼，使机体各部位得到充分有效的运动。脑力劳动者，还可从事美化庭院活动，在庭院内种植一些花草树木，并可结合场景吟诗作画，陶冶情趣，有利于身心健康，延年益寿。

（3）家务劳动秩序化：操传家务是一项繁杂的劳动，主要包括清扫、洗晒、烹饪、缝补、尊老爱幼、教育子女等，只要安排得当，则能够杂而不乱，有条不紊，有劳有逸，既锻炼身体，又增添精神享受，有利于健康长寿。反之，若家务劳动没有秩序，杂乱无章则形劳神疲，甚至造成早衰折寿。

（4）休息保养多样化：要做到劳逸结合，就要注意多样化的休息方式。休息可分为静式休息和动式休息，静式休息主要是指睡眠，动式休息主要是指人体活动，可根据不同爱好自行选择不同形式，如听相声、听音乐、聊天、看戏、下棋、散步、观景、钓鱼、赋诗作画、打太极拳等。总之，动静结合，寓静于动，既达到休息目的，又起到娱乐效果，不仅使人体消除疲劳，精力充沛，而且使生活充满乐趣。

（四）四时养生

中医学关于养生的理论和方法是极其丰富的，但重要的是——顺时养生。正如《灵枢·本神》里所说："故智者之养生也，必顺四时而适寒暑……如是，则僻邪不至，长生久视。"视，活的意思；长生久视，是延长生命，不易衰老的意思。为何能延长生命呢？是因为"僻邪不至"，邪，指不正之气，僻邪不至，是说病邪不能侵袭。而病邪不能侵袭的关键又在于"顺四时而适寒暑"，这是中医养生学里的一条极其重要的原则，也可以说是长寿的法宝。

1. 四时养生原则

一是健脾除湿。湿邪是夏天的一大邪气，加上夏日脾胃功能低下，人们经常感觉胃口不好，容易腹泻，出现舌苔白腻等症状，所以应常服健脾利湿之物。一般多选择健脾芳香化湿及淡渗利湿之品，如藿香、莲子、佩兰等。

二是清热消暑。夏日气温高，暑热邪盛，人体心火较旺，因此常用些具有清热解毒清心火作用的药物，如菊花、薄荷、金银花、连翘、荷叶等来祛暑。

三是补养肺肾。中医认为，按五行规律，夏天心火旺而肺金、肾水虚衰，要注意补养肺肾之阴。可选用枸杞子、生地、百合、桑椹及酸收肺气药，如五味子等，可防出汗太过，耗伤津气。

四是冬病夏治。所谓冬病夏治，即夏天人体和外界阳气盛，用内服中药配合针灸等外治方法来治疗一些冬天好发的疾病。如用鲜芝麻花常搓易冻伤处，可预防冬季冻疮；用药膏贴在穴位上，可治疗冬季哮喘和鼻炎。

2. 春季养生法

春天，是指从立春之日起，到立夏之日止，包括立春、雨水、惊蛰、春分、清明、谷雨等六个节气。

春为四时之首，万象更新之始，正如《黄帝内经》里所说："春三月，此谓发陈。天地俱生，万物以荣。"意思是，当春归大地之时，冰雪已经消融，自然界阳气开始升发，万物复苏，柳丝吐绿，世界上的万事万物都出现欣欣向荣的景象，"人与大地相应"，此时人体之阳气也顺应自然，向上向外疏发。因此，春季养生必须掌握春令之气升发舒畅的特点，注意保卫体内的阳气，使之不断充沛，逐渐旺盛起来，凡有耗伤阳气及阻碍阳气的情况皆应避免，这个养生原则应具体贯穿到饮食、运动、起居、防病、精神等各个方面去。

（1）保养阳气：《黄帝内经》里曾明确指出："虚邪贼风，避之有时"，意思是，对于能使人致病的风邪要能够及时地躲避它，这一点在春季尤其重要。原因是，春天是风气主令，虽然风邪一年四季皆有，但主要以春季为主。地球的表面凹凸不平，冷热不均，于是便形成了来去匆匆的风，风既是绿色的信使，也是落叶的祸首，历来它就以温顺和蔼、狂暴凶残两张脸谱对人类施以福祸。

（2）风邪致病：风邪既可单独作为致病因子，也常与其他邪气兼夹为病。因此，风病之病种较多，而病变复杂，故《黄帝内经》里说："风者，百病之长也"，说明了在众多引起疾病的外感因素中，风邪是主要致病因素。医疗气象学告诉我们，在大风呼啸时，空气的冲撞摩擦噪音使人心里感到烦躁不适，特别是有时大风音频过低，甚至达到"次声波"的标准。科学家们已经发现次声波是杀人的声波，它能直接影响人体的神经中枢系统，使人头痛、恶心、烦躁，甚至致人于死地。此外，猛烈的大风常使空气中的"维生素"——负氧离子严重减少，导致那些对天气变化敏感的人体内化学过程发生变化，在血液中开始分泌大量的血清素，让人感到神经紧张、压抑和疲劳，并会引起一些人的甲状腺负担过重。还有，大风使地表蒸发强烈，驱走大量的水气，空气湿度极大地减少，这会使人口干唇裂、鼻腔黏膜变得干燥、弹性减少，容易出现微小的裂口、防病功能随之降低，使许多病菌乘虚而入，导致呼吸道疾病的发生，如支气管炎、流感、肺结核等许多疾病流行。这也往往是"风助病威"的结果。故《黄帝内经》里又说："风者，百病之始也"，意思是，许多疾病的发生，常常与风邪相关联。

（3）病理变化：中医学认为，风邪侵袭人体后，可产生下述病理变化：

一是伤人上部：如伤风感冒中常见头痛、鼻阻、多涕、咽喉痒痛等症状；风水一证，起初也多以眼睑水肿为多见，这是风邪与水液相搏，而风性向上的缘故。伤风感冒之所以多见头痛、恶风、畏寒等症状，这是肺部受侵、风邪在表的见证。因为风邪常从外表侵入人体，故肺与皮毛首当其冲而最先罹患。尤其是当贼风避之无时，或汗出当风时，腠理开，风邪乘虚而入，常可导致肺气不宣、卫气不固、营卫不和，而见发热、恶风、咳嗽、汗出等症状。

二是病变范围广：中医认为，风邪善行数变，变化无定，往往上下窜扰，故病变范围较广，在表可稽留于皮毛或肌肉腠理之间，或游走于经脉之中；逆于上，可直达巅顶；犯于下，可侵及腰膝胫腓等处。这种来去迅速、变化多端的冲击，在临床上也不乏见。例如，皮肤风疹，其来势急剧，甚至数分钟内即可遍及全身，其痒难忍。但有时去也迅速，说退就退，而退后常不留任何痕迹。至于"风痹"、"行痹"等症，常见游走性的大关节红肿热痛；有些典型病例可见病损由肩至时，肩肘渐退而膝踝又起，因此《黄帝内经》里称："风者，善行而数变"。

三是"风胜则动"：古人见到空气流动而成风，因此推论风邪致病，其证以动为特征，即所谓"风胜则动"。故凡见肢体运动异常，如抽搐、痉挛、颤抖、蠕动，甚至角弓反张、颈项强直等症往往责之于风而列为风病。破伤风之抽搐及面神经瘫痪所致之口眼歪斜等可为代表。

四是兼杂为病：所谓兼杂为病，是指风邪常与其他邪气相兼合并侵犯人体。如在长夏之季，风邪常与湿邪侵袭脾胃，往往可见消化不良、腹胀、腹泻等脾胃受损的症状。若与热合，而为风热；与寒合为风寒；或风寒湿三气杂至侵袭人体，人们常说的风热外感、风寒外感、风湿痹痛等即为显例。不仅如此，中医认为风还可与体内之病理产物如痰相结合而成风痰，风痰上犯又可引起种种病症。综上所述，风邪致病必须予以重视，春季养生的关键是要防风。现代医学亦很重视气流（即风）与健康的关系，因为气流的变化可影响人的呼吸、能量消耗、新陈代谢和精神状态。适度气流使空气清洁、新鲜，对健康有益，而反常的气流则有害于人体健康。中国的大风虽然多发于春天，但秋冬季节亦不少，特别是华北地区这时风多且大，天气较冷。由于大风的作用，加剧了空气与皮肤的热量交换，使体内的热量过多散失，造成人的抗病能力下降。而过度寒冷可使体表皮肤血管收缩，可直接诱发某些风湿性疾病的发作，如雷诺病、硬皮病等。在户外工作和活动时，若受强冷的大风吹袭时间过长，容易引起"歪嘴疯"（面神经麻痹病）的发生。

3. 夏季养生法

夏天，指阴历 4 月份至 6 月份，即从立夏之日起，到立秋之日止。其间包括立夏、小满、芒种、夏至、小暑、大暑六个节气。

（1）节气特点：《黄帝内经》在描述夏天的节气特点时，这样写道："夏三月，此谓蕃秀，天地气交，万物华实"，意思是说，在夏天的三个月，天阳下济，地热上蒸，天地之气上下交合，各种植物大都开花结果了，所以是万物繁荣秀丽的季节。

在一年四季中，夏季是一年里阳气最盛的季节，气候炎热而生机旺盛，对于人来说，此时是新陈代谢旺盛的时期，人体阳气外发，伏阴在内，气血运行亦相应地旺盛起来，并且活跃于机体表面。为适应炎热的气候，皮肤毛孔开泄，而使汗液排出，通过出汗，以调节体温，适应暑热的气候。在谈到夏天如何养生时，汪绮石在《理虚元鉴》里指出："夏防暑热，又防因暑取凉，长夏防湿"，这里再清楚不过地指明了夏季养生的基本原则：在盛夏防暑邪；在长夏防湿邪；同时又要注意保护人体阳气，防止因避暑而过分贪凉，从而伤害了体内的阳气，即《黄帝内经》里所指出的"春夏养阳"，也就是说，即使是在炎热的夏天，仍然要注意保护体内的阳气。

（2）暑为夏季主气：暑为火热之气所化，独发于夏季。中医认为，暑为阳邪，其性升散，容易耗气伤津。这是它的病理特点。暑邪侵入人体，常见腠理开而多汗，汗出过多导致体液减少，此为伤津的关键，津伤时，即见口渴引饮、唇干口燥、大便干结、尿黄心烦、闷乱等症。如果不及时救治，开泄太过，则伤津可以进一步发展，超过生理代偿的限度必然将耗伤元气，此时可出现身倦乏力、短气懒言等一系列阳气外越的症状，甚至卒然昏倒，不省人事，而导致死亡，由此观之，夏季防暑不可等闲视之。

（3）湿为长夏之主气：在中国不少地方，尤其是南方，既炎热又多雨。人们所说的湿病就多见于这个季节。这个季节里空气中湿度最大，加之或因外伤暴露，或因汗出沾衣，或因涉水淋雨，或因居处潮湿，以至感受湿邪而发病者最多。

中医认为，湿为阴邪，好伤人体阳气。因其性重浊黏滞，故易阻遏气机，病多缠绵难愈，这是湿邪的病理特征。不仅如此，湿邪亦好伤脾阳，因为脾性喜燥而恶湿，一旦脾阳为湿邪所遏，则可能导致脾气不能正常运化而气机不畅，临床可见脘腹胀满，食欲不振，大便稀溏，四肢不温。尤其是脾气升降失合后，水液随之滞留，常见水肿形成，目下呈卧蚕状。

中医还认为，湿邪重浊，故外感湿邪后多有身重倦困，头重如裹等症状。又因湿黏滞，病损往往着而难移，若其侵犯肌肤筋骨，每每既重且酸，固定一处，故有"著痹"之称。一般来说，湿邪为病，病程较长，如湿温病，常有如油入面难分难解之临床特征。风湿夹杂，侵犯肌肤，关节所形成的风湿痹证则往往反复发作。内湿病常见其病理性产物多为秽浊不洁之物，如皮肤病变之渗出物，湿热带下之分泌物，质黏而腥臭。因此，人们常称湿为"有形之邪"，其性秽浊。由于湿的形成往往与地之湿气上蒸有关，故其伤人也多从下部开始。临床所见之下肢溃疡，湿性脚气，带下等症往往都与湿邪有关。

（4）湿邪侵袭：对于湿，现代科学用湿度来表示，是指空气中的含水量，物体潮湿的程度。

空气的湿度是气候变化的一个重要因素，它对人体有直接的影响。一般来说，对人体适宜的湿度是 40%～60%，当气温高于 25℃时，适宜的相关湿度为 30%。秋天，天气凉爽，湿度适中，人的精神倍增；而夏季三伏时节，由于高温、低压、高湿度的作用，人体汗液不易排出，出汗后不易被蒸发掉，因而会使人烦躁、疲倦、食欲不振，易发生胃肠炎、痢疾等。若湿度太低，上呼吸道黏膜的水分可大量散失，从而使抵抗力下降，易引起感冒。不仅如此，长夏时节由于天气闷热，阴雨连绵，空气潮湿，衣物和食品都容易返潮，甚至发霉、长毛，人也会感到不适。若穿着返潮的衣物，容易感冒或诱发关节疼痛，吃了霉烂变质的食品，就会引起胃肠炎，甚至导致中毒，所以在长夏一定要重视防止湿邪的侵袭。

（5）保护阳气："又防因暑取凉"，这是告诫人们在炎热的夏天，人们一定要注意保护体内的阳气，正如《黄帝内经》里所说："春夏养阳"，那么，在夏天又怎样注意保护阳气呢？首要的一点是，人们不能只顾眼前舒服，过于避热趋凉，如在露天乘冷过夜，或饮冷无度，致使中气内虚，从而导致暑热与风寒之邪乘虚而入。在乘凉时，要特别注意盖好腹部，不少农村地方喜穿"兜肚"，是很符合养生之道的。《养老寿亲书》里指出："夏日天暑地热，若檐下过道，穿隙破窗，皆不可乘凉，以防贼风中人。"《摄生消息论》亦指出："不得于星月下露卧，兼使睡着，使人扇风取凉。"这些都是宝贵的养生经验，符合夏季"养阳"的精神。夏季养生，古人之所以提出保养阳气，关键在于暑热外蒸，汗液大泄，毛孔开放，这样机体最易受风寒湿邪侵袭。其次要谨防冷气病：所谓冷气病，是指由于人们久处冷气设备的环境下工作和生活时所患的一种疾病。轻者面部神经痛、下肢酸痛、乏力、头痛、腰痛、容易感冒和不同程度的胃肠病等；重者会出现皮肤病和心血管疾病。而老年人中出现的各种症状更加明显。

（6）冷气病因：冷气病发生的原因有两点：第一点是，人们由于每天多次出入冷气环境，这样人体多次经受冷适应的条件反射，促使交感神经对肾上腺素的大量分泌，无形中给心脏增加了负担。而在中医理论中，早就有夏季宜养心的说法，因为五脏应五时，具体到夏季是心与之相应。夏季人们室外活动多，活动量也相对增大，加之夏天昼长夜短，天气炎热，故睡眠时间也较其他季节少一些。因此，体内消耗的能量多、血液循环加快、汗出亦多。显而易见，在这个季节，心脏的负担是很重的，倘若不注意对心脏的保养，很容易使心脏受到伤害。由上可知，夏季人们多次反复出入冷气环境，于心脏是不利的，而心属火，伤心即伤阳气。第二点是，在久处冷气环境中的人，一旦进入炎热的自然环境时，体内就要发生一系列的生理反应。除体温迅速上升外，皮肤开始出汗，而带汗的皮肤又往往黏有许多细菌。当人们再回到冷气环境中时，皮肤和血管马上收缩，细菌很容易利用开张的毛孔进入人体内而引起感染。

鉴于上述情况，人们在酷暑一定不要贪凉，谨防冷气病的发生。办法是：室内外的温差不宜太大，以不超过 5℃为好。室内温度不少于 25℃。入睡时，最好关上冷气机；冷气房里不要长期关闭，有条件时要常使室内空气与外界空气流通。

当在室内感觉有凉意时，一定要站起来适当活动四肢和躯体，以加速血液循环。

若患有冠心病、高血压、动脉硬化等慢性病人，尤其是老年人，不要长期待在冷气环境里，患有关节痛的人亦不要老在冷气环境里生活。

（7）防止湿邪：要防湿邪侵袭。如前所述，湿为阴邪，易伤阳气，尤其是损伤脾胃阳气。在盛夏是心与之相应，而在长夏，则是人体五脏之一的脾脏和其相应。所以，长夏的湿邪最易侵犯脾胃的功能，导致消化吸收功能低下。中医营养学认为，长夏的饮食原则宜清淡，少油腻，要以温食为主，如元代著名养生家邱处机主张夏季饮食应"温暖，不令大饱，时时进之……其于肥腻当戒"。也就是说，长夏的饮食要稍热一点，不要太寒凉；亦不要吃的大多，但在次数上可稍多一些。在我国一些南方地区，不少人有食辣椒的习惯，这是因为吃辣可以促使人体排汗，在闷热的环境里增添凉爽舒适感。另外，通过吃辣，可帮助消化，增加食欲，增加体内发热量，从而有助于防止在高温、高湿的时候，人们常有的消化液分泌减少、胃肠蠕动减弱现象。

（8）防止部位：防止湿邪侵袭，在居住环境上就要切忌潮湿：中医认为，"湿伤肉"，即感受湿邪，易损伤人体肌肉，如常见的风湿关节炎等症。《黄帝内经》里又指出："伤于湿者，下先受之"，下，指人体下部。意谓湿邪伤人往往从人体下部开始，这是因为湿邪的形成往往与地的湿气上蒸有关。故其伤人也多从下部开始，如常见的脚气、下肢溃疡、妇女带下等。因此，在长夏居室一定要做到通风、防潮、隔热，如果室内过于潮湿，空气污浊，不仅家具、衣物发霉、长毛而损坏。还能损伤人体阳气。有些国家对儿童风湿病的研究证明，50%以上的患儿，是由于住在潮湿的屋内造成的。

（9）"五热"养生法

1）热茶降温：有资料表明，饮一杯热茶可以在 9 分钟后使体温下降 1～2℃，所以盛夏每天喝 2～3 杯约 2000 毫升、温度在 40～50℃的热茶，且最好是绿茶，不仅能够刺激皮肤毛细血管扩张，促进散热，还能帮助食物的消化吸收。此外，茶叶中的茶碱成分有利尿作用，排尿也可带走一部分热量，使人感到凉爽。

2）三餐加热：在夏季，吃面条是许多人的所爱。但老年人要注意以下几点：一是面条煮熟后最好不要过凉水，二是面汤温度要适宜，不能过热以防烫伤食管。另外，夏天还可适量用些大葱、生姜、花椒之类的调味品，这些性味辛温的调料，可以助阳气，除湿邪。

3）洗热水澡：夏天洗热水澡虽然会出很多汗，但热水会使毛细血管扩张，有利于人体的散热。老年人 1～2 天可沐浴一次，最好不要泡浴，体质较差的可以坐在椅子上洗浴。水温控制在 40℃左右，每次 10～15 分钟即可。少用或不用香皂，可用带润肤成分的沐浴露来清洁皮肤。还可以用柔软的毛巾轻擦胸背部，这样能刺激、活化处于"休眠"状态的人体免疫细胞，提高抗病能力。

4）热水泡脚：热水泡脚、按摩等良性刺激，对于神经系统功能失调引起的头昏头痛、失眠，消化系统的腹泻、腹胀、食欲低下等病症，以及泌尿生殖系统的尿频、尿痛、遗精、痛经等疾病，能起到良好的治疗作用。

5）耐热锻炼：进行耐热锻炼的具体办法是每天抽出 1 小时左右的时间进行跑步、打拳、跳健身舞、散步等体育锻炼，每次锻炼都要达到出汗的目的，以提高机体的散热功能。但要注意，锻炼不可过分，尤其当气温高于 28℃、湿度大于 75%时，要减少运动量，以防中暑。

4. 秋季养生法

秋天，是从立秋之日起，到立冬之日止，其间经过处暑、白露、秋分、寒露、霜降等六个节气。并以中秋（农历八月十五日）作为气候转化的分界。

阳消阴长：《管子》指出："秋者阴气始下，故万物收。"这里的阴气始下，是说在秋天由于阳气渐收，而阴气逐渐生长起来；万物收，是指万物成熟，到了收获之时。从秋季的气候特点来看，由热转寒，即"阳消阴长"的过渡阶段。人体的生理活动，随"夏长"到"秋收"，而相应改变。因此，秋季养生不能离开"收养"这一原则，也就是说，秋天养生一定要把保养体内的阴气作为首要任务。正如《黄帝内经》里说："秋冬养阴。"所谓秋冬养阴，是指在秋冬养收气、养藏气，以适应自然界阴气渐生而旺的规律，从而为来年阳气生发打基础，不应耗精而伤阴气。

保养阴气：秋季如何保养体内的阴气呢？关键是要防燥护阴。中医学认为，燥为秋季的主气，称为"秋燥"。其气清肃，其性干燥。每值久晴未雨、气候干燥之际，常易发生燥邪为患。

由于肺可呼吸，肺合皮毛，肺与大肠相表里，故当空气中湿度下降时，肺、大肠与皮毛首当其冲，这是燥邪致病的病理特征。燥邪伤人，易伤人体津液，所谓"燥胜则干"，津液即耗，必现一派"燥"象，常见口干、唇干、鼻干、咽干、舌干少津、大便干结、皮肤干甚至皲裂等症。肺为娇脏，性喜润而恶燥，燥邪犯肺，最易伤其阴液。肺失津润，功能必然受到影响，因而宣降失可，轻则干咳少痰，痰黏难咯，重则肺络受伤而出血，见痰中带血。肺中津亏后，因无液以下济于大肠，因而使大便干结难解。

5. 冬季养生法

（1）敛阴护阳：冬季是从立冬日开始，经过小雪、大雪、冬至、小寒、大寒，直到立春的前一天为止。冬三月草木凋零，冷冻虫伏，是自然界万物闭藏的季节，人体的阳气也要潜藏于内。因此，冬季养生的基本原则是要顺应体内阳气的潜藏，以敛阴护阳为根本，由于阳气的闭藏，人体新陈代谢水平相应较低，因而要依靠生命的原动力"肾"来发挥作用，以保证生命活动适应自然界变化。祖国医学认为，人体能量和热量的总来源在于肾，就是人们常说的"火力"。"火力"旺，反映肾脏机能强，生命力也强；反之，生命力弱。冬季时节，肾脏机能正常，则可调节机体适应严冬的变化，否则，将会使新陈代谢失调而发病。

那么，怎样才能保证肾气旺，即火力旺呢？关键性的一点，是要防止冬季严寒气候的侵袭。祖国医学把能使人致病的寒冷气候，称之为寒邪，寒邪是以空气温度较低或气温骤降为特点的。寒为冬季之主气，即主要见于冬天，但其他季节并不是一点没有。在平时，如汗出当风，淋雨涉水，多嗜生冷及从事某些特殊工种者（如冷藏工人等）亦常能感受寒邪而罹患寒病。

（2）寒病发源：中医认为，寒为阴邪，常伤人阳气。何谓阳气？《黄帝内经》里解释说，阳气就好像天上的太阳一样，给大自然以光明和温暖，如果失去了它，万物便不得生存。人体若没有阳气，体内就失去了新陈代谢的活力，不能供给能量和热量，这样，生命就要停止。一些年老体弱的人，在冬季往往容易感觉手足不温、畏寒喜暖，这种情况，人们常称之为"火力不足"，即祖国医学所说的"阳气虚"。

（3）常见症状：人身之阳气盛衰，往往标志着人体生理功能活跃的程度，但威胁人体阳气的莫过于寒邪。寒邪伤阳后，人体阳气虚弱，体内生理功能受到抑制，就会产生一派寒象，常见的情况有：恶寒，即怕冷，这是由于寒邪外夹肌表后，体内阳气之一的卫气与外寒相搏，而见腠理闭塞，致使卫气受到遏制而不得宣泄，就产生恶寒，在恶寒的同时，亦可见到发热的症状，这是卫气郁结的缘故。

脘腹冷痛：是这外来寒邪经体表侵袭后，直入肠胃所致，寒邪损伤了人体脾胃的阳气，故胃脘部疼痛，同时还可出现呕吐清水，下利清谷，甚至四肢厥冷等症状。

脉象异常：寒象邪袭人所致脉象异常，主要是脉紧、脉迟、脉沉，原因是寒邪侵入经脉后，影响了脉内的气血运行。寒邪留著人体后，还能见到人体肌肉、皮肤、筋脉拘挛之象。

疼痛：这是寒邪侵袭人体后最常见的症状之一，如寒邪侵袭肝脏经脉，阻碍肝经气血运行，引起气血凝滞，则见睾丸肿胀疼痛，即人们所说的"寒疝"病；若寒邪客于四肢，则形成痹证，西医所说的风湿性关节炎即属此类。《黄帝内经》里在探讨疼痛病的机理时，曾明确指出："血虚则痛"，但血虚形成的原因很多，重要的一点就是寒邪入侵血脉后，造成血流不畅，由于血流不畅，血液的供应发生障碍，故产生疼痛。总之，寒邪伤人时所出现的症状是很多的，这里就不一一列举了。此外，寒邪伤人在临床症状上还有一个特点，即排出物、分泌物往往澄澈清冷，如鼻流清涕、咳吐清痰、呕吐清水、小便清长、下利清谷等。倘若外感寒邪后郁久不解，则这些分泌物将转清为黄为赤，此已属由寒化热的象征了。

　　冬天养生，以保暖为主，多以运动为好，因为动则生阳，但是不能当风运动；晚上最好用热水烫脚，有利于气血运行。

6.《内经》四时养生的理论与原则

　　春三月话养生。《素问》云："春三月，此谓发陈，天地俱生，万物以荣，夜卧早起，广步于庭，被发缓形，以使志生，生而勿杀，予而勿夺，赏而勿罚，此春气之应，养生之道也。"春三月是指农历正、二、三月，气温转暖，人们应晚睡早起，起床后披散头发，舒张形体，到庭院里散步，神志随着春天的生气而勃发。而对待万事万物，也要符合春天生机蓬勃的特点，应当发生的事物不要扼杀，应当给予的不要剥夺，应当增加的不要失去。这才是对春天生长之气的正确呼应，也是人体养生的必由之路。

　　夏三月话养生。《素问》云："夏三月，此谓蕃秀，天地气交，万物华实，夜卧早起，无厌于日，使志无怒，使华英成秀，使气得泄，若所爱在外，此夏气之应，养长之道也。"夏三月是指农历四、五、六月，是草蕃木秀，繁衍秀美的季节。其间，天地阴阳之气相交，植物开花结果。人们应该晚睡早起，不要嫌恶白天太长太热，应让心中无存郁怒，和颜悦色，心平气和，使体内的阳气能够向外宣发，并使腠理宣通，暑气疏泄。这就是适应夏天调养"长气"的道理。

　　秋三月话养生。《素问》云："秋三月，此谓容平，天气以急，地气以明，早卧早起，与鸡俱兴，使志安宁，以缓秋刑，收敛神气，使秋气平，无外其志，使肺气清，此秋气之应，养收之道也。"秋三月是指农历七、八、九月，是收获的季节，万物的形态都已处于平定。风气劲急，暑热尽消。应该早卧早起，与鸡鸣的时间相一致。精神情绪要保持安定，藉以舒缓三秋的肃杀之气。同时精神要内守，使秋气得以平和；不使意志外驰，而令肺气通宣理达。这就是适应秋天"收气"的道理。

　　冬三月话养生。《素问》云："冬三月，此谓闭藏，水冰地坼，无扰乎阳，早卧晚起，必待日光，使志若伏若匿，若有私意，若已有得，去寒就温，无泄皮肤，使气亟夺，此冬气之应，收藏之道也。"冬三月是指农历十、十一、十二月，是"紧闭坚藏"的季节。河水结冰，大地冻裂。在这样的环境下，人们不要扰动体内的阳气，为避免寒气侵袭，应早卧晚起，等到太阳初升时再起床。要使自己的思想情绪平静伏藏，好像有所收获却又不露声色。同时还必须避寒就温，不要轻易让皮肤开泄出汗耗损阳气，这就是适应冬天藏伏的方法。

　　《素问·宝命全形论》里说："人以天地之气生，四时之法成。"《素问·六节藏象论》里云："天食人以五气，地食人以五味。"这些都说明人体要依靠天地之气提供的物质条件而获得生存，同时还要适应四时阴阳的变化规律，才能发育成长。正如著名明代大医学家张景岳所说："春应肝而养生，夏应心而养长，长夏应脾而养化，秋应肺而养收，冬应肾而养藏。"说明人体五脏的生理活动，必须适应四时阴阳的变化，才能与外界环境保持协调平衡。这与现代医学认为，生命产生的条件，正是天地间物质与能量相互作用的结果的看法，是基本一致的。人类需要摄取饮食。呼吸空气与大自然进行物质交换，从而维持正常的新陈代谢活动。

三、辨体质养生

体质，是由先天遗传和后天获得所形成的，人类个体在形态结构和功能活动方面所固有的、相对稳定的特性，与心理性格具有相关性。个体体质的不同，表现为在生理状态下对外界刺激的反应和适应上的某些差异性，以及发病过程中对某些致病因子的易感性和疾病发展的倾向性。所以，笔者认为对体质的研究有助于分析疾病的发生和演变，为诊断和治疗疾病提供依据。

（一）《黄帝内经》关于体质的论述

《黄帝内经》作为我国现存最早的一部医学经典著作，书中蕴含了大量关于中医体质的内容，最早对人类个体及群体的体质特征、体质差异、体质形成、体质变化、体质类型、体质与疾病的易感性、体质在诊断中的意义、体质对遣方用药的影响、体质与养生、体质与疾病预防等理论要素进行了论述，初步奠定了中医体质理论的基础，成为中医体质理论初步形成的源头。其中，因人制宜的体质养生思想对当代的养生实践具有重要的指导意义。

1.《内经》对个体差异现象的认识——因人施养的依据

《内经》从体质的形成、分类等方面加以论述，指出人们在其生长发育的过程中，可以显示出胖瘦、刚柔、强弱、高低、阴阳等机能与形态上的差异。这种差异正是采取不同养生手段的出发点和依据。

（1）形成个体差异的因素：《内经》认为，人体体质的形成秉承于先天，得养于后天。既受先天遗传及胎养因素影响，又和后天的自然环境、饮食结构、性别、年龄、社会环境、心理状态等有密切的联系。

1）先天因素对体质形成的影响：在先天禀赋与体质形成的关系上，《灵枢·天年》认为：人之始生，"以母为基，以父为楯"，父母的生殖之精结合形成胚胎，禀受母体气血的滋养而不断发育，从而形成了人体。父母生殖之精的盈亏盛衰和体质特征决定着子代禀赋的厚薄强弱，影响其体质，因此人自出生就存在着个体体质和人群体质特征的差异，正如《灵枢·寿夭刚柔》中所说："人之生也，有刚有柔，有弱有强，有短有长，有阴有阳"，"形有缓急，气有盛衰，骨有大小，肉有坚脆，皮有厚薄，其以立寿夭"。

2）后天因素对体质形成的作用：自然环境因素：自然环境包括地理环境和气象因素在内，是体质特征形成的重要因素。《素问·宝命全形论》中说："人以天地之气生，四时之法成"。说明人类是自然界长期进化的结果，其生命过程必然受到整个物质世界诸多因素的制约和影响。而且人生活在特定的地理、气候环境中，自然因素的长期影响以及地理、气候条件的差异性必然使不同时空条件下的群体在形态结构、生理功能、心理行为等方面产生适应性变化，因而东、西、南、北、中等五方不同地域人群的体质特征也就各不相同。

饮食因素：饮食五味是维持机体生命活动的基本条件。《素问·六节藏象论》中指出："天食人以五气，地食人以五味……味有所藏，以养五气，气和而生，津液相成，神乃自生"。《素问·异法方宜论》中认为长期的饮食习惯可影响群体体质，是形成地域人群间体质差异的重要原因。

年龄因素：随着生命过程的展开，体质也会表现出一定的变化规律。人的一生在不同年龄阶段会有不同的体质特征。《灵枢·逆顺肥瘦》指出："婴儿者，其肉脆血少气弱"，概括了小儿脏腑娇嫩、形气未充、筋骨未坚的生理特点，同时也说明了其发育阶段中的体质特点。而青壮年则不同，如《灵枢·营卫生会》说："壮者之气血盛，其肌肉滑、气道通、营卫之行不失其常"。老年人又不一样，《灵枢·营卫生会》亦云："老者之气血衰，其肌肉枯，气道涩"。老年人之所以容易发病，这是由于体质因素决定的。

性别差异因素：体质还会因性别的差异而呈现出不同的变化规律。《素问·上古天真论》以肾精肾气盛衰为主，论述了在人的生长、发育、生殖、衰老这个生命过程中，男性与女性之间存在着"男八女七"的个体体质的差异，男性每个过程的周期要比女性的长，并且提出男性的衰老始于肾，女性的衰老始于阳明的观点。另外，《灵枢·五音五味》在概括女子体质的特点时明确指出："今妇人之生，有余于气，不足于血，以其数脱血也"，即认为妇女因为有经、孕、产、乳的生理特点，数脱于血，因而体质特征是气盛血虚。

社会环境因素：社会的发展变迁，使人类的生存环境、生活习惯、社会习俗、饮食结构等具有迥然不同的特征，因此不同历史条件下人类的体质也就自然表现出与其所处时代相适应的变化趋向。《素问·上古天真论》中观察到"上古之人，春秋皆度百岁，而动作不衰；今时之人，年半百而动作皆衰"的现象。此外，《素问·疏五过论》中还指出，由于不同社会地位和经济状况而形成的生活环境的差异，对体质的形成和改变也具有重要的影响。那些曾经历过"尝贵后贱"、"尝富后贫"、"暴乐暴苦"、"始乐后苦"的人，很容易出现体质虚衰的情况，"身体日减，气虚无精"、"精气竭绝，形体毁沮"。也就是说，从优越到衰败，从富有到贫穷，只要是波动起伏较大，就会影响到其体质和适应能力。

（2）体质的分类：《内经》不仅对人体体质的形成及其表现特征有着比较全面的认识，而且还对人体体质的差异现象进行了探讨。《内经》时代的医家们，通过对人形、色、体、态、神诸方面的观察，以"以表知里"、"司外揣内"作为基本研究方法，根据阴阳五行理论、人体的形态结构及心理特征等不同的认识角度，对人类的体质进行了多种不同的分类。

1）根据阴阳学说划分体质类型：《灵枢·行针》中，根据阴阳之气盛衰的不同以及不同类型的人对针刺得气反应的不同，将体质分为"重阳之人"、"颇有阴"、"多阴而少阳"以及"阴阳和调"四种类型。《灵枢·通天》中根据阴阳含量的多少，并结合个体的行为表现、心理性格及生理功能等将体质分为 5 类，即"多阴而无阳"的"太阴之人"、"多阴少阳"的"少阴之人"、"多阳而少阴"的"太阳之人"、"多阳少阴"的"少阳之人"以及"阴阳之气和"的"阴阳和平之人"。同时指出："凡五人者，其态不同，其筋骨气血各不等"。这 5 种体质类型的人在形态、功能、心理及对外界适应能力等方面的差异性，在一定程度上揭示了人体某些生命现象的本质特征。

2）根据五行学说划分体质类型：以五行属性进行体质分类主要见于《灵枢·阴阳二十五人》，是《内经》中最系统而全面的体质分类法。该篇运用阴阳五行学说，根据人的皮肤颜色、形态特征、生理功能、行为习惯、心理特征、对环境的适应调节能力、对某些疾病的易罹性和倾向性等各方面的特征，划分出"木"、"火"、"土"、"金"、"水"5 种基本体质类型。此外，该篇在五行属性分类的基础上，又与五音（角、徵、宫、商、羽）相结合，根据五音太少、阴阳属性以及手足三阳经的左右上下、气血多少的差异，将上述木、火、土、金、水五型中的每一类型再分为 5 个亚型，即成为"五五二十五"种体质类型，即"阴阳二十五人"。

3）根据人体的形态和功能特征划分体质类型：形体的强弱、胖瘦是体质差异的重要外在表现形式，而不同的形态结构特征必然伴随着生理功能的差异性。《灵枢·逆顺肥瘦》中根据体形的肥瘦、年龄的壮幼，把体质划分为"肥人"、"瘦人"、"常人"3种类型，并根据常人的不同体质特征，将其进一步划分为"端正敦厚者"、"壮士真骨者"以及"婴儿"等不同体质类型。《灵枢·卫气失常》中又把肥胖的人按皮肤纹理及皮下肌肉的特性进一步分为"膏"、"肉"和"脂"3种类型，并且指出这3种人的体态结构、气血多少、寒温的特征各不相同。

4）根据人的心理特征划分体质类型：《灵枢·论勇》中根据人格心理特征在勇怯方面的典型差异，将体质分为"勇"和"怯"2种类型，并论述了"勇士"和"怯士"2种体质类型的人在外部特征、心理特征及脏腑组织的形态结构等方面的差异。《素问·血气形志》中还根据心理特征的差异，将体质划分为5种形志类型，即体质的"五形志"特征："形乐志乐"、"形苦志乐"、"形苦志苦"、"形乐志苦"、"形数惊恐"。《内经》对体质形成因素及分类的认识，说明了个体差异现象的存在，通过论述不同体质类型的生理、心理特征，为实施个体化医疗和养生康复提供了依据。

2.《内经》对体质与疾病关系的认识——因人施养的目的

《内经》认为不同体质的人对不同致病因子的易感性和对相同致病因子的耐受性不同，某种形体的人易患某些病；感邪以后，因体质不同也会"为病各异"。因此，因人施养的目的就在于，通过对不同体质施以不同的养生方法，纠正体质偏颇，阻断其向疾病发展的趋势，或加快身体康复。

（1）体质与发病：疾病发生与否，主要取决于正气的盛衰，而正气的强弱和个体体质状况密切相关。体质就其生理基础及表现特征和机能活动而言，是正气盛衰偏颇的反映。《灵枢·百病始生》曰："风雨寒热，不得虚，邪不能独伤人，卒然逢疾风暴雨而不病者，盖无虚，故邪不能独伤人。此必因虚邪之风，与其身形，两虚相得，乃客其形"，说明体质决定发病与否。临床常见体质虚弱之人，一遇气候变化、季节更替，或情志刺激，或饮食不调，或劳倦内伤等，即易患病，而体质强健之人往往安然无恙。在外感病的发生过程中，体质虚弱者，则正虚感邪而发病。《素问·刺法论》曰："正气存内，邪不可干"，《素问·评热病论》曰："邪之所凑，其气必虚"，在强调正气重要性的同时，无疑也包含了对体质的重视。在内伤病的发生过程中，体质同样具有决定意义，《素问·经脉别论》指出："勇者气行则已，怯者则着而为病"，说明在遇病邪所伤时，机体发病与否，不仅与病邪的种类及其量、质有关，更重要的是与机体体质有密切关系。因此，正气不足是机体发病的主导因素，人体的体质强弱是邪气能否致病的前提。

（2）体质与疾病的传变和转归：《内经》认为，人体感受邪气致病后，疾病的发展、变化、转归也会因体质的差异而呈现出不同的发展态势。《素问·通评虚实论》中就明确提出"邪气盛则实，精气夺则虚"。《素问·风论》中指出，同样是"风邪"伤人，遇到肥胖体质就表现为"热中而目黄"，遇到消瘦体质，就表现为"寒中而涕出"。另外，《内经》体质理论还认为体质是推断疾病预后吉凶的重要依据。《灵枢·论痛》中指出："同时而伤，其病多热者易已，多寒者难已"，说明气盛体强者病易愈，气衰体弱者病难已。正是因为不同的体质有不同的发病倾向、不同的疾病发展态势，因此，在养生防病时要分清体质类型，实现对疾病的预防。

3.《内经》对个体化诊疗与预防的认识——因人施养的核心

因人施养以体质差异为依据，以辨体防病为目的，其核心理论就是个体化诊疗与预防的思想。早在《内经》中就已对这一思想有了初步的论述。

（1）个体化诊疗思想的提出：在体质与诊断的关系上，《素问•经脉别论》中说："诊病之道，观人勇怯骨肉皮肤，能知其情，以为诊法也"。诊病最重要的理论是观察人体强弱、骨肉和皮肤形态，从而了解病情，这是诊断上的大法。在《素问•徵四失论》中同样指出，医生在诊病时"不适贫富贵贱之居，坐之薄厚，形之寒温，不适饮食之宜，不别人之勇怯……此治之三失也"。这里的"勇怯"、"寒温"指的就是人的不同体质状况。总之，辨体质是临床诊断的重要原则，医生在临床诊断时应首先全面了解病人的社会、生活、精神、体质状态，若不注意区别体质的肥瘦、寒温、强弱，仅凭诊脉治病就会惑乱不明，甚至出现诊断上的过失。《内经》体质理论还认为，体质的差异还表现在对治疗方法和药物性味、剂量的反应性和耐受性方面。《素问•五常政大论》中提出："能毒者以厚药，不胜毒者以薄药"，应针对不同体质对药物的耐受力，选择药味的"厚"、"薄"：对体质强健、能够耐受性能猛烈的药物的人，可用气味俱厚的药物治疗；对体质虚弱、不能耐受者，用气味均比较和缓的药物治疗。

（2）治未病与体质的关系："治未病"是中医学重要的防治思想。"治未病"一词，首见于《内经》，"治未病"的预防医学思想也贯穿于《内经》医学内容的始终。"治未病"首先应该把重点放在平时的养护和调摄上，未雨绸缪，积极主动地采取措施，防止疾病的发生。正如《素问•四气调神大论》中所强调的"是故圣人不治已病治未病，不治已乱治未乱，此之谓也。夫病已成而后药之，乱已成而后治之，譬犹渴而穿井，斗而铸锥，不亦晚乎"。因此，在平时就应注意保养身体，从培养正气、增强体质、提高机体的抗邪能力和防止病邪的侵袭方面预防疾病的发生。

要想有效地预防疾病，必须了解个体体质的偏颇，在此基础上进行有针对性的补偏救弊。就如《灵枢•阴阳二十五人》中所说的"审察其形气有余不足而调之，可以知逆顺矣"。改善体质的基本措施是改变个体的生活环境、饮食因素，并通过必要的锻炼和药物等摄生方法，逐渐使体质的偏性得以纠正，预防其可能发生的某些病证。

中医养生主张因时、因地、因人而异，包括形神共养、协调阴阳、顺应自然、饮食调养、谨慎起居、和调脏腑、通畅经络、节欲保精、益气调息、动静适宜等一系列养生原则，而协调平衡是其核心思想，即当一个人身体达到平衡点的时候，是最健康的。中医学因人制宜的思想，落实到养生就是"因体施保"、"因人施养"。"世界上没有两片完全相同的树叶"，也"没有完全相同的两个人"，因此养生与预防也应根据不同的体质状态，实施个性化保健。《黄帝内经》从体质养生的依据、目的、核心理论等几个方面论述了因人施养的内涵，为后世体质养生和实践奠定了理论基础。

（二）《伤寒杂病论》关于体质的论述

1. 体质的分类

张仲景的《伤寒论》虽然没有明确提出体质的概念和类型，但它蕴涵了丰富的体质思想和理论，有了初步的体质分类。《伤寒论》从临床病理认识出发，将体质分为平人、强人、羸人、盛人、瘦人、老小、虚弱家、亡血家、汗家、中寒家、淋家、湿家、酒家等多种类型，其中包含了生理体质和病理体质。如平人、强人等为生理体质；淋家、湿家等为病理体质。并将这些复杂的体质属性概括为阴、阳两大类。如第7条："病有发热恶寒者，发于阳也；无热恶寒者，发于阴也。"一般而言，体质强壮，正气旺盛，抗邪有力，感邪之后，正邪剧争于表，可见发热恶寒等，多呈亢奋状态，概为阳证，即"病发于阳"。若素体虚弱，正气不足，抗邪无力，不发热、只恶寒等，呈虚衰状态，概为阴证。从《伤寒论》一书的整个医学思想来看，伤寒六经病的发生即是不同的体质类型与病邪相互作用所产生的六种病理表现。这种体质思想贯穿于三阴三阳病的整个辨证论治体系当中。

2. 体质与疾病的发生

由于各人的体质差异，脏腑盛衰，感邪轻重，致证情复杂，表现不一。发病有本经自病、合病、并病、直中、两感之不同。本经自病即本经自受外邪而发病。《伤寒论》中不提转变的为本经自病。合病即二经或三经的证候同时出现的发病形式。《伤寒论》中有太阳阳明合病，太阳少阳合病，阳明少阳合病和三阳合病四种。例如，并病即一经病证未罢而又出现另一经的证候的发病形式。《伤寒论》中有太阳阳明并病和太阳少阳并病两种。直中即素体虚弱，感受外邪，不出现三阳经的证候而直接表现出三阴的证候的发病形式。例如，97 条"血弱气尽，腠理开，邪气因入，与正气相搏，结于胁下。正邪分争，往来寒热，休作有时，嘿嘿不欲饮食。脏腑相连，其痛必下，邪高痛下，故使呕也，小柴胡汤主之。服柴胡汤已，渴者，属阳明，以法治之"。该条就阐述由于人本气血虚弱，腠理疏松，外邪乘虚侵入，发病就是少阳病。两感是脏腑相表里的两经同时受邪，同时发病。例如，301 条："少阴病，始得之，反发热，脉沉者，麻黄细辛附子汤主之"。该条就是讲少阴本虚外感寒邪而引起的太少两感证。

在"太阳病篇"中又根据人的体质不同将太阳病分为太阳中风、太阳伤寒及太阳温病，如风寒袭表，有太阳伤寒、太阳中风两个证型。太阳伤寒治当解表发汗，祛风散寒，用麻黄汤。若予桂枝汤则表闭不开，变证丛生。故有"桂枝本为解肌，若其人脉浮紧，发热汗不出者，不可与之也"之嘱。太阳中风则系素体腠理疏松之人，同为感受风寒之邪，却出现"营弱卫强"的病理变化，治宜解肌祛风，调和营卫，用桂枝汤，以使营卫调和。此本腠理疏松，故不用麻黄汤峻发其汗，以免过汗造成漏汗证。亦有太阳温病，与恶风寒、口不渴的中风、伤寒不同，"太阳病，发热而渴，不恶寒者为温病"。嘱勿用辛温发汗法，否则可能引起多种变证。

一般而言，体质强壮，正气盛，抗邪有力，感邪之后，正邪剧争于表，可见发热恶寒等，多呈亢奋状态，概为阳证，即"病发于阳"。若素体虚弱，正气不足，抗邪无力，不发热，只恶寒等，呈虚衰状态，概为阴证。张仲景根据体质属性与发病的初起证候概括为阴阳两大类型，如第 7 条："病有发热恶寒者，发于阳也；无热恶寒者，发于阴也。"

3. 体质与疾病的传变

传是指病情循着一定的趋向发展；变，是指病情在某些特殊条件下，不循一般规律而发生性质的转变。大多外感疾病的传变与否与病人体质差异、感邪的轻重、治疗的当否等有关。总体来看，《伤寒论》疾病之传变有两种情况：其一是自然演变，如"太阳病，十日以去，脉浮细而嗜卧者，外已解也。设胸满胁痛者，与小柴胡汤"，"本太阳病不解，转入少阳者，胁下硬满，干呕不能食，往来寒热，尚未吐下，脉沉紧者，与小柴胡汤"，均为太阳病自然演变成少阳病。亦有邪气虽入少阳，但太阳表邪未尽，而太阳与少阳病证同见者，如"伤寒六七日，发热微恶寒，肢节烦痛，微呕，心下支结，外证未去者，柴胡桂枝汤主之"。此为太阳表证未罢，又见少阳病证。病之传变中，若其人阳气盛，正气抗邪有力，不致传入阴经。三阴病中，外邪可直中一经，引起该经病。它以外邪直入其里为特点。如同是少阴阳虚体质，亦有不同的寒化证情，如"少阴病，身体痛，手足寒，骨节痛，脉沉者，附子汤主之"，"少阴病，二三日不已，至四五日，腹痛，小便不利，四肢沉重疼痛，自下利者，此为有水气……真武汤主之"。附子汤证阳虚较重，寒湿邪气凝滞于经脉骨节之间，以身体痛、骨节痛、手足寒为主症。真武汤证为阳虚水气泛溢所致，以四肢沉重疼痛、腹痛、小便不利等为主症。其二是治疗失误，造成传变，此类传变占多数。误用下法、吐法、火逆等伤其正气，邪气由表入里，造成病之传变。有过汗伤其肾阳致阳虚水气泛溢，病由太阳转属少阴者，如："太阳病发汗，汗出不解，其人仍发热，心下悸，头眩，瞤动，振振欲擗地者，真武汤主之。"有过汗伤脾致脾虚湿阻气滞而腹胀满者，如"发汗后，腹胀满者，厚朴生姜半夏甘草人参汤主之"。有汗伤心阳致心阳虚，心悸不安者，如"发汗过多，其人又手自冒心，心下悸，欲得按者，桂枝甘草汤主之"。有"发汗病不解，反恶寒者，虚故也，芍药甘草附子汤主之"。亦有发汗后导致邪陷成实者，如"发汗后，不可更行桂枝汤，汗出而喘，无大热者，可与麻黄杏仁甘草石膏汤"。还有过汗伤阳耗阴致汗漏不止、恶风、四肢拘急、难以屈伸者，如桂枝加附子汤证。同为发汗失当，导致虚实寒热的不同变证，体现了病之传变与体质密切相关。

对于疾病传变的原因，张仲景多把原因归之于误治，而他只是假设是误治以阐述辨证论治的道理，实际上并不都是误治，陈亦人在《伤寒论求是》中指出"重在辨寒热虚实……也不必拘于误治"，他说太阳病篇里证尤多，这些里证只有少数是由于证传变而来，大多数条文皆冠以误治，因而许多注家皆依据误治解释病机从论中原文来看，往往误治之因相同，却有许多不同的变证，例如，同样是发汗不如法，有的发生虚证，如气阴虚身痛证，卫阳虚汗漏不止证，心阳虚心悸证；有的发生热证，如胃热津伤的大烦渴证；有的发生虚实夹杂证，如中虚气滞腹满证。同属于误下，有的成为虚寒痞证，有的成为中虚热结的痞证。又如因误火而致的炎逆证，既有阴伤火炽证，也有心阳损伤证等。所以会有这样大的差异，主要取决于机体素质，阳盛体质的人，容易从阳化热形成热证；阳虚体质的人，容易从阴化寒，出现虚寒证。从陈老的阐述中可以得知，《伤寒论》体现了体质与疾病传变的直接关系。

4. 体质与疾病的治疗

《伤寒论》在疾病的治疗上，亦体现了体质的思想和理论。不仅是在治疗大法上扶阳气、保阴护津体现仲景顾护阳虚、阴虚体质的精神，在三阴三阳病立法中，亦是兼顾了阳盛、阳虚的体质因素，在具体的治则治法上，亦体现了顾护体质的思想。三阳病以祛邪为主，然不同的病情又施以不同的祛邪方法。例如，太阳病在表，一般使用解表法，如表实证宜开泄腠理，发汗散寒；表虚证宜调和营卫，解肌祛风。又根据体质的不同提出各种汤证的禁例，如桂枝汤的禁例中提出"若酒客者，不可与桂枝汤，得之则呕，以酒客不喜甘故也"。嗜酒之人，多为湿热体质。桂枝汤为辛甘温之剂，辛温生热，味甘助湿，故湿热体质之人，虽感受外邪患太阳中风证，也不可用桂枝汤。阳明病是里、热、实证，有气热证、燥结证之分。前者用清法，后者用下法。邪入少阳，枢机不利，为半表半里证，其治法以和解为主。三阴病多属里、虚、寒证，治法以扶正为主。例如，太阴病属脾虚寒湿证，治法以温中散寒祛湿为主。少阴病多属心肾虚衰，气血不足，但又有寒化、热化之分。寒化证宜扶阳抑阴；热化证宜抑阴清热。厥阴病，证候错综复杂，治法亦相应随之变化，如热者宜清下，寒者宜温补，寒热错杂者宜寒温并用。

在疾病的治疗过程中，由于体质的差异，往往出现复杂的不同的证候，在表里同病时，表里先后法的确立亦是依据不同的体质。例如，164 条曰："伤寒大下后，复发汗，心下痞，恶寒者，表未解也。不可攻痞，当先解表，表解乃可攻痞。解表宜桂枝汤，攻痞宜大黄黄连泻心汤。" 91 条曰："伤寒，医下之，续得下利清谷不止，身疼痛者，急当救里；后身疼痛，清便自调者，急当救表。救里宜四逆汤，救表宜桂枝汤。"此二条俱为误下后致表里俱病，但治则不同，前为先表后里，后为先里后表。两者之不同乃由于体质不同所致，前者体实不虚，治宜解表为先；后者里阳不足而里气虚寒，治宜温补为先。

《伤寒论》是中医学史上一部伟大的著作，它蕴含了丰富的体质医学思想，博大精深。

尽管对其体质思想研究颇多，但还有很多优秀的体质医学思想没有被挖掘出来，这需要我们医学工作者做更进一步的研究，让这部古典医籍为我们现代的中医体质研究做出更多的贡献。

（三）常见体质

1.气虚质

总体特征：元气不足，以疲乏、气短、自汗等气虚表现为主要特征。

形体特征：肌肉松软不实。

常见表现：平素语音低弱，气短懒言，容易疲乏，精神不振，易出汗，舌淡红，舌边有齿痕，脉弱。

心理特征：性格内向，不喜冒险。

发病倾向：易患感冒、内脏下垂等病；病后康复缓慢。

对外界环境适应能力：不耐受风、寒、暑、湿邪。

2.阳虚质

总体特征：阳气不足，以畏寒怕冷、手足不温等虚寒表现为主要特征。

形体特征：肌肉松软不实。

常见表现：平素畏冷，手足不温，喜热饮食，精神不振，舌淡胖嫩，脉沉迟。

心理特征：性格多沉静、内向。

发病倾向：易患痰饮、肿胀、泄泻等病；感邪易从寒化。

对外界环境适应能力：耐夏不耐冬；易感风、寒、湿邪。

3.湿热质

总体特征：湿热内蕴，以面垢油光、口苦、苔黄腻等湿热表现为主要特征。

形体特征：形体中等或偏瘦。

常见表现：面垢油光，易生痤疮，口苦口干，身重困倦，大便黏滞不畅或燥结，小便短黄，男性易阴囊潮湿，女性易带下增多，舌质偏红，苔黄腻，脉滑数。

心理特征：容易心烦急躁。

发病倾向：易患疮疖、黄疸、热淋等病。

对外界环境适应能力：对夏末秋初湿热气候，湿重或气温偏高环境较难适应。

4.血瘀质

总体特征：血行不畅，以肤色晦黯、舌质紫黯等血瘀表现为主要特征。

形体特征：胖瘦均见。

常见表现：肤色晦黯，色素沉着，容易出现瘀斑，口唇黯淡，舌黯或有瘀点，舌下络脉紫黯或增粗，脉涩。

心理特征：易烦，健忘。

发病倾向：易患癥瘕及痛证、血证等。

对外界环境适应能力：不耐受寒邪。

5. 特禀质

总体特征：先天失常，以生理缺陷、过敏反应等为主要特征。

形体特征：过敏体质者一般无特殊；先天禀赋异常者或有畸形，或有生理缺陷。

常见表现：过敏体质者常见哮喘、风团、咽痒、鼻塞、喷嚏等；患遗传性疾病者有垂直遗传、先天性、家族性特征；患胎传性疾病者具有母体影响胎儿个体生长发育及相关疾病特征。

心理特征：随禀质不同情况各异。

发病倾向：过敏体质者易患哮喘、荨麻疹、花粉症及药物过敏等；遗传性疾病如血友病、唐氏综合征等；胎传性疾病如五迟（立迟、行迟、发迟、齿迟和语迟）、五软（头软、项软、手足软、肌肉软、口软）、解颅、胎惊等。

对外界环境适应能力：适应能力差，如过敏体质者对易致过敏季节适应能力差，易引发宿疾。

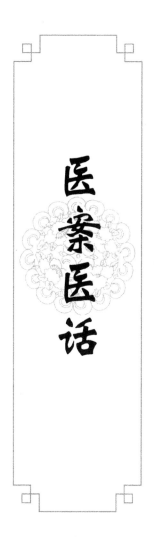

医案医话

一、医案撷菁

（一）急性气管炎

病例一 李某，男，18岁，学生。1974年3月15日初诊。咳喘8日，发热5日，夜间喘息，吐黄痰，身痛，纳呆，大便3日未行。曾用西药治疗，效果不显。查体：体温：37.9℃，两肺满布哮鸣音，心脏未闻及异常，舌苔黄腻，脉象浮数。诊断：急性喘息性气管炎（西医）；喘证，风热侵袭、肺胃郁热型（中医）。治则：宣肺解表，泄热定喘。处方：前胡25克，薄荷10克，桔梗20克，杏仁10克，紫菀25克，黄芩15克，川贝10克，苏子30克，川军15克（后下），2剂，水煎服。复诊时大便已下，热退，喘平，咳轻，痰少而稀、色白，改服橘红丸，每日2次，每次1丸，化痰止咳，巩固疗效。

病例二 林某，女，32岁，工人，1978年12月21日初诊。咳嗽月余。该患于1个月前因感寒而发病。初起恶寒发热，咽痒咳嗽，经西药抗生素、祛痰、镇咳剂治疗，病情未见好转。刻诊：剧烈干咳，无痰，舌淡，苔薄白，脉浮紧。诊断：急性气管炎（西医）；咳嗽，风寒袭肺、肺失宣降型（中医）。治则：散寒宣肺止咳。处方：麻黄20克，桂枝20克，白芍20克，干姜15克，细辛5克，五味子5克，半夏25克，石膏50克，甘草10克，3剂，水煎服。复诊时咳嗽锐减，嘱其按原方继服2剂。三诊已无咳及痰，病告痊愈。

病例三 张某，男，23岁，教师。1980年10月11日初诊。咳嗽10日。10日前因淋雨而病感冒，当时发热，恶寒，咳嗽，咽痛。经中西药治疗现已不发热，但干咳无痰，口燥咽干，声音嘶哑，咳甚时胸痛。双肺呼吸音粗糙，舌红少津，脉细数。诊断：急性气管炎（西医）；咳嗽，肺阴不足型（中医）。治则：润肺理气，化痰止咳。处方：沙参50克，马兜铃40克，山药30克，牛蒡子20克，桔梗15克，枳壳20克，2剂，水煎服。复诊时咳嗽顿减，痰多而黏。原方马兜铃改为30克，牛蒡子改为10克，加川贝10克，继服5剂。三诊病人无咳及其他不适，听诊双肺呼吸音清，未闻及干湿啰音。病告痊愈。

（二）慢性气管炎

病例一 王某，男，62岁，退休工人。1991年12月5日初诊。患慢性咳嗽病史8年，1周前因气温骤降，咳嗽加重，咳吐白泡沫黏液性痰液，量多不易咳出，气息短促，喉中有痰鸣音，伴腹胀纳呆，咳则汗出，口干不欲饮，二便正常。刻诊：形体消瘦，面色萎黄，呼吸迫促，喉中如水鸡声，舌体胖大有齿痕，苔白腻，脉滑有力。双肺满布干鸣音，两肺底可闻及中、小水泡音，心脏未闻及异常。X线拍片见肺纹理增强，紊乱扭曲。血常规正常。诊断：慢性喘息性支气管炎急性发作（西医）；喘证，寒痰阻肺型（中医）。治则：温化痰饮，宣肺定喘。处方：炙麻黄20克，炙百部50克，紫菀50克，射干15克，鱼腥草50克，半夏15克，陈皮25克，厚朴25克，赤芍25克，2剂，水煎服。复诊见喘息豁然停止，咳嗽、咳痰减轻，两肺干鸣音基本消失，水泡音减少，舌苔转薄。上方去麻黄，加白术25克，淫羊藿15克，12剂。至三诊时，共治疗2周，诸症全部消失，双肺听诊已无干鸣音及水泡音，属临床痊愈。随访1年，病情未见复发。

病例二　陈某，男，32岁，工人。1984年2月3日初诊。发病近20年，终年咳嗽，痰多，气喘。3周前因感冒症状加重，昼夜频繁咳嗽，咳大量泡沫样痰。刻诊：咳嗽，气喘，面色萎白，多汗，纳差便溏，腰膝酸软，舌淡苔白，脉弦滑。听诊两肺可闻及哮鸣音。X线透视提示为慢性气管炎。诊断：慢性喘息性支气管炎（西医）；喘证，肺脾肾气虚型（中医）。治则：健脾消痰，益肾补肺平喘。处方：黄芪30克，旋覆花15克，地龙10克，百部20克，杜仲20克，白术20克，蛤蚧1对，5剂。服药后咳嗽明显减轻，痰量亦明显减少，气色转佳，自述诸证明显好转。效不更方，继服上方15剂。三诊见病人基本无咳，偶有少量白痰，嘱其按原方比例配成丸剂长期服用，以维持疗效。

病例三　史某，男，56岁，机关干部。1987年2月26日初诊。咳嗽、咳痰反复发作20余年，逐渐至气喘胸闷，心悸，下肢时有浮肿。四诊：咳嗽痰少，气喘胸闷，近3周来常卧床不起，难于行动，动则张口抬肩，心悸气短，滑精，神疲体倦，低热，舌红无苔，脉细弱而数。诊断：慢性支气管炎并发肺感染，肺气肿，肺心病（西医）；咳喘，肺肾阴虚型（中医）。治则：滋阴补肺，益肾宁心，固精敛液。处方：熟地40克，当归20克，茯苓20克，法半夏20克，五味子15克，陈皮15克，炙甘草15克，煅龙骨50克，煅牡蛎50克，7剂，水煎取浓汁，早晚分温服，复诊见咳喘、汗出、心悸、遗精等均有明显好转，嘱按原方服1个月。三诊咳喘平，汗出止，滑精控制，心悸减，低热除，能下床活动，但脉细略数，舌苔薄白。原方去龙牡，加党参30克、白术20克、白芍20克以调理善后。

病例四　王某，男，50岁，工人。1980年2月5日入院。10日前因外感发热，体温达39.0℃，在自家用青霉素、链霉素后好转，但咳嗽、咳痰加重，痰色黄质黏，不易咯出，气短，心悸，食少纳呆，腹胀满，便秘，倦怠乏力。既往咳嗽病史15年。刻诊：端坐呼吸，时咳，口唇指甲发绀，舌质紫暗，苔黄腻，脉弦滑而数。体温36.2℃，脉搏108次/分，呼吸22次/分，血压150/90mmHg。颈静脉怒张、桶状胸、肋间隙增宽，心音遥远，律整，心率108次/分，两肺下野可闻及中、小水泡音，散在干鸣音，肺肝界下移，肝脏可触及。诊断：慢性气管炎并发肺感染，肺气肿，肺心病，心衰Ⅱ度（西医）；喘证，痰热壅肺型（中医）。治则：清热化痰，宣肺定喘。处方：鱼腥草50克，炙百部50克，瓜蒌30克，黄芩15克，陈皮25克，金银花50克，连翘50克，厚朴25克，7剂，水煎服。复诊见病情明显好转，黄痰消失，咳痰减少。唯心悸、气短、自汗，动则尤甚，舌质紫暗，舌肿嫩无苔，此乃肺肾气虚之候，拟益气补肾、佐以化痰之法。处方：红参15克，党参25克，苍术15克，山萸肉50克，茯苓25克，炙百部25克，葶苈子50克，当归30克，30剂。三诊见病人精神状态良好，口唇略发绀，听诊双肺水泡音消失，散在干鸣音，嘱其在7、8、9三个月连服金匮肾气丸以巩固疗效。

（三）肺炎

病例一　纪某，男，16岁，学生。1971年4月1日入院。咳嗽1周。今晨突发寒战，发热汗出，咳嗽胸痛，咳痰色黄。体温39.8℃，急性病容，面色潮红，右下肺呼吸音减弱。血常规：白细胞$19.0×10^9$/L，分叶细胞0.9。胸透：右下肺大片密度增深阴影。刻诊：身热恶风，咳嗽痰黄，自汗出，口渴喜饮，小便黄赤，舌苔薄，脉浮滑数。诊断：大叶性肺炎（西医）；咳嗽，气分热盛型（中医）。治则：透热清气，宣肺化痰。处方：蝉衣20克，连翘40克，知母40克，甘草30克，生石膏20克，川贝30克，2剂，水煎服。二诊热退，体温：37.0℃，咳痰呈铁锈色，右胸下部听诊浊音，呼吸音粗，有少量湿啰音。白细胞$10.0×10^9$/L，中性粒细胞0.78。苔薄，脉滑。效不更方，守前法再进2剂。三诊诸症渐平，唯咳嗽未除，咳痰不爽，胸透右下肺炎已见吸收，苔薄，脉滑。此属余邪恋肺，清肃失常，法改肃肺化痰，以祛余邪。

处方：竹叶15克，半夏20克，麦冬30克，党参15克，石膏30克，甘草15克，7剂后复查白细胞正常，胸透右下肺炎征完全消散，临床痊愈。

病例二 栾某，男，25岁，职员，1990年12月4日初诊。发热，咳嗽，胸痛3日。3日前因感寒而致发热，恶寒，胸痛，气促。咳嗽，相继咳铁锈色痰，既往对各种抗生素及解热镇痛药过敏。刻诊：发热，咳嗽，咳铁锈色痰，舌质干、尖红，苔薄黄，脉浮数。急性热病容，体温39.0℃，脉搏102次/分，血压120/80mmHg，呼吸20次/分，巩膜无黄染，咽红，扁桃体不肿大，胸廓对称，左肺叩诊短调，两肺中下野可闻及水泡音和管状呼吸音，语颤增强，心律整，心前区可闻及Ⅱ级收缩期杂音，心率102次/分，腹平软，肝脾未触及。血常规：白细胞$18.0×10^9$/L，分叶细胞0.78，淋巴细胞0.22，血红蛋白110g/L，红细胞$5.0×10^{12}$/L。X线检查：左肺中下野可见大片状阴影。诊断：大叶性肺炎（西医）；咳嗽，风热壅肺型（中医）。治则：清热解表，宣肺化痰。处方：金银花100克，连翘100克，大青叶50克，板蓝根50克，鱼腥草100克，丹皮20克，石膏50克，黄芩20克，水煎服，3～4次/日。服上方1剂，体温降至38.2℃，呼吸较平稳，能安静入睡。服3剂后体温恢复正常，咳嗽及咳痰减轻，但左肺仍可闻及少许水泡音。舌质干红无苔，此乃邪热伤阴，余热未尽。上方去石膏，余药减半，加沙参50克、麦冬50克，继服7剂。再诊时X线检查炎症局灶全部吸收，诸症消失，属临床痊愈。

病例三 袁某，女，41岁，教师。1971年10月12日初诊。发热恶风，汗出胸闷，咳嗽有痰，纳少4日。舌红，苔白腻，脉浮数。双肺呼吸音粗糙，右肺下野可闻细湿啰音，体温：38.5℃，血常规：白细胞$6.8×10^9$/L，中性粒细胞0.60，淋巴细胞0.40。诊断：右下肺肺炎（西医）；咳嗽，风热袭肺型（中医）。治则：清热解毒，宣肺止咳。处方：麻黄20克，桂枝20克，生石膏30克，杏仁15克，甘草10克，桑叶15克，葛根20克，黄芩15克，黄连15克，2剂，水煎服。复诊体温降至37.3℃，诸恙均减。继服前方4剂。三诊诸症均消，胸透及血常规正常。

病例四 于某，女，21岁，工人。1976年9月8日初诊。2个月前患肺炎，发热，恶寒，咳嗽，咯痰，胸闷。刻诊：咳嗽时喘，少痰，舌质红，苔白微燥，脉弦细数。X线检查：右下肺炎变。诊断：迁延型肺炎（西医）；咳嗽，阴虚邪恋型（中医）。治则：滋阴润肺，清热平喘。处方：沙参20克，黄芩15克，天花粉30克，炙百部15克，炒枳壳10克，川贝10克，2剂。服上药2剂后，喘定，咳大减，痰量增多，舌苔转润，脉转缓。此属肺阴已复，证势见好，原方去黄芩，加枇杷叶15克，余药减半，继服10剂。三诊咳喘全部消失，无其他不适，肺部阴影已吸收。

病例五 许某，女，59岁，退休工人。1991年12月28日初诊。发热，咳嗽，咳痰。周身痛3日。3日前无明显诱因突发恶寒，发热，咳嗽，痰多，周身酸痛。在家自服抗生素及退热药物病情未见好转。刻诊：身热汗多，咳嗽气急，痰多不爽，口渴喜饮，胸闷纳呆，口苦溺赤，大便3日未行，舌质红，苔黄腻，脉滑数。查体：体温39.5℃，呼吸26次/分，血压100/80mmHg，脉搏112次/分，急性热病容，面红气促，右胸下部及左背上部叩诊浊音，听诊有湿啰音。血常规：白细胞$23.0×10^9$/L，中性粒细胞0.90。痰培养：金黄色葡萄球菌及卡他双球菌生长。胸透：右下及左上片状阴影，诊断：双肺葡萄球菌性肺炎（西医）；咳嗽，肺胃邪热挟湿型（中医）。治则：清化阳明湿热，抗生素及支持疗法。处方：石膏50克，知母30克，黄连15克，黄芩15克，苍术20克，大黄15克（后下），芒硝15克，水煎服，1剂后发热未退，体温：39.8℃，无汗烦热，口渴，小便短赤，舌红，苔黄腻带灰，脉滑数。前方药量加倍，4小时服1次。再服1剂后大便通，热稍减，2剂后烦热、口渴明显减轻，舌苔转薄，以前方去大黄、芒硝，加麦冬 20 克、瓜蒌 50 克，改石膏 30 克、知母 25 克、黄连 10 克、黄芩 20 克、苍术 20 克，继服 3 剂。再诊热退身凉，体温 37.1℃，呼吸平稳，咳嗽减轻，舌红裂纹，脉细滑数。此属余热未清，邪热伤阴。处方：沙参 30 克，麦冬 30 克，桔梗 15 克，瓜蒌 30 克，浙贝母 10 克，竹叶 5 克，半夏 15 克，10 剂。服上方后，偶咳，胸闷消失，纳增，胸片见两肺病灶在吸收消散之中。继服 7 剂，后经胸透复查双肺阴影吸收。

（四）肺脓肿

病例 刘某，男，46 岁，农民。1968 年 3 月 9 日初诊。高热、寒战 3 日，胸痛、咳嗽、咯黏液样痰 2 日。3 日前因劳累疲乏夜间突发高热，寒战，相继出现胸痛、咳嗽、咯痰。肺部听诊右下呼吸音减弱。血常规：白细胞 $18.0×10^9$/L，中性粒细胞 0.85。X 线胸透：右肺下野呈片状模糊阴影。诊断为"大叶性肺炎"，用青霉素、链霉素抗菌治疗，效果不显，且痰量增多，呈脓性，约 300ml/d，痰中带血丝。X 线拍片：右肺下有一约 1 厘米×1 厘米圆形透光区，并有液平。用红霉素治疗 1 周后，体温波动在 37.5～38.0℃，痰量未见减少，舌质红，苔薄黄而腻，脉滑数。诊断：肺脓肿（西医）；肺痈，痰热阻肺型（中医）。治则：清热解毒，化痰排脓。处方：桔梗 50 克，鱼腥草 100 克，红藤 50 克，金银花 50 克，紫菀 15 克，败酱草 50 克，韦茎 50 克，川军 25 克，皂角 25 克，葶苈子 25 克，7 剂，水煎服。复诊体温恢复正常，脓痰明显减少，仍胸胁痛，纳呆，前方加瓜蒌 30 克、厚朴 20 克、焦三仙 15 克、柴胡 25 克，继服 14 剂。服药后胸痛消失，食欲大增，气色佳，偶有咳嗽及少量白痰。胸片见脓腔及炎症消失，仅见条索状阴影，属临床痊愈。

（五）支气管哮喘

病例 姜某，女，19 岁，服务员。1979 年 10 月 20 日初诊。半年前因接触猫而发支气管哮喘，后时发时止，受凉、烟尘刺激等因素均可诱发。曾用喘息定、泼尼松等药物治疗，病情有所缓解，但始终未能根治。哮喘时发时止，每次发作 2～3 小时，之后可自行缓解。近日病情加重，每天晨起即发哮喘，喉中有痰声。刻诊：喉中痰鸣，张口抬肩，端坐呼吸，面唇青紫，舌苔白腻，脉滑。检查：双肺可闻中等哮鸣音，心律整，心率 100 次/分。诊断：支气管哮喘（西医）；哮喘，寒痰阻肺型（中医）。治则：散寒宣肺，化痰平喘。处方：炙麻黄 20 克，杏仁 15 克，细辛 7.5 克，射干 15 克，苏子 30 克，葶苈子 30 克，半夏 20 克，2 剂，水煎服，复诊喘息减轻，尚可平卧，肺部哮鸣音减少。效不更方，继服上方 7 剂后，哮喘豁然终止，惟晨起胸闷，咳吐清稀泡沫状痰。上方去麻黄、葶苈子，半夏减至 10 克，加海蛤粉 50 克、海浮石 30 克、白术 25 克、地龙 10 克，继服 2 周，后呼吸平稳，肺部检查无阳性体征，遂告痊愈。随访 10 年，未见复发。

（六）慢性咽喉炎

病例 尹某，男，23 岁，职员。1974 年 8 月 8 日初诊。咳嗽，咽痛。吞咽困难 5 日。既往有慢性咽喉炎病史，每因疲劳、忧思等因素病情加重，曾用中西药多方治疗不效。刻诊：咳嗽，咽痛，吞咽困难，心烦口干，颧红，舌红少苔，脉细数。检查：咽部充血，咽后壁淋巴滤泡增生肥厚。诊断：慢性咽炎（西医）；咳嗽，阴虚肺燥型（中医）。治则：滋阴润肺，止咳化痰。处方：北沙参 30 克，麦冬 30 克，川贝 5 克，炙百部 15 克，马兜铃 20 克，桑白皮 15 克，甘草 30 克，3 剂，水煎服。复诊咳嗽、咽痛明显减轻，但多梦，时有心烦，上方加丹参 20 克、五味子 15 克，继服 4 周。三诊诸症全消，咽充血（-），咽后壁未见增生之淋巴滤泡。随访 2

年，病未再发。

（七）急性扁桃腺炎

病例一 孙某，男，20岁，工人。1983年5月10日初诊。咽痛1周，发热4日。1周前，无明显诱因出现咽痛，继之咽下困难，4日前出现高热，体温39.2℃。曾用青霉素、链霉素肌内注射病情未见好转。刻诊：咽痛发热，烦躁不宁，便秘，唇红，舌质红，脉沉弦而数。查：双侧扁桃体红肿，左Ⅱ°，右Ⅲ°肿大，可见脓性分泌物。诊断：急性化脓性扁桃腺炎（西医）；乳蛾，风邪化火、热毒攻咽型（中医）。治则：清热凉营解毒，通幽撤热。处方：生地30克，玄参30克，白茅根30克，川贝10克，板蓝根50克，丹皮20克，赤芍10克，晚蚕砂15克，连翘25克，大黄15克（后下），1剂，水煎服。复诊病人自述今晨起大便畅下，身热退，查：扁桃腺无分泌物，局部红肿明显减轻。按原方去大黄，继服2剂而愈。

病例二 董某，女，18岁，学生。1984年10月12日初诊。发热、咽痛2日。2日前出现发热、咽痛，头重如蒙，自服抗感冒药，但体温持续升高。刻诊：高热（体温39.2℃），咽痛，头痛，溲赤便干，呕恶，舌质红，苔黄厚腻，脉滑数。查：咽后壁淋巴滤泡增生充血，双侧扁桃体Ⅱ°肿大，附有脓点。诊断：急性化脓扁桃腺炎（西医）；乳蛾，风毒入里挟湿型（中医）。治则：清热解毒除湿。处方：金银花50克，大青叶50克，桔梗15克，蝉蜕10克，黄芩15克，丹皮15克，栀子15克，龙胆草20克，2剂，水煎服。复诊热退身凉脉静，二便正常，舌苔转薄。查：双侧扁桃腺脓点消失，红肿减轻。效不更方，继服前方2剂而愈。

（八）肺结核

病例一 张某，女，17岁，学生。1991年9月11日初诊。干咳、盗汗、低热2个月，2个月来，干咳无痰，盗汗，午后低热，体温在37℃左右。刻诊：干咳，低热，两颧红，五心烦热，尿黄便干，食少纳呆，倦怠乏力，盗汗，舌红少津，脉沉细。查：慢性消耗性病容。体温37.9℃，左颌下淋巴结约雀卵大，活动尚好。心肺听诊未闻及异常。血常规：血红蛋白110g/L，红细胞5.0×10^{12}/L，白细胞11.0×10^9/L，淋巴细胞0.40，分叶细胞0.58，杆状细胞0.02，血沉45mm/h。胸片可见左肺门淋巴结肿大，符合肺门淋巴结核改变。诊断：肺门淋巴结结核（西医）；虚劳，阴虚火旺型（中医）。治则：滋阴清热。处方：青蒿15克，地骨皮20克，炙百部15克，玄参30克，沙参20克，炙牡蛎20克，4剂，水煎服。复诊见体温恢复正常。嘱其继用抗结核药物治疗。

病例二 李某，女，36岁，工人。1990年12月12日初诊。患肺结核10余年，曾用抗结核药链霉素、利福平等治疗，效果不佳。近1个月来咳嗽，咳痰，有时咳痰带血。刻诊：五心烦热，肌肤消瘦，面色不荣，肢体乏力，食少纳呆，舌苔薄而不润，脉象微数弦细。胸片提示肺结核。诊断：肺结核（西医）；虚劳，气阴不足型（中医）。治则：益气滋阴。处方：抗痨丸（自拟方）。黄芪100克，灵芝50克，白术100克，党参100克，当归100克，枸杞子100克，首乌100克，黄精100克，白及100克，骨碎补100克，百合100克，百部100克，川芎100克，赤芍100克，三七100克，川贝50克，桔梗50克，甘草50克，上药研末，炼蜜为丸，每丸重约9克，每次服1丸，日2~3次，温开水送服。服上药2个月后，诸症明显好转，面色转润，食欲佳，体重增加4千克，嘱其按原方继服2个月。共服药4个月后，诸症全消。胸片复查原结核灶钙化。随访至今，未见复发。

（九）肺结核咯血

病例 齐某，男，34岁，农民。1970年3月29日初诊。患肺结核8年，痰中带血2个月。刻诊：神疲意懒，面色黄晦，两颧微红，频频咳出满口暗红色血痰，口淡乏味，大便溏，舌质胖而淡红，苔薄黄，脉芤数。诊断：肺结核咯血（西医）；咯血，虚寒型（中医）。治则：温经止血。处方：干姜15克，艾叶15克，柏叶50克，童便50毫升（调入煎好的药液中），3剂，水煎服。复诊自觉好转，血痰显著减少，大便已成形，照原方加阿胶50克烊化，5剂。三诊自述血痰完全消失，嘱其继续应用抗结核药治疗。

（十）结核性胸膜炎

病例 陈某，女，31岁，干部。1969年7月17日初诊。病人于1个月前已有发热，恶寒，干咳少痰，纳食不振，口干渴喜冷饮，胸痛为甚，近3日来热势骤升，呼吸气短。查：体温39.8℃，呼吸26次/分，右胸呼吸运动减弱，语颤明显降低，叩诊浊音。呼吸音近乎消失，心浊音界左移，左胸无阳性体征，心音齐，律整，心率108次/分，血常规：血红蛋白105g/L，红细胞$3.6×10^{12}$/L，白细胞$4.7×10^9$/L。X线胸片显示是胸腔积液，液面在第2肋水平，心脏纵膈左移。诊断：结核性胸膜炎（西医）；悬饮，痰热壅结型（中医）。治则：清化热痰，通阳行气。处方：半夏20克，黄连20克，枳壳30克，薤白20克，全瓜蒌50克，百部15克，5剂，水煎服。复诊自述心悸气急、胸痛胸闷明显好转，体温37.5℃，继服原方10剂。三诊胸片见右侧胸腔积液液面在第3肋水平，继服5剂。四诊体温恢复正常，气急、胸闷等症基本消失，脉搏78次/分，呼吸18次/分，胸片复查液面在第4肋水平，继服原方10剂。五诊诸症皆消，胸片复查胸腔积液全部吸收，随访20余年未见复发。

（十一）支气管扩张咯血

病例一 林某，女，21岁，学生。1980年6月12日初诊。咯血1个月。该患素有支气管扩张病史，1个月前突觉胸闷，心中不适，继则呛咳，咯出鲜血，间或有紫块夹泡沫，咯血量约300毫升。经某院以镇静、止血、输血、抗感染等治疗1个月，病情未见好转。刻诊：面色萎黄，唇爪淡白，头晕神疲，语音低微，自汗气促，四肢清冷，食少纳呆，大便溏薄，小便清利，心中阵烦，咯血总量已超过2000毫升，舌淡，苔薄白，脉沉细。诊断：支气管扩张咯血（西医）；咯血，阴盛格阳型（中医）。治则：滋阴降火，温阳摄血。处方：附子15克，肉桂10克，白术15克，竹叶5克，川牛膝15克，甘草10克，五味子10克，7剂，水煎服。二诊咯血大减，每日晨仅咯数口，思食。前方加灶心土（打碎包煎）100克，5剂。三诊咯血停止，改服归脾丸以巩固疗效，随访8年，病未复发。

病例二 邹某，女，36岁，职员。1975年8月7日初诊。1年前病人首次出现咯血，咯血量达300毫升，以后平均2个月咯血1次，曾在某医院作支气管碘油造影，诊断为两侧中、下部囊柱状支气管扩张。刻诊：咯血，咳嗽，痰黄而稠，舌淡而干，脉细数。诊断：支气管扩张，咯血（西医）；咯血，脾肺虚损型（中医）。治则：止血，润肺止咳，健脾化痰。处方：参三七15克，白及50克，蒲黄20克，甜杏仁15克，款冬花30克，川贝10克，阿胶25克（烊化），党参30克，百合15克，白术20克，牡蛎50克，共服4周。复诊咯血消失，咳嗽，咳痰亦明显改善。随访2年，病未再发。

（十二）上呼吸道感染

病例一　康某，男，33 岁，教师。1977 年 11 月 29 日初诊。因感寒而病感冒。初 2 日唯觉恶寒头痛，鼻流清涕，喷嚏频作，周身不适，未予治疗。至第 3 日病情加重，发热，体温 38.2℃，服解热药后热退，复又如故。至第 4 日，身热更甚，体温 39.5℃，恶寒头痛，周身疼痛，舌苔薄白，脉浮紧数。诊断：上呼吸道感染（西医）；感冒，外寒内热型（中医）。治则：解表清里。处方：麻黄 20 克，石膏 80 克，桂枝 20 克，杏仁 15 克，甘草 10 克，生姜 3 片，大枣 4 枚，水煎温服，覆被卧床取汗，约过 10 分钟，即见汗出津津，随即身痛减轻。次晨体温 36.0℃，尚有头痛，微恶风寒，脉浮缓。处方：桂枝 15 克，白芍 15 克，生姜 3 片，白芷 15 克，川芎 30 克，大枣 4 枚。2 剂后，诸症尽解，病告痊愈。

病例二　栾某，男，29 岁，运动员。1976 年 8 月 11 日初诊。发热 2 日。刻诊：发热，恶寒，无汗，头痛头晕，咽痛，口干，咳嗽，舌淡红，苔薄黄，脉浮数。查：体温 39.5℃，咽充血（+）。诊断：上呼吸道感染（西医）；感冒，风热型（中医）。治则：疏散风热，清热解毒。处方：金银花 30 克，葛根 30 克，生石膏 50 克，连翘 15 克，黄芩 10 克，牛蒡子 10 克，蝉衣 10 克，甘草 10 克，2 剂，水煎服。1 剂后体温 38.0℃，汗出，头痛、咽痛减轻。2 剂后体温：37.2℃，偶咳，仅有轻微咽痛，继服原方 2 帖而愈。

病例三　张某，男，49 岁，工人。1972 年 8 月 3 日初诊。1 个月前患感冒，恶寒发热，鼻流清涕，喷嚏连连，虽经中西医治疗，病仍迁延。刻诊：发热，汗出不退，下午热甚，咳嗽，胸脘痞满，恶心呕吐，心烦口渴，胃纳呆滞，溲赤，舌质红，苔白腻，脉滑数。诊断：上呼吸道感染（西医）；感冒，外感风寒、内蕴湿热型（中医）。治则：表里两解，清利湿热。处方：荆芥 10 克，防风 10 克，生石膏 50 克，滑石 30 克，黄芩 15 克，白术 15 克，赤芍 10 克，桔梗 15 克，川芎 15 克，当归 20 克，竹叶 10 克，甘草 10 克，2 剂，水煎服。复诊体温 37.0℃，神清气爽，小便利，舌转淡红，中部白腻苔未化，口味转佳，嘱其食宜少量、清淡。处方：藿香 15 克，厚朴 20 克，半夏 10 克，茯苓 30 克，薏苡仁 20 克，佩兰 15 克，木通 10 克，滑石 10 克，竹叶 10 克，3 剂，水煎服。上方服 3 剂，腻苔稍化，继服前方 3 剂。再诊腻苔已化，诸症皆消。

病例四　朴某，男，19 岁，待业。1984 年 3 月 21 日初诊。感冒数日。刻诊：头痛，往来寒热，胸胁痛，咳嗽，痰中带血，不欲食，呕吐，便干，脉弦数。查：体温 37.2℃，咽充血（+），心肺未见异常。诊断：上呼吸道感染（西医）；感冒，邪在少阳型（中医）。治则：和解少阳，清宣肺气。处方：柴胡 25 克，黄芩 15 克，党参 15 克，半夏 15 克，桔梗 15 克，白茅根 20 克，杏仁 10 克，甘草 10 克，2 剂，水煎服。复诊头痛寒热均除，呕止，大便正常，仅咳嗽时胁痛，少痰无血，舌苔微黄，脉略数，以前方加川贝 10 克、桑叶 15 克、麦冬 30 克，2 剂，水煎服。三诊诸症愈。

病例五　吴某，男，29 岁，工人。1992 年 12 月 27 日初诊。该患素体阳虚，中气不足，3 日前因感风寒而发热恶寒，头身痛，在某医院诊为上呼吸道感染，投予荆防败毒散，不料形寒怯冷益甚。刻诊：形寒振栗，头身痛，无汗，发热，骨节烦痛，流清涕，心烦欲呕，纳呆多睡，便溏溲清，舌淡苔白腻，脉沉紧。诊断：上呼吸道感染（西医）；感冒，阳虚型（中医）。治则：助阳补气，祛寒解表。处方：附子 15 克，桂枝 15 克，白芍 15 克，细辛 5 克，羌活 10 克，防风 10 克，党参 30 克，砂仁 5 克（后下），甘草 10 克，生姜 3 片，3 剂，水煎服。复诊诸症明显好转，效不更方，嘱按原方继服 3 剂。三诊感冒诸症消失，唯神疲乏力，食少便溏，脉缓弱，舌淡，予香砂六君子汤以善后。

病例六 袁某，女，44 岁，干部。1980 年 11 月 22 日初诊。感冒 2 周。该患素易患感冒，病则迁延不愈，曾服多种中西药物均无效。刻诊：恶风怕冷，鼻塞流涕，手足不温，疲乏气短，体弱无力，食少纳差，月经错后，量少色淡，舌质淡。苔薄白，脉沉细无力。诊断：上呼吸道感染（西医）；感冒，气血两虚型（中医）。治则：益气固表，养血散寒。处方：黄芪 50 克，当归 20 克，防风 15 克，白术 20 克，茯苓 30 克，白芷 10 克，苏叶 10 克，甘草 10 克，3 剂，水煎服。复诊感冒诸症锐减，手足转温，纳增，原方继服 3 剂。三诊诸症全消，嘱其改服十全大补丸以巩固疗效。随访多年，很少感冒，且每感多于 5～7 日内痊愈。

（十三）冠心病

病例一 邵某，男，57 岁，干部。1988 年 5 月 8 日初诊。病人胸闷头晕 10 年。经某医院心电图检查诊断为"冠心病，后壁供血不足"，经活血化瘀法治疗效果不显，在家病休已 3 年。刻诊：胸闷头晕，纳呆食少，恶心，下肢酸痛，怯寒怕冷，近火覆被亦无减轻，舌苔薄白，脉弦滑。诊断：冠心病，心绞痛（西医）；胸痹，寒痰阻络型（中医）。治则：温脾化痰，通痹活络。处方：桂枝 30 克，白术 25 克，茯苓 30 克，半夏 20 克，竹茹 15 克，陈皮 20 克，枳实 20 克，全瓜蒌 30 克，薤白 20 克，葛根 30 克，桑枝 30 克，10 剂，水煎服。复诊诸症悉减，效不更方。嘱其按原方继服 10 剂。三诊诸症大减，以上方加党参 20 克、干姜 15 克、淡竹叶 5 克，继服 10 剂。服上方 10 剂后，诸症全消，心电图检查恢复正常，病告痊愈而上班工作。

病例二 张某，男，52 岁，干部。1991 年 3 月 11 日初诊。胸闷、胸痛加重 10 日。患冠心病 1 年，既往有慢性支气管炎病史。刻诊：胸中憋闷，心痛阵作，每日发作 5～6 次，伴咳嗽喘促，吐痰白黏，纳少便秘，舌暗红，苔黄腻，脉弦滑。心电图检查：前壁供血不良。曾服用活血化瘀、益气通络中药疗效不显。诊断：冠心病心绞痛，慢性支气管炎（西医）；胸痹，肺气不降、痰浊内阻、心脉不通型，喘证，肺热气闭痰阻型（中医）。治则：泻肺化痰，调气行血。处方：桑白皮 30 克，地骨皮 20 克，瓜蒌 20 克，杏仁 15 克，桔梗 15 克，黄芩 20 克，半夏 15 克，郁金 20 克，石菖蒲 20 克，厚朴 25 克，3 剂。水煎服。复诊咳喘咯痰减轻，胸痛发作次数减少到每日 2～3 次，上方继服 3 周。三诊心绞痛停止发作，上方加杜仲 20 克、冬虫夏草 10 克，再服 3 周。再诊诸症全消，复查心电基本恢复正常。

病例三 俞某，男，50 岁，干部。1992 年 12 月 20 日初诊。病人阵发性胸痛半年，近日加重，每晨起解大便时即发心绞痛，发作时胸痛憋闷，牙痛喉紧，含硝酸甘油难缓解。刻诊：胸闷，头晕无力，心悸气短，烦躁口干，脘腹作胀，大便干燥，舌苔白腻，舌质紫暗，边有瘀斑，脉细数。查：体温 37.2℃，呼吸 28 次/分，血压 160/100mmHg。双肺（－）。心率 98 次/分，律整，未闻及杂音，腹平软，肝脾未触及。心电图检查：$ST\ V_4～V_6$，下降＞0.1mV，$T\ V_1～V_3$ 双向，$T\ V_4$ 倒置，$T\ V_5$ 低平（心绞痛未发作时）；$ST\ V_2～V_4$ 抬高 0.4～0.9mV（心绞痛发作时），心绞痛缓解后，ST 又恢复到原状。诊断：冠心病，变异型心绞痛（西医）；胸痹，气阴两虚挟血瘀痰浊型（中医）。治则：益气养阴，活血化浊。处方：麦冬 50 克，北沙参 50 克，五味子 20 克，黄精 20 克，丹参 50 克，川芎 30 克，郁金 30 克，枳壳 20 克，苏梗 20 克，半夏 15 克，3 剂，水煎服，同时配合西药治疗。二诊心绞痛未再发作，饮食增进，腹胀消除，腻苔变薄，然舌质尚红，为阴虚显露之象，守上方去枳壳、苏梗，加生地 30 克、玄参 20 克，继服 2 周。三诊心绞痛未再发，复查心电亦有一定的改善。

病例四 刘某，男，57 岁，干部。1989 年 10 月 13 日初诊。该患有冠心病病史近 1 年。初发时因劳累忽感胸闷，气短汗出，心前区疼痛渐不可忍，经某院诊断为冠心病心绞痛、心肌梗死前综合征，住院治疗月余，因好转而出院。入秋后，渐感胸闷气短日益加重。刻诊：胸闷气短，活动或用力后便感加重，并出现心前区疼痛，伴四肢不温，周身乏力，腰膝酸软。诊断：冠心病，心绞痛（西医）；胸痹，气虚血瘀型（中医）。治则：益气活血化瘀。处方：三参心脑通冲剂（参三七、丹参、红参），每次 3 袋，日 3 次。服上药 3 日后，胸闷胸痛明显减轻，效不更方。嘱其继服 1 周，三诊无胸闷及心痛，唯觉全身倦怠，腰酸乏力，三参心脑通冲剂改为每次 1 袋，每日 3 次，另加服金匮肾气丸，每次 1 丸，日 2 次以培本固肾。随访 3 年，病未复发。

病例五 白某，男，57 岁，工人。1990 年 1 月 4 日初诊。持续性胸骨后压迫感 9 小时。刻诊：胸闷气憋，两胁作胀，心烦易怒，舌质紫暗，苔白微腻，脉弦。查：血压 150/100mmHg，呼吸 26 次/分，体温 37.1℃，脉搏 78 次/分，心律整，心率 78 次/分，可闻及第四心音，双肺（－），肝脾未触及。心电图检查证实为急性下壁及前间壁心肌梗死。诊断：冠心病，心肌梗死（西医）；胸痹，气滞血瘀型（中医）。治则：疏肝理气，活血化瘀。处方：全瓜蒌 50 克，薤白 30 克，半夏 20 克，桂枝 20 克，沉香末 5 克（冲服），川楝子 30 克，三七粉 5 克（冲服），血竭粉 3g（冲服），水煎服，同时配合西药治疗。服上方 5 日后，胸骨后压迫感减轻，效不更方，继服上方 10 剂。三诊胸骨后压迫感消失，胸憋闷、胁胀等症均明显减轻，心率 80 次/分，律整，第四心音消失，尚感气短乏力，守前方加黄芪 30 克、党参 20 克，更服 6 周。该患共治 2 个月，病情明显好转，心痛未见再发，停药观察 1 周，后出院。

病例六 周某，男，61 岁，干部。1993 年 3 月 6 日初诊。该患因突发的上腹部剧痛，呕吐而入院。当时患者上腹部剧烈疼痛，呕吐，面色苍白，汗淋漓，四末发凉，舌质紫暗，苔薄白，脉沉细结。查心电提示急性下壁心肌梗死。查体：血压 130/100mmHg，脉搏 90 次/分，未闻及杂音，两肺（－），腹平坦柔软，肝脾未触及，入院后 5 小时血压降至 70/30mmHg，心电图提示窦房结游走性节律，偶发室性期前收缩，给予升压药（间羟胺，多巴胺）、抗心律失常药（利多卡因）及激素（氢化可的松）治疗后，血压稳定。后又因解大便用力，突然出现心悸气短，头晕汗出，烦躁不安，血压下降至 90/50mmHg，心率 98 次/分，心律不齐，心前区可闻及粗糙收缩期杂音，两肺底可闻及湿啰音，诊断为心源性休克，急以抗休克治疗，同时请导师会诊。刻诊：心悸气短，头晕汗出，面色苍白，四末不温，舌质紫暗，苔黄腻，脉细弱结代。诊断：冠心病，心肌梗死（西医）；胸痹，心阳虚衰型（中医）。治则：益气救脱。处方：红参 50 克，麦冬 80 克，五味子 30 克，黄芪 100 克，当归 50 克，枳实 30 克，升麻 20 克，柴胡 20 克，水煎取浓汁，3～4 小时 1 次，温服。第 3 日复诊，血压稳定在 100～120/80～90mmHg，原方药量减半，继服 7 剂。三诊诸症明显减轻，疲惫乏力，时有心悸。处方：红参 15 克，麦冬 30 克，熟地 40 克，黄芪 30 克，五味子 15 克，远志 30 克，酸枣仁 50 克。服上方 3 周后，病情稳定，嘱其继服上方 4 周，以巩固疗效。

病例七 纪某，女，67 岁，1987 年 3 月 21 日初诊。心前区持续闷痛 3 日。刻诊：面色苍白，大汗淋漓，心慌气短，烦躁不安，口干恶心，舌质暗，苔白腻兼黄，脉沉结而迟，查：血压 70/40mmHg，心率 44～64 次/分，心律不齐，两肺（－），肝脾未触及。心电图提示：急性后壁心肌梗死。诊断：冠心病，心肌梗死（西医）；胸痹，心阳虚挟血瘀痰浊型（中医）。治则：益气活血，温通化浊，回阳固脱。处方：附子 20 克，干姜 20 克，桂枝 15 克，细辛 7.5 克，赤芍 30 克，丹参 30 克，瓜蒌 30 克，陈皮 15 克，白术 20 克，党参 30 克，黄连 20 克，木香 10 克，水煎服，同时配合西药治疗，服药 2 周后，查心率 86 次/分，律整，血压 120/70mmHg，精神转佳，心悸气短症减，烦躁多汗消失，舌苔变薄，舌质仍暗，脉细略弦，口干渴，原方加麦冬 30 克，继服 4 周。三诊全部症状消失，病情稳定。

病例八 程某，男，60 岁，干部。1987 年 6 月 11 日初诊。频发胸骨后刀割样疼痛 4 日。

刻诊：胸痛引臂彻背，胸闷气促，不欲饮食，大便3日未解，舌苔白腻，脉滑。心电图提示急性前壁心肌梗死。诊断：冠心病，心肌梗死（西医）；胸痹，痰瘀交阻型（中医）。治则：通阳散结，豁痰化瘀。处方：全瓜蒌50克，薤白头15克，桃仁15克，红花15克，丹参30克，广郁金20克，香附20克，橘红10克，半夏20克，茯苓20克，当归15克，水煎服。服上方2周后，诸症消失。心电图提示急性前壁心肌梗死恢复期。当益气养阴，调治善后。处方：麦冬30克，五味子15克，红参15克，丹参50克，水煎服，巩固2周。

病例九 张某，男，58岁，干部。1985年6月20日初诊。患冠心病心律失常1年余。1年前因心悸、气短，心前隐痛，不能坚持工作到某医院就诊，诊断为冠心病，频发性室性期前收缩，住院3个月，除心前区隐痛外，余无改善。刻诊：面色少华，须发皆白，体质肥胖，精神不振，动则心悸加重，舌质暗，脉代。心电图提示频发性室性期前收缩构成三联律，II、III、aVF的ST段呈缺血改变。诊断：冠心病，心律失常（西医）；心悸，气阴不足、心血瘀滞型（中医）。治则：益气养阴，活血通脉。处方：红参15克，参三七3g（冲服），丹参50克，苦参30克，五味子15克，麦冬30克，生地20克，当归20克，茯苓20克，瓜蒌30克，炙甘草40克，红花15克，10剂，水煎服。复诊期前收缩减少，三联律消失，精神好转，效不更方。继服前方2周。三诊在安静情况下期前收缩消失，遂停药。随访至今，病未见复发。

（十四）高血压

病例一 黄某，女，59岁，家务。1979年3月初诊。患高血压已2年余，曾先后服降压西药及滋阴潜降中药，但血压仍持续在80～120/100～110mmHg。刻诊：头痛头晕，胸中烦闷，心悸，少寐，手足麻木，溲黄便干，有热上冲，舌质暗，苔黄，脉弦数。查：血压200/110mmHg，心界向左扩大，主动脉，双肺（-），下肢无浮肿。心电图报告左心室肥厚。诊断：高血压II期（西医）；眩晕，肝郁化热、气滞血瘀型（中医）。治则：活血化瘀，清散郁热。处方：丹参50克，葛根50克，柴胡20克，杭菊15克，桑枝15克，丹皮20克，赤芍30克，红花15克，地龙10克，薄荷5克，水煎服。上药服2周后，头痛头晕、胸中烦闷、心悸、少寐、手足麻木等症锐减，二便恢复正常，亦无热上冲感，舌苔转为薄白，脉略弦，血压150/100mmHg。继服上方2周。三诊血压140/90mmHg，临床症状消失，遂停药。后复查3次，血压均正常范围。

病例二 翁某，女，41岁，服务员。1988年12月12日初诊。患高血压病3年余，近1个月因工作劳累症状加重，曾服用复方降压片等药效果不佳。刻诊：眩晕头胀，乏力，心悸失眠，急躁易怒，胸闷，畏寒，舌质偏淡，舌体瘦小，脉弦数，尺脉沉。查：血压180/120mmHg，主动脉压升高，心律整，心率92次/分。X线胸片左心室扩大，主动脉弓突出。心电图揭示左心室劳损。尿常规（-）。诊断：高血压II期（西医）；眩晕，肝肾不足、浊阴上逆型（中医）。治则：益气补肾振阳，调肝降逆。处方：黄芪30克，杜仲20克，首乌30克，熟地30克，杭芍15克，钩藤30克（后下），川芎20克，生龙、牡各50克，炒枣仁30克，附子10克，肉桂10克，7剂，水煎服。复诊血压150/100mmHg，但症状明显减轻，继服前方7剂。三诊血压150/90mmHg，症状基本消失，嘱其按原方制成丸剂长期服用。后随访半年，血压稳定，未见复发。

病例三 高某，男，53岁，会计。1989年4月19日初诊。患高血压10余年，以中西药多方治疗，虽有缓解，但血压仍未恢复正常，有时高达230/140mmHg，病人甚感痛苦。刻诊：头痛连及巅顶，并有沉重感，头皮麻木，神情疲倦，畏寒，口淡，吐涎沫，食少纳呆，面浮腿肿，舌质淡，苔薄白，脉弦而迟。查：血压220/130mmHg，心界向左扩大，主动脉压升高，心律整，心率 58 次/分，双肺（−），肝脾未触及，头面及下肢浮肿。诊断：高血压Ⅲ期（西医）；头痛，厥阴阴盛阳虚型（中医）。治则：温胃散寒，降逆。处方：吴茱萸 30 克，党参 20 克，生姜 3 片，大枣 5 枚，7 剂，水煎服。服上方后，头痛渐减，纳食略增，血压 170/120mmHg，嘱按上方继服 7 剂。三诊时有头痛，而痛连巅顶及头皮发麻等症消失，头面及下肢浮肿基本消退，但多梦，血压 140/110mmHg，前方加旋覆花 30 克（包煎）、代赭石 30 克、生龙牡各 50 克，继服 2 周。四诊时见病人精神明显好转，自述口中和，饭量大增，除偶有倦怠乏力外余无明显不适，睡眠佳，血压 140/100mmHg，守原方继服 2 周。再诊时其如常人，自述无任何不适，血压 180/140mmHg。3 年后随访，血压稳定，一切正常，已能胜任繁忙工作。

病例四　孙某，男，60 岁。1977 年 12 月 3 日初诊。患高血压病 15 年，血压在 170～200/100～120mmHg，最高时达 230/140mmHg。刻诊：头晕头痛，胸闷，心烦易怒，少寐多梦，腰酸腿软，溲赤，舌红苔薄，脉弦细。尿蛋白 0.30g/L。X 线胸片心界向左扩大。诊断：高血压Ⅱ期（西医）；眩晕，阴虚阳亢型（中医）。治则：平肝潜阳，滋阴降逆。处方：生石决明 50 克，罗布麻叶 30 克，豨莶草 30 克，桑寄生 20 克，丹参 20 克，杭白芍 20 克，益母草 20 克，汉防己 15 克，7 剂，水煎服。服上方 2 剂后，溲清便长，头痛头晕顿减。仍多梦、心烦、少寐，血压 150/100mmHg。上方加炒枣仁 30 克、生地 50 克、远志 20 克，7 剂。三诊诸症大减，血压 150/90mmHg。上方去防己、益母草，继服 14 剂。再诊诸症皆消，精神大振，血压正常。每日早起锻炼。随访多年，仅有 1 次因精神过度刺激而复发，按原法原药治疗后血压又恢复正常。

病例五　陈某，男，54 岁，干部。1985 年 3 月 6 日初诊。头晕胸闷 8 年，近 2 周加重。刻诊：头晕耳鸣，胸闷，心烦不寐，形体肥胖，痰多咯之不爽，舌红，苔黄腻，脉滑数。查：血压 180/100mmHg，双肺（−），主动脉压升高，心界向左扩大，双下肢无浮肿。胆固醇 9.36mmol/L。尿常规正常。诊断：高血压Ⅱ期，动脉硬化症（西医）；眩晕，痰结血瘀型（中医）。治则：活血化瘀潜降。处方：丹参 30 克，川牛膝 10g，川贝 10 克，泽泻 20 克，钩藤 30 克，桑寄生 15 克，生地 20 克，地龙 10 克，益母草 20 克，山楂 20 克，槐花 15 克，夜交藤 30 克，7 剂，水煎服。再诊头晕减轻，睡眠好转，血压 140/90mmHg，继服 7 剂。三诊诸症明显减轻，舌苔转薄，脉滑，血压 150/100mmHg，守上方继服 2 周。四诊诸症基本全消，血压恢复正常，唯血脂仍高，嘱其药疗配合食疗、运动疗法，半年后获愈。

病例六　吕某，男，59 岁，干部。1989 年 11 月 8 日初诊。患高血压 2 年，近 1 周加重。该患于 2 年前无明显诱因出现头晕、目眩，经某医院诊为高血压，长期服用中、西药物治疗无效，近 1 周症状加重，遂求导师诊治。四诊：头晕，耳鸣如蝉，口燥咽干，心烦不寐，腰膝酸软，舌红，苔薄白，脉弦细。查：血压 210/130mmHg，心律整，心率 70 次/分，$A_2 > P_2$，心界正常，双下肢无浮肿，X 线胸片未见异常。尿蛋白阴性。诊断：高血压Ⅰ期（西医）；眩晕，肝肾阴虚型（中医）。治则：补肝肾，抑肝阳。处方：何首乌 50 克，石决明 25 克，珍珠母 50 克，白菊花 20 克，钩藤 25 克，生地 30 克，7 剂，水煎服。复诊诸症改善，血压 160/100mmHg。效不更方，继服前方 4 周。三诊诸症全消，血压恢复正常，停药观察 1 周。四诊血压仍正常，后几次复查血压均在正常范围。随访至今，病未复发。

病例七　包某，女，43 岁，个体户。1989 年 6 月 16 日初诊。高血压病史 8 年，近 2 个月头痛加重。刻诊：头痛，头晕心悸，失眠多梦，记忆力减退，尿少黄赤，口苦便干，舌质暗，苔薄黄，脉弦滑略数。查：血压 150/110mmHg，脉搏 96 次/分，主动脉压升高，心界叩不清，肝脾未触及。诊断：高血压（西医）；头痛，阴虚肝旺型（中医）。治则：滋阴潜阳，养心安神。处方：生石决明 50 克，生赭石 30 克，生地 30 克，生白芍 20 克，生龙、牡各 30 克，夏枯草 20 克，黄芩 15 克，7 剂，水煎服。复诊诸症大减，血压 140/90mmHg，更服 7 剂。三诊神清气爽，自述诸症全消，血压正常。后随访已去外地购货。

病例八 郎某，男，52岁，工人。1990年9月12日初诊。头痛头晕半年，近1周加重，半年来常觉头痛头晕，眼涩疲困，腰酸肢麻，身重乏力，耳鸣健忘，心悸多梦，易躁善怒，血压常在170~220/110~130mmHg，曾多方求治，服用多种中、西药物，虽能暂时控制，但疗效不巩固，停药后不久，血压复升。四诊：头痛头晕，胸闷，口苦咽干，饮食乏味，左半身麻木，左上下肢酸软沉重，抬举无力，活动受限，左脚走路如踩棉被，舌红苔黄少津，脉弦数。查：血压230/140mmHg，神清语利，呼吸平稳，双肺（-），心律整，心率94次/分，心界向左扩大，左上下肢肌力Ⅳ级，生理反射存在，病理反射未引出。诊断：高血压（西医）；眩晕，肝肾阴虚、心脾不足型（中医）。治则：滋补肝肾，清肝降火，调胃健脾，通经活络。处方：夏枯草30克，何首乌50克，菟丝子20克，枸杞子20克，女贞子20克，龙胆草15克，泽泻30克，汉防己30克，桑寄生30克，红花15克，青木香20克，沙参20克，丹皮20克，益母草30克，川牛膝20克，3剂，水煎服。上药服1剂后，解小便数次，量多色淡，后自觉头痛头晕减轻，血压190/100mmHg，进3剂后，头晕加重，查血压170/100mmHg，上方各药减半量，更服7剂。三诊头痛头晕明显减轻，口不苦，无肢麻，四肢活动自如，左脚走路无踩棉被感，舌质红，苔薄白，脉弦。查：血压150/90mmHg，四肢肌力正常。更服前方3周。四诊血压恢复正常，偶有头晕，嘱其以前方制成丸剂继服2个月。后复查多次，血压均在正常范围。

病例九 王某，男，65岁，退休工人。1990年3月1日初诊。10年来，经常头痛、头晕，血压持续在180/100mmHg左右，经常服用复方降压片，效果不显，1周前因过劳而发头痛头晕，渐感手足麻木。刻诊：头痛头晕，身体困倦，手足麻木，便秘，舌红，舌体胖大，苔黄腻，脉弦滑。查：血压190/110mmHg，脉搏64次/分，神清语利，形体肥胖，表情痛苦，心左界在左锁骨中线第5肋间外1.0厘米，心尖区可闻及Ⅱ级收缩期杂音，主动脉，腹平软，肝脾未触及，下肢无浮肿。实验室检查：血、尿常规均在正常范围，血清胆固醇5.98mmol/L。查眼底见眼底动脉反光增强，动、静脉交叉呈压迹象。心电图检查提示左心室高电压。诊断：高血压病Ⅱ期（西医）；头痛，痰浊闭阻型（中医）。治则：涤痰清热。处方：黄芩20克，山栀15克，生石决明50克，夏枯草25克，胆南星15克，川芎50克，杜仲10克，明矾15克，地龙25克，川军20克，7剂，水煎服。二诊头痛、眩晕显著好转，大便正常，血压160/100mmHg，舌苔转薄转淡，唯舌质紫暗，舌边有瘀斑，上方去黄芩、山栀，加红花15克、丹皮25克、益母草50克，继服4周。三诊诸症皆除，血压正常，遂停药观察1周。四诊血压正常范围，已能从事一般劳动。嘱其加强体育锻炼，低脂肪饮食。1年后随访，血压正常，体重减轻8千克。

（十五）高脂血症

病例一 韩某，男，51岁，干部。1986年4月5日初诊。患高脂血症多年，胸部左前方放射痛1月余，刻诊：胸闷胸痛，气短，心悸，胸胁苦满，脉弦细，苔腻。体重92千克。血脂分析：三酰甘油4.07mmol/L，胆固醇7.8mmol/L，β脂蛋白9g/L。心电图检查提示心肌劳损、缺血。运动试验（+）。诊断：高脂血症，可疑冠心病（西医）；胁痛，肝脾湿热型（中医）。治则：清肝胆湿热，和脾化湿。处方：茵陈50克，山楂30克，生麦芽30克，山栀15克，研末制成散剂。服1个月后，诸症减轻，血脂基本同前。上方连服半年后复查，血脂、心电图均恢复正常，胸痛消失，偶有气短、心悸。特别是体重明显下降，较治疗前减轻17千克，自觉良好。

病例二 李某，男，48岁，采购员。1988年5月20日初诊。胸闷、胸痛5日。该患既往健康。5日前因恼怒突发胸闷、胸痛，后自行缓解，此后频发胸闷。查：血压140/90mmHg，脉搏：68次/分，心音低钝，律整，余（-）。血脂分析：三酰甘油3.16mmol/L，胆固醇7.23mmol/L，β脂蛋白7.2g/L。心电图检查提示下壁供血不足。诊断：高脂血症，冠心病（西医）；胁痛，湿浊内停型（中医）。治则：利湿化浊。处方：柴胡25克，郁金20克，茵陈25克，泽泻30克，山楂50克，决明子30克，薏苡仁30克，何首乌30克，金樱子20克，酒军10克，水煎服，4周为1个疗程。1个疗程后，复查胆固醇6.16mmol/L，三酰甘油1.45mmol/L，β脂蛋白3.04g/L，心电图较前好转。嘱其继服1个疗程，以巩固疗效。

病例三 何某，男，43岁，干部。1992年3月9日初诊。患高脂血症、高血压5年，形体肥胖。刻诊：头晕目眩，胸闷不适，心烦口苦，上肢麻木颤动，舌红，苔薄黄，脉弦滑。查：血压160/100mmHg。血脂分析：胆固醇8.84mmol/L，三酰甘油3.14mmol/L，β脂蛋白7.02g/L。心电图检查：心电轴左偏，Ⅱ、Ⅲ、aVF、ST段下移0.05mV。诊断：高脂血症，高血压动脉硬化性心脏病（西医）；眩晕，痰湿兼肝阳偏亢型（中医）。治则：利湿化痰，平肝潜阳。处方：大黄15克，茵陈30克，泽泻30克，山楂30克，石决明30克，白菊花15克，制首乌15克，水煎服，连服4周。复诊症状改善，复查血脂：胆固醇5.98mmol/L，三酰甘油1.1mmol/L，β脂蛋白3.04g/L。血压140/90mmHg。心电图有所改善。守原方继服4周。三诊症状完全消失，血压稳定，血脂恢复正常，遂停药。1年后复查血脂，三项均在正常范围内，血压亦正常。

（十六）脑动脉硬化

病例一 周某，男，49岁，司机。1990年9月23日初诊。眩晕、耳鸣1年。曾经多方检查排除颅脑占位性病变、梅尼埃综合征及眼源性眩晕。该患自述头皮发木，脑鸣响晨起稍轻，午后及夜间尤甚，伴耳鸣听力下降。刻诊：面色萎黄苍老，反应迟钝，腰腿酸软，足跟疼痛，舌红体瘦，苔薄白，脉弦细稍数、两尺弱。诊断：脑动脉硬化，脑供血不足（西医）；眩晕，肾虚髓海不足型（中医）。治则：益肾填精，息阳息风。处方：紫河车粉3g（冲服），熟地25克，山药15克，山萸肉15克，枸杞子15克，怀牛膝15克，生龙牡各30克，龟板30克，菊花10克，天麻10克，五味子10克，炒枣仁30克，丹皮15克，水煎服。4周后脑鸣渐减，继服4周，逐渐脑鸣不作，头皮麻木亦仅局限于一处。继服4周诸症全消，随访至今病未复发。

病例二 季某，女，47岁，干部。1985年12月10日初诊。头晕半年，加重1个月。刻诊：头晕，每因劳累而加重，项强，多梦少寐，健忘，舌红，苔薄白，脉沉细、两尺尤甚。查血压140/90mmHg。脑血流图提示为脑动脉弹性降低，阻力增大，紧张度提高。诊断：脑动脉硬化（西医）；眩晕，肾虚清阳不升型（中医）。治则：补肾升清。处方：葛根50克，枸杞子30克，鸡血藤30克，女贞子20克，当归20克，川芎50克，石菖蒲15克，菊花10克，14剂，水煎服。复诊眩晕减轻，睡眠好转，无项强。效不更方，继服前方4周。三诊诸症全消，遂停药。随访5年，未见复发。

（十七）脑梗死

病例一 赵某，男，64岁，退休干部。1988年11月18日初诊。5日前病人吃晚饭时感全身不适，继则右侧肢体运动失灵，在家静脉滴注低分子右旋糖酐无效。刻诊：右侧肢体活动不利，口舌偏，眩晕，倦怠乏力，肢麻，舌红苔黄腻，脉弦滑。查：血压120/80mmHg，脉搏72次/分，呼吸18次/分，体温36.2℃。神志清楚，语言謇涩，右鼻唇沟变浅，右侧肢体紧张性瘫痪。肌力：右上肢Ⅱ级、右下肢Ⅲ级，腱反射亢进，病理反射未引出。脑CT报告：腔隙性脑梗死。诊断：腔隙性脑梗死（西医）；中风中经络，气虚血瘀、兼湿郁化热型（中医）。治则：益气活血，佐以清热祛湿。处方：黄芪 30 克，红花 15 克，川芎 20 克，地龙 15 克，川牛膝 15 克，丹参 30 克，桂枝 15 克，赤芍 30 克，水煎服，1 个月为 1 个疗程。同时配合静脉滴注川芎嗪及口服维生素类药物。第 1 个疗程结束时，肌力和全身状况都有显著进步。第 2 个疗程结束后，上、下肢肌力均达 V 级，行动自如，肌张力及腱反射均为正常，口舌不偏，语言清晰，舌脉如常。随访至今，一切正常，可参加家务劳动，每日晨起锻炼 1 小时左右，体力充沛。

病例二 冯某，男，48 岁，工人。1990 年 12 月 10 日初诊。头晕目眩 5 年，四肢麻木近 1 年，右侧肢体不遂 2 日。病人素有高血压、脑动脉硬化病史。2 日前晨起后自觉右侧上下肢活动不灵，语言不利，口角歪斜。查：血压 180/100mmHg，脉搏 84 次/分，呼吸 18 次/分，体温 36.8℃。神清，舌强语謇，口歪流涎，右侧上下肢体瘫痪，肌力 0～Ⅰ级，生理反射亢进，右侧巴宾斯基征（+）。查眼底见视网膜动脉硬化。头部 CT 回报为腔隙性脑梗死。诊断：腔隙性脑梗死（西医）；中风中经络，肝阳上亢、脉络瘀阻型（中医）。治则：息风通络，活血化瘀。处方：石决明 50 克，夏枯草 30 克，地龙 30 克，葛根 50 克，红花 20 克，川芎 30 克，水煎服，同时配合西药治疗，上方共服 5 周，右侧上下肢肌力基本恢复正常，遂停药。嘱其加强功能锻炼。半年后随访，已能骑自行车上班工作。

病例三 史某，男，43 岁，工人。1990 年 3 月 17 日初诊。素有高血压病史，因酒后恼怒发生昏迷，经头部 CT 检查诊断为多发性腔隙性脑梗死。昏迷 3 天后方苏醒，醒后语言不利，半身不遂，虽经中西药多方治疗近 1 个月不效，特请导师诊治。刻诊：半身不遂，语言不利，痰多，舌苔黄腻，脉弦滑。诊断：腔隙性脑梗死（西医）；中风，风痰阻络型（中医）。治则：祛风涤痰通络。处方：桑枝 30 克，豨莶草 30 克，牛膝 30 克，秦艽 15 克，木瓜 15 克，地龙 20 克，海风藤 20 克，赤芍 15 克，丹参 30 克，川芎 50 克，胆南星 20 克，黄芩 15 克，竹沥水（兑入适量），水煎服。上药服 2 周后病人经扶起后已能单独坐稳，4 周后拄杖可独自站立。上方去竹沥水、黄芩，加当归 20 克、黄芪 50 克，继服 4 周后语言清，自己能拄杖行走，遂停中药汤剂改成丸剂调理，并配合功能锻炼，共治疗 3 个月。病人基本上达到了生活自理。

病例四 谷某，女，46 岁，干部。1988 年 12 月 9 日初诊。病人平素血压偏低，晨起后初感头晕，次日左半身运动不利，语言不清，口角、舌体向右侧歪斜，左侧鼻唇沟变浅。经某院 CT 诊为脑梗死，用中西药治疗近 10 日无效，遂请导师诊治。刻诊：半身不遂，口眼歪斜，舌质紫暗，苔黄腻，脉弦滑。查：血压 90/70mmHg，左侧上下肢呈弛性瘫痪，肌力：左上肢 0 级，左下肢Ⅰ级。生理反射减弱，病理反射未引出。诊断：脑梗死（西医）；中风，气虚血瘀痰阻型（中医）。治则：补气活血通络。处方：蜈蚣 3 条，地鳖虫 10 克，全蝎 5 克，地龙 30 克，黄芪 100 克，川芎 50 克，丹参 30 克，乌梢蛇 10 克，络石藤 20 克，3 剂。配合针灸治疗。复诊病人感觉好转，舌苔略转薄，血压 100/80mmHg 肢体活动有进步，左臂及左腿有上抬动作，继服 4 周。四诊病人感觉良好，情绪佳，左上肢肌力Ⅲ级，左下肢肌力Ⅱ级，上药改成丸剂继服 2 周。再诊病人基本恢复正常，左上下肢肌力达到 V 级，语言流利，血压正常。半年后随访，已上班工作。

（十八）病毒性心肌炎

病例一 吕某，男，17 岁，学生。1989 年 5 月 24 日初诊。半年前患感冒后心悸、汗多、气短、神疲等症不除，经某医院诊断为病毒性心肌炎，口服普萘洛尔、维生素类、哌替啶、肌苷片等药，症状时好时作。近 1 周心悸加重，多汗，神疲气弱，口渴咽干，舌红脉细。查：心率 104 次/分，双肺及肝脾未见异常。心电图检查：窦性心动过速，偶发室性期前收缩。诊断：

病毒性心肌炎（西医）；心悸，气阴两亏型（中医）。治则：益气养阴，处方：党参50克，麦冬50克，五味子15克，甘草20克，桂枝20克，黄芪30克，白芍20克，阿胶15克（烊化），当归20克，丹参30克，7剂，水煎服。二诊心悸、气短减轻，仍多汗，上方加白术20克、防风15克，继服7剂。三诊诸症大减。嘱其按上方继服6周。四诊自觉症状消失，心电图复查大致正常，疾病基本告愈。

病例二　陈某，男，20岁，工人。1990年4月29日初诊。心悸、气短、憋闷半个月。半个月来，患者自觉心悸、气短、憋闷。曾经心电图等检查诊为病毒性心肌炎。刻诊：心悸，气短，憋闷，面色苍白，头晕，畏寒倦怠，神差纳呆，舌质淡润，脉象细迟，时有结象。心电图检查：窦性心动过缓，频发室性期前收缩。诊断：病毒性心肌炎（西医）；心悸，心阳不足型（中医）。治则：温心阳，安心神。处方：炙甘草20克，党参30克，茯苓30克，熟地40克，黄芪30克，柏子仁30克，桂枝20，远志20克，麦冬25克，生龙齿30克，14剂，水煎服。复诊心悸气短均减轻，无头晕，稍畏寒，舌质尚淡，脉无迟象，结脉亦减少，继服前方6周。三诊精神状态良好，无心悸气短，脉至有序，已无结象。心电图复查正常，遂停药，改以柏子养心丸和归脾丸早、晚各1丸，长期服用。

病例三　冯某，女，15岁，学生。1992年6月7日初诊。2个月前感冒发热3日，愈后一直胸闷，时有心悸，纳少，心烦不寐。经某院心电图检查诊断为病毒性心肌炎。刻诊：心悸，心烦不寐，便秘溲赤，舌红无苔，脉细数，偶有间歇。诊断：病毒性心肌炎（西医）；心悸，心阴不足型（中医）。治则：滋阴养血复脉。处方：生地40克，白芍20克，火麻仁20克，麦冬25克，麦芽15克，阿胶15克（烊化），佛手花10克，茯神25克，丹参30克，党参20克，甘草15克，7剂，水煎服。复诊胸闷减轻，食欲略振，二便正常，舌脉同前，睡眠仍差。上方加合欢花20克、生龙牡各50克，7剂。三诊睡眠较好，无胸闷，偶有心悸、头晕，但脉数见减，未显间歇。处方：生地40克，白芍20克，柏子仁25克，丹参30克，当归25克，生龙齿30克，党参20克，甘草15克，继服6周。再诊一般状况良好，无自觉不适，复查心电图正常。随访至今未复发。

病例四　毛某，男，22岁，服务员。1990年3月11日初诊。病人有病毒性心肌炎病史。近1周胸闷气短憋气，乏力。刻诊：气短胸闷憋气，面色晦暗，精神不振。夜寐多梦，食欲不振，倦怠乏力，舌质淡润，脉细无力。查：心率60次/分，心浊音界扩大，双肺（-），肝脾未触及。心电图检查：窦性心动过缓。诊断：病毒性心肌炎（西医）；心悸，心气虚型（中医）。治则：扶气安神。处方：红参5克（压面冲服），云苓30克，黄芪30克，远志15克，龙眼肉20克，丹参30克，甘草15克，7剂，水煎服。复诊胸闷好转，睡眠较安，但仍诉乏力，食欲不振，舌脉同前。上方加焦三仙各15克、白术15克，7剂。三诊诸症好转，食欲有增，乏力减轻，继服上方6周。四诊症状基本消失，脉象和缓有力，脉率78次/分。复查心电图正常。随访至今，身体健康，精力充沛，病未复发。

病例五　张某，男，23岁，职员。1991年7月11日初诊。心悸2年，曾在某医院诊断为病毒性心肌炎，服多种中西药不效，故请导师诊治。刻诊：心悸气短，头晕乏力，胸闷，甚则胸痛，心烦盗汗，舌淡少苔有瘀斑。脉沉细无力、代。查：心律不齐，期前收缩10～12次/分，心率58次/分。心电图检查：频发室性期前收缩。诊断：病毒性心肌炎（西医）；心悸，气阴不足兼血瘀型（中医）。治则：益气滋阴，活血安神。处方：黄芪50克，党参30克，五味子15克，当归20克，熟地40克，丹参30克，石菖蒲30克，降香10克，炙甘草15克，14剂，水煎服。复诊诸症大减，精神转佳。效不更方，继服前方6周。三诊无自觉不适，心电图示：窦性心律不齐。遂停药，改服成药天王补心丹和复方丹参片继续巩固治疗。

（十九）病态窦房结综合征

病例一 陈某，男，54岁，干部。1988年11月14日初诊。心率缓慢3年，常在50次/分左右，既往有冠心病病史。刻诊：胸闷，心前区疼痛，气短，畏寒肢冷，舌质暗，苔白腻，脉沉迟。查：口唇轻度发绀，心音低钝，律整，心率48次/分，余（-）。超声心动图示左心室后壁搏动幅度较低。心电图示窦性心动过缓。诊断：病态窦房结综合征，冠心病（西医）；迟脉，气阳虚挟血瘀型（中医）。治则：益气温阳，活血化瘀。处方：附子15克，细辛7.5克，黄芪50克，党参30克，郁金20克，瓜蒌30克，薤白20克，半夏15克，益母草30克，丹参30克，7剂，水煎服。复诊胸闷气短减轻，不畏寒，心率56次/分，守原方继服7剂。三诊诸症基本消失，心率64次/分，遂嘱其上方制成丸剂久服。随访3年余，心率一直维持在60次/分以上，冠心病心绞痛亦未复发。

病例二 李某，男，44岁，干部。1989年7月29日初诊。心率缓慢近7年，平时心率48~50次/分。刻诊：头晕，气短，疲乏，纳呆，脉细迟无力。心电图检查：窦性心动过缓。阿托品试验（+）。曾用阿托品配合温阳活血中药治疗，效果不显。诊断：病态窦房结综合征（西医）；迟脉，气血虚型（中医）。治则：气血双补，温阳通脉。处方：党参30克，白术20克，黄芪50克，当归20克，熟地40克，黄精20克，附子15克，细辛7.5克，炙甘草15克，麻黄10克，7剂，水煎服。复诊诸症略有好转，心率56次/分，效不更方，继服上方4周。三诊自我感觉良好，无不适，心率66次/分，继以此方制成丸剂长期服用。后随访多次，心率一直保持在60次/分以上，无明显不适。

病例三 李某，男，49岁，工人。1990年12月7日初诊。心动过缓近10年，心率最慢时为37次/分，经常昏倒。刻诊：胸闷，气短，头晕，心悸，便溏，畏寒肢冷，舌淡胖，苔白，脉沉迟结。查：血压100/70mmHg，心率40次/分，心音低钝，律不齐。心电图检查：窦性心动过缓，多发性室性期前收缩。阿托品试验（+）。拟手术安置人工起搏器。诊断：病态窦房结综合征（西医）；迟脉，阳虚型（中医）。治则：温阳复脉。处方：附子15克，桂枝20克，补骨脂20克，细辛7.5克，麻黄10克，杜仲15克，仙茅15克，麦冬20克，五味子10克，7剂，水煎服。配合阿托品治疗。复诊诸症大减，心率49次/分。嘱其继以前方服2周。四诊诸症皆消，心率65次/分，偶有期前收缩。遂停用阿托品，单用中药治疗，巩固1个月。3个月后随访，心率64次/分，已上班工作，后又随访多次，均正常。

病例四 鲁某，男，55岁，农民。1992年7月18日初诊。半年前卒感胸闷心悸眩晕，随即昏厥，后常出现昏厥。经某医院诊断为病态窦房结综合征。病人既往有冠心病病史。刻诊：胸闷气短，心悸，时欲叹息，伴心前区隐痛，畏寒乏力，夜寐多梦，舌淡苔薄。脉沉迟。查：心音低钝，律不整，心率44次/分。心电图检查：窦性心动过缓，窦房阻滞，频发交界逸搏。阿托品试验（+）。经西医多方治疗无效，遂求导师诊治。诊断：病态窦房结综合征，冠心病（西医）；迟脉，气阳虚型（中医）。治则：温阳益气复脉。处方：党参30克，黄芪50克，附子15克，淫羊藿15克，黄精15克，麦冬15克，甘草10克，当归20克，丹参20克，瓜蒌20克，枳实20克，青皮20克，28剂，水煎服。复诊诸症锐减，心率52次/分，唯口淡无味，食少纳呆。遂以前方加山楂15克、麦芽15克，更服28剂。三诊自述近2个月来未昏厥过，尚有轻度胸闷，偶有头晕，心率59次/分，偶有期前收缩。处方：前方加赤芍25克、川芎30克，制成丸剂，长期服用。随访病人自述感觉良好，服上方制成的丸药后2个月复查心电图大致正常。

（二十）心脏期前收缩

病例一 王某，男，33 岁，工人。1992 年 10 月 19 日初诊。患频发性室性期前收缩已 8 个月。刻诊：心悸时作，气短神疲乏力，烦躁不寐，胸闷痛，痛处固定不移，口干不欲饮，溲赤，舌质暗有瘀斑、苔微黄，脉弦而时结、时代、时促。心电图检查：频发性室性期前收缩。诊断：频发性室性期前收缩（西医）；心悸，气阴虚挟血瘀型（中医）。治则：益气滋阴，活血化瘀。处方：炙甘草 30 克，生地 80 克，麦冬 30 克，阿胶 10 克（烊化），麻子仁 15 克，党参 20 克，桂枝 20 克，丹参 30 克，当归 20 克，赤芍 30 克，延胡索 20 克，黄连 15 克，7 剂，水煎服。复诊期前收缩大为减少，夜寐转安，但仍气短乏力，不能稍事体力劳动。守上方更加红参 5 克（压面冲服），继服 7 剂。三诊期前收缩基本控制，自觉力增。守上方再进 14 剂。四诊症状全部消失，心电图复查基本正常，遂停上药，改用天王补心丹加复方丹参片长期眼用以巩固疗效。随访近半年病未复发，已能从事一般劳动。

病例二 孙某，女，29 岁，职员。1987 年 4 月 24 日初诊。患室性期前收缩近 5 年。每晚静卧（尤其是左侧卧位）时即作，有时出现二、三联律。刻诊：心悸时作，胸闷微痛，夜寐多梦，咽干口燥，便秘溲赤，舌红少苔。心电图检查：频发室早形成三联律。诊断：频发性室性期前收缩（西医）；心悸，阴虚型（中医）。治则：滋阴复脉，养血安神。处方：生地 80 克，麦冬 50 克，阿胶 10 克（烊化），柏子仁 20 克，炙甘草 20 克，党参 25 克，当归 20 克，桂枝 15 克，白芍 20 克，酸枣仁 30 克，栀子 15 克，7 剂，水煎服。复诊心悸略减，夜寐好转，二便基本正常，效不更方，继服 14 剂。四诊诸症完全消失，虽静卧而未发心悸，精神状态佳，起居一如常人。心电图复查正常。

病例三 隋某，男，23 岁，职员。1988 年 1 月 5 日初诊。偶发室性期前收缩近 3 年。每因情绪激动、劳神过度而发作。发则心悸心慌，胸胁胀闷。平素性格内向，不苟言谈。刻诊：胸胁微胀闷，心烦欲呕，口苦咽干，舌质红，苔薄白，脉弦无力。心电图检查：大致正常心电图（未发作时）；偶发性室性期前收缩（发作时）。查：心音钝律整，心率 88 次/分，余（-）。诊断：偶发性室性期前收缩（西医）；心悸，肝郁气滞型（中医）。治则：疏肝解郁，配合心理疗法。处方：柴胡 25 克，党参 30 克，半夏 15 克，枳实 20 克，黄芩 15 克，远志 20 克，五味子 10 克，郁金 20 克，7 剂，水煎服。复诊自述期前收缩发作次数及每次发作期前收缩数有所减少，口仍苦，有时耳鸣。守上方加龙胆草 25 克、代赭石 50 克，继服 14 剂。三诊症状基本消失，唯有时多梦，上方去龙胆草，加生龙牡各 50 克、酸枣仁 30 克，继服 14 剂。四诊诸症全消，期前收缩消失。遂停上药，改服成药逍遥丸以善其后。

（二十一）心力衰竭

病例 汪某，女，59 岁，干部。1993 年 4 月 13 日初诊。患冠心病近 10 年，近 1 个月来常有心悸气短、干咳无痰，在某医院反复用抗感染治疗。病情一直未见好转。刻诊：心悸气短，胸闷憋气，干咳无痰或少痰，纳呆，下肢肿，舌暗，苔黄白相兼，脉细数。查：心律整，心率 100 次/分，两肺底可闻及湿啰音，肝大右肋缘下约 3 厘米，下肢凹陷性水肿。血常规正常。X线胸片提示肺淤血。诊断：充血性心力衰竭（西医）；心悸，气阴虚、血瘀、水停型（中医）。治则：益气养阴活血，利水消肿。处方：红参 15 克，麦冬 30 克，五味子 10 克，参三七 10 克，丹参 30 克，车前草 50 克，益母草 50 克，浓煎取汁，早、午、晚分温服。服上药 1 剂后，尿量增多，心悸气短有减，心率 90 次/分。服药 3 剂后，尿量大增，心悸气短锐减，肝脏右肋缘下约 1 厘米，双下肢浮肿基本消失，心率 82 次/分，两肺底湿啰音减少。服药 7 剂后，心悸气短、胸闷憋气消失，肝脏触不到，两肺底湿啰音消失，遂停药观察。再诊诸症皆平，自觉良好，心率 76 次/分，X 线胸片复查正常。

（二十二）雷诺症

病例 刘某，女，33 岁，工人。1991 年 7 月 19 日初诊。患雷诺症 2 年余。刻诊：手足厥冷，麻木，尤以手指为重，两手肤色先苍白，继而青紫，伴针刺样疼痛，遇寒加重，得暖减轻，舌淡，苔薄白，脉沉细而涩。曾在某西医院检查诊断为雷诺病，并用西药治疗效果不显。甲皱微循环检查：手指苍白阶段，皮肤毛细血管明显减少，口径缩小，血流停止，毛细血管内红细胞完全消失；手指青紫阶段，皮肤毛细血管扩张，其内为已耗尽氧气的血流所瘀滞。冷水激发试验阳性。诊断：雷诺征（西医）；寒厥（中医）。治则：温阳通络，活血化瘀。处方：赤芍 20 克，红花 10 克，桂枝 15 克，干姜 15 克，丹参 50 克，川芎 20 克，鸡血藤 30 克，炙甘草 15 克，7 剂，水煎服。复诊发作时诸症明显减轻，效不更方，继服前方 7 剂。三诊手足温度、皮肤颜色恢复正常，遇冷不再变色，甲皱微循环检查正常，病遂告痊愈。随访至今未复发。

（二十三）多发性大动脉炎

病例一 曾某，男，23 岁，职员。1992 年 10 月 28 日初诊。患多发性大动脉炎 3 年。刻诊：时感头昏目眩，站立或疾步行走时头晕欲仆，伴心悸气短胸闷，持物久则手麻手酸，并有颤抖，甚则有时手不能握。面色少华，脘胀，舌淡苔白腻，双手寸关尺三部未能触及脉搏，久按重按偶可感触数下，但无从计数。查：双侧颈动脉搏动减弱，在颈动脉处可闻及血管杂音，眼底视网膜贫血，双侧上肢温度降低，血压测不到。诊断：多发性大动脉炎，头臂动脉型（西医）；痰厥（中医）。治则：化痰行气，活血化瘀。处方：陈皮 30 克，半夏 20 克，香附 20 克，川芎 50 克，郁金 20 克，枳壳 20 克，瓜蒌 50 克，白术 15 克，生甘草 10 克，14 剂，水煎服。复诊头晕目眩胸闷有减，腻苔渐化，唯脉无明显改变，上方加赤芍 50 克、当归 20 克、黄芪 50 克，继服 14 剂。三诊诸症皆安，脉象渐显，脉呈濡细，脉率 78 次/分。血压：右侧 50/30mmHg，左侧 80/40mmHg，嘱其守原方更服 4 周。四诊脉象平稳，搏动有力，以手持物已无麻木颤抖之感。血压正常范围，生活起居如常人，病遂告愈。

病例二 杜某，女，18 岁，学生。1991 年 3 月 19 日初诊。5 年前始觉头晕体倦，左上肢欠温无力，曾晕厥 3 次，住当地医院诊治，诊断不明，病情无好转。后经多方诊治无效。遂请导师诊治。刻诊：头晕倦怠，少气懒言，左上肢无力，扪之略凉，舌质淡红，舌边紫，苔薄白，左无脉，右脉濡缓。查：左上肢血压测不到，右上肢血压为 100/70mmHg。诊断：多发性大动脉炎，头臂动脉型（西医）；厥证，气虚瘀阻，血脉不通型（中医）。治则：益气活血，温通经脉。处方：生黄芪 50 克，桃仁 15 克，红花 15 克，赤芍 30 克，桂枝 15 克，丹参 50 克，川芎 50 克，党参 30 克，茯苓 30 克，穿山甲 15 克，王不留行 50 克，地龙 20 克，14 剂，水煎服。复诊，诸恙均减，但左侧血压仍测不出，更服前方 14 剂。三诊左上肢血压 50/30mmHg，诸症大减，继服前方 4 周。再诊诸症皆平，左上肢血压基本恢复正常，遂停药。随访 2 年，病未再发。

病例三 赵某，女，19 岁，学生。1989 年 6 月 25 日初诊。该患于 1 年前出现头晕无力，四肢困痛，血压测不出，伴畏寒，劳累及感寒后加剧，时有腹泻。曾在某医院就诊，诊断为多发性大动脉炎，用低分子右旋糖酐及泼尼松治疗月余之后两上肢脉搏细微，血压 70/50mmHg，两下肢血压仍测不出。此后出现低热，间歇跛行，足踝关节肿痛，反复出现结节性红斑。经西医诊治，以上诸症略有减轻，然四肢血压均测不出。刻诊：畏寒肢冷，精神倦怠，面色无华，舌淡，舌体胖大，边有瘀斑。脉微细欲绝。查：双侧桡动脉微弱，双侧腘动脉及足背动脉均未触及，四肢血压测不出，两颈部闻及Ⅲ级以上往返性血管杂音，心界略扩大，心率96次/分，心尖区及肺动脉瓣区闻及Ⅰ～Ⅲ级杂音，双肺呼吸音清，未闻及干湿啰音，肝脾未触及，脐下可闻及Ⅲ级往返性血管杂音。实验室检查：抗"O"1000U/ml，血沉110mm/h。胸片：两肺纹理增强，主动脉影增宽，肺动脉段膨出，左心室扩大。心功能检查：左心排血量降低。脑血流图提示：各脑动脉系统血管紧张度降低，弹性差，两侧颈内动脉系统供血量降低。四肢血流图示：两侧上下肢血流量降低。诊断：多发性大动脉炎，混合型（西医）；厥证，阳虚内寒，瘀血闭阻型（中医）。治则：温阳活血通脉。处方：附子20克，细辛7.5克，丹参30克，川芎50克，桂枝20克，当归30克，炙甘草30克，水煎服。配合西药糖皮质激素、免疫抑制剂和非甾类抗炎止痛药治疗。用药4周后，肢体活动较前有力，精神转佳，无头晕及跛行，两侧桡动脉及腘动脉细微，双上肢血压80/60mmHg，双下肢70/30mmHg，血沉44mm/h，抗"O"<500U/ml，心功能、四肢及脑血流图有一定改善。逐渐减西药用量，继服前方中药2周。三诊临床诸症消失，桡动脉及腘动脉搏动恢复正常，四肢血压基本正常，心功能、脑及四肢血流图明显改善，血沉及抗链球菌溶血素"O"恢复正常值，临床治愈。随访至今无自觉不适，工作正常。

（二十四）心血管神经官能症

病例一 李某，男，25岁，工人。1989年11月13日初诊。心悸烦躁、神志恍惚、夜寐不安3个月，加重5天。3个月前因受惊而发焦虑烘热，心惊肉跳，夜寐不安，甚者彻夜不眠，遗精，乏力，曾服镇静剂，效果不显。近5日病情加重，竟卧床不起，日遗精数次，时或肢麻冷，颤动汗出，少腹拘急，脘腹动悸。继往健康。无家族遗传病史。舌质紫暗，苔厚糙，脉弦数。心电图检查：窦性心动过速。诊断：心血管神经官能症（西医）；惊悸，肾伤肝郁、水火不济型（中医）。治则：解郁泻火宁神，补肾调肝锁精。处方：柴胡30克，黄芩15克，龙胆草20克，生大黄15克，生龙牡各50克，半夏20克，泽泻30克，桂枝15克，茯神30克，7剂，水煎服。复诊：诸恙减轻，精神转佳，效不更方，守原方更进7剂。三诊病人者已能下床活动，舌苔转薄，脉弦。遂以前方去黄芩、龙胆草，大黄减量至10克，合杞菊地黄丸调治2周。四诊诸症皆平，属临床治愈，遂停中药汤剂，而继以杞菊地黄丸调治。

病例二 张某，女，40岁，干部。1988年11月8日初诊。失眠健忘、心悸胸闷2年，近1周加重。该患在2年前因工作不随心而发失眠焦虑，健忘，心悸，胸闷气短，服哌替啶后症状减轻，后每因情绪不遂、劳累等因素而加重。1周前又因家事与爱人争吵后发病，虽服哌替啶但症状无改善。刻诊：心悸不宁，失眠，健忘，胸闷，四肢乏力，舌质淡，薄白苔，脉弦细。心电图检查提示：窦性心律不齐。诊断：心血管神经官能症（西医）；心悸，心血不足型（中医）。治则：养血安神。处方：生地黄25克，生白芍25克，生龙牡各25克，柴胡15克，酸枣仁30克，远志20克，五味子10克，水煎服。服上药3日后，睡眠好转，心悸胸闷减轻。2周后，病人睡眠佳，无不适感，起居如常人。后随访4年余，病未再发。

（二十五）慢性胃炎

病例一 汪某，男，33岁，工人，1987年7月14日初诊。胃脘痛、腹胀便秘、嗳气纳差2年余，上腹部灼痛1周。疼痛无规律性，时轻时重，反复发作，口干口苦。查：左上腹部压痛（+）。纤维胃镜检查：胃黏膜充血、水肿、红黄相间呈花斑样改变，有胆汁反流。诊断：慢性浅表性反流性胃炎（西医）；胃脘痛，气滞型（中医）。治则：理气止痛。处方：延胡索

30 克，木香 15 克，白芍 20 克，甘草 10 克，滑石粉 30 克，水煎服，上药服 3 剂后，症状减轻。遂继服上方 4 周。三诊临床症状全部消失。胃镜复查结果：胃黏膜正常，未见胆汁反流。病属痊愈。后随访 5 年，未见复发。

病例二 吴某，男，41 岁，工人。1989 年 5 月初诊。胃脘疼痛、恶心、呕吐清水 4 年，近半年症状加重。刻诊：空腹痛，喜温喜按，遇冷加剧，得温则舒，恶心，呕吐清水，舌质淡脉沉弦。经纤维胃镜检查提示：慢性浅表性胃炎。诊断：慢性浅表性胃炎（西医）；胃脘痛，脾胃虚寒型（中医）。治则：温中祛寒止痛。处方：附子 15 克，干姜 10 克，白术 20 克，白芍 20 克，党参 25 克，陈皮 20 克，延胡索 20 克，白芷 10 克，7 剂，水煎服。复诊诸症锐减，守前方继服 2 周，三诊诸症皆消，经胃镜检查：胃黏膜炎症消退，遂停服上方而改用附子理中丸以善其后。

病例三 张某，男，25 岁，干部。1987 年 6 月 14 日初诊。上腹部间断性疼痛 5 个月，加重半个月。病人于 5 个月前首发胃脘部胀痛，近半个月疼痛加重，有堵闷感，食后尤甚，伴反酸，嗳气频频，偶有烧灼样痛，曾服胃得乐、复方铝酸铋片、肝胃气痛片等药，疼痛未缓解。刻诊：胃脘胀痛，食后尤甚，嗳气反酸，舌红，苔薄黄，脉弦。查：剑突下压痛（+），肝脾未触及。纤维胃镜检查：食管、贲门、胃底、胃体黏膜正常，黏液湖内胃液呈黄绿色，胃角光滑，胃窦黏膜红黄相间，幽门圆形，见大量胆汁反流，十二指肠球部黏膜正常。诊断：慢性胆汁反流性胃炎（西医）；胃脘痛，脾虚气滞型（中医）。治则：益气健脾，行气止痛。处方：黄芪 30 克，乌药 15 克，白芍 20 克，甘草 10 克，丹参 30 克，百合 20 克，蒲公英 30 克，焦三仙各 10 克，7 剂，水煎服。复诊疼痛减轻，食欲增加，偶有嗳气吞酸，舌苔薄白，上方去蒲公英，加延胡索 20 克，继服 7 剂。三诊诸症皆消，纳食佳，食后亦无不适，继服上方 2 周以巩固疗效。四诊纤维胃镜复查：胃窦黏膜正常，已无胆汁反流。

病例四 李某，女，40 岁。1989 年 10 月 17 日初诊。反复发作性上腹部疼痛 30 余年，近月余加重。刻诊：胃脘痛，纳呆，食后作胀，面白唇淡，形体瘦弱，乏力倦怠，阴挺，舌淡白，脉沉无力。纤维胃镜提示：慢性胃炎。诊断：慢性胃炎（西医）；胃脘痛，中气下陷型（中医）。治则：补气健脾，升提止痛。处方：黄芪 50 克，党参 30 克，白芍 20 克，当归 20 克，陈皮 20 克，升麻 20 克，柴胡 15 克，桂枝 15 克，川朴 25 克，甘草 20 克，7 剂，水煎服。上方服 1 剂后痛减，3 剂后疼痛消失，7 剂后食量增，乏力倦怠症减，守上方继服 7 剂。三诊已无明显不适，嘱其继服前方 2 周。四诊口唇转润，自述阴挺回位，舌淡红，薄白苔。遂停上方，改用补中益气丸加健脾丸以巩固疗效。半年后随访，精神状态佳，体重增加 11 千克，病未再发，30 余年之痼疾尽除。

病例五 邢某，女，29 岁，干部。1990 年 4 月 11 日初诊。胃脘痛 2 月余。刻诊：胃脘胀痛，连及两胁，腹胀纳差，呃逆吐酸，心烦易怒，口苦，小便黄，舌红苔黄，脉弦有力。纤维胃镜检查提示：慢性胃炎。诊断：慢性胃炎（西医）；胃脘痛，肝气犯胃型（中医）。治则：疏肝理气，降逆和胃。处方：延胡索 20 克，川楝子 20 克，白芍 20 克，降香 10 克，沉香 5 克，瓦楞子 20 克，黄连 10 克，吴茱萸 10 克，甘草 15 克，7 剂，水煎服。复诊胃脘偶有隐痛，间有呃逆，无口苦，小便色白，舌苔转白，原方加焦三仙各 10 克，续进 7 剂。三诊诸症消失，胃镜复查痊愈。

病例六 俞某，女，45 岁，教师。1989 年 9 月 30 日初诊。脘腹胀痛 1 年余。1 年以来，脘腹经常胀闷疼痛，嗳气不舒，肠鸣，便溏不成形，小溲不利，经某医院诊为慢性胃炎，用干酵母、维生素、保和丸等多种中西药不效。刻诊：脘腹疼痛，胀闷不舒，嗳气肠鸣，小便清而不畅，纳少，舌质胖嫩，脉沉儒。诊断：慢性胃炎（西医）；胃脘痛，脾肾阳虚、胃中积饮型

（中医）。治则：温里散寒，蠲饮除湿。处方：附子20克，干姜20克，吴茱萸15克，白术20克，党参30克，茯苓30克，泽泻20克，甘草15克，7剂，水煎服。上方服3剂后，病势大减，小便畅利，脘腹胀痛锐减，胃纳增，7剂后诸症全消。遂停上方，改用香砂六君子丸以善其后。随访3年有余，病未复发。

病例七 陆某，女，58岁，退休。1989年12月26日初诊。上腹部胀痛20余年。刻诊：脘胀痛，内热燔灼，体寒欲得厚被重衣，便秘溲赤，纳差，消瘦，舌质暗红略紫，脉细滑数。查：体温正常，形体消瘦，贫血外观，心肺未见异常，舟状腹，中上腹部压痛，反跳痛（－），肝脾未触及。血红蛋白9g/L。纤维胃镜提示：慢性萎缩性胃炎。诊断：慢性萎缩性胃炎（西医）；胃脘痛，肝胃不和挟瘀热型（中医）。治则：疏肝和胃，泄热逐瘀。处方：柴胡25克，佛手片15克，香橼15克，炒白术20克，赤芍30克，白芍20克，当归20克，桃仁15克，红花15克，没药15克，乳香15克，丹参30克，大黄15克，川牛膝15克，7剂，水煎服。复诊外寒内热减轻，仍脘胀纳呆，守上方加山楂30克、炒麦芽30克、神曲15克，更进7剂。三诊食欲有增，而色转润，诸症均减，继服前方14剂。四诊血红蛋白113g/L，诸症基本消失，形体略充，继服前方8周。再诊病人面色红润光泽，形体充实，无自觉不适，纤维胃镜检查：黏膜呈鲜红色，结节形成消失。属临床痊愈，遂停药。随访至今病未复发。

病例八 陈某，男，55岁，干部。1988年10月29日初诊。胃脘部胀满10余年，近2周加重。刻诊：脘胀纳差，乏力倦怠，大便溏薄，舌体胖嫩、边有齿痕，舌质淡，舌苔薄白，脉沉细。纤维胃镜及病理活检提示：萎缩性胃炎，伴中度肠上皮化生。诊断：慢性萎缩性胃炎（西医）；胃脘痛，脾虚型（中医）。治则：补气健脾，理气活血化瘀。处方：党参30克，白术20克，白蔻仁10克，鸡内金10克，延胡索15克，枳壳15克，白芍20克，山楂30克，乳香15克，没药15克，甘草10克，7剂，水煎服。复诊脘胀减轻，食欲有增，守上方继服12周。三诊诸症皆消，舌脉正常，体重增加5.5千克，胃镜及病理活检复查提示：浅表性胃炎。遂停上药，以香砂养胃丸善其后。随访至今，病未复发。

病例九 柳某，女，43岁，干部。1991年7月11日初诊。胃脘部反复发作性疼痛近20年，加剧半月余。刻诊：胃脘胀痛，连及两胁，嗳气反酸，得矢气或进食则痛减，食欲不振，纳差食少，心烦易怒，失眠多梦，面色黧黑无华，大便或干或溏，小便微黄，舌红，苔稍白腻，脉弦。纤维胃镜检查报告：萎缩性胃炎。病理切片报告：胃窦后壁固有腺灶性重度萎缩。诊断：萎缩性胃炎（西医）；胃脘痛，肝郁胃虚型（中医）。治则：疏肝健胃，益气活血。处方：柴胡25克，党参30克，当归20克，山药15克，乌药15克，赤芍20克，甘松5克，乳香15克，没药15克，甘草10克，7剂，水煎服。复诊诸症减轻，效不更方，继服上方2周。三诊症状基本控制，守上方加山楂30克、白芍20克，继服8周。四诊症状全部消失，面色转佳，舌脉正常，遂停药。复查纤维胃镜报告：浅表性胃炎。病理切片；胃窦后壁固有腺灶性轻度萎缩。

病例十 张某，男，41岁，工人。1990年4月16日初诊。胃脘部胀痛3年，加重1个月。3年来时感胃脘部胀痛，每晨起恶心呕吐，嗳气厌食。曾在某医院确诊为慢性萎缩性胃炎，服多种中西药不效，特请导师诊治。刻诊：胃脘胀痛，夜间尤甚，疼痛牵连胁背，嘈杂，烧心，舌光红无苔，脉细。诊断：慢性萎缩性胃炎（西医）；胃脘痛，阴虚型（中医）。治则：养阴益胃。处方：石斛30克，玄参20克，麦芽20克，鸡内金10克，白芍15克，醋半夏15克，山药50克，7剂，水煎服。复诊诸症略减，上方加延胡索20克、乳香15克、当归20克，继服14剂。三诊症状基本控制，继服上方8周。四诊无明显不适感，舌上薄白苔，脉象和缓。纤维胃镜复查报告：胃黏膜萎缩性病变消失，恢复正常。

（二十六）胃下垂

病例一 付某，女，47岁，干部。1987年8月7日初诊。胃下垂8年，时轻时重，久治不效。刻诊：脘腹胀坠疼痛，食后加甚则痛不可忍，嗳多频多，肠鸣有水声，形体消瘦，头昏，失眠，神疲乏力，面黄唇紫，便秘，舌体胖大有齿痕，质暗有瘀点、苔白薄，脉沉细而涩。X线钡餐透视回报：胃下极在髂脊连线以下5厘米。诊断：胃下垂（西医）；胃脘痛，脾虚气陷型（中医）。治则：补脾益气，升提固陷。处方：黄芪50克，升麻20克，柴胡20克，白术20克，枳实50克，炒蒲黄15克，当归20克，沉香10克，桃仁10克，红花10克，7剂，水煎服。复诊诸症锐减，效不更方，继服上方7剂。三诊诸症基本消失，食量有增，面色转润，上方加生地40克、玉竹20克，继服2周。四诊诸症全消，形体稍充，舌脉正常，遂停药，复查X线钡透报告：胃体位置正常。

病例二 姚某，男，24岁，工人。1989年12月2日初诊。胃脘部胀痛，嘈杂反酸3年余。刻诊：胃脘胀痛，食后愈甚，嘈杂反酸，恶心嗳气，胸闷太息，时有胁痛，烦躁易怒，心悸气短，体倦乏力，大便溏薄，舌淡、苔薄白，脉弦细。X线钡餐透视报告：胃下垂6厘米，伴慢性胃炎。诊断：胃下垂，慢性胃炎（西医）；胃脘痛，脾虚肝郁型（中医）。治则：养血疏肝，健脾益气升。处方：柴胡30克，郁金30克，黄芪50克，白术20克，当归20克，陈皮15克，升麻20克，炒葛根30克，党参30克，炒枣仁30克，甘草10克，7剂水煎服。复诊上腹部痛减，心悸腹胀好转，舌淡、苔薄白，脉弦细，时有心烦，上方加川楝子20克、茯神30克，继服7剂。三诊体倦乏力，余症基本消失，遂停上药，以补中益气丸加逍遥丸善其后，又服2周。四诊临床症状全部消失，复查X线钡透视：胃体位置正常，轻度胃炎。嘱其继服补中益气丸及逍遥丸4周。再诊时X线钡透报告：胃体位置正常，余无异常所见。

病例三 朴某，女，37岁，农民。1984年11月27日初诊。胃脘痛时有坠胀感5年，加重1个月。刻诊：胃脘胀痛难忍，口苦口臭，纳呆食少，烦渴喜饮，舌红少津，边缘有紫斑，脉细无力。X线钡透报告：胃下极在髂脊连线下10厘米，胃张力及蠕动显著减弱，胃窦炎。诊断：胃下垂，胃窦炎（西医）；胃脘痛，气阴不足、瘀血停滞型（中医）。治则：益气养阴活血，升提举陷。处方：黄芪25克，党参15克，白术20克，当归20克，升麻20克，麦冬30克，生地40克，知母15克，黄连10克，葛根50克，炒蒲黄20克，莪术15克，桃仁10克，红花10克，甘草10克，14剂，水煎服。复诊诸症悉减，纳食有增，乏力减轻，舌质红绛，上方去黄连、麦冬、莪术，加枳壳10克、白芍20克，继服14剂。三诊临床症状全部消失，X线钡透胃部正常。半年后随访，已能从事农活劳动，身体健康。

（二十七）消化性溃疡

病例一 季某，男，29岁，工人。1979年7月6日初诊。胃脘部反复发作性疼痛7年，加重1周。刻诊：空腹胃痛，刺痛拒按，痛处固定不移，烧心，吐酸，便黑，舌红，苔黄腻，脉弦细。X线钡透诊为十二指肠球部溃疡。诊断：十二指肠球部溃疡（西医）；胃脘痛，气滞血瘀、化热伤络型（中医）。治则：活血化瘀止痛，调和气血。处方：延胡索15克，佛手20克，川楝子20克，九香虫10克，刺猬皮10克，白芍20克，香橼20克，煅瓦楞20克，黄连10克，白及粉5克（冲服），蒲公英50克，甘草15克，7剂，水煎服。服上药后，空腹胃痛大减，吐酸已止，大便色正常，唯脘胀、食欲差，前方去白及粉、白芍、蒲公英、黄连，加枳壳、砂仁、香附各10克，继服7剂。三诊胃脘胀痛基本消失，食欲增加，守前方继服6周。四诊临床症状全部消失，遂停上药。X线钡透复查：原溃疡面愈合。念该患形体较瘦弱，遂嘱其常服香砂养胃丸和健脾丸。1年后随访，体重增加9千克，面色红润，精力充沛。

病例二 杜某，男，39岁，干部。1988年12月9日初诊。反复发作以胃脘部疼痛20余年，加重2个月。该患胃脘痛反复发作，伴泛酸、呕吐，曾在某医院经X线钡透诊断为"十二指肠球部溃疡，小弯有假性憩室形成"。多方医治，疗效不显，病情渐重。近2个月来形体消瘦，大便色黑，食欲减退，胃脘部灼热疼痛难忍。刻诊：表情痛苦，面黄肌瘦，嗳气吞酸，心烦口苦，脘区压痛明显，大便色黑，舌淡红、苔薄微黄，脉来弦细。诊断：十二指肠球部溃疡，小弯侧假性憩室形成（西医）；胃脘痛，肝气犯胃伤络型（中医）。治则：疏肝和胃，调理气血。处方：柴胡20克，黄芩10克，丹参30克，川楝子20克，郁金15克，蒲公英20克，九香虫10克，香橼20克，佛手20克，锻瓦楞20克，百合30克，牡蛎30克，甘草15克，白及粉5克（冲服），7剂，水煎服。服上药后，灼痛大减，大便颜色正常，遂继服上方7剂。三诊胃脘部疼痛消失，偶有泛酸，仍食欲不振，上方去蒲公英、黄芩、白及粉，加陈皮15克、高良姜15克、党参30克，继服8周。四诊临床症状全部消失，食欲转佳，体重增加3千克，X线钡透复查原溃疡愈合，憩室消失。

病例三 王某，男，34岁，工人。1991年4月19日初诊。反复发作的胃脘部疼痛6年余。刻诊：胃脘疼痛，痛时向背部放射，疼痛每因饮食不慎而诱发，伴嗳气、泛酸，脘痛喜温喜按，舌淡、苔白，脉细无力。纤维胃镜检查：胃角浅表溃疡1厘米×1厘米大小。诊断：胃溃疡（西医）；胃脘痛，脾胃虚寒型（中医）。治则：温中暖胃，散寒止痛。处方：黄芪30克，肉桂15克，乌药15克，当归20克，高良姜20克，延胡索15克，乌贼骨15克，白芍20克，甘草15克，7剂水煎。服上药后，脘痛消失，偶有泛酸，腹胀纳少，上方去肉桂、高良姜，加厚朴15克、香附15克、枳实15克，继服7剂。三诊临床症状基本消失，纳食增加，守上方再进14剂。再诊病人形神俱佳，拒绝纤维胃镜复查，后经X线钡透检查溃疡面愈合。

病例四 于某，女，39岁，干部。1989年1月3日初诊。反复发作性上腹部疼痛10余年，加重半年，黑便1周。上腹部发作性疼痛10余年，反复发作，近半年来病情加重，发作频繁，1周前又出现黑色柏油洋便。刻诊：胃痛喜温喜按，食少纳呆，面白无华，泛酸，肢凉怕冷，大便色黑，舌淡胖，苔白，脉沉。X线钡透检查：胃小弯有一0.8厘米×0.5厘米龛影。诊断：胃溃疡（西医）；胃脘痛，脾胃虚寒络伤型。治则：温中暖胃止血，散寒止痛。处方：黄芪30克，肉桂15克，高良姜20克，蒲公英30克，延胡索20克，乌药15克，白及粉5克（冲服），炮姜10克，乌贼骨15克，甘草10克，7剂水煎服。复诊痛止，大便颜色正常，唯畏寒肢冷，上方去白及粉、蒲公英，加附子15克、陈皮15克，继服2周。三诊临床症状全消，面色转润，胃纳正常，X线钡透复查：龛影消失，临床症愈。随访4年余，未见复发。

病例五 谢某，男，37岁，工人。1992年6月11日初诊。反复发作性上腹部疼痛14年，加重2个月。刻诊：胃脘部饥饿痛，手足冷，有时气上冲胸，嗳气吞酸，食欲不振，脘胀喜温喜按，舌苔白，脉弦滑。X线钡透报告：十二指肠球部溃疡。便潜血11～15个/高倍视野。诊断：十二指肠球部溃疡（西医）；胃脘痛，脾胃虚寒型（中医）。治则：温中暖胃，散寒止痛。处方：黄芪30克，肉桂15克，乌药15克，当归20克，高良姜20克，延胡索15克，乌贼骨15克，白芍20克，甘草10克，7剂水煎服。复诊痛止，手足温，便潜血3～5个/高倍视野。唯纳呆食少，上方加陈皮15克、白术15克、薄荷5克，继服6周。三诊临床症状消失，X线钡透复查：原溃疡面愈合。随访1年，未见复发。

病例六 严某，女，50岁，工人。1989年4月13日初诊。反复发作性上腹部疼痛3年余。疼痛以饭后1小时左右发作为多，或隐痛、或灼痛、或胀痛，伴恶心、泛酸水、嗳气，进食酸辣生冷饮食症状加重，服制酸剂症状缓解。刻诊：胃脘灼痛，胀满不舒，嗳气，泛酸嘈杂，口渴,大便色黑,舌红、苔黄,脉弦数。便潜血 13～15 个/高倍视野。X 线钡透报告:胃小弯处有 0.5 厘米×0.8 厘米的龛影。诊断:胃溃疡(西医);胃脘痛,热积于中、灼伤胃络型(中医)。治则:清胃热,和胃气,降胃火。处方:蒲公英 50 克,红藤 30 克,大黄粉 3g(吞服),白芍 20 克,陈皮 15 克,乌药 10 克,枳实 15 克,乌贼骨 15 克,甘草 10 克,7 剂水煎服。复诊脘腹胀满、灼痛消失,偶有隐痛,口不渴,舌苔转白,脉弦,便潜血 5～9 个/高倍视野。上方去大黄粉,蒲公英、红藤各减半量,加柴胡 15 克、党参 15 克、黄芪 30 克,继服 5 周。三诊临床症状全部消失,X 线钡透复查:胃部龛影消失。随访 3 年,仅有 1 次复发,依前法调治而愈。

病例七 韩某,男,34 岁,干部。1989 年 10 月 6 日初诊。反复发作性上腹部疼痛 20 余年,加重 1 个月。疼痛常于饭后 1 小时左右发作,常因工作紧张、饮食不慎而诱发,伴嗳气、泛酸、食欲不振,常服复方氢氧化铝片、复方铝酸铋片等药物,服药后疼痛暂时缓解。1 个月前因情志不遂而发病,脘闷胀痛,连及两胁,心烦易怒,泛酸嘈杂,嗳气,呕吐,泄泻,舌红苔薄白,脉弦数。X 线钡透检查提示:胃溃疡。便潜血 7～9 个/高倍视野。诊断:胃溃疡(西医);胃脘痛,肝气犯胃克脾(中医)。治法:疏肝和胃健脾。处方:柴胡 20 克,黄芩 10 克,郁金 20 克,香橼 20 克,佛手 20 克,白术 20 克,茯苓 30 克,党参 20 克,黄芪 30 克,砂仁 10 克。延胡索 15 克,蒲公英 30 克,白芍 20 克,甘草 10 克,炒山栀 15 克,7 剂,水煎服。复诊胃脘隐痛,泛酸,大便成形,便潜血 2～5 个/高倍视野。处方:黄芪 30 克,党参 20 克,白芍 20 克,陈皮 15 克,乌药 10 克,延胡索 15 克,乌贼骨 10 克,炒麦芽 10 克,甘草 10 克,再进 3 周。三诊临床症状基本消失,遂停药。X 线钡透复查:原溃疡消失。嘱其以木香顺气丸常服,巩固疗效。随访 2 年,未见复发。

病例八 王某,男,42 岁,干部。1987 年 11 月 3 日初诊。患胃及十二指肠溃疡 10 余年。刻诊:脘痛喜温喜按,食少纳呆,口干唇燥,形体消瘦,面色萎黄无华,大便干黑,小便黄赤,舌质红、苔薄白,脉沉细数。便潜血>20 个/高倍视野。X 线钡透提示:十二指肠球部溃疡,胃溃疡。诊断:十二指肠球部溃疡,胃溃疡(西医);胃脘痛,肝胃气痛、郁热伤阴型(中医)。治则:柔肝养阴和胃。处方:沙参 30 克,麦冬 25 克,玉竹 15 克,麻子仁 15 克,白芍 30 克,延胡索 15 克,川楝子 15 克,白及粉 5 克(吞服),炒山栀子 15 克,甘草 10 克,7 剂,水煎服。服上方药 4 剂,胃痛止,大便正常,便潜血 3～5 个/高倍视野,7 剂后唯有纳呆少眠,上方去麻子仁、白及粉,加炒枣仁 30 克、陈皮 15 克、煅牡蛎 30 克,连服 4 周。三诊临床症状消失,X 线钡透龛影范围减小。上方去沙参、麦冬、玉竹、炒山栀,加黄芪 30 克、党参 20 克、乌贼骨 15 克,更服 2 周。四诊形神俱佳,纳食增,睡眠安,X 线透检查龛影消失。1 年后随访,体重增加 7 千克,痛未复发。后又多次随访,均无再发。

(二十八)上消化道出血

病例一 徐某,男,38 岁,工人。1990 年 12 月 10 日初诊。上腹胀闷疼痛、柏油样便 1 周。该患平素嗜酒,既往有黑便史。刻诊:胃脘胀闷疼痛,大便色黑如柏油状,舌质红、苔黄腻,脉滑数。便潜血>20 个/高倍视野。诊断:上消化道出血(西医);便血,脾胃湿热,灼伤胃络(中医)。治则:清热利湿,活血止血。处方:大黄粉 3g(吞服),炒蒲黄 20 克,乌贼骨粉 3g(吞服),川连 15 克,炒山栀 10 克,黄芪 30 克,白术 15 克,白芍 20 克,枳实 15 克,甘草 10 克,3 剂水煎服。复诊大便转黄,腹胀痛消失,复查便潜血 3～7 个/高倍视野。继投上方 2 剂以巩固疗效,1 个月后随访未见复发。

病例二 张某,男,31 岁,工人。1985 年 12 月 21 日初诊。上腹部发作性隐痛 8 年,黑便 5 日,呕血 1 日。8 年来经常上腹隐痛,饥饿时易作,服抗酸剂能缓解。5 日前出现黑色软便，昨日晨起上腹部胀闷不适，继而呕吐咖啡色液体伴血块约 700 毫升，已给予酚磺乙胺及输液治疗。刻诊：大便色黑质软，呕血，腹胀，头晕乏力，消瘦，面色苍白，舌淡，苔薄黄。便潜血 13～15 个/高倍视野。诊断：上消化道出血（西医）；呕血，便血（中医）。治则：收敛止血，活血化瘀。处方：乌贼骨粉 3g，三七粉 3g，大黄粉 3g（吞服），上药连服 3 日，复查便潜血 1～4 个/高倍视野。该患后经纤维胃镜检查发现胃内巨大溃疡，遂施外科手术，术后病理切片诊断为胃癌。

病例三 李某，女，40 岁，干部。1986 年 3 月 3 日初诊。上腹部隐痛 3 年，便血 5 日。该患上腹部隐痛、时发时止。2 日前无明显诱因突发脘腹灼痛，不日即见黑色软便倾盆而下，伴头晕短气，大汗出，四肢不温，面色苍白，口干渴微苦。给予西药止血剂及输液治疗，效果不显。刻诊：大便仍下黑便且软，头晕汗出，短气无力，口干苦，舌红，脉弦数。纤维胃镜检查：胃及十二指肠溃疡广泛出血。诊断：上消化道出血（西医）；便血，肝气犯胃、胃络受损（中医）。治则：疏肝和胃止血。处方：柴胡 25 克，白芍 25 克，红参 30 克，黄芪 30 克，五味子 10 克，麦冬 30 克，水煎服。三七粉 3g，大黄粉 3g，乌贼骨粉 3g，白及粉 3g（冲服），以上方水煎汤送服。服上方 1 剂，大便下血减少，3 剂大便转黄，便潜血 3～5 个/高倍视野，继服 2 剂，大便潜血转为阴性。后以抗溃疡药物调治 2 月余，纤维胃镜复查胃及十二指肠溃疡已愈合。

病例四 范某，女，34 岁，工人。1987 年 7 月 14 日初诊。头晕乏力，黑便半月余。刻诊：大便色黑呈柏油状，头晕耳鸣，乏力倦怠，舌淡红，苔薄白，脉数。便潜血 11～14 个/高倍视野。X 线钡透：胃下垂。血红蛋白 60g/L。诊断：胃下垂合并上消化道出血（西医）；便血，中气不足型（中医）。治则：补气升提止血。处方：黄芪 50 克，白术 20 克，升麻 15 克，葛根 15 克，柴胡 15 克，党参 20 克，陈皮 15 克，当归 20 克，甘草 10 克，水煎服。乌贼骨粉、三七粉、白及粉各 3g 吞服。服上药 2 剂后，便潜血 7～9 个/高倍视野。继服 3 日，便潜血 1～3 个/高倍视野。遂停用乌贼骨粉、三七粉、白及粉，继服上方 8 周，后复查 X 线透胃体复原。随访至今，病未复发。

（二十九）肝炎

病例一 林某，女，31 岁，干部。1989 年 7 月 4 日初诊。肝区痛 2 年，两年前出现目黄、面黄、小便黄，发热，呕吐，全身乏力，厌食纳呆，腹胀，肝区疼痛，经某医院诊断为急性黄疸型肝炎，予以西药常规治疗，并用护肝片等保肝中药，但肝大不缩，剑突下 2 厘米。刻诊：肝区疼痛、拒按，腹胀纳呆，下肢轻度浮肿，舌苔腻，脉弦滑。实验室检查：胆红素 6U，麝浊 10U。诊断：慢性迁延性肝炎（西医）；胁痛，痰湿内结，瘀血停积。治则：活血化瘀，除湿化痰。处方：茵陈 50 克，板蓝根 30 克，猪苓 30 克，厚朴 20 克，丹参 30 克，三棱 15 克，莪术 15 克，鳖甲 50 克，甘草 15 克，7 剂，水煎服。复诊肝脏回缩至剑突下 0.5 厘米，腹胀大减，其他症状明显减轻，唯谷丙转氨酶不降。上方加五味子 20 克、柴胡 25 克、当归 20 克，继服 7 剂。三诊肝脏回缩至基本消失，遂嘱其以上方减半量继服 8 周。半年后随访，一切正常，已上班工作。

病例二 聂某，男，20 岁，工人。1985 年 3 月 6 日初诊。目黄、身黄、尿黄、右胁痛 3 日。刻诊：目珠黄染，一身尽黄，小溲黄赤，右胁痛，腹胀。舌苔黄腻，脉弦数。查：肝大，右胁下约 10 厘米，剑突下触不清，触痛（+）。肝功能检查：胆红素 21U，麝浊 16U。诊断：急性黄疸型肝炎（西医）；黄疸，湿热蕴结型（中医）。治则：清热解毒利湿。处方：茵陈 100 克，栀子 20 克，大黄 20 克，川连 15 克，金银花 50 克，茯苓 30 克，枳壳 15 克，鸡内金 10

克（压面冲服），7 剂，水煎服。复诊症状转好，肝大肋下约 4 厘米，舌苔转薄，脉弦，上方加焦三仙各 15 克，继服 2 周。三诊临床症状全部消失。肋下未能触及肝脏，肝功能检查恢复正常。遂停用上方，嘱其常服维生素、鱼肝油及护肝片。随访 8 年，病未复发。

病例三　刘某，男，31 岁，干部。1985 年 10 月 2 日初诊。身疲乏力、胸闷纳差半月余，身目发黄、小便短赤 3 日。刻诊：身目俱黄，色显如橘，右胁疼痛拒按，发热，舌红、苔薄黄，脉涩。查体：体温 38.2℃，肝大剑突下 4 厘米，右肋下 2 厘米，质软，触之痛显。肝功能检查：胆红素 26U，锌浊 14U，麝浊 12U。诊断：急性黄疸型肝炎（西医）；黄疸，湿热内蕴、瘀血结滞型（中医）。治则：清热利湿，活血行滞。处方：茵陈 100 克，大黄 20 克，栀子 20 克，板蓝根 30 克，蒲公英 30 克，丹参 30 克，赤芍 30 克，枳实 20 克，泽兰 30 克，王不留行 20 克，7 剂，水煎服。服上药 3 剂后，黄染减轻，热退。7 剂后症状明显减轻，右肋下可触及肝脏边缘，触之微痛。上方茵陈、大黄、栀子各减半量，加鸡内金 10 克（研末冲服），继服 2 周。三诊诸症全消，舌脉正常，肝功能检查亦恢复正常，遂停上方，嘱其以支持疗法长期调护。

病例四　王某，女，19 岁，学生。1986 年 9 月 13 日初诊。腹满纳差干呕 1 周。1 周前无明显诱因出现腹部胀满，食欲不振，干呕，发热，乏力等症。按感冒治疗，后热退，但余症未减。查体：心肺未见异常，肝右肋下 2 厘米，触痛明显，叩痛（+）。肝功能检查：胆红素 6U，麝浊 10U，锌浊 14U，HBsAg 1：64。诊断：急性乙型病毒性肝炎（西医）；胁痛，湿毒内蕴（中医）。治则：健脾除浊，清热解毒，兼以活血化瘀。处方：黄芪 30 克，白术 20 克，茯苓 30 克，丹参 30 克，郁金 20 克，茵陈 50 克，虎杖 30 克，泽兰 30 克，蒲公英 30 克，甘草 10 克，水煎服。服药 7 剂后，腹满减轻，无干呕，但仍食欲不振，乏力，上方加焦三仙各 15 克、鸡内金 10 克（研末吞服），继服 2 周。三诊临床症状消失，肝脏触不到，肝区无叩击痛，肝功能检查正常，HBsAg 1：64。上方去茯苓、郁金、茵陈，加贯众 20 克，虎杖增至 50 克，继服 2 周。复诊 HBsAg（-），遂停上方。随访近 4 年，病未复发，令其每半年左右复查一次 HBsAg，后经几次复查均为正常。

病例五　马某，男，39 岁，干部。1986 年 9 月 2 日初诊。腹胀不适，乏力纳呆，恶闻油烟 4 年，加重半个月。4 年前患者自觉腹部不适，腹胀，全身乏力，不欲饮食，尤其恶嗅油烟味，经某医院检查发现肝脾肿大，无黄疸，HBsAg 1：64，肝功能损害，诊断为病毒性肝炎，住院治疗 4 个月余，肝功能恢复正常。后疾病又有几次反复，均经中西医结合治疗，全身症状有所好转，但谷丙转氨酶持续不降，麝浊 17U，HBsAg 1：64。刻诊：胁胀闷，心烦易怒，默默不欲饮食，舌红，苔薄白，脉弦，肝大右肋下 3 厘米，脾厚 4.6 厘米。诊断：慢性活动性肝炎（西医）；胁痛，肝郁气滞（中医）。治则：疏肝理气止痛。处方：柴胡 25 克，白芍 25 克，佛手 15 克，郁金 20 克，薄荷 5 克，丹参 30 克，五味子 15 克，当归 20 克，虎杖 30 克，贯众 15 克，鳖甲 30 克，鸡内金 10 克（研末吞服），水煎服。上药服 8 周后，临床症状消失，肝功能检查基本恢复正常，HBsAg 转阴，遂以上方制成散剂嘱其常服久服。随访至今，病未再发，多次复查肝功及 HbsAg 均属正常，肝脾大小亦正常，抗 HBsAg（+）。

病例六　王某，男，42 岁，干部。1987 年 6 月 14 日初诊。患病毒性肝炎 6 年余，加重 2 个月。患者 6 年前因患急性病毒性黄疸型肝炎，经医治后疾病已愈。2 个月前发现巩膜、肤色黄染，食欲减退，溲如浓茶，右上腹压痛，用西药治疗至今效果不显。刻诊：稍神疲乏，目睛黄染，面色灰黄晦暗，语声低沉，脘腹闷胀，舌质暗，苔白腻，脉濡细。查：肝大右肋下 3 厘米，质尚软，表面光滑，压痛（+）。肝功能检查：胆红素 96U，麝浊 20U，锌浊 14U，谷丙转氨酶 3134μmol/L，HBsAg 1：64。诊断：慢性活动性肝炎（西医）；胁痛，湿困中土、肾失温煦、血瘀气滞（中医）。治则：助阳利湿，活血调肝。处方：茵陈 30 克，茯苓 30 克，附子

15 克，党参 20 克，败酱草 20 克，郁金 20 克，丹参 30 克，虎杖 30 克，贯众 15 克，鳖甲 30 克，五味子 15 克，鸡内金 10 克（研末吞服），厚朴 20 克，7 剂，水煎服。复诊诸症锐减，精神转佳，多矢气，腹胀消失，唯食欲仍不振，上方加焦三仙各 15 克，继服 3 周。三诊食欲转佳，精神状态良好，肝脏未触及，肝功恢复正常，HBsAg（-）。上方去厚朴、三仙、茯苓、附子、郁金，加白术 20 克、黄芪 30 克，再服 2 周。四诊临床症状全部消失，抗 HBsAg（+）。遂停上药，嘱其常服久服护肝片及维生素类、鱼肝油等药物。随访 1 年，病未复发。

病例七　赵某，男，25 岁，干部。1987 年 4 月 17 日初诊。右胁隐痛，腹部胀满，纳少便溏，畏寒神疲，腰膝疲软 1 年。查：肝大右肋下 1 厘米，脾未触及，肝区叩击痛（+），脾区叩击痛（-），HbsAg 1∶64。诊断：慢性乙型迁延性肝炎（西医）；胁痛，脾肾阳虚型（中医）。治则：益气健脾，温阳助肾。处方：黄芪 50 克，川断 15 克，淫羊藿 15 克，五味子 15 克，补骨脂 15 克，白术 20 克，附子 10 克，虎杖 30 克，贯众 15 克，甘草 15 克，厚朴 15 克，7 剂，水煎服。复诊诸症大减，效不更方，继服上方 14 剂。三诊隐痛已消，腹满已平，大便成形，纳食大增，亦无畏寒及腰膝疲软，唯时觉神疲乏力，上方去川断、淫羊藿、附子、厚朴，加红参 15 克、大枣 8 枚，7 剂。四诊诸症皆消，HBsAg（-），遂停上药，嘱其以护肝片善后。

病例八　陈某，女，42 岁，干部。1986 年 11 月 20 日初诊。肝区疼痛 2 年。该患 2 年前因肝区痛、纳差、乏力，伴有肝大、肝功能损害，在某医院诊断为肝炎，后经西药治疗病情未见好转，HBsAg（-），谷丙转氨酶多次检查见正常。刻诊：右胁痛，纳差，乏力，便溏，舌质淡，苔黄白相间，脉弦滑略数。查：肝大右肋下 2 厘米，压痛（+），脾未触及。HbsAg 1∶64。诊断：慢性乙型活动性肝炎（西医）；胁痛，肝郁脾虚夹有湿热型（中医）。治则：疏肝健脾，清热利湿解毒。处方：柴胡 25 克，白术 20 克，白芍 20 克，陈皮 15 克，防风 15 克，虎杖 30 克，蒲公英 30 克，贯众 15 克，7 剂水煎服。复诊诸症有减，但仍纳差食少，上方加鸡内金 10 克（研末吞服），焦三仙各 15 克，继服 8 周。三诊临床症状消失，表面抗原转阴，上方去防风、贯众，加五味子 15 克、田基黄 30 克，14 剂。四诊谷丙转氨酶降为正常，遂停药。

病例九　王某，男，22 岁，工人。1985 年 7 月 12 日初诊。肝区不适、乏力半年余，加重 10 日，该患于半年前因目睛黄染、小便黄、疲倦乏力、食欲不振在某医院就诊，诊断为急性黄疸型肝炎，住院 1 月余，好转出院。后病情时轻时重，西医治疗效果不显，遂请导师诊治。刻诊：肝区疼痛，纳差食少，心烦少寐，舌尖边红、苔黄腻，脉弦滑数。肝功能检查：麝浊 16U，胆红素 8U，HbsAg 1∶64。诊断：慢性乙型活动性肝炎（西医）；胁痛，肝胆湿热（中医）。治则：疏肝清热，利湿解毒。处方：柴胡 25 克，郁金 15 克，当归 20 克，茯苓 20 克，猪苓 30 克，贯众 20 克，虎杖 30 克，白术 20 克，丹参 30 克，谷芽 20 克，7 剂，水煎服。复诊诸症减轻，食欲有增，守上方继服 2 周。三诊临床症状基本消失，表面抗原转阴，上方去郁金、茯苓、贯众，加五味子 15 克、田基黄 30 克，继服 4 周。四诊谷丙转氨酶恢复正常，嘱其以上方减半量继服 4 周巩固疗效。后每隔半年复查肝功能及 HBsAg，至今病未复发。

病例十　胡某，女，22 岁，工人。1988 年 1 月 10 日初诊。患慢性肝炎 3 年余。刻诊：形体瘦弱，面色萎黄，眼目干涩，右肋刺痛，腹胀嗳气，纳呆食少，午后低热，心烦少寐，口苦便干，小便短赤，齿龈出血，舌红无苔，脉弦细数。查：肝大剑突下 6 厘米，肋下 4 厘米，触痛（+）。肝功能检查：胆红素 6U，麝浊 17U，锌浊 24U，HbsAg 1∶64。诊断：慢性乙型活动性肝炎（西医）；胁痛，阴虚型（中医）。治则：滋阴柔肝止痛，兼以解毒活血。处方：生地 40，鳖甲 50 克，生龟板 50 克，丹参 30 克，当归 20 克，白芍 20 克，五味子 10 克，田基黄 30 克，贯众 15 克，虎杖 30 克，火麻仁 20 克，7 剂，水煎服。复诊便畅溲长，上方去火麻仁，继服 8 剂。三诊诸症大减，肝右肋下 2 厘米，剑突下 3 厘米，澳抗转阴。前方加白术 20 克、黄芪 30 克、甘草 15 克，五味子增至 20 克，再进 14 剂。四诊临床症状基本消失，谷丙转氨酶降至正常，唯肝仍肿大右肋下 2 厘米，遂改服下方：丹参 50 克，牡蛎 30 克，醋鳖甲 50 克，白芍 20 克，三棱 15 克，莪术 15 克，泽兰 30 克，王不留行 20 克，鸡内金 10 克（研末冲服），柴胡 10 克，薄荷 3g（后下）。上方服 4 周后复查肝脏大小恢复正常。至此前后共服 100 余剂，病告痊愈。后多次复查均为正常。

病例十一　马某，男，29 岁，技术员。1985 年 3 月 28 日初诊。反复出现肝区隐痛、腹胀、食欲不振、乏力 3 年。曾经某医院诊断为慢性活动性肝炎，住院治疗近 4 个月，病情无明显改善。后一度对治愈疾病失去信心，仅服护肝片维持。查体：面色黧黑，颈胸部有散在蜘蛛痣，心肺未见异常，腹软，肝肋下 3 厘米，质软，表面光滑，触痛（+），脾肋下 3.0 厘米，中等硬度，舌暗有瘀斑，脉涩不畅。肝功能检查：胆红素 15U，血清白蛋白 26.5g/L，球蛋白 33.5g/L，血小板 $71×10^9$/L。诊断：慢性活动性肝炎（西医）；胁痛、瘀血内停型（中医）。治则：活血化瘀。处方：醋鳖甲 50 克，泽兰 50 克，王不留行 30 克，三棱 15 克，莪术 15 克，丹参 50 克，川芎 30 克，赤芍 30 克，当归 20 克，穿山甲 20 克，柴胡 10 克，薄荷 3g（后下），厚朴 30 克，鸡内金 10 克（研末吞服），水煎服。上方服 4 周后，临床症状改善，纳食稍增，胁痛减轻，偶有腹胀，肝脾触不到，B 超检查脾厚 4.9 厘米，继服上方 8 周。再诊临床症状全部消失，B 超检查脾厚 4.0 厘米，肝功能恢复正常，血清白蛋白 42g/L，球蛋白 21g/L，血小板 $184×10^9$/L，遂停药。半年后随访，已上班工作。

病例十二　陈某，男，33 岁，工人。1987 年 6 月 21 日初诊。患无黄疸性肝炎 8 月余，血浆白、球蛋比例倒置，服中西药屡治不效。刻诊：肝区疼痛，乏力倦怠，便溏腹胀，舌淡苔薄白，脉沉细无力。查体肝脾未触及。诊断：慢性活动性肝炎（西医）；胁痛，气虚血瘀型（中医）。治则：补气健脾，活血化瘀。处方：黄芪 50 克，白术 20 克，党参 30 克，茯苓 30 克，鳖甲 50 克，龟板 50 克，丹参 30 克，泽兰 30 克，王不留行 20 克，莪术 15 克，枳壳 20 克，五味子 20 克，田基黄 30 克，水煎服。上药服 4 周后，复查谷丙转氨酶恢复正常，上方加鸡内金 10 克（研末吞服）、焦三仙各 15 克，继服 4 周。三诊血浆白、球蛋白比例恢复正常，遂停药。1 年后随访，自述曾复查多次，均属正常。

（三十）肝硬化

病例一　高某，男，45 岁，工人。1985 年 10 月 23 日初诊。患肝硬化 3 年，腹水加重 1 个月，该患在 3 年前开始腹胀，经某医院检查诊断为肝硬化，曾用多种中西药物治疗，病情时好时坏，腹水亦时增时减。近 1 个月腹水又加重，用舟车丸等攻下峻剂腹水反增加。刻诊：腹大有水，身倦无力，两胁膨满，食少纳呆，阴囊肿，舌质红，苔黄腻。检查：面部可见蜘蛛痣，腹部膨隆，有振水音，肝脏未触及，脾大肋下约 4 厘米。食管钡透有静脉曲张。肝功能化验：麝浊 12U，总蛋白 58g/L，白蛋白 20g/L，球蛋白 38g/L，凡登白直接试验（-），间接试验（+）。诊断：肝硬化腹水（西医）；臌胀，肝郁气滞、脾虚湿阻型（中医）。治则：疏肝健脾，利水消胀。处方：生黄芪 50 克，泽泻 25 克，白术 20 克，郁金 30 克，木香 15 克，乳香 15 克，没药 15 克，丹参 30 克，三棱 10 克，栀子 10 克，大腹皮 30 克，二丑 10 克，水煎服。甘遂末 4g、甘草末 16g，将两者混合每次服 5 克，隔日服。复诊上药散剂，即排便 6~7 次，排水 2000 毫升左右，同时小便增多。服用散剂 4 次后，腹胀大减，精神转佳，脘及两胁胀满消失，移动性浊音已不明显，唯肝功能尚不正常。遂停上药散剂，以上药汤剂加党参 30 克、当归 20 克、败酱草 30 克、鳖甲 50 克，继服 4 周。三诊临床症状全部消失，肝功能恢复正常。

病例二　宋某，男，57 岁，干部。1986 年 4 月 30 日初诊。患慢性肝炎 5 年，腹水 1 周，刻诊：面色黧黑，目睛黄染，腹胀坚满，腹壁青筋暴露，皮肤光亮，下肢重度浮肿，齿龈出血。颈胸臂有多处血痣，小便黄赤短少，大便溏而不爽，舌质紫暗，苔黄腻，脉弦细。肝功能检查：谷丙转氨酶正常，胆红素 24U，锌浊 16U，麝浊 10U，HbsAg 1：64，总蛋白 60g/L，白蛋白 29g/L，球蛋白 31g/L。诊断：肝硬化腹水（西医）；臌胀，气血水壅结型（中医）。治则：行气利水，活血通络。处方：茯苓皮 30 克，泽泻 30 克，泽兰 20 克，王不留行 30 克，虎杖 50 克，茵陈 50 克，栀子 20 克，厚朴 20 克，枳壳 20 克，砂仁 5 克，青皮 15 克，丹参 30 克，鳖甲 50 克，三棱 15 克，莪术 15 克，水煎服。甘遂末 5 克、甘草末 20 克，将两者混合每次服 5 克，隔日服。复诊服上药散剂后，二便大下，平均每次服药下水量约 2500 毫米，共服散 5 次后，腹水基本消退，下肢无水肿，遂停用散剂，上药汤剂去茯苓皮、泽泻，加黄芪 30 克、白术 20 克、党参 30 克，继服 4 周。三诊面色转暗红，出血止，皮肤血痣已消失，脾脏肋下未触及。肝功能复查：HBsAg（-），黄疸指数 7U，麝浊、锌浊正常，总蛋白 76g/L，白蛋白 46g/L，球蛋白 30g/L，遂以上方汤剂改为蜜丸继服以巩固疗效。

病例三 赵某，男，62 岁，退休干部。1987 年 3 月 13 日初诊。患慢性肝炎 3 年，症状加重 2 个月。该患 3 年前曾患急性黄疸型肝炎，后肝功能长期损害，血清白、球蛋白比例倒置，检查确诊为早期肝硬化，叠经中西药物治疗，效果不显。刻诊：面色晦暗，胁痛纳差，脘腹胀，乏力便溏，舌质紫暗、苔腻，脉弦细而无力。查体：颈及前胸部散见蜘蛛痣，肝掌明显，肝大肋下 2 厘米，剑突下 3 厘米，质中等硬度，脾大肋下 1 厘米。肝功能检查：麝浊 10U，锌浊 14U，谷丙转氨酶正常，总蛋白 52g/L，白蛋白 24g/L，球蛋白 28g/L。诊断：早期肝硬化（西医）；胁痛，肝郁脾虚型（中医）。治则：疏肝健脾，补气养血。处方：柴胡 25 克，白芍 20 克，白术 20 克，生黄芪 50 克，党参 20 克，当归 20 克，阿胶 10 克（烊化），薄荷 5 克，郁金 20 克，丹参 30 克，鳖甲 50 克，泽兰 30 克，王不留行 20 克，莪术 15 克，白花蛇舌草 20 克，大枣 20 枚，服药 4 周。复诊诸症大减，唯食欲不佳，上方加鸡内金 10 克（研末吞服）、炒麦芽 20 克，继服 4 周。三诊复查：总蛋白 74g/L，白蛋白 44g/L，球蛋白 30g/L，余无异常。遂嘱其以上方制成丸剂，常服久服。半年后随访，无自觉不适，面色转荣，肝功能检查正常。

病例四 陈某，女，43 岁，干部。1988 年 8 日初诊。患慢性肝炎 15 年，肝硬化 2 年，加重 3 个月。该患 15 年前初诊肝炎，2 年前病情发展诊为早期肝硬化，近 3 个月来症状渐重，屡经中西药治疗效果不显。刻诊：肝区胀痛，神倦乏力，纳差少食，面色灰暗，月经 2 个月未至，畏寒肢冷，盗汗，舌苔白滑，脉沉细无力。肝功能检查：谷丙转氨酶正常，麝浊 12U，锌浊 9U，总蛋白 63g/L，白蛋白 30g/L，球蛋白 33g/L，肝大肋下 1 厘米，脾脏未触及。诊断：早期肝硬化（西医）；胁痛，肝脾阳虚、气血不足型（中医）。治则：温阳益气补血。处方：附子 15 克，白术 20，白芍 20 克，党参 30 克，当归 20 克，鸡血藤 30 克，阿胶 10 克（烊化），桂枝 15 克，陈皮 15 克，薄荷 5 克，炙甘草 10 克，14 剂，水煎服，复诊肝区痛大减，月经已潮，纳增，守上方加醋鳖甲 50 克、丹参 30 克、红花 15 克，继服 6 周。三诊临床症状消失，肝功能复查：总蛋白 76g/L，白蛋白 44g/L，球蛋白 32g/L，余正常。肝脾未触及，面色红润光泽。随访 5 年余，病情稳定，未见反复。

（三十一）胆囊炎

病例一 张某，男，35 岁，干部。1989 年 11 月 29 日初诊。患胆囊炎 10 余年。该患 10 余年前首发胆囊炎，后多次复发，屡治屡犯。每至冬季发作加重，至春夏即自然缓解。刻诊：胁痛拒按，发热，恶心呕吐，食少纳呆，厌油腻，舌质红，苔黄，脉沉。诊断：慢性胆囊炎急性发作（两医）；胁痛，湿热型（中医）。治则：清热利湿，兼以化痰活血。处方：茵陈 50 克，栀子 15 克，龙胆草 20 克，大黄 15 克（后下），虎杖 50 克，蒲黄 15 克，黄芩 15 克，柴胡 15 克，白芍 20 克，延胡索 30 克，厚朴 30 克，枳实 15 克，半夏 15 克，水煎服。同时配合西药抗生素治疗，服上方 1 剂后，便下数次，热退身凉，胁痛有减，遂改大黄后下为同下。4 剂后无恶心及呕吐，胁痛隐隐。7 剂后，食纳略增，舌苔转白。遂以上方去栀子、龙胆草，继服 7 剂。再诊临床症状基本消失，遂改方如下：丹参 30 克，赤芍 20 克，当归 20 克，乳香 15 克，没药 15 克，海藻 20 克，鳖甲 30 克，厚朴 30 克，枳壳 20 克，14 剂，水煎服。四诊临床症状皆消，上腹部无压痛，饮食如常。随访 2 年，病未再发。

病例二 田某，女，26 岁，干部。1992 年 11 月 3 日初诊。高热、寒战 10 日。该患 10 日前无明显诱因出现高热、寒战，体温高达 39.5℃，查体无明显阳性体温，静脉滴注西药抗生素无效，住院 8 日不能确诊，故请导师诊治。刻诊：发热、寒战，大便 7 日未行，舌质红，苔黄厚而干，脉滑数。查体：体温 39.5℃，呼吸 22 次/分，血压 120/90mmHg，脉搏 102 次/分，急性热病容，咽部不红肿，扁桃体无肿大，胸腹及四肢无出血点及丘疹，双肺呼吸音清，无干湿啰音，心律整，心尖区可闻及Ⅱ级柔和的收缩期杂音，心率 102 次/分，腹平坦，肝脾未触及，墨菲征（＋）。实验室检查：白细胞 19.0×10^9/L，中性粒细胞 0.80，淋巴细胞 0.20。肥达反应（－）。抗"O"＜500。诊断：急性胆囊炎（西医）；湿热积滞型（中医）。治则：攻下湿热。处方：大黄 50 克，水煎服。服上药 1 剂后，热势大减，体温 38.1℃，下干结大便一次。服药 2 剂后，泻下稀软数次，热势大减。3 剂后热退身凉脉静，舌苔转薄转白，脉和缓，唯左胁部隐隐作痛，遂改方：大黄 10 克，虎杖 30 克，枳实 20 克，厚朴 30 克，柴胡 10 克，黄芩 15 克，党参 15 克，白术 15 克，7 剂，水煎服。再诊时见该病人已如常人，无自觉不适，要求出院，遂带药出院。随访半年，工作正常，无任何不适感，疾病未复发。

病例三 王某，女，27 岁，工人。1988 年 6 月 30 日初诊。患慢性胆囊炎 5 年，发热、胆囊区剧痛 7 日，黄疸 2 日。该患素有慢性胆囊炎病史，反复发作，历诊西医而效果不佳，前次发病后经服中药而愈。7 日前因劳累再加饮食不当病复再发，胆囊区疼痛，发热，呕吐，腹泻水样便。2 日前发现巩膜黄染。查体：体温 38.4℃，脉搏 98 次/分，巩膜黄染，心肺未见异常，肝脾未触及，墨菲征（＋）。实验室检查：白细胞 17.0×10^9/L，中性粒细胞 0.82，淋巴细胞 0.18。胆红素 22U，胆红素 31μmol/L，凡登白直接反应（－）。诊断：慢性胆囊炎急性发作（西医）；胁痛，肝郁脾虚、湿热蕴阻型（中医）。治则：疏肝健脾除湿。处方：柴胡 25 克，白术 20 克，茯苓 30 克，厚朴 30 克，砂仁 5 克，郁金 30 克，黄芩 20 克，大黄 10 克，附子 10 克，茵陈 50 克，栀子 20 克，7 剂，水煎服。复诊热退呕止，大便成形，胆囊区疼痛大减，但仍绵绵作痛，上方去黄芩，加蒲黄 15 克、姜黄 10 克，继服 2 周。三诊痛止，黄染亦渐消，但纳少、时有腹胀，上方加陈皮 15 克、莪术 15 克，再进 14 剂。四诊临床症状消失，实验室检查恢复正常。随访 4 年余，症未再发。

病例四 李某，女，35 岁，干部。1987 年 9 月 7 日初诊。右上腹绞痛、发热 3 日。3 日前在饱餐后突发右上腹绞痛，疼痛向肩背部放散，痛则汗出、呕吐，体温 37.9℃，小便黄赤，舌质红、苔黄腻，脉滑而数。血常规：白细胞 12.3×10^9/L，中性粒细胞 0.80，淋巴细胞 0.20。B 超提示：胆囊炎。诊断：慢性胆囊炎急性发作（西医）；胁痛，气滞湿阻血瘀、日久化热型（中医）。治则：疏肝理脾，消痰化瘀，清热。处方：柴胡 25 克，蒲公英 50 克，金钱草 30 克，大黄 15 克，郁金 20 克，厚朴 30 克，虎杖 30 克，半夏 15 克，陈皮 10 克，延胡索 25 克，7 剂。服上药后，疼痛消失，体温恢复正常，但仍感上腹胀满，饮食不佳。守上方加砂仁 5 克、莱菔子 50 克、白术 20 克、麦芽 30 克，继服 7 剂。三诊临床症状消失，B 超及实验室检查恢复正常，遂告痊愈。

病例五 汪某，男，39岁，干部。1987年8月31日初诊。右胁痛、脘腹胀满、倦怠乏力1年余。该患者胆囊炎1年余，右胁痛，脘腹胀满时轻时重，倦怠乏力，曾服多种中西药治疗，但效果欠佳。刻诊：右胁痛，脘腹胀满，胃中灼热，倦怠乏力，舌质红、苔薄黄，脉弦细。B超提示：慢性胆囊炎。诊断：慢性胆囊炎（西医）；胁痛，肝郁化火型（中医）。治则：疏肝解郁泻火，兼以活血化瘀。处方：柴胡25克，百合20克，丹参30克，川楝子15克，枳壳15克，木香10克，黄连10克，郁金20克，莪术15克，石斛20克，黄芩10克，延胡索20克，甘草10克，7剂，水煎服。复诊胁痛基本消失，饮食增，遂改上方为散剂，嘱其连服10周。三诊临床症状全部消失。B超检查胆囊无异常。

（三十二）胆结石

病例一 宋某，男，42岁，干部。1991年7月21日初诊。右上腹痛伴寒热往来5日。该患曾于1年前因右上胶痛伴有高热在某院住院治疗，诊断为胆结石，住院期间用碎石机碎石，后痊愈而出院。出院后半年左右原病复发，后反复发作，时轻时重。5日前突发右上腹剧痛，伴有往来寒热，呕吐，不能食。查体：神清，急性痛苦面荣，体温39℃，脉搏98次/分，巩膜黄染，心肺未见异常，肝脾未触及，墨菲征（+）。诊断：胆结石并发急性胆囊炎（西医）；胁痛，肝胆湿热型（中医）。治则：清热利湿，利胆排石。处方：金银花50克，虎杖50克，大黄30克，芒硝10克，金钱草30克，柴胡25克，枳实25克，厚朴30克，茵陈30克，木香15克，水煎服。同时配合抗生素及耳压穴治疗。服药3日后，症状较前缓解，至第4日于粪中排出泥沙样结石，第15日从粪便中排出3.2厘米×3.0厘米×2.6厘米巨大结石一块，结石排出后症状迅速消失。后经B超复查胆囊内未见结石。随访2年，病未复发。

病例二 李某，男，45岁，干部。1991年11月6日初诊。右胁痛3个月，加重10日。刻诊：右胁绞痛，低热，恶心，呕吐，纳差，口干苦，舌红，苔黄腻，脉弦滑略数。B超提示：胆结石并发急性胆囊炎。诊断：胆结石并发胆囊炎（西医）；胁痛，肝胆湿热型（中医）。治则：清利湿热，利胆排石。处方：金银花50克，虎杖50克，大黄20克，芒硝10克，柴胡25克，枳实25，厚朴30克，茵陈30克，木香15克，金钱草50克，郁金20克，水煎服，同时配合耳压治疗。7日为1个疗程。上药服2剂后排石3块，第1个疗程结束共排石49块。B超复查胆囊内仍有结石存在，遂再予第2疗程。第2个疗程结束后，又排石12块，症状完全消失，B超复查已无结石。该患经过2个疗程计14日的中医中药治疗，共攻下结石61块，重19克，后随访1年余，病未再发。

（三十三）急性胰腺炎

病例 朱某，男，52岁，干部。1992年7月4日初诊。上腹部剧痛14小时。该患继往健康。疼痛初发时觉剑突下隐痛，伴饥饿感，随即饱餐一顿，不料饭后突发恶心呕吐，上腹部剧烈的持续性胀痛，初发时无恶寒及发热。查体：体温39℃，脉搏102次/分，呼吸20次/分，血压110/80mmHg，急性痛苦面容，心肺未见异常，腹部膨隆，呼吸运动受限，全腹压痛，肌紧张，有反跳痛，以上腹部为重。肝脾未触及，无移动性浊音，肠鸣音减弱。血常规：白细胞$13.7×10^9$/L，中性粒细胞0.90，淋巴细胞0.09，单核细胞0.01。诊断：急性胰腺炎（西医）；腹痛，肝郁气滞型（中医）。治则：疏肝理气，攻积止痛，处方：青木香25克，延胡索30克，白芍40克，生大黄30克（后下），青皮20克，罂粟壳15克，水煎取浓汁，早、午、晚分温服。同时嘱病人禁食3日，并配合西医抗炎输液治疗。3日后，症状减轻，开始进软质流食，上药继服3日。再诊时临床症状体征全部消失，血清及尿液淀粉酶正常，病属痊愈。

（三十四）慢性结肠炎

病例一 乔某，男，53岁，工人。1990年10月10日初诊。患慢性结肠炎12年，迁延日久，缠绵不愈。刻诊：腹胀腹痛，大便不畅，粪便呈细条状，日3～5次，间或有黏液物，纳食日减，胃脘胀闷，畏寒喜暖，面黄肌瘦，舌淡苔薄白，脉沉细而弱。结肠镜检查诊为慢性结肠炎，结肠局部狭窄。便检：黏液，无细菌生长。诊断：慢性非特异性溃疡性结肠炎，肠狭窄（西医）；泄泻，气滞血瘀、病久脾虚停积型（中医）。治则：益气活血，扶脾攻积。处方：当归20克，赤芍30克，川芎20克，红花10克，香附15克，枳壳20克，大黄20克，火麻仁50克，党参30克，黄芪30克，7剂，水煎服。复诊诸症锐减，饮食稍增，效不更方，继服上方4周。三诊临床症状消失，便检正常。遂以参苓白术散善后，随访至今，病未复发。

病例二 夏某，男，36岁，干部。1988年3月4日初诊。腹痛腹泄反复发作2年。2年前首发腹痛腹泻，大便每日4～6次，挟有黏液血便，里急后重，肠鸣腹胀，每因过劳、受凉或饮食不慎而加重。刻诊：腹泻腹胀肠鸣，面晦神郁，舌质淡，苔白厚而干，脉弦细。结肠镜检查为溃疡性结肠炎。便检：黏液血便，无细菌生长。诊断：慢性非特异性溃疡性结肠炎（西医）；泄泻，脾虚肠中积滞型（中医）。治则：益脾导滞。处方：厚朴30克，党参30克，白术20克，大黄20克，参三七3g（压面冲服），延胡索20克，木香15克，枳壳20克，赤芍30克，红花15克，7剂，水煎服。复诊症状减轻，便检仅有少量黏液，食欲不振，上方去参三七，加鸡内金10克（压面冲服）、山楂30克，再服4周。三诊临床症状全部消失，便检正常，结肠镜检查无异常所见。遂停上药，嘱其以参苓白术散善后。

病例三 庙某，男，48岁，工人。1987年9月14日初诊。腹痛，腹泻反复发作15年。刻诊：腹痛肠鸣泄泻，日6～8行，便溏不爽，挟有黏液，畏寒肢冷，腰膝酸软，舌淡，苔薄白，脉沉迟。便检：黏液，白细胞3～7个/高倍视野。结肠镜检查诊为慢性结肠炎。诊断：慢性结肠炎（西医）；泄泻，脾肾阳虚型（中医）。治则：温肾暖脾。处方：附子15克，干姜20克，肉桂15克，白术20克，枳实20克，白芍20克，肉豆蔻20克，赤芍30克，马齿苋50克，鱼腥草50克，7剂，水煎服。复诊便检白细胞消失，诸症大减，唯神疲乏力短气，时时有后重感。上方去马齿苋、鱼腥草，加黄芪50克、党参30克、升麻15克、柴胡10克、防风10、陈皮15克，继服2周。三诊临床症状基本消失，偶有腹部隐痛，嘱其常服久服理中丸以善其后。随访5年，病未复发。

病例四 张某，男，37岁，工人。1987年10月28日初诊。腹痛腹泻反复发作4年。刻诊：腹痛肠鸣，便下黏液脓血，日7～8次，里急后重，身热不扬，小便短赤，腹胀闷，食少纳呆，肢倦乏力，舌尖红，苔黄腻，便检：红、白、脓细胞及黏液。结肠镜检查发现肠黏膜有多处浅表溃疡。诊断：慢性非特异性溃疡性结肠炎（西医）；泄泻，脾虚湿郁化热型（中医）。处方：马齿苋50克，鱼腥草50克，生地榆30克，黄芪30克，白芍20克，木香10克，赤芍30克，厚朴30克，大黄15克，延胡索20克，7剂，水煎服。复诊腹痛肠鸣大减，大便质稀、色黄、边有少量黏液，便检为黏液便。上方去马齿苋、鱼腥草、生地榆，加鸡内金10克（压面吞服）、白术20克、党参30克，继服4周。三诊临床症状消失，便检及结肠镜检查恢复正常。随访至今，仅有1次复发。

（三十五）细菌性痢疾

病例一 冯某，女，26岁，工人。1985年8月13日初诊。腹痛、脓血便、发热3日。该患已妊娠2月余，素喜食生冷。3日前突觉下腹部不适，逐渐疼痛加重，便下脓血，伴发热，因虑为早期妊娠，乱服药物恐对胎儿不利，遂未予任何治疗。不料病情加重，体温渐升至38.9℃，腹痛，便下脓血，日十数次，遂导师诊治。便检可见脓细胞、白细胞、及红细胞。血常规：白细胞21.0×10⁹/L，中性粒细胞0.80。诊断：急性细菌性痢疾（西医）；痢疾，湿热型（中医）。治则：清热燥湿，解毒止痢。处方：白头翁20克，黄连10克，黄芩10克，黄柏10克，白术20克，秦皮20克，甘草10克，2剂，水煎服。复诊诸症已愈，便检正常，唯感体倦乏力，遂改方：党参20克，白术20克，黄芩10克，茯苓15克，生地20克，白芍20克，甘草10克，2剂，水煎服。后随访时见其足月顺产之男婴身体发育正常。

病例二 赵某，女，47岁，干部。1985年8月29日初诊。痢疾反复发作，缠绵难愈3年，该患自3年前夏季初患痢疾后，每年夏秋季节痢疾反复发作，经中西药治疗，仅症状得到改善，但未能根治。近3日来痢下赤白黏冻。腹痛，里急后重，日行7～8次。刻诊：形体消瘦，食少纳呆，烦躁易怒，手足心热，口苦溲赤，舌质红绛、苔光剥，脉细数。诊断：慢性细菌性痢疾（西医）；休息痢，阴血耗伤、湿热挟滞型（中医）。治则：清化湿热，养阴和血。处方：白头翁30克，秦皮30克，川连10克，川柏10克，阿胶珠10克，当归20克，木香5克，白芍30克，川军15克，3剂，水煎服。二诊腹痛后重大减，大便已无脓血，但尚有黏冻，烦躁渐宁，胃纳略增，守上方更进5剂。三诊大便已无黏冻，每日1～2次，质软成形，口微苦，不烦，舌红少苔，脉象细数。上方去川军，加生地30克，陈皮15克，炒麦芽15克，丹皮15克，继服7剂。四诊临床症状全部消失，便检正常，遂停药。随访2年，病未复发。

病例三 魏某，女，36岁，教师。1987年9月2日初诊。患急性细菌性痢疾未经治愈，病情迁延，下痢腹痛，日7～8次，稍进饮食，下痢尤甚，时发时止，缠绵2个月，曾经各种中西药治疗，未得见效。刻诊：形容消瘦，稍神倦怠，腹痛肠鸣，泄下黏稠，甚则滑脱不禁，小便短少，食纳不佳，四肢不温，脉沉细。便检：白细胞7～12个/高倍视野。诊断：慢性细菌性痢疾（西医）；痢疾，下元不固、久痢滑脱型（中医）。治则：健运脾阳，收涩固脱。处方：党参30克，白术20克，炮姜15克，甘草10克，木香10克，诃子15克，罂粟壳15克，赤石脂20克，生地榆20克，3剂，水煎服。复诊下痢次数减少，日3～4次，腹痛除，守上方加禹余粮20克，继服4剂。三诊痢止，诸症皆消遂停上药，嘱其以归脾丸和补中益气汤善后。

病例四 段某，女，21岁，学生。1987年8月16日初诊。发热、腹痛、脓血便3日。继往对多种西药过敏。刻诊：发热，腹痛，大便每日10余次，黏液脓血便，里急后重，舌质红、苔黄腻，脉弦滑数。便检：红细胞5～9个/高倍视野，白细胞6～11个/高倍视野，脓细胞成堆。便培养有费氏痢疾杆菌生长。诊断：急性细菌性痢疾（西医）；痢疾，湿热病毒型（中医）。治则：清热解毒，燥湿止痢。处方：白头翁30克，秦皮20克，木香15克，黄连15克，白芍20克，甘草10克，4剂，水煎服。复诊症状、体征消失，大便镜检正常，便培养无痢疾杆菌生长。

病例五 毕某，男，28岁，工人。1987年7月21日初诊。腹中绞痛、下痢赤白、里急后重1日。适值伏天大热，生食饮冷而发腹中绞痛，下痢赤白，赤多白少，里急后重，一夜间解大便20余次。刻诊：形体壮实，面色潮红兼见垢腻，渴喜冷饮，小便短赤，口唇干红，舌边尖俱红、舌苔黄厚，六脉滑数有力。诊断：急性细菌性痢疾（西医）；痢疾，阳明腑实型（中医）。治则：清泻阳明实热积滞。处方：大黄30克，厚朴30克，积实20克，芒硝15克（冲服），水煎服。服上药1剂，下痢骤减，一夜行4次，里急后重亦大轻。再服1剂，泻下2次水样大便后，诸症进一步减轻，惟觉困倦乏力。遂停上方，改用葛根芩连汤善后，处方：葛根

30 克，黄连 15 克。黄芩 15 克，甘草 10 克，2 剂，水煎服。再诊时临床症状全部消除，便检正常。

病例六 李某，男，41 岁，工人。1985 年 7 月 11 日初诊。腹痛、下痢脓血便、里急后重 1 年。1 年前因饮食不慎而致恶心呕吐，小腹胀痛，泻水样便，日 5～6 次。经某医院诊断为肠炎，予土霉素、阿托品治疗。第 2 日泻止，然第 3 日又出现腹痛腹泻，下痢脓血，并有里急后重，便培养找到痢疾杆菌，经用抗生素治疗后大便培养无痢疾杆菌。此后其症反复多次，再服抗生素则不效，又改用中药治疗，曾服过白头翁汤、芍药汤、葛根芩连汤等，服药即止，药停则痢下如故，血红蛋白 68g/L，遂请导师诊治。刻诊：续自汗出，恶寒，手足逆冷，下痢后重便脓血，舌质胖嫩、苔黄厚滑腻，脉洪大无力。诊断：慢性细菌性痢疾（西医）；痢疾，脾肾阳虚、湿热郁滞型（中医）。治则：攻下助阳，祛邪扶正。处方：大黄 30 克，附片 20 克（先煎），肉豆蔻 20 克，白头翁 20 克，川连 15 克，川柏 15 克，槟榔片 15 克，3 剂，水煎服。复诊大便次数递减，里急后重明显减轻，仍有少量脓血，苔质转薄。守上方加当归 20 克、白芍 20 克、木香 15 克，继服 3 剂。三诊里急后重消失，大便日 1～2 次，已无脓血，前方去槟榔片、川柏，续服 7 剂。四诊舌苔薄白而润，脉转平和，大便色质正常，饮食增加，精神转佳。血红蛋白 95g/L，便常规复查 3 次均正常。嘱以附子理中丸调养月余。随访 2 年，未见复发。

病例七 袁某，男，71 岁，退休工人。1992 年 11 月 19 日初诊。腹泻 3 月余。腹泻，初则泻下黏液样便，继而时夹完谷，日行 3～4 次，屡进温补脾肾诸药不效，病势缠绵，日久不愈。刻诊：形瘦面憔，懒言短气，舌质淡、苔白，脉细弱。便常规检查：白细胞 2～3 个/高倍视野，余无异常。便培养：痢疾杆菌阳性。诊断：慢性细菌性痢疾，消化不良（西医）；泄泻，久泻滑脱型（中医）。治则：涩肠止泻，兼以理气健脾。处方：赤石脂 30 克，禹余粮 30 克，肉豆蔻 20 克，党参 20 克，白术 20 克，茯苓 15 克，陈皮 10 克，罂粟 15 克，诃子 20 克，补骨脂 20 克，甘草 10 克，3 剂，水煎服。复诊腹泻大减，唯仍夹杂完谷不化，守上方加鸡内金 10 克（研末吞服）、鲜山楂 50 克、炒麦芽 15 克，继服 7 剂。三诊泻下止，大便日行 1 次，色质正常，便细菌培养未见痢疾杆菌生长。遂停上方，嘱其继服参苓白术散 2 周以善后。随访至今，未见复发。

（三十六）便秘

病例一 张某，女，59 岁，退休工人。1989 年 3 月 3 日初诊。便秘 6 年。患大便秘结 6 年，服泻下药辄通，不久复闭。如不服泻下剂，虽逾半月而大便仍不解。刻诊：大便 5 日未解，腹部胀满，心烦易怒，口苦咽干，小便黄，舌红苔黄，脉沉弦而数。诊断：习惯性便秘（西医）；便秘，肝郁化火、熏灼大肠型（中医）。治则：疏肝解郁，通肠泄热。处方：川楝子 20 克，决明子 30 克，郁金 15 克，香附 15 克，大黄 10 克（后下），水煎服。上药服 2 剂后，解大便 1 次，燥结成块，泻下不畅。4 剂后，大便转为正常，日行 1 次，质软不硬，便下畅行。遂停药。随访半年，病未复发。

病例二 钱某，男，68 岁，退休干部。1989 年 5 月 29 日初诊。便秘，10 余日一行 3 个月。该患曾患急性肺炎，经中西医结合治疗 3 周而痊愈。此后体力渐衰，纳食甚少，大便 10 余日一行，艰涩难下，或用开塞露、或服果导片、或饮番泻叶，始能解下大便。刻诊：纳少腹胀，大便难解，便下如羊粪，形体瘦弱，唇暗口干，舌质红，脉沉细。诊断：习惯性便秘（西医）；便秘，病后阴伤、津枯肠燥型（中医）。治则：养阴润肠通便。处方：当归 30 克，肉苁蓉 50 克，生首乌 25 克，玄明粉 10 克（冲服），党参 15 克，白术 20 克，厚朴 30 克，砂仁 5 克，水煎服。上药 1 剂后，即下大便 1 次，腹痛、腹胀消失。7 剂后大便日行 1 次，但量不多，精神转佳，食欲有增。将上药减半低继服 1 周，三诊大便日行 1 次，质及量均正常，食欲渐增，神清色爽。遂嘱其以上方研末炼蜜为丸继服 2 个。随访至今，病未复发。

病例三　陈某，女，40 岁，教师。1987 年 12 月 21 日初诊。便秘 2 月余。病人便秘已月余，7～8 日一行，临厕努争，便下略干。刻诊：面白唇淡，畏寒肢冷，小便清长，舌苔白润，脉沉细。诊断：习惯性便秘（西医）；便秘，阳虚、中气不足型（中医）。治则：益气温中升阳。处方：党参 30 克，干姜 15 克，附子 15 克，白术 20 克，郁李仁 30 克，桃仁 15 克，甘草 10 克，2 剂，水煎服。复诊大便已下，诸症悉减，继服上方 7 剂。三诊便下畅行，日行 1 次，小便正常，畏寒肢冷消失，遂停上药，改以理中丸善后。

（三十七）急性肾小球肾炎

病例一　任某，男 25 岁，技术员。1988 年 9 月 4 日初诊。颜面及四肢浮肿 4 周余。约 6 周前，病人有高热、咽痛，以为感冒，在家自服抗生素及解热镇痛药，后感冒痊愈。4 周前晨起觉颜面眼睑浮肿，后浮肿渐重，四肢亦肿，伴发热，经某医院诊断为肾炎而住院治疗，用青霉素、氢氯噻嗪等治疗至今，浮肿略消，但尿检仍未好转，遂请导师诊治。刻诊：眼睑、颜面及下肢凹陷性水肿，发热恶风，舌苔薄白，脉缓。查体：血压 130/80mmHg，体温 37.2℃，肾区叩击痛（＋），咽充血（＋），扁桃体未见肿大。尿检：红细胞 150U/L，蛋白 1.0g/L，白细胞＞25U/L，颗粒管型 3～5 个/高倍视野。诊断：急性肾小球肾炎（西医）；水肿，风水型（中医）。治则：疏风解表，利水消肿，清热解毒。处方：蝉蜕 30 克，浮萍 30 克，晚蚕沙 30 克，苍术 20 克，益母草 30 克，地肤子 20 克，白鲜皮 20 克，金银花 50 克，连翘 30 克，7 剂，水煎服。上方服 3 剂后，浮肿大消，尿量明显增多，全身症状好转，尿检蛋白 0.6g/L、红细胞 50U/L、白细胞＞25U/L。7 剂后浮肿基本消退，尿检蛋白 0.60g/L、红细胞（－）、白细胞正常。上方去金银花、连翘，加白术 20 克、黄芪 30 克，继服 3 周。三诊临床症状消失，尿检正常，临床痊愈。

病例二　王某，女，18 岁，学生。1989 年 9 月 17 日初诊。少尿、颜面周身浮肿 3 日。10 日前曾患急性化脓性扁桃腺炎，3 日前偶觉眼睑浮肿，继而面部周身俱肿，尿少，伴恶寒发热，恶心呕吐，食纳不佳，大便干结，小便短黄，舌苔黄腻，脉沉数。查体：体温 38.2℃，血压 140/100mmHg，呼吸 20 次/分，脉搏 100 次/分，咽充血红肿，眼睑、头面及下肢明显浮肿，按之凹陷，皮肤光亮，心肺未闻及异常，腹部稍膨隆，未叩及移动性浊音，肝脾未触及。尿检：蛋白 3.0g/L，颗粒管型 2～3 个/高倍视野，透明管型 0～1 个/高倍视野。诊断：急性肾小球肾炎（西医）；阳水，湿郁热盛型（中医）。治则：疏风解表，清热利水。处方：蝉蜕 30 克，浮萍 30 克，晚蚕砂 30 克，苍术 20 克，益母草 30 克，黄芪 30 克，白术 20 克，大腹皮 30 克，冬瓜皮 30 克，7 剂，水煎服。复诊见病人浮肿已消退。尿检：蛋白 0.60g/L，白细胞正常，上皮细胞 2～3 个/高倍视野。血压 120/80mmHg，咽充血（＋）。上方去大腹皮、冬瓜皮、板蓝根、钩藤、牡蛎，继服 3 周，三诊临床症状消失，尿检恢复正常。随访至今，病未复发。

病例三　胡某，男，20 岁，工人。1990 年 8 月 24 日初诊。颜面及四肢浮肿、少尿 2 日。约 10 日前患疔肿感染，疮面溃破流脓后收口。2 日前出现少尿、头面四肢水肿。刻诊：一身悉肿，发热恶风，舌质红、苔薄白，脉浮数。查体：体温 37.8℃，血压 130/90mmHg，眼睑、颜面及四肢水肿，皮色光亮，按之凹陷，心肺未闻及异常，肝脾未触及，肾区叩击痛（＋）。尿检：蛋白＞5.0g/L，红细胞 50U/L，管型 3～5 个/高倍视野。诊断：急性肾小球肾炎（西医）；水肿，风水型（中医）。治则：疏风解表，利水消肿，清热解毒。处方：蝉蜕 30 克，浮萍 30

克，晚蚕砂 30 克，苍术 20 克，益母草 30 克，地肤子 20 克，白鲜皮 20 克，蒲公英 50 克，紫花地丁 30 克，7 剂，水煎服。服上药 4 剂后，浮肿消退，尿量增多。尿检：蛋白 0.60g/L，余正常。7 剂后，临床症状基本消失，尿检正常。遂以上方去紫花地丁、蒲公英，继服 2 周以收功。随访 1 年余，病未复发。

病例四 尤某，男，27 岁，工人。1991 年 10 月 27 日初诊。少尿、一身悉肿 4 日。4 日前周身不适，查体温 37.5℃，继而出现眼睑、颜面及四肢胸腹俱肿，水势汹浦，皮色光亮，按之凹陷，查体：体温 37.2℃，血压 130/90mmHg，眼睑、颜面及四肢重度浮肿，咽充血（+），心肺未闻及异常，腹膨，有振水音，移动性浊音（+），脐轮平，肝脾触不清，阴囊肿，皮色未变。尿检：蛋白 3.0g/L，红细胞 150U/L，白细胞 100U/L，管型 1～2 个/高倍视野。诊断：急性肾小球肾炎（西医）；里水，水湿壅盛型（中医）。治则：疏风解表，利水消肿，清热解毒，攻逐水湿。处方：蝉蜕 30 克，浮萍 30 克，晚蚕砂 30 克，苍术 20 克，益母草 30 克，地肤子 20 克，白鲜皮 20 克，金银花 50 克，蒲公英 30 克，大腹皮 30 克，冬瓜皮 30 克，4 剂，水煎服。复诊面浮肢肿渐消，小便量多，尿检：蛋白 1.0g/L，余正常。但腹部肿胀如前，阴囊仍肿。上方去金银花、蒲公英、大腹皮、冬瓜皮，加白术 20 克、黄芪 50 克，水煎服。甘遂 2 克、甘草 8 克，共研细末为散，每次吞服 5 克，隔日服。三诊服上药散剂后，下利稀水 20 余次，总量 4000～6000 毫升，腹水消退，无移动性浊音，阴囊肿胀亦消。尿检：尿白（-），红细胞（-），白细胞正常。遂停用散剂，继以上药汤剂继服 2 周以巩固疗效。

病例五 唐某，男，16 岁，学生。1992 年 6 月 7 日初诊。血尿 2 月余。该患于 2 个月前突发血尿，尿色深红，在某医院诊为急性肾小球肾炎，经多方治疗，临床症状稍减，但尿色仍深，尤以活动后为甚。刻诊：溲赤，腰痛隐隐，舌光红无苔，脉弦数。尿检：红细胞满视野。蛋白 1.0g/L，上皮细胞 2～3 个/高倍视野，颗粒管型 2～4 个/高倍视野。诊断：急性肾小球肾炎（西医）；血尿，心肾不交型（中医）。治则：滋阴降火，凉血止血。处方：生地 40 克，白茅根 30 克，丹皮 20 克，栀子 15 克，蝉蜕 30 克，晚蚕砂 30 克，当归 20 克，阿胶 10 克（烊化），4 剂，水煎服。复诊已无肉眼血尿，尿检：尿蛋白 0.6g/L。继服 7 剂。三诊临床症状消失，舌质红、苔薄白，脉和缓有力，尿检恢复正常。处方：蝉蜕 20 克，晚蚕砂 20 克，当归 20 克，阿胶 5 克（烊化），黄芪 30 克，白术 20 克，苍术 20 克，生地 30 克，陈皮 15 克，续服 4 周以巩固疗效。

病例六 王某，女，15 岁，学生。1987 年 4 月 1 日初诊。血尿 2 周。该患 3 周前曾患感冒，2 周前突发血尿，伴发热，眼睑轻度浮肿，在某医院诊断为急性肾小球肾炎，用抗生素治疗后热退，眼睑浮肿消失，但仍有血尿。刻诊：血尿，尿量尚可，口腔黏膜多处糜烂，舌质红，脉弦数。尿检：红细胞满视野，蛋白 0.60g/L，颗粒管型 5～7 个/高倍视野。诊断：急性肾小球肾炎（西医）；血尿，膀胱湿热型（中医）。治则：清热利湿，化瘀止血。处方：三七散 3g（冲服），阿胶 10 克（烊化），琥珀粉 2g（冲服），滑石 30 克，白茅根 30 克，蝉蜕 30 克，晚蚕沙 30 克，益母草 30 克，3 剂，水煎服。复诊肉眼血尿消失，尿检：红细胞 50/μL，蛋白 0.3g/L，余正常，继服上方 3 剂。三诊临床症状消失，口腔溃疡愈合，尿检恢复正常。守上方去三七散、琥珀粉，加黄芪 30 克、白术 20 克、党参 20 克，继服 2 周以巩固疗效。

病例七 赵某，男，23 岁，工人。1986 年 11 月 29 日初诊。患慢性肾炎 4 年，浮肿，少尿，病情时轻时重，易外感，每因外感而病情加重，经西医多方治疗效果不显，遂请导师诊治。刻诊：颜而周身浮肿，面色白，精神疲惫，纳呆食少，自汗出，恶风，舌淡、苔白，脉浮而无力。尿检：蛋白 1.0g/L，余正常。诊断：慢性肾小球肾炎（西医）；水肿，气虚型（中医）。治则：补气健脾，利水消肿，活血化瘀。处方：黄芪 30 克，白术 20 克，党参 20 克，防己 15

克，薏苡仁 30 克，茯苓 30 克，益母草 30 克，怀牛膝 20 克，丹参 30 克，当归 20 克，甘草 15 克，7 剂，水煎服，复诊服上药 3 剂后，尿量明显增多，浮肿渐消。7 剂后，水肿基本消退，精神好转，食欲增加，尿蛋白 0.60g/L。效不更方，守上方去防己继服 2 周。三诊临床症状基本消失，舌淡红、苔薄白，脉和缓，尿蛋白 0.30g/L。嘱其继服上方 2 周以巩固疗效。随访 5 年，病未复发。

病例八 秦某，男，32 岁，工人。1990 年 10 月 28 日初诊。患慢性肾小球肾炎 8 年余。该患自 8 年前感冒后引起急性肾炎，以后经常发作。刻诊：颜面、四肢中度浮肿，头晕肢软，不能久立，食欲不振，腹胀便溏，舌质暗、苔薄白，脉细数。尿检：蛋白＞5.0g/L，颗粒管型 7～9 个/高倍视野。诊断：慢性肾小球肾炎（西医）；水肿，气虚挟热毒、瘀血型（中医）。治则：益气扶正，清热解毒，活血化瘀。处方：黄芪 50 克，白术 20 克，附子 15 克，白花蛇舌草 30 克，地龙 20 克，丹参 30 克，益母草 30 克，怀牛膝 30 克，金银花 30 克，干姜 10 克，14 剂，水煎服。服上药 2 剂后，尿量开始增多，4 剂后，尿量明显增多，水肿渐消，14 剂服完后，水肿大消，精神状态明显好转。尿检：白细胞正常，颗粒管型 2～3 个/高倍视野。上方去白花蛇舌草、金银花、附子、干姜，加山药 30 克、菟丝子 20 克、杜仲 20 克，继服 4 周。三诊浮肿消退，临床症状基本消失，尿检：蛋白 0.60g/L，余正常。守前方继服 2 周以巩固疗效。

病例九 张某，男，39 岁，干部。1990 年 8 月 29 日初诊。头面、周身浮肿月余，症状逐渐加重。继往有慢性肾炎病史。刻诊：周身高度浮肿，大便溏薄，小便量少，舌体胖大，苔白，边有齿痕，脉沉细。尿检：蛋白＞5.0g/L，管型 7～9 个/高倍视野。诊断：慢性肾小球肾炎（西医）；水肿，脾肾阳虚型（中医）。治则：温肾散寒，健脾利水。处方：附子 20 克，白术 20 克，茯苓 50 克，益母草 30 克，怀牛膝 30 克，丹参 30 克，白芍 20 克，生姜 30 克，14 剂，水煎服。复诊见病人水势大减，小便利。尿检：蛋白 3.0g/L，管型 1～3 个/高倍视野。守上方加杜仲 30 克、菟丝子 30 克，继服 4 周。三诊水肿全消，临床症状消失，尿检：蛋白 0.60g/L，余正常。嘱以上方制成散剂常服久服以巩固疗效。1 年后随访，尿检正常，已上班工作。

病例十 谢某，男，15 岁，学生。1989 年 7 月 16 日初诊。患慢性肾炎 5 年余，近 2 周病情加重。刻诊：眼睑轻度浮肿，双下肢微肿，腰疼膝软，神倦乏力，午后两颧潮红，小便短少，舌红，脉细数。尿检：蛋白 1.0g/L。诊断：慢性肾小球肾炎（西医）；水肿，阴虚型（中医）。治则：渗湿利水，清热养阴。处方：猪苓 30 克，茯苓 30 克，泽泻 30 克，滑石 30 克，阿胶 15 克（烊化），当归 20 克，丹参 30 克，鳖甲 30 克，14 剂，水煎眼。复诊诸症全消，尿检正常，遂停药。2 周后因淋雨感冒又复发，尿检：蛋白 0.60g/L，守前方继服 7 剂，后复查尿化验正常。嘱其以上方更进月余以巩固疗效。随访至今，病未复发。

（三十八）肾病综合征

病例一 李某，男，11 岁，学生。1989 年 2 月 2 日初诊。患肾病综合征 9 个月未愈，近 10 日水肿加重。刻诊：重度水肿，腹胀如鼓，阴囊肿且光亮，纳呆，腰膝酸软，四肢疲乏无力，畏寒，便溏，舌质淡润，脉沉滑无力。尿蛋白＞5.0g/L。诊断：肾病综合征（西医）；水肿，脾肾阳虚、水气泛滥型（中医）。治则：急取标急利水，缓图本虚温补脾肾。同时配合西药治疗。处方：茯苓皮 20 克，大腹皮 20 克，桑白皮 20 克，生姜皮 20 克，泽泻 20 克，净麻黄 10 克，7 剂，水煎服。服上方 2 剂后，尿量增多，浮肿及腹水渐消。7 剂尽后，水肿基本消退，精神转佳，食欲渐增，大便正常，小便仍多，时有畏寒，脉沉细无力，遂停上方。处方：附子 15 克，白术 20 克，山药 30 克，茯苓 30 克，丹皮 20 克，泽泻 20 克，枸杞子 15 克，菟丝子 20 克，杜仲 20 克，熟地 40 克，继服 4 周。三诊临床症状消失，尿检：蛋白 0.15g/L，前方继服 2 周。四诊尿检蛋白（-），遂停药。随访 3 年，病未复发，多次复查尿常规均正常。

病例二　邢某，女，15 岁，学生。1988 年 11 月 3 日初诊。患肾病综合征近 2 年未愈，2 月前因病加重而入某院治疗，经中西药治疗后浮肿、腹水消，唯尿蛋白持续 >5.0g/L。刻诊：面色苍白，大便秘结，舌质光红、无苔，脉沉细数。诊断：肾病综合征（西医）；虚劳，肾虚型（中医）。治则：补肾填精。处方：熟地 40 克，山药 30 克，山萸肉 15 克，茯苓 35 克，泽泻 20 克，丹皮 15 克，菟丝子 20 克，枸杞子 20 克，桑螵蛸 15 克，杜仲 15 克，鳖甲 30 克，14 剂，水煎服，二诊尿蛋白 1.0g/L，诸症好转，继服 2 周。三诊临床症状消失，尿检正常，遂上药改成丸剂，令其久服，半年后随访，患儿面色红润，精神状态良好，后随访至今，病未复发，多次尿检均属正常。

（三十九）慢性肾衰竭

病例一　杨某，男，39 岁，工人。1986 年 7 月 11 日初诊。慢性肾炎 3 年余，近 2 个月恶心呕吐，少尿。刻诊：颜面、周身浮肿，腰疲乏力，四肢不温，纳少，大便溏，小便不利，舌质淡、苔黄腻，脉沉细而滑。血压 200/120mmHg，尿蛋白 3.0g/L，尿素氮 26.17mmol/L，肌酐 1706mmol/L，血红蛋白 49×10^9/L。诊断：慢性肾炎高血压型，肾衰竭尿毒症期（西医）；水肿，脾肾阳虚、湿浊壅塞型（中医）。治则：温阳化气，泄浊利尿。处方：附子 15 克，黄芪 30 克，半夏 20 克，陈皮 15 克，大黄 20 克，益母草 30 克，怀牛膝 30 克，杜仲 20 克，泽泻 30 克，芒硝 15 克（冲服），7 剂，水煎服。复诊自述服上药后，泻下数次，尿量亦明显增多，余症有减。复查尿素氮 15.6mmol/L，肌酐 163.54μmol/L，血压 150/100mmHg。嘱其以上方加减继续治疗。

病例二　卢某，男，23 岁，工人。1988 年 6 月 1 日初诊。慢性肾炎 10 余年，加重 3 个月。刻诊：周身浮肿，恶心，呕吐，不欲饮食，脘腹胀满，腰膝酸重，小便最多，大便略溏，精神委靡，舌淡胖，脉沉细而弦。查：血压 190/100mmHg，尿素氮 34.63mmol/L，肌酐 1900.6μmol/L，尿蛋白 3.0g/L，血红蛋白 62g/L。诊断：慢性肾炎高血压型，肾衰竭尿毒症型（西医）；水肿，肾阳衰微、寒水不化型（中医）。治则：温肾助阳，降浊利水。处方：附子 15 克，白术 20 克，白芍 20 克，茯苓 30 克，生姜 15 克，黄芪 30 克，杜仲 20 克，益母草 30 克，水煎服。附子 25 克，大黄 30 克，芒硝 20 克，泽泻 30 克，牡蛎 50 克，水煎灌肠。上药用 1 周后，临床诸症大减，血压 150/100mmHg，尿素氮 18.92mmol/L，肌酐 1087.32μmol/L，尿蛋白 0.60g/L。嘱上药水煎剂继服 2 周，灌肠剂隔日灌肠一次，三诊精神转佳，食欲略增，尿素氮 14.89mmol/L，肌酐 592.28μmol/L，遂停用灌肠剂，前方水煎剂加当归 20 克、龙眼肉 30 克，继服 8 周，复诊临床症状消失，尿蛋白 0.30g/L，尿素氮 12.67mmol/L，肌酐 163.54μmol/L，血红蛋白 105g/L。

病例三　孙某，男，52 岁，干部。1989 年 12 月 17 日初诊。患慢性肾炎 13 年，加重 10 日。刻诊：颜面、周身浮肿，头晕乏力，恶心呕吐，畏寒肢冷，大便溏薄，小便短少，舌质淡、苔白，脉沉滑。血压 140/80mmHg，尿素氮 24.63mmol/L，尿蛋白 1.00g/L，二氧化碳结合力 38.1mmol/L，血红蛋白 108g/L。诊断：慢性肾炎急性发作，肾衰竭尿毒症期（西医）；水肿，脾肾阳虚、湿浊壅塞型（中医）。治则：温阳化气，泄浊利尿。处方：附子 15 克，大黄 30 克，黄芪 30 克，半夏 20 克，陈皮 15 克，益母草 30 克，怀牛膝 30 克，泽泻 30 克，芒硝 20 克（冲服），14 剂，水煎服。复诊自觉症状明显好转，尿蛋白 0.60g/L，二氧化碳结合力 48mmol/L，尿素氮 13.57mmol/L，守上方继服 2 周。三诊临床症状、体征消失，尿蛋白转阴，二氧化碳结合力、尿素氮均正常范围，血红蛋白 113g/L。

病例四 王某,男,29岁,工人。1989年4月24日初诊。患慢性肾炎6年余,加重2周。该患6年前发现面部及下肢浮肿,经某医院诊为肾炎,后经多方医治,效果不显。2周前又因感冒而病情加重。刻诊:周身浮肿,乏力倦怠,食少纳呆,畏寒肢冷,脉沉。尿检:蛋白3.00g/L,颗粒管型3~5个/高倍视野,A/G 0.8:1,血尿素氮20.71mmol/L,肌酐397.8μmol/L。诊断:肾衰竭慢性肾炎,氮质血症期(西医);水肿,肾阳衰微、寒水不化型(中医)。治则:温肾助阳,降浊利尿。处方:附子20克,大黄20克,芒硝20克(冲),白术20克,黄芪30克,茯苓50克,泽泻30克,牡蛎30克,益母草30克,14剂,水煎服,复诊水肿大消,小便量多,大便稀泻,日3~4次,尿蛋白1.00g/L,颗粒管型1~3个/高倍视野,尿素氮11.42mmol/L,肌酐335.92μmol/L。守上方加山药30克、鳖甲30克、当归20克、丹参30克,继服2周。三诊诸症皆消,尿蛋白转阴,尿素氮8.71mmol/L,肌酐163.54μmol/L,A/G 1.5:1。遂停上药,嘱其以金匮肾气丸善后。随访至今,病未复发,尿检及肾功能正常。

病例五 陶某,女,48岁,干部。1989年7月15日初诊。患慢性肾盂肾炎近20年,反复发作,久治不愈,近1年来经常浮肿,近2个月又出现头晕头痛,恶心呕吐,纳呆食少,心烦失眠,腰膝酸软,畏寒,舌红少苔,脉沉弦。血压170/110mmHg,尿检:蛋白1.00g/L,尿素氮25.42mmol/L,肌酐1555.84μmol/L,血红蛋白95g/L,诊断:慢性肾盂肾炎,肾衰竭(西医);水肿,阴阳俱损,热毒血瘀型(中医)。治则:滋阴温肾,降浊利水,清热解毒,活血化瘀。处方:熟地40克,白术20克,白芍20克,栀子15克,菟丝子20克,枸杞子20克,当归20克,黄芪30克,半边莲30克,虎杖30克,益母草30克,大黄20克,芒硝20克(冲服),泽泻20克,14剂,水煎服。复诊浮肿基本消退,临床症状大减,血压160/100mmHg,尿检:尿蛋白1.00g/L,红细胞(-),白细胞正常,24小时尿菌培养阴性。尿素氮18.31mmol/L,肌酐1811.22μmol/L,血红蛋白125g/L,血压140/80mmHg,遂停药,随访至今,慢性肾盂肾炎未再发。

病例六 杜某,男,48岁,干部。1988年5月5日初诊。患糖尿病7年,水肿,蛋白尿8个月。该患糖尿病7年,屡经中西医治疗效果不显,现仅以小量胰岛素维持。8个月前发现有水肿,蛋白尿1.0g/L,后蛋白尿呈间断性。近日检查发现有肾功能改变,故求导师诊治。刻诊:多食,多饮,浮肿,小便量少,消瘦,舌质暗,苔黄腻,脉滑数。尿检:蛋白0.45g/L,尿素氮11.32mmol/L。诊断:糖尿病肾病,肾衰竭(西医);消渴,水肿,湿热型(中医)。治则:清热利湿,活血化瘀。处方:大黄15克,黄连15克,黄柏15克,玉米须30克,泽泻30克,丹参30克,虎杖30克,知母20克,益母草30克,生地20克,土茯苓50克,7剂,水煎服。复诊诸症有减,舌苔转薄转白,效不更方,继服前方7剂。三诊诸症大减,尿检:蛋白0.45g/L,白细胞正常,尿素氮7.03mmol/L,血糖7.94mmol/L,上方去大黄、黄柏、玉米须、土茯苓,加白术20克、黄芪30克、杜仲20克、鳖甲50克,继服2周。四诊临床诸症消失,尿检恢复正常,尿素氮、血糖亦正常范围。

病例七 栗某,男,16岁,学生。1990年6月11日初诊。患系统性红斑狼疮11个月,浮肿加重,少尿3周。11个月前,该患因体弱消瘦,食欲不振,面部皮疹在某院住院,并确诊为系统性红斑狼疮,予激素、环磷酰胺、丙酸诺龙及利尿降压药、中药等治疗,临床好转而出院,出院后仍行常规治疗,3周前因劳累后出现乏力、气短、干咳,继之浮肿加重,腹胀、阴囊肿、少尿,遂再次入院,诊断为系统性红斑狼疮、心衰、肾衰竭,治疗近10日后心衰基本控制,但浮肿渐重,腹围97厘米,尿量极少,并有恶心呕吐,血压150/110mmHg,尿蛋白3.00g/L,尿素氮28.56mmol/L,特请导师诊治。诊断:系统性红斑狼疮,肾衰竭(西医);水肿，水邪壅盛型（中医）。治则：攻逐水饮，活血化瘀，凉血解毒。处方：丹参 30 克，当归 20 克，莪术 15 克，龙葵 30 克，丹皮 20 克，栀子 15 克，生地 30 克，土茯苓 50 克，赤芍 30 克，水煎服。甘遂与甘草以 1∶4 比例研成细末，每次 5 克，每日 1 次，口服。服上药 2 天后尿量开始增多，大便日行数次，至第 7 日水肿明显减轻，遂改上药散剂为隔日服。又服散剂 3 次后，腹围 86 厘米，水肿基本消退，腹围 80 厘米，遂停散剂，上方汤剂加黄芪 35 克、白术 20 克、党参 20 克、茯苓 50 克，继服 2 周。再诊时见病人精神状态佳，食欲旺盛，无不适感，小便量多，无明显水肿，颜面蝶形红斑不显，血压正常，尿检除尿蛋白 0.45g/L，外余均正常，尿素氮 8.93mmol/L。

（四十）泌尿系结石

病例一　乔某，男，55 岁，干部。1987 年 6 月 14 日初诊。右侧腰痛、间断性血尿 2 个月余。曾经某医院 X 线检查发现，右侧输尿管相当于第 3 腰椎之下缘处，有约 0.9 厘米×0.7 厘米的结石阴影，诊断为输尿管结石，用抗生素及中药三金片等治疗症状消失，后腰痛、血尿时发时止。刻诊：右侧腰痛，血尿，舌淡、苔薄白，脉弦滑。诊断：输尿管结石（西医）；石淋（中医）。治则：清热凉血，利水通淋排石。处方：金钱草 50 克，滑石 30 克，石韦 30 克，冬葵子 30 克，海金砂 50 克（包煎），白茅根 30 克，丹皮 30 克，枳实 20 克，厚朴 30 克，水煎服。服上药 2 剂后，尿量增多，血尿减轻，至第 7 日排尿时突然中断，继之阴茎剧痛，随即排出结石 1 枚，结石排出后腰痛即消失。X 线摄片复查原结石阴影消失。

病例二　孙某，男，37 岁，干部。1989 年 3 月 27 日初诊。反复发作的肾绞痛、血尿 3 个月。该患于 3 个月前初发肾绞痛，肉眼血尿，在某院外科住院治疗，经 X 线发现左肾有一 0.6 厘米×0.3 厘米结石影，诊断为肾结石，经对症治疗缓解后出院，之后肾绞痛反复发作，发则血尿。刻诊：左侧肾绞痛，血尿，便秘，舌苔黄腻，脉弦数。B 超检查左肾有 0.7 厘米×0.4 厘米、0.3 厘米×0.3 厘米两处结石影，肾积水。诊断：左肾结石，左肾积水（西医）；石淋，湿热偏盛型（中医）。治则：清热利湿，通淋排石。处方：金钱草 50 克，海金砂 50 克（包煎），车前子 30 克（包煎），泽泻 30 克，白茅根 30，川牛膝 30 克，蒲黄 30 克（包煎），五灵脂 30 克（包煎），萹蓄 50 克，马鞭草 30 克，虎杖 30 克，大黄 20 克，7 剂，水煎服。复诊绞痛消失，亦无肉眼血尿，大便畅行，舌苔薄白，脉弦滑。B 超复查肾积水减轻，结石未移动。上方去蒲黄、五灵脂、大黄，加枳实 20 克、厚朴 30 克，水煎服。服上方第 19 日，病人晨起小便时，觉下腹部一阵刺痛引及茎中，小便突然中断，后经忍痛努力排尿，排出 1 枚约 0.8 厘米×0.6 厘米大小的结石，并有泥沙样碎石相继排出。后经 X 线复查原肾结石影消失，肾积水亦全部吸收。

（四十一）泌尿系感染

病例一　赵某，女，25 岁，工人。1987 年 5 月 14 日初诊。发热、尿频、腰痛 3 日。刻诊：高热，寒战，腰痛，尿少，尿频，尿液混浊，便秘，纳呆，呕吐，舌红、苔黄白相间，脉滑数。查体：体温 39.5℃，脉搏 112 次/分，呼吸 20 次/分，血压 120/90mmHg，急性热病容，心肺未闻及异常，肝脾未触及，腹平坦、柔软，双肾区压痛（+），叩击痛（+），下肢无浮肿。尿检：蛋白 0.45g/L，脓球成堆，pH 7。血常规：白细胞 $19.0×10^9/L$，中性粒细胞 0.80，淋巴细胞 0.20。诊断：急性肾盂肾炎（西医）；淋证，湿热型（中医）。治则：清热解毒，利湿通淋。处方：马鞭草 50 克，车前草 50 克，半枝莲 50 克，大黄 20 克，山楂 50 克，生地 30 克，玄参 30 克，虎杖 30 克，萹蓄 30 克，柴胡 25 克，3 剂，水煎服。复诊发热已退，大便畅下，吐止，尿频、腰痛减轻。守上方去大黄、柴胡，继服 7 剂。三诊临床症状及体征消失，尿检恢复正常，24小时尿培养（-），遂停上药，嘱其以金匮肾气丸善后，随访至今，病未复发。

病例二 王某，女，44 岁，干部。1990 年 3 月 28 日初诊。血尿 13 日。该患素有泌尿系感染病史，反复发作，有时不治自愈。13 日前又发尿频、尿急、尿痛，肉眼血尿，伴小腹拘急疼痛，经服复方新诺明后尿频、尿急、尿痛消失，腹痛减，唯血尿不除。刻诊：少腹拘急，隐隐作痛，血尿，血色鲜红，消瘦乏力，心烦不寐，舌红少苔，脉细数。尿检：红细胞满视野。诊断：膀胱与尿道炎（西医）；血淋，阴虚型（中医）。治则：滋阴益肾，凉血止血。处方：生地 30 克，白芍 20 克，猪苓 20 克，阿胶 10 克（烊化），白茅根 30 克，枸杞子 20 克，旱莲草 30 克，丹皮 20 克，7 剂，水煎服。复诊无肉眼血尿，夜寐转安，腹痛止。尿检：白细胞正常。上方加黄芪 30 克、白术 20 克、党参 20 克，继服 7 剂，三诊临床症状消失，尿检正常，遂停汤剂，改用成药知柏地黄丸以善其后，随访 3 年，病未复发。

病例三 徐某，女，36 岁，工人。1990 年 5 月 29 日初诊。患慢性肾盂肾炎 10 年余，反复发作，缠绵不愈。此次又因劳累过度而发，尿频尿急，点滴不畅，小便灼热色黄，伴腰部酸痛，小腹胀，舌苔黄腻，脉滑数。尿检：蛋白 0.45g/L，脓细胞 3～5 个/高倍视野。诊断：慢性肾盂肾炎急性发作（西医）；淋证，湿热型（中医）。治则：清热解毒，利湿通淋。处方：马鞭草 30 克，车前草 30 克，半枝莲 30 克，虎杖 20 克，萹蓄 20 克，山楂 50 克，黄芪 30 克，厚朴 20 克，枳壳 20 克，生地 30 克，丹皮 20 克，水煎服，服上药 4 剂后，临床诸症锐减，小便量多、转白。更服 7 剂后，临床症状全部消失，舌脉正常，尿检正常，24 小时尿菌培养（-），属临床痊愈。遂停上药，改以知柏地黄丸善后。随访至今，未见复发。

病例四 林某，女，51 岁，干部。1987 年 4 月 30 日初诊。患慢性肾盂肾炎 20 余年，经常发作，多方投医，久治不愈。此次发作已近 1 个月，经治后尿检恢复正常，但尿细菌培养持续阳性。刻诊：腰腿酸软，短气乏力，小便频数，有窘迫感，舌质淡，脉弱无力。诊断：慢性肾盂肾炎（西医）；劳淋，脾肾不足型（中医）。治则：补气填精，健脾益肾。处方：熟地 30克，山药 20 克，白术 20 克，黄芪 30 克，党参 20 克，白芍 20 克，黄芩 15 克，升麻 15 克，甘草 10 克，14 剂，水煎服。复诊诸症大减，24 小时尿培养（-），效不更方，守上方更进 14剂。三诊临床症状消失，复查 24 小时尿培养（-），遂停药。随访 6 年余，病未复发。

二、医验传薪

（一）重用麻黄治喘证

病例 黄某，男，40 岁，教练员。1990 年 3 月 15 日初诊。该患平素健康，为职业冰球教练。近 2 年每因寒冷刺激，即气喘，伴有胸闷，无咳嗽，自用气雾喷剂缓解。1 周前，因劳累复感风寒，喘咳气急，胸部胀闷，伴有恶寒，发热，无胸痛咳血及黄痰，在某医院诊为支气管哮喘，用氨茶碱口服症不减，恶寒加重，无汗出，今来我院中医治疗。体温 37℃，脉搏 90 次/分，呼吸 20 次/分，血压 130/90mmHg。急性病容，呼吸急促，语言对答，步入诊室，苔薄白，脉沉紧。目窠无浮肿，目晴无黄染，口唇无发绀，颈静脉无怒张。听诊心音遮盖，律整，心率 90 次/分，两肺哮鸣音，无明显湿啰音，腹部平坦柔软，肝脾未触及。双下肢无浮肿，生理反射存在。病理反射未引出。血常规：红细胞 $5.0×10^{12}$/L，白细胞 $1.1×10^9$/L，淋巴细胞 0.4。尿常规正常。ECG：窦性心律，电轴正常，心率 90 次/分。胸部 X 线透视：双肺纹理增强。诊断：支气管哮喘（西医）；哮喘，风寒袭肺型（中医）。治则：宣肺散寒，定喘。处方：炙麻黄 25 克，桂枝 15 克，杏仁 15 克，甘草 15 克，细辛 5 克。水煎 2 遍，取汁 450 毫升，8 小时服 150 毫升，7 剂。二诊见喘息已平，伴轻咳，咳吐少许白色泡沫痰，舌苔薄白，脉弦数。证为束表风寒已解，寒邪犯肺，凝液成痰，致肺气不宣。上方去细辛、桂枝，加百部 25 克、枇杷叶 25 克，投 3 剂。三诊症状明显减轻，苔薄白，脉弦。继服二诊方 5 剂。四诊此症状消失，共服 11 剂汤药，临床治愈，嘱其防止风寒刺激及感冒，追访 1 年无复发。

分析：哮喘为呼吸困难，甚至张口抬肩。鼻翼煽动，不能平卧的一种病证。有声为哮，无声为喘，临床难于鉴别，常互相兼杂，故合称哮喘。《景岳全书·喘促》说"实喘有邪，邪气实也；虚喘无邪，元气虚也。"《类证治裁·喘证》认为"喘由外感者治肺，由内伤者治肾"。故实喘为邪气壅肺，气失宣降，治以祛邪利气；虚喘为精气不足，肺肾失职，出纳失常，治以培补摄纳，此不可不辨。此例为风寒上受，内合于肺，邪气壅实，肺气不宣，故喘咳气逆，胸闷。风寒束表，皮毛闭塞，营卫不和，恶寒发热，苔薄白，脉浮紧为风寒在表之外候。方用麻黄、桂枝、细辛宣肺散寒解表，麻黄味辛性温辛能发散，温可祛寒，体轻升浮，入肺与膀胱二经，肺合皮毛。太阳膀胱经主一身之表，故能发汗解表散寒而治外感风寒，升宣肺气，对外邪犯肺，肺气壅遏的喘咳，疗效显著，故为干咳之要药。现代药理证实：麻黄内含麻黄碱，能舒张支气管平滑肌，故有平喘作用，且对流感病毒有抑制作用。并能收缩血管，使血压上升，故高血压病人慎用或忌用。喘重不息者，可用至 50 克，临床无其他不良作用，效果显著。桂枝辛散温通，外行于表，专解肌表风寒，横走四肢，亦能抑制流感病毒。细辛，味辛香窜，性温而烈，既能外散风寒，又能内化痰饮，有解热、镇痛、镇咳、镇静的作用。杏仁止咳平喘，苦辛性温，味苦入肺，能降肺气，味辛疏散，善宣肺除痰，有宣肺化痰、止咳定喘之功，为治咳喘之要药，各种喘咳证无不相适宜。有风热者，配双叶、菊花清热药；有风寒者，配麻黄、甘草温化药；兼表证者，配以解表药；但虚证不宜用。现代药理研究：杏仁内含杏仁苷，在体内慢慢缓解，逐渐产生微量氢氰酸，对呼吸中枢有镇静作用，使呼吸运动趋于安静而达到镇咳平喘作用。甘草调和诸药，用热药可缓其热，用寒药可缓其寒，使补而不骤，泻而不致速，故应用广泛，有通行十二经之称。此方中配宣肺散寒定喘药，可增其疗效，减其毒性，现代药理证实此方有抑制咳嗽中枢，促进支气管分泌的镇咳祛痰作用，同时有肾上腺皮质激素样作用，有抗炎及抗变态反应作用。百部、枇杷叶苦平，肃降肺气化痰止咳，现代药理证实：百部有祛痰作用，枇杷叶含杏仁苷（同杏仁作用）及祛痰作用，上药虽味少，但量大，辨证准确，直达病所，共奏宣肺散寒、定喘止咳之功。另上药现代药理证实同时有抑制多种细菌及流感病毒作用，有糖皮质激素样作用，有抗炎及抗变态反应作用。标本同治，这是临床实践中辨证准确、用药合理、疗效确切的根本所在。

（二）重用川军治疗咳血

病例 王某，男，35岁，工人。1990年4月15日初诊。该患近5年来反复咳嗽，吐白泡沫痰，每逢劳累及秋冬季节症状加重，时有黄痰。在某医院经胸片确诊为慢性支气管炎，混合感染。经消炎止咳治疗，症状反复，终未治愈。1周前劳累咳吐鲜血，无发热恶寒，无脓痰，在某医院复诊，诊为支气管扩张，用止血药及青霉素肌内注射，症状加重，咳吐鲜血，每日数口约10毫升，同时伴有口渴，便秘。今慕名前来就诊。体温36℃，脉搏90次/分，呼吸20次/分，血压120/90mmHg。发育正常，呼吸略急促，口唇无发绀，舌质红，黄褐苔，脉弦滑数。时咳鲜血，量约2毫升，心音纯，律正，心率90次/分，左肺少许水泡音，肝脾未触及，下肢无浮肿。生理反射存在，病理反射未引出。血常规：红细胞$4.5×10^{12}$/L，白细胞$9×10^9$/L，淋巴细胞0.3。尿常规正常。ECG：窦性心律，电轴正常，心率90次/分。胸片：左肺支气管扩张。诊断：支气管扩张（西医）；咳血，肠火犯肺型（中医）。治则：泻火止咳降气。处方：黄芩20克，川连10克，生大黄25克（后下），炙百部50克，鱼腥草50克，水煎常规服。二诊，服3剂药后已无咳血，5剂服完，无不良反应，无腹泻，口渴减轻。一般状况良好，苔薄黄，舌质红，脉弦数，证属热邪已去，但伏火内存，故舌质红，苔薄黄，脉弦数。继服前方5剂。三诊，症状消失，舌质淡红，苔薄白，服药期间无不良反应，临床治愈。随访1年，病情无复发，已正常工作。

分析：此患为男性壮年，平素患有咳嗽，但此次发病1周，症状为咳鲜血，无发热恶寒，无黄痰脓痰。口渴便秘，舌质红，苔黄褐，脉弦滑数。证属大肠郁热化火上逆。肺与大肠互为表里，上下相应，大肠手阳明之脉络肺属大肠，肺气肃降，则大肠腑气通畅，出入有常，大肠郁热化火致肺气上逆，火气熏蒸，肺气下降，热迫血行，血不循经，血气外溢则咳吐鲜血。一般治疗出血咳血则选十灰散等炭类药止血，每不见效，而笔者辨证准确，结合脉证认为是大肠郁热化火上逆致肺失肃降，热迫血行，而药选大量生大黄泻大肠郁热，热去火除，大肠腑气得通，肺气得降，火不熏蒸，气血归经，咳血自消，并没用止血药，而病亦痊愈。笔者重用生大黄25克，亦可用至50克，泻大肠火，大黄苦寒入大肠、胃、心、肝经，攻积导滞，泻火凉血，逐瘀通经。泻火凉血可用于火热亢盛，迫血上溢的出血及热毒疮痈等证。大黄又称"将军"，苦寒沉降，力猛善行，能直达下焦，荡涤肠胃积滞，清泻血分实热，唯性峻烈，能伤正气，如非实证，不可轻用。水煎剂可用至50克，除有轻度腹泻外无不良反应，该品生用泻下力强，熟用泻下力缓，炮制可清上焦之热，亦可增加活血行瘀之力，炒炭则化瘀止血，可随病情使用，本例为泻大肠实火，故选生者。据现代药理研究，该品含结合状态的大黄酸类物质，能刺激大肠壁，引起肠管收缩，分泌增加，使大肠内容物易干排出，故有泻下作用，且又含鞣质，具有收敛作用，大量应用先有泻下作用后用收敛作用。若煎久泻下成分破坏，收敛成分煎出，故反产生便秘作用，另证实有增加血小板，促进血液凝固作用。该方用川连之意为泻心火。心肺以血脉相通，肺与大肠相表里，用黄芩配生大黄泻大肠火，另该患素有痰饮，用百部、鱼腥草止咳化痰，治其宿痰。据药理证实：百部能抑制咳嗽中枢，有镇咳作用，实为治标之法也。

（三）涤痰法治疗脑出血

病例一　王某，男，60岁，工人，1989年6月10日7时30分急诊入院。该患于晨练中突然昏迷，呕吐胃内容物，二便失禁被人抬到病房。体温37℃，脉搏100次/分，呼吸20次/分，血压200/150mmHg。中度昏迷，瞳孔等圆，对光反射迟钝，双瞳孔向右侧斜视，左鼻唇沟变浅，无颈强，心音亢进。律正，心率100次/分，各瓣膜区无明显杂音，两肺呼吸音粗糙。腹平坦，柔软，肝脾未触及，左侧肢体肌张力增高，肌力0级，左巴宾斯基征（+），脉弦滑。诊断：脑出血（西医）；中风，脱闭症并见型（中医）。治则：涤痰开窍，息风降火。处方：代赭石50克，石决明50克，钩藤50克，石菖蒲25克，郁金25克，川军15克，芒硝15克（单包）。水煎鼻饲。每6小时1次，同时加服牛黄安宫丸1丸。西药按脑出血常规处置。6月11日查房，见病人神志清醒，语言謇涩。示意语言对答，它症同前，苔黄燥。脉弦滑。血压160/100mmHg。继服10日方、8小时1次，口服，早晚各加服牛黄安宫丸1丸。1周后病人症状明显恢复，左肢肌力已达Ⅲ～Ⅳ级，病理反身未引出。舌苔薄黄脉弦，血压维持在160/100mmHg左右。1个月后诸症消失，肢体肌力Ⅳ～Ⅴ级，此期间以原方为主，略有加减。后痊愈出院。

病例二　杨某，男，50岁，干部，入院日期：1990年8月5日。该患左侧半身不遂，语言謇涩，逐渐加重3日。在某医院查头部CT，诊为右侧脑梗死，未经治疗入我院住院治疗。体温36℃，脉搏90次/分，呼吸18次/分，血压150/90mmHg。神志清楚，慢性病容，语言謇涩（运动性失语），瞳孔等圆，眼球活动充分，左鼻唇沟略浅，舌体右歪，舌胖大，舌质紫暗，苔黄腻，脉滑数。心肺听诊无著变，腹部平坦，柔软，肝脾未触及，下肢无浮肿。左侧肢体肌力上Ⅳ级下Ⅲ级。头部CT诊断：右侧脑梗死。心电图：窦性心律，电轴左偏，心率88次/分，左心室高电压。诊断：脑梗死，高血压Ⅱ期（西医）；中风，中经络、痰浊阻络型（中医）。治则：清热涤痰，活血通络。处方：陈皮25克，茯苓50克，胆南星15克，地龙15克，煅青礞石50克（单包），竹茹15克，红花15克，桃仁15克，赤芍50克，丹参50克，7剂，水煎服。1990年8月13日查房，自诉服汤药无不适。左肢体肌力上Ⅳ级、下Ⅳ级，舌体胖大，舌质紫暗，黄腻苔已去，痰湿已除，症为气虚血瘀阻络。治当益气活血通络。遂停上方，改下方：黄芪100克，赤芍50克，丹参50克，益母草50克，牛膝25克，鸡血藤50克。7剂，水煎服。1990年5月20日查房，自诉服药无不良反应，生活可以自理。舌体胖大，舌质紫暗（较13日减轻）脉缓。左侧肢体肌力Ⅳ级。血压140/90mmHg。效不更方，继服前方加焦山楂50克。至9月5日病人自述左侧略无力，余无不适，舌体略胖，苔薄白，脉弦，左肢体肌力Ⅴ级。临床治愈停中药，嘱加强肢体功能锻炼，痊愈出院。

分析：病例一为脑出血，为阴虚阳亢，复因烦劳，肝阳上亢，风阳化火，风火相煽，挟痰蒙蔽清窍，则出现上症。即"火之与气并走于上，则为大厥，气复返则生，不返则死"，治用代赭石、石决明、钩藤平肝潜阳；石菖蒲、郁金化痰理气通络；川军、芒硝泻火于外，牛黄安宫丸辛凉开窍，全方共奏涤痰开窍、息风降火祛痰之功。痰火即去，经络通畅，经气自复，故诸症悉去。病例二为素体阴虚阳亢，虚火上炎，火灼津液成痰，痰火痹阻经络则半身不遂，语言謇涩，舌体胖大，苔黄腻，脉滑数。方用陈皮、茯苓、竹茹、胆南星祛湿热；用煅青礞石潜阳平肝，用红花、桃仁、赤芍、丹参、益母草活血化瘀通络。治疗中风不外风、痰、火、虚、实，急性期以祛邪为主，侧重风、火、痰，常用涤痰汤加青礞石、川军。偏风加钩藤、牛膝、蜈蚣、全蝎以去风搜风；偏火者用黄连、黄芩、石膏以清热祛火；偏于痰者用僵蚕、天竺黄、胆南星祛痰。恢复期以扶正为主，重用黄芪以补正去邪。大量黄芪有促进神经功能的恢复，有人称之为中药的细胞活化剂。另闭证、脱证临床上不是截然分开的，有的脱证为主兼闭证；有的闭证为主兼脱证。急则昏迷以闭证为主，且阳闭居多，昏迷后期濒死前多以脱证为主，内闭外脱是闭证转脱证的过渡阶段，两者既可互见又可相互转化。闭证治疗不及时或误治可变为脱证。正气渐复，脱证可转为闭证，即气复返则生。故治疗时应掌握标本缓急。一旦内闭外脱即应闭脱并顾。中风之本为阴虚（肾水亏）、阳气暴升，并走于上，风火相煽挟痰阻络为标，急则治其标，应速去痰热，重用潜阳，使暴升之阳以降，防止阴阳离绝。脱证则应以益气固脱为主。闭脱证并见时，皆可选用凉开三宝（牛黄安宫丸、至宝丹、紫雪丹）。现已有改革剂型名之醒脑Ⅰ号注射液、醒脑Ⅱ号注射液，可肌内注射、静脉滴注，配合中西结合治疗以抢救生命。

现代临床研究证实凉开三宝有改善脑血循环减轻脑水肿缺血乏氧的保护性作用。用活血化瘀药如桃仁、红花、丹参、赤芍等可有效改善血液流变学指标，改善脑细胞代谢，使受损细胞再生，防止细胞坏死，有利于加速脑细胞功能的恢复，减轻不可逆的功能损伤。减少减轻和防止后遗证的发生。

（四）心胃同治法治疗冠心病

病例 张某，男，60岁，机关干部，1990年5月12日初诊。自诉胸闷气短，心窝部闷痛，痛引肩背，尤其食后加重，肢体沉重，腹胀纳呆，反复发作，逐渐加重1年，在某医院诊为"冠心病，心绞痛型"，服丹参片、硝苯地平无明显好转。慢性病容，表情苦闷，形体肥胖，舌体胖大，舌苔黄腻，脉滑。ECG：窦性心律，电轴正常，Ⅱ、Ⅲ、aVF导联ST段水平下移>0.05mV，T波倒置呈冠状T。诊断：冠心病，心绞痛型，下壁缺血（西医）；胸痹，痰浊闭阻型（中医）。治则：通阳泄浊，豁痰开结。处方：温胆汤加减。陈皮30克，半夏20克，茯苓50克，胆南星10克，瓜蒌50克，苍术50克，枳实30克，7剂，水煎服。二诊，服药后症状明显减轻，舌体胖大，苔白腻，脉滑。心电明显好转，较初诊Ⅱ、Ⅲ、aVF导联ST段有所上升，T波双向。遵前方，苍术改为白术50克，加薤白30克，7剂，水煎服。三诊，自诉服药无不适，食欲大增，心窝部疼痛消失。舌体胖，舌苔薄腻，脉滑。心电图Ⅱ、Ⅲ、aVF导联T波低平。上方去胆南星，7剂，水煎服。四诊，自诉服药后无不适，上症消失。舌体胖，苔白滑，脉沉。心电图Ⅱ、Ⅲ、aVF导联ST段水平下移≥0.05mV，T波正常。效不更方，继服四诊方7剂。1个月后来诊，症状消失，舌体胖大，苔薄白，脉弦。复查心电大致正常。调整上方，继服7剂，共服药35剂，病情无复发，临床治愈。

分析：此例胸痹属痰浊闭阻型，心电诊断为下壁心肌缺血，特点是心绞痛伴消化道症状，极易误诊为胃脘痛。证属脾虚痰湿结于胸中，形成阳虚阴盛。胸为心肺阳气所居，痰浊阻塞心脉则产生"心痹"。经云："胃之大络，名曰虚里。出于左乳下二寸，虚里应衣，宗气外泄"，"宗气居于胸中，贯心脉而行血，循喉咙而行呼吸焉"。明代医学家朱丹溪指出："心痛即胃脘痛也。"因胃之大络名曰虚里，心胃有络脉相通，故心胃症状往往并见，即心绞痛伴有消化道症状、腹胀纳呆、心窝部不适、呃逆、嗳气、呕吐等胃心反射症状，因而治以和胃健脾化痰，即采用"心胃同治法"，痰湿犯胃，胃失和降，胃气上逆则呃逆；湿困脾阳则腹胀纳呆，肢体沉重；痰湿痹阻心阳则胸闷气短心痛。方中瓜蒌开胸中痰结；陈皮、半夏化痰降逆；薤白辛温通阳、豁痰下气；苍术（白术）、茯苓健脾燥湿化痰和胃；陈皮、枳实理气化痰；白术、枳实健脾消痞，配陈皮散郁理气，以除痞满；胆星去湿热；上药配伍共奏通阳泄浊、豁痰开结、宽胸理气之效。痰浊一去，心脉得通，阳气得复，脾运得健，上症悉去。此即笔者明鉴，心痛为标，痰浊为本，心胃同治之妙在于治病必治其本，本邪已除，标亦自去也。另下壁心肌缺血，即心肌膈面缺血，致心绞痛，每于饭后膈肌抬高压迫而加重之，此乃治心痛不治其心而治其胃的科学性，又方中积实既有扩张冠状动脉作用，又能加强心肌收缩力，增加冠脉血流量，改善心肌有氧代谢，加之其他药味的祛脂改善血液流变学的指标，纠正了心肌缺血，说明了心痛不治心而治胃的道理。

（五）自拟心肌康煎剂治疗病毒性心肌炎恢复期

病例 祖某，女，25岁，未婚，会计。1990年5月10日初诊。该患平素健康。半年前患外感风温高热，自服银翘解毒丸，速效伤风胶囊后症状消失，近1周心慌，心中失落感时时发作，伴有头晕、无力、口渴。经某医院诊为病毒性心肌炎，频发短阵性期前收缩二联律。静脉滴注能量合剂，丹参注射液症状无好转，今慕名前来求治。体温36℃，脉搏50次/分，呼吸18次/分，血压120/90mmHg。慢性病容，发育正常，表情苦闷，面色㿠白，语言对答如流，舌质红，苔薄白，脉代。甲状腺不肿大，颈静脉无怒张，心音低钝、心律整、心率80次/分，频发期前收缩呈二联律，各瓣膜区无明显杂音，心界不大，两肺无干湿啰音。腹部平坦、柔软、肝脾未触及，下肢无浮肿，生理反射存在，病理反射未引出。血尿常规正常，心肌酶正常。心肌抗体阳性。心电图：窦性心律，电轴正常，心率80次/分，频发室性期前收缩呈二联律。诊断：病毒性心肌炎恢复期，心功代偿，频发室性期前收缩二联律（西医）；心悸，气阴两虚型（中医）。治则：益气养阴，安神，佐活血化瘀。处方：黄芪50克，甘草10克，麦冬50克，生地25克，桂枝15克，赤芍25克，丹参25克，红参3g，琥珀5克。上述药中，红参、琥珀共为细末分2次早晚汤药冲服，余汤药水煎2遍取汁300毫升，早晚各服150毫升，共服7剂。二诊，服药无不适，症状减轻，舌质红，苔薄白，脉代，继服前方7剂。三诊，服药无不适，心慌明显减轻，主证消失，苔薄白，脉代。复查心电图呈窦性心律，电轴正常，心率78次/分，频发室早。听诊，期前收缩10～15个/分。按初诊方略有加减，服至1个半月后。复查心电图偶发室性期前收缩，巩固治疗2个月，共服上方60余剂，症状完全消失，已正常工作，追访1年无复发。

分析：病毒性心肌炎为病毒侵入人体后引起心肌细胞和间质的炎症性改变，因其症状复杂多变，表现角度不同，故中医诊断不一，又因为其病机是病毒（各种病毒，目前已证实有肠道病毒，柯萨奇病毒A、B，埃可病毒，脊髓灰白质炎病毒，流感病毒，副流感病毒。呼吸道融合病毒，腺病毒等，尤以柯萨奇病毒居多)，直接侵犯心肌内小血管及细胞体液免疫反应低下产生的心肌损伤和病毒对心肌的损害。一般在发病9日后心肌内查不到病毒，待心脏体征明显时，临床才予以确诊故中医诊断应为心悸，病因是热病后（大多为温病、外感风温之邪）气阴两虚，气虚不能鼓动气血，阴虚则精血不足，心失所养，虚则郁气虚血涩，脉络不畅，故脉见涩或结或代或促而胸中惊悸。

方中红参、黄芪、炙甘草补气；麦冬、生地养阴生津止渴；桂枝辛温通阳；赤芍、丹参活血、养血、通络；丹参、红参养心和血；琥珀甘平化痰，镇静安神，全方共奏益气养阴、生津止渴、活血化瘀安神之效，使气得复，津得生，瘀得化，气血流通旺盛，心神得养则诸症愈。现代临床药理证实：红参、麦冬、黄芪、炙甘草可调节增强人的机体免疫能力，黄芪尚能促进人体干扰素的产生，抑制病毒繁殖，红参、甘草能兴奋肾上腺皮质功能，赤芍、丹参调节改善血流动力学指标，改善微循环，使损伤的心肌细胞再生，桂枝、赤芍亦能抑制流感病毒，红参尚能提高调整心律，另心肌炎病人体内微量元素失衡，琥珀及上述各药含有各种微量元素，调整体内含量，使其恢复生理平衡。上述病理、生理、药理不失为心肌康煎剂治疗病毒性心肌炎恢复期获得良效的有力证据，另笔者卢教授重视病毒性心肌炎的准确诊断，除甲六、交感神经功能亢进及其他影响心肌疾患的病证，中医体证要具有外感温病、热病后倦怠无力、自汗、心悸、心烦、口渴、舌质红少苔、脉细涩或促、结、代。

（六）重用鹿茸治疗血栓闭塞性脉管炎

病例 黄某，男，60岁，干部。1990年4月就诊。自诉足趾麻木、疼痛、青紫4年，左足2、3趾破溃，流水3个月。伴有患部皮肤冰冷，恶寒，夜间尤甚。在某医院诊断为血栓闭塞性脉管炎，经多方求治，中西医治疗，症状未见好转，彻夜疼痛，时用哌替啶肌内注射止痛，今慕名前来求治。体温36℃，脉搏80次/分，呼吸18次/分，血压120/90mmHg。慢性病容，面色㿠白，表情痛苦，背入诊室，语言低微，舌质淡，苔薄白，脉沉缓，听诊：心音低钝，律整，心率80次/分，各瓣膜区无杂音，两肺无干湿啰音，肝脾未触及，下肢无浮肿，右足苍白，左足2、3趾紫暗破溃，分泌物呈黄水样。血常规：红细胞$4.5 \times 10^{12}/L$，白细胞$6.0 \times 10^9/L$，ST0.6，LT0.4。心电图：窦性心律，心电轴正常，心率80次/分，V_1、V_3、V_5导联ST水平下移>0.05mV，T波低平。诊断：血栓闭塞性脉管炎，隐性冠心病（西医）；阴疽，虚寒型（中医）。治则：通脉回阳、托疮生肌。处方：黄芪50克，王不留行50克，甲珠15克，附子15克，肉桂15克，乳香15克，没药15克，鹿茸4g。其中鹿茸压末早晚各2g汤药冲服，其余七味水煎2遍，取汁200毫升，早晚温服150毫升，7剂。二诊，主诉服药后无不良反应，疼痛减轻，已能耐受，不需肌内注射哌替啶已能入睡，舌质淡苔薄白，脉沉。药已中病，效不更方，继服7剂，服法同前。三诊，病人症状明显好转，恶寒减轻，疼痛也明显减轻，已无分泌物，舌质淡，苔薄白脉沉，以上方为主，略加减，鹿茸剂量服法不变，服3个月，症状消失，患肢溃疡痊愈。心电图恢复正常，临床治愈，嘱单服鹿茸末2g，每日2次，服1个月，追访2年，病情无复发，已可干家务。

分析：此症属阴疽，为阴虚精亏，寒凝，气血郁滞，肢体失养，久则发为阴疽，西医属血栓闭塞性脉管炎、坏疽期。方中黄芪补气托疮生肌；附子肉桂补阳；乳香没药活血止痛、生肌；王不留行苦平，行血通经，行而不留，走而不守，专走血分，性善通利，通血脉以治瘀血阻滞；甲珠活血通经，攻坚消肿排脓，其性善走窜，功专行瘀，能通经络而直达病所；方中贵用鹿茸末2g冲服，每日2次，鹿茸甘温，补肾壮阳，生精益血，强筋壮骨，对阴疽久溃不敛，脓清稀者，服之有温补内托之功；鹿茸温肾助阳，虽与附子、肉桂相似，但附子、肉桂辛热刚烁，作用迅速，补阳善能祛寒，鹿茸则甘温柔润，作用较缓，补阳兼能生精，所以三药虽能助肾阳不足之症，但附子、肉桂只是用于肾阳衰微，而不适于精髓不足，鹿茸则不论肾阳不足或精髓亏虚，皆可应用，这也是此病用此方之理，全方共奏通脉回阳、托疮生肌之效。据现代药理证实，鹿茸能促进生长发育，振奋机体功能，有激素样作用，不但能促进溃疡面的再生，加速创口愈合，而且中等剂量能增加心肌收缩功能，每分钟搏出量增加，增加冠脉流量，改善心肌供血，无洋地黄样不良反应。通过多例血栓脉管炎治疗认识到：①上方有激素作用，尤其鹿茸能够改善因为肾上腺功能紊乱引起的血管舒缩失常。②上方能够纠正血管神经调节障碍，改善恢复自主神经系统对内源性或外源性刺激的调节功能失常，防止血管痉挛。③增强了自身的免疫功能（鹿茸）。④改善了血液流变学的异常指标，增强了组织的新陈代谢和坏死细胞的吸收再生，促使患趾溃疡的吸收恢复。

（七）自拟蛇半汤治疗肝硬化腹水

病例 张某，男，36岁，干部。1990年11月15日就诊。主诉既往患乙型肝炎20年，腹大坚满，右胁下积聚，口渴饮水活动受限3个月。在某医院诊断肝硬化，肝功能代偿，脾肿大，腹水形成。经住院治疗，症状未能缓解，特请笔者诊治。体温37℃，呼吸20次/分，脉搏100次/分，血压120/90mmHg。慢性重病容，舌质紫暗，苔白腻，脉细涩而数，心音低钝，律整，心率100次/分，各瓣膜区无明显杂音，两肺呼吸音略粗。腹壁静脉怒张，腹部呈蛙腹，移动浊音阳性，叩诊肝上界右腋前线五肋间，右锁骨中线肋弓下未触及，肝区无叩击痛及压痛，脾左腋前线肋弓下可触及约5厘米，中等硬度，压痛（-），双下肢无浮肿，生理反射存在，病理反射未引出，肝脾B超：肝硬化，脾肿大，肝功能：ALT66.7mmol/L，HbsAg 1：64。心电图：窦性心律，心电轴正常，心率100次/分。血浆蛋白：总蛋白60g/L，白蛋白40g/L，球蛋白20g/L。诊断：肝硬化，肝功能失代偿，脾肿大，腹水形成（西医）；积聚，热毒蕴结、肝脾血瘀型（中医）。处方：半枝莲50克，白花蛇舌草50克，制鳖甲15克，丹参50克，车前子50克（单包），茯苓50克，白术15克。7剂，水煎服。二诊服药后无不适，尿量增多。效不更方，继服前方7剂。三诊，腹部明显轻松，尿量多，慢性病容，舌质暗，苔薄白，腹部柔软，腹水少量。上方加大贝15克、夏枯草15克、当归15克，清热凉血，活血软坚。7剂，水煎服。四诊，腹水已消失（经腹部B超证实），脾已缩小，左腋前线可触边缘，舌质暗，苔薄白，脉弦。遂停止方。治以益气活血软坚之法。处方：黄芪50克，赤芍50克，丹参50克，制鳖甲15克，王不留行25克，泽兰50克。7剂，水煎服。五诊，症状消失，复查肝脾B超：肝硬化，脾恢复正常，腹水阴性，肝功正常，HbsAg 1：16。继服四诊方7剂。1年后，病情无复发，可做轻微家务。

分析：此例为慢性肝炎致肝硬化，脾肿大，腹水形成，属中医积聚、臌胀，证为湿热之毒阻于脉络，而气滞血瘀，瘀血阻于肝脾脉络之中，积聚生成，水气内聚，故出现腹大坚满，右胁下积聚等证。笔者以自拟蛇半汤治之。方中半枝莲、白花蛇舌草清热解毒，用车前子、茯苓利湿邪祛有形之水，用鳖甲、大贝、夏枯草软坚，用王不留行、泽兰、莪术、丹参、赤芍活血理气化积，用黄芪补正祛邪，使湿热毒去血活积消而症消失。临床上治疗急慢性肝炎，多以清热利湿为主，配活血化瘀药，对合并肝硬化，重在疏肝化瘀；以肝区疼痛为主的，重在理气活络；以肝脾肿大为主的，重在活血理气，消积软坚；对肝硬化晚期合并腹水臌胀者，重在扶正化瘀。

（八）温中健脾法治疗亚急性肝坏死

病例 王某，男，29岁，机关干部。1990年6月20日初诊。该患肝炎5年，身目俱黄如橘子色。食少纳呆、脘腹胀闷、神疲畏寒1个月，在某医院诊为亚急性肝坏死，肝功能失代偿，经住院治疗至今，症状无明显好转。自服牛黄安宫丸10余丸，病情加重，今来就诊中药治疗。体温36℃，脉搏90次/分，呼吸20次/分，血压120/90mmHg。慢性重病容，周身颜面、目睛黄染如橘子色，表情苦闷，舌质胖嫩，舌苔白腻，脉沉，心音低钝，律整，心率90次/分，各瓣膜区无明显杂音，两肺呼吸音略粗糙，腹部呈蛙腹，移动浊音（+），肝叩诊上界右锁中线第5肋间，下界锁中线下3厘米，剑突下5厘米，边钝，无结节，压痛（+），脾左肋下可触边缘，双下肢凹陷浮肿，ALT1200mmol/L，总蛋白60g/L，白蛋白20g/L，球蛋白40g/L。诊断：亚急性肝坏死（西医）；黄疸，阴黄（中医）。治则：温阳化湿。处方：熟附子25克，炮姜25克，茵陈50克，茯苓50克，炒白术50克，红参15克，7剂，水煎服。西医静脉滴注白蛋白。6月27日复诊，自诉服药后无不适，尿量增多，黄疸减退。舌体胖嫩、苔白腻较前减轻，脉沉。效不更方，继服上方。7月5日再诊，自诉服汤药14剂后，精神好转，食欲大增，尿量正常。查体见黄疸已消退，苔薄白，脉沉弦，腹水消退较慢。上方加泽泻50克，以利湿去浊。守原方加减共服35剂，静脉滴注白蛋白共15支，诸症消失，复查ALT 500mmol/L。

分析：黄疸一证分型，阳黄应分热大于湿，湿大于热，而阳黄与阴黄分型辨证，不能单凭色泽，应根据证状，阳黄等于黄疸加热证，阴黄等于黄疸加寒证。本例黄疸虽色泽鲜艳如橘子色，但四诊合参，皆无热象，故自服牛黄安宫丸无效，病情加重，而犯"寒者寒之"大忌。本例舌体胖嫩，苔白腻、浮肿腹胀、腹水脉沉皆属寒湿之象，脾阳虚衰、寒湿内生，故用红参配炮姜补气、回阳。茯苓、泽泻利湿化浊。阳复，脾运湿去而黄亦自退矣。立法用药贵在辨证，不能拘于一方一法一证，方能药到病除。

（九）降气法治疗胆肾结石

病例一 王某，女，62岁，退休工人。1990年1月10日初诊。该患5年前胁痛口苦，胸闷纳呆，恶心呕吐，在某医院除外肝炎，服中药汤药20余剂症状消失。1个月前胁痛剧烈连及肩背，在某医院复诊，胆囊B超诊为胆结石，服汤药20余剂排石，复查胆囊B超胆石未排出，今慕名前来求治。体温36.5℃，脉搏90次/分，呼吸18次/分，血压140/100mmHg。慢性病容，表情苦闷，舌质淡红，苔薄白脉弦，心肺听诊正常，墨菲征阳性。肝脾未触及，下肢无浮肿，生理反射存在，病理反射未引出。血常规：红细胞$4.5×10^{12}$/L，白细胞$6.0×10^9$/L，S 0.50，淋巴细胞0.50。尿常规正常。肝功能及HBsAg：肝功能正常，HBsAg（-）。胆囊B超提示，胆囊壁毛糙，有3个光点伴有回声，其一0.8厘米×0.8厘米，其二0.6厘米×0.6厘米，其三0.3厘米×0.3厘米。诊断：胆石病（西医）；胁痛，肝胆湿热型（中医）。治则：降气活血，化石止痛。处方：三棱15克，白芍50克，鸡内金15克，金钱草50克。水煎服，7剂。二诊服汤药无不适，舌苔薄白。脉弦，继服7剂。三诊服14剂汤药后，症状明显减轻，已无疼痛，苔薄白，脉弦。守前方，略有加减，继服药1个半月。四诊症状消失，无不适，舌苔薄白，脉弦。复查胆囊B超，胆囊壁毛糙，已无结石，临床治愈。

病例二 李某，男，40岁，干部，1990年5月8日初诊。该患平素健康，因劳力过度，小便涩痛频数，小腹疼痛牵扯阴部、阵发性发作2周。在某医院诊为肾石病，无尿少浮肿，今来中医治疗，体温36℃，脉搏80次/分，呼吸18次/分，血压130/90mmHg，急性病容，发育正常，营养佳，表情痛苦，呼吸平稳。语言对答自如，苔薄白，脉弦。心脏听诊正常，腹部柔软，肝脾未触及，下肢无浮肿。左肾叩痛（+），生理反射正常，病理反射未引出，尿常规：红细胞150/μl，白细胞25/μl，Pr阴性。肾脏B超见左肾1光点，伴回声增强，大小0.8厘米×0.8厘米，提示左肾结石。诊断：肾石病（西医）；石淋（中医）。治则：降气排石（松、动、攻疗法）。处方：金钱草50克，海金砂50克，鸡内金25克，三棱15克，莪术15克，威灵仙50克，木香15克。水煎1次，取汁200毫升，14剂。用法：早5时30分饮水500毫升，服阿托品2片（0.06毫克）；6时饮排石汤顿服200毫升；6时30分饮水500毫升；6时40分跳绳30分钟，每日1次，按上步骤进行，2周1个疗程。2周后复查肾脏B超，结石消失。临床治愈。嘱经常用金钱草50克开水冲服、频饮。追访1年，病情无复发。

分析：胆石病中医为胁痛，肝胆湿热煎熬结成砂石，阻滞胆道，肝胆相表里，肝经布胁肋，结石阻滞，肝气不通，不通则痛。症见胁肋剧痛，连及肩背。肾石病（包括泌尿道结石）属中医石淋，为三焦湿热下注，煎熬尿液，结为砂石。砂石不能随尿排出则小便艰涩，尿时疼痛。如砂粒较大，阻塞尿路，则尿时突然中断。并因阻塞不通而致疼痛难忍。结石损伤脉络，则见尿中带血。两病共同特点为湿热煎熬成石，阻塞脏腑经络之气，气不下降，结石不能排出，故方中用三棱、莪术、木香降气；三棱、莪术合用破血行气，消积止痛；三棱苦平泄降，入肝脾血分，性峻善削，能破血中之瘀结，还能行气止痛并兼消积，故凡血瘀气滞停痰停积之癥瘕结块，经闭腹痛，产后瘀滞，食积不消，胸腹胀痛，诸症皆可应用。莪术功效与三棱相似。气滞则血瘀，气行则血行，通则不痛。木香辛散苦降而温通，芳香性燥，可升可降，为行气止痛之要药。现代药理证实：广木香治疗胆绞痛有相当疗效。以上三药均为破坚攻积行气之药，对体虚病人当予扶正药同用，以祛邪不伤正。体虚无瘀及孕妇均忌用，肾石病肾衰竭勿用。方中威灵仙用其通络止痛之功，现代药理证实其有解热镇痛及溶解尿酸作用，溶化尿酸盐类结石。鸡内金消食积，止遗尿化结石，用于泌尿系统及肝胆结石症，泌尿系统结石常与海金砂、金钱草同用；肝胆结石常与金钱草、郁金同用；金钱草甘淡渗利，咸能软坚，寒能清热，故有良好的利尿通淋、利胆排石作用。现临床为治疗肝胆及泌尿系结石的要药。对肝胆结石疗效甚佳，但须长期服用。现代药理证实其有排石作用，通过化石把结石碎化为沙，或通过利尿、利胆作用把细结石排出。该品又能促使尿液变为酸性，促进碱性结石溶解；郁金现代药理证实其含挥发油，有促进胆汁分泌和排泄作用，并使胆囊收缩，故有利胆作用，另挥发油可溶解泥沙状结石，治疗胆石症。上法为异病同治法，辨证略有增减。白芍柔肝止痛，若兼有舌苔黄腻，纳呆，头重如裹者为内有湿热，可加酒军、胆南星各10克，清热利湿。若泌尿系统结石兼有血尿者，可加二蓟各50克以清热止血。此为辨证施治治本之法也，上述药物现代药理证实分别有显著的抑制和杀灭金黄色葡萄球菌、溶血性链球菌、大肠杆菌、铜绿假单胞菌等，故对此病兼有抗感染作用，即有清热利湿作用。笔者经多年悉心研究，总结经验同时对尿路结石推崇松、动、攻疗法，用中西医结合辨病辨证。松即用阿托品舒张缓解输尿管平滑肌痉挛，使其扩张利于结石排出；动即通过活动使其结石排出；攻即饮水加强药物利尿作用，使其攻下结石排出。又结石之病，非速急可取，有的患者疗程要长，结合B超观察疗效，决定疗程。又有结石较大超过1.0厘米×1.0厘米，则非药物之所及，需采用其他疗法方能去其疾；另有复发趋向，尤其有家族史及地区饮食促使复发者需经常间断服药，防止复发。

（十）活血化瘀法治疗原发性肾病综合征

病例 李某，男，18岁，高中学生，1989年4月5日初诊。该患半年前因咽痛，自服头孢氨苄治疗，病愈后尿少，浮肿，逐渐加重，无头晕。在某医院住院，用激素治疗病情无好转，40天后出院。诊断为非IgA系膜增生性肾小球肾炎致肾病综合征，出院后多方治疗。服用中药数十剂，亦无好转，伴有恶寒、纳呆、无力，今慕名前来求治。体温36℃，脉搏78次/分，呼吸18次/分，血压130/90mmHg。慢性病容，颜面虚浮，面色㿠白，舌体肥大，舌质紫黯，多津。苔薄白，脉沉。心肺听诊正常，腹部柔软，肝脾未触及，双下肢凹陷浮肿，生理反射存在，病理反射未引出，血常规：红细胞$4.5×10^{12}$/L，白细胞$6.5×10^9$/L，S 0.70，淋巴细胞0.30。尿常规：红细胞阴性，白细胞阴性，Pr 3.0g/L，BUN 6mmol/L。血浆蛋白：总蛋白55g/L，白蛋白25g/L，球蛋白30g/L，A：G为0.8：1。血清总胆固醇7.77mmol/L，三酰甘油2.26mmol/L，ECG：窦性心律，电轴正常，心率76次/分，诊断：非IgA系膜增生性肾炎，原发性肾病综合征（西医）；水肿，脾肾阳虚型（中医）。治则：温阳益气，利湿，活血化瘀。处方：黄芪50克，党参25克，白术50克，茯苓30克，泽泻50克，附子15克，丹参50克，益母草50克，水蛭15克。水煎常规服，7剂。二诊服药无不良反应，恶寒明显减轻。舌体胖大，舌质紫黯，苔薄白，水湿已减，效不更方，继服上方7剂，本着辨病辨证的原则配合静脉滴注20%人体白蛋白50毫升，每日1次，用14日。三诊恶寒消失，周身有力，饮食大增有食欲，舌体胖，舌质紫黯，脉沉，遵前方继服。四诊症状消失，水肿明显见消，舌体胖，舌质淡红，苔薄白，脉弦。复查尿常规：红细胞阴性，白细胞阴性，Pr 0.3g/L。继按前法治疗1周。病人服药45剂，用人体白蛋白21支，诸症消失，已能正常生活。复查血浆蛋白、血胆固醇、尿常规均正常，临床治愈。追访1年无复发，已升学至高三，学习成绩优异。

分析：本病例以虚为本，以实为标。辨证为脾肾阳虚。脾主运化，脾虚则水湿不化，溢于肌肤则为水肿；肾主水，肾虚则水无所主；脾肾气虚甚则阳虚，故恶寒，纳呆，舌体胖大多津；气虚则血涩，涩久则郁，故舌质紫黯。方中黄芪、党参、白术健脾益气；茯苓、泽泻祛湿利水，现代药理证实其有显著的利尿作用；附子辛热燥烈，去而不守，能上助心阳以通脉，中温脾阳以健运，下补肾阳以益火，外卫阳以祛寒，为温里、扶阳、祛寒之要药。脾阳不振、水肿尿少者，温阳化气，配白术以温脾燥湿，配茯苓以利水渗湿，配附子以温阳祛湿。笔者治病贵在掌握现代医学理化检查手段，辨病辨证，以证代病。非 IgA 系膜增生性肾炎，占原发性肾病综合征的 30%～40%，病理改变以弥漫性系膜细胞及基质增生为特点，肾小球基膜本身并不受累。临床多数呈肾病综合征表现：即三高一低（高胆固醇血症、高度浮肿、高蛋白尿、低蛋白血症）病理改变轻者，多无高血压及肾功能多年保持正常，对糖皮质激素治疗不敏感（诊断常靠病理检查，排除其他类型肾炎）中医辨证除脾肾阳虚水肿外，常有血瘀，外观舌质紫黯，故处方中加活血化瘀药，丹参活血祛瘀生新，益母草活血调经、利水退肿，水蛭破血逐瘀。张锡纯说："凡破血药多伤正气，惟水蛭味咸，专入血分，于气分丝毫无损，且服后腹不觉痛，并不觉开破，而瘀血默消于无形，真良药也。"活血化瘀法现已证实有改善血液流变学指标，降低血液黏稠度，防止血小板聚集，改善微循环，抑制膜增生，故在辨证基础上，应用于肾病综合征及各型肾炎卓有良效。同时对症用白蛋白静脉滴注治疗低蛋白血症，加速症状消失，疾病痊愈，是笔者辨证施治而屡获良效的根据所在。

（十一）活血降浊法治疗慢性肾功能不全

病例　李某，男，34 岁，干部。1990 年 5 月 24 日初诊。该患双下肢浮肿、尿少、腰痛，伴神疲乏力，反复发作，劳累后症状加重。3 年前在某医院诊为慢性肾炎，普通型，用抗生素、激素、肾气丸治疗，病情反复，因此长年病休。近 1 个月，因活动多病情加重，伴食少纳呆、恶心欲吐。体温 36℃，脉搏 90 次/分，呼吸 18 次/分，血压 130/90mmHg。慢性病容，发育正常，面色㿠白无华，虚浮。舌体胖大，苔白腻，脉沉。双下肢凹陷浮肿，血常规：红细胞 3.5×10^{12}/L，白细胞 5.0×10^9/L，淋巴细胞 0.40。尿常规：Pr 3.0g/L。心电图：大致正常。BUN10mmol/L。诊断：慢性肾炎，普通型，肾功能不全氮质血症（西医）；水肿，脾肾阳虚型（中医）。治则：温肾健脾、降逆化浊。处方：仙茅 15 克，淫羊藿 15 克，半夏 15 克，陈皮 25 克，党参 50 克，砂仁 15 克（单包后下），炮姜 15 克，草果 15 克。7 剂，水煎服。二诊服汤药无不良反应，恶心明显减轻、食欲增加。在治疗过程中，随证加减，纳呆加焦三仙各 15 克以化食导滞，尿少加泽泻 50 克以利水泄浊，乏力自汗加黄芪 50 克以益气固表，BUN 增加加夏枯草 50 克、酒军 15 克、吴萸肉 15 克以温化寒湿泄浊，恶寒加附子 25 克、肉桂 15 克以温阳回逆，外感温病之毒加大青叶 50 克、连翘 50 克。病情稳定时加丹参 50 克、益母草 50 克、赤芍 50 克以活血化瘀。病人配合经近 6 个多月治疗，服汤药近 200 余剂，症状逐渐消失，复查血尿常规、肾功能均恢复正常范围。嘱病人劳逸结合，防止外感。追访 2 年病情无复发。

分析：水肿病（肾小球肾炎）责之脾、肺、肾三脏。肺主一身之表，外合皮毛，为水之上源，风邪乘虚客入留于肌表、腠理不通，玄府闭塞，内合于肺，肺气不宣，水道不畅，风水相搏，湿邪外不得发，内不得泄，泛滥肌肤发为水肿；脾主运化，久居湿地，饮食不节。劳倦伤脾，脾失健运，水湿内停，泛于肌肤发为水肿；肾主水，主气化，司开合，劳汗当风或久病伤肾，则肾开合不利，膀胱气化失司，水湿泛滥横溢，亦发为水肿。脾肺肾三脏又互相制约相互影响，一脏有病累及它脏。脾失健运，不能游溢精气于肺，而肺不能通调水道；脾失健运，水湿内停，湿困脾阳，损及肾阳，而肾气虚衰，气化失权，开合失司，水湿亦不外泄加重脾困；肾阳不能温煦脾阳，后天之本亏虚加重脾肾阳虚，水湿更不得化，浊邪上逆，可到水气凌心，五脏皆衰；阴虚阳亢，上盛下虚，虚实间杂，病情重危难治。因而治疗水肿应准确辨证分清虚实，邪之所客，急则治标，缓者治本，而施之攻外，或攻补兼施。风水相搏治以发汗解表，宣肺利水；水湿浸渍，治以健脾利水；湿热蕴结治以清热利湿解毒；脾肾阳虚治以益气扶阳，利水化浊；阴虚阳亢治以滋阴潜阳；寒湿凝滞治以温中通阳利水；水气凌心治以温阳利水降浊。笔者经验治急性肾炎之水肿，以祛邪为主，多不补虚，常用金银花、连翘、蒲公英、紫花地丁、大青叶之属清热解毒以祛邪。慢性肾炎水肿加当归、丹参、赤芍、益母草、红花、水蛭等药活血，取其血行气顺助其利湿降浊，临床每奏良效。传统治法疗效不稳定，甚至不效者皆因治标不治本，治本不治标。现代临床证明益气扶阳、补肾、清热解毒、活血，可调节病人免疫能力（双向调节），改善血液流变学指标，改善微循环，从而加速肾功能恢复，减少并发症。此病人为脾肾阳虚，温邪内停困脾。湿浊上泛，久病损阳伤气，正气不复，湿邪不去，用仙茅、淫羊藿、党参、炮姜，温阳益气，随症配加清热解毒、活血化瘀利水等药，标本同治，攻补兼施，邪去正复而痊愈。

（十二）四生饮治自主神经功能紊乱

病例 薛某，女，30岁，工人。1990年7月10日初诊，自诉五心烦热、心悸、失眠多梦、胸闷胁痛、易怒3个月。平素健康，3个月前因激动大怒，而出现上症。在某医院诊为"心肌炎"，在我院复查，除外心肌炎。慢性病容，表情苦闷，舌质红、舌苔薄白，脉细数。病人主诉时语言滔滔不绝。诊断：自主神经功能紊乱（西医）；不寐，阴亏肝旺型（中医）。治则：滋阴潜阳。处方：生地50克，生芍50克，生龙骨50克，生牡蛎50克，石菖蒲25克，郁金25克，夜交藤25克，合欢皮25克。7剂，水煎服。上方服药3剂后，能安然入睡，服7剂后，诸症消失。继投上方3剂，以巩固疗效，追访病人治愈，症状再无复发。

分析：自主神经功能紊乱多为精神因素造成大脑皮质兴奋和抑制过程的失调，因而症状繁多，主诉不一，相当于祖国医学的"不寐"、"惊悸"、"奔豚气"、"梅核气"、"脏躁"、"阳痿"、"遗精"、"百合病"等疾病。中医的传统治疗辨证加减皆属肝郁气滞的用"逍遥散"；属心脾两虚的用"归脾汤"，属心肾不交的用"交泰丸"；属心阴虚的用"天王补心丹"，属心阳虚的用"炙甘草汤"，但疗效都不稳定，不能痊愈。笔者经过长期临床研究，认为此病症状错综复杂，除肺脏外，肝心脾肾四脏都有症状，辨证应用一元化解释，病根本在肾，因肝肾同源，肾阴虚致肝阴虚而阳亢；心阴虚火旺而致心肾不交；肝阴虚阳亢犯脾；肾阳虚则脾气虚，脾气虚则心阴虚；心阴虚则肝火盛，四脏生克乘侮，阴阳互根。心者君主之官，五脏之大主，心动则五脏六腑皆摇，因而此病以肾阴虚、心阴虚、肝阳上亢、脾气虚为见症，治疗大法应以滋阴潜阳为主。用自拟方四生饮加减。此病例为典型的心、肝、肾阴虚，舌红少苔脉细数，五心烦热，失眠多梦，易怒。用生地50克，性味甘寒，入心肝肾经，以滋阴清热，补肾养心，性虽寒不伤胃气，质虽润而不滋腻；用白芍50克，养血敛阴。柔肝止痛；二药滋肝肾之阴，配伍为四物汤之半，使滋阴养血之作用更强。用生龙牡各50克平肝潜阳，二药配合有益阴敛阳，镇静安神之效；而牡蛎配白芍则敛阴潜阳又可止汗。此例加石菖蒲25克、郁金25克解郁安神；加合欢皮、夜交藤滋肾安神。此例辨证准确，治则无误，用药精良，味少量大，直达病所，服3剂后即安然入睡。服7剂后诸症消失，随访至今未予复发。笔者治疗神经官能症，皆以"四生饮"加味，无不奏效。加减法：若以阴虚症状为主，见五心烦热，舌红少苔，脉细数，可加玄参以滋阴降火；若失眠症状重者，且系纯阴虚，舌干红、无苔，脉细数而无肝郁气滞及痰湿之象可加酸枣仁、五味子、柏子仁；若失眠兼肾阴虚的加合欢花、夜交藤滋阴安神；若心火上炎症状为主，见心烦不寐，舌尖赤可加黄连清心火；若脾虚明显者，症见自汗、腹胀、纳呆可加佛手、香橼、茯苓、焦三仙、浮小麦、枳壳；若肝阳上扰、头昏胀痛可加石决明、珍珠母以平肝潜阳；若脾虚湿停可加白术、茯苓、山药以健脾利湿；若心烦心悸可加山栀、丹皮以清心火；若脏躁，悲伤欲哭可加小麦、大枣；如肝郁气滞可加石菖蒲、郁金疏肝理气、解郁安神；如肝虚目暗可加枸杞、当归滋补肝肾。

（十三）川芎治疗偏头痛

病例 王某，女，40 岁，教师。1989 年 4 月 6 日初诊。该患平素健康，2 年前因劳累紧张初起头晕，目眩，未经治疗。近 1 年来每逢紧张劳累即发作，继而右侧头痛如裂，痛甚连及下齿。初起数周发作 1 次，逐渐加重，现 1 周数次，几分钟至数十分钟方止，止如常人，无恶心呕吐，无半身不遂，经某医院诊为偏头痛，按医嘱服麦角胺治疗，初服有效，继而无效，增加剂量亦不能中止，近 1 个月发作频繁，痛苦不迭，今来专家门诊请中医治疗。体温 36℃，脉搏 80 次/分，呼吸 18 次/分，血压 130/90mmHg。发育正常，营养佳，神志清，表情苦闷，活动自如，五官端正，苔薄白，脉弦，口唇无发绀，颈静脉无怒张，听诊：心音纯，律整，心率 80 次/分，各瓣膜区无杂音，两肺无干湿啰音。腹部平坦柔软，肝脾未触及，下肢无浮肿，生理反射存在，病理反射未引出。血常规：红细胞 $4.4×10^{12}$/L，白细胞 $6×10^9$/L，淋巴细胞 0.7。尿常规正常，胸部 X 线透视：正常。头部 CT 片：正常。诊断：偏头痛（西医）；头痛，偏头风（中医）。治则：平肝息风。处方：川芎 28g，白芷 25 克，白芍 50 克，菊花 15 克，天麻 25 克，生龙牡各 50 克。水煎常规服，7 剂。二诊服药无不良反应，偏头痛发作次数少，发作前无头晕目眩，但头痛仍如前，舌质紫黯，脉涩，证属药已中病，肝风已息，但久痛入络，气滞血瘀，治以理气活血化瘀。处方：川芎 50 克，白芷 50 克，全蝎 15 克，蜈蚣 2 条，桃仁 15 克，红花 15 克，水煎常规服，7 剂。三诊服药无不良反应，头痛发作次数明显减少，但痛势不减，舌质轻度紫黯，脉涩。证属药已中病，效不更方，再投二诊方，方中川芎用至 75 克，同上服，四诊服药症状锐减，发作次数减少，呈钝痛，舌质轻度紫黯。脉弦。效不更方，再投三诊方 7 剂，嘱服完。五诊一般状况好，表情安静，转忧为喜溢于面，舌质淡红，脉缓。共服 28 剂，病获痊愈，服药疗程中无不良反应。嘱劳逸结合，慎喜怒，追访 2 年，病情无复发。

分析：偏头痛属西医诊断血管性头痛之一种，中医证属偏头风，亦称偏头痛，为常见病，人群发病率约 5%，女性多于男性。其痛暴发，痛势甚剧，或左或右，或连及眼、齿，痛止如常人，多系肝经风火所致。头为清阳之府，属人之最高部位，主一身之阳的督脉，故"头为诸阳之会"、"巅顶之上，惟风可到"、"伤于风者，上先受之"。七情所伤，情志不和，肝失调达而致肝郁气滞，一方面，由于气郁化火，上扰清空而头痛，另一方面，由于肝阴不足，阴虚阳亢生风，上扰清空而致头痛，此两者皆为偏头痛（偏头风）之本。此患初起为肝风上扰清空，气血运行不畅，闭塞不通，不通则痛。方中天麻甘平质润，专入肝经，平肝息风，配伍川芎治肝虚头痛眩晕。菊花甘苦微寒，疏风养肝。白芍苦酸微寒，入肝脾血分，酸亦收敛。苦凉泻热而有养血敛阳、柔肝止痛、平肝抑阳之功，专治肝阴不足，肝阳亢盛之头痛眩晕，配伍生龙牡加强平肝益阴潜阳之力。川芎活血行气，祛风止痛，为治头痛之要药，其性辛温香窜，走而不守，上行于巅。下达血海，外彻皮毛，旁通四肢，为血中气药，以通为用，配白芷菊花其效尤佳。白芷辛温，专治头风痛、偏头痛、眉棱骨痛。二诊后病人肝风已息，久痛入络，气滞血瘀，故去其息风去风之品，加桃仁、红花活血通经，祛瘀止痛，用全蝎、蜈蚣之类搜逐血络，宣通阳气，亦藉其息风止痉，通络止痛之效。尤全蝎配川芎、白芷专治偏头痛，其理也由此也。又按传统治疗偏头痛无论辨证施治或单方验方，缓痛止痛效果一般均较好，但远期效果不佳，易于复发，况久病顽疾不见效者有之，笔者多年临床经验总结，集古今百家之长而悟出之重用川芎（视病情可重用至 100 克）之法，无不奏速效，绝少复发，且未发现不良反应。

（十四）重用荜茇治疗原发性癫痫

病例 王某，女，20 岁，学生。1990 年 7 月 16 日初诊。自诉 3 年前因生气后昏仆抽搐，每日发作 3～5 次，每次数十秒，时有咬破舌头，无二便失禁，不发作时如常人，在某医院作头部 CT、脑电图（均在未发作时查）无异常所见。诊为原发性癫痫，服用扑米酮、苯妥英钠，虽发作次数有所减少，时间缩短，但症状没有消失，因此影响学习，今慕名前来求治，体温36℃，脉搏 80 次/分，呼吸 18 次/分，血压 110/90mmHg。发育正常，营养佳，神志清晰，语言对答自如，舌质红，苔黄腻，脉弦。瞳孔等圆，对光反射存在，眼球活动充分，鼻唇沟对称，听诊心音钝，律整，心率 80 次/分，各瓣膜区无杂音，双肺呼吸音正常，肝脾未触及，下肢无浮肿，生理反射存在，病理反射未引出。心电图：窦性心律，电轴正常，心率 80 次/分，脑电图：无异常。诊断：原发性癫痫（西医）；癫痫，痰火内盛型（中医）。处方：天竺黄15克，胆南星 10 克，僵蚕 15 克，生芍 50 克，牡蛎 50 克，石菖蒲 25 克，郁金 25 克，半夏 25 克，荜茇 50 克，7 剂，水煎服。二诊服药无不良反应，近 2 日抽搐 2 次，持续 12 秒钟，舌苔黄腻减轻，脉弦。继服前方 7 剂。三诊抽搐无定时发作，每次数秒，苔薄黄，脉弦。病人病已去大半，治疗原则不变。改用散剂，略加清热息风开窍之品。处方：珍珠 50 克，牛黄 5 克，巴豆霜 5 克，胆南星 50 克，荜茇 50 克，僵蚕 50 克，天竺黄 50 克，共研极细末。每日 3 次，每次2g，开水送下，嘱病人服完来诊。四诊散药服 2/3 时，抽搐已无发作，且无不良反应，嘱其服尽，巩固疗效。1 年后追访，病情痊愈，无复发，身体健康，学习优秀。

分析：此患为郁怒伤肝，火动生风，煎熬津液，结而为痰，风动痰火，痰阻心络，扰动心神，则昏仆抽搐。痰邪黏滞，留于经络，忽聚忽散，故症时发时止，癫痫虽有典型的证候，但病情各有不同。发作持续时间有长有短，有数秒钟，数分钟，至数小时，发作间歇有久有暂，有每日发作或日发数次，或数日一发者，长者几年一发，发作程度又有轻重之别，轻者仅有呆木无知，不闻不见，不动不语，面色苍白，但无抽搐。病人可突然中断活动，手中物件可突然落下，或头突然向前倾下又迅速抬起，或暂短时间眼睛上翻，或两目上视，经数秒或数分钟后即可恢复，事后对发作情况全然不知。重者来势急骤，卒倒尖叫，抽搐涎涌，小便自遗，昏不知人，咬破舌头，苏醒后对发作情况一无所知，常遗有头昏乏力等症。上证皆为痰阻心络所致，轻重与痰浊的深浅、正气的盛衰有关。传统治痰多以脾胃为本，健脾芳香化浊醒脾，笔者治之则以纲论治。肝火痰盛为热，属阳痫，属实；脾虚生痰属寒，为阴痫，属虚。治则以祛痰为主，可选用巴豆霜、生半夏、菖蒲、郁金、胆南星、生龙牡等。属热选加珍珠、牛黄、麝香、犀角、羚羊角清热息风定痫；属寒选加黄芪、白术、党参健脾化痰、息风定痫。吾师临证验证方中加入全蝎、蜈蚣、僵蚕、土虫等虫类搜剔经络加强息风解痉定痫之功，每可提高疗效。若由外伤致气血郁滞应以活血化瘀为主，选用丹参、红花、桃仁、川芎等活血。笔者临床经验辨证中可加入荜茇一药，疗效颇佳，现代药理证实其含胡椒碱，对神经膜有稳定作用。癫痫阳证，热者居大多数，每多缠绵难愈故治之应辨证准确，药量宜大，疗程宜长，多在 1 个月以后方见显效。

（十五）重用川芎治疗三叉神经痛

病例一 张某，男，48 岁，工人。1990 年 5 月 5 日初诊。面部呈电击样剧烈疼痛，频繁发作，每隔 1 小时左右发作 1 次，约 1 分钟许，用凉水含嗽稍有减轻，口服"去痛片"无效。

去他院就诊，诊断为原发性三叉神经痛，左Ⅱ、Ⅲ支。遵医嘱服用苯妥英钠治疗3个月，症状无明显好转，继而用乙醇封闭疗法而好转。2个月后症状复发，虽然发作时间延长，但疼痛时间也延长，缓解时间却短。多方就医，服用中药、西药均未根治。近半年来不能安然入睡，影响洗脸、刷牙、进食，痛苦万分，曾因此有轻生思想。慢性病容，痛苦表情，因左面部疼痛不能回答问题，伸舌时痛苦万分，伴口苦、心烦、便秘、溲赤、舌边尖红、苔薄黄，脉沉弦滑，左三叉神经无运动及感觉障碍。诊断：原发性三叉神经痛，左二、三支（西医）；齿槽风，风火型（中医）。治则：疏风清热，通经活络。处方：川芎50克，生石膏50克，胆南星10克，薄荷15克，川连10克，山栀子15克。水煎服。服药2剂后疼痛消失，面部时有麻木抽搐感，一过即逝。服7剂后症状消失，无不适感觉，已能正常洗脸、刷牙、进食。舌体正常，苔薄白。病人因惧复发，要求再服药，笔者思其风火已除中病即止，故令勿需服药。随访至今未复发。

病例二 郑某，女，61岁，退休干部，1990年5月初诊。右面部阵发性、电击样疼痛，反复发作，逐渐加重28年，在他院长期就诊，诊断为原发性三叉神经痛（右二、三支），曾用口服苯妥英钠、无水乙醇封闭、三叉神经根部切断术等手段治疗，疗效不显著，时发时止，近半年来症状加重，发作频繁，发作持续3~5日，严重影响睡眠，且不能洗脸、刷牙，忍受巨大痛苦，只能进食少量热饮，求遍各家中西医，服用多种中西药，终未根治，苦不堪言，痛不欲生，今慕名前来求治。慢性病容，体质消瘦，表情痛苦，右面部活动受限，舌诊极度痛苦，遇寒发作，不能自行缓解，舌质紫暗，有瘀斑，苔薄白，脉沉弦，面部无感觉运动障碍。诊断：原发性三叉神经痛，右二、三支（西医）；头痛，血瘀型（中医）。治则：活血通络，温经散寒止痛。处方：川芎75克，地龙15克，蜈蚣2条，全蝎10克，荜茇50克。7剂，水煎服。二诊服药后无不良反应，疼痛稍有缓解，发作轻，时间短，可以进少量饮食。舌质紫暗，有瘀斑，苔薄白，脉弦。再投前方7剂。三诊疼痛缓解，但仍有发作。舌质紫暗，瘀斑消失，脉弦。前方川芎改100克，继投7剂，水煎服。此患共服药35剂，症状消失。惧病复发，要求继续服药。因服药有时恶心，故前方减地龙，再巩固服药2周，症状无复发。历时7周，25年顽疾方始根治。

分析：原发性三叉神经痛，即三叉神经分布区反复出现急骤发生的阵发性短暂剧烈疼痛，呈电击样、火灼样或刀割样，相似于祖国医学的"面游风"、"齿槽风"、"厥头痛"、"脑风"、"首风"等诊断，根据发病部位，属于三阳经筋受邪，手三阳经筋结合于"角"、"侧头部"；足三阳经筋结合于"颃"（面颧部）。病例一为风火之邪上犯三阳经筋，此型临床多见，约占全部病例的2/3多，特点是三叉神经痛加"火"的症状。发作时畏惧风热刺激，痛如火烧。电击样，多有明显扳击点，伴有面红耳赤，五心烦热，唇裂口干，心烦易怒，大便秘结，小便黄赤，舌边尖红，舌质干少津，苔薄黄或黄腻，脉弦滑或滑数。治疗上疏风泄热，佐活络止痛。方药以川芎、生石膏、菊花、胆南星、川连、山栀为主。其中大剂川芎（可加至50~100克）为主药，取其辛温走窜，上行头目，下行血海，达到驱除头面风邪为目的。辅以生石膏，取其辛寒，辛解肌热，寒泻胃火，功擅内外，二药合用，共奏清热功效，佐川连、胆南星等清泄里热；菊花疏风清热，助芎、膏之力。若一支疼痛属足太阳膀胱经循行部位，加蔓荆子为佳；若二支疼痛属手太阳小肠经和手少阳三焦经循行部位，加薄荷为佳；若三支合痛，属足少阳胆经和足阳明胃经循行部位，加柴胡为佳。上药辨证共用，即引药归经，直达病所，共奏清热祛风、通经活络而止痛之功。此型病人多在服药4~12剂获效，无效可加重川芎用量可达100克，若仍无效为多年不愈、痛久入络所致，为血瘀加用活血和虫类药，活血通经，化瘀止痛。病例二为血瘀型约占1/3，其特点为三叉神经痛加血瘀症，多为风寒风热经久不愈，痛久入络。疼痛性质部位固定，呈刀割样、针刺样，日轻夜重，舌质紫暗，有瘀斑或瘀点，或目环暗黑，肌肤甲错，因揉搓血行疼痛减轻。故每留下患处皮肤粗糙或流血结痂。另此型病史较长，治疗上应活血通经，化瘀止痛，但血瘀无论病程久暂，无论偏寒偏火，只是以血瘀为主而已，用药上兼热则宜凉血活血，如大黄、丹皮、炙水蛭、丹参等酌选；兼寒者宜温经活血，常用吴茱萸、乳香、没药、红花、荜芨等药。二要活血先理气，气行则瘀通，选用行气活血药，如川芎、姜黄等，如气虚血涩则选加补药而助之活血，如参、芪适宜气虚无气滞者。三是活血辨虚实，活血药有补气活血的如当归、丹参、白芍等，活血不伤正，适用于血瘀兼血虚者；破血活血药如穿山甲、炙水蛭、皂角刺等，有活血破坚之功，适用于血瘀而无血虚者。此型主方为川芎、地龙、僵蚕、蜈蚣、炙水蛭、全蝎；如二支疼痛偏热加薄荷，偏寒加高良姜；一支疼痛偏热加蔓荆子，偏寒加荜芨；三支疼痛偏热加黄连，偏寒加藁本；一、二、三支合痛偏热加柴胡、偏寒加白芷，舌有瘀斑加穿山甲；舌苔薄黄加胆南星；兼气郁加姜黄；兼气虚加黄芪。方中川芎取其辛温走窜、祛风通络为主药，辅以地龙、僵蚕、蜈蚣、炙水蛭等此虫类搜剔之品，供以达活血、通络、止痛之作用。但本人体会血瘀型久病难愈，如服六剂好转不显著者，川芎量可加至75～100克，一般2周有效率达80%，4周有效率达90%，此例服药5周才见效。

（十六）脾胰同治法治疗糖尿病

病例 王某，男，60岁，机关干部，1990年6月10日初诊。自诉自汗、短气、神疲乏力5年，加重半年，经检查确诊为糖尿病3年，口服多种治疗糖尿病的中西药，效果不稳定，血糖反复并逐年加重趋势。1周前查血糖15mmol/L，尿糖＞16.7mmol/L，血浆胰岛素270mIU/L，C肽3.52μg/L，血压160/80mmHg。呈慢性病容，形体肥胖，面色萎黄无华，查体合作，舌体胖，舌质紫暗，有瘀斑，少苔，脉沉缓。心电：窦性心律，电轴正常，心率60次/分，ST-T改变。尿糖＞16.7mmol/L。诊断：2型糖尿病（西医）；消渴，气虚血瘀型（中医）。治则：益气健脾，佐活血化瘀。处方：红参10克，黄芪50克，黄精50克，苍术50克，茯苓50克，丹参50克，赤芍50克，每日水煎服。同时加服笔者自制双解降糖精胶囊，每次4粒，每日3次，餐前服用，并限制饮食，每日主食6两，辅之以蔬菜、豆制品。停用其他药物。6月7日复诊时，自诉服药后无不良反应，症状明显减轻。查体见舌体胖，舌紫暗，舌苔薄白，脉缓。复查尿糖11.1mmol/L。效不更方，继同前治疗。同上治疗4周，症状消失，复查血糖8mmol/L，尿糖阴性，因舌苔微黄，故上方去人参，嘱继服汤药1周，双解降糖精3个月，巩固治疗。3个月后追访复查，血糖7.2mmol/L，舌体正常，苔薄白，脉缓。多次查尿糖阴性。临床治愈。

分析：糖尿病属中医消渴（又称消瘅、风消、膈消、消中、肾消），历代至今皆按上、中、下三消辨证施治，疗效终不满意。《难经》曰："脾广扁三寸，长五寸，有散膏半斤。"《内经》云："脾与胃以膜相连。"古人似将脾和胰腺两者合称为一，虽然藏象学说不同于现在解剖生理学，但仍不失为胰腺功能归于脾的病理、生理的理论根据，因此笔者根据长期临床治疗糖尿病经验，创建"脾胰同治法"，临床辨证加减，无不奏效。经云："饮入于胃，游溢精气，上输于脾，脾气散精，上归于肺，通调水道，下输膀胱，水津四布，五经并行。"脾气虚不能输布精微，四肢肌肉失养，消瘦，神疲乏力；卫外不固则自汗，精不上承，津不四布，则口渴引饮，引水自救；肺失肃降，水不化津，直趋于下，则尿频尿多。久之，四肢肌肉百骸，五脏六腑失养，诸证悉现，其本在脾，其标在肺、在肾、在血、在气。治以健脾益气。辨证施治，脾健精足，五脏六腑、四肢百骸得养，则诸证随之而愈。重用参芪，因其为补气之要药；术、苓健脾益气，黄精补脾而不燥，如虚不受补可酌加消食理气之品，笔者辨证治疗此病，尤其重视舌诊。若舌体胖大常加用祛湿之药，如苍术、泽泻、车前子等健脾利湿药；兼有湿热者，可酌加酒军、川连等清热燥湿之品；若舌质紫暗或有瘀斑，常加用丹参、赤芍、丹皮等清热凉血活血药。笔者认为，经查血浆胰岛素正常或高者为外周靶细胞胰岛素受体减少、缺陷或产生了胰岛素抗体，或胰岛素受体抗体降低了内源性胰岛素生物效应，补气健脾为此病正治法，疗效确实可靠；而血浆 C 肽和胰岛素降低或缺如的 1 型糖尿病病人胰岛内毛细血管旁纤维组织增生严重的可见纤维化者，治疗应侧重活血化瘀，促进胰岛功能的恢复。笔者在辨证准确的前提下，药味少而精，剂量大，直达病所，直捣敌穴，药效迅速，亦可煎药量多些，500～800 毫升，令病人频饮，既治其本，又治其标，一举两得。

（十七）糖尿病合并黄汗治验

病例 王某，男，60 岁，干部。1990 年 5 月 16 日初诊。无力纳呆，头重如裹 2 年。在某医院诊为 2 型糖尿病，无明显三多症状，自服消渴丸维持治疗，尿糖＞16.7mmol/L，右胁肋部汗出染衣如柏汁 1 年。查体：体温 36℃，脉搏 80 次/分，呼吸 18 次/分，血压 130/90mmHg。慢性病容，形体肥胖，表情苦闷。皮肤无黄染，苔黄腻，脉沉。巩膜无黄染，颈静脉无怒张，心肺听诊正常，腹部柔软，无压痛及反跳痛，胆囊区无压痛。下肢无浮肿，白背心左侧 6、7 肋间汗出染衣如柏汁状。血常规：红细胞计数 $4.5×10^{12}$/L，白细胞计数 $6.0×10^9$/L，淋巴细胞 0.4。尿糖＞16.7mmol/L。血糖：16mmol/L。肝功能：正常。心电图：窦性心律，电轴正常，心率 80 次/分。诊断：2 型糖尿病合并黄汗（西医）；消渴、黄汗、湿热内蕴（中医）。治则：清热利湿。处方：茵陈 25 克，栀子 15 克，黄柏 25 克，苍术 50 克，茯苓 50 克。水煎常规服，7 剂。同时服笔者自制的双解降糖精，4 粒，每日 3 次餐后半小时服。糖尿病饮食。二诊，服药无不适，无力、头重减轻，舌苔薄黄腻，脉沉。此症腻苔逐减，湿热渐去，查尿糖 11.1mmol/L，继服前方 7 剂。三诊，服药无不良反应，诸证明显减轻，黄汗染衣，色淡黄，苔薄黄腻。继同前治疗。该患共服前方 30 剂，症状消失，苔薄白，脉弦，已无黄汗染衣，停清热利湿药，辨证治疗糖尿病，追访 1 年无黄汗染衣，尿糖维持在 2.8mmol/L 左右，黄汗临床治愈。

分析：笔者临床上诊治糖尿病合并黄汗 5 例，均在两胁部位，大小（5.0～8.0）厘米×（6.0～8.0）厘米，皆有湿热之象，按上法治疗（兼治糖尿病）全部治愈，无复发。黄汗是指湿热阻于肌表而致汗出染衣，黄如柏汁的一种病证。黄汗名出《金匮要略·水气病脉症并治》"……汗沾衣，色正黄如柏汁……"，"黄汗之病……居则不能食，身疼重烦燥，小便不利，此为黄汗"，"黄汗其脉沉迟，身发热，胸满，四肢头面肿"，以上记载说明黄汗为水气病之一，实非黄疸病证，后世医家有把黄汗与黄疸病并论，实为不妥。黄汗病症见头面四肢肿，身热不恶风，暮则烦躁不眠，汗出沾衣，色黄如柏汁。腰髋痛，两胫冷，身痛重，小便不利，苔薄腻，脉沉迟。病由脾胃有热，汗出澡浴水入汗孔，以致风水湿热交蒸，溢渗而发黄汗。黄汗与黄疸鉴别为：黄汗虽汗出沾衣色黄如柏汁或橘子汁，但身目俱不黄，古人记载，黄汗为水气病之一，但临床所见，皆为糖尿病合并局限性黄汗（多在两胁部的一侧），汗出染衣，黄如柏汁，并无水气病表现，皆有湿热之象。故笔者按湿热治以清热利湿皆愈，且无复发。方中茵陈苦泄下降，微寒清热，治诸黄，配以栀子通行三焦，导热下泄；黄柏苦寒，清热燥湿；苍术苦温性燥，辛香主散，外可祛风湿之邪，内可化脾胃之湿，故为燥湿健脾之要药。凡湿邪为病不论上下表里，皆可随证配用，配茯苓以渗湿利窍通水道，全方共奏清热利湿之效，除去阻于肌表之湿热，则黄汗自止也。

（十八）重用苍术治疗糖尿病合并腹泻

病例 王某，男，37 岁，工人。1990 年 6 月 10 日初诊。患糖尿病 8 年。1 年前在某医院住院用胰岛素治疗，症状好转出院，在家自用胰岛素维持治疗，每三餐前皮下注射 12U。近半年来腹泻呈水样便。每日多达 10～20 次，量多，伴无力，纳呆，无口渴多饮，无腹痛，多方治疗，服用中西医药无好转。体温 36℃，脉搏 80 次/分，呼吸 20 次/分，血压 120/90mmHg。慢性病容，发育正常，体质消瘦，表情苦闷，舌体胖，苔白腻，脉沉。心音低钝，律整，心率80 次/分，各瓣膜区无明显杂音，两肺无干湿啰音，腹部柔软，无包块，无压痛及反跳痛，肝脾未触及，下肢无浮肿，生理反射存在，病理反射未引出。血便常规正常；尿糖＞16.7mmol/L。心电：窦性心律，电轴正常，心率 80 次/分。血清胰岛素、C 肽正常范围。诊断：2 型糖尿病合并腹泻（西医）；泄泻，脾虚型（中医）。治则：健脾利湿止泻。处方：苍术 50 克，车前子50 克（包煎），茯苓 50 克，诃子 25 克，米壳 15 克，黄芪 50 克，泽泻 50 克。7 剂，水煎服。二诊，服药后无不良反应，泄泻次数明显减少，每日 3～5 次，成形稀便，舌体胖，苔薄白腻，脉弦。上方加炮姜 25 克，7 剂，水煎服。三诊，14 剂药已服完，大便每日 2～3 次，质稀，舌体胖，苔薄白。证属湿邪已去。治以健脾益气，处方：白术 50 克，茯苓 50 克，黄芪 50 克，炮姜 25 克，陈皮 15 克。7 剂，水煎服。四诊，以三诊方略有加减，继服 14 剂。服药月余，症状消失，临床治愈，追访数次，无复发。

分析：此例为糖尿病合并腹泻，久治不愈，病属顽固，证属脾胃虚弱，运化无权，水谷不化，小肠分清降浊失司，故泄下如水，湿浊困脾，脾阳受困，湿邪滞留，故舌体胖，苔白腻，久泄气虚，则脉沉。此病一般传统治疗用参苓白术散，兼肝郁用痛泄要方，但效果不佳。笔者多年临床经验治以健脾利湿止泻，用真人养脏汤加减治之，无不奏效。久泻伤脾重用苍术 50克，燥湿健脾助其运化，使湿无所生，为治本之法，伍炮姜温中散寒，振脾肾之阳，而不用肉桂；无湿不成泻，治湿利小便为正常治也。小肠分清降浊失司，故选用利水药兼有固肠作用的车前子利小便，使湿从尿去，实大便可配加茯苓、泽泻；泄泻不止可用红参、黄芪补气升提；脾胃寒盛可加吴茱萸温中散寒，若脾胃有湿热可选加黄连清热燥湿，若里急后重（除外热痢）大便不爽可加川军、枳实、槟榔片以清热行气、导滞；若兼食滞加三仙、鸡内金化食导滞；腹胀可加青陈皮、木香理肠胃之气；若久泻不止，滑脱不固加米壳、诃子、乌梅、五倍子、赤石脂涩肠固脱止泻，另外有他病合并泄泻者还要治原发病，此例同时还需治疗糖尿病。

（十九）自拟四藤二龙汤治疗急性类风湿关节炎

病例 王某，男，30 岁，工人，1988 年 4 月 8 日初诊。1 年前无明显诱因出现乏力，低热，当时未治疗，继而晨起渐感手足关节僵硬，活动后有所缓解，近 2 个月来手足膝肘关节肿痛发热，僵硬，活动受限，无咽痛及浮肿。在某医院住院 1 个月，经用激素、抗风湿药物治疗症状好转不明显而出院，出院诊断为类风湿关节炎，故来中医院治疗。体温 36℃，脉搏 80 次/分，呼吸 18 次/分，血压 130/90mmHg。发育正常，营养佳，背入诊室，表情痛苦，舌苔薄黄腻，脉滑。心音纯，律整，心率 80 次/分，各瓣膜区未闻及病理性杂音，双肺无干湿啰音。腹部平坦，柔软，无压痛及反跳痛，肝脾未触及，下肢无浮肿，双侧近端指间、腕、膝关节红肿热痛，肘关节有 1 厘米×1 厘米结节。血常规：红细胞 $4.5×10^{12}$/L，白细胞 $6.0×10^9$/L，S 0.6，L 0.4。尿常规正常。血沉 50mm/h。心电：窦性心律，心电轴正常，心率 82 次/分，类风湿因子：阳性。诊断：类风湿关节炎活动期（西医）；痹证，热痹（中医）。治则：清热利湿，疏风通络。处方：青风藤 50 克，海风藤 50 克，鸡血藤 50 克，天仙藤 50 克，穿山龙 50 克，地龙25 克。水煎 2 遍，取汁 450 毫升，早、中、晚各温服 150 毫升，共服 7 剂。嘱停服其他药物。二诊，服药无不良反应，疼痛略有减轻，舌苔薄黄，脉滑数。药已中病，继同前方再服 7 剂。三诊，服"四藤二龙汤" 14 剂后，关节疼痛，肿胀明显减轻，已无热感，舌苔薄黄，脉滑。效不更方，继服 7 剂。四诊，主诉服药后无不良反应，关节疼痛肿胀消失，已能独自行走，但手足关节僵硬，屈伸不利。苔薄白，脉沉。证属关节经络湿热已除，痹邪日久，湿热损及肝肾，肝肾阴虚，筋骨失养，缓则治本，佐以治标。处方：巴戟天50克，何首乌25克，白花蛇15克，蜈蚣2条，全虫10克，五加皮50克，狗脊50克，熟地50克。水煎2遍，取汁300毫升，早、晚各温服150毫升，共7剂。五诊，服四诊方无不适感，关节活动稍有轻快，舌苔薄白，脉沉。汤者荡也，丸者缓也。病情已缓解，为慢性恢复期，继续以滋补肝肾，壮骨为原则，服丸药。处方：巴戟天100克，何首乌100克，白花蛇50克，蜈蚣10条，全虫15克，五加皮50克，狗脊50克，熟地50克，枸杞50克，川续断50克，桑寄生50克，共研极细末，炼蜜为丸，每丸15克，日3次，每次1丸。按上方配药，病人服药3个月来诊，症状完全消失，正常生活工作，临床治愈。近访3年无复发。

分析：类风湿关节炎，是以慢性对称性多关节炎为主要表现的一种全身性疾病，病因尚不明，但一般人认为是感染后引起的自身免疫反应，招致以滑膜炎为基础的关节病变，其急性期中医诊为热痹，证属邪热壅于经络、关节气血郁滞不通，不通则痛而致关节肿胀疼痛灼热，不能屈伸，舌苔黄腻，脉滑数为湿热之外候，传统治疗均以白虎桂枝汤辨证加减疗效不佳，且易反复，笔者长期临床观察研究，用自拟四藤二龙汤治疗类风湿关节炎活动期疗效为较满意。方中青风藤苦平，祛风湿，治风湿痹证，鹤膝风。《本草汇言》记载："青风藤，散风寒湿痹之药也，能舒筋活血，正骨利髓……久服常服大见奇功。"海风藤辛苦温，入肝脾经，祛风湿，通经络，行气止痛之效；鸡血藤，活血补血，舒筋活络；天仙藤活血通络，化湿消肿；穿山龙活血舒筋，治风寒湿痹；地龙通经活络，主治痹证关节疼痛，屈伸不利。上药配伍全方共奏清热利湿、疏风通络之效。风湿即除，经络得通，关节得养，肿痛灼热自然消之，其中青风藤、海风藤为对药，祛风湿，行气止痛。类风湿关节炎缓解期，表现为关节屈伸不利，为肝肾阴虚、筋脉关节失养所致，方中熟地、首乌甘温滋补肝肾，生精益髓，为补肝肾之要药，五加皮辛甘而温，入肝肾二经，外能散风除湿，通络止痛，内能温补肝肾，强筋健骨，风湿除，则痹痛自止；肝肾壮，则筋骨自健，故为祛风湿，疗痹痛，强筋骨起痿弱之要药，既可用于风湿外袭之关节疼痛，又可用于肝肾不足之筋骨痿弱，对于湿邪偏胜，筋络拘挛及风湿日久，肝肾亏损，气血瘀阻之症尤为适用；白花蛇搜风通络，用于风湿顽痹，筋脉拘挛非此不能除；巴戟天、狗脊补肝肾，强筋骨，祛风湿，尤适于肝肾虚而兼风湿之腰膝疼痛证；蜈蚣、全虫为虫蚁之类，善于通络搜利除痹止痛，用于久痹入络，非此不能引邪外出，上述药中现代临床药理证实有些含有类皮质激素作用，有些具有抗风湿消炎作用，又有些具有调整免疫功能作用，全方配伍共奏补肝肾、强筋骨、祛风湿之功效。笔者治疗类风湿关节炎于活动期辨证施治中加藤类药，使急骤进展的病情得以控制，效果显著。在缓解期待病邪欲尽时，拟滋补肝肾法，佐以虫类搜剔药，使正气得复，邪气被剔，气血调和，则病自去，疗效理想。

（二十）虫类药治疗功能性扭转痉挛

病例 王某，女，39岁，教师。1989年8月12日初诊。该患平素健康，因工作紧张，失眠，曾有间断服用过氯丙嗪药史（量不多）。近3个月，头向右偏斜，不能向前。用手搬正后，撒手又右斜，无疼痛，情绪激动时加重，无抽搐，伴头晕，入睡后头即正常，晨起后头又右斜，白日加重，无家族史，在某医院诊为扭转痉挛，痉挛性斜颈，多方求治，服用中西药物，未见好转，甚为痛苦，今慕名求诊。体温36℃，脉搏78次/分，呼吸18次/分，血压130/90mmHg。发育正常，营养良好，神志清晰，语言流畅，步入诊室，舌质淡，苔薄白，脉沉细。头右斜，不能扶正，颈部肌肉无压痛，五官正，甲状腺不肿大，颈静脉无怒张，胸廓对称，心音纯、律整，心率76次/分，各瓣膜区无杂音，两肺无干湿啰音，腹部平坦，柔软，无压痛，肝脾未触及。下肢无浮肿，生理反射存在，病理反射未引出。血常规：红细胞 3.5×10^{12}/L，白细胞 6.0×10^{9}/L，S 0.7，L 0.3。尿常规正常。心电图：窦性心律，电轴正常，心率 78 次/分。头部 CT 片：正常。诊断：痉挛性斜颈（西医）；痉病，血虚生风型（中医）。治则：补血养血，息风止痉。处方：当归 25 克，熟地 25 克，白芍 25 克，川芎 15 克，僵蚕 15 克，全蝎 15 克，蜈蚣 2 条，天麻 15 克。水煎两遍。取汁 450 毫升，每 8 小时温服 150 毫升，先服 7 剂。二诊，服药无不良反应，颈部较前自觉轻松，舌质淡红，苔薄白，脉细，继服前方 7 剂。三诊，服药后无不良反应，头右斜好转，仍不能正位，苔薄白，脉弦细。药已中病，效不更方，继服前方 7 剂。四诊，此患服初诊方 21 剂后，头已正位，时有右斜感觉，效不更方，勿需加减，嘱继按原方服至无感觉异常为止。五诊，病人就诊，服 28 剂药后，已无症状，头活动自如充分，惟恐复发，又按原方服 7 剂，共服 35 剂，临床治愈。嘱勿服氯丙嗪类药物，随访 2 年，无复发。

分析：痉挛性斜颈是颈肌扭转或阵挛性倾斜，为颈肌受病因侵害所致，属局限性扭转痉挛。扭转痉挛又称扭转性肌张力障碍，以扭转性不随意运动为特征。扭转痉挛于做自主运动或精神紧张时加重，入睡后完全消失。此例为功能性，有服酚噻嗪类药物史。笔者以症辨病，认为证属中医痉证范畴，肝藏血，血主筋。经云"诸风掉眩，皆属于肝；诸暴强直，皆属于风"。肝藏血，在体为用，该患素体阴亏血虚，肝血不足致筋脉失养，血虚生风，头颈筋脉失养，虚风内动，故头颈右倾发为斜颈。方中用当归、熟地、白芍、川芎为四物汤，补血生血养肝，血生气足，肝得滋养，筋亦得养，肝风内息，右斜之颈得复；天麻甘平质润，专入肝经，有平肝息风、止痉之效，专治痉挛抽搐，伍四物而息风止痉；僵蚕辛咸性平，主入肝经，平息内风以解痉，配天麻加强息风解痉之效；全蝎甘辛有毒，入肝经，有息风之痉之功效，为治痉挛抽搐之要药；蜈蚣性善走窜，截风定搐，作用猛烈，为息风止痉之要药。全方共奏补血养肝、息风止痉之功效。用此方治疗功能性扭转痉挛，疗效非常满意，视病情轻重而辨证加减，施以疗程，病情重者，蜈蚣每次 1~2 条研碎。随汤药送下，效果更著。

（二十一）泻肝法治疗阳痿

病例　王某，男，30 岁，经理。1991 年 5 月 10 日初诊。阳事不举，合房不能 3 个月，伴下肢酸痛，胁痛，易怒，小便热涩。近 3 个月因工作不顺，饮酒过量，遂出现上述症状。查体见慢性病容，性情急躁易怒，舌苔黄腻，脉弦。诊断：阳痿（西医）；阳痿，肝经湿热型（中医）。治则：清利肝经湿热。处方：龙胆草 15 克，栀子 15 克，泽泻 25 克，木通 15 克，当归 15 克，生地 25 克，柴胡 15 克。7 剂，水煎服，嘱戒酒、房事。二诊，服药后无不适，胁痛易怒消失，阳事可举不坚。苔薄黄腻，脉弦。遵上方继续服 7 剂。三诊，诸症消失，阳事举，苔薄黄，脉弦。遂停上方，嘱服龙胆泻肝丸，每日 2 次，每次 1 丸。嘱戒酒，忌房事 1 周。四诊，诸症消失，无不适感，阳事举而坚，舌苔薄白，脉弦。遵有其病用是药的原则，防苦寒败胃中病即止而停药，养精蓄锐，令 1 周后行房事。1 周后追访，病情无反复，房事正常。

分析：阳痿一证多责之命门火衰，心脾受损，恐惧伤肾，尤以命门火衰为多，传统治疗多以补肾壮阳而此例伴下肢酸困、胁痛易怒，小便热涩，苔黄腻，脉弦等肝经湿热之证。经云"因于湿，首如裹，湿热不畅，大筋软短，小筋弛长，软短为拘，弛张为痿"。肝主疏泄，肝经过腹环阴器。《灵枢·经筋》说："足厥阴之筋，其病……阴器不用。"《类证治裁·阳痿》说："亦有湿热下注，宗筋弛纵而致阳痿者。"嗜酒如浆，酒辛热生湿，湿热相搏，蕴结肝经，致肝经疏泄失常，湿热下注，而下肢酸困，胁痛易怒，小便热涩，足厥阴之筋病阴器不用。舌苔黄腻，脉弦为肝经湿热之外候。方中龙胆草大苦大寒，清肝经实热，除下焦湿热；栀子苦寒泻火；泽泻、木通清热利湿；火盛必劫阴液，用生地、当归滋肝养血护阴；柴胡条达肝气，全方共奏清利肝经湿热之效，湿热即除，肝司条达疏泄，宗筋强坚而胜房事。

（二十二）补劳丸治疗席汉氏综合征

病例　王某，女，35岁，干部。1989年7月5日初诊。畏寒，浮肿，闭经，头晕无力，头发阴毛脱落。2年前早产产后大出血，经某医院抢救治疗后即出现上症。诊断为席汉综合征，虽经多方治疗，上症仍无好转。体温36℃，脉搏90次/分，呼吸18次/分，血压110/90mmHg。面色㿠白无华，虚浮，无欲状，神疲乏力，头发稀疏，舌淡嫩，苔薄白，脉细弱。胸片：正常。心电图：大致正常。诊断：席汉综合征（西医）；产后劳，阴阳气血俱虚型（中医）。治则：阴阳气血俱补。处方：紫河车1具，鹿茸25克，红参50克，附子50克，肉桂50克，肉苁蓉100克，细辛25克，沉香25克，紫豆蔻50克，山萸肉100克，覆盆子100克，麝香5克，汉三七5克，当归100克。共为细末，炼蜜为丸，每丸重9g，每日3次，每次1丸。嘱病情如有变化随时来诊，停服其他药物。1个月后来诊，主诉服药无不良反应，症状明显好转，不甚畏寒，唯身无力，食欲大增，舌质淡，苔薄白，脉弦。效不更方，继服上方。2个月后复诊，症状基本消失，唯月经仍未来潮。嘱巩固疗效，继服上方。3个月后复诊，症状全部消失，月经来潮，量正常。已如常人。1年后追访，头发，阴毛长出，犹如常人，已妊娠5个月，妇科检查正常。

分析：此患者属"产后劳"症，为产后失血过多虚劳已极，阴阳气血同亏，肝脾肾俱虚，上不能濡养清空而头晕、耳鸣、嗜睡无欲；仍不能濡养四肢肌肉，故神疲乏力；阳虚则畏寒浮肿；下不能滋养冲任，而闭经、不孕、性功能低下；外不能润泽肌肤、毛发而毛发、阴毛脱落、面色㿠白无华憔悴。方中紫河车、鹿茸、红参大补气血；肉桂、细辛、附子补心脾肾之阳，肉苁蓉、覆盆子、山萸肉温补肾阳；沉香、紫豆蔻温脾化浊；当归补血；汉三七、麝香活血通窍，使补而不滞，补中有活。笔者多年临床治疗此病数十例，服药2～3个月后疗效都比较满意。据多方报道，方中主药紫河车具有脑垂体激素样作用，含有泌乳素、生长激素和其他多种性激素，如生殖腺激素、动情素、助孕素等。人参具强壮兴奋作用，国内外研究证实对全身各个系统均有影响，有学者报道服用人参的去势白鼠呈现性冲动；另据学者报道人参流浸膏注射于雌性小鼠腹腔内发现卵巢增大并呈蔷薇色，有促性腺发育作用；亦有学者报道服用人参家兔睾丸中精子数目比对照组增多。鹿茸目前已从中提取出鹿茸精，系雄性内分泌素，有学者报道含有卵巢激素雌酮，特别适用于体弱畏寒、乏力倦怠的阳虚病人。

三、诊余医话

（一）泌感汤

治疗泌尿系感染传统上应用八正散，现在临床上医生通用，教材上也是这样写的，而八正散治疗慢性泌尿系感染有时候有效果，有时候没效果；八正散治疗慢性的泌尿系感染有时候会反复发作。笔者遇到这样一个病人，病人女性40多岁，诊为下焦湿热，开的八正汤，病人说："大夫，你给我开的是八正汤，我在乡下吃的是这个方，到县里还是这个方，以为省里能有高招呢，我就慕名而来找到你，结果还是八正汤，请问你还有没有别的好的招了？如果没有，这个方我就不取了，没有效，反复发作。"这个事对笔者触动很大，经过研究笔者认为这个病急性期出现发热、恶寒症状，是外邪侵袭足太阳膀胱经，足太阳膀胱经主一身之表，所以即有表证，治疗不及时由经入腑，病邪入膀胱，膀胱气化失常，湿郁热结，形成下焦湿热，出现尿痛、尿频、尿急膀胱刺激症状，反复治疗不彻底，久病伤肾，出现肾虚症状，中医讲邪之所凑，其气必虚，正气不足，卫外不固，因此邪气入侵，病程反复。笔者按这个推理，处以病人泌感汤，以清热解毒、利湿活血、扶正为治疗原则。经过几番修正，治疗效果很好。主方扶正用黄芪，黄芪需要量大，扶正气，30～50克，正气足了邪就不能干预了，防止复发，再就用清热利湿解毒的金银花、连翘，特别是连翘需要量大，30～50克。最后就是用活血的苏木和理气的厚朴，苏木和厚朴都有清热解毒、去湿活血的作用。现代医学证明，它们都是广谱的抗菌药。若大便秘结再加入酒军，酒军这个药笔者体会很好，它治泌尿系感染，能迅速地解决尿频、尿急、尿痛等泌尿系刺激症状。有的病人急性期，很重，小便时间间隙短，用酒军能迅速缓解症状，用量因人而异，笔者从10克用到过30克，如果病人体质好，确实有湿热证，大便又秘结，那就可以用30克，这个量是灵活掌握的。笔者用这个方治过很多泌尿系感染反复发作的病人。比如，梁女士若干年前就得了泌尿系感染，一着急上火、一着凉就会犯病，特点是出现尿频、尿急、尿痛，化验尿常规发现大量白细胞，少量红细胞，偶尔出现蛋白（±/＋）。处以此方两周，病人彻底治好了，观察有十多年了，再没有发作。泌感汤的疗效比传统的八正散要好，优点在于改善症状快，防止复发。

（二）经验方益心舒

张仲景首先提出冠心病的病机为"阳微阴弦"。什么是阳微？正气不足，阳虚或者气虚；阴弦：阴邪过盛，即痰阻或血瘀，此为正虚标实的疾病。笔者按照此机理制订经验方益心舒，用药人参、三七、血竭、琥珀均研末口服，用量比例需根据病人具体情况，若阳微为主重用人参，若阴弦为主重用三七、血竭，还可以加涤痰药物，有热象者加胆南星、郁金，有寒者用半夏，处方很简单，但疗效好。病人毛某，患有冠心病，经国家最大心血管权威医院确诊检查为心脏血管三支狭窄，不主张支架，搭桥风险更大，因此无办法治疗，病人心绞痛严重到走路不到50米，一活动就心前区疼痛，动则尤甚，说明此病人为阳微，因此应用此方时，重用人参一天30克，治疗6个月左右疼痛症状一天比一天逐渐缓解，6个月后症状基本消失。病人再次到原来医院做血管造影，发现狭窄的血管通开了，连CT室医生也感到很奇怪，笔者应用此办法来给病人治疗冠心病多数有效，其原因在于治病必求其本，因为此病本是阳微，因此治疗时人参补气为主，若有阳气虚加炮附子、干姜；阴弦病人，若血瘀为主加水蛭，痰邪为主加天南星、半夏、枳实，疗效很好。此方若喝汤药，人参10～30克，炮附子10～15克，胆南星10～20克，半夏10～20克，枳实10～20克，水蛭、血竭、三七各5克，压面冲服，若睡眠不好加琥珀5克活血安神，坚持治疗。所谓动脉硬化，笔者认为脉道不通，首先因虚不通：气虚、阳虚不能行血则脉道不通；其次因实不通则应涤痰活血，用三七、血竭、水蛭来活血达到效果很好的目的。

（三）黄疸辨证

传统认为阴黄与阳黄主要区别在于黄疸颜色：黄色鲜明如橘皮色为阳黄；黄色晦暗如烟熏为阴黄。笔者临床上认为不可按颜色分阳黄和阴黄，只能看作是黄疸轻重及发黄时间长短。临床有这样一个病例，患儿5岁，患急性黄色肝萎缩，肝昏迷前期，在某医院治疗主要以静脉滴注为主，请中医看，按阳黄处置，给予安宫牛黄丸，但病情未得到控制，越来越重，处于肝昏迷前期，而且出现高度浮肿腹水，病人家属来找笔者治疗，笔者此时也很矛盾，按照传统辨证，这就是阳黄，急性黄色肝萎缩，传统用大凉药物：牛黄安宫丸、紫雪丹、至宝丹，按照辨证来讲，病人黄色非常鲜明，黄疸指数数百个，比橘子皮还要黄，但病人有浮肿、腹水、昏睡、舌体胖大、舌苔白腻。笔者辨证认为非湿热，有阳虚水泛，因此按阴黄治疗，即四逆汤：生姜、附子、甘草、人参，另加祛湿药物，仙茅、淫羊藿、泽泻、车前子，还有退黄药物茵陈。服用4剂，病人腹水明显见轻，食欲增进，再经2周治疗病人基本恢复正常。因此笔者认为辨证阴黄和阳黄很重要。但是黄疸深浅和颜色鲜明与晦暗不能用作阴黄和阳黄的区别，只能是颜色的阴黄和阳黄区别，应按全身症状，按四诊诊断病症。

（四）重用川芎治疗三叉神经痛

三叉神经痛被称为世界上最痛苦难挨的疾病，笔者治疗此病有创新的地方，即重用川芎，众所周知，川芎为治疗头面痛的圣药，但为什么疗效差呢？主要是用量不够，笔者一开始治疗三叉神经痛，用10～15克，根本没有疗效。此后在古书《名医别录》中查阅记载"面上有风来去、目泪出、多唾、忽忽如醉……"这十几个字简单扼要地阐明了三叉神经痛发作时病人痛苦的表情。可古书中川芎治疗三叉神经痛描写的这么精准，为什么疗效不好，笔者想到可能是有效量问题。经查书知道川芎无毒，所以大胆用量50克，结果病人用4剂汤药，疼痛戛然停止。笔者此后用川芎加辨证施治，治疗效果明显。已用此方治疗40余年，对原发性三叉神经痛有效率90%以上。此基础上加荜茇、蔓荆子、藁本、荆芥、丹参、赤芍、葛根等，若病程日久可加活血祛风药如土虫、全虫等治疗，笔者在此基础上写了一本中医治疗三叉神经痛的书。

（五）实喘诊断

中医把喘证分实喘和虚喘。实喘，治疗原则以祛邪为主，虚喘，补虚，补脾、肺、肾等。实喘，书上描述表现，呼吸深长有余，呼出为快，气粗声高，伴有痰鸣咳嗽，脉数有力，病势多急。临床上有时不好鉴别。笔者临床运用听诊器来鉴别虚喘与实喘，听到干鸣音说明实喘，另判定疗效也用听诊，听肺部呼吸音。治疗时重用麻黄宣肺气，在其基础上加三子养亲汤（苏子、白芥子、葶苈子）、半夏、百部、桔梗、甘草。麻黄用量根据病人病情体质，如病人无呼吸衰竭，无肺心病心衰表现，炙麻黄可用30克，观察应用麻黄不良反应有三条：第一升血压、第二引起心动过速、第三出汗多，因此应用时随时观察以上三点，如无此三点不良反应，酌情加麻黄用量。因此麻黄治疗实喘靠听诊器诊断。

（六）辨病与辨证相结合治疗肾病蛋白尿

此病绝大多数人认为是抗原抗体复合物作用于肾小球基膜，引起膜增生增厚，中医认为久病必瘀，因此治疗时应用活血软坚为主，笔者治疗时不论是肾病综合征还是 IGA 肾病，还是慢性肾炎，绝大多数用活血化瘀办法。自拟方益肾汤：黄芪、泽泻、泽兰、益母草、接骨木、鸡血草、昆明山海棠、徐长卿，药量为一般量，疗程三个月左右有效。

（七）顽固性血管神经性头痛

病人，55 岁，头痛 50 年，最开始疼痛时很轻，口服止痛药物 1～2 天可缓解，此后上学时头痛，严重时呕吐，呕吐后可缓解，越来越严重，多方求医不好，近 2 年头痛剧烈，发作时需要用塑料棒敲打头顶部，来缓解疼痛；做 CT 检查未见异常，诊断血管神经性头痛。笔者治疗效果很好，给予：川芎 50 克，生地 50 克（有五心烦热、舌质红症状），白芍 50 克，生龙骨 50 克，生牡蛎 50 克，用来滋阴潜阳、息风止痛；经过两周以后疼痛明显减轻，可不用塑料棒敲头部，两个月治疗后，疼痛消失，多年无复发。

（八）湿疹从免疫论治

湿疹传统治法为清热、祛风、化湿、活血，有一定疗效，但是疗效不肯定，反复发作。经研究笔者运用中药中抑制免疫反应作用的中药治此病，效果明显，不易复发。湿疹诊断容易：形状多形、对称性、奇痒，有些病人需抓出血，才可缓解。笔者治疗用四季医免祛风汤：土黄芪、生地、连翘、土大黄、虎杖、徐长卿，用量均一般量 20～30 克，若病人伴明显热象（皮肤潮红者）加羚羊角丝单煮 5 克治疗，不但迅速治疗湿疹瘙痒，而且停药后不易复发。

（九）止痒敷剂

临床上瘙痒症很多，如糖尿病皮肤瘙痒症、老年人皮肤瘙痒症、过敏性皮肤瘙痒症，中医传统认为属血燥生风。笔者治疗研究止痒敷剂：荆芥 30 克，防风 30 克，地骨皮 30 克，芒硝 50 克，白矾 30 克，川椒 30 克共剪粗末，纱布包裹，用水沾湿，锅蒸 10 分钟左右，若病人喜热应热湿敷，若怕热，见热加重则冷湿敷，或者用药袋全身擦洗，止痒效果明显。

（十）慢性腹泻

慢性腹泻中医机理：脾虚湿停，湿盛则濡泻，濡泻为粥样便；还有诸湿肿满皆属于脾，湿由脾虚，运化失常而来，因此用健脾祛湿药物治疗效果好。慢性腹泻西医诊断为过敏性结肠炎，冷热饮食、饮酒、情绪紧张均引起腹泻，做肠镜检查无变化，运用健脾祛湿药，笔者治疗：苍术 30 克，泽泻 15 克，炮姜 15 克，茯苓 15 克，诃子 15 克，车前子 50 克（包煎）。

（十一）自主神经功能紊乱病理是阴亏肝旺

自主神经功能紊乱症状纷纭，临床表现多端，但总的病理是阴亏肝旺，必须抓住这个重点，临床上自主神经功能紊乱有几大特点，第一个五心烦热，属于阴虚；第二个自汗、盗汗，也属于阴虚；第三个失眠、健忘，中医讲失眠是阴虚于内，阳不能守外，阳不能入阴引起睡眠障碍，还有出现烦躁、易怒均属于肝旺的表现，因此阴虚肝旺为自主神经功能紊乱的重点，必须得抓住。临床上对此病辨证有的运用归脾汤、柏子养心丸、天王补心丹、逍遥汤均无效，都是因为未抓住阴亏肝旺。笔者应用四生饮随症加减,来滋阴潜阳平肝,效果很好,处方:生地50克,白芍50克,生龙骨50克,生牡蛎50克。在此基础上加药,临床上自主神经功能紊乱最大问题是伴有睡眠障碍,所以睡眠障碍需要辨证,应用重镇安神药物来治疗的原因在于,阴亏肝旺、扰心、神不守舍,因此用重镇安神药,也可基础上再加入合欢皮、夜交藤、远志、石菖蒲等,量适当,再有其他症状可以随证加减,但主药不可以改变。

(十二)类风湿关节炎

类风湿关节炎治疗原则是祛邪加上抑制免疫作用的中药。祛邪,就是在类风湿关节炎关节活动期,红肿疼痛者,均是有湿热,应该用清利湿热药物,这是治标的办法,治本则应加入抑制免疫作用中药物,笔者拟方四藤二龙汤再加上抑制免疫作用中药,效果很好。处方:青风藤、海风藤、络石藤、鸡血藤,这里海风藤有小毒,量不宜大,其他药物均30~50克。在其基础上加上抑制免疫作用中药,如土大黄、土黄芪、徐长卿、虎杖这些药物来治疗,这些药物均无毒性,用量30克左右。笔者记忆中有一个典型病例,20岁男孩,四肢关节屈曲变形,呈羊角状,全身除了下颌可张嘴,但张不大以外,全身各关节均疼痛难忍,所以说很重。笔者应用此方治疗,一天比一天见好,治疗6个月病人可下楼、自己走路,肿胀关节完全消失,基本不疼痛,变形的关节也完全减轻。所以这是一个典型病例。因此治疗类风湿得双管齐下,一个是祛邪,一个是抑制免疫,现在人们抑制免疫药物掌握的还不够,辨证祛邪治标不治本。

(十三)儿童抽动秽语综合征

抽动主要为多组肌群不协调抽动,多由于肝风内动引起,筋脉失养,出现抽动。由于肝风扰心,神不守舍,病人出现怪声、秽语。笔者经查资料,均因肝风内动引起,因此运用平肝息风法治疗此病,效果很好。处方:天麻、钩藤、石菖蒲、远志、牡蛎为主。而且笔者用此方开发国药准字:菖麻息风片。另外临床还有儿童多动症,儿童表现为坐立不安,精力不集中,学习困难。其机理:肝风扰心。治疗时笔者在此方基础上,加清心火药物:黄连、天竺黄、琥珀等,效果也比较理想。但是抽动症和多动症很多原因在于心理因素造成,因此应养治结合,所以家长教育时对孩子不要管的过严,不要有不良精神刺激,如家庭有暴力等,影响孩子心理健康。儿童抽动症和儿童多动症,均由于肝风内动引起。如果肝风内动表现在筋惕肉眠,筋脉失养,就是抽动症;如果表现在邪扰心神,神不守舍,就是多动症。治疗原则为息风镇痉。不同在于抽动症加上镇痉、舒筋药物;多动症加上清心安神药物治疗。中医对肝病的认识有很多症状,如肝风内动、肝气上炎、肝经湿热、肝阳上亢、肝气郁滞、心肝火盛等,临床上从现代医学角度讲,绝大多数为神经精神疾病,中医讲肝为将军之官,决断出焉。因此临床绝大多数从神经精神疾病治疗。

(十四)清热利湿一身轻松

有些肝经湿热病人,现代医学认为是亚健康或者自主神经功能紊乱,是特殊的自主神经功能紊乱,与阴虚阳亢的自主神经功能紊乱截然不同。其表现:身体困倦、乏力、烦躁、尿黄、自汗或者盗汗,舌苔白腻或黄腻,舌体胖大有齿痕;现代医学化验无阳性表现,但病人很重,有性功能障碍、早泄、阳痿、失眠多梦等。轻者称亚健康;重者称自主神经功能紊乱。中医称肝经湿热,因此清热利湿一身轻松。代表方剂:龙胆泻肝汤,如果自组方剂疗效也很好:龙胆草、山栀子、泽泻、滑石、杏仁、薏苡仁、黄芩、草豆蔻。用量均为一般量。

（十五）自汗淋漓不要只投补气药

传统上认为自汗为气虚，可笔者遇到一个自汗病人，长期吃补气药物无效，笔者改用清肝经湿热药物疗效好，彻底治愈了。病人，女，50 岁，自汗 7 年，逐年加重趋势，轻微活动、说话、紧张会出现汗流浃背的现象，另外两手心也出汗，病人很痛苦，曾服用很多补气药物如黄芪、人参等，无效，笔者发现此病人非气虚，病人表现为心烦、易怒、舌体胖大有齿痕、黄腻苔、舌边尖红、脉弦，为肝经湿热型。因此应用清利湿热药物：黄连、山栀子、龙胆草、泽泻、茯苓、萹蓄、滑石等治疗两周后，自汗停止，如正常人一样了。笔者临床治疗汗证分 3 型：湿热、气虚、阴虚。只凭借自汗、盗汗一个症状来确定不完整，主要鉴别时需要四诊合参。有肝经湿热者，清肝胆湿热显效；有气虚者，用补气药物；确实阴虚，应用滋阴药物。此病人无气虚、阴虚症状，反而有湿热症状，主要鉴别看舌诊，舌体胖大有齿痕，黄腻苔。所以治疗时医生需四诊合参，不能只投补气药物。

（十六）发作性不自主叩齿

病人，女，60 岁。发作性牙关拘急，颤抖，不自主叩齿，一分钟 200 次左右持续 1～2 小时，叩得下颌酸痛，一天发作 3～5 次，经医院治疗查体无阳性体征，诊断为强迫症。可数月不见好转。找到笔者治疗，笔者发现病人牙关抽动、颤抖症状属于肝风内动的表现，肝主筋脉，筋脉拘急，因此出现叩齿。为什么是发作性？中医发作性疾病诊断原由风、痰、气、此病为风邪引起，风性善行而数变，风邪侵袭，则发作，风邪去则如常人，所以为发作性疾病。笔者临床治疗上包括癫痫在内均按风、气、痰三方面治疗，效果明显。

（十七）中心型肺癌晚期

马某，男，57 岁，发现呼吸气短、偶有干咳、右侧腹股沟区有鸡蛋黄大小肿大淋巴结，经专科检查是中心型肺癌晚期，不适合手术，因此接受放化疗治疗，到疗程后肺癌缩小，腹股沟区淋巴结虽然缩小，但仍可摸到，仍有癌胚抗原异常。可是放化疗到疗程后，需要观察了，找到笔者吃中药，笔者根据病人症状运用自己经验方——四草汤：冬凌草、猫爪草、夏枯草、白花蛇舌草，同时在基础上加抗肿瘤中药：龙葵、蛇莓；加化痰软坚药物：穿山甲、鳖甲等随症加减，经过半年治疗，病人复查，阳性体征消失，病人体重增加，此后仍继续口服此药物，三年内未复发，疗效很好。笔者运用四草汤也治疗其他肿瘤疾病，虽然无这么明显疗效，但对癌胚抗原数值减少、化疗次数减少起到一定作用。

（十八）结核性胸膜炎

笔者曾治疗一位患有一侧结核性胸膜炎的病人，其还有胸腔积液，也称为包裹性积液，胸腔积液虽然量不太大，但应用抗"O"药物时间很长，疗效不理想，同时有抗药、耐药临床表现，所以找到笔者治疗，结核性胸膜炎中医传统称为悬饮，张仲景将饮分为四种，痰饮、悬饮、溢饮、支饮。饮水流行，归于胁下、咳唾引痛，称为悬饮。笔者治疗方为：白芥子、猫爪草、百部、鹿角霜、血竭、蜈蚣，前四味药物汤剂常规量，血竭 5 克/剂、蜈蚣 2 条/剂，压面冲服治疗，服用药物无任何毒副作用，无任何不良反应，病人服用三个月，复查胸腔积液消失，胸痛症状也好了。

（十九）高脂血症

高脂血症临床主要依靠化验报告得知。病人一般均有痰阻血瘀表现，属于慢性代谢性疾病，笔者有固定经验方——降脂通脉胶囊，主要成分：水蛭、山楂、虎杖、决明子、郁金、姜黄、泽泻、银杏叶，这八味药物提取效果好，若不能提取，除了水蛭压面冲服，其余药物服汤剂也可以，但是需要服用1~2个月，复查。水蛭冲服一天5克，其他常规用量，用中药降血脂，第一，不伤肝；第二，疗效稳定，停药不易复发。中医认为血脂高是痰湿阻滞，瘀血内停。所以祛湿化痰、活血化瘀为法来治疗。疗效虽然不比西药快，但是停药不复发，没有毒性。

（二十）眩晕症

眩即看周围景物旋转；晕即自身旋转，如坐舟车。合到一起称为眩晕。眩晕症多半由于梅尼埃症或者脑血管病引起。笔者治疗此病效果很好，主要应用天麻、钩藤、地龙、决明子、五味子、龙骨、牡蛎、远志、蜈蚣、全虫进行治疗，绝大多数梅尼埃症一周见效，用量均为常规量，蜈蚣2条/天、全虫5克/天，均压面冲服。

（二十一）甲状腺结节性肿大

笔者应用软坚散结法治疗甲状腺结节性肿大，中医认为甲状腺结节性肿大或者乳腺小叶增生，均属于痰核，由于甲状腺及乳腺部位均属于足厥阴肝经循行部位，肝气郁滞、痰气郁结日久形成痰核。治疗此病应用软坚散压面。处方：穿山甲、水蛭、血竭、土虫、鳖甲、莪术、山慈菇、鹿角霜，压面服用，总量一个月300克，可以分配至各个药味上，临床上服用2~3个月，治疗乳腺纤维增生及单纯性甲状腺结节肿大，均有效。

（二十二）慢性发热

发热两周以上者，属于慢性发热，各种检查均确诊不了，不明原因。中医将发热分为两大类；外感发热，即有表证的发热，恶风寒；无恶风寒，属于外邪入里，由内里引起的病因，中医称内伤发热。笔者治疗由外感引起发热者，二三周均可以，治疗认为，三阳经均病，治疗用治三阳经退热药加在一起，如石膏针对阳明经发热、桂枝针对太阳经发热、柴胡针对少阳经发热，再加上有退热作用的中药，如青蒿、葛根、黄芩、知母、大黄这些药物，必要时应用羚羊角末久煎，频服，其他药物常规量。

（二十三）睡眠障碍需要辨证施治

现在睡眠障碍病人很多。睡眠障碍包括入睡困、早醒或者多梦，中医称不寐。治疗时不可只用增加睡眠的中药，需要辨证施治。第一，临床上由于心肝火盛，实热扰动心神，神不守舍者，应该用清热安神药物：常用山栀子、黄连、龙胆草；第二，由于心脾两虚病人，有心脾两虚症状，应用补益心脾药物，如酸枣仁、五味子、柏枣仁、人参这样的药物，人参可以调整睡眠，对虚症有效，可以小量、长期服用；第三，痰火扰心，神不守舍病人，应该用涤痰安神药物，如石菖蒲、远志、天竺黄、胆南星；第四，气血两虚，血不养心，神不守舍病人，需要用补气血的养心安神药物，如人参、鹿茸、枸杞子；第五，由惊吓引起，用镇静安神药物，应用珍珠母、朱砂、琥珀，其中朱砂含汞，不易长期服用；第六，虚阳扰心，阴亏阳亢病人，用重镇安神药物，如龙骨、牡蛎、珍珠母、磁石等。因此治疗睡眠障碍应辨证施治，不可一见到睡眠障碍就用酸枣仁、五味子，虚证可以，实证，越用越心烦。临床上有这样规律，入睡困难往往多见于焦虑症，早醒多见于抑郁症。所以治疗上需要辨证施治。

（二十四）急性胰腺炎和慢性胰腺炎

一位现役军人，在酷暑盛夏打篮球后，出了一身汗，吃了很多瓜果，并喝了很多凉水后，第二天发高热、呕吐，乃至昏迷，经化验确诊为急性胰腺炎，当时在医院给他"三管一禁"，通过禁食水，胃肠减压管、静脉滴注管、插肝管来降腹压，病人非常严重，建议胰腺切除手术，但是家属考虑病人年轻，不同意手术，最后找到中医治疗，笔者认为此病是饮食不节、嗜好生冷引起的，并受外邪引起少阳证。因此处方：柴胡30克，白芍30克，枳实20克，大黄10克，连翘50克，姜黄30克，青风藤30克，茵陈30克。服用四剂药后，热退，服用两周以后病人可以下地行走了。另外，笔者还应用此方治疗慢性胰腺炎，效果很好，中医认为慢性胰腺炎由久病入络引起。此方基础上加活血通络，加鸡内金、郁金、木香，常规量。还曾经治疗坏死性胰腺炎，也是加活血药物，效果也很好。

（二十五）抑郁症

抑郁症临床诊断三大特点：第一，情绪低落，不愿意与人交往，希望独自闭门；第二，睡眠障碍，往往早醒，甚者彻夜不眠；第三，躯体症状，疼、难受、但检查无客观体征，有的轻生。我们国家一年由于抑郁症引起自杀者据报道有20万人。治疗抑郁症，笔者认为一为治肝、一为治脾。抑郁中医讲肝主疏泄，长期抑郁过度，肝郁，肝失疏泄。肝失疏泄有三个功能，第一，疏泄情志，肝失疏泄，病人抑郁寡欢，烦躁易怒等；第二，疏泄消化，表现为腹胀、打嗝等；第三，疏通三焦，若肝失疏泄，三焦通调水道障碍，出现大便秘结、消化功能差等。张仲景说"见肝之病当先实脾"，因此肝郁，脾运化失常，治疗上以疏肝潜阳、安神健脾为原则，常用药物：生龙骨、生牡蛎、生地、生白芍、合欢皮、夜交藤、郁金、半夏、石菖蒲、远志，来调理肝脾，治疗抑郁症。中医治疗抑郁症特点是无不良反应，不易复发。

（二十六）过敏性鼻炎

过敏性鼻炎中医传统称为鼻渊。笔者用苍耳子散加味，效果很好。药物：辛夷、苍耳子、白芷、紫花地丁、防风、川芎、薄荷、连翘，其中苍耳子有小毒，不宜多用，10克左右，其余药物常规量。治疗慢性鼻炎、鼻塞流涕、头昏脑胀，特别是过敏性鼻炎，有寒冷打喷嚏等。

（二十七）肺心病

肺心病，特点是咳痰喘。中医称支饮，咳逆倚息，短气不得卧，其形为肿，有心衰，浮肿，肝大，静脉怒张。此病多见，中药以补气化痰来治疗。笔者经验方强心汤，药物用人参、麦冬、五味子、葶苈子、苏子、莱菔子、前胡、桔梗、泽泻、车前子，效果很好。

（二十八）心律失常

心律失常中医称为怔忡，怔忡分为慢心律和快心律。慢心律中医属于心肾阳虚或心肾气虚。中医治疗慢心律效果很好。处方：人参、附子、干姜、炙麻黄、细辛、石菖蒲，有病人安装有起搏器，服用此药物有效，特别是心律为30～40次/分钟者。笔者曾治一扩张性心肌病病人，心律四十几次，心律纠正不过来，患心衰，用此方，浮肿消退，心率提升，症状明显减轻，但是需要长期服用此药，服用几个月以上。

（二十九）甲状腺功能减退

甲状腺功能减退多半都是桥本甲状腺炎引起的，化验可以确诊。其特点，T3 低、T4 低、TSH 高，可以有甲状腺结节性肿大或无，病人表现为怕冷、皮肤粗糙、女性闭经等症状。甲减病人，西医替代疗法，中医虽然疗效慢，但无任何不良反应，处方：人参、鹿茸、附子、白术、黄芪、仙茅、淫羊藿、菟丝子、巴戟天加减。

（三十）亚急性甲状腺炎

亚急性甲状腺炎，多半由病毒引起，是中医治疗疗效很好的疾病。其特点：发热，甲状腺疼痛，病人多误认为是嗓子痛，按感冒治疗，多反复。甲状腺有结节性肿大，固定不移，早期还有轻度甲亢这样的症状。亚急性甲状腺炎中医认为是毒热。处方：大青叶 50 克，板蓝根 50 克，连翘 50 克，柴胡 20 克，黄芩 20 克，大贝母 20 克，牛蒡子 20 克，玄参 20 克，夏枯草 20 克。一般两周左右治愈，效果很好。

（三十一）补肾中药易分雄雌

补肾中药，中医传统分为肾阳虚、肾气虚、肾阴虚等。补肾中药虽然治疗范围很广，但补肾中药多数用于下丘脑-垂体-性腺激素功能减退这样的疾病，如女子不孕、男子不育、更年期综合征、死精过多等。因为肾主藏精，主生育繁殖，所以临床上男性和女性肾功能一样，但治疗应该有所区别。现代研究中药补肾药物中，具有含雌性激素样作用，补雄性腺样激素作用，还有雄雌两性腺样作用，所以治疗要区分，辨证基础上辨病，特别辨男性、女性，若为男性病人，性激素减少，应用含有补肾、补雄性腺样作用中药。笔者临床治疗死精过多选择补雄性腺样作用中药。处方：人参、鹿茸、三七、血竭、紫河车、雄蛤蚧、阳起石、韭菜子、紫霄花，其中三七、血竭无性腺样作用，但对于精道不通、死精过多应加活血药，此方给病人应入丸散、不适合用汤药；治疗女性，如更年期障碍、卵巢激素相对减少引起者，往往应用补雌性腺样作用的中药，如蛤蚧，传统中医补虚，开蛤蚧一对，但对于更年期综合征病人需要开雌蛤蚧，因为雄蛤蚧含有雄性腺样作用，雌蛤蚧含有雌性腺样作用。另外还有附子、人参、肉苁蓉，均有此作用，人参有双向作用，雄性雌性腺均有作用，所以男女通用，笔者治疗更年期综合征都加此类药物，不但增加雌性腺激素样作用，同时对于女子到更年期骨质疏松有一定作用，所以中药补肾药物应该分男女，分雌雄。关于补肾药分男女、分雌雄，现杂志无报道，为笔者经反复思考、查阅资料、临床体会而得。

（三十二）肠易激综合征

肠易激综合征是临床上反复发作、很难根治的疾病。其病因不十分清楚，一般认为与神经精神因素、饮食因素有直接关系，其特点主要是腹痛，有的患者腹痛与便秘相结合或腹痛加上腹泻症状，肠镜检查无器质性病变，病人腹部鼓包，大便后自觉舒适。中医认为此病机理：肝郁犯脾、肝气郁滞，横犯脾土，肝脾不和。笔者治疗此病药物：白芍、白术、木香、神曲，若便秘者加二丑、大黄，若腹泻者加黄连、吴茱萸治疗，发挥健脾消积作用，但是病人需要注意饮食，情绪调整，坚持治疗，效果很好。

（三十三）前列腺炎和前列腺增生

前列腺疾病最多见于前列腺炎和前列腺增生。一般 50 岁以前多半是前列腺炎，50 岁以后多半是前列腺增生；据报道50岁以后的男性50%多有不同程度的前列腺增生疾病，一般前列腺炎与前列腺增生不好鉴别，一般四种症状：第一，泌尿系症状：尿频、尿急、尿痛、排尿困难等；第二，相关临近部位障碍：腰痛、会阴部疼痛等；第三，神经功能障碍：睡眠障碍、心烦焦虑、性功能障碍等；第四，生殖功能障碍：男性精子活动率差，精子死亡率多，甚至出现不育证；治疗上，如前列腺炎，以清热解毒为原则。方药：黄芩、马鞭草、白花蛇舌草、金银花、连翘、半枝莲、王不留行，便秘加酒军，一般剂量。如果是前列腺增生，以活血软坚散结为原则，用笔者经验方软坚散，药如山慈菇、莪术、大贝、鹿角霜、穿山甲、鳖甲、白芥子、三七、血竭各等分压面冲服，若需要药引子，可用夏枯草50克/天，熬水，冲服药面治疗，此病病程漫长，需要坚持治疗，才能有效。

（三十四）荨麻疹

荨麻疹，是过敏性疾病，中医治疗是优势，中医治疗以凉血、活血、祛风为治疗原则，药物：丹皮、赤芍、茜草、女贞子、旱莲草、白鲜皮、仙鹤草、莪术、土黄芪、土大黄。

（三十五）过敏性紫癜

过敏性紫癜是中医治病的一个优势，其诊断简单，多下肢有出血点，双侧对称，伴或不伴有瘙痒，皮下有出血点，化验血小板不减少，血常规正常。此病特点易反复，若治疗不及时，造成紫癜肾，出现蛋白尿，因此应该及时治疗。方药：丹皮、生地、赤芍、荆芥、防风、地肤子、青黛、紫草，用量常规量；若紫癜性肾炎，用黄芪、女贞子、玄参、茜草、旱莲草、大小蓟；若出血量大，加龟板胶、鹿角胶这类药物。

（三十六）自身免疫性疾病

自身免疫性疾病，是系统中医治疗的一个优势，现代医学银屑病、紫癜、狼疮、干燥综合征、类风湿、扁平苔藓、大动脉炎、自身免疫性肝炎、肝硬化等均属于自身免疫性疾病，其特点：病人产生自身抗体，以自身抗体来特异性破坏机体某器官或组织，反复破坏，逐渐加重。中医无自身免疫性疾病称病名。笔者临床体会其多半是实证，特别是早期更是实证，是血热、血瘀、血燥出现的一些临床表现；笔者用西医理论来研究指导开方，中药哪一类药物具有治疗此病作用呢？经查阅资料有很多药物有抑制自身免疫性疾病作用，并通过临床验证效果理想。如清热、活血、化瘀、润燥这类药物。笔者自制抑免汤，方药：生地、黄芩、赤芍、甘草、土黄芪、土大黄、徐长卿、丹皮、虎杖。其中最多见、疗效最好的是口腔扁平苔藓，此病最容易误诊为口腔炎、口腔溃疡，临床症状不典型，可以做活检确诊。笔者用此类药物效果很好，如病人，女，40岁，自述口腔颊部黏膜、舌部、口唇均有溃疡，多方治疗无效，而且做病理证明是口腔扁平苔藓。笔者应用此药加上口腔含漱药，虽然含漱药物对口腔扁平苔藓无效，但止痛效果好，含漱药物：青黛、冰片压面，上溃疡部位，或沏水含漱，效果很好。又如，病人，男，7岁，上眼睑下垂，上睁睁不上去，眼球向左右看，运动不好，经北京诊断为重症肌无力、胸腺瘤，需要手术治疗。病人不接受，找到笔者治疗，笔者检查为桥本甲状腺炎，甲状腺肿大，甲状腺抗体高，考虑甲亢引起继发动眼神经麻痹。按抑免汤治疗后，病人逐渐见好，甲状腺功能正常，经过半年治疗，眼球运动几乎接近正常了，所以这个例子也很典型，甲亢引起动眼神经麻痹、提眼睑肌麻痹虽然少见，但应予以重视。

（三十七）皮肤结核

病人，男，17 岁，曾得肺结核，之后患皮肤结核，表现在整个右侧面部。诊断确诊，主要是流脓，有很多瘘道。中医称鼠疮。治疗抗结核药物效果不好，找到笔者治疗，笔者从未治过此病，只知道蜈蚣治疗此病，但到颜面部效果不好，所以笔者将蜈蚣研面加等量凡士林调成糊状，贴服皮肤表面。贴一周后，病人再次找笔者，揭下膏药后，面部像筛子眼一样，有 20 多个瘘道浓汁直流，消毒后，再次贴上药膏，如此反复一个多月，无流脓症状，皮肤颜色正常，有些瘘道口闭合，约两个月，整个皮肤结核彻底治愈。